内科常见病诊疗要点

（上）

韩琼玫 等◎主编

吉林科学技术出版社

图书在版编目（CIP）数据

　　内科常见病诊疗要点 / 韩琼玫等主编. -- 长春：吉
林科学技术出版社，2016.8
　　ISBN 978-7-5578-1246-1

　　Ⅰ．①内… Ⅱ．①韩… Ⅲ．①内科－常见病－诊疗
Ⅳ．①R5

　　中国版本图书馆CIP数据核字(2016)第204967号

内科常见病诊疗要点
NEIKE CHANGJIANBING ZHENLIAO YAODIAN

主　　编	韩琼玫等
出 版 人	李　梁
责任编辑	韩　捷　王旭辉
封面设计	长春创意广告图文制作有限责任公司
制　　版	长春创意广告图文制作有限责任公司
开　　本	787mm×1092mm　1/16
字　　数	710千字
印　　张	38
版　　次	2016年8月第1版
印　　次	2017年6月第1版第2次印刷

出　　版	吉林科学技术出版社
发　　行	吉林科学技术出版社
地　　址	长春市人民大街4646号
邮　　编	130021
发行部电话/传真	0431-85635177　85651759　85651628
	85652585　85635176
储运部电话	0431-86059116
编辑部电话	0431-86037565
网　　址	www.jlstp.net
印　　刷	虎彩印艺股份有限公司

书　　号	ISBN 978-7-5578-1246-1
定　　价	150.00元

前　言

　　近年来，医学发展日新月异，新技术，新设备，新方法，新项目不断涌现，极大的促进了临床诊断和治疗的提高，许多在过去困扰临床医生的诊治难题，如今都得到了妥善解决，本书是在临床一线的医疗骨干结合自己的实践从临床日常工作的实际应用出发，重点阐述了内科相关科室常见疾病的诊断和治疗要点，详细阐述了内分泌系统疾病，心脑血管系统疾病，消化系统疾病的诊断治疗要点，以及常用的相关科室的诊疗技术，具有很强的实用价值。

　　本书实现了知识上、思维上、应用上的有效结合，为提高临床医师的业务能力，诊断治疗思路和业务水平将提供有用的帮助，可供在临床一线工作的医师参考应用。希望此书的出版能为提高临床医师的医学知识，服务能力做出贡献。

2016 年 8 月

目　　录

第一篇　内分泌系统常见诊断与治疗

第一章　总　论

为了适应不断改变着的内外界环境并保持机体内环境的相对稳定性，人体必须依赖于神经、内分泌和免疫系统的相互配合和调控，使各器官系统的活动协调一致，共同担负起机体的代谢、生长、发育、生殖、运动、衰老和病态等生命现象。内分泌系统除其固有的内分泌腺（垂体、甲状腺、甲状旁腺、肾上腺、性腺和胰岛）外，尚有分布在心血管、胃肠、肾、脂肪组织、脑（尤其下丘脑）的内分泌组织和细胞。它们所分泌的激素，可通过血液传递（内分泌），也可通过细胞外液局部或邻近传递（旁分泌），乃至所分泌的物质直接作用于自身细胞（自分泌），更有细胞内的化学物直接作用在自身细胞称为胞内分泌(intracrinc)。内分泌系统辅助神经系统将体液性信息物质传递到全身各靶细胞，发挥其对细胞的生物作用。激素要在细胞发挥作用必须具有识别微量激素的受体，并在与激素结合后，改变受体的立体构象，进而通过第二信使在细胞内进行信号放大和转导，促进蛋白合成和酶促反应，表达其生物学活性。

对内分泌学的认识，经历了个阶段：①腺体内分泌学研究：将内分泌腺切除，观察切除前、后的，L理生化改变以及激素补充后的恢复情况，丰富了对各个内分泌腺的认识。②组织内分泌学研究：激素的提纯及其抗体制备，经放射免疫测定，奠定了微量激素测定的特异性和高度敏感性，HI此又推动了微量检测技术的发展，使微量激素可精确测定。免疫荧光显微技术利用抗体与细胞表面或内部高分子（抗原）的特异性结合，对进行定位研究有积极意义，如胰岛 β 细胞分泌颗粒的胞吐(exocytosis)的研究。③分子内分泌学研究：目前内分泌学的研究已从细胞水平进入分子水平研究，通过激素基因、受体克隆、基因表达、转录和翻译的调控、基因点突变、基因缺失和敲除、基因插入的研究，探讨激素作用机制、细胞内信号放大与转录以及细胞代谢、增生、分化、凋亡等热点。国内运用基因工程技术合成激素及其类似物，已广泛应用于临床，造福人类。

一、激素分类与生化

（一）激素分类

已知的激素和化学介质达150种，根据其化学特性可将激素分为四类：

1.肽类激素蛋白质和肽类激素都是由多肽组成，经基因转录，翻译译出蛋白质和肽类激素前体，经裂解和（或）加工形成具有活性的物质而发挥作用。例如前甲状旁腺素原可转变为甲状旁腺素原，再转变为甲状旁腺素；类似转变见于胰岛素，它是由一条长链多肽经蛋白酶水解而成。激素原如阿片-黑素-促皮质素原(proopiomelanocortin, POMC)在不同州细胞可降解为多种激素。降钙素基因在不同组织的mRNA，可翻译出不同的肽，如在神经细胞内转变为降钙素基因相关肽(calcitonin-gene-relatedpeptide, CGRP)，而在甲状腺透明细胞内转变为降钙素。

2.氨基酸类激素甲状腺素(T_4)和小部分三碘甲腺原氨酸(T_3)系在甲状腺球蛋白分子中经酪氨酸碘化和偶联而成，T_4、T_3在甲状腺滤泡细胞内经多个步骤而合成并贮存于滤泡胶质，然后再由滤泡上皮细胞所释放。

3.胺类激素如肾上腺素、去甲肾上腺素、多巴胺可由酪氨酸转化而来，需要多个酶的参与。5-羟色胺（血清素）则来自色氨酸，经过脱羧和羟化而成。褪黑素(melatonin)也来自色氨酸。

4.类固醇激素核心为环戊烷多氢菲，肾上腺和性腺可将胆固醇经过多个酶（如链裂酶、羟化酶、脱氢酶、异构酶等）的参与和作用，转变成为糖皮质激素.（皮质醇）、盐皮质激素（醛固酮）、雄性激素（脱氢表雄酮、雄烯二酮、睾酮）。睾丸主要产生睾酮和二氧睾酮，卵巢主要产生雌二醇和孕酮。维生素D3由皮肤7-脱氢胆固醇在紫外线和一定温度下合成，然后需经肝25羟化，再经肾1α羟化，形成活性1,25二羟维生素D3 1,25(OH)2D3。

（二）激素降解与转换

激素通过血液、淋巴液和细胞外液而转运到靶细胞部位发挥作用，并经肝肾和靶细胞代谢降解而灭活。血液中肽类激素的半衰期仅3～7分钟，而非水溶性激素，如甲状腺激素、类固醇激素则与转运蛋白（甲状腺素、皮质类固醇、性激素结合球蛋白、白蛋白）结合半衰期可延长。激素浓度和转运蛋白结合量、亲和性均可影响其结合型和游离型激素的比值。游离型激素可进入细胞内发挥其生物作用并参与激素合成的反馈调节。血浆激素浓度(PL)依赖于激素分泌率(SR)及其代谢率和排出率，即代谢清除率(MCR)，PL=SR/MCR。肽类激素经蛋白酶水解；甲状腺激素经脱碘、脱氨基、解除偶联而降解；而类固醇激素经还原、羟化并转变为与葡萄糖醛酸结合的水溶性物质由胆汁和尿中排出。激素的分泌、在血中与蛋白结合及其最终降解，使激素水平保持动态平衡，而其中最主要决定因素是激素的生成和分泌率。

（三）激素的作用机制

激素要发挥作用，首先必须转变为具有活性的激素，如T4转变为T3，以便与其特异性受体结合。根据激素受体所在部位不同，可将激素作用机制分为两类：①肽类激素、胺类激素、细胞因子、前列腺素作用于细胞膜受体；②类固醇激素、T3、维生素D、视黄酸（维生素A酸）作用于细胞核内受体。受体有两个主要功能，一是识别微量的激素，二是与激素结合后可将信息在细胞内转变为生物活性作用。

1.细胞膜受体作用于细胞膜受体的激素种类很多，作用机制比较复杂，按不同作用机制可将细胞膜受体分为四类。可以通过磷酸化和非磷酸化途经介导各种生物反应。G蛋白偶联受体(GPCR)可以通过刺激（或抑制）cAMP、PKA途径；或通过钙调蛋白、Ca^{2+}依赖性激酶通路；也可通过活化K^+、Ca^{2+}通道；或则通过磷脂酶C、DAG、IP3、PKC、电压门控Ca^{2+}通道等而发挥其生物作用。激素与受体结合可使受体构象发生改变，可使Gs（兴奋性；蛋白）或Gi（抑制性G蛋白）的α、β、γ亚单位三者中的α亚单位与鸟苷三磷酸(GTP)结合到激素-受体复合物，从而作用于腺苷酸环化酶促使（或抑制）ATP转变为cAMP（第二信使），cAMP与cAMP依赖性蛋白激酶的调节亚单位结合，从而释放催化亚单位并激活蛋白激酶，进入细胞核后，使转录因子磷酸化并激活，促进mRNA和蛋白合成，产生相应生物反应。Gsα蛋白本身具有ATP酶活性，可使ATP转变为ADP，从而再与Gβ、Gγ结合而失活，终止生物作用。受体磷酸化可与抑制蛋白相互作用而脱敏，从而解除其生物作用。

激素-受体复合物可使受体变构，使钙通道开放，钙离子向细胞内流，并使细胞内钙离子由细胞器释放，从而使细胞内钙离子浓度增加，激活蛋白激酶，继而使蛋白磷酸化而发挥生物作用。钙离子可通过钙调蛋白而改变蛋白构型，增强酶的催化作用，如腺（鸟）苷酸环化酶和磷酸二酯酶活性，从而影响cAMP、cGMP浓度。

某些激素可以通过受体而兴奋G蛋白，使细胞膜磷脂酶(phospholipase)C激活，继而使磷脂酰肌醇裂解为三磷酸肌醇(IP3)和二酯酰甘油(DAG)，后二者均为第二信使，可将激素等细胞外信息传递到细胞内。DAG可激活蛋白激酶(proteinkinase)C，使蛋白磷酸化，IP3可使细胞内质网和线粒体释放Ca^{2+}。蛋白激酶C与Ca^{2+}偶联可使激素作用充分发挥。

含有内在酪氨酸激酶的受体则可通过IRS而激活MAPK、PI3K、核糖体S6激酶(RSK)途径，或通过Raf、MAPK、RSK途径影响细胞代谢和细胞生长、分化、增殖。中止酪氨酸激酶活性有四条途径：①配基诱导胞吞和下调细胞表面受体数;②酪氨酸磷酸酶脱磷酸而失活；③将蛋白酪氨酸上的磷酸转交给ADP；④与ras结合的GTP水解成为GDP。

不含内在酪氨酸激酶的细胞因子受体则可通过MAPK、JAK、信号转导和转录活化物(STAT)和IRS-1、IRS-2、PIaK途径。

丝氨酸激酶受体则可通过Smads（细胞内信号途径的关键效应分子）发挥转导和转录作用，作用多效性（自分泌和旁分泌）可以抑制生长因子。

2.核受体和细胞质受体激素浓度、受体数量与亲和性决定细胞的生物应答性（生物反应）。类固醇激素、甲状腺激素、1，25-(OH)↓2D↓3和维A酸通过结构类似的受体超家族在细胞内发挥作用，以基因组作用方式促使DNA基因转录和mRNA翻译而产生蛋白和酶，改变细胞的生物作用。未结合配基的类固醇受体处于非活动状态，和热休克蛋白相结合;当类同醇受体与其配基结合后，便与辅压抑物热休克蛋白分离，并诱导辅活化物，受体变构;受体与受体结合成为二聚体（同型或杂二聚体），然后结合到细胞核的DNA激素应答元件(hormoneresponseelement，HRE)。激素-受体复合物刺激或抑制特异性基因的转录。不同类固醇激素可作用于不同的类固醇应答元件，通过转录因子，调节DNA、mRNA表达和蛋白合成，如组蛋白乙酰转移酶修饰染色质结构，增强RNA聚合酶Ⅱ介导的转录改变细胞的代谢、细胞生长、分化以及生物反应。核受体的非基因组作用，如离子交换、激素释放等生物作用，与基因组应答反应是相辅相成的。

二、内分泌系统的调节

（一）神经系统与内分泌系统的相互调节

内分泌系统直接山下丘脑所调控，下丘脑含有重要的神经核，具有神经分泌细胞的功能，可以合成、释放激素和抑制激素，通过垂体门静脉系统进入腺垂体，调节腺垂体各种分泌细胞激素的合成和分泌。下丘脑视上核及脑室旁核分别分泌血管加压素（抗利尿激素）和催产素，经过神经轴突进入神经垂体，贮存并由此向血液释放激素。通过腺垂体所分泌的激素对靶腺如肾上腺、甲状腺和性腺进行调控，亦可直接对靶器官、靶细胞进行调节。下丘脑是联系神经系统和内分泌系统的枢纽，也受中枢神经系统其他各部位的调控。神经细胞具有传导神经冲动的能力，它们可分泌各种神经递质，如去甲肾上腺素、乙酰胆碱、5-羟色胺、多巴胺、γ氨基丁酸等，通过突触后神经细胞表面的膜受体，影响神经分泌细胞。下丘脑与垂体之间已构成一个神经内分泌轴，以调整周围内分泌腺及靶组织。

分泌系统对中枢神经系统包括下丘脑也有直接调整其功能的作用，一个激素可作用于多个部位，而多种激素也可作用在同一器官组织，包括神经组织，发挥不同的作用。应激情况下，促肾上腺皮质激素释放激素(CRH)一促肾上腺皮质激素(ACTH)-皮质醇分泌增加，加强血糖的调节，提高血管对去甲肾上腺素的反应性，限制血容量丢失，减少组织损伤和炎症反应，CRH和皮质醇还可直. 接作用于中枢神经和交感神经系统。

（二）内分泌系统的反馈调节

下丘脑、垂体与靶腺（甲状腺、肾上腺皮质和性腺）之间存在反馈调节，如CRH通过垂体门静脉而刺激垂体促肾上腺皮质激素分泌细胞分泌ACTH，而ACTH水平增加又可兴奋肾上腺皮质束状带分泌皮质醇，使血液皮质醇浓度升高，而升高的皮质醇浓度反过来可作用在下丘脑，抑制CRH的分泌，并在垂体部位抑制ACTH的分泌，从而减少肾上腺分泌皮质醇，维持三者之间的动态平衡，这种通过先兴奋后抑制达到相互制约保持平衡的机制，称为负反馈。但在月经周期中除了有负反馈调节，还有正反馈调节，如促卵泡素刺激卵巢使卵泡生长，通过分泌雌二醇，它不仅使促卵泡素分泌增加，而且还可促进黄体生成素及其受体数量增加，以便达到共同兴奋，促进排卵和黄体形成，这是一种相互促进，为完成一定生理功能所必需。反馈控制是内分泌系统的主要调节机制，使相处较远的腺体之间相互联系，彼此配合，保持机体内环境的稳定性，并克服各种病理状态。反馈调节现象也见于内分泌腺和体液代谢物质之间，例如胰岛β细胞的胰岛素分泌与血糖浓度之间成正相关，血糖升高可刺激胰岛素分泌，而血糖过低可抑制胰岛素分泌。应激时，血管加压素可促使ACTH、GH和PRL分泌增加，而全身性疾病时则可抑制下丘脑-垂体-甲状腺系统，减少甲状腺激素的分泌，产生低T↓3、低T↓4综合征。

（三）免疫系统和内分泌功能

内分泌、免疫和神经三个系统之间可通过相同的肽类激素和共有的受体相互作用，形成一个完整的调节环路。神经内分泌系统对机体免疫有调节作用，淋巴细胞膜表面有多种神经递质及激素的受体，表明神经内分泌系统通过其递质或激素与淋巴细胞膜表面受体结合介导免疫系统的调节。如糖皮质激素、性激素、前列腺素E等可抑制免疫应答，而生长素、甲状腺激素和胰岛素能促进免疫应答。乙酰胆碱、肾上腺素、去甲肾上腺素、多巴胺、内啡肽以及5-羟色胺等神经递质对免疫应答的影响因免疫细胞的种类不同而作用各异。ACTH既可由垂体产生，又可由淋巴细胞产生。ACTH既可刺激肾上腺皮质产生和释放糖皮质激素，又可作用于免疫系统，抑制抗体的生成。内啡肽与淋巴细胞的相应受体结合，增强淋巴细胞的有丝分裂和非杀伤活性，促进单核细胞和中性粒细胞的趋化性，抑制抗体的产生。下丘脑分泌的促肾上腺皮质激素释放激素(CRF)不仅作用于脑垂体细胞，调节ACTH及内啡肽的分泌，也作用于免疫细胞，影响肾上腺皮质功能和免疫功能。

免疫系统在接受神经内分泌系统调节的同时，亦有反向调节作用。近年发现，神经内分泌细胞膜上有免疫反应产物如白细胞介素（IL-1、IL-2、IL-3、I1-6等）、胸腺肽等细胞因子的受体，免疫系统也可通过细胞因子对神经内分泌系统的功能发生影响。例如，在下丘脑神经元上有IL-1特异的结合受体，IL-1通过受体作用于下丘脑的CRF合成神经元，促进CRF的分泌。将IL-1注入侧脑室可增强动物慢波睡眠，抑制动物摄食活动。IL-2可通过增强基因表达影响细胞的增殖和分化，促进PRL、TSH、ACTH或LH、FSH、GH等激素的释放。

内分泌系统不但调控正常的免疫反应，在自身免疫反应中也起作用。内分泌系统常见的自身免疫病有桥本(Hashimoto)甲状腺炎、Graves病、Ⅰ型糖尿病、Addison病等。在人类，自身免疫病好发于育龄女性，用肾上腺皮质激素治疗有效，也说明内分泌激素与自身免疫病的发病有关。

三、内分泌系统的疾病

内分泌疾病相当常见，可因多种原因引起病理和病理生理改变，表现为功能亢进、功能减退或功能正常。根据其病变发生在下丘脑、垂体或周围靶腺而有原发性和继发性之分。内分泌腺或靶组织对激素的敏感性或应答反应降低可导致疾病。非内分泌组织恶性肿瘤可异常地产生过多激素。此外，因医疗而应用药物或激素可以导致医源性内分泌疾病。

（一）功能减低的原因

1. 内分泌腺破坏：可因自身免疫病（Ⅰ型糖尿病、桥本甲状腺炎、Addison病、卵巢早衰、多内分泌腺衰竭综合征）、肿瘤、出血、梗死、炎症、坏死、手术切除、放射损伤等。

2. 内分泌腺激素合成缺陷，如生长激素基因缺失或突变、激素合成过程中的酶基因缺陷均可使激素的正常合成障碍;③发生在激素、激素受体、转录因子、酶及离子通路的基因突变均可导致激素缺乏，④内分泌腺以外的疾病，如肾脏破坏性病变，不能对25-羟维生素D↓3进行1α羟化，转变为具有活性的1，25(OH)↓2D↓3，也不能合成红细胞生成素。

（二）功能亢进的原因

1.内分泌腺肿瘤，如垂体各种肿瘤：ACTH瘤、GH瘤、PRL瘤、TSH瘤、促性腺激素(Gn)瘤、甲状腺瘤、甲状旁腺瘤、胰岛素瘤、胰高血糖素瘤、醛固酮瘤、嗜铬细胞瘤、多囊卵巢综合征等。

2.多内分泌腺瘤1型、2A型、2B型。

3.激素受体突变而有获取功能(gainoffunction)，腺苷酸环化酶自动活化并产生过多cAMP并发挥生物活性作用。

4.异位内分泌综合征：由非内分泌组织肿瘤分泌过多激素或类激素所致。

5.激素代谢异常，如严重肝病患者血中雌激素水平增加，雄烯二酮在周围组织转变为雌二醇增多。

6.自身免疫：TSH受体抗体刺激甲状腺功能增强（Graves病）。

7.医源性内分泌紊乱。

（三）激素的敏感性缺陷

表现为对激素发生抵抗，主要有膜或核受体和（或）受体后信号转导缺陷，使激素不能发挥正常作用。临床大多表现功能减退或正常，但血中激素水平异常增高，也有表现功能亢进者。

四、内分泌疾病诊断原则

整的内分泌疾病的诊断应包括功能诊断、病理诊断和病因诊断三个方面。一些典型的患者具有特殊的面容（如甲状腺功能亢进症、甲状腺功能减退症、肢端肥大症、库欣综合征等）和病理性特征（如甲状腺肿大、眼部特征、黑棘皮病、异常毛发分布、生殖器幼稚等），对于诊断可提供一定的线索，但是轻症不典型患者因缺乏症状和（或）体征，早期识别并非易事，必须配合实验室检查，才能早期诊断、早期防治。

（一）功能诊断

1.临床表现典型症状和体征对诊断内分泌疾病有重要参考价值，而有些表现与内分泌疾病关系比较密切，如闭经、月经过少、性欲和性功能改变、毛发改变、生长障碍或过度、体重减轻或增加、头痛、视力减退、精神兴奋、抑郁、软弱无力、皮肤色素改变、紫纹、多饮多尿、多血质、贫血、消化道症状（食欲减退、呕吐、腹痛、便秘、腹泻）等。应注意从非特异性临床表现中寻找内分泌功能紊乱和内分泌疾病的诊断线索。

2.实验室检查及其资料分析

(1)代谢紊乱证据：各种激素可以影响不同的物质代谢，包括糖、脂质、蛋白质、电解质和酸碱平衡，可测定基础状态下血糖、血脂谱、血钠、钾、钙、磷、碳酸氧根等。

(2)激素分泌情况：激素测定通常采用竞争性蛋白结合原理，对内分泌紊乱和疾病的认识起到积极推进作用。临床上可由空腹8～12小时后血中激素和24小时尿中激素及其代谢产物测定(GH、PRL、ACTH、TSH、LH/FSH、总T↓3、总T↓4、游离T↓3、游离T↓4、皮质醇、睾酮、雌二醇、孕酮、甲状旁腺素、胰岛素、C肽、醛固酮、儿茶酚胺等)，一般在基础状态下，测定垂体和靶腺两方面的激素水平，如ACTH和皮质醇、TSH和T↓4水平，LH和睾酮水平，可帮助了解其功能和发病部位。但因激素呈脉冲性分泌，尤其是促性腺激素和性腺激素，最好相隔15～30分钟抽一次血，共3次并等量混合后，测定其值。测定24小时尿游离皮质醇(UFC)，17-羟、17-酮类固醇，醛固酮，香草基杏仁酸(VMA)等，应同时测定肌酐量，使测定结果具有可比性。

(3)动态功能测定主要有下列两类：

①兴奋试验：多适用于分泌功能减退的情况，可估计激素的贮备功能应用促激素试验探测靶腺的反应，如ACTH、TSH、hCG、TRH、GnRH、CRH试验，胰岛素低血糖兴奋试验，胰高血糖素兴奋试验，左旋多巴、精氨酸兴奋试验等。

②抑制试验：多适用于分泌功能亢进的情况，观察其正常反馈调节是否消失，有无自主性激素分泌过多，是否有功能性肿瘤存在，如地塞米松抑制试验。葡萄糖耐量试验可作为兴奋试验（胰岛素、C肽）又可作为抑制试验(GH)。可乐定抑制试验观察儿茶酚胺(CA)分泌情况。

判断激素水平时，应考虑年龄、性别、营养状况、有无用药或是否处于应激状态以及取血时间等，并应结合临床状况，力求正确。

（二）病理诊断

包括病变性质和病变部位的确定，现有多种检查方法可帮助明确微小病变。

1.影像学检查蝶鞍X线平片、分层摄影、CT、MRI、B超，属非侵袭性内分泌腺检测法，可鉴定下丘脑-垂体、甲状腺、性腺疾病、肾上腺肿瘤、胰岛肿瘤等。意外瘤(incidentaloma)为无症状的肾上腺肿瘤，直径<3.5cm者，若不愿探查，可以用CT随访；较大肿块可在超声引导下进行穿刺活检或作探查手术。

2.放射性核素检查甲状腺扫描($\uparrow$(131)I、$\uparrow$(123)I、$\uparrow$(99m)Tc)；肾上腺皮质扫描采用$\uparrow$(131)I-胆固醇；$\uparrow$(131)I间碘苄胍($\uparrow$(131)I-MIBG)扫描用于嗜铬细胞瘤的诊断。

3.细胞学检查细针穿刺细胞病理活检，免疫细胞化学技术，精液检查，激素受体检测。

4.静脉导管检查选择性静脉导管在不同部位取血测定激素以明确垂体、甲状腺、肾上腺、胰岛病变部位，如下岩窦（左、右）取血测定垂体激素对于判断垂体病变有价值。

（三）病因诊断

1.自身抗体检测甲状腺球蛋白抗体(TGAb)、甲状腺过氧化物酶抗体(TPOAb)又称甲状腺微粒体抗体(TMAb)、促甲状腺激素受体抗体(TRAb)、胰岛素抗体、胰岛细胞抗体(ICA)、谷氨酸脱羧酶抗体(GADAb)、抗肾上腺抗体等，抗体测定有助于明确内分泌疾病的性质以及自身免疫病的发病机制，甚至可作为早期诊断和长期随访的依据。

2.白细胞染色体检查有无畸变、缺失、增多等。

3.HLA鉴定

五、内分泌疾病防治原则

人们对内分泌系统和内分泌疾病的认识已有了很大的发展，研究正在不断深入，防治内分泌疾病已成为可能，不少内分泌疾病是可防可治的，如缺碘性甲状腺肿是可用碘化食盐达到防治目的；希恩综合征(Sheehansyndrome)可以通过加强围生期医疗保健来防治；一些内分泌疾病的危象只要加强对患者及其家属的教育，尽早诊断，遵循治疗，消除诱发因素等，防治其发展是完全可能的。

前已述及，功能诊断、病理诊断和病因诊断是为正确和合理治疗内分泌疾病打下基础，一般对功能亢进者采用：①手术切除导致功能亢进的肿瘤或增生组织；②放射治疗毁坏肿瘤或增生组织，减少激素的分泌；③药物治疗，抑制激素的合成和释放，如奥曲肽抑制多种激素（GH、PRL、胰岛素等）的分泌；溴隐亭抑制PRL、GH的分泌并有缩小肿瘤的作用；赛庚啶和酮康唑治疗库欣综合征；咪唑类和硫脲类药物抑制甲状腺碘的氧化和有机结合，减少甲状腺激素的合成，治疗Graves病。米非司酮(mifepristone,RU486)可以阻断糖皮质激素受体，缓解库欣综合征患者的症状；肾上腺素能受体阻断药普洛萘尔可以缓解甲状腺激素过多引起的肾上腺素能受体活性增强，酚妥拉明和酚苄明可选择性阻断α肾上腺素能受体，从而缓解嗜铬细胞瘤分泌过多去甲肾上腺素所致高血压等。采用化疗治疗恶性内分泌肿瘤从而缓解症状亦是可取的，如米托坦（双氯苯二氯乙烷）治疗肾上腺皮质癌。前述三种主要治疗可以相互配合以提高疗效。

对于功能减退类，主要采用：①有关缺乏激素的替代治疗（replacementtherapy）或补充治疗（substitutiontherapy），如甲状腺功能减退者补充甲状腺激素（左甲状腺素、干甲状腺片）；肾上腺皮质功能减退者补充皮质醇（氢化可的松）；男性性腺功能减退者补充睾酮类制剂；甲状旁腺功能减退者主要补充钙与维生素D;垂体性侏儒症患者则补充人生长激素制剂。②内分泌腺组织移植，提供身体的需要，如胰岛细胞或胰腺移植、甲状旁腺组织移植等。

病理和病因治疗往往是联系在一起的，有些病理如肿瘤发生的机制仍不清楚，目前尚无有效的针对病因和发病机制的防治措施，主要还是手术、放疗与化疗为主。虽已知多内分泌肿瘤与ret酪氨酸激酶受体基因突变而激活蛋白磷酸化和DNA转录、mRNA翻译过程，致使细胞不断生长和功能增强有关，但尚未能从基因水平进行干预治疗。一些自身免疫性内分泌疾病的发病机制已有所阐明，针对自身免疫进行干预治疗仍在尝试之中，但尚未能肯定其治疗效果。对于由结核所致肾上腺皮质功能减退症患者可采用抗结核治疗，但仍不能疏忽皮质类固醇激素的替代治疗。

（韩琼玫）

第二章 甲状旁腺病

第一节 概 述

一、解剖和组织学

人的甲状旁腺一般有4枚(93.5%)，可多至5枚或仅有2枚。位于甲状腺后壁二侧，其内侧紧贴气管和咽喉，旁有喉返神经通过，正常成人每个甲状旁腺大小约65×3.5×1.5mm，平均重25mg(范围10～40mg)。腺体有较丰富的血液供应，主要由以下二种细胞组成。

（一）**主细胞** 富含有糖原，是分泌甲状腺激素(PTH)的细胞。由于胞浆的染色不同，可区分为明细胞(light cella)和暗细胞(dark cells)，暗细胞可能是处于静止状态。含颗粒较多，着色较深。明细胞可能系活动的主细胞，胞浆内的分泌颗粒大多被释放而较少，着色较浅。

（二）**嗜酸性细胞** 含嗜酸性颗粒，胞体较大，胞浆呈嗜酸性染色反应。这种细胞散布在主细胞之间或三两成群。可能是老化了的主细胞。

二、甲状旁腺激素的合成和生理

甲状旁腺受低血钙刺激后，主细胞功能活跃，内质同排列成行，充分发育，并合成前甲状旁腺激素原，系由115个氨基酸的多肽分子组成，以后经酶转变为90氨基酸的甲状旁腺激素原，然后移行至高度分化的高尔基体，经裂解转变为84个氨基酸的甲状旁腺激素(PTH)，形成分泌颗粒。通过胞释(exo-cyiosis)作用和甲状旁腺分泌蛋白(parathyroid secretory protein)一起从细胞释放入血循环，迅速进行第二次裂解，血中保持原来PTH形式者仅10%。其余转变成三种肽段，其中含有羧基端和中段部分的肽段占多数。PTH的氨基端1～34个氨基酸系PTH的完整生物活性基团但免疫活性小,小于1～20即无活性。羧基端为免疫活性基团,活性占PTH的80%,在放免法测定PTH时有重要性,但与N端的活性基团意义不同。

PTH首先促进钙离子进入细胞并激活细胞内腺苷环化酶，使三磷酸腺苷转变为环化单磷酸腺苷(cAMP)，从而使线粒体内钙离子逸出进一步提高细胞浆内钙离子浓度。由cAMP和钙调素，Ca^{2+}复合体激活蛋白激酶引起一系列生理效应，详见"钙、磷代谢紊乱"。

三、甲状旁腺的调节

（一）血清钙离子浓度 是调节甲状旁腺机能的主要因素，血钙过低时可刺激甲状旁腺增生和促进PTH分泌，同时抑制降钙素（CT）的合成和分泌、引起血钙升高，血钙过高时可抑制PTH和刺激CT的合成和分泌，使血钙向骨骼转移而趋于降低。

（二）降钙素 可以刺激PTH的分泌。可能通过血钙过低刺激甲状旁腺所致。

（三）血清1.25-二羟胆骨化醇 1,25-$(OH)_2D_3$增多后，可抑制PTH的分泌，甲状旁腺中有维生素D受体。

（四）血磷酸盐浓度 不直接影响PTH分泌，可能通过对钙离子的间接影响。

总之，甲状旁腺分泌PTH主要受血浆钙离子浓度的调节。降钙素可促进甲状旁腺分泌PTH，而维生素D则有抑制PTH分泌的作用。

（韩琼玫）

第二节 甲状旁腺功能减退症

一、病因和分类

自腺体至靶组织细胞之间任何环节的缺陷均可引起甲状旁腺功能减退症（hypoparathyroidism），可根据病理生理分为血清免疫活性PTH（iPTH）减少，正常和增多性甲状旁腺功能减退症，见表1-2-1；也可分为继发性，特发性和假性甲状旁腺机能减退症如下。

（一）继发性 较为常见。最多见者为甲状腺手术时误将甲状旁腺切除或损伤所致。如腺体大部或全部被切除，常发生永久性甲状旁腺功能减退症，约占甲状腺手术中的1%～1.7%。甲状腺增生切除腺体过多也可引起本病。至于因甲状腺炎症，甲状腺功能亢进症接受放射性碘治疗后或因恶性肿瘤侵及甲状旁腺所致者较少见。

（二）特发性 较少见。系自身免疫性疾病。可同时合并甲状腺和肾上腺皮质机能减退、糖尿病，如多发性内分泌腺机能减退症；有的患者血中尚可检出抗胃壁细胞、甲状旁腺、肾上腺皮质和甲状腺的自身抗体。

（三）假性甲状旁腺功能减退症 如假性甲状旁腺功能减退症Ia、Ib型和Ⅱ型、以及假-假性甲状旁腺功能减退症（pseudopseudohypoparathyroidism）见后节。

表1-2-1 甲状旁腺功能减退症分类及鉴别

类型和病理生理	主要缺陷	体态异常*	血钙过低和血磷过高	Gs蛋白亚基缺乏	对外源PTH反应性	
					尿磷增多	尿cAMP增多
iPTH降低性甲状旁腺功能减退症						
1.手术，放射性核素，肿瘤等所致						
2.Di George征	甲状旁腺损伤和破坏	－	＋	－	＋	＋
3.特发性	甲状旁腺胚胎发育障碍	－	＋	－	＋	＋
①家族性（性链隐性，常染色体隐性和显性遗传，可能为自身免疫性）	甲状旁腺萎缩	－	＋	－	＋	＋
②散发性（自身免疫）	同上	－	＋	－	＋	＋
4.血钙过高孕母所产新生儿	PTH分泌暂时受抑制	－	＋	－	＋	＋
iPTH正常性甲状旁腺功能减退症，假-假性甲状旁腺功能减退症	遗传性体态异常，生化正常	＋	－	＋	＋	＋
iPTH增高性甲状旁腺功能减退症						
1.假性甲状旁腺功能减退症Ⅰa型	靶组织（骨和肾）细胞受体对PTH均无反应	＋	＋	＋	－	－
2.假性甲状旁腺功能减退症Ⅰb型		±	＋	＋	－	－
3.假性甲状旁腺功能减退症Ⅱ型	靶细胞内对cAMP无反应	＋	＋	－	滴Ca后＋	＋

*矮体型，圆脸，智力减退，斜视，短指（趾），掌骨畸形等。

二、病理和病理生理

手术后发生者，残留腺体呈萎缩及变性，病因未明者，腺体外观虽正常，但腺细胞大部为脂肪组织所替代，甲状旁腺激素分泌不足或缺如，骨钙动员及肠钙吸收均减少，血钙降低，尿磷廓清减少，血磷浓度增高。血钙过低促使神经肌肉的应激性增加，可致麻木刺痛或甚而肌肉痉挛，手足搐搦，尿钙显著减少，长期缺钙更引起皮肤、毛发、指甲等外胚层组织病变，小儿牙齿发育不全。

三、临床表现

主要由于长期血钙过低伴阵发性加剧引起下列症状：

（一）**神经肌肉症状**　由于神经肌肉应激性增加所致。轻症仅有感觉异常，四肢刺痛、发麻、手足痉挛僵直，易被忽视或误诊。当血钙降低至一定水平时（80mg/L以下）常出现手足搐搦发作，呈双侧对称性腕及手掌指关节屈曲，指间关节伸直，大拇指内收，形成鹰爪状；此时双足常呈强直性伸展，膝关节及髋关节屈曲；严重病例全身骨倍肌及平滑肌痉挛，可发生喉头和支气管痉挛，窒息等危象；心肌累及时呈心动过速，心电图示QT延长，主要为ST段延长，伴异常T波；膈肌痉挛时有呃逆；小儿多惊厥，大多系全身性，像原因不明性癫痫大发作而可无昏迷、大小便失禁等表现。上述症状均可由于感染，过劳和情绪等因素诱发，女性在经期前后更易发作，血钙在70～80mg/L左右，临床上可无明显搐搦称为隐性搐搦症，若诱发血清游离钙降低或神经肌肉应激性增高时可发作，下列试验可使隐性者显示其病情：

1. 面神经叩击试验(Chvostek征)　以手指弹击耳前面神经外表皮肤，可引起同侧口角或鼻翼抽搐，重者同侧面部肌肉亦有抽搐。

2. 束臂加压试验(Trousseau征)　将血压计橡皮袋包绕于上臂，袋内打气以维持血压在舒张压及收缩压之间，减少以至停止上臂静脉回流3分钟，可引起局部手臂的抽搐。

（二）**精神症状**　于发作时常伴不安、焦虑、抑郁、幻觉、定向失常、记忆减退等症状，但除在惊厥时，少有神志丧失。精神症状可能和脑基底核功能障碍有关。

（三）**外胚层组织营养变性及异常钙化症群**　如甲状旁腺功能减退为时过久，常发现皮肤粗糙，色素沉着，毛发脱落，指（趾）甲脆软萎缩，甚而脱落；眼内晶状体可发生白内障。病起于儿童期者，牙齿钙化不全，齿釉发育障碍，呈黄点、横纹、小孔等病变。患儿智力多衰退、脑电图常有异常表现，可出现癫痫样波（不同于原因不明性癫痫，于补钙后，癫痫样波可消失）；头颅X线片可见基底节钙化，骨质也较正常致密，有时小脑亦可钙化。

此外，在特发性甲状旁腺功能减退症中，容易出现贫血、白色念珠菌感染等表现，尚可同时伴随Schmidt综合征，即甲状腺功能减退症伴肾上腺皮质功能减退症或（和）糖尿病。

四、实验室检查

（一）**血**　血清钙常降低至80mg/L以下，可低至40mg/L，主要是钙离子浓度的降低。血钙过低者宜同时测定血浆蛋白，以除外因蛋白浓度低下而引起的钙总量减低。成年患者血清无机磷上升常在60mg/L左右，幼年患者中，浓度更高。血清碱性磷酸酶常正常或稍低。血清免疫活性甲状旁腺素(iPTH)水平在不同类型中可降低或增高。

（二）**尿**　当血钙浓度低于70mg/L时，尿钙浓度显著降低或消失，草酸铵盐溶液定性试验呈阴性反应。

五、诊断和鉴别诊断

甲状腺手术后发生者诊断容易。特发性而症状隐潜者易被忽略，误认为神经官能症或癫痫者并不鲜见。但如能进行多次血和尿的检验，则大多数均能及时发现血钙过低性搐搦，上述诱发试验可帮助诊断。主要诊断依据有：①无甲状腺手术或前颈部放射治疗等病史；②慢性发作性搐搦症；③血钙过低，血磷过高；④除外可引起血浆钙离子过低的其他原因，如肾功能不全，脂肪痢、慢性腹泻，维生素D缺乏症及碱中毒等；⑤血清iPTH显著低于正常或缺如；⑥Ellsworth-Howard试验有排磷反应；⑦无体态畸形，如身材较矮，指趾短而畸形或软骨发育障碍等。

特发性甲状旁腺功能减退症尚须和假性特发性甲状旁腺功能减退症、假性甲状旁腺功能减退症Ⅰ型和Ⅱ型、假性甲状旁腺功能减退症等鉴别。此外尚须和其他原因引起的手足搐搦症相区别。特发性体质性易痉症（spasmophilie constitutionnelle idiopathilie）系一慢性体质性神经-肌肉过度应激状态，伴失眠，蚁痒及疼痛等神经官能症表现，并可出现典型的手足搐搦症、血浆钙、镁浓度均正常，但红细胞内镁含量减低，此病虽不多见，也需和特发性甲状旁腺功能减退症相鉴别。

六、防治

在甲腺及甲状旁腺手术时，避免甲状旁腺损伤或切除过多。

治疗可分以下两方面考虑：

（一）搐搦发作期处理 即刻静脉注射10%葡萄糖酸钙10ml每日酌情1～3次不等，必要时辅以镇静剂如苯巴比妥钠或苯妥英钠肌注。如属术后暂时性甲状旁腺功能减退症。则在数日至1～2周内，腺体功能可望恢复，故仅需补充钙盐，不宜过早使用维生素D（作用可达数月至1年），以免干扰血钙浓度，影响诊断，如1月后血钙仍低，不断发生搐搦，应考虑为永久性甲状旁腺功能减退症，则需补充维生素D，提高血钙，防止搐搦发作。

（二）间歇期处理 目的在于维持血钙在正常浓度，降低血磷，防止搐搦及异位钙化。

1.宜进高钙、低磷饮食，不宜多进乳品、蛋黄及菜花等食品。

2.口服维生素D_2（骨化醇）或D3，促进钙自肠道吸收，每日5万～20万单位。由于患者缺乏内源PTH以及血磷增高，肾小管1α-羟化酶相对活性减弱，故如D_2或D_3效果不佳，可给予1,25-$(OH)_2D_3$，初剂为0.5μg，以后每1～2天增加0.25μg直至生效，每日剂量可至2.0μg。1α$(OH)D_3$每日剂量约为2.0～4.0μg。

3.如维生素D效果不理想，可试用双氢速固醇（AT-10）或活性维生素D、1α$(OH)D_3$。（AT-10）每日0.5～3.0ml（每毫升含1.25mg），其作用介乎甲状旁腺素和维生素D之间，疗效开始较维生素D快，促进磷排泄作用不及维生素D。维生素D、AT-10及1,25-$(OH)_2D_3$过量均可引起血钙过高症，久后伤及肾脏，并可因钙、磷浓度增高，发生异位钙化，故宜在用药期间观察尿钙及血钙变化，调整药量，维持血钙在9～10mg/dl左右。

4.钙盐 可口服葡萄糖酸钠，每日6～12g或乳酸钙，每日4～8g，常和维生素D等药物同时使用。

5.氯噻酮 每日50mg和低盐饮食维持血钙正常。其作用主要是减少尿钙排泄。

6.镁剂 少数患者，经上述处理后，血钙虽已提高至正常，但仍有搐搦症则应疑及可能伴有血镁过低症，应使用镁剂，如硫酸镁50% 10～20ml加入500～1000ml 5%葡萄糖盐水中静脉摘注，或用50%溶液肌肉注射、剂量视血镁过低程度而定，治程中须随访血镁以免过量。

（韩琼玫）

第三节 假性甲状旁腺功能减退症

假性甲状旁腺功能减退症(pseudo-hypoparathyroidisn)主要包括以下二组类型：

一、假性甲状旁腺功能减退Ⅰa、Ⅰb型和Ⅱ型

此二型均有：①由遗传缺陷所致的体态异常如身材矮小、圆脸、斜视、短指（趾）、

掌骨畸形、智力减退等；②周围组织（肾和骨）对PTH完全或部分性无生理效应，故血清钙、磷和AKP改变均和真性甲状旁腺功能减退症相同，因而甲状旁腺组织增生，血清PTH分泌代偿性增高。Ⅰ型病例的缺陷主要在于骨和肾的细胞膜受体，cAMP生成障碍，故对PTH为完全性无反应。而Ⅰ型病例则主要缺陷在于靶组织细胞对cAMP无反应，故仅于滴注外源性PTH同时滴注钙才有尿磷增多反应，据此和体态改变也可和真性特发甲状旁腺功能减退症相区别，见分类。

二、假-假性甲状旁腺功能减退症

又称Albright骨营养不良症(osteodystrophy)。本病特点为有上述体态异常，但无生化改变。在假性甲状旁腺功能减退症的患者亲属中可发现本病，故有人认为本病和假性甲状旁腺功能减退症均为遗传缺陷性疾病，但后者为充分发展的类型，除体态变化外尚有生化异常，而本病则仅有体态异常。

本组患者的病因主要由于遗传缺陷所致。至少部份与Gsα蛋白缺陷，因而对PTH反应有明显减弱，即使在假-假性组中，虽无电解质异常改变，仍有Gsα蛋白的缺乏，因而可能尚有其他独立的遗传等位基因缺陷，方能充分解释电解质代谢暴乱。

应用分子遗传研究，显示遗传性骨营养不良主要由于在染色体20，常染色体显性遗传缺陷所致。

治疗时，假-假性甲状旁腺功能减退症仅有体态改变而无生化异常，无需特殊治疗。其他类型的假性甲状旁腺功能减退症的处理，基本上采用与特发性甲状旁腺功能减退症相同的措施，血生化维持正后，PTH代偿性分泌增多也可得到纠正。

（韩琼玫）

第四节 甲状旁腺功能亢进症

甲状旁腺功能亢进症(hyperparathyroidism)可分为原发性、继发性、三发性以及假性四种。

一、原发性甲状旁腺功能亢进症病因和病理

原发性甲状旁腺功能亢进症是由于甲状旁腺腺瘤、增生肥大或腺癌所引起的甲状旁腺激素分泌过多，其病因不明。病理变化如下：

（一）甲状旁腺病变可分三种

1.腺瘤 约占80%以上。腺瘤小者埋藏于正常腺体中，大者直径可几厘米。腺瘤有完整的包膜，常有囊变、出血、坏死或钙化。瘤组织绝大多数属主细胞，也可由透明细胞组成，腺瘤内找不到残留的脂肪细胞。病变累及一个腺体者占90%，多发性腺瘤少见。腺瘤亦可发生于胸纵隔、甲状腺内或食管后的异位甲状旁腺。

2.增生肥大 近年来发现由主细胞增生所致的病例较前增多（约占15%左右）。增生肥大时往往四个腺体均有累及，外形不规则，无包膜，腺体中一般无囊肿、出血和坏死等改变，细胞组织以大型水样透明细胞由主，间有脂肪细胞。由于增生区周围有组织的压缩，形成假包膜易误为腺瘤。

3.癌肿 包膜、血管和周围组织有肿瘤细胞浸润、核分装、转移等。

（二）骨骼 主要病变为破骨或成骨细胞增多、骨质吸收，呈不同程度的骨质脱钙，结缔组织增生构成纤维性骨炎。严重时引起多房囊肿样病变及"棕色瘤"，易发生病理性骨折及畸形。新生儿组织中钙化少见。以骨质吸收为主的骨骼病变属全身性滑病分布以指骨，颅骨、下颌骨、脊椎和盆骨等处较为明显。此外也可发生骨硬化等改变。

（三）钙盐的异位沉积 肾脏是排泄钙盐的重要器官、如以排泄时尿浓缩及酸度等改

变，常可发生多个尿结石。肾小管或间质组织中可发生钙盐沉积。此外亦可在肺、胸膜、胃肠粘膜下血管内、皮肤、心肌等处发生钙盐沉积。

二、病理生理

由于甲状旁腺激素分泌过多，钙自骨动员至血循环，引起血钙过高，同时肾小管对无机磷再吸收减少，尿磷排出增多，血磷降低。由于肿瘤的自主性、血钙过高不能抑制甲状旁腺，故血钙持续增高，如肾功能完好，尿钙排泄量随之增加而使血钙稍下降，但持续增多的甲状旁腺激素作用，引起广泛骨质吸收脱钙等改变，骨基质分解、粘蛋白、羟脯氨酸等代谢产物自尿排泄增多，形成尿结石或肾钙盐沉着症(nephrocalcinosis)，加以继发性感染等因素，肾机能常遭受严重损害。后期肾功能不全时，磷酸盐不能充分排出，血碑浓度反见回升，而血钙则可降低，又可刺激甲状腺分泌增多（瘤以外组织发生继发性功能亢进）。本病虽以破骨细胞动员为主，但成骨细胞活动亦有代偿性增加，故血清碱性磷酸酶每见增高。

三、临床表现

本病以20～50岁者较多见，女性多于男性。起病缓慢，有以屡发肾结石而发现者，有以骨痛为主要表现，有以血钙过高而呈神经官能症症群起病者，也有以多发性内分泌腺瘤病而发现者，有始终无症状者。临床表现可归纳为下列四组：

（一）高血钙低血磷症群为早期症状，常被忽视

1.消化系统 可有胃纳不振、便秘、腹胀、恶心、呕吐等症状。部分患者伴有十二指肠溃疡病，可能与血钙过高刺激胃粘腺分泌胃泌素有关。如同时伴有胰岛胃泌素瘤，如卓-艾综合征(Zallinger-Ellison syndrome)，则消化性溃疡顽固难治、部分患者可伴有多发性胰腺炎，原因未明，可能因胰腺有钙盐沉着，胰管发生阻塞所致。

2.肌肉 四肢肌肉松弛，张力减退，患者易于疲乏软弱。心动过缓，有时心律不齐，心电图示QT间期缩短。

3.泌尿系统 由于血钙过高致有多量钙自尿排出，患者常诉多尿、口渴、多饮，尿结石发生率也较高，一般在60%～90%之间，临床上有肾绞痛，血尿或继发尿路感染，反复发作后可引起肾功能损害甚至可导致肾功能衰竭。本病所致的尿结石的特点为多发性、反复发作性、双侧性，结石常具有逐渐增多、增大等活动性现象，连同肾实质钙盐沉积，对本病具有诊断意义。肾小管内钙盐沉积和质钙盐沉着可引起肾功能衰竭，在一般尿结石患者中，约有2%～5%由本病引起。

除上述症群外，尚可发生肾实质，角膜、软骨或胸膜等处的异位钙化。

（二）骨骼系症状 初期有骨痛，可位于背部、脊椎、髋部、胸肋骨处或四肢，伴有压痛。下肢不能支持重量，行走困难，常被误诊为关节炎或肌肉病变，病久后渐现骨骼畸形（部分患者尚有骨质局部隆起等骨囊表现）。身长缩短，可有病理性骨折，甚而卧床不起。

（三）其他症群 少数患者可出现精神症状如幻觉、偏执病，多发性内分泌腺瘤Ⅰ型（胃泌素瘤、垂体瘤，伴甲状旁腺腺瘤有时伴胃肠类癌瘤，称Wermer综合征）或Ⅱ型(Sipple综合征：嗜铬细胞瘤，甲状腺髓样癌伴甲状旁腺功能亢进症)。

四、X线检查

X片上所见的主要改变为：①骨膜下皮质吸收、脱钙，②囊肿样变化较少见，⑧骨折及（或）畸形。全身性骨骼如骨盆、颅骨、脊柱或长短骨等处的脱钙、骨折和畸形等改变，均常见于本病，但以指骨内侧骨膜下皮质吸收、颅骨斑点状脱钙，牙槽骨板吸收和骨囊肿形成为本病的好发病变（阳性率80%），有助于诊断。少数患者尚可出现骨硬化和异位钙化，这种骨骼的多形性改变，可能与甲状旁腺激素对破骨细胞和成骨细胞的作用，降钙素的代偿和病变的腺体呈间歇性活动有关。X线中尚可见到多发性反复发生的尿结石及肾钙盐沉着症，对诊断均有价值。

五、实验室检查

（一）血

1. 早期血钙大多增高，对诊断最有意义。血钙如反复多次超过2.7mmol/l（10.8mg/dl），应视为疑似病例，超过2.8mmol/L（11.0mg/dl)意义更大。早期病例的血钙增高程度较轻，且可呈波动性，故应多次反复测定。血钙经常维持于正常水平，在本病中是极罕见的。但肾功能不全时血磷上升后血钙常降低，血钙浓度与血清甲状旁腺素浓度和甲状旁腺肿瘤重量之间存在平行关系。

2. 血磷多数低于1.0mmol/L（3.0mg/dl)，但诊断意义不如钙增高，特别在晚期病例肾功能减退时，磷排泄困难，血磷可被提高。

3. 血清甲状旁腺索测定测定血清iPTH以及血钙可将患者分为：①原发性甲旁亢需手术治疗，②高钙原因需进一步检查二组。在经病理证实的原发性甲旁亢中，90%患者的血清iPTH和钙均明显高于正常值，如仅有血钙增高而iPTH基本不增高则应考虑癌症或其他原因所致的血钙增高，继发性甲旁亢时血iPTH也可明显增高，但血钙多数正常或偏低。国内一组血清正常值：冬季23.5±0.12，夏季19.2±7.7pg/ml。

PTH的测定可采用放射免疫法(RIA)，主要测定PTH的中段或羧基端，系非活性片段，虽与临床有良好相关，但可受肾功能不全的干扰。故而目前争取采用双部位免疫放射测量(IRMA)法测定PTH全分子，则临床相关良好，结果不受肾脏病的干扰，能很好分辨正常，甲旁减，原发性甲旁亢以及肿瘤所致血钙过高症。

4. 血浆1.25（OH)$_2$D　本病中过多PTH可兴奋肾1α-羟化酶活性而使血浆1.25（OH)$_2$D含量增高。国内一组血清正常值：冬季13.2±3.8ng/ml，夏季18.9±6.5ng/ml。

5. 血清碱性磷酸酶在单纯表现为尿结石者，早期可正常，但有骨病表现者，几乎均有不同程度的增高，超过12金氏单位，有时可达70金氏单位以上。

6. 血清抗酒石酸酸性　磷酸酶(tartrate reaistance acid phosphatase, TRAP)在骨吸收和骨转换增高时，血清TRAP浓度增高，在本病中血清TRAP常成倍增高，手术治疗如成功，可于术后1～2周内明显下降，甚至达正常。北京协和医院一组正常值为7.2±1.9IU/L。

（二）尿
尿钙、磷排泄量增加。主要因为血钙过高后肾小管滤过增加，尿钙也增多。患者低钙饮食3天后（每日摄钙低于150mg），24小时尿钙排泄仍可在200mg以上，而正常人则在150mg以下；如在普通饮食下进行，则本病尿钙常超过250mg。但尿钙排泄量可受维生素D和日光照射强弱以及有无尿结石等许多因素影响，故估价尿钙意义时应作具体分析。收集尿时应予酸化，以免钙盐沉淀影响结果。如有尿路感染，尚有蛋白尿，脓尿，血尿等发现。此外，尚可发现尿中cAMP及羟脯氨酸排泄增多，后者增多系骨质吸收较灵敏指标。

（三）皮质醇抑制试验
大量糖类皮质激素具有抗维生素D的作用（抑制肠道吸收钙等)，可降低由结节病、维生素D中毒、多发性骨髓瘤、转移癌或甲状腺功能亢进症引起的血钙过高，而对本病所致的血钙过高则无作用。方法为口服氢化可的松50mg，一日3次，共10天。

六、诊断和鉴别诊断

具有下列特点之一者应疑为本症：①屡发活动性尿结石或肾钙盐沉着；②骨质吸收、脱钙，甚而囊肿形成，特别当累及上述好发部位时。

除临床表现外，诊断依据要点为：①血钙过高，平均在10.8～11.0mg/dl以上；

②iPTH增高。已如前述如血钙过高伴有iPTH增高，结合临床和X线检查可诊断为本病。如同时尚有尿钙增多，血磷过低则更典型。

鉴别诊断时主要除外其他原因所致的血钙过高症及继发性甲状旁腺功能亢进症，如癌症不论有无转移，常有血钙过高症，其他如多发性骨髓瘤，结节病（sarcoidosis），乳-碱综合征、维生素D、噻嗪类和尿剂中毒等均有血钙过高症，但一般可被皮质醇抑制，而本病的血钙过高症不被抑制，血清碱性磷酸酵在本病中多增高而骨髓瘤者为正常。此外，还须区别继发性甲状旁腺功能亢进症。

七、治疗

本病以手术治疗为主，仅在高血钙症等极轻微（在2.9mmol/L或11.5mg/dl以下），或年老、体弱（如有重度肾功能衰竭）不能进行手术时，可试用药物治疗。

（一）甲状旁腺肿瘤的定位　初次手术时，在有经验的外科医师手中,基本可顺利解决,未必一定需要特殊的定位检查，但可作简易检查如食道吞坝，B超声仪等。有创性的定位检查如动脉造影，颈静脉插管，分段取样检测iPTH浓度（引流肿瘤的标本古有高浓度激素），主要用于初次探查因肿瘤异位等特殊困难而遭失败，拟作二次探查的患者中。

（二）手术探查和治疗　探查时必须详细寻找四枚腺体，以免手术失败。术中需作冰冻切片鉴定。如属腺瘤，应切除腺瘤，但须保留一枚正常腺体：如属增生，则应切除其三，第四枚腺体切除50%左右。异位的腺体，多数位于纵膈，可顺沿甲状腺下动脉分枝追踪搜寻，常不必打开胸骨。如手术成功，血清甲状旁腺激素浓度及血、尿钙、磷异常代谢可获得纠正，血磷可于术后迅速升至正常，而血钙亦可在1～3天后下降至正常范围内。在伴有明显骨病者，则因术后钙、磷大量沉积于脱钙的骨骼，血钙可于术后1～3天内降至连低水平（5～8mg/dl），反复出现口唇麻木和手足搐搦，可静脉注射10%葡萄糖酸钙10ml，每日2～3次，有时每日需要量可多至100ml或30～50ml溶于500～1000ml 5%葡萄糖液内静脉点滴，症状于3～5天内可得改善。如低钙持续1月以上，提示有永久性甲状旁腺功能减退可能，需补充维生素D。如补钙后，血钙正常而仍有搐搦，尚需考虑补镁（详见甲状旁腺功能减退症）。手术成功后血钙、磷多数可望在一周内恢复正常，但碱性磷酸酶则在骨骼修补期间，可长期持续升高。手术后如有复发、则需再次手术。

（三）西咪替丁　可阻滞PTH的合成和/或分泌，故iPTH浓度可降低，血钙也可降至正常，但停药后可出现反跳升高。用量每次300mg，每日3次。

（四）其他　术后，对骨病及尿结石仍需进一步处理，以期恢复劳动力：①骨病变于术后宜进高蛋白，高钙，磷饮食，并补充钙盐，每日3～4g。②尿路结石应积极排石或于必要时作手术摘除。

（韩琼玫）

第五节　甲状旁腺危象

重症甲状旁腺功能亢进症的病人受到应激后，症状可加剧，发生甲状旁腺危象（parathyroid atorm），表现乏力、厌食、恶心、呕吐、多尿、失水、虚脱以及神志改变，甚而昏迷。血钙明显增高可超过16mg/dl，尿素氮升高。患者可出现低钾低氯性碱中毒。心电图示Q-T时间缩短，伴传导阻滞，必须立即进行抢救和手术。上述症状主要由血钙过高引起。血钙如>13mg/dl，应立即进行处理：

1.根据失水情况补充生理盐水，开始每2～4小时静滴1L，视心、肾功能而定。

2.在控制失水和补液时，可能出现血钾过低，故每日观察血、尿钾、钠、镁和钙数次，必要时血酸碱度，以便随时纠正电解质紊乱。

3.利尿剂　在补充血容量基础上，可使用速尿（但不可用噻嗪类药物），每次静脉注射或口服40～100mg。

4.pamidronate　系破骨细胞介导骨质吸收抑制剂，系一新型的焦磷酸盐类似物。每日需脉注射60～90mg,在多数患者中于数周内有明显降钙作用。

5.降钙素　可在数分钟内通过破骨细胞受体降低骨钙、磷和羟磷灰石盐的释放。2～8u/kg/d,皮下或肌肉注射。

6.血液透析可迅速降低血钙。

7.尽早手术切除异常组织。

（韩琼玫）

第六节　继发性甲状旁腺功能亢进症

本症(secondary hyperparathyroidism)是由于体内存在刺激甲状旁腺的因素,特别是血钙、镁过低和血磷过高,腺体受刺激后增生,肥大,分泌过多的甲状旁腺激素,代偿性维持血钙、磷正常。本症多见于维生素D缺乏症、严重肾功能不全、骨软化症、妊娠或哺乳妇女。

一、病因和病理生理

（一）各种原因所致的骨软化症

1.维生素D缺乏症　由于肠钙吸收减少而使血钙降低,刺激甲状旁腺增生而分泌过多激素。

2.胃、肠道及肝胆,胰脏疾病,引起脂溶性维生素D的吸收不良,其结果和维生素D摄入不足一样,引起血钙过低。

3.慢性肾脏病、肾功能不全、肾小单位丧失,肾小球滤过率降低后,血磷增高,血钙离子降低,从而刺激甲状旁腺激素分泌,磷在肾小管再吸收减少,以降低血磷。但在肾功能不全早期,血清免疫活性甲状旁腺激素早已有升高,如滤过率降至40ml/分钟时,血清激素浓度的升高更明显,如果肾功能不全加重时,血磷持续明显增高,甲状旁腺激素也相应更高。此外在肾功能不全时尚有维生素D活化的代谢障碍,1, 25-(OH)$_2$D$_3$形成减少,影响肠钙吸收而加重血钙过低倾向。

4.长期磷盐缺乏和低磷血症　大多是肾小管性酸中毒病变,如Fanconi综合征,与遗传有关的低磷血症或长期服用氢氧化铝,由于维生素D活化代谢障碍和血磷过低均可造成骨软化症和血钙过低从而刺激甲状旁腺。

（二）假性甲状旁腺功能减退症　由于甲状旁腺素的效应器官细胞缺乏反应,血钙过低,血磷过高,刺激甲状旁腺。

（三）降钙素过多　如在甲状腺髓样癌,降钙素过多,也可刺激甲状旁腺。

（四）其他　如妊娠、哺乳、皮质醇增多症等。由于血钙过低和血磷过高刺激甲状旁腺增生肥大,过多的甲状旁腺激素作用于骨骼,发生骨质吸收,作用于肾脏,促进磷排泄,因此在原发病变如骨软化症基础上尚可出现纤维骨炎。血磷则视病因而异,在一般维生素D缺乏及肾小管病变时血磷过低,在肾小球病变时血磷过高,而碱性磷酸酶则均增高。在病理上继发性和原发性增生肥大不易区别,如长期过度活跃或受刺激,均可形成腺瘤,如在继发性增生基础上转变为腺瘤,称之为三发性甲状旁腺功能亢进症。

有关本症的临床表现可参见代谢性骨病,甲状腺髓样癌,假性甲状旁腺功能减退及慢性肾脏病等节。

二、处理

由于病因不同,处理时也有区别,主要是去除刺激因素如血钙过低,血镁过低,血磷过高或低以及降钙素过高。

1.在单纯维生素D缺乏和假性甲状旁腺功能亢进症，一般仅需补充适量维生素D，纠正血钙、磷异常。

2.在肾小管病变所致的低磷血症和维生素D代谢磷障碍时，宜补充中性磷酸盐，每日2～4g，并联合应用维生素D每日50000～400000单位不等，或用1α(OH)D，每日0.5～2.0μg。

3.慢性肾功能不全或衰竭时：①口服氢氧化铝或碳酸铝能结合大量无机磷，可有效地减少磷吸收，如骨病轻微者，有时可见效；②口服钙盐或增加透析液含钙量，以补充缺钙和抑制甲状旁腺分泌，肾性骨营养不良症仅见于所用透析液含钙量低于5.6mg%的患者；③然后小心使用维生素D，可自每日口服50000～60000单位开始，3～4周后，如需要可渐增加剂量，每日40万单位左右，或使用其活化制剂；④患者如拟作肾移植者则作甲状旁腺次全切除，因甲状旁腺功能亢进症可在肾移植后持续数月甚而数年，血钙过高对移植的肾脏和机体不利。

（韩琼玫）

第七节　三发性甲状旁腺功能亢进症

此症(tertiary hyperparathyroidism)是在继发性甲状旁腺功能亢进的基础上发展起来的。如甲状旁腺对各种刺激因素反应过度，或腺体受到持久刺激不断增生肥大超越了生理需要，腺体中的一个或几个可由增生转变为腺瘤，出现自主性。并引起明显的纤维骨炎。血钙由正常或稍低而明显超过正常。治疗应作甲状旁腺探查和次全切除。

（韩琼玫）

第八节　假性甲状旁腺功能亢进症

本症（pseudohyperparathyroidism）并非由于甲状旁腺本身病变而主要由全身器官特别是肺、肾、肝和胰的恶性肿瘤引起血钙过高，伴或不伴骨质破坏，肿瘤可分泌前列腺素E2，刺激骨腺苷环化酶和骨质吸收，或分泌破骨细胞激活因子（如在骨髓瘤），使骨质吸收血钙升高。少数肿瘤则可分泌甲状旁腺素样多肽，引起血钙过高。

由于临床表现和生化改变酷似原发性甲状旁腺功能亢进症，故对短期内体重明显下降，无肾结石史，而血钙升高（>14mg/dl）者应仔细作临床和X线检查，以便搜寻恶性肿瘤，并除外原发性甲状旁腺功能亢进症。在本病中，血清iPTH并不增高。

由前列腺素增高引起的高钙血症可治以消炎痛和阿司匹林。

主要治疗措施为早期切除肿瘤，则血钙可以恢复正常。

（韩琼玫）

第三章　卵巢病

第一节　更年期综合征

妇女由育龄过渡到失去生殖机能的时期称更年期。月经的终止是最为明显的标志，故也称经绝期。更年期综合征(Climacteric synolrome)系指妇女在自然绝经前后，由于丧失卵巢功能而引起的一组症候群，也可因卵巢手术摘除、放射破坏而引起。

一、病因和发病机理

经绝期卵巢功能衰退，卵泡分泌雌激素和孕激素减少，对下丘脑垂体的负反馈作用减弱而出现下丘脑与垂体的功能亢进。血浆中黄体生成激素释放激素(LHRH)和卵泡刺激素释放激素(FSH-RH)水平增高，从而黄体生成激素(LH)和卵泡刺激素(FSH)分泌也增高，后者更为明显，原因是LH易被类固醇所抑剖，故常较FSH为低。FSH升高的另一种解释是在生长中的卵泡内存在一种FSH释放抑制物质，至绝经前期此种物质分泌减少，减弱了对FSH释放的抑制。症状发生的原因，有人认为系促性腺激素过多所致；亦有人认为是雌激素过少所致。一般认为后者是主要的原因。症状的发生与否，与本人原来的精神状态有密切的关系，若原有精神因素者，发生症状不仅较多而且较重。

二、临床表现

更年期的症状比较复杂，原因也不单一。症状可轻可重，有的人无明显的不适，而有的人却症状十分严重，甚至影响正常的工作和生活。

（一）月经紊乱 月经改变情况多有不同，有的月经量变少，时间缩短，经期间隔变长直至完全绝经；亦有经期间隔缩短，经量加多，不规则流血最后绝经，也有少数突然绝经。

（二）阵发性潮热 阵发性潮热是最早出现和最具特征性的症状。情绪激动时更易出现，每次潮热常是突然发生，开始于面部然后扩展至颈、胸并伴皮肤红色斑块状及出汗。发作时间从数秒钟到数分钟。该症状是由于雌激素缺乏而引起热调节机能失常的一种表现。发生率为75%～85%，其真正的生理机制尚不十分明确。

（三）心血管系统的症状 更年期妇女高血压、动脉硬化和冠心病的发生率增高。患者常诉心悸不适，并有阵发性的心动过速或心动过缓。

（四）生殖系统的表现 经绝期的妇女外生殖器开始萎缩，阴道粘膜变薄，局部抵抗力降低，约20%的病人患萎缩性阴道炎。乳房扁平及下垂，子宫、输卵管及卵巢组织也逐渐萎缩。

（五）精神及心理性症状 妇女进入更年期以后，由于家庭及社会环境的影响，或者以前有过精神状态的不稳定，易产生心情不愉快，易激动、失眠、多虑、多疑和抑郁等，有时甚至喜怒无常，状似精神异常。

（六）其他 皮肤干燥与弹性消失，由于钙磷在消化道的吸收不易维持平衡，可造成骨质脱钙，老年女性外伤或跌跤后易发生骨折且恢复较慢。有的患者可发生萎缩性膀胱炎、尿道炎、尿路感染及尿失禁。

三、诊断和鉴别诊断

具有上述症状的经绝期妇女经全身和妇科检查，排除心、血管、精神神经及内分泌腺等器质性病变，即可拟诊为更年期综合征。血、尿的雌激素及催乳素减少，FSH与LH增高为诊断依据，FSH平均分泌量约为生育年龄的13～14倍，而LH约为3倍，阴道涂片可见角化细胞减少，多数为基底层或中层以下的细胞，胞浆嗜酸性，白细胞较多。

四、防治

（一）更年期保健 首先解除患者思想顾虑，指明本症为生理性进程，经绝后只是生殖能力的断绝，而并非生命活力的终止，身体对更年期的变化都能逐渐地适应。患者宜少吃刺激性食物，并补充钙盐，每日应食入元素钙1克，适当的运动及心理治疗。争取社会及家庭的配合，以预防为主，增强更年期妇女的体魄与精神健康。

（二）药物治疗

1.一般治疗 地西潘（安定）2.5～5mg，每日2～3次；眠尔通100～200mg，每日2～3次；谷维素10～20mg，每日三次。氯压定每日服用75～150μg，据称治疗潮热症有效。

2.激素治疗

(1)雌激素：雌激素治疗可以改善潮热、出汗、防治骨质疏松，防止心血管疾病，治疗萎缩性阴道炎等，为治疗更年期综合征的特效药，但也有弊端，应用时须掌握其适应症与反适应症。在用药期间应作妇科随访检查，对于有乳房、子宫、肾脏或其他恶性肿瘤病人，严重的肝病、卟啉病及新老血栓形成者，列为禁忌。通常采用的雌激素为①戊酸雌二醇1～2mg/d，口服；②雌三醇4～6mg/d或硫酸雌酮哌嗪1.5～3mg/d，口服；③雌三醚5mg/d或乙炔雌二醇0.01～0.05mg/d，口服；④乙烯雌酚0.25～0.5mg/d，口服。

（2）常用以配伍的孕激素：如甲孕酮、甲地孕酮、氯地孕酮等，凡是避孕药中用以配伍的孕激素均可采用。

（3）雄激素类药物：如有乳房疼痛或性欲减退者，或为了减少撤药性流血，也有人主张在使用雌、孕激素药物时使用雄激素如丙酸睾丸酮或甲基睾丸素等。但多数学者不主张使用。

（韩琼玫）

第二节　多囊卵巢综合征

多囊卵巢综合征(polycystic ovary syndrome，PCOS)是一组复杂的症候群。本病原因涉及中枢神经系统垂体卵巢轴、肾上腺、胰岛及遗传等方面。患者发生一系列的异常症状，如闭经、不育、多毛、子宫内膜过度增生及恶性变化等。1935年Stein-Leventhae根据临床表现及卵巢形态首先报道本征。近来随着临床检查方法与科学研究的进展，无论在诊断和治疗上都有所发展。

一、病因和发病机制

至今尚未定论，一些研究认为与以下几个方面有关。

（一）下丘脑-垂体功能障碍　PCOS患者LH值高，FSH值正常或偏低，故LH/FSH之比大于3，LH对合成的促黄体生成激素释放激素(LH-RH)的反应增加，故认为下丘脑-垂体功能失常是本征的启始发病因素，从而导致卵巢合成甾体激素的异常，造成慢性无排卵。LH水平升高不仅脉冲幅度增大，而且频率也增加，这可能是由于外周雄激素过多，被芳香化酶转化成过多的雄激素持续干扰下丘脑-垂体的功能。

（二）肾上腺皮质机能异常　部分PCOS患者肾上腺分泌的雄激素升高，此可能是肾上腺皮质P450$_{C17}$酶的复合物调节失常使甾体激素在生物合成途中从17羟孕酮至雌酮缺乏酶的阻断。肾上腺机能异常可以影响下丘脑垂体-卵巢轴的关系异常与分泌异常。

（三）胰岛素抵抗(insulin resistance)与高胰岛素血症　目前认为胰岛素抵抗与高胰岛素血症是PCOS常见的表现。PCOS妇女胰岛素水平升高能使卵巢雄激素合成增加，雄激素活性增高可明显影响葡萄糖和胰岛素内环境稳定。伴有高雄激素血症的PCOS患者无论肥胖与否，即使月经周期正常，均伴有明显的胰岛素抵抗。也有学者认为高浓度的胰岛素可与胰岛素样生长因子I(IGF-I)受体结合，PCOS患者卵巢间质组织上ICF-I受体数目比正常者高，在胰岛素抵抗状态下，胰岛素对卵巢的作用可能通过IGF-I受体而发挥作用。胰岛索和黄体激素具有协同作用，前者可刺激颗粒细胞使之分泌孕酮，使颗粒细胞黄体化，诱导颗粒细胞的LH受体，同时改变肾上腺皮质对ACTH的敏感性。

（四）卵翼局部自分泌旁分泌调控机制异常　目前多数学者推断PCOS患者卵泡内存在某些物质，如表皮生长因子(EGF)、转化生长因子a(TGFa)及抑制素(inhibin)等，抑制了颗粒细胞对FSH的敏感性，提高了自身FSH阈值，从而阻碍了优势卵泡的选择和进一步发育。即卵巢局部自分泌旁分泌调控机制异常，使优势卵泡选择受阻是PCOS的发病原因。

（五）遗传因素　有人认为PCOS是遗传性疾病，可能是伴性显性遗传方式。大多数患者具有正常的46，XX核型。染色体异常者表现为X染色体长臂缺失和X染色体数目及结构异常的嵌合体。

（六）高泌乳素　约20%～30%的PCOS患者伴高泌乳素血症。有人认为PRL能刺激肾上腺皮质细胞分泌雄激素，因为肾上腺皮质细胞膜上有PRL受体。

二、病理

典型的变化是双侧卵巢明显增大，表面光滑，包膜增厚呈灰白色，包膜下有大量的大小不等的小囊泡。早期卵巢呈多囊性变化；中期囊性卵泡出现硬化现象；晚期卵巢中囊性卵泡萎缩，间质纤维化，卵巢缩小变硬。子宫内膜主要表现为无排卵型的子宫内膜，表现可多样化，或为增生期内膜；为子宫内膜增生过长；或表现为腺瘤状甚至内膜癌变。

三、临床表现

（一）**月经失调** 表现为原发性或继发性闭经，原发闭经者较少见。继发闭经前常有月经稀发或量少。

（二)**不孕** 月经失调和持续性无排卵常致不孕，偶有排卵或黄体不健者，虽有妊娠可能，但流产事较高。

（三）**多毛与肥胖** 体内雄激素过多，导致多毛与肥胖，毛发分布有男性化倾向。

（四）**卵巢增大** 双侧卵巢对称性增大，增大的卵巢在盆腔检查时可以扪到。据报道伴卵巢不增大者约占1/3。

（五）**实验室检查** ①血中LH/FSH大于正常比例，表明LH值升高，LHRH兴奋试验呈亢进型；②血中睾酮和雄烯二酮水平均高于正常水平，②血雌素(E_1)、雌二醇(E_2)测定，E_1/E_2比例大于月经周期中的比例；④尿17酮类固醇含量正常，提示雄激素来源于卵巢。若尿17酮类固醇含量升高，则提示肾上腺皮质功能亢进。

（六）**辅助检查** 除激素测定外，尚有盆腔充气造影、腹腔镜检查，肾上腺腹膜后充气造影，同位素扫描，电子计算机断层检查和B型超声波检查均可协助诊断近年来采用高分辨阴道超声技术观察多囊卵巢的形态，是简便易行无创伤的诊断方法。

四、诊断和鉴别诊断

根据上述症群与检查，典型病例不难诊断。很多疾病具有雄激素过多或雌激素衡定不变的现象，应加以鉴别。①肾上腺皮质功能亢进柯兴综合征所具有的高雄激素和月经失调症状与PCOS很相似，前者主要为皮质醇过高，可用地塞米松抑制试验加以鉴别；②男性化肿瘤如卵巢门细胞瘤、支持细胞睾丸间质细胞瘤、良性囊性畸胎瘤、卵巢转移癌等，均分泌较多的雄激素，肿瘤一般为单侧性，血中睾酮含量常＞10.4pmol/L。肾上腺癌和腺瘤，雄激素分泌不受ACTH的影响，因而17酮类固醇和17羟皮质类固醇都不为地塞米松所抑制；③其它如甲状腺功能亢进症或甲状腺功能减退症，临床特征性表现及测定血中甲状腺激素的含量进行鉴别诊断。

五、治疗

（一）**不孕的治疗** 患者的饮食宜高碳水化合物和低脂肪食物。

1.药物促排卵常用方法①单用克罗米芬，它可以在下丘脑、垂体水平与内源性雌激素竞争受体，抑制雌激素的负反馈，增加GnRH脉冲频率，调整FSH与LH比例关系。药物剂量为50mg/d，共5日，于月经周期的第5天开始给药，若第一周期用药无效，第二周期时药物剂量加至100mg/d，共5日。诱导排卵可高选80%；②克罗米芬加地塞米松，如单用克罗米芬无效时，可加用地塞米松0.5mg/d；③GnRH治疗，大剂量的GnRH-A(200～500μg)每日皮下注射一次，连用4周，然后再用促性腺激素(hMG)使卵泡发育，治疗三十周期的妊娠率可提高至77%；④hMG治疗，用于克罗米芬无效者，常用剂量为每日肌肉注射2针(每针含FSH75u/LH75u)从月经第2～3天开始给药，5～7天B超下显示卵泡发育欠佳者加大剂量至每日用3或4针。当卵泡达到18～20mm时可用hMG5000～10 000u肌肉注射诱发排卵。治疗应在B超和血雌二醇等严密监护下进行；⑤近年来国外介绍用纯FSH治疗对克罗米芬无效的PCOS患者，初剂量每日1支，持续8～14天后若无反应，则每日加用半支，最大剂量为1.5～3支。此小剂量FSH缓慢渐增方案的妊娠率16%～35%；⑥PCOS患者伴PRL升高时，加用嗅隐亭可以改善黄体功能。

2. 手术治疗药物治疗无效着可在腹腔镜下将各卵泡穿刺、电凝或激光，血中雌、雄激素水平随之下降。目前已很少应用卵巢楔形切除术，以免引起出血、感染及盆腔粘连。

（二）多毛的治疗　①口服避孕药；②安体舒通，雄激素的抑制剂50～200mg/d；③地塞米松治疗用于肾上腺雄激素过多的高雄激素血症，每晚服0.25mg，醋酸可的松与氢化考的松均可以用来治疗多毛症；④促性腺激素释放激素激动剂(LHRH-A)是一种新的治疗多毛症药物500～1000μg/d，经皮下注射或鼻喷，持续6个月。

（韩琼玫）

第三节　先天性卵巢发育不全症

　　Turner于1938年首先报导一例妇女有原发闭经，性发育不良，身材矮小，颈蹼和肘外翻一组病征，故又称Turner综合征。1959年Ford描述患者染色体核型为45，XO，缺少一条X染色体。从而确立了本病是一种典型的性染色体畸变所致的遗传性疾病。

一、病因和发病机理

　　该症病因已公认为性染色体畸变所致。患者核型缺少一条X染色体，多数系源于父体初级精母细胞在减数分裂过程中或母体生殖细胞在第二次减数分裂中发生性染色体"不分离"。使一个带X染色体的卵子与一个无性染色体的精子或一个带x染色体的精子与一个无性染色体的卵子结合而形成不正常的受精卵45，XO，从而发生本病。大约50%患者核型显示为45，XO。从X相连的色盲以及Xg血型分析研究中，提示性染色体的畸变发生在父体的可能性较大。但嵌合型患者，主要由于受精卵分裂时发生"不分离"所致。发病原理还不清楚，可能与双亲中一方或二方伴同自身抗体出现有关。近年来认为本病患者约3%存在一种未被识别的标记染色体，它可能由Y染色体的性决定区基因衍化而来。

二、病理

　　主要为生殖器官不发育，多呈幼稚状态。输卵管细狭，子宫幼稚似小女孩样，子宫内膜萎缩或不发育，阴道短小，外阴幼稚，卵巢呈纤维条索状，缺乏原始卵泡。

三、临床表现

　　（一）生长发育不良典型的Turner综合征　患者呈女性外貌，均有身材矮小，呈幼稚状，面容呆板，平均最终成人高度为143cm。大多儿童期生长尚正常，以后逐渐迟缓而显得矮小。生长发育不良的机理并非生长激素(GH)缺乏或分泌减少，而和患者存在GH抵抗有关。GH抵抗可能与生长激素特异性结合蛋白(GHBP)、胰岛素样生长因子-I(IGF-I)、胰岛素样生长因子结合蛋白(IGFBP)有关。一般认为血清GHBP水平可反映GH受体浓度，GH分泌和组织对GH敏感性，生理浓度GHBP能明显抑制GH与靶组织受体相结合。Turner综合征患者有相对高的GHBP浓度，故GH与靶组织受体不能充分结合，导致GH不能发挥止常生理效应。目前认为所有由GH所致的身高发育可能都是IGF-I完成的。现已证实本症患者IGF-I水平较低，故患者生长障碍与IGF-I生成过少相关。IGFBP决定IGF-I在机体内的生物活性及生物效应。IGF通常与蛋白质结合成复合物形式存在，现已分离出6种功能不同的IGFBP，它们的浓度和/或比例改变影响IGF的作用，这些影响可能是本症患者生长组织对GH出现抵抗的因素。

（二）多种躯体方面的异常　患者具有特殊面容，小颌，耳低位或畸形，鱼形嘴，腭弓高尖，上脸下垂，常伴不同程度斜视。短而宽的颈部，胸宽而扁成盾状，后发际低。其它异常有颈蹼（25%～40%），主动脉缩窄（10%～20%），肘外翻，先天性的手和足的淋巴水肿（30%）或指甲过凸，第4掌骨短（50%），肾畸形（60%），多发黑色素痣。亦有报告本病可发生结肠闭锁，红绿色盲，由于反复发作性的中耳炎引起的传导性的耳聋。智商较正常儿童低。患者可表现各种骨骼的畸形，内侧胫骨及踝骨畸形，第一颈椎发育不全，腕骨角小，有些病人蝶鞍稍大可伴空泡蝶鞍。

（三）性器官不发育　生殖器发育不全，第二性征不完整，阴毛，腋毛缺如，患者青春期后常发生原发性闭经或月经量步，乳房不发育或发育不良，第二性征缺如，婚后不育，仅个别患者有生育能力。

（四）变异型的Turner综合征　变异型的本症核型分析可有嵌合型45，XO/46，XX；45，XO/47，XXX；43，XO/46，XX/47，XXX；46，XXqi/45，XO；45，XO/46，XXpi；45，XO/46，XXr等。近来染色体区带分析指出，性腺决定物存在于X染色体的长臂和短臂上，如丢失Xp21近端短臂以及Xq27近端长臂常导致性幼稚和性腺纤维条索状。X短臂上有与身材高矮，躯体结构有关的位点，丢失后可引起矮小及躯体畸形。X和Y染色体结构异常与性腺发育不良征临床表现的关系如表1-3-1。

表1-3-1　X和Y染色体结构异常与性腺发育不良征临床表现的关系

性染色体异常类型	核型分析	表现型	性幼稚	矮小	躯体异常
丢失一个X或Y	45，X	女性	+	+	+
丢失一个X的短臂	46，XXqi	女性	+，±	+	+
	46，XXp-	女性	+，±，or-	+(-)	+(-)
丢失一个X的长臂	46，XXq-	女性	+	-(+)	- 或 +
一个X二个臂上均有丢失（环状X）	46，XXr	女性	- 或 +	+	+
丢失Y的短臂	46，XXp-	两性畸形	+	+	+

四、实验室检查

口腔粘膜涂片性染色质检查（亦称X染色质，Barr小体，X小体）可作筛选。正常女性约20%～30%性染色质阳性，45，XO性染色质阴性，45，XO/46，XX性染色质仅3%～19%阳性。本症患者甲状腺功能，肾上腺皮质功能，生长激素测定等均在正常范围内，但青春期后雌激素，孕酮水平均显著降低，血清促卵泡激素（FSH）显著升高，黄体生成素（LH）可正常或稍升高。黄体生成素释放激素（LRH）兴奋试验结果呈正常或活跃反应。B型超声波示子宫和卵巢发育不良。

五、诊断和鉴别诊断

具有典型Turner综合征临床表现如矮小、性幼稚、颈蹼和肘外翻的女性诊断并无困难。染色体核型分析有助于区别男性Turner综合征（Noonan综合征）和Laureace-Moon-Biedl's综合征。

六、防治

Turner综合征治疗目的是促进生长，诱导产生第二性征及月经周期。父母双方在生育期间尽量避免引起胎儿畸变的感染、物理、生物和化学等因素，对高度疑似患有本症的胎儿，宜作早期中止妊娠。

（一）女性激素替代补充治疗　为使患者的第二性征和外生殖道有不同程度的发育，可予雌激素及孕酮作人工月经周期治疗。雌激素治疗的年龄主张12～15岁，不宜于11岁以前使用。方法先予以口服己烯雌酚0.3～0.5mg或乙炔雌二醇3～5µg/d，21天/月，2～3年后达到10µg/d。通常在3个月内乳房发育，8个月内出现撤退性流血。孕酮类制剂有黄体酮10～20mg/d，于服雌激素后16～21天或醋酸甲孕酮5mg/d，第12～21天，治疗后能进行正常性生活，但不能生育。

（二）重组人生长激素(rhGH) GH是一种强有力合成代谢制剂，是本症患者促生长治疗的关键药物。一般主张早期使用thGH，患者越年轻生长速率越大，thGH剂量为每日每平方米体表面积2～3单位，分一次或二次皮下注射。为使GH曲线更接近生理曲线以及增加血清IGF-I和减少IGFBP水平，有人主张每日剂量分二次注射。

（三）重组人胰岛素样生长因子(thIGF-I) thIGF-I长期使用仅限于对GH无效的GH抵抗综合征患者，包括GH不缺乏的生长迟缓症和Turner综合症，使用剂量100～160μg/(kg·d)，皮下注射。

（四）蛋白合成性类固醇激素的治疗 青春期前骨骺未融合时，可先用或合用苯丙酸诺龙以促进身高增长，剂量和用法可参阅"垂体性侏儒症"。如发生男性化现象，宜减量或停用。与thGH同步加用可避免男性化，骨骺过早闭合等副作用。

（五）其它 躯体畸形的处理，内分泌代谢异常的纠正，微量元素锌的补充也很重要。近来有人主张本症的患者通过体外受精有可能成功地完成妊娠和分娩。

（韩琼玫）

第四章 睾丸病

第一节 男性生殖腺机能减退症

一、睾丸的解剖和生理

成年男性睾丸约重10.5～14g，长约4.5cm，宽约2.5cm，厚约3.0cm，其外面有一层色白、坚韧而有弹性的白膜。白膜在睾丸后缘处增厚，形成一个垂直的睾丸隔膜，突入睾丸内部。此隔的结缔组织把睾丸分成二百多个睾丸小叶，每个小叶内有1～4条曲细精管，曲细精管汇合成直细精管，直细精管在睾丸纵隔内互相吻合而构成睾丸网。睾丸网分出10～15条输出小管，构成附睾的头部并与附睾管通连。附睾管是一条高度弯曲长4～5m的管道，尾端与输精管相连。睾丸由曲细精管和间质所组成，曲细精管由二种细胞所构成：一为多层的生殖细胞，即从最幼稚的精原细胞演变为精母细胞、精细胞，最后形成精子。二为支持细胞(sertolicells)，对生殖细胞起支持和营养作用，分泌抑制素(inhibin)，并构成血睾屏障。间质中有间质细胞(Leydig cells)，能分泌雄性激素。

未分化生殖腺于胚胎4～5周形成，分为皮质和髓质二部分，此后大量原始生殖细胞由卵黄囊内胚层移行到生殖腺，并开始分化。未分化生殖腺向睾丸分化的决定因素是在原始生殖细胞膜上有组织相容性Y抗原（H-Y抗原），在男性胚胎，原始生殖细胞核内有Y染色体，细胞膜上有H-Y抗原，未分化生殖腺的皮质退化，髓质发育为睾丸。

下丘脑分泌的促性腺激素释放激素(GnRH)，又称黄体生成激素释放激素(LHRH)，能刺激腺垂体释放卵泡刺激素(FSH)和黄体生成素(LH)。LH在男性也称间质细胞刺激素(ICSH)，能促使睾丸间质细胞产生睾丸酮。FSH作用于曲细精管，促使精子发育成熟；抑制素是支持细胞产生的一种肽类激素，有抑制垂体分泌FSH及抑制下丘脑分泌GnRH的作用，从而间接抑制精子发生。下丘脑-垂体-性腺轴受睾酮和雌激素的负反馈控制。

二、分类、病因及临床表现

（一）下丘脑-垂体疾病

1.下丘脑-垂体肿瘤、炎症、创伤、手术、肉芽肿等，影响GnRH的产生和释放，垂体促性腺激素分泌不足，从而影响睾丸发育，雄激素产生减少和精子发生缺陷，男子睾丸松软缩小，生殖器萎缩、阳萎、性欲减退，不育，可伴有下丘脑综合征或垂体前叶功能障碍的其他表现。

2.促性腺激素分泌低下性性腺功能减退征(Kallmann综合征)又称嗅觉缺失-类无睾综合征：本征是先天性的，染色体核型为46XY，病因可能是常染色体显性、隐性或X-连锁遗传。因胚胎发育时嗅球形成不全，可引起下丘脑GnRH分泌低下，导致性腺功能低下，睾酮分泌减少，睾丸生精障碍。表现为嗅觉缺乏，第二性征发育不良，类似无睾状态。

3.单纯性LH缺乏症　病人有类无睾症的特点，伴男性乳房发育，血清LH和睾酮低，FSH可正常，曲细精管能生精有生育能力，HCG可引起睾丸的成熟。

4.单纯性FSH缺乏症　较少见，间质细胞可正常分泌睾酮，男性性征正常，由于FSH缺乏影响生精，引起不育。

5.肌张力低下-智力减低-性发育低下-肥胖综合征(Prader-Willi综合征)　病因未明，可能为常染色体隐性遗传。出生后即肌张力低下，嗜睡，吸吮与吞咽反射消失，喂养困难。数月后肌张力好转，出现多食、肥胖。智力发育漳碍，性腺发育缺陷，第二性征发育不良，可有隐睾，男性乳房发育，轻度糖尿病、下颌短小、眼眦赘皮、耳廓畸形等先天异常。

6.性幼稚-色素性视网膜炎-多指（趾）畸型综合征(Laurence-Moon-Biedl综合征)为常染色体隐性遗传，因下丘脑-垂体先天缺陷，引起促性腺激素分泌不足，睾丸功能继发性低下，患者有智力障碍，生长发育迟缓，到青春期不出现第二性征，阴茎及睾丸均不发育，出现肥胖。色素性视网膜炎造成视力减弱或失明。有多指（趾）或并指（趾）畸形。

7.Alströms综合征为常染色体隐性基因发病，本病少见，临床上和Laurence-Moon-Biedl综合征有许多相似之处，如视网膜色素变性、肥胖、性幼稚，但本症无智力障碍和多指（趾）畸形。

8.肥胖生殖无能综合征(Froehlish综合征)　任何原因（如颅咽管瘤）引起下丘脑-垂体损害均可引起本病，其特点为在短期内迅速出现肥胖、嗜睡、多食，骨骼发育延迟，可有男性乳房发育或尿崩症，外生殖器及第二性征发育不良，血LH、FSH低于正常。

9.皮质醇增多症　肾上腺皮质分泌大量皮质醇和雄激素，两者反馈抑制垂体释放促性腺激素，使睾酮分泌减少，性腺功能减退。

10.先天性肾上腺皮质增生　是指在肾上腺皮质类固醇激素合成过程中某种酶先天性缺乏，导致皮质醇合成减少，由于反馈抑制作用减弱，垂体分泌ACTH增多，造成肾上腺皮质增生。胆固醇合成睾酮的过程中需要五种酶的参与，其中胆固醇碳链酶（20，22-碳链裂解酶）、3β-羟类固醇脱氢酶、17-羟化酶既存在于肾上腺，又存在于睾丸组织中，它们的缺陷导致肾上腺合成糖皮质激素及盐皮质激素障碍，导致睾丸合成睾酮障碍。男性胚胎早期如有严重睾酮合成缺陷，则影响胎儿的男性化分化，可出现盲端阴道，尿道下裂，隐睾，但无子宫与输卵管。胆固醇碳链酶缺陷，胆固醇不能转化为孕烯醇酮，皮质醇、醛固酮和性激素合成都有障碍，大量胆固醇沉积，引起类脂性肾上腺皮质增生。临床上示肾上腺皮质功能减退症，男性假两性畸型，患者常早期失折。3β羟类固醇脱氢酶缺陷导致慢性肾上腺皮质功能减退，ACTH增多，肾上腺皮质增生；男性生殖器官分化发育不全，有尿道下裂、隐睾、乳房发育等，尿中17-酮类固醇增高。17-羟化酶缺陷，皮质醇分泌减步，ACTH升高，11-脱氧皮质酮增高，男性外生殖器是女性型或假两性畸形，输精管可有不同程度的发育，血中孕烯醇酮升高有助于诊断。

11.高泌乳素血症　PRL可抑制LH和FSH分泌，使睾丸分泌睾酮和曲细精管生精功能减低。可伴男性乳房发育、溢乳。

12.家族性小脑性运动失调　呈家族性发病，表现为性幼稚，外生殖器小，睾丸小而软，腋毛少，呈女性型阴毛，音调高，身材较高呈类无睾体形。患者智力低下，甚至痴呆，缓慢出现小脑共济失调。可伴神经性耳聋，视神经萎缩。

13.血色病　常染色体隐性遗传。因肠粘膜吸收铁过多和网状内皮细胞储铁障碍，过多铁沉着于下丘脑-垂体，促性腺激素分泌减少，性腺功能减退，睾丸萎缩，男性乳房发育。

（二）睾丸功能异常

1. 睾丸发育与结构异常

(1)先天性睾丸发育不全综合征(Klinefelter综合征)：是较常见的一种性染色体畸变的遗传病，详见Klinefelter综合征。

(2)46，XX男性综合征：本征性染色体为XX，无Y染色体，血清中能测到HY抗原，提示X或常染色体有少量Y嵌入，在体外培养时不能发现。其表型为男性，在男婴中发病率为1：20 000～24 000。患者缺乏所有女性内生殖器，具有男性性心理特征。临床表现与Klinefelter综合征相似；睾丸小而硬(一般小于2cm)，常有男性乳房发育，阴茎大小正常或略小于正常成人，通常有精子缺乏和曲细精管的玻璃样变。血睾丸酮水平降低，雌二醇水平升高，促性腺激素水平升高。临床上此型类似XXY/XY嵌合型。身材矮小，智力障碍及性格改变很轻，而且比较少见，尿道下裂的发生率增高。

(3)男性Turner综合征：常染色体显性遗传，核形为46，XY，有典型Turner综合征的临床表现：身材矮小、颈蹼、肘外翻、先天性心脏病，呈男性表型。常有隐睾，睾丸缩小，曲细精管发育不良，性幼稚，血睾酮降低，血清促性腺激素水平增高。少数病人睾丸正常，且能生育。

(4)成人曲细精管机能减低：原因包括睾丸炎、隐睾、放射损害、尿毒症、酒精中毒、抗肿瘤药物等，可无明确病因。受损轻者，睾丸活检可见各期生殖细胞数目减少。受损重者生殖细胞发育停顿于精原细胞或初级精母细胞阶段。病变严重者可完全没有生殖细胞，只有形态完整的支持细胞。最严重者可见曲细精管纤维化及透明样变。临床表现为不育，睾丸轻～中度萎缩，间质细胞分泌睾酮功能正常，第二性征发育良好，无乳房发育。精液检查示少精或无精，血睾酮或LH浓度正常。基础血FSH正常或增高，经GnRH刺激后，FSH过度增高。

(5)间质细胞发育不全：胎儿间质细胞分泌睾酮障碍，产生男性假两性畸形。有睾丸但生精障碍。外阴畸型，为女性表型，阴茎类似阴蒂、有盲端阴道，但无子宫、输卵管，到青春期才发现有原发性闭经。阴毛，腋毛稀少。患者FSH、LH基值升高，GnRH试验促性腺激素反应明显，血睾酮明显低下，HCG刺激不增高。

(6)无睾症：胚胎期因感染、创伤、血管栓塞或睾丸扭转等原因引起睾丸完全萎缩而致病，表型为男性。青春期男性第二性征不发育，外生殖器仍保持幼稚型，无睾丸，若不及早给予雄激素治疗，则会出现宦官体型。若有残余或异位的间质细胞分泌雄激素，可出现适度的第二性征。血睾酮水平低，促性腺激素显著升高，HCG刺激后，睾酮不增高。

(7)隐睾症可为单侧或双侧，以腹股沟处最多见。由于腹内体温比阴囊内温度高，因此隐睾的生精功能受到抑制，且易癌变。隐睾症一般无症状，可在一侧或两侧未触及睾丸，无雄激素缺乏的表现，常伴不育。与无睾症不同，隐睾患者受HCG刺激后，睾酮明显升高。

(8)萎缩性肌强直病：成人发病，面、颈、手及下肢肌肉强直性萎缩无力，上睑下垂，额肌代偿性收缩，使额纹增多。80%伴有原发性睾丸机能减退，血清FSH明显升高。是家族性疾病，常染色体显性遗传。

(9)成人间质细胞机能减退：又称为男性更年期综合症。男性在50岁以后，逐渐出现性功能减退，可有性格及情绪变化。血睾酮逐渐减少，促性腺激素升高，精子减少或缺乏。

(10)纤毛不动综合征(Immotile cilia syndrome)：一种以呼吸道及精子纤毛活动障碍为特征的常染色体隐性遗传缺陷。如卡塔格内氏综合征(Kartagener syndrome)，表现为内脏反转异位、慢性副鼻窦炎和支气管扩张三联症。因精子纤毛活动障碍而不孕。

2. 获得性睾丸异常

(1)睾丸感染：可分为非特异性、病毒性、霉菌性、螺旋体性、寄生虫性等类型，腮腺炎病毒引起的病毒性睾丸炎最常见，临床表现为受累睾丸肿痛，阴囊皮肤水肿，鞘膜腔积液，常有寒战高烧、腹痛。病后睾丸可有不同程度的萎缩。部分患者可引起不育。

(2)创伤：睾丸易受外界暴力而损伤，曲细精管内精原细胞消失导致不育。如有血肿，破坏血供也会导致睾丸萎缩。

(3)放射损伤：精原细胞对放射损伤十分敏感，如受损则发生少精症或无精症。

(4)药物：螺内酯和酮康唑能抑制睾丸酮合成。螺内酯和酉味替丁同雄激素竞争细胞浆受体蛋白而干扰睾丸酮在靶细胞的作用。服用美散痛、洋地黄可使血浆雌二醇升高而睾丸酮下降。长期酗酒，可致血浆睾酮降低。抗肿瘤和化疗药物、杀虫剂、二溴氯丙烷、镉和铅、均能抑制精子的发生，导致不育。

(5)自身免疫：Schmidt综合征存在抗睾丸基底膜抗体，若血-睾屏障被破坏，精液作为抗原而发生自身免疫反应，产生抗精子抗体。男性前列腺炎或附睾炎，尤以大肠杆菌感染时，产生抗精子抗体。输精管阻塞或切断后，可形成精子肉芽肿。精子在精子肉芽肿内破坏吸收而形成抗原，产生抗精子抗体。目前能测出两种类型的抗精子抗体，即精子凝集抗体和精子制动抗体。抗精子抗体能，使精子活动力下降及精子自家凝集或不液化，此外，抗精子抗体能促发免疫性睾丸炎，产生抗原抗体复合物沉积在睾丸的生殖细胞上，影响正常精子的发生。

3. 伴发于全身性疾病的睾丸异常　　全身性疾病如慢性肝病、肾功能不全、严重营养不良、代谢紊乱、糖尿病等均可导致睾丸功能减退和不育。

（三）雄性激素合成或其作用上的缺陷症　　患者染色体核型为46，XY，性腺是睾丸，由于雄激素的不足，以致胚胎期性器官发育没有完全男性化，形成男性假两性畸形。按病因大致可分三类：

1. 雄性激素合成缺陷　　在睾丸酮的生成途径中，共有5种不同酶的参与，任何一种酶的缺陷均可引起睾丸酮合成障碍，从而导致男性假两性畸形。其中胆固醇碳链酶(20，22碳链裂解酶)、3β-羟基类固醇脱氢酶、17羟化酶存在于睾丸和肾上腺内，这三者若有缺陷，不但引起男性假两性畸形，而且还引起先天性肾上腺皮质增生症；另两个酶（17，20碳链裂解酶，及17β-羟基类固醇脱氢酶）只存在于睾丸内，若有缺陷，则仅导致男性假两性畸形。

2. 副中肾管退化不全　　也是一罕见的常染色体隐性遗传或X-性连锁隐性遗传病。胎儿时期支持细胞分泌副中肾管抑制因子(MIF)不足，或与受体结合障碍。使46，XY的男性患者保留部分女性生殖管道（输卵管、子宫、阴道上1/3）。因MIF和睾丸下降物质均由支持细胞分泌，所以副中肾管退化不全可伴有同侧隐睾症，睾丸发育不全，也可伴有癌变率较高的混合性性腺发育不全。

3. 雄性激素不敏感

(1)睾丸女性化(testicular feminization)综合征：属男性假两性畸形，患者因靶器官雄激素受体及受体后缺陷，对雄激素不敏感而致病，属X连锁隐性遗传疾患，本征分完全与不完全性两型。①完全性雄激素不敏感-睾丸女性化，又称完全性男性假两性畸形，核型为46，XY，在胚胎期，在腹腔或外阴部有已发育的睾丸，由于中肾管对雄激素不敏感，不能进一步分化发育为输精管、精囊、前列腺和射精管，外阴部不能向男性方向分化，但胎儿睾丸支持细胞仍能分泌MIF，所以副中肾管退化萎缩，无输卵管、子宫和阴道上段，出生时外生殖器完全是女性型，有较浅的盲端阴道，在小儿腹股沟或外阴部可触及睾丸。在青春期，由于靶器官对雄激素不敏感，引起LH分泌增多，从而睾丸酮增多，睾丸酮转换生成雌二醇，使女性第二性征，如乳房充分发育，但有原发性闭经，少数病人阴蒂增大，有轻度男性化的表现。青春期后，患者睾丸易恶变，应予切除。②不完全性雄激素不敏感，又称不完全性男性假两性畸形Ⅰ型，Reifenstein综合征，核型为46，XY，病因为雄激素受体部分缺陷或受体后缺陷。表型偏向于男性，但男性化程度差异很大，严重者外生殖器明显两性畸形，有盲端型阴道、会阴阴囊型尿道下裂。轻者表现为发育不良的男性外生殖器、阴茎小、有尿道下裂和阴囊分叉。青春期，男性化发育差，可有男性乳房发育，多无生育力。睾酮、LH及雌二醇均升高。

(2)5α-还原酶缺陷：又称不完全性男性假两性畸形Ⅱ型，是常染色体隐性遗传，核形为46，XY，由于5α-还原酶缺乏，睾丸酮转化为双氢睾酮不足使男性外生殖器发育障碍，表现为小阴茎，会阴尿道下裂，阴囊为双叶状，患者有睾丸、附睾、输精管和精囊，无子宫，输卵管和卵巢。在青春期，出现男性化，无男性乳房发育。精子计数正常，血浆睾丸酮水平正常或增高，双氢睾酮降低，LH增高。

男性生殖腺机能减低的临床表现因发病年龄不同而各异。如胎龄在2～3个月时发生雄激素不足，引起假两性畸形，青春发育期雄激素不足，表现为第二性征缺乏及宦官症体型，阴茎呈儿童型，睾丸小，阴囊光精无皱褶，阴毛及腋毛稀疏，面部、胸腹及背部毛缺乏或极稀少，语音尖细、肌肉不发达，体力低于正常。若成年男性雄激素缺乏，表现为性欲减退、阳萎、体力差、性毛及胡须减少，伴有不育。

三、实验室及其他特殊检查

（一）血、尿中有关激素测定

1.睾酮测定　　男性血睾酮90%来自睾丸，它反映间质细胞的功能。正常成年男性血睾酮水平为10～30nmol/L(3～10mg/L，RIA法)。

2.双氢睾酮(DHT)　正常青年男性血浆双氢睾酮水平约为睾丸酮的10%，约2nmol/L(0.5mg/L)左右（RIA法）。

3.24小时尿17-酮类固醇测定　尿17-酮类固醇主要来自肾上腺弱效雄激素或其代谢产物，仅40%为睾丸酮代谢产物，不能确切反映睾丸功能状态，故其结果宜结合临床分析。

4.血浆LH测定　成年男性LH正常值为5～10IU/L(RIA法)。测定LH时应同时测定睾酮，若两者水平同时低下，提示下丘脑和垂体疾病；若血浆睾丸酮水平低下，LH水平升高者，则提示原发性睾丸功能不全。

5.血浆FSH测定　正常成年男性FSH范围是1～20IU/L。下丘脑-垂体轴正常者，若生精上皮破坏严重，其FSH水平则升高。

6.绒毛膜促性腺激素(HCG)刺激试验　HCG生物活性与LH相似，方法为肌肉注射HCG4000IU，每天一次，共4天，第5天抽血测睾酮，正常反应为血睾酮水平从正常值成倍地增加，基础值很低者应计算增加的绝对数。原发性性腺机能减低者，HCG刺激后，血睾酮无明显增高；而继发于垂体机能低下的睾丸间质细胞机能减低者，血睾酮明显增高。

7.氯蔗酚胺(Clomiphene)试验　100～200mg/d口服，正常人6天后LH及FSH成倍升高，垂体或下丘脑病变者，反应明显降低。

8.LRH兴奋试验　可反映垂体促性腺激素的储备量。方法为静脉注射LRH50μg，在0'、15'、30'、120'取血测LH及FSH。正常男性峰值在15'～30'出现，LH约升高2～5倍，FSH升高约2倍。垂体功能受损者本试验呈低弱反应，LH及FSH不升高；下丘脑病变本试验呈延迟反应，静脉滴注LRH7～14天后，垂体对LRH刺激的反应可恢复正常。原发性睾丸病，LH及FSH分泌有过高反应。如病变局限在曲细精管，FSH可异常升高，但LH反应正常。

（二）染色体性别分析

1.性染色体　取外周静脉血中淋巴细胞用荧光显带法作染色体核型分析，正常男性核型为46，XY，正常女性核型为46，XX。C带分析可在有丝分裂的中期识别有无Y染色体，G带分析有利于发现染色体畸形的类型。

2.性染色质　又称巴氏小体(Barr body)，可用口腔粘膜涂片查出，女性染色质为阳性，男性为阴性。

（三）精液检查 正常男性一次排精量为2～6ml，精子总数超过6千万，密度大于2千万/ml，活力和形态正常的精子应达60%以上。

（四）精子穿透宫颈粘液试验 精子能穿过宫颈粘液，有生育力，否则不育。

（五）抗精子抗体和抗精液浆抗体 若阳性，说明妇女生殖管道中存在这些抗体使精子凝集或抑制精子活动，引起不育症。

（六）睾丸活组织检查 可鉴别输精管阻塞和生精功能衰竭。

（七）精囊、输精管造影 可了解输精管道的阻塞情况。

（八）组织相容性Y抗原(H-Y抗原) 为男性特有，是比性染色体更为本质的性别识别标志。不存在于女性，有助于对两性畸形作病因分析。真两性畸形最常见是46, XX男性，在细胞遗传学上不能发现有移位的Y染色体片段，但H-Y抗原表达说明患者存在Y染色体基因。男性假两性畸形有正常男性核型和双侧睾丸分化，HY抗原为阳性。女性假两性畸形为正常女性核形，存在双侧卵巢，H-Y抗原阴性。

（九）其他辅助诊断 X线骨龄测定，盆腔B超，CT，MRI对于生殖腺体、管道的探查等。

四、诊断和鉴别诊断

血中促性腺激素测定，可将性腺功能减退区分为原发性还是继发性两大类，前者促性腺激素基值升高；后者减少。LRH兴奋试验和氯蔗酚胺试验能测定垂体的储备能力。垂体性性腺机能减弱呈低弱反应，下丘脑性呈低弱反应或延迟反应，原发性性腺功能减遇呈活跃反应。绒毛膜促性腺激素(HCG)兴奋试验，正常男性或儿童血睾酮至少升高1倍，隐睾症注射后血浆睾酮也升高，而无睾症者无上述反应。第二性征发育情况，睾丸的部位、大小、质地、以及血浆睾酮水平，精液常规检查有助于确立睾丸功能不全的存在与程度。染色体核型分析，以及血浆双氢睾酮的检测有助于进一步分类。

五、治疗

对继发于下丘脑-垂体分泌促性腺激素不足所引起的男性性腺功能减退症，使用促性腺激素治疗，有助于恢复生精功能及促使第二性征发育。可应用的制剂有：

1. 绒毛膜促性腺激素(HCG) 能刺激睾丸间质细胞产生睾丸酮。

2. 绝经期促性腺激素(HMG) 每支台FSH及LH各75IU，有促进睾丸生精和分泌雄激素的作用。每局需用药2～3次，至少连用3个月。为提高生育能力，可先试用HCG2000IU，每周肌注三次，12周为一疗程，停12周后可重复治疗，以促进间质细胞分泌睾酮，促使男性第二性征发育。然后，加用HMG，每次肌注150IU，每周三次，治疗4个月后，其精子发育一旦恢复，通常即可单独用HCG维持治疗，500～1500IU/次，每周2次，定期作精液检查。常期单用HCG治疗效果可逐渐减退。此外，尚可用LRH100μg/次，隔天1次，或用袖珍注射泵每2小时注射LRH25～200ng/kg体重，或定时鼻腔用药，共90天为一疗程，诱发睾丸生精及产生睾丸酮。此外，有人应用氯蔗酚胺治疗，该药是一种弱的雌激素，可竞争抑制雌激素对下丘脑的反馈抑制，使下丘脑分泌LRH增加，刺激垂体释放FSH及LH，剂量每天口服50～100mg，3个月为一疗程。维生素E、中药鹿茸精等也可试用。原发性睾丸功能低下者，雄激素替代治疗，可促使外生殖器官发育，但无精子生成，故无生育能力。口服甲基睾丸素对肝脏有损害不宜应用，口服药物还有1α-甲-5α-双氢睾丸酮(Mesterolone)，30～60mg/d，该药不引起胆汁郁积性黄疸。肌肉注射药物有丙酸睾丸酮，是短效雄激素，25～50mg/次，每周2～3次，但局部刺激大，不宜长年应用，雄激素缺乏症最好应用长效庚酸或癸酸睾丸酮200mg/次，每1～2周1次，肌肉注射，使用2～3年后，可得到完全的男性性征发育，以后可减至维持剂量，100～200mg/次，每2～3周肌肉注射1次。儿童使用雄激素，可出现骨骺过早闭合，影响身高，宜在13岁以后才开始使用。

隐睾症宜在2～9岁使用HCG，刺激内生睾丸酮的分泌，有可能纠正隐睾。双侧隐睾，可行短期HCG治疗，肌肉注射3000U隔天一次，共3次。单侧隐睾，应长期予以HCG治疗，年龄小于5岁者，肌肉注射500U，每周3次，或1500U，每周2次，共用6.5周。年龄大于5岁者，1000U，每周肌肉注射3次，共6.5周。亦可联合应用LRH喷雾剂Crypfocur经鼻粘膜吸收。如果激素治疗失败，应采取手术，将睾丸引到阴囊内加以固定。腹腔内隐睾，癌变机率高，如复位失败，应予切除。

外生殖器有两性畸形者，性别的选择十分重要，要求选择的性别能使患者更好地适应社会生活及在青春期有较好的性发育。决定性别后，需进行生殖系统的矫形手术及必要的激素替代治疗。按女性抚养者，在适当对期应采用雌激素及孕激素周期治疗；按男性抚养者，宜在青春期开始长期应用雄激素治疗。

（韩琼玫）

第二节　克莱恩弗尔特综合征

本综合征系克莱恩弗尔特(Klinefelter)于1942年首先描述。患者有类无睾身材，男性乳房发育、睾丸小、无精子及尿中促滤泡刺激素增高等特征，1959年Jacobs等发现本病患者的染色体为47，XXY，因此本病又称为47，XXY综合症。除了典型的47，XXY核型外，近年来文献又报告了其他几种不典型核型和嵌合体型，如48，XXXX、49，XXXXX、48，XXY+21，46，XY/47，XXY、48，XXXY/49，XXXXX、46，XY/47，XXY/48，XXYY、48，XXXY/49，XXXXY/50，XXXXXY、以及47，XYY、48，XXYY等；克氏症80%核型为47，XXY，10%为46，XY/47，XXY嵌合体，其它核型共占10%。各种染色体棱型有两个共同特点：一是至少有一个Y染色体，二是比正常男性一般均多1个或1个以上X染色体。

本病的发病率约占新生男婴的0.13%～0.21%，智能低下小儿中为一般人群的5倍，在无精症中占13.9%，不育男性中占15%～20%，男性性腺功能减退患者中占24.2%，在男性生殖腺发育不良和无生殖能力患者中占30%。

一、病因和发病机理

本综合征发生的原因是由于父母的生殖细胞在减数分裂形成精子和卵子的过程中，性染色体发生不分离现象所致，47，XXY起源于一个XX卵子与一个Y精子，或一个X卵子与一个XY精子结合成受精卵为最常见者。48，XXXY的发生起源于双亲生殖细胞第一次分裂不分离，即一十XX卵子与一十XY精子结合成受精卵；或双亲生殖细胞中任何一个在减数分裂与对等分裂时均不分离，即一个XXX卵与正常Y精子结合，或一个XXY精子与一个正常X卵子结合成受精卵。47，XYY核型是父亲精子在形成过程中第二次减数分裂时Y染色体不分离生成YY精子，与一个X卵子结合成受精卵而发病。48，XXYY为一个X卵子与一个XYY精子受精所得，也由于父体精子第一和第一次减数分裂时连续出现不分离所致，有的患者母亲为XXX，则由于一个XX卵子与YY精于受精而形成48，XXYY。患者母亲年龄越大染色体不分离的频事也越高。可能与卵细胞衰老，着丝点纵裂动力的减弱或纺锤丝迷向的缘故有关。受精卵发育过程中有丝分裂不分离则形成各种嵌合型。

各种核型均有Y染色体，因Y染色体具有决定睾丸发育的基因，存在H-Y抗原，因此患者的性腺为睾丸，表现为男性，但过多的X染色体削弱了Y染色体对男性的决定作用，抑制了睾丸曲细精管的成熟，促使其发生退行性变，曲细精管发生纤维化、透明变性及阻塞，睾丸变得小而硬。因此对FSH无反应，无精子产生，支持细胞分泌抑制素减少，反馈性引起PSH分泌增高。由于间质细胞功能被抑制，引起睾丸酮生成及分泌减少，反馈性引起LH代偿性增高。LH分泌增多刺激间质细胞，使雌二醇及其前身物质的分泌增多。雌二醇/睾丸酮比值不同程度地增高，使病人产生不同程度的乳腺过度发育及女性化。

额外的X染色体可使患者出现男性乳房发育，X染色体数目愈多，智力障碍和畸形程度愈严重，睾丸曲细精管玻璃样变性、间质纤维化增生亦愈重。X染色体可能通过控制细胞雄激素受体的数量而影响男性生殖器官的发育。

二、临床表现

（一）典型的Klinefelter综合征　约占本病的80%，青春发育前，缺乏临床表现，少数病人学习成绩较差，青春发育期可能延迟1～2年，其后可出现以下临床表现。

1.症状和体征：

(1)男性表现型：睾丸小而硬，体积仅为正常人的1/3或长度小于2cm，曲细精管萎缩，呈玻璃样变性、纤维化至完全破坏。患者无精子而不育。

(2)男性第二性征发育差，半数以上患者乳房女性化，皮肤细嫩，声音尖细，易于肥胖，无胡须，体毛少，阴毛分布如女性，龟头小，性功能低下。

(3)患者身材高，四肢长，下肢生长相对比上肢及躯干快，因而下半身长于上半身，指距小于身高，提示骨骼比例异常不是单纯雄激素不足造成的，而雄激素不足者指距大于身高。

(4)部分患者有轻～中度智力发育障碍，精神异常或精神分裂症倾向，拒绝社会活动，常不能坚守工作岗位。

(5)本病可伴有其他疾病，如肺部疾病（肺气肿、慢性支气管炎）、静脉曲张、糖耐量减低、糖尿病、原发性甲状腺机能减退、乳腺癌、胸部肿瘤，及各种自身免疫性疾病。

2.实验室检查

(1)血清睾酮水平可降低或正常，由于患者性激素结合球蛋白升高，因此总血浆睾酮可在正常范围，不能切实反映其雄激素水平。

(2)青春期前促性腺激素(FSH及LH)正常，一般11岁后升高，青春期后明显升高。

(3)黄体生成素释放激素(LRH)兴奋试验星正常或活跃反应。

(4)绒毛膜促性腺激素(HCG)兴奋试验，睾丸酮的升高较常人差。

(5)精液检查：精液中无精子或少量畸形精子。

(6)口腔粘膜涂片性染色质阳性，超过20%的细胞有Barr小体。

(7)外周血淋巴细胞染色体棱型检壹为47，XXY。

（二）不典型的Klineretter综合征　有3个以上X染色体的克氏征患者，临床表现较典型病例为重，除有小睾丸、曲细精管玻璃样变性、无精子、男性第二性征发育差及促性腺激素升高之外，均有严重的智力障碍及躯体畸形。

XXXY核型半数患者有其他先天性畸形：颈短，内眦赘皮，桡尺骨近端骨性愈合，尺桡关节脱臼、变形，脊柱弯曲，指（趾）弯曲等。

XXXXY核型患者表现为阴茎短小，伴尿道下裂，隐睾症，可合并先天性心脏病，小头斜视，眼距过宽，鼻宽而扁平，口大、突颌、腭裂等类Down症候群。

核型为XY/XXY嵌合体者，其临床表现按二株细胞嵌合程度而异，可能其有很少的克氏征表现，一般男性乳房发育患病率较低，程度轻轻，睾丸损害亦较轻，睾丸大小可能正常，如果睾丸细胞棱型含有XY，生殖上皮细胞发育，可有正常的生育能力。

XYY核型在新生男婴中发生率为0.1%。超过一个Y染色体的患者多有寻衅行为。在犯罪或伴有智力障碍的人群中，XYY明显增高。患者身材高大，常超过180cm，可有轻度智力障碍。半数伴有大结节状痤疮。睾丸外形、生精功能、血清睾酮及促性腺激素水平多数正常，因而大多数男性可以生育，少数生精障碍严重者，血清FSH可升高。

XXYY核型者较罕见，在新生男婴中发生率为0.04%，但在精神病院或犯罪人群中患病率可提高数十倍至一百倍。临床表现除小睾丸、不育外，还有寻衅行为，身材高，智力发育严重障碍，常有神经、精神系统的失常，人格异常，静脉曲张和静脉瘀滞性皮炎较常见。

三、诊断和鉴别诊断

型病例根据患者睾丸小而硬、男性乳房发育、呈类无睾体型、智力发育障碍、第二性征发育不全等临床表现以及上述实验室检查可对本病作出诊断。

本病应与其他男性性腺机能减退者相鉴别。下丘脑垂体病变引起的男性性腺机能减退，在青春期前发病者睾丸小，质地如橡皮；在青春发育后发病者睾丸萎缩，成人获得性曲细精管损害者睾丸都是软的。血清FSH及LH升高提示病变在睾丸。进行染色体核型分析有特异性诊断意义，有助于对典型与不典型Klinefelter氏综合征作出鉴别诊断。

四、治疗

对雄激素缺乏者需用雄激素替代补充治疗，但不宜应用于儿童，仅适用于青春期后以促进第二性征的成熟，恢复性功能，但不能恢复生精功能。有性格改变者，雄激素治疗时应从小剂量开始，逐渐加量，以防病人出现寻衅攻击行为。雄激素不能影响女性型乳房，为了外观或心理因素，可考虑切除乳腺，作乳房成型术。

（韩琼玫）

第三节 男子乳房发育症

本症是一种常见的内分泌疾病，乳房增大为临床上唯一的表现，正常男性在新生儿期、青春期及老年期，乳房可生理性增大；但介于青春期和老年期之间的男子，若发生乳房增大，则多为病理性，应及时查找病因。

一、病因和病理

雌激素促使乳腺发育，雄激素则抑制之。若雌激素过多，雄激素减少，雌、雄激素比例失调，或雌激素受体增加，乳腺组织对雌激素敏感性增加，均可引起本症。

睾丸间质细胞分泌的睾酮受垂体LH调节，睾酮在外周组织芳香化而转化为雌激素，或还原为双氢睾酮。男性睾酮产量比雌二醇大100倍以上，若这种有效比例显著下降，乳房则增大。

组织学特点主要是乳腺管增生、囊性扩大和纤维脂肪组织增生，无腺泡结构，无乳腺小叶存在。日久腺上皮退行性变，乳腺管减少。

二、分类

（一）生理性　新生儿乳房增大是母体或胎盘雌激素进入胎儿体内所致，一般在出生后数周即消失，偶可持续数月，甚至数年。青春期男孩约40%～70%可发生本症，常见于14岁左右，少数可持续到20岁。此时其雌激素比雄激素先增高，体内过多的雌激素的来源，可能是青春发育期完成之前，有一过性芳香化酶活性升高，睾丸酮转化为雌二醇增多，雄激素/雌激素比例下降，使青春期男子乳房发育增大。老年人随着年龄增大，睾丸分泌睾酮功能逐渐下降，血睾酮减少，身体相对较胖，外周脂肪组织芳香化酶活性加强，雄激素转化为雌激素增加，雄激素/雌激素比例下降，雄激素抑制乳腺增生的能力下降，导致老年男性乳房发育增加。

（二）病理性

1.睾酮的合成和作用不足

(1)先天性无睾症：男性表现型46，XY，胎儿前期睾丸功能尚可，性分化未受影响，妊娠后期睾丸因某些原因而退化。约50%有男性乳房发育。

(2)Klinefelter综合征：典型47，XXY患者约50%有男子乳房发育症，嵌合体者1/3有此症，睾丸小而硬，睾酮生成减少，肾上腺分泌的雄激素在外周组织芳香化而生成雌激素，睾酮/雌醇比值下降而致病。

(3)46，XX男性综合征：无Y染色体，H-Y抗原阳性，男性表型，血睾酮低下，雌二醇水平升高，常有男子乳房发育。

(4)单纯性LH缺乏症：因LH缺乏，睾酮合成减少，类无睾症，男性乳房发育，能生精。

(5)性幼稚-肌张力低下(Prader willi)综合征，性腺发育缺陷，隐睾及睾酮生成低下，男性乳房发育，伴下颌、耳、齿、眼等先天异常。

(6)睾酮合成缺陷：睾酮合成有5种酶，其中3β-羟类固醇脱氢酶和17β-羟类固醇脱氢酶缺陷，使睾酮生成减少，伴男子乳房发育。

(7)获得性睾丸功能不全：引起病毒性睾丸炎最常见的病毒是腮腺炎病毒，约20%腮腺炎患者并发睾丸炎，病后睾丸有一定程度萎缩及睾酮产量下降，而雌激素产量正常，故可见男子乳房发育。其他致病原因有睾丸创伤、肉芽肿病及尿毒症等。

(8)雄激素不敏感：睾丸女性化综合征属男性假两性畸形，因靶器官雄激素受体或受体后缺陷，对雄激素完全或不完全性不敏感而致病，可见乳房发育增大。

2.雌激素产量增加

(1)睾丸雌激素分泌增加，睾丸肿瘤（胚细胞癌、绒毛膜上皮细胞癌、精原细胞瘤）、支气管肺癌产生异位HCG，刺激睾丸分泌雌激素；真性两性畸形，性腺中含有睾丸和卵巢，卵巢分泌雌激素增多，亦可促使乳房发育。

(2)周围芳香化酶底物的增加，肾上腺女性化肿瘤、先天性肾上腺增生、甲状腺功能亢进症雄烯二酮增加；肝病（如肝硬化、肿癌）降低了雄烯二酮的分解代谢，以及肥胖和绝食后复食，雄激素在腺外芳香化转化为雌激素增加。

(3)周围芳香化酶量增加，可因罕见的遗传性疾病或肝脏和肾上腺肿瘤所致。

3.药物　雌激素、孕激素、毛地黄、苯妥英钠具有或增强雌激素作用，绒毛膜促性腺激素能促避睾丸分泌雌激素；酮康唑和烷化剂抑制睾酮合成；安体舒通、雷尼替丁抑制睾酮与受体结合；马利兰等抗癌药对睾丸间质细胞有毒性作用；氯丙嗪、利血平、卡马西平、甲氧氯普胺、大麻、苯丙胺、三环抗抑郁剂、甲基多巴、硝苯地平、维拉帕米能升高泌乳素，使乳房发育，但发病机制不清楚；异烟肼、异菸腙、乙胺丁醇改变雄激素芳香化，雌、雄激素比例失调而发病。

三、临床表现

男子乳房增大，多数为双侧，乳晕处隆起，以乳头为中心，其下可扪及圆盘状发育肥大的乳腺组织，边界清楚，与周围组织不粘连。肿块直径常在2cm以上，大者可达12cm。可不对称，可有胀痛、压痛及溢乳，有的伴性功能减退及原发疾病的症群，如肝硬化、类无睾症群和男性假两性畸形。

四、诊断和鉴别诊断

根据病史,临床表现和体格检查可予诊断。但本症应与假性乳房发育（乳房脂肪堆积）、乳腺癌、神经纤维瘤等鉴别。应详细询问服药史，仔细体检，按压乳头育无泌乳或血性分泌物溢出，检查睾丸及第二性征，测定肝功能、睾酮、雌激素、血泌乳素、LH、HCG，乳房X线钼靶摄片、蝶鞍摄片、全胸片，头颅或胸部CT，MIR检查，有助于对乳腺癌、垂体瘤及肺癌等作鉴别诊断。肿块的针吸细胞学检查有助于定性诊断。

五、防治

生理性者大多能自行消退，一般不需治疗。药物引起者停药后即可消失。病理性者着重治疗原发病。治疗可试用：

（一）药物治疗

1.三苯氧胺(Tamoxifen)　是雌激素受体拮抗剂，对雌激素受体阳性者，疗效佳，剂量为10mg/次，每日二次，临床治愈后，5mg/次，日2次，维持0.5～1个月。

2.丹那唑(Danazol)　口服0.2～0.3/次，日2次，可减轻乳腺增大的疼痛和程度。

3.克罗米芬（Clomiphene）　50mg/d开始，以后隔日50mg口服，8周内无效则停用。作用机理可能是：①刺激垂体分泌LH，改善睾丸功能。②直接拮抗雌激素受体。

4.雄激素治疗　对雄激素缺乏者可有帮助，但常因雄激素在体内转化为雌激素而治疗失败。丙酸睾丸酮每次肌注25～50mg，每周2～3次。甲基睾丸素有肝毒性已不使用。可试用非芳香化雄激素-二氢睾酮(dihydrotesterone)。

5.睾内酯　能抑制体内雄激素的芳香化，从而减少雌激素的生成。

（二）外科治疗　若男子乳房过大，胀痛不适，引起精神负担者，经物治疗无效，或疑有肿瘤者，可通过乳晕下切口作皮下乳腺切除术，但术后可有乳头内陷或歪曲伴感觉减退，疤痕明显。可使用脂肪抽吸术治疗男性乳房发育，简单易行，术后乳房形态自然，疤痕小而隐蔽。

（韩琼玫）

第五章　胰岛内分泌肿瘤

第一节　胰高糖素瘤

胰高糖素瘤(glucagonoma)为分泌胰高糖素的胰岛A细胞肿瘤。国外已有多例报道，并有尸体解剖后的病理证实。国内也有此种病例的报告，但例数较少。由位于第二号染色体上的胰高糖素原前体基因编码的一种多肽，可使位于胰腺的肿瘤产生胰高糖素，使位于小肠壁和中枢神经系统的肿瘤产生包括胰高糖素在内的肠胰高糖素。胰高糖素瘤多为恶性，可伴肝转移，少数为良性。

临床表现仅见于恶性肿瘤。其特殊的皮肤改变为：坏死，对称、游走性红斑，可发生在任何部位，多见于臀部、下腹、会阴、肢体远端、腹股沟、阴囊等。皮损由红斑开始，随后发展为水泡破裂，糜烂，渗出结痂。皮损可成批反复出现，每批历时7～14天，这种皮损可能由血浆胰高糖素增高直接造成，或继发于血浆氨基酸水平和组织锌水平降低。

由于胰高糖素的糖原分解和糖异生作用，患者常有轻度糖尿病或糖耐量异常，可用饮食控制口眼降糖药治疗，少数需胰岛素治疗，无发生酮症酸中毒倾向。高血糖和血浆胰高糖素水平相关性差，可能是胰高糖素受体的下降或胰岛B细胞代偿性分泌胰岛素所致。

其他临床症状包括恶心、舌炎、口角炎、静脉血栓形成、体重减轻、贫血、精神紊乱（如抑郁症）。有些患者腹泻明显，这是由胰高糖素对小肠粘膜的分泌作用（减少水和电解质的吸收，增加其分泌）所致。

胰高糖素瘤起病缓慢，病程较长，即使有肿瘤转移，平均病程约10～12年。以中年以上女性多见。诊断依据血浆胰高糖素水平明显升高，B超或CT证实肿瘤的存在。须与引起胰高糖素增高的其他疾病鉴别，如糖尿病、胰腺炎及其他应急状态。

手术切除肿瘤是治疗本病的根本方法。肿瘤一经切除，血浆胰高糖素、血糖、氨基酸水平可完全恢复正常，皮损可在术后数口内改善。偶尔肿瘤破坏胰腺的大部分，需大剂量胰岛素治疗糖尿病。

（韩琼玫）

第二节 生长激素释放抑制激素瘤

生长激素释放抑制激素瘤(somatostatinoma)是一种罕见的综合征,首例报道于1979年。肿瘤除发生于胰腺外,还见于十二指肠。肿瘤可为局限性或浸润性,组织学为中度分化的胰岛D细胞癌,免疫组织化学法证明全部或大部分肿瘤细胞浆内有生长激素释放抑制激素(somatostatin, SS)。肿瘤所分泌的SS对垂体前叶、胰岛、胃肠道粘膜、甲状腺滤泡和肾脏的球旁区的内分泌功能均有抑制作用。当SS同时抑制胰岛素和胰高糖素时,可导致轻度糖尿病,无严重的高血糖和酮症,对饮食控制的反应良好。当SS对胃肠道功能产生抑制作用时,可出现胆石症、脂肪痢、消化不良、低胃酸。其他的临床表现还有偶尔发现低血糖、阵发性头痛、心动过速、皮肤潮红、贫血等。肿瘤的诊断主要依据胰腺肿瘤的发现,组织学证实为胰岛细胞瘤,患者血中SS水平明显升高,可达9000 ~ 13000pg/ml,血中降钙素也可升高SS瘤虽多属恶性,但生长缓慢,病程可长达十年,治疗为手术切除。然而,由于此病缺乏特异性症状,诊断时多已属晚期,故部分病倒难以手术切除。

(韩琼玫)

第三节 舒血管肠肽瘤

舒血管肠肽瘤(vipoma)为一种胰岛细胞瘤,以严重水泻、低血钾和低(或无)胃酸为特征。由Verner和Morrison于1958年首次报告,且综合征类似于霍乱弧菌所致的腹泻,故又称Verner-Morrison综合征或水泻低钾低胃酸综合征(watery diarrhea-hypokalemia-hypochlorhydria syndrome)或胰霍乱(pancreatic cholera)。本症多见于女型,男女之比为1:3,年龄5 ～ 72岁。

一、病因和发病机理

至今在此肿瘤内已发现舒血管肠肽(VIP)、胰多肽(PP)、前列腺素(PG)、5-羟色胺(5-HT)、肠促胰激素样肽和肠升血糖素等。现已明确VIP是胰霍乱的主要介质。在手术切除肿瘤后,腹泻终止,血浆VIP水平回复正常。在正常人中静脉注射VIP可导致小肠中水和离子转运的改变,即从吸收变为分泌。本病患者血浆VIP水平常升高,可达正常人的10倍以上。VIP除可引起腹泻以外,还有明显松弛血管、胃、胆囊、支气管平滑肌的作用,刺激肠、胰的分泌,抑制胃分泌盐酸,增加心肌收缩及心搏出量,促进肝糖原分解,使血糖上升。

二、病理

本综合征中的胰岛病变可为良性腺瘤,也可为恶性肿瘤或弥漫性增生。电镜观察发现胰小岛细胞增生,主要为A、B、D细胞,散在胰腺外分泌腺泡组织中,细胞中有含激素颗粒。肾小管因长期失钾可出现上皮细胞空泡变性等。VIP瘤除存在于胰腺外,还见于神经节、神经母细胞瘤、嗜铬细胞瘤等。

三、临床表现

诊断前的平均病程为3年(2～4年),半数病人在诊断时已有转移(肝脏或淋巴结)。死亡的原因常为血容量不足和酸中毒引起的肾功能衰竭和心脏停搏。本病的主要临床特征为:

(一)顽固性大量水泻 顽固性水泻可出现于诊断前教年,轻者可为间歇性,重者尤其是恶性病变者为持续性,便色如淡茶水色,无粘液和脓血,便量为3 ～ 10L/d,由于此种腹泻属分泌性,水样便与血浆等渗,即使处于空腹状态腹泻仍存在。一般每天便量少于700ml,可除外此病。

(二)低血钾症 由于水泻,大量钾从大便中丧失(约300mEq/d),引起严重缺钾,一般血钾低于3mmol/L，平均为2.2mmol/L，同时大量碳酸盐也从大便中丢失，导致代谢性酸中毒、动脉血pH<7.1。

（三）低或无胃酸 胃酸缺乏或减少，多数为基础胃酸分泌量低。在低胃酸，甚至无胃酸患者中，其胃粘膜活检证实壁细胞正常，故认为可能肿瘤分泌一种抑制胃酸分泌的因子。

（四）高血钙 约有一半以上的患者有高血钙，其发生机理尚不明确。但以发现存在有骨吸收的增加，钙代谢的负平衡。

（五）手足搐搦 估计与低血镁有关，甚至可出现在高血钙状态。

（六）其他症状 1.约半数患者有高血糖或糖耐量减低；2.部分患者有脸部潮红，皮肤荨麻疹；3.无张力性大胆囊；4.少数病人可发生心力衰竭或尿毒症，或因低血钾症死亡；5.外周血管扩张所致的低血压；6.由于严重失水、酸中毒及电解质紊乱，患者可出现精神失常或昏睡。

四、诊断

根据腹泻特点、血浆VIP升高和肿瘤的定位检查可对本病作出诊断。需与类癌、甲状腺髓样癌、直肠乙状结肠绒毛腺瘤等鉴别。患者血浆VIP升高，以腹泻严重时较缓解时更高。VIP在60pmol/L以上，又非严重休克末期病人，具有诊断价值。血浆VIP在20～60pmol/L之间为可疑，须随访。

五、治疗

在纠正水电解质紊乱后作肿瘤切除，病情严重者，在术前宜用糖皮质激素治疗以减轻腹泻。良性肿瘤术后预后良好，恶性肿瘤约有半数可手术根治，有转移者可用化学疗法。

（韩琼玫）

第六章 多发性内分泌腺病

多发性内分泌腺病(multiple endocrinopathies)是指非原发下丘脑-垂体轴异常所引起的两个或两个以上的内分泌腺体病变，以自主性高功能或功能减退为特征的一组各不相同的综合征。虽然它们中大多数显然是遗传决定的，但其导致功能亢进或减退的基本机理还未被阐明。这类疾病表现较复杂，尽管不常见，但需足够重视，以免延误诊治。按病变性质可分两种。

1.发性内分泌腺功能亢进综合征 由内分泌腺增生或肿瘤引起，并出现功能亢进，包括多种多发性内分泌腺瘤(mutiple endocrine neoplasia, MEN)以及McCune-Albringht综合征。

2.自身免疫性多内分泌腺病综合征(autoimmunepolyglandular syndrome, APG综合征) 系由两个或两个以上自身免疫性内分泌腺病变所组成。饭量不同的免疫遗传学特征分成两型。

第一节 多发性内分泌腺瘤(MEN)

根据其不同的基本病变（见下述），临床上可分为三型。三型MEN的共同特点：

1.MEN是一种外显率较高的常染色体显性遗传性疾病，有明显的家族遗传倾向，但在不同家族成员中的表达可大不相同，即其基本病变可完全呈现，或不完全呈现。三型MEN综合征之间也可有不同的重叠，这种重叠一般无家族遗传倾向，可能是一种新的类型。

2.MEN综合征的各个基本病变发病具有独立性，与其他组合病变发病无关。如MEN Ⅱ甲状旁腺增生的出现并不受到甲状腺髓样癌分泌的降钙素影响。但一种病变的临床表现受到另一种病变的调节则可见于某些病例。

3.通过高危家族的普查可早期发现MEN的某些病变从而免除癌症转移（甲状腺髓样癌）

或胃泌素、儿茶酚胺、甲状旁腺等过度分泌引起并发症。

4.MEN各个病变能分泌多种激素或生物活性物质（肽类、胺类或酶等），故可表现为复杂的临床症群。

三型MEN基本病变与临床特征可总结成下表1-6-1。

表1-6-1　　三型MEN的临床特征与基本病变

内分泌或非内分泌病变	MEN 1	MEN Ⅱ（或Ⅱa）	MEN Ⅲ（或Ⅱb）
甲旁亢（甲旁腺增生或多发腺瘤）	见于90%～95%病例高钙血症和肾结石很常见	见于20%～30%病例10%有明显高钙血症或肾结石	罕见
胰岛细胞功能亢进（增生、腺瘤或类瘤）；胃泌素或胰岛素分泌亢进	见于30%～35%病列	—	—
垂体瘤（非功能性或功能性，多为分泌PRL，罕为分泌GH）	见于20%～30%病例	—	—
多发性体表脂肪瘤	见于20%病例	—	—
甲状腺瘤，肾上腺皮质瘤，类瘤	罕见	—	—
甲状腺C细胞增生（伴/不伴降钙素高分泌）、髓样瘤	—	见于100%病例	见于100%病例
嗜铬细胞瘤	—	见于20%以上病例	见于20%以上病例
多发性粘膜神经瘤，类马凡氏态			系特征性病变
遗传性	常染色体显性	常染色体显性	常染色体显性，但常"散发性"
染色体连锁	染色体 -11	染色体 -10	—

一、MEN 发病机理

1.多腺体起源上的同一性　Baylin（1976）提出"神经嵴细胞发育异变说"即认为多数MEN病变组织起源于胚胎期神经嵴。在胚胎发育早期，属外胚层的神经脊细胞向内胚层的前肠及其衍生组织延伸，并长入其中形成甲状腺C细胞，胰岛及垂体前叶以及肾上髓质的嗜铬细胞等内分泌细胞。除此胚胎学资料外，下述研究也支持此一学说，如甲状腺髓样癌与嗜铬细胞瘤的G6PD同功酶研究表明两者具有相同的G6PD同功酶，说明两者起源于单一细胞的克隆株；起源于神经嵴的MEN细胞生化上均具有AUPD（胺前体摄取及脱羧）作用，能分泌胺类及多肽类激素；嗜铬细胞瘤细胞培养液中加入神经细胞生长因子可使其长出类似神经细胞轴突的细长突起，并可测到其动作电位，提示其起源为神经嵴干细胞。

2.遗传　MEN为常染色体显性遗传性癌肿综合征，有明显的家族发病倾向。近年来的研究认为，不同类型的MEN有不同的基因缺陷。MEN-Ⅰ的基因位于第11对染色体，而MENⅡa的基因则位于第10对染色体。根据Kundson"双击模式"理论（"Two HitModel"），MEN（尤以MENⅡb）的发病是受两类发病因子作用的结果。其一是原胚细胞遗传性突变使所有体细胞处于新生物发生的高度易感状态。但促使这种细胞产生肿瘤尚需第二类必要的发病因子，后者可能为内在或外环境的各种刺激所形成的获得性基因异常，才能导致MEN（特别是MENⅡb）的发生。有染色体连锁关系的MENⅠ与MEN1Ⅱa是遗传倾向很强的单基因严重缺陷疾病。而通常散发性的MENⅡb则常需上述第二类获得性基因异常影响到与原胚细胞遗传性突变部位相关的基因位点，从而引起染色体稳定性破坏或重组。根据此一假说，散发性（即非显性遗传性）肿瘤也需受此两类发病因子的作用而形成，但仅是某一种体细胞的受累。此一学说可以解释遗传性肿瘤的一些重要特征：

（1）作为胚细胞突变的后果，所有体细胞对新生物的形成的易感性增高，如受到第二类致体细胞突变因子的作用就可同时或先后多发地或多中心发病，如MEN各种基本病变。

（2）遗传性肿瘤发病年龄比散在性肿瘤要早，因为遗传发病倾向的肿瘤易感者已具有遗传性突变基因，仅需另一类促体细胞突变因子即可发病。而散在性肿瘤的发病，则需这两种并不常见的致发病因子机遇性的重合作用于同一组织细胞，显然这种方式发病的肿瘤见于较大年龄患者。但此一假说不能充分解释何以MEN有各种基本病变的特定组合，亦即哪些因素导致了这些组织细胞易于产生新生物。上述"神经嵴细胞发育异变说"补充了Kundson的假说。

3.近20多年来的研究指明了肿瘤形成时累及的基因是肿瘤抑制基因。抑制基因的脱落、移位等可使癌基因失去正常状况时所受到的制约。癌基因与细胞的生长转化有关，亦即激活的癌基因可导致细胞恶变，家族性的MEN，其突变的基因有遗传倾向，散发性MEN则表示群体基因的突变也可致病。

二、临床表现、诊断和治疗

（一）MEN-1(Wermer综合征)　此型发病率极低，约为0.02～0.2‰，自然发病年龄为30～50岁，无明显性别差异。外显率很高，第一代血亲的罹病率（包括普查确定者）为50%，故患者之同代和下一代15岁至65岁家族成员应每隔1～2年作一次普查。其基本病变包括甲状旁腺机能亢进，胰岛细胞肿瘤和垂体前叶病变。后两者可为内分泌性或非内分泌性。此外，亦可包含支气管和十二指肠类癌，皮下和内脏脂肪瘤。目前认为肾上腺病变（腺瘤或增生）、甲状腺病虽见于MEN-Ⅰ，但绝大多数此类病变与上述基本病变无遗传上的关联，故不属于MEN-Ⅰ。Eberle(1981)统计文献报告的122例，其中97%有甲旁亢，82%有胰岛肿瘤，54%有垂体肿瘤。122例中仅1/3病例在文章发表之时具备三类基本病变。但Majewski(1979)复习文献尸检资料，指出凡是MEN-Ⅰ病人可能最终会出现三类病变的联合存在。国内报导两例病人各为甲旁亢（腺瘤）伴原发性醛固酮增多症（腺瘤）以及泌乳素瘤伴皮质醇增多症（肾上腺腺瘤），但均无肯定家族史。现将MEN-Ⅰ的各种病变简述如下：

1.甲状旁腺机能亢进　在MEN综合征中发病率很高，也是某些MEN-Ⅰ家族成员唯一出现的病变和20%～30%MEN-Ⅰ最先出现的病变。80%病例有多个甲旁腺体受累，可为增生、结节或腺瘤。其临床表现与体征与散发的原发性甲旁亢相同外，常伴有消化性溃疡（胃泌素瘤所致）。诊断与原发性甲旁亢相同。如仅有甲旁亢尚无胰岛或垂体病变者，则需与家族性高血钙性低尿钙鉴别，后者发病年龄常不足10岁，PTH不增高，尿钙排出减少，并伴高镁血症。一旦诊断确实，必须尽早手术切除，以免高血钙诱致遗传发病倾向的胰岛细胞肿瘤发病。对甲旁腺增生者可作甲旁腺全切除术与自体甲旁腺移植于前臂肌肉中，术后长期随访甲状旁腺功能。

2.胰岛细胞肿瘤　多数为分泌性，少数为非分泌性。前者发病率依次为胃泌素瘤(67%)、胰岛素瘤(29%)，胃泌素瘤合并胰岛素瘤(9%)，以及胰高血糖素瘤(4%)。胃泌素瘤与胰岛素瘤，甚至某些增生的胰岛细胞尚可分泌胰高血糖素或胰多肽(P.P)。故MEN-Ⅰ病人血清P.P.增高者甚多见。P.P.增高者虽无特殊临床表现，但常提示隐匿性胰岛细胞肿瘤存在。某些胰岛细胞瘤尚可分泌异源ACTH或降钙素。文献报告20%～25%，甚至高达60%的胃泌素瘤属MEN-Ⅰ，故胃泌素瘤患者应检查是否为MEN-Ⅰ。MEN-Ⅰ中的胃泌素瘤症状与散发性者同，但文献报告认为凡MEN-Ⅰ有胃泌素瘤者均伴有甲旁亢，值得注意。虽然MEN-Ⅰ中多发性胃泌素瘤（位于胰岛细胞或十二指肠壁）发病率高达70%，但其定位诊断迄今尚有一定困难，术前血管造影于CT常无帮助，剖腹探病人即使无溃疡病症状者以及MEN-Ⅰ患者家族均需作血清胃泌素测定以期早期明确诊断。如基础胃泌素300pg/ml以上即可确诊，75～300pg/ml，则需作钙或胰泌素激发试验（见有关节）。治疗方案取决于病情的轻重缓急，并须明确有无甲状旁腺病变并存。切除甲状旁腺病变后胃泌素常可降低而溃疡病变缓解。保守治疗消化性溃疡无效或出现各种严重并发症者，须作全胃切除。术中如能发现于胰与十二指肠的瘤体则应同时切除。如位于胰脏深部等处不宜探及者可不切除。在胃与甲旁腺病变切除后，剩留胃泌素瘤受到抑制，必要时可予H2受体拮抗剂等治疗。胰岛素瘤甚少见于MEN-Ⅰ，文献报告仅4%胰岛素瘤为MEN-Ⅰ。MEN-Ⅰ之胰岛素瘤70%～80%为多发一性，5%～15%为恶性。亦有β细胞为弥漫性增生者；非MEN-Ⅰ的胰岛素瘤仅10%为多发性，恶性者亦甚少。临床表现与诊断同于散发性胰岛素瘤。MEN-Ⅰ之垂体功能减低可引起低血糖，虽非常见但需与本病鉴别。定位有赖于血管造影与CT。由于多发性者以弥漫性β细胞增生甚常见，故即使影像检查仅见于胰尾或体部之单一瘤体，仍宜首选远端部分胰切除术。术后如仍有低血糖则可试用二氮嗪。胰高血糖素瘤迄今甚少见于MEN-Ⅰ。但由于胃泌素瘤和胰岛细胞瘤组织中常含有胰高糖素免疫反应性细胞，故MEN-Ⅰ病人不少有高胰高糖素血症者。

3.垂体腺瘤　MEN-Ⅰ的垂体腺瘤发病率文献报告为50%～60%，但实际发病数可能更高。临床表现决定于其大小与分泌功能。其中泌乳素瘤甚多见，约占60%～70%，生长激素瘤为20%～27%，ACTH病则罕见。1/4垂体肿瘤患者垂体功能减低，其原因为垂体受非分泌性肿瘤所压或同时因高泌乳素血症引起之促性腺激素分泌不足症。有些MEN-Ⅰ的肢端肥大症并非腺瘤而是嗜铬细胞瘤增生，后者可能为胰岛细胞肿瘤或类癌分泌GHRH而致GH分泌增高。

4.类癌瘤　约5%～9%MEN-Ⅰ可有类癌瘤，可为良性或恶性。常见部位为气管、十二指肠、胸腺。除分泌血清素外，尚可分泌降钙素和ACTH，后者可能是某些MEN-Ⅰ之柯性综合征的原因。

5.非内分泌性肿瘤　许多MEN-Ⅰ可有脂肪瘤，常为皮下多发性，偶见于胸膜和后腹膜。也偶可见胃肠道息肉和肾腺瘤。

（二）MEN-Ⅱ(Sipple综合征)　此综合征基本组成为甲状腺髓样瘤，嗜铬细胞瘤和甲状旁腺机能亢进。1961年Sipple首选肯定了甲状腺髓样瘤和嗜铬细胞瘤发病学上的共存关系。次年即由Cushman证实此征有明显的家族史。甲状腺髓样瘤几乎见于所有MEN-Ⅱ，可以说是MEN-Ⅱ的标志。而嗜铬细胞瘤发生率为50%，甲状旁腺瘤或增生则可达40%～80%。MEN-Ⅱ之甲状腺C细胞和肾上腺髓质形成肿瘤之前先有增生。一般甲状腺髓样癌早于嗜铬细胞瘤被发现，但实际上后者之生化表现可以甚早出现。MEN-Ⅱ的各种组成病变分别叙述如下：

1.甲状腺健样癌(MTC)　此癌约占甲状腺新生物之1/10，其中80%～90%系散在性，10%～20%则为家族性，后者可为MEN-Ⅱ或MEN-Ⅲ。病理上C细胞灶性增生继续发展可引起弥漫性乃至结节性增生，如果后者穿透滤泡基膜则可诊断为甲状腺髓样癌。生化上C细胞增生一旦过渡到癌细胞，后者即可分泌组织胺酶。C细胞的增生系多中心，因而癌的形成也呈多中心，此在降钙素免疫组化染色后可清楚显示。直径小于0.7cm的癌肿可无临床表现。MTC的临床症状与癌细胞分泌的多种激素和其他生物活性物质及癌肿有无转移灶或产生压迫有关。甲状腺功能一般正常。降钙素增加直接引起的唯一临床表现是分泌性腹泻，可见于30%患者。血清素和前列腺素虽也可引起腹泻，但大多数MTC患者伴有腹泻者其血清前列腺素含量以及尿5-HIAA排出均正常。由于许多病人病程冗长和其他症状常不明显，故其由于异源ACTH所引起的柯兴氏病表现不易与垂体和肾上腺皮质病变所引起的皮质醇增多症区别。血浆降钙素增高对应MTC诊断虽并不绝对特异，但高危之MEN-Ⅱ家族如有血浆降钙素增高，则通常由于MTC所致。降钙素的增高程度与肿瘤大小有关，如肿瘤小而不可扪及者其基础降钙素水平可正常或稍增高，但激发试验可使之增高。联合激发试验的方法如下：钙（基质）2mg/kg静注持续50～60秒，接着立即在5～10秒内静注五肽胃泌素0.5μg/kg。静注上述两种药物后2～3分钟以及注射药物前各抽血测降钙素。其诊断标准如下：①如降钙素基础值正常，即<200pg/ml，激发后可升至>300pg/ml者；或②基础降钙素在300～600pg/ml，激发后增值5倍者，方可诊断。此试验无假阳性，假阴性者也极个别。而且激发后之降钙素绝对值与病变范围与否有关。血浆组胺酶的升高速常见于MIC伴有转移者。同位素扫描可见肿瘤为冷结节。MTC癌组织易钙化，颈部X线片可见甲状腺部位以及转移的淋巴结内有致密、不规则团块状钙化灶，边缘为毛刺状，晚期则更为明显。其他类型的甲状腺肿瘤的钙化灶则呈沙粒状，密度低。MTC可早期转移，直径仅几毫米的原发灶即可转移至颈部或其他区域淋巴结，而直径大于1.5cm者则更容易转移至纵隔淋巴结、软组织、肺、肝、气管、肾上腺、食管和胃。MTC患者常死于广泛播散。此病的恶性程度差别很大，有的病程很短可在确诊数月后死亡，反之如病灶局限者可生存数十年。对高危家族以及原因不明的甲状腺结节患者测定降钙素对于早期诊断MTC有重要价值。早期切除病灶对预后影响至关重要。如病灶局限于甲状腺，系癌前期病变或小灶癌，则甲状腺全切除可以治愈，由于MTC病程早期即可有颈淋巴结转移，故如在切除之甲状腺断面肉眼可见癌灶时应同时作颈中央区淋巴结清除，如后者亦有转移者则需作两侧颈淋巴结清除。手术效果可籍降钙素测定判定。多数病人如激发试验阴性者常指示病变已治愈。文献报告63%术前已有临床症状的患者术后仍有持久的降钙素升高，但其中不少病人经长期随访并无局部病变复发征象故对于这类病人须密切随访，如无局部复发可不必再次手术。值得注意的是术前必须严格除外嗜铬细胞瘤的存在，如证实后者并存则必须先于甲状腺手术切除肾上腺。放射治疗与化疗对MTC无效。文献曾报告放射性碘或柔红霉素可有姑息性疗效。

2.嗜铬细胞瘤　近半数MEN-II病人有此瘤，且多为老年病人。故MEN-I病人随着年龄的增加，此瘤发病率增加。此组患者有60%～70%病变为双侧性，主要位于肾上腺而分泌肾上腺素，位于肾外侧者则十分罕见。尿肾上腺索与去甲肾上腺素之比常＞0.15。临床表现主要为阵发性高血压伴间歇期正常血压，45%发作期病人可有肾上腺分泌和排泄增多，但除阵发性血压上升外，可无典型的发作症群，10%有阵发性儿茶酚胺分泌增多病人不仅可无症状，而且尿VMA不增高。药理试验不沦阻滞或激发试验对此组患者的诊断价值不大。MEN-II中之隐匿性嗜铬细胞瘤患者虽无或几无症状，但其危害性不容忽视。此类患者在受到强烈应激，特别是麻醉或手术时可诱发危象。高危家族成员需要定期检查有无相关症状、体征与血尿儿茶酚胺及其代谢产物测定，以及CT检查，以及早期明确诊断。由于一侧罹病者，其对侧几乎都有髓质增生或肿瘤，故治疗必须作双侧肾上腺切除。

3.甲状旁腺机能亢进　MEN-II中有40%～80%病人可有甲状旁腺增生。其中半数以上血钙正常，血清PTH多为正常（"亚临床甲旁亢"），仅个别可有血钙间歇升高。有人认为甲状腺髓样癌过度分泌降钙素可引起MEN-II病人之甲状旁腺增生。但某些有甲状旁腺增生的MEN-II病人虽有甲状腺髓样癌家族史，可不伴有甲状腺髓样癌或C细胞增生；而且散发性或MEN-III的甲状腺髓样癌患者并无甲旁腺机能可见表现。近有人认为嗜铬细胞瘤过度分泌儿茶酚胺可刺激甲状旁腺，但机理不明。鉴于血钙与PTH的定期测定尚不足以早期发现部分隐潜病变，故有人主张在甲状腺髓样癌病人手术时探查甲状旁腺，如有肿大之甲状旁腺发现者即于切除之。如查见四个甲状旁腺肿大者则需作次全切除术。外观不能决定有无增生等病变者可作冰冻切片。除上述基本病变外，尚可伴发柯兴氏综合征。许曼音等(1989)报告一例嗜铬细胞瘤伴肾上腺皮质球状带腺瘤，后者无典型的原醛症状。

（三）MEN-III（多发性粘膜神经瘤综合征）　十分罕见，国内正式报告仅4例，均为男性，年龄为15～27岁。包括以下三种主要病变：

1.多发性神经瘤　粘膜或粘膜下无包膜的粗厚神经纤维缠绕成团而形成，见于95%MEN-III病人，早在病人婴儿期即可出现此种神经瘤，故又是MEN-III的首发症状。好发部位主要为舌之表明与唇之粘膜下，形成表明不平的粗厚的"隆唇"，亦多见于颊部、凿龈、鼻、咽等部位之粘膜，以及角膜和胃肠道粘膜，偶见于胰、阑尾和胆囊。其临床表现取决于存在部位，消化遭病变可引起肠动力改变而出现腹泻或便秘。患儿可因咽部神经肌肉发育不良而引起呛乳与下咽困难。与神经瘤同时出现的尚有：巨结肠（可引起便秘）与类马凡体态(Marfaniod HabItus)，后者见于绝大多数MEN-III，其外表特征为坐高与下半身长度比例减少，指（趾）细长，关节松弛（旋转、伸展度大），指指间距超过身高，胸廓凹陷或呈鸡胸，脊柱后突或侧突。

2.甲状腺髓样癌　　见于75%病例，常在青少年时期发病。文献报告最早可出现于15个月的婴儿，且比MEN-Ⅲ之甲状腺髓样癌发展更快，有在3岁即有转移者。文献报告，一组MEN-Ⅲ之甲状腺髓样癌有76%患者初次时已有区域性淋巴结转移发现。显然其预后则较之MEN-Ⅲ者要差。故对阳性家族史即使未有明显的多发性神经瘤发现者作早期筛查十分重要。

3.嗜铬细胞瘤，约见于1/3病例

MEN-Ⅲ虽亦为常染色体显性遗传病。但约有1/2病人无家族史而可能为新发生突变的个体，其子女即有罹病危险。本综合征的诊断在于上述神经瘤或特殊外表体态的发现，X线检查可见结脑袋与粘膜皱襞异常，结肠憩室与巨结肠以及食道节段性扩张，食道返流，胃扩张，胃排出延迟和小肠节段性扩张等。嗜铬细胞瘤与甲状腺健样癌的诊断同MEN-Ⅱ。治疗：神经瘤本身无癌变，面部病变的处理主要是整形与美容手术。胃肠道病变的手术治疗需视功能损害情况而定。嗜铬细胞瘤与甲状腺髓样癌的处理同MEN-Ⅱ。

（四）McCune-Alhright综合征

1.主要表现为三联征：

多发性骨纤维异常增生（由于甲状旁腺增生所致）、皮肤牛奶咖啡样色素斑沉着以及性早熟，后者可能是下丘脑病变引起。

2.可合并在Cushing综合征（可因垂体ACTH分泌上升或肾上腺腺瘤所致），巨人症或肢端肥大症、垂体泌乳素瘤、嗜铬细胞瘤、结节性毒性甲状腺肿。

3.本病多为散发，但也为家族性。

（韩琼玫）

第二节　自身免疫性多内分泌腺病综合征

此征虽少见，但自Schmidt(1926)首次报道两例死于肾上腺皮质功能不全的患者的肾上腺皮质和甲状腺有相同的病理改变，即慢性淋巴细胞浸润导致此两个组织的破坏后，已有不少关于两个以上内分泌腺出现自身免疫性病变的报道。最近对此类自身免疫性多内分泌腺综合征(APG综合征)进行了分类，分作Ⅰ型和Ⅱ型（包括亚型A与B），两型除内分泌病变外，均可累及非内分泌器官(表1-6-2)。

Ⅰ型典型病变为下述四联，即常先以慢性粘膜皮肤念株菌病变为先发病（1/3病例），继之伴以甲状旁腺机能减低(>70%)，再后出现阿狄森氏病(40%～70%)与性腺机能减退(40%)。上述数种病变起病时间各可相距十至数十年，亦仅有其中一种内分泌病变者。除此以外，尚有见慢性活动性肝炎(10%～15%)，吸收不良综合征(22%)，秃发(32%)，恶性贫血(13%)等。本型曾称为"粘膜皮肤念株菌病内分泌病"。

Ⅱ型常为以下病变组合:阿狄森病,自身免疫性甲状腺病,Ⅰ型糖尿病,性腺机能减退。其中如只有甲状腺病变（主要）与Ⅰ型糖尿病（次要）者为Ⅱb型，后者为最常见的一种AGP综合征。（Ⅱa型则甚罕见，患病率约20/百万）。除了上述病变外，亦可伴发多种非内分泌的自身免疫性病变（如萎缩性胃炎、恶性贫血、重症肌无力、红斑狼疮等），但无粘膜皮肤之念株菌病变，由于Ⅱ型可以多代遗传，故20～30岁的高危家族成员需每隔3～5年作详细的症状查询、体检与化验。

Ⅱa型中50%可有Ⅰ糖尿病，而45%则可患甲状腺病或者甲状腺病与糖尿病兼而有之。如有此三种病变者，则需警惕恶性贫血与性腺机能减退之存在。相应的器官特异性抗体均可见于各型病人，与散发性自身免疫性内分泌病变所见者相同。

表1-6-2　自身免疫性多内分泌腺综合征

	I 型	II a 型	II b 型
内分泌病变	主要：阿狄森氏病、甲状旁腺机能减退 次要：性腺衰退	主要：阿狄森氏病、自身免疫性甲状腺病 (AIDT)、I 型糖尿病 次要：性腺衰退	主要：AITD 次要：I 型糖尿病
非内分泌病变	主要：粘膜皮肤念珠菌病 次要：慢性活动性肝炎、吸收不良综合征、秃发、恶性贫血	重症肌无力，恶性贫血，红斑狼疮等自身免疫性疾病	萎缩性胃炎或恶性贫血；其他自身免疫性病变（如重症肌无力）
免疫遗传学特征	仅累及同胞与 HAL 无关联与第 6 对染色体无关可能系常染色体隐性遗传起病早（常 10 岁以前）女性稍多见	可累及多代家族与 HLA、DR3、B8 关联与第 6 对染色体遗传基因连锁，常染色体显性遗传以 23 ~ 30 岁发病者最多女性明显多见（II a 为 2:1　II b 为 7:1）	

（韩琼玫）

第七章　高尿酸血症与痛风

高尿酸血症(hyperuricemia)与痛风(gout)是嘌呤代谢障碍引起的代谢性疾病，但痛风发病有明显的异质性，除高尿酸血症外可表现为急性关节炎、痛风石、慢性关节.炎、关节畸形、慢性间质性肾炎和尿酸性尿路结石。高尿酸血症患者只有出现上述临床表现时，才称之为痛风。临床上分为原发性和继发性两大类，前者多由先天性嘌呤代谢异常所致，常与肥胖、糖脂代谢紊乱、高血压、动脉硬化和冠心病等聚集发生，后者则由某些系统性疾病或者药物引起。

一、病因和发病机制

病因和发病机制不清。由于受地域、民族、饮食习惯的影响，高尿酸血症与痛风发病率差异较大。2004年山东沿海地区流行病学调查显示高尿酸血症的患病率为23.14%,痛风为2.84%。

（一）高尿酸血症的形成

作为嘌呤代谢的终产物，尿酸(uricacid)主要由细胞代谢分解的核酸和其他嘌呤类化合物以及食物中的嘌呤经酶的作用分解而来。人体中尿酸80%来源于内源性嘌呤代谢，而来源于富含嘌呤或核酸蛋白食物仅占20%。血清尿酸在37℃的饱和浓度约为420μmol/L(7mg/dl)，高于此值即为高尿酸血症，但有性别和年龄的差异。

1.尿酸排泄减少尿酸排泄障碍是引起高尿酸血症的重要因素，包括肾小球滤过减少、肾小管重吸收增多、肾小管分泌减少以及尿酸盐(monosodiumurate, MSU)结晶沉积。80% ~ 90%的高尿酸血症具有尿酸排泄障碍，且以肾小管分泌减少最为重要。

2.尿酸生成增多主要由酶的缺陷所致，酶缺陷的部位：①磷酸核糖焦磷酸(5-phosphorlbosyl-alpha-1-pyrophosphat, PRPP)合成酶活性增高，致PRPP的量增多；②磷酸核糖焦磷酸酰基转移酶(PRPPamidotransferase, PRPPAT)的浓度或活性增高，对PRPP的亲和力增强，降低对嘌呤核苷酸负反馈作用的敏感性;③次黄嘌呤-鸟嘌呤磷酸核糖转移酶(hypoxanthine-guaninephosphoribsyltansferase, HGPRT)部分缺乏，使鸟嘌呤转变为鸟嘌呤核苷酸及次黄嘌呤转变为次黄嘌呤核苷酸减少，以致对嘌呤代谢的负反馈作用减弱，④黄嘌呤氧化酶(xanthineoxidase, XO)活性增加，加速次黄嘌呤转变为黄嘌呤，黄嘌呤转变为尿酸；⑤其他。前3种酶缺陷证实可引起痛风，且为X伴性连锁遗传。

原发性高尿酸血症常伴有肥胖、糖尿病、动脉粥样硬化、冠心病和高血压等，同前认为与胰岛素抵抗有关。

（二）痛风的发生

临床上仅有部分高尿酸血症患者发展为痛风，确切原因不清。当血尿酸浓度过高和或）在酸性环境下，尿酸可析出结晶，沉积在骨关节、肾脏和皮下等组织，造成组织病理学改变，导致痛风性关节炎、痛风肾和痛风石等。

急性关节炎是由于尿酸盐结晶沉积引起的炎症反应，因尿酸盐结晶可趋化白细胞，故在关节滑囊内尿酸盐沉积处可见白细胞显著增加并吞噬尿酸盐，然后释放白三烯B↓4(LTB↓4)和糖蛋白等化学趋化因子；单核细胞受尿酸盐刺激后可释放白介素1(IL-1)。长期尿酸盐结晶沉积招致单核细胞、上皮细胞和巨大细胞浸润，形成异物结节即痛风石。痛风性肾病是痛风特征性的病理变化之一，表现为肾髓质和锥体内有小的白色针状物沉积，周围有白细胞和巨噬细胞浸润。原发性痛风患者少数为尿酸生成增多，大多数由尿酸排泄障碍引起。痛风患者常有阳性家族史，属多基因遗传缺陷。

原发性高尿酸血症与痛风需建立在排除其他疾病基础之上；而继发者则主要由于肾脏疾病致尿酸排泄减少，骨髓增生性疾病致尿酸生成增多，某些药物抑制尿酸的排泄等多种原因所致。

二、临床表现

临床多见于40岁以上的男性，女性多在更年期后发病。常有家族遗传史。

（一）无症状期

仅有波动性或持续性高尿酸血症，从血尿酸增高至症状出现的时间可长达数年至数十年，有些可终身不出现症状，但随年龄增长痛风的患病率增加，并与高尿酸血症的水平和持续时间有关。

（二）急性关节炎期

常有以下特点：1.多在午夜或清晨突然起病，多呈剧痛，数小时内出现受累关节的红、肿、热、痛和功能障碍，单侧蹠趾及第1跖趾关节最常见，其余依次为踝、膝、腕、指、肘；2.秋水仙碱治疗后，关节炎症状可以迅速缓解；3.发热；4.初次发作常呈自限性，数日内自行缓解，此时受累关节局部皮肤出现脱屑和瘙痒，为本病特有的表现；5.可伴高尿酸血症，但部分患者急性发作时血尿酸水平正常；6.关节腔滑囊液偏振光显微镜检查可见双折光的针形尿酸盐结晶是确诊本病的依据。受寒、劳累、饮酒、高蛋白高嘌呤饮食以及外伤、手术、感染等均为常见的发病诱因。

（三）痛风石及慢性关节炎期

痛风石(tophi)是痛风的特征性临床表现，常见于耳轮、跖趾、指间和掌指关节，常为多关节受累，且多见于关节远端，表现为关节肿胀、僵硬、畸形及周围组织的纤维化和变性，严重时患处皮肤发亮、菲薄，破溃则有豆渣样的白色物质排出。形成瘘管时周围组织呈慢性肉芽肿，虽不易愈合但很少感染。

（四）肾脏病变

主要表现在两方面：

1.痛风性肾病起病隐匿，早期仅有间歇性蛋白尿，随着病情的发展而呈持续性，伴有肾浓缩功能受损时夜尿增多，晚期可发生肾功能不全，表现水肿、高血压、血尿素氮和肌酐升高。少数患者表现为急性肾衰竭，出现少尿或无尿，最初24小时尿酸排出增加。

2.尿酸性肾石病约10%～25%的痛风患者肾有尿酸结石，呈泥沙样，常无症状，结石较大者可发生肾绞痛、血尿。当结石引起梗阻时导致肾积水、肾盂肾炎、肾积脓或肾周围炎，感染可加速结石的增长和肾实质的损害。

三、实验室及其他检查

（一）血尿酸测定

血清标本，尿酸酶法。正常男性为150～380μmol/L(2.5～6.4mg/dl)，女性为100～300μmol/L(1.6～5.0mg/dl)，更年期后接近男性。血尿酸存在较大波动，应反复监测。

（二）尿尿酸测定

限制嘌呤饮食5天后，每日尿酸排出量超过3.57mmol(600mg)，可认为尿酸生成增多。

（三）滑囊液或痛风石内容物检查

偏振光显微镜下可见针形尿酸盐结晶。

（四）X线检查

急性关节炎期可见非特征性软组织肿胀；慢性期或反复发作后可见软骨缘破坏，关节面不规则，特征性改变为穿凿样、虫蚀样圆形或弧形的骨质透亮缺损。

（五）电子计算机X线体层显像(CT)与磁共振显像(MRI)检查

CT扫描受累部位可见不均匀的斑点状高密度痛风石影像；MRI的T1和T2加权图像呈斑点状低信号。

四、诊断与鉴别诊断

（一）诊断

男性和绝经后女性血尿酸>420μmol/L(7.0mg/dl)、绝经前女性>350μmol/L(5.8mg/dl)可诊断为高尿酸血症。中老年男性如出现特征性关节炎表现、尿路结石或肾绞痛发作，伴有高尿酸血症应考虑痛风。关节液穿刺或痛风石活检证实为尿酸盐结晶可做出诊断。X线检查、CT或MRI扫描对明确诊断具有一定的价值。急性关节炎期诊断有困难者，秋水仙碱试验性治疗有诊断意义。

（二）鉴别诊断

1.继发性高尿酸血症或痛风具有以下特点：①儿童、青少年、女性和老年人更多见；②高尿酸血症程度较重；③40%的患者24小时尿尿酸排出增多；④肾脏受累多见，痛风肾、尿酸结石发生率较高，甚至发生急性肾衰竭；⑤痛风性关节炎症状往往较轻或不典型；⑥有明确的相关用药史。

2.关节炎①类风湿关节炎：青、中年女性多见，四肢近端小关节常呈对称性梭形肿胀畸形，晨僵明显。血尿酸不高，类风湿因子阳性，X线片出现凿孔样缺损少见。②化脓性关节炎与创伤性关节炎：前者关节囊液可培养出细菌；后者有外伤史。两者血尿酸水平不高，关节囊液无尿酸盐结晶。③假性痛风：系关节软骨钙化所致，多见于老年人，膝关节最常受累。血尿酸正常，关节滑囊液检查可发现有焦磷酸钙结晶或磷灰石，X线可见软骨呈线状钙化或关节旁钙化。

3.肾石病高尿酸血症或不典型痛风可以肾结石为最先表现，继发性高尿酸血症者尿路结石的发生率更高。纯尿酸结石能被X线透过而不显影，所以对尿路平片阴性而B超阳性的肾结石患者应常规检查血尿酸并分析结石的性质。

五、预防和治疗

原发性高尿酸血症与痛风的防治目的：①控制高尿酸血症预防尿酸盐沉积；②迅速终止急性关节炎的发作；③防止尿酸结石形成和肾功能损害。

（一）一般治疗　　控制饮食总热量；限制饮酒和高嘌呤食物（如心、肝、肾等）的大量摄入；每天饮水2000ml以上以增加尿酸的排泄；慎用抑制尿酸排泄的药物如噻嗪类利尿药等；避免诱发因素和积极治疗相关疾病等。

（二）高尿酸血症的治疗

目的是使血尿酸维持正常水平。

1.排尿酸药抑制近端肾小管对尿酸盐的重吸收，从而增加尿酸的排泄，降低尿酸水平，适合肾功能良好者；当内生肌酐清除率<30ml/min时无效；已有尿酸盐结石形成，或每日尿排出尿酸盐>3.57mmol(600mg)时不宜使用；用药期间应多饮水，并服碳酸氢钠3～6g/d；剂量应从小剂量开始逐步递增。常用药物：①苯溴马隆(benzbromarone)：25～100mg/d，该药的不良反应轻，一般不影响肝肾功能；少数有胃肠道反应，过敏性皮炎、发热少见。②丙磺舒(probenecid，羧苯磺胺)：初始剂量为0.25g，每日2次；两周后可逐渐增加剂量，最大剂量不超过2g/d。约5%的患者可出现皮疹、发热、胃肠道刺激等不良反应。

2.抑制尿酸生成药物别嘌呤醇(allopurinol)通过抑制黄嘌呤氧化酶，使尿酸的生成减少，适用于尿酸生成过多或不适合使用排尿酸药物者。每次100mg，每日2～4次，最大剂量600mg/d，待血尿酸降至360μmol/L以下，可减量至最小剂量或别嘌呤醇缓释片250mg/d，与排尿酸药合用效果更好。不良反应有胃肠道刺激，皮疹、发热、肝损害、骨髓抑制等，肾功能不全者剂量减半。

3.碱性药物碳酸氢钠可碱化尿液，使尿酸不易在尿中积聚形成结晶，成人口服3～6g/d，长期大量服用可致代谢性碱中毒，并且因钠负荷过高引起水肿。

（三）急性痛风性关节炎期的治疗

绝对卧床，抬高患肢，避免负重，迅速给秋水仙碱，越早用药疗效越好。

1.秋水仙碱(colchicine)治疗急性痛风性关节炎的特效药物，通过抑制中性粒细胞、单核细胞释放白三烯B↓4、糖蛋白化学趋化因子、白细胞介素-1等炎症因子，同时抑.制炎症细胞的变形和趋化，从而缓解炎症。口服法：初始口服剂量为1mg，随后0.5mg/h或1mg/2h，直到症状缓解，最大剂量6～8mg/d。90%的患者口服秋水仙碱后48小时内疼痛缓解。症状缓解后0.5mg，每天2～3次，维持数天后停药。不良反应为恶心、呕吐、厌食、腹胀和水样腹泻，发生率高达40%～75%，如出现上述不良反应及时调整剂量或停药，若用到最大剂量症状无明显改善时应及时停药。该药还可以引起白细胞减少、血小板减少等骨髓抑制表现以及脱发等。静脉法：秋水仙碱1～2mg溶于20ml生理盐水中，5～10分钟内缓慢静脉注射；如病情需要，4～5小时后重复注射1mg；24小时不超过4mg。静脉注射时避免药液外漏，否则可引起剧烈疼痛和组织坏死;此外静脉给药可产生严重的不良反应，如骨髓抑制、肾衰竭、弥散性血管内溶血、肝坏死、癫痫样发作甚至死亡，国内极少静脉给药。

2.非甾体抗炎药通过抑制花生四烯酸代谢中的环氧化酶活性，进而抑制前列腺素的合成而达到消炎镇痛。活动性消化性溃疡、消化道出血为禁忌证。常用药物：①吲哚美辛，初始剂量75～100mg，随后每次50mg，6～8小时1次。②双氯芬酸，每次口服50mg，每天2～3次。③布洛芬，每次0.3～0.6g，每天2次。④罗非昔布25mg/d。症状缓解应减量，5～7天后停用。禁止同时服用两种或多种非甾体抗炎药，否则会加重不良反应。

3.糖皮质激素上述药物治疗无效或不能使用秋水仙碱和非甾体抗炎药时，可考虑使用糖皮质激素或ACTH短程治疗。如泼尼松，起始剂量为0.5～1mg/(kg.d)，3～7天后迅速减量或停用，疗程不超过2周；ACTH50U溶于葡萄糖溶液中缓慢静滴。可同时口服秋水仙碱1～2mg/d。该类药物的特点是起效快、缓解率高，但停药后容易出现症状"反跳"。

（四）发作间歇期和慢性期的处理

治疗目的是维持血尿酸正常水平（见高尿酸血症治疗），较大痛风石或经皮溃破者可手术剔除。

（五）其他

高尿酸血症和痛风常与代谢综合征伴发，应积极行降压、降脂、减重及改善胰岛素抵抗等综合治疗。

六、预后

高尿酸血症与痛风是一种终身性疾病，无肾功能损害及关节畸形者，经有效治疗可维持正常的生活和工作。急性关节炎和关节畸形会严重影响患者生活质量，若有肾功能损害预后不良。

（韩琼玫）

第八章　骨质疏松症

骨质疏松症(osteoporosis, OP)是一种以骨量(bonemass)降低和骨组织微结构破坏为特征，导致骨脆性增加和易于骨折的代谢性骨病。按病因可分为原发性和继发性两类。继发性OP的原发病因明确，常由内分泌代谢疾病（如性腺功能减退症、甲亢、甲旁亢、库欣综合征、1型糖尿病等）或全身性疾病引起。Ⅰ型原发性OP即绝经后骨质疏松症(postmenopausalosteoporosis, PMOP)，发生于绝经后女性。Ⅱ型原发性OP即老年性OP，见于老年人。本章主要介绍原发性OP中的PMOP。

一、病因和危险因素

正常成熟骨的代谢主要以骨重建(boneremodeling)形式进行。更年期后，男性的BMD下降速率一般慢于女性，因为后者除增龄外，还有雌激素缺乏因素的参与。凡使骨吸收增加和（或）骨形成减少的因素都会导致骨丢失和骨质量下降，脆性增加，直至发生骨折。

（一）骨吸收因素

1.性激素缺乏雌激素缺乏使破骨细胞功能增强，骨丢失加速，这是PMOP的主要病因；而雄激素缺乏在老年性OP的发病率中起了重要作用。

2.活性维生素D缺乏和PTH增高由于高龄和肾功能减退等原因致肠钙吸收和1,25(OH)$\downarrow$2D$\downarrow$3生成减少，PTH呈代偿性分泌增多，导致骨转换率加速和骨丢失。

3.细胞因子表达紊乱骨组织的IL-1、IL-6和TNF增高，而护骨素(osteoprotegerin, OPG)减少，导致破骨细胞活性增强和骨吸收。

（二）骨形成因素

1.峰值骨量降低青春发育期是人体骨量增加最快的时期，约在30岁左右达到峰值骨量(PBM)。PBM主要由遗传因素决定，并与种族、骨折家族史、瘦高身材等临床表象，以及发育、营养和生活方式等相关联。性成熟障碍致PBM降低，成年后发生OP的可能性增加，发病年龄提前。PBM后，OP的发生主要取决于骨丢失的量和速度。

2.重建功能衰退可能是老年性OP的重要发病原因。成骨细胞的功能与活性缺陷导致骨形成不足和骨丢失。

（三）骨质量下降

骨质量主要与遗传因素有关，包括骨的几何形态、矿化程度、微损伤累积、骨矿物质与骨基质的理化与生物学特性等。骨质量下降导致骨脆性和骨折风险增高。

（四）不良的生活方式和生活环境

OP和OP性骨折的危险因素很多，如高龄、吸烟、制动、体力活动过少、酗酒、跌倒、长期卧床、长期服用糖皮质激素、光照减少、钙和维生素D摄入不足等。蛋白质摄入不足、营养不良和肌肉功能减退是老年性OP的重要原因。危险因素越多，发生OP和OP性骨折的几率越大。

二、临床表现

（一）骨痛和肌无力

轻者无症状，仅在X线摄片或BMD测量时被发现。较重患者常诉腰背疼痛、乏力或全身骨痛。骨痛通常为弥漫性，无固定部位，检查不能发现压痛区（点）。乏力常于劳累或活动后加重，负重能力下降或不能负重。四肢骨折或髋部骨折时肢体活动明显受限，局部疼痛加重，有畸形或骨折阳性体征。

（二）骨折

常因轻微活动、创伤、弯腰、负重、挤压或摔倒后发生骨折。多发部位为脊柱、髋部和前臂，其他部位亦可发生，如肋骨、盆骨、肱骨甚至锁骨和胸骨等。脊柱压缩性骨折多见于PMOP患者，可单发或多发，有或无诱因，其突出表现为身材缩短；有时出现突发性腰痛，卧床而取被动体位。髋部骨折多在股骨颈部（股骨颈骨折），以老年性OP患者多见，通常于摔倒或挤压后发生。第一次骨折后，患者发生再次或反复骨折的几率明显增加。

（三）并发症

驼背和胸廓畸形者常伴胸闷、气短、呼吸困难，甚至发绀等表现。肺活量、肺最大换气量和心排血量下降，极易并发上呼吸道和肺部感染。髋部骨折者常因感染、心血管病或慢性衰竭而死亡；幸存者生活自理能力下降或丧失，长期卧床加重骨丢失，使骨折极难愈合。

三、诊断与鉴别诊断

（一）诊断

1.诊断线索①绝经后或双侧卵巢切除后女性；②不明原因的慢性腰背疼痛；③身材变矮或脊椎畸形；④脆性骨折史或脆性骨折家族史；⑤存在多种OP危险因素，如高龄、吸烟、制动、低体重、长期卧床、服用糖皮质激素等。

2.诊断标准详细的病史和体检是临床诊断的基本依据，但确诊有赖于X线照片检查或BMD测定，并确定是低骨量〔低于同性别PBM的1个标准差(SD)以上但小于2.5SD〕、OP（低于PBM的2.5SD以上）或严重OP(OP伴一处或多处骨折)。OP性骨折的诊断主要根据年龄、外伤骨折史、临床表现以及影像学检查确立。正、侧位X线片（必要时可加特殊位置片）确定骨折的部位、类型、移位方向和程度；CT和MRI对椎体骨折和微细骨折有较大诊断价值；CT三维成像能清晰显示关节内或关节周围骨折；MRI对鉴别新鲜和陈旧性椎体骨折有较大意义。

3.病因诊断查找其病因，并对骨折几率作出预测。

4.骨代谢转换率评价一般根据骨代谢生化指标测定结果来判断骨转换状况。骨代谢生化指标分为骨形成指标和骨吸收指标两类，前者主要有血清骨源性碱性磷酸酶、骨钙素和1型胶原羧基前肽等；后者包括尿钙/尿肌酐比值、吡啶啉、脱氧吡啶啉和血抗酒石酸酸性磷酸酶(TRAP)等。

（二）鉴别诊断

1.老年性OP与PMOP的鉴别在排除继发性OP后，老年女性患者要考虑PMOP、老年性OP或两者合并存在等可能，可根据既往病史、BMD和骨代谢生化指标测定结果予以鉴别。

2.内分泌性OP根据需要，选择必要的生化或特殊检查逐一排除。甲旁亢者的骨骼改变主要为纤维囊性骨炎，早期可仅表现为低骨量或OP。测定血PTH、血钙和血磷一般可予鉴别，如仍有困难可行特殊影像学检查或动态试验。其他内分泌疾病均因本身的原发病表现较明显，鉴别不难。

3.血液系统疾病血液系统肿瘤的骨损害有时可酷似原发性OP或甲旁亢，此时有赖于血

PTH、PTH相关蛋白(PTHrP)和肿瘤特异标志物测定等进行鉴别。

4.原发性或转移性骨肿瘤转移性骨肿瘤（如肺癌、前列腺癌、胃肠癌等）或原发性骨肿瘤（如多发性骨髓瘤、骨肉瘤和软骨肉瘤等）的早期表现可酷似OP。当临床高度怀疑为骨肿瘤时，可借助骨扫描或MRI明确诊断。

5.结缔组织疾病成骨不全的骨损害特征是骨脆性增加，多数是由于Ⅰ型胶原基因突变所致。临床表现依缺陷的类型和程度而异，轻者可仅表现为OP而无明显骨折，必要时可借助特殊影像学检查或Ⅰ型胶原基因突变分析予以鉴别。

6.其他继发性OP。有时，原发性与继发性OP也可同时或先后存在，应予注意。

四、治疗

按我国的OP诊疗指南确定治疗病例。强调综合治疗、早期治疗和个体化治疗l治疗方案和疗 程应根据疗效、费用和不良反应等因素确定。合适的治疗可减轻症状，改善预后，降低骨折发生率。

（一）一般治疗

1.改善营养状况补给足够的蛋白质有助于OP和OP性骨折的治疗，但伴有肾衰竭者要选用优质蛋白饮食，并适当限制其的摄入量。多进富含异黄酮(isoflavone)类食物对保存骨量也有一定作用。

2.补充钙剂和维生素D不论何种OP均应补充适量钙剂，使每日元素钙的总摄入量达800～1200mg。除增加饮食钙含量外，尚可补充碳酸钙、葡萄糖酸钙、枸橼酸钙等制剂。同时补充维生素D400～600IU/d。非活性维生素D主要用于OP的预防，而活性维生素D可促进肠钙吸收，增加肾小管对钙的重吸收，抑制PTH分泌，故可用于各种OP的治疗。骨化三醇〔1，25(OH)↓2D↓3，钙三醇〕或阿法骨化醇的常用量0.25μg/d，应用期间要定期监测血钙磷变化，防止发生高钙血症和高磷血症。

3.加强运动多从事户外活动，加强负重锻炼，增强应变能力，减少骨折意外的发生。运动的类型、方式和量应根据患者的具体情况而定。需氧运动和负重锻炼的重点应放在提高耐受力和平衡能力上，降低摔倒和骨折风险。避免肢体制动，增强抵抗力，加强个人护理。

4.纠正不良生活习惯和行为偏差提倡低钠、高钾、高钙和高非饱和脂肪酸饮食，戒烟忌酒。

5.避免使用致OP药物如抗癫痫药、苯妥英、苯巴比妥、卡巴马嗪、扑米酮、丙戊酸、拉莫三嗪、氯硝西泮、加巴喷丁和乙琥胺等。

6.对症治疗有疼痛者可给予适量非甾体抗炎药，如阿司匹林，每次0.3～0.6g，每日不超过3次;或吲哚美辛（消炎痛）片，每次25mg，每日3次;或桂美辛（吲哚拉新）每次150mg，3次/日；或塞来昔布(celecoxib)，每次100～200mg，每日1次。发生骨折或遇顽固性疼痛时，可应用降钙素制剂。骨畸形者应局部固定或采用其他矫形措施防止畸形加剧。骨折者应给予牵引、固定、复位或手术治疗，同时应辅以物理康复治疗，尽早恢复运动功能。必要时由医护人员给予被动运动，避免因制动或废用而加重病情。

（二）特殊治疗

1.性激素补充治疗

(1)雌激素补充治疗：

治疗原则，雌激素补充治疗主要用于PMOP的预防，有时也可作为治疗方案之一。雌激素补充治疗的原则是：①确认患者有雌激素缺乏的证据；②优先选用天然雌激素制剂（尤其是长期用药时）；③青春期及育龄期妇女的雌激素用量应使血雌二醇的目标浓度达到中、晚卵泡期水平（150～300pg/ml或410～820pmol/L），绝经后5年内的生理性补充治疗目标浓度为早卵泡期水平(40～60pg/ml)；④65岁以上的绝经后妇女使用时应选择更低的剂量。

禁忌证：①子宫内膜癌和乳腺癌；②子宫肌瘤或子宫内膜异位；③不明原因阴道出血；④活动性肝炎或其他肝病伴肝功能明显异常；⑤系统性红斑狼疮；⑥活动性血栓栓塞性病变。⑦其他情况，如黑色素瘤、阴道流血、血栓栓塞史、冠心病、耳硬化症、血卟啉症和镰状细胞性贫血等。伴有严重高血压、糖尿病、胆囊疾病、偏头痛、癫痫、哮喘、泌乳素瘤、母系乳腺癌家族史和乳腺增生者慎用雌激素制剂。

常用制剂和用量：①微粒化17-β-雌二醇，或戊酸雌二醇1～2mg/d；②炔雌醇10～20μg/d；③替勃龙(tibolone)1.25～2.5mg/d；④尼尔雌醇1～2mg/w；⑤雌二醇皮贴剂0.05～0.1mg/d。雌、孕激素合剂(dienogest)或雌、孕、雄激素合剂的用量小；皮肤贴剂可避免药物首经肝及胃肠道，鼻喷雌激素制剂(aerodiol)具有药物用量低、疗效确切等优点。

注意事项：①雌激素补充治疗的疗程一般不超过5年，治疗期间要定期进行妇科和乳腺检查，如子宫内膜厚度>5mm，必须加用适当剂量和疗程的孕激素；反复阴道出血者宜减少用量或停药。②一般口服给药，伴有胃肠、肝胆、胰腺疾病者，以及轻度高血压、糖尿病、血甘油三酯升高者应选用经皮给药；以泌尿生殖道萎缩症状为主者宜选用经阴道给药。③青春期和育龄期妇女的雌、孕激素的配伍可选用周期序贯方案，绝经后妇女可选用周期或连续序贯方案、周期或连续联合方案。

(2)雄激素补充治疗：用于男性OP的治疗。天然的雄激素主要有睾酮、雄烯二酮及二氢睾酮，但一般宜选用雄酮类似物苯丙酸诺龙(19-去甲17-苯丙酸睾酮，androlonephenylpropion)或司坦唑醇(吡唑甲睾酮，stanozolol)。雄激素对肝有损害，并常导致水钠潴留和前列腺增生，因此长期治疗宜选用经皮制剂。

2.选择性雌激素受体调节剂(selectiveestrogenreceptormodulators，SERM)和选择性雄激素受体调节剂(SARM)SERM主要适用于PMOP的治疗，可增加BMD，降低骨折发生率，但偶可导致血栓栓塞性病变。SARM具有较强的促合成代谢作用，有望成为治疗老年男性OP的较理想药物。

3.二膦酸盐二膦酸盐抑制破骨细胞生成和骨吸收，主要用于骨吸收明显增强的代谢性骨病（如变形性骨炎、多发性骨髓瘤、甲旁亢等），亦可用于高转换型原发性和继发性OP、高钙血症危象和骨肿瘤的治疗，对类固醇性OP也有良效；但老年性OP不宜长期使用该类药物，必要时应与PTH等促进骨形成类药物合用。

常用的有三种：①依替膦酸二钠（etidronate，1-羟基乙膦酸钠）400mg/d：于清晨空腹时口服，服药1小时后方可进餐或饮用含钙饮料，一般连服2～3周。通常需隔月1个疗程。②帕米膦酸钠（pamidronate，3-氨基-1羟基乙膦酸钠）：用注射用水稀释成3mg/ml浓度后加入生理盐水中，缓慢静脉滴注（不短于6小时），每次15～60mg，每月注射1次，可连用3次，此后每3月注射1次或改为口服制剂。本药的用量要根据血钙和病情而定，两次给药的间隔时间不得少于1周。③阿仑膦酸钠（alendronate，4-氨基-1羟丁基乙膦酸钠）的常用量为10mg/d，服药期间无需间歇；或每周口服1次，每次70mg。④其他新型二膦酸盐制剂有唑来膦酸二钠(zoledronatedisodium)、氯屈膦酸二钠(clodronatedisodium)、因卡膦酸二钠(incadronatedisodium)等，可酌情选用。

用药期间需补充钙剂，偶可发生浅表性消化性溃疡；静脉注射可导致二膦酸盐钙螯合物沉积，有血栓栓塞性疾病、肾功能不全者禁用。治疗期间追踪疗效，并监测血钙、磷和骨吸收生化标志物。

4.降钙素降钙素为骨吸收的抑制剂，主要适用于：①高转换型OP；②OP伴或不伴骨折；③变形性骨炎；④急性高钙血症或高钙血症危象。主要制剂：①鲑鱼降钙素(miacalcic)为人工合成鲑鱼降钙素，每日50～100U，皮下或肌内注射；有效后减为每周2～3次，每次50～100U。②鳗鱼降钙素(elcatonin)为半人工合成的鳗鱼降钙素，每周肌注2次，每次20U，或根据病情酌情增减。③降钙素鼻喷剂，100IU/d，其疗效与注射剂相同。

孕妇和过敏反应者禁用。应用降钙素制剂前需补充数日钙剂和维生素D。

5.甲状旁腺素(PTH)小剂量PTH可促进骨形成，增加骨量。对老年性OP、PMOP、雌激素缺乏的年轻妇女和糖皮质激素所致的OP均有治疗作用。PTH可单用(400～800U/d)，疗程6～24个月，或与雌激素、降钙素、二膦酸盐或活性维生素D联合应用。

6.其他药物包括小剂量氟化钠、GH和IGF-1等。

（三）OP性骨折的治疗

治疗原则包括复位、固定、功能锻炼和抗OP治疗。

五、预防

加强卫生宣教，早期发现OP易感人群，以提高PBM值，降低OP风险。提倡运动和充足的钙摄入。成年后的预防主要包括降低骨丢失速率与预防骨折的发生。妇女围绝经期和绝经后5年内是治疗PMOP的关键时段。

（韩琼玫）

第九章 肥胖症

肥胖症(obesity)指体内脂肪堆积过多和（或）分布异常、体重增加，是包括遗传和环境因素在内的多种因素相互作用所引起的慢性代谢性疾病。超重和肥胖症在一些发达国家和地区人群中的患病情况已达到流行程度。据估计，在西方国家成年人中，约有半数人超重和肥胖。我国肥胖症患病率也迅速上升，据《中国居民营养与健康现状(2004年)》中报道，我国成人超重率为22.8%，肥胖率为7.1%，估计患病人数分别为2.0亿和6000多万。肥胖症作为代谢综合征的主要组分之一，与多种疾病如2型糖尿病、血脂异常、高血压、冠心病、卒中和某些癌症密切相关。肥胖症及其相关疾病可损害患者身心健康，使生活质量下降，预期寿命缩短，成为重要的世界性健康问题之一。我国卫生部疾病控制司已于2003年制订了《中国成人超重和肥胖症预防控制指南（试用）》。肥胖可作为某些疾病的临床表现之一，称为继发性肥胖症，约占肥胖症的1%。

一、病因和发病机制

（一）能量平衡和体重调节

体内存在一套精细的监测及调控系统以维持体重稳定，称为"调定点(set-point)。由于体重调定点的存在，短期体重增加或减少将自动代偿，体重倾向于恢复到调定点水平。

体重受神经系统和内分泌系统双重调节，最终影响能量摄取和消耗的效应器官而发挥作用。中枢神经系统控制饥饿感和食欲、影响能量消耗速率、调节与能量贮存有关激素的分泌，在能量内环境稳定及体重调节中发挥重要作用。下丘脑是控制能量代谢最重要部位，影响下丘脑食欲中枢的信号包括传入神经信号（以迷走神经最为重要，传入来自内脏的信息，如胃肠膨胀程度等）、激素信号（如瘦素、胰岛素、各种肠肽等）以及代谢产物（如葡萄糖）等。上述信号传入中枢神经系统，经过整合后通过神经-体液途径传出信号到靶器官，以保持个体近期或长期能量平衡。

体内参与调节摄食行为的活性物质包括：①减少摄食的因子：β-肾上腺素能受体、多巴胺、血清素、胰升糖素样多肽-1(GLP-1)和瘦素等。②增加摄食的因子：α-去甲肾上腺素能受体、神经肽Y、胃生长激素释放激素(ghrelin)、增食因子(orexin)、甘丙肽

(galanin)等。③代谢产物如血糖水平等。内源性大麻素(endocannabinoid，CB)系统由内源性大麻素及其受体组成，可调节摄食行为，激活后引起摄食增加。

机体能量消耗包括基础代谢、食物生热作用、体力活动的能量消耗以及适应性生热作用等。人体脂肪组织分为两种，白色脂肪组织的主要功能是贮存脂肪，而棕色脂肪组织的主要功能是能量消耗。交感神经兴奋作用于棕色脂肪组织，通过β-肾上腺素能受体引起脂肪分解及促使产生热量。

（二）肥胖症的病因和发病机制

肥胖症是一组异质性疾病，病因未明，被认为是包括遗传和环境因素在内的多种因素相互作用的结果。脂肪的积聚总是由于摄入的能量超过消耗的能量，即无论多食或消耗减少，或两者兼有，均可引起肥胖，但这一能量平衡紊乱的原因尚未阐明，肥胖者这些因素与正常人的微小差别在统计学上未能显示，但长期持续下去则可能使脂肪逐渐积聚而形成肥胖症。

肥胖症有家族聚集倾向，但遗传基础未明，也不能排除共同饮食、活动习惯的影响。某些人类肥胖症以遗传因素在发病上占主要地位，如一些经典的遗传综合征，Laurence-Moon-Biedl综合征和Prader-Willi综合征等，均有肥胖。近来又发现了数种单基因突变引起的人类肥胖症，分别是瘦素基因(OB)、瘦素受体基因、阿片-促黑素细胞皮质素原(POMC)基因、激素原转换酶-1(PC-1)基因、黑皮素受体4(MC4R)基因和过氧化物酶体增殖物激活受体γ(PPAR-γ)基因突变肥胖症。但上述类型肥胖症极为罕见，绝大多数人类肥胖症是复杂的多基因系统与环境因素综合作用的结果。

环境因素中主要是饮食和体力活动。坐位生活方式、体育运动少、体力活动不足使能量消耗减少；饮食习惯不良，如进食多、喜甜食或油腻食物使摄入能量增多。饮食构成也有一定影响，在超生理所需热量的等热卡食物中，脂肪比糖类更易引起脂肪积聚。文化因素则通过饮食习惯和生活方式而影响肥胖症的发生。此外，胎儿期母体营养不良、蛋白质缺乏，或出生时低体重婴儿，在成年期饮食结构发生变化时，也容易发生肥胖症。

遗传和环境因素如何引起脂肪积聚尚未明确，较为普遍接受的是"节俭基因假说"(Neel，1962)。节俭基因指参与"节俭"的各个基因的基因型组合，它使人类在食物短缺的情况下能有效利用食物能源而生存下来，但在食物供应极为丰富的社会环境下却引起（腹型）肥胖和胰岛素抵抗。潜在的节俭基因（腹型肥胖易感基因）包括β↓3-肾上腺素能受体基因、激素敏感性脂酶基因、PPARγ基因、PC-1基因、胰岛素受体底物-1(IRS-1)基因、糖原合成酶基因等，这些基因异常的相对影响未明。

二、病理生理

（一）脂肪细胞和脂肪组织

脂肪细胞是一种高度分化的细胞，可以贮存和释放能量，而且是一个内分泌器官，能分泌数十种脂肪细胞因子、激素或其他调节物，包括肿瘤坏死因子-α(TNF-α)、血浆纤维蛋白溶酶原激活物抑制因子-1(PAI-1)、血管紧张素原、瘦素、抵抗素(resistin)、脂联素(adiponectin)和游离脂肪酸(FFA)等，影响局部或远处组织器官，在机体代谢及内环境稳定中发挥重要作用。脂肪组织块的增大可由于脂肪细胞数量增多（增生型）、体积增大（肥大型）或同时数量增多、体积增大（增生肥大型）。

（二）脂肪的分布

脂肪分布有性别差异。男性型脂肪主要分布在内脏和上腹部皮下，称为"腹型"或"中心性"肥胖。女性型脂肪主要分布于下腹部、臀部和股部皮下，称为"外周性"肥胖。中心性肥胖者发生代谢综合征的危险性较大，而外周性肥胖者减肥更为困难。

（三）"调定点"上调

长期高热量、高脂肪饮食，体重增加后，即使恢复正常饮食，也不能恢复到原先体重。因此，持续维持高体重可引起适应，体重调定点不可逆升高，即调定点上调。可逆性（轻度和短期）体重增加是现有细胞大小增加的结果，当引起脂肪增加的情况去除后，脂肪细胞减少其平均大小而体重恢复原有水平。不可逆性（重度和持续）体重增加可能伴有脂肪细胞数目增加，因而变化将是恒定的。

三、临床表现

肥胖症可见于任何年龄，女性较多见。多有进食过多和（或）运动不足病史。常有肥胖家族史。轻度肥胖症多无症状。中重度肥胖症可引起气急、关节痛、肌肉酸痛、体力活动减少以及焦虑、忧郁等。临床上肥胖症、血脂异常、脂肪肝、高血压、冠心病、糖耐量异常或糖尿病等疾病常同时发生，并伴有高胰岛素血症，即代谢综合征。肥胖症还可伴随或并发睡眠中阻塞性呼吸暂停、胆囊疾病、高尿酸血症和痛风、骨关节病、静脉血栓、生育功能受损以及某些癌肿（女性乳腺癌、子宫内膜癌，男性前列腺癌、结肠和直肠癌等）发病率增高等，且麻醉或手术并发症增高。肥胖可能参与上述疾病的发病，至少是其诱因和危险因素，或与上述疾病有共同发病基础。肥胖症及其一系列慢性伴随病、并发症严重影响患者健康、正常生活及工作能力和寿命。严重肥胖症患者精神方面付出很大代价，自我感觉不良及社会关系不佳，受教育及就业困难。

四、实验室及其他检查

肥胖症的评估包括测量身体肥胖程度、体脂总量和脂肪分布，其中后者对预测心血管疾病危险性更为准确。常用测量方法：①体重指数（bodymassindex，BMI）：测量身体肥胖程度，BMI(kg/m^2)=体重(kg)/身长$(m)^2$。BMI是诊断肥胖症最重要的指标。②理想体重（idealbodyweight，IBW）：可测量身体肥胖程度，但主要用于计算饮食中热量和各种营养素供应量。IBW(kg)=身高(cm)-105或IBW(kg)=身高(cm)-100×0.9（男性）或0.85（女性）。③腰围或腰/臀比（waist/hipratio，WHR）：反映脂肪分布。受试者站立位，双足分开25～30cm，使体重均匀分配。腰围测量髂前上棘和第12肋下缘连线的中点水平，臀围测量环绕臀部的骨盆最突出点的周。④CT或MRI：计算皮下脂肪厚度或内脏脂肪量，是评估体内脂肪分布最准确的方法，但不作为常规检查。⑤其他：身体密度测量法、生物电阻抗测定法、双能X线（DEXA）吸收法测定体脂总量等。

五、诊断和鉴别诊断

（一）肥胖症的诊断标准

根据所测指标与危险因素和病死率的相关程度，并参照人群统计数据而建议，目前国内外尚未统一。2003年《中国成人超重和肥胖症预防控制指南（试用）》以BMI值≥24为超重，≥28为肥胖；男性腰围≥85cm和女性腰围≥80cm为腹型肥胖。2004年中华医学会糖尿病学分会建议代谢综合征中肥胖的标准定义为BMI≥25。应注意肥胖症并非单纯体重增加，若体重增加是肌肉发达，则不应认为肥胖；反之，某些个体虽然体重在正常范围，但存在高胰岛素血症和胰岛素抵抗，有易患2型糖尿病、血脂异常和冠心病的倾向，因此应全面衡量。用CT或MRI扫描腹部第4～5腰椎间水平面计算内脏脂肪面积时，以腹内脂肪面积≥100cm^2作为判断腹内脂肪增多的切点。

（二）鉴别诊断

主要与继发性肥胖症相鉴别，如库欣综合征、原发性甲状腺功能减退症、下丘脑性肥胖、多囊卵巢综合征等，有原发病的临床表现和实验室检查特点。药物引起的有服用抗精神病药、糖皮质激素等病史。

对肥胖症的并发症及伴随病也须进行相应检查，如糖尿病或糖耐量异常、血脂异常、高血压、冠心病、痛风、胆石症、睡眠中呼吸暂停以及代谢综合征等应予以诊断以便给予相应治疗。

六、治疗

治疗的两个主要环节是减少热量摄取及增加热量消耗。强调以行为、饮食、运动为主的综合治疗，必要时辅以药物或手术治疗。继发性肥胖症应针对病因进行治疗。各种并发症及伴随病应给予相应处理。

结合患者实际情况制定合理减肥目标极为重要，体重过分和（或）迅速下降而不能维持往往使患者失去信心。一般认为，肥胖患者体重减轻5%～10%，就能明显改善各种与肥胖相关的心血管病危险因素以及并发症。

（一）行为治疗

通过宣传教育使患者及其家属对肥胖症及其危害性有正确认识从而配合治疗，采取健康的生活方式，改变饮食和运动习惯，自觉地长期坚持，是治疗肥胖症最重要的步骤。

（二）医学营养治疗

控制总进食量，采用低热卡、低脂肪饮食。对肥胖患者应制订能为之接受、长期坚持下去的个体化饮食方案，使体重逐渐减轻到适当水平，再继续维持。只有当摄入的能量低于生理需要量、达到一定程度负平衡，才能把贮存的脂肪动员出来消耗掉。由于每公斤身体脂肪含热量31050kJ(7500kcal)，因而如果每天热量负平衡达到2070kJ(500kcal)则每15天可使体重减轻1kg。热量过低患者难以坚持，而且可引起衰弱、脱发、抑郁、甚至心律失常等，有一定危险性。一般所谓低热量饮食指每天62～83kJ(15～20kcal)/kgIBW，极低热量饮食指每天<62kJ(15kcal)/kgIBW。减重极少需要极低热量饮食，而且极低热量饮食不能超过12周。饮食的合理构成极为重要，须采用混合的平衡饮食，糖类、蛋白质和脂肪提供能量的比例，分别占总热量的60%～65%、15%～20%和25%左右，含有适量优质蛋白质、复杂糖类（例如谷类）、足够新鲜蔬菜(400～500g/d)和水果(100～200g/d)、适量维生素和微量营养素。避免油煎食品、方便食品、快餐、巧克力和零食等，少吃甜食，少吃盐。适当增加膳食纤维、非吸收食物及无热量液体以满足饱腹感。

（三）体力活动和体育运动

与医学营养治疗相结合，并长期坚持，可以预防肥胖或使肥胖患者体重减轻。必须进行教育并给予指导，运动方式和运动量应适合患者具体情况，注意循序渐进，有心血管并发症和肺功能不好的患者必须更为慎重。尽量创造多活动的机会、减少静坐时间，鼓励多步行。

（四）药物治疗

医学营养和运动治疗的主要问题是难以长期坚持，中断后往往体重迅速回升，因此也倾向于对严重肥胖患者应用药物减轻体重，然后继续维持。但长期用药可能产生药物副作用及耐药性，因而选择药物治疗的适应证必须十分慎重，根据患者个体情况衡量可能得到的益处和潜在危险作出决定。目前对减重药物治疗的益处和风险的相对关系尚未作出最后评价。减重药物应在医生指导下应用。

1.根据《中国成人超重和肥胖预防控制指南（试用）》，药物减重的适应证为：①食欲旺盛，餐前饥饿难忍，每餐进食量较多；②合并高血糖、高血压、血脂异常和脂肪肝；③合并负重关节疼痛；④肥胖引起呼吸困难或有睡眠中阻塞性呼吸暂停综合征；⑤BMI≥24

有上述合并症情况，或BMI≥28不论是否有合并症，经过3～6个月单纯控制饮食和增加活动量处理仍不能减重5%，甚至体重仍有上升趋势者，可考虑用药物辅助治疗。下列情况不宜应用减重药物：①儿童；②孕妇、乳母；③对该类药物有不良反应者；④正在服用其他选择性血清素再摄取抑制剂。

2.减重药物主要有以下几类：①食欲抑制剂：作用于中枢神经系统，主要通过下丘脑调节摄食的神经递质如儿茶酚胺、血清素能通路等发挥作用。包括拟儿茶酚胺类制剂，如苯丁胺(phentermine)等；拟血清素制剂，如氟西汀(fluoxetine)；以及复合拟儿茶酚胺和拟血清素制剂，如β-苯乙胺(西布曲明, sibutramine)。②代谢增强剂：β↓3肾上腺素受体激动剂可增强生热作用、增加能量消耗，其效应仍在研究和评价之中；甲状腺素和生长激素已不主张应用。③减少肠道脂肪吸收的药物：主要为脂肪酶抑制剂奥利司他(orlistat)。目前获准临床应用的只有奥利司他和西布曲明，且尚需长期追踪及临床评估。

3.奥利司他非中枢性作用减重药，是胃肠道胰脂肪酶、胃脂肪酶抑制剂，减慢胃肠道中食物脂肪水解过程，减少对脂肪的吸收，促进能量负平衡从而达到减重效果。配合平衡的低热量饮食，能使脂肪吸收减少30%，体重降低5%～10%，并能改善血脂谱、减轻胰岛素抵抗等。治疗早期可见轻度消化系统副作用如肠胃胀气、大便次数增多和脂肪便等。需关注是否影响脂溶性维生素吸收等。推荐剂量为120mg，每天3次，餐前服。

4.西布曲明中枢性作用减重药。特异性抑制中枢对去甲肾上腺素和5-羟色胺二者的再摄取，减少摄食；产热作用可能与其间接刺激中枢交感传出神经、激活棕色脂肪组织β3肾上腺素能受体有关。可能引起不同程度口干、失眠、乏力、便秘、月经紊乱、心率增快和血压增高等副作用。老年人及糖尿病患者慎用。高血压、冠心病、充血性心力衰竭、心律不齐或卒中患者不能用。血压偏高者应先有效降压后方使用。推荐剂量为每天10～30mg。

新近开发的利莫那班(rimonabant)为选择性CB1受体拮抗剂，作用于中枢神经系统抑制食欲，作用于脂肪组织诱导FFA氧化，可有效减轻体重，尚未发现明显副作用。

（五）外科治疗

可选择使用吸脂术、切脂术和各种减少食物吸收的手术，如空肠回肠分流术、胃气囊术、小胃手术或垂直结扎胃成形术等。手术有一定效果，部分患者获得长期疗效，术前并发症不同程度地得到改善或治愈。但手术可能并发吸收不良、贫血、管道狭窄等，有一定危险性，仅用于重度肥胖、减重失败而又有严重并发症，这些并发症有可能通过体重减轻而改善者。术前要对患者全身情况作出充分估计，特别是糖尿病、高血压和心肺功能等，给予相应监测和处理。

七、预防

肥胖症的发生与遗传及环境有关，环境因素的可变性提供了预防肥胖的可能性。应做好宣传教育工作，鼓励人们采取健康的生活方式，尽可能使体重维持在正常范围内，早期发现有肥胖趋势的个体，并对个别高危个体具体进行指导。预防肥胖应从儿童时期开始，尤其是加强对学生的健康教育。

附代谢综合征

谢综合征(metabolicsyndrome, MS)是心血管病的多种代谢危险因素（与代谢异常相关的心血管病危险因素）在个体内集结的状态。MS的中心环节是肥胖和胰岛素抵抗，其主要组成成分为肥胖症尤其是中心性肥胖、2型糖尿病(T2DM)或糖调节受损、血脂异常以及高血压，但它所涉及的疾病状态尚包括非酒精性脂肪肝病、高尿酸血症、微量白蛋白尿、血管内皮功能异常、低度炎症反应、血液凝固及纤维蛋白溶解系统活性异常、神经内分泌异常及多囊卵巢综合征等，而且还可能不断有新的疾病状态加入，提示其本质是多方面的、复杂的，许多问题有待阐明。随着全球肥胖症患者日益增加，上述疾病呈集结状态发病现象不断增多。MS患者心血管病事件的患病率及死亡风险约为非MS者的2～3倍；有MS的非糖尿病者中发生T2DM的危险约为无MS的非糖尿病者的5倍。根据已有的不同诊断定义，不同国家、人种、性别和年龄组人群MS患病率大约为10%～50%，总体上人群中大约1/4患有MS，提示MS是一种常见病。随着生活水平提高和生活方式改变，我国MS的发病率也明显升高，迫切需要关注疾病的预防、早期诊断和干预，减少伴随多种代谢紊乱而增加的心血管疾病危险因素，有效改善公共卫生状况。

一、病因、发病机制

MS的基本病因和发病机制尚未完全阐明。MS的发生是复杂的遗传与环境因素相互作用的结果。目前一般认为，胰岛素抵抗是MS的中心环节，而肥胖，特别是中心性肥胖，与胰岛素抵抗的发生密切相关。一方面胰岛素抵抗和高胰岛素血症与MS多种疾病的发生机制有关，另一方面胰岛素抵抗的发生机制又与肥胖及MS的病理变化有关，互为因果，其间关系错综复杂。

胰岛素抵抗指胰岛素作用的靶器官（主要是肝脏、肌肉和脂肪组织，近来认为也包括血管内皮细胞和动脉平滑肌细胞等）对外源性或内源性胰岛素作用的敏感性降低。在疾病的早、中期，机体为了克服胰岛素抵抗，往往代偿性分泌过多胰岛素，引起高胰岛素血症，故高胰岛素血症是胰岛素抵抗的重要标志。胰岛素抵抗的主要原因是脂肪代谢异常，即脂肪异常分布、过度堆积。肥胖引起胰岛素抵抗的机制与脂肪细胞来源的激素/细胞因子，如游离脂肪酸(FFA)、肿瘤坏死因子-α(TNF-α)、瘦素、抵抗素、纤溶酶原激活物抑制因子1(PAI-1)等增多以及脂联素不足有关，这些脂肪细胞因子的分泌变化不但影响以脂肪形式进行的能量贮存及释放，尚涉及组织对胰岛素的敏感性、低度炎症反应及血液凝溶异常。至于中心性肥胖更倾向于导致胰岛素抵抗，是因为内脏脂肪代谢活跃、转换率高，内脏脂肪对胰岛素抑制脂肪分解的作用相对抵抗，而其β3-肾上腺素能受体与儿茶酚胺的亲和力高、对脂解作用敏感，因而内脏脂肪在基础状态和肾上腺素能激发后有更高的脂肪分解率，所释放的FFA大量直接进入门静脉循环，到达肝脏和其他外周组织（如骨骼肌），使这些非脂肪组织出现甘油三酯沉积、代谢变化及胰岛素敏感性降低。

胰岛素抵抗是MS的基本特征，它通过各种直接或间接的机制与MS其他疾病的发生发展密切相关，以下仅作简单说明。①T2DM：在存在胰岛素抵抗的情况下，如果胰岛β细胞功能正常，可通过代偿性分泌胰岛素增多维持血糖正常；当β细胞出现功能缺陷、对胰岛素抵抗无法进行代偿时，则发生T2DM。胰岛素抵抗和胰岛素分泌缺陷两者均为影响T2DM发生和发展的重要因素。②高血压：高胰岛素血症刺激交感神经系统、增加心输出量、使血管收缩及平滑肌增殖，血管内皮细胞分泌一氧化氮(NO))减少、血管收缩，肾脏重吸收钠增加。③脂蛋白代谢异常：胰岛素抵抗状态下，胰岛素抑制FFA释放的作用减弱，导致FFA增多及VLDL合成增加；脂蛋白酯酶(LPL)活性降低使CM/VLDL分解减少。因而CM/VLDL增加，富含TG的脂蛋白(TRL)增加，在胆固醇酯转移蛋白(CETP)和肝脂酶(HL)作用下小而密的LDL(sLDL)增加。此外TRL增加也使HDL(特别是HDL-2)减少。TG增加、sLDL增加和HDL-2降低为MS血脂异常的三大特征。④血管内皮细胞功能异常：胰岛素抵抗状态下，I血L糖增高、sLDL及脂肪细胞来源的细胞因子增多等可损伤血管内皮细胞功能，内皮细胞释放的NO减少、血管舒张功能降低及血管保护作用减弱，并出现微量白蛋白尿及vonWillebrand因子(vWF)增加。⑤血液凝溶异常：纤维蛋白原、vWF和PAI-1增加及抗血小板聚集作用降低共同导致高凝状态。⑥慢性、低度炎症状态：肥胖和有关的代谢病理变化伴有慢性、低度炎症反应，其特征是产生异常的细胞因子、急性期反应产物增加及激活炎症信号通路，不但可导致胰岛素抵抗、还直接参与动脉粥样硬化发生的全过程。

以上MS中每一种疾病状态都是动脉粥样硬化的危险因素，每一单个组分都增加心血管病相关死亡的风险，如果已经构成MS，这些风险将进一步增加。当MS已经形成，其组分数越多，心血管病死亡率就越高。

尽管MS中每一种疾病可能有多种发生途径，但各个危险因素的发生及发展过程密切相关、相互影响并可能存在共同的病理生理基础。但胰岛素抵抗可能并非MS疾病集结状态的唯一机制。目前发现具有MS的人群并不一定都有胰岛素抵抗，而有胰岛素抵抗的人群也不一定都具有MS。提示这种心血管病多种代谢危险因素集结在个体的现象可能具有更为复杂或多元的病理基础。

二、临床表现

MS的临床表现即它所包含各个疾病及其并发症、伴发病的临床表现，这些疾病可同时或先后出现在同一患者。各疾病的临床表现，如肥胖症、血脂异常、糖尿病、高血压、冠心病和脑卒中等，分别见于相应章节。

三、实验室及辅助检查

同上所述，MS各个疾病的实验室及辅助检查分别见于相应章节。

四、诊断

中华医学会糖尿病学分会(CDS，2004)建议MS的诊断标准：具备以下4项组成成分IfI的3项或全部者：①超重和（或）肥胖：BMI≥25.0(kg/m↑2)；②高血糖：FPG≥6.1mmol/L(110mg/dl)及（或）2hPG≥7.8mmol/L(140mg/dl)及（或）已确诊为糖尿病并治疗者1③高血压：收缩压/舒张压≥140/90mmHg及（或）已确认为高血压并治疗者；④血脂紊乱：空腹血TG≥1.7mmol/L(150mg/dl)及（或）空腹血HDL-C<0.9mmol/L(35mg/dl)（男）或<1.0mmol/L(39mg/dl)（女）。

国际糖尿病联盟(IDF，2005)提出了关于MS定义的全球共识，其中供临床使用的诊断MS的具体指标范围与上列(CDS2004)建议中的标准有所差别，这与其调查研究的对象是以欧美人群为主有关。

近年来对MS的病因、发病机制、组成成分、流行趋势和结局等各方面的研究取得了相当进展，因而对MS的定义也不断进行了修订。2007年《中国成人血脂异常防治指南》中根据我国近来的调查研究和资料分析，在2004CDS建议基础上，对MS的组分量化指标进行修订如下：①腹部肥胖：腰围男性>90cm，女性>85cm；②血TG≥1.7mmol/L(150mg/dl)；③血HDL-C<1.04mmol/L(40mg/dl)；④血压≥130/85mmHg；⑤空腹血糖≥6.1mmol/L(110mg/dl)或糖负荷后2小时血糖≥7.8mmol/L(140mg/dl)或有糖尿病史。具有以上三项或三项以上者可诊断为MS。

五、防治原则

MS的中心环节是胰岛素抵抗，但其三个主要环节即肥胖-胰岛素抵抗-心血管病多重代谢危险因素之间错综复杂、互为因果的相互关系，提示防治MS应采取综合措施，以改善胰岛素敏感性为基础，针对MS的各个组分分别进行治疗，注意减轻体重及全面防治心血管病多重代谢危险因素。防治MS的主要目标是预防临床心血管病和T2DM，对已有心血管病者则是预防心血管事件再发、病残及降低死亡率。

首先应倡导健康的生活方式，合理饮食、增加体力活动和体育运动、减轻体重及戒烟是防治MS的基础。噻唑烷二酮类药物（罗格列酮、吡格列酮等）及二甲双胍可改善胰岛素敏感性，还可通过改善血糖、血脂、血液凝溶、血管内皮细胞功能、减轻炎症反应等发挥抗动脉粥样硬化作用，这些具有潜在的器官保护意义，但对MS的治疗意义尚有待进一步临床观察和积累循证医学证据。肥胖症与胰岛素抵抗的发生密切相关，配合运动和平衡的低热量饮食，必要时应用减重药物如奥利司他、西布曲明使体重减轻5% ～ 10%，可使胰岛素敏感性明显增加，并能改善血脂谱，降低相关心血管疾病危险因素的影响。糖尿病、血脂异常、高血压等需选用相应药物，控制血糖还可通过减少葡萄糖毒性作用而降低胰岛素抵抗中的继发性因素，某些调脂药物如苯氧芳酸类降低TG、FFA则可能通过减少脂毒性而改善胰岛素敏感性，合理选用降压药物使控制血压同时能保护器官功能也非常重要。目前仍提倡应用阿司匹林减低促血凝状态。以上提示综合治疗、联合用药的重要性。肥胖症、糖耐量减低和糖尿病、血脂异常、高血压等务必控制达标，可参考相应章节。此外，还需根据不同年龄、性别、家族史等制订群体及个体化的防治方案。

（韩琼玫）

第十章 糖尿病

糖尿病(diabetesmellitus)是一组以慢性血葡萄糖（简称血糖）水平增高为特征的代谢性疾病，是由于胰岛素分泌和（或）作用缺陷所引起。长期碳水化合物以及脂肪、蛋白质代谢紊乱可引起多系统损害，导致眼、肾、神经、心脏、血管等组织器官的慢性进行性病变、功能减退及衰竭;病情严重或应激时可发生急性严重代谢紊乱，如糖尿病酮症酸中毒(DKA)、高血糖高渗状态等。本病使患者生活质量降低，寿命缩短，病死率增高，应积极防治。

糖尿病的病因和发病机制尚未完全阐明。糖尿病不是单一疾病，而是复合病因引起的综合征，是包括遗传及环境因素在内的多种因素共同作用的结果。胰岛素由胰岛β细胞合成和分泌，经血循环到达体内各组织器官的靶细胞，与特异受体结合并引发细胞内物质代谢效应，这整个过程中任何一个环节发生异常均可导致糖尿病。

我国传统医学对糖尿病已有认识，属"消渴"症的范畴，早在公元前2世纪，《黄帝内经》已有论述。

糖尿病是常见病、多发病，其患病率正随着人民生活水平的提高、人口老化、生活方式改变而迅速增加，呈逐渐增长的流行趋势。据世界卫生组织(WHO)估计，全球目前有超过1.5亿糖尿病患者，到2025年这一数字将增加一倍。我国1979 ～ 1980年调查成人糖尿病患病率为1%;1994 ～ 1995年调查成人糖尿病患病率为2.5%，另有糖耐量减低(IGT)者2.5%;1995 ～ 1996年调查成人糖尿病患病率为3.21%。估计我国现有糖尿病患者超过4千万，居世界第2位。2型糖尿病的发病正趋向低龄化，儿童中发病率逐渐升高。糖尿病已成为发达国家中继心血管病和肿瘤之后的第三大非传染性疾病，对社会和经济带来沉重负担，是严重威胁人类健康的世界性公共卫生问题。我国卫生部于1995年已制定了国家《糖尿病防治纲要》以指导全国的糖尿病防治工作。

一、糖尿病分型

目前国际上通用WHO糖尿病专家委员会提出的病因学分型标准(1999)：

1.1型糖尿病(T1DM)β细胞破坏，常导致胰岛素绝对缺乏。

自身免疫性：急性型及缓发型。

特发性：无自身免疫证据。

2.2型糖尿病(T2DM)从以胰岛素抵抗为主伴胰岛素分泌不足到以胰岛素分泌不足为主伴胰岛素抵抗。

3.其他特殊类型糖尿病

(1)胰岛β细胞功能的基因缺陷：①青年人中的成年发病型糖尿病(maturity-onsetdiabetesmellitusoftheyoung, MODY)：迄今已发现6种亚型，按其发现先后，分别为不同的基因突变所致：MODY↓1/肝细胞核因子4α(HNF-4α)，MODY↓2/葡萄糖激酶(GCK)，MODY↓3/肝细胞核因子1α(HNF-1α)，MODY↓4/胰岛素启动子1(IPF↓1)，MODY↓5/肝细胞核因子1β(HNF-1β)，MODY↓6/神经源性分化因子1(NeuroD↓1/BETA↓2)。②线粒体基因突变糖尿病。③其他。

(2)胰岛素作用的基因缺陷：A型胰岛素抵抗、妖精貌综合征、Rabson-Mendenhall综合征、脂肪萎缩型糖尿病等。

(3)胰腺外分泌疾病：胰腺炎、创伤/胰腺切除术、肿瘤、囊性纤维化病、血色病、纤维钙化性胰腺病等。

(4)内分泌病：肢端肥大症、库欣综合征、胰升糖素瘤、嗜铬细胞瘤、甲状腺功能亢进症、生长抑素瘤、醛固酮瘤等。

(5)药物或化学品所致糖尿病：吡甲硝苯脲（vaeor，一种毒鼠药）、喷他脒、烟酸、糖皮质激素、甲状腺激素、二氮嗪、β肾上腺素受体激动剂、噻嗪类利尿药、苯妥英钠、α-干扰素等。

(6)感染：先天性风疹、巨细胞病毒等。

(7)不常见的免疫介导糖尿病：僵人(stiffman)综合征、抗胰岛素受体抗体（B型胰岛素抵抗）、胰岛素自身免疫综合征等。

(8)其他：可能与糖尿病相关的遗传性综合征包括Down综合征、Klinefelter综合征、Turner综合征、Wolfram综合征、Friedreich共济失调、Huntington舞蹈病、Laurence-Moon-Biedel综合征、强直性肌营养不良症、卟啉病、Prader-Willi综合征等。

4.娠期糖尿病(GDM)临床分期指在糖尿病自然进程中，不论其病因如何，都会经历的几个阶段。疾病可能已存在一段很长时间，最初血糖正常，以后血糖随疾病进展而变化。首先出现空腹血糖和（或）负荷后血糖升高，但尚未达到糖尿病诊断标准，称葡萄糖调节受损(IGR)，包括空腹血糖调节受损(IFG)和（或）IGT，二者可同时存在。IGR代表了正常葡萄糖稳态和糖尿病高血糖之间的中间代谢状态，其命名尚未确定，有称之为"糖尿病前期"。达到糖尿病诊断标准后，某些患者可通过控制饮食、运动、减肥和（或）口服降血糖药而使血糖得到理想控制，不需要用胰岛素治疗；随着病情进展，一些患者需用胰岛素控制高血糖，但不需要胰岛素维持生命；而有些患者胰岛细胞破坏严重，已无残存分泌胰岛素的功能，必须用胰岛素维持生命。

在糖尿病自然进程中的任何阶段都可以进行病因学分型。某些类型糖尿病甚至在血糖正常时即可发现导致糖尿病的病因，例如在正常血糖的个体出现胰岛细胞抗体，提示这一个体可能存在T1DM的自身免疫过程。某些患者最初仅能根据其临床特征划入不同阶段，随着对患者糖尿病病因的了解，进一步进行病因学分型。

二、病因、发病机制和自然史

糖尿病的病因和发病机制极为复杂，至今未完全阐明。不同类型糖尿病的病因不尽相同，即使在同一类型中也存在着异质性。总的来说，遗传因素及环境因素共同参与其发病过程。

（一）1型糖尿病

绝大多数T1DM是自身免疫性疾病，遗传因素和环境因素共同参与其发病过程。某些外界因素作用于有遗传易感性的个体，激活T淋巴细胞介导的一系列自身免疫反应，引起选择性胰岛β细胞破坏和功能衰竭，体内胰岛素分泌不足进行性加重，导致糖尿病。

1.基因遗传因素　T1DM多基因遗传系统至少包括IDDM1/HLA、IDDM2/INS5'VNTR以及IDDM3～IDDM13和IDDM15等。其中IDDM1和IDDM2分别构成T1DM遗传因素的42%和10%，IDDM1为T1DM易感性的主效基因，其他为次效基因。

HLA是一种细胞表面的糖蛋白，由HLA复合体所编码。HLA复合体位于人类第6对染色体短臂，其功能基因可被分为三类：Ⅰ类基因包括HLA-A、B、C等；Ⅱ类基因包括HLA-DR、DQ和DP等；Ⅲ类基因主要编码补体、肿瘤坏死因子(TNF)等。HLA经典Ⅰ类及Ⅱ类分子均为抗原递呈分子，可选择性结合抗原肽段，转移到细胞表面，被T淋巴细胞受体所识别，启动免疫应答反应。IDDM1包含HLA区域与T1DM关联的一组连锁位点，主要是HLA-DRB1、DQA1和DQB1，它们的易感或保护效应强弱不等，IDDM1关联是HLA-DRB1、DQA1和DQB1的综合效应。由于HLA复合体是一组紧密连锁的基因群，这些连锁在一条染色体上的等位基因构成一个单倍型(haplotype)，在遗传过程中，HLA单倍型作为一个完整的遗传单位由亲代传给子代，更能反映与T1DM的关联，不同民族、不同地区报道的与T1DM易感性关联的单倍型不尽相同。

IDDM2/INS5'VNTR是T1DM第二位重要的基因，它是胰岛素基因(INS)旁5'调控区转录起始点前一可变数量的串联重复序列(5'VNTR)。根据串联重复单位的数目可将VNTR分为Ⅰ类、Ⅱ类及Ⅲ类等位基因。Ⅰ类短VNTR与对T1DM的易感性有关，Ⅲ类长VNTR与对T1DM的保护性有关。认为后者的显性保护效应与其诱发自身免疫耐受有关。

T1DM存在着遗传异质性，遗传背景不同的亚型其病因及临床表现不尽相同。

2.环境因素

(1)病毒感染：据报道与T1DM有关的病毒包括风疹病毒、腮腺炎病毒、柯萨奇病毒、脑心肌炎病毒和巨细胞病毒等。病毒感染可直接损伤胰岛β细胞，迅速、大量破坏β细胞或使细胞发生微细变化、数量逐渐减少。病毒感染还可损伤胰岛β细胞而暴露其抗原成分、启动自身免疫反应，这是病毒感染导致胰岛β细胞损伤的主要机制。

(2)化学毒性物质和饮食因素：链脲佐菌素和四氧嘧啶糖尿病动物模型以及灭鼠剂吡甲硝苯脲所造成的人类糖尿病可属于非自身免疫性胰岛β细胞破坏（急性损伤）或自身免疫性胰岛β细胞破坏（小剂量、慢性损伤）。母乳喂养期短或缺乏母乳喂养的儿童T1DM发病率增高，认为血清中存在的与牛乳制品有关的抗体可能参与β细胞破坏过程。

3.自身免疫许多证据提示T1DM为自身免疫性疾病：①遗传易感性与HLA区域密切相关，而HLA区域与免疫调节以及自身免疫性疾病的发生有密切关系；②常伴发其他自身免疫性疾病，如桥本甲状腺炎、艾迪生病等；③早期病理改变为胰岛炎，表现为淋巴细胞浸润；④许多新诊断患者存在各种胰岛细胞抗体；⑤免疫抑制治疗可预防小剂量链脲佐菌素所致动物糖尿病;⑥同卵双生子中有糖尿病的一方从无糖尿病一方接受胰腺移植后迅速发生胰岛炎和β细胞破坏。在遗传的基础上，病毒感染或其他环境因素启动了自身免疫过程，造成胰岛β细胞破坏和T1DM的发生。

(1)体液免疫：已发现90%新诊断的T1DM患者血清中存在胰岛细胞抗体，比较重要的有胰岛细胞胞浆抗体(ICA)、胰岛素自身抗体(IAA)、谷氨酸脱羧酶(GAD)抗体和胰岛抗原2(IA-2)抗体等。胰岛细胞自身抗体检测可预测T1DM的发病及确定高危人群，并可协助糖尿病分型及指导治疗。GAD抗体和IA-2抗体还可能通过"分子模拟"机制，导致胰岛β细胞损伤。

(2)细胞免疫：在T1DM的发病机制中，细胞免疫异常更为重要。T1DM是T细胞介导的自身免疫性疾病，免疫失调体现在免疫细胞比例失调及其所分泌细胞因子或其他介质相互作用紊乱，其间关系错综复杂，现人为将其简单分为三个阶段：

①免疫系统的激活：指T淋巴细胞与胰岛β细胞的相互识别、接触及免疫细胞的激活。当免疫耐受遭到破坏时，胰岛β细胞自身成分可能被当成抗原物质；或在环境因素作用下，病毒感染、化学毒物或食物因素直接或间接使胰岛β细胞自身抗原得以表达或因细胞损伤而被释放出来。抗原被巨噬细胞摄取、加工，所形成的多肽片段与巨噬细胞内HLAⅡ类分子的肽结合区结合成复合物，转运至巨噬细胞膜表面，被提呈给辅助性T淋巴细胞(Th)。巨噬细胞和Th在此过程中被激活，释放干扰素(IFN)-γ、白介素(IL)1β和各种细胞因子，募集更多的炎症细胞，产生免疫放大效应。

②免疫细胞释放各种细胞因子：Th按照所分泌淋巴因子不同分为Th↓1和Th↓2两个亚类。Th↓1主要分泌IL-2、IL-1、TNF-α、TNF-β、INF-γ等；Th↓2主要分泌IL-4、IL-5和IL-10等。各种细胞因子在胰岛自身免疫炎症反应及β细胞杀伤中发挥不同作用。总的来说，有的细胞因子促进胰岛炎症反应，大量破坏β细胞，如IL-12、IL-2、INF-γ等；有的细胞因子下调自身免疫性，对β细胞有保护作用，如IL-4、IL-10等；有的细胞因子表现为双向作用，如IL-1和TNF-α，但当它们在外周血及局部组织中浓度显著增高时，主要表现为β细胞损伤作用；细胞因子之间还可产生协同效应。上述提示Th↓1和Th↓2之间存在相互调节和制约的关系，T1DM患者Th↓1及其细胞因子比例增高，Th↓2及其细胞因子比例降低，免疫调节紊乱与T1DM发病有密切关系。

③胰岛β细胞损伤的机制：免疫细胞通过各种细胞因子（如IL-1β、TNF-α、INF-γ等）或其他介质单独或协同、直接或间接造成β细胞损伤，促进胰岛炎症形成。T1DM胰岛β细胞破坏可由于坏死或凋亡，其中凋亡更为重要。

4.自然史T1DM的发生发展经历以下阶段：(1)个体具有遗传易感性，在其生命的早期阶段并无任何异常；(2)某些触发事件如病毒感染引起少量胰岛β细胞破坏并启动自身免疫过程；(3)出现免疫异常，可检测出各种胰岛细胞抗体；(4)胰岛β细胞数目开始减少，仍能维持糖耐量正常；(5)胰岛β细胞持续损伤达到一定程度时（通常只残存10%β细胞），胰岛素分泌不足，糖耐量降低或出现临床糖尿病，需用胰岛素治疗；(6)最后胰岛β细胞几乎完全消失，需依赖胰岛素维持生命。

（二）2型糖尿病

T2DM也是复杂的遗传因素和环境因素共同作用的结果，目前对T2DM的病因仍然认识不足，T2DM可能是一种异质性情况。

1.遗传因素与环境因素T2DM是由多个基因及环境因素综合引起的复杂病，其遗传特点为：(1)参与发病的基因很多，分别影响糖代谢有关过程中的某个中间环节，而对血糖值无直接影响；(2)每个基因参与发病的程度不等，大多数为次效基因，可能有个别为主效基因；(3)每个基因只是赋予个体某种程度的易感性，并不足以致病，也不一定是致病所必需；(4)多基因异常的总效应形成遗传易感性。

环境因素包括人口老龄化、现代生活方式、营养过剩、体力活动不足、子宫内环境以及应激、化学毒物等。在遗传因素和上述环境因素共同作用下所引起的肥胖，特别是中心性肥胖，与胰岛素抵抗和T2DM的发生有密切关系。

2.胰岛素抵抗和β细胞功能缺陷在存在胰岛素抵抗的情况下，如果β细胞能代偿性增加胰岛素分泌，则可维持血糖正常；当β细胞功能有缺陷、对胰岛素抵抗无法代偿时，就会发生T2DM。胰岛素抵抗和胰岛素分泌缺陷是T2DM发病机制的两个要素，不同患者其胰岛素抵抗和胰岛素分泌缺陷所具有的重要性不同，同一患者在疾病进展过程中两者的相对重要性也可能发生变化。

(1)胰岛素抵抗：指胰岛素作用的靶器官（主要是肝脏、肌肉和脂肪组织）对胰岛素作用的敏感性降低。胰岛素降低血糖的主要机制包括抑制肝脏葡萄糖产生(HGP)、刺激内脏组织（肝和胃肠道）对葡萄糖的摄取以及促进外周组织（骨骼肌、脂肪）对葡萄糖的利用。

组织中胰岛素作用主要涉及胰岛素受体及其调节过程、受体后信息传递至发挥效应的过程以及影响体脂含量和分布异常的过程等。遗传因素可能引起上述生物学过程中有关环节多种基因的多态性或突变，胰岛素抵抗可能是多种基因细微变化叠加效应的后果。环境因素中主要为摄食过多、体力劳动过少导致肥胖（尤其是中心性肥胖），可引起一系列代谢变化和细胞因子的表达异常，如游离脂肪酸(FFA)、TNF-α、瘦素、抵抗素等增加和脂联素降低以及慢性内质网应激等，进一步抑制胰岛素信号转导途径，加重胰岛素抵抗。

(2)β细胞功能缺陷：T2DM的β细胞功能缺陷主要表现为：①胰岛素分泌量的缺陷：随着空腹血糖浓度增高，最初空腹及葡萄糖刺激后胰岛素分泌代偿性增多（但相对于血糖浓度而言胰岛素分泌仍是不足的）；但当空腹血糖浓度进一步增高时，胰岛素分泌反应逐渐降低。②胰岛素分泌模式异常：静脉葡萄糖耐量试验(IVGTT)中第一时相胰岛素分泌减弱或消失；口服葡萄糖耐量试验(OGTT)中早期胰岛素分泌延迟、减弱或消失；胰岛素脉冲式分泌削弱；胰岛素原和胰岛素的比例增加等。

影响胰岛β细胞分泌胰岛素的生物学过程主要包括β细胞胰岛素合成及分泌过程、损伤过程以及再生、修复过程。影响上述过程的遗传因素、各种原因引起的β细胞数量减少、胰岛淀粉样沉积物等均可导致β细胞功能缺陷。低体重儿、胎儿期或出生早期营养不良可损伤β细胞发育。

3.葡萄糖毒性和脂毒性在糖尿病发生发展过程中所出现的高血糖和脂代谢紊乱可进一步降低胰岛素敏感性和损伤胰岛β细胞功能，分别称为"葡萄糖毒性(glucotoxicity)"和"脂毒性(lipotoxicity)"，是糖尿病发病机制中最重要的获得性因素。

脂毒性还可能是T2DM发病机制中的原发性因素。血循环中FFA浓度过高以及非脂肪细胞（主要是肌细胞、肝细胞、胰岛β细胞）内脂质含量过多可通过各种有关途径导致胰岛素抵抗性的发生以及引起胰岛β细胞脂性凋亡和分泌胰岛素功能缺陷。

4.自然史T2DM早期存在胰岛素抵抗而胰岛β细胞可代偿性增加胰岛素分泌时，血糖可维持正常；当β细胞功能有缺陷、对胰岛素抵抗无法代偿时，才会进展为IGR和糖尿病。T2DM的IGR和糖尿病早期不需胰岛素治疗的阶段较长，但随着病情进展，相当一部分患者需用胰岛素控制血糖或维持生命。

三、临床表现

（一）基本临床表现

1.代谢紊乱症状群血糖升高后因渗透性利尿引起多尿，继而口渴多饮；外周组织对葡萄糖利用障碍，脂肪分解增多，蛋白质代谢负平衡，渐见乏力、消瘦，儿童生长发育受阻；为了补偿损失的糖、维持机体活动，患者常易饥、多食，故糖尿病的临床表现常被描述为"三多一少"，即多尿、多饮、多食和体重减轻。可有皮肤瘙痒，尤其外阴瘙痒。血糖升高较快时可使眼房水、晶体渗透压改变而引起屈光改变致视力模糊。许多患者无任何症状，仅于健康检查或因各种疾病就诊化验时发现高血糖。

2.并发症和（或）伴发病见下文。

（二）常见类型糖尿病的临床特点

1.1型糖尿病

(1)自身免疫性1型糖尿病(1A型)：诊断时临床表现变化很大，可以是轻度非特异性症状、典型三多一少症状或昏迷，取决于病情发展阶段。多数青少年患者起病较急，症状较明显；未及时诊断治疗，当胰岛素严重缺乏或病情进展较快时，可出现DKA，危及生命（详见下文"糖尿病酮症酸中毒"）。某些成年患者，起病缓慢，早期临床表现不明显，经历一段或长或短的糖尿病不需胰岛素治疗的阶段，有称为"成人隐匿性自身免疫性糖尿病(latentautoimmunediabetesinadults，LADA)"。尽管起病急缓不一，一般很快进展到糖尿病需用胰岛素控制血糖或维持生命。这类患者很少肥胖，但肥胖不排除本病可能性。血浆基础胰岛素水平低于正常，葡萄糖刺激后胰岛素分泌曲线低平。胰岛β细胞自身抗体检查可以阳性。

(2)特发性1型糖尿病（1B型）：通常急性起病，胰岛β细胞功能明显减退甚至衰竭，临床上表现为糖尿病酮症甚至酸中毒，但病程中β细胞功能可以好转以至于一段时期无需继续胰岛素治疗。胰岛β细胞自身抗体检查阴性。在不同人种中临床表现可有不同。病因未明，其临床表型的差异反映出病因和发病机制的异质性。诊断时需排除单基因突变糖尿病和其他类型糖尿病。

2.2型糖尿病一般认为，95%糖尿病患者为T2DM，目前认为这一估算偏高，其中约5%可能属于"其他类型"。本病为一组异质性疾病，包含许多不同病因者。可发生在任何年龄，但多见于成人，常在40岁以后起病；多数发病缓慢，症状相对较轻，半数以上无任何症状；不少患者因慢性并发症、伴发病或仅于健康检查时发现。很少自发性发生DKA，但在感染等应激情况下也可发生DKA。T2DM的IGR和糖尿病早期不需胰岛素治疗的阶段一般较长，随着病情进展，相当一部分患者需用胰岛素控制血糖、防治并发症或维持生命。常有家族史。临床上肥胖症、血脂异常、脂肪肝、高血压、冠心病、IGT或T2DM等疾病常同时或先后发生，并伴有高胰岛素血症，目前认为这些均与胰岛素抵抗有关，称为代谢综合征。有的早期患者进食后胰岛素分泌高峰延迟，餐后3～5小时血浆胰岛素水平不适当地升高，引起反应性低血糖，可成为这些患者的首发临床表现。

3.某些特殊类型糖尿病

(1)青年人中的成年发病型糖尿病(MODY)：是一组高度异质性的单基因遗传病。主要临床特征：①有三代或以上家族发病史，且符合常染色体显性遗传规律；②发病年龄小于25岁；③无酮症倾向，至少5年内不需用胰岛素治疗。

(2)线粒体基因突变糖尿病：最早发现的是线粒体tRNA亮氨酸基因3243位点发生A→G点突变，引起胰岛β细胞氧化磷酸化障碍，抑制胰岛素分泌。临床特点为：①母系遗传；②发病早，β细胞功能逐渐减退，自身抗体阴性；③身材多消瘦(BMI<24)；④常伴神经性耳聋或其他神经肌肉表现。

4.妊娠期糖尿病妊娠过程中初次发现的任何程度的糖耐量异常，均可认为是GDM。GDM不包括妊娠前已知的糖尿病患者，后者称为"糖尿病合并妊娠"。但二者均需有效处理，以降低围生期疾病的患病率和病死率。GDM妇女分娩后血糖可恢复正常，但有若干年后发生T2DM的高度危险性；此外，GDM患者中可能存在各种类型糖尿病，因此，应在产后6周复查，确认其归属及分型，并长期追踪观察。

四、并发症

（一）急性严重代谢紊乱
指DKA和高血糖高渗状态，见下文。

（二）感染性并发症
糖尿病患者常发生疖、痈等皮肤化脓性感染，可反复发生，有时可引起败血症或脓毒血症。皮肤真菌感染如足癣、体癣也常见。真菌性阴道炎和巴氏腺炎是女性患者常见并发症，多为白念珠菌感染所致。糖尿病合并肺结核的发生率较非糖尿病者高，病灶多呈渗出干酪性，易扩展播散，形成空洞。肾盂肾炎和膀胱炎多见于女性患者，反复发作可转为慢性。

（三）慢性并发症

糖尿病的慢性并发症可遍及全身各重要器官，发病机制极其复杂，尚未完全阐明，认为与遗传易感性、胰岛素抵抗、高血糖、氧化应激等多方面因素的相互影响有关。高血糖引起的氧化应激是重要的共同机制，进一步引起多元醇途径激活、非酶糖化、蛋白激酶C(PKC)激活以及己糖胺途径激活，导致组织损伤。

此外，直接或间接参与各种慢性并发症的发生、发展的有关因素尚包括：胰岛素、性激素、生长激素、儿茶酚胺等多种激素水平异常；脂代谢异常、脂肪细胞的内分泌和旁分泌功能变化；低度炎症状态、血管内皮细胞功能紊乱、血液凝固及纤维蛋白溶解系统活性异常等。各种并发症可单独出现或以不同组合同时或先后出现。并发症可在诊断糖尿病前业已存在，有些患者因并发症作为线索而发现糖尿病。大多数糖尿病患者死于心、脑血管动脉粥样硬化或糖尿病肾病。与非糖尿病人群相比，糖尿病人群所有原因的死亡增加1.5～2.7倍，心血管病的死亡增加1.5～4.5倍，失明高10倍，下肢坏疽及截肢高20倍；此外，糖尿病肾病是致死性肾病的第一或第二位原因。

1.大血管病变　与非糖尿病人群相比较，糖尿病人群中动脉粥样硬化的患病率较高，发病年龄较轻，病情进展较快。作为代谢综合征的重要组分，已知动脉粥样硬化的易患因素如肥胖、高血压、脂代谢异常等在糖尿病(主要是T2DM)人群中的发生率均明显增高。动脉粥样硬化主要侵犯主动脉、冠状动脉、脑动脉、肾动脉和肢体外周动脉等，引起冠心病、缺血性或出血性脑血管病、肾动脉硬化、肢体动脉硬化等。

2.微血管病变　微血管是指微小动脉和微小静脉之间、管腔直径在100μm以下的毛细血管及微血管网。微血管病变是糖尿病的特异性并发症，其典型改变是微循环障碍和微血管基底膜增厚，发生机制极为复杂，除了与上述糖尿病慢性并发症的共同发病机制有关外，尚涉及以下方面：①细胞内信号转导过程异常；②细胞外信号分子调节异常，如各种生长因子和细胞因子（转化生长因子-β最为重要）、肾素-血管紧张素系统(RAS)异常等；③全身因素引起的局部变化，如高血压、血脂异常、交感神经系统活性异常等。微血管病变主要表现在视网膜、肾、神经和心肌组织，其中尤以糖尿病肾病和视网膜病为重要。

(1)糖尿病肾病：常见于病史超过10年的患者。是T1DM患者的主要死亡原因；在T2DM，其严重性仅次于心、脑血管病。病理改变有3种类型：①结节性肾小球硬化型，有高度特异性；②弥漫性肾小球硬化型，最常见，对肾功能影响最大，但特异性较低，类似病变也可见于系膜毛细血管性肾小球肾炎和系统性红斑狼疮等疾病；③渗出性病变，特异性不高，也可见于慢性肾小球肾炎。肾活检所见组织学改变与临床表现和肾功能损害程度缺乏恒定的相关性。糖尿病肾损害的发生、发展可分五期：①Ⅰ期：为糖尿病初期，肾体积增大，肾小球入球小动脉扩张，肾血浆流量增加，肾小球内压增加，肾小球滤过率(GFR)明显升高；②Ⅱ期：肾小球毛细血管基底膜增厚，尿白蛋白排泄率(UAER)多数正常，可间歇性增高（如运动后、应激状态），GFR轻度增高；③Ⅲ期：早期肾病，出现微量白蛋白尿，即UAER持续在20～200μg/min(正常<10μg/min)，GFR仍高于正常或正常；④Ⅳ期：临床肾病，尿蛋白逐渐增多，UAER>200μg/min，即尿白蛋白排出量>300mg/24h，相当于尿蛋白总量>0.5g/24h，GFR下降，可伴有水肿和高血压，肾功能逐渐减退；⑤Ⅴ期：尿毒症，多数肾单位闭锁，UAER降低，血肌酐升高，血压升高。肾脏血流动力学异常是本病早期的重要特点，表现为高灌注（肾血浆流量过高）状态，可促进病情进展。美国糖尿病协会(AmericanDiabetesAssociation, ADA)(2007)推荐筛查和诊断微量白蛋白尿采用测定即时尿标本的白蛋白/肌酐比率，<30μg/mg、30～299μg/mg和≥300μg/mg分别为正常、微量白蛋白尿和大量白蛋白尿。

(2)糖尿病性视网膜病变：糖尿病病程超过10年，大部分患者合并程度不等的视网膜病变，是失明的主要原因之一。视网膜改变可分为六期，分属两大类。Ⅰ期：微血管瘤、小出血点；Ⅱ期：出现硬性渗出；Ⅲ期：出现棉絮状软性渗出。以上Ⅰ～Ⅲ期为背景性视网膜病变。Ⅳ期：新生血管形成、玻璃体积血；Ⅴ期：纤维血管增殖、玻璃体机化；Ⅵ期：牵拉性视网膜脱离、失明。以上Ⅳ～Ⅵ期为增殖性视网膜病变(PDR)。当出现PDR时，常伴有糖尿病肾病及神经病变。

(3)其他：心脏微血管病变和心肌代谢紊乱可引起心肌广泛灶性坏死，称为糖尿病心肌病，可诱发心力衰竭、心律失常、心源性休克和猝死。此并发症可以加重那些同时患有糖尿病和其他心脏病患者的预后。

3.神经系统并发症可累及神经系统任何一部分。认为其发生机制尚涉及大血管和微血管病变、免疫机制以及生长因子不足等。

(1)中枢神经系统并发症：①伴随严重DKA、高血糖高渗状态或低血糖症出现的神志改变；②缺血性脑卒中；③脑老化加速及老年性痴呆危险性增高等。

(2)周围神经病变：最为常见，通常为对称性，下肢较上肢严重，病情进展缓慢。先出现肢端感觉异常，可伴痛觉过敏、疼痛；后期可有运动神经受累，出现肌力减弱甚至肌萎缩和瘫痪。腱反射早期亢进、后期减弱或消失，音叉震动感减弱或消失。电生理检查可早期发现感觉和运动神经传导速度减慢。单一外周神经损害较少发生，主要累及脑神经。

(3)自主神经病变：也较常见，并可较早出现，影响胃肠、心血管、泌尿生殖系统功能。临床表现为瞳孔改变（缩小且不规则、光反射消失、调节反射存在），排汗异常（无汗、少汗或多汗），胃排空延迟（胃轻瘫）、腹泻（饭后或午夜）、便秘等，直立性低血压、持续心动过速、心搏间距延长等，以及残尿量增加、尿失禁、尿潴留、阳痿等。

4.糖尿病足与下肢远端神经异常和不同程度周围血管病变相关的足部溃疡、感染和（或）深层组织破坏。轻者表现为足部畸形、皮肤干燥和发凉、胼胝（高危足）；重者可出现足部溃疡、坏疽。糖尿病足是截肢、致残主要原因。

5.他糖尿病还可引起视网膜黄斑病（水肿）、白内障、青光眼、屈光改变、虹膜睫状体病变等其他眼部并发症。皮肤病变也很常见，某些为糖尿病特异性，大多数为非特异性，但临床表现和自觉症状较重。

五、实验室检查

（一）糖代谢异常严重程度或控制程度的检查

1.尿糖测定大多采用葡萄糖氧化酶法，测定的是尿葡萄糖，尿糖阳性是诊断糖尿病的重要线索。尿糖阳性只是提示血糖值超过肾糖阈（大约10mmol/L），因而尿糖阴性不能排除糖尿病可能。并发肾脏病变时，肾糖阈升高，虽然血糖升高，但尿糖阴性。妊娠期肾糖阈降低时，虽然血糖正常，尿糖可阳性。

2.血糖测定和OGTT血糖升高是诊断糖尿病的主要依据，又是判断糖尿病病情和控制情况的主要指标。血糖值反映的是瞬间血糖状态。常用葡萄糖氧化酶法测定。抽静脉血或取毛细血管血。可用血浆、血清或全血。如血细胞比容正常，血浆、血清血糖比全血血糖可升高15%。诊断糖尿病时必须用静脉血浆测定血糖，治疗过程中随访血糖控制程度时可用便携式血糖计（毛细血管全血测定）。

当血糖高于正常范围而又未达到诊断糖尿病标准时，须进行OGTT。OGTT应在清晨空腹进行，成人口服75g无水葡萄糖或82.5g含一分子水的葡萄糖，溶于250～300ml水中，5～10分钟内饮完，空腹及开始饮葡萄糖水后2小时测静脉血浆葡萄糖。儿童服糖量按每公斤体重1.75g计算，总量不超过75g。

3.糖化血红蛋白(GHbA1)和糖化血浆白蛋白测定GHbA1是葡萄糖或其他糖与血红蛋白的氨基发生非酶催化反应（一种不可逆的蛋白糖化反应）的产物,其量与血糖浓度呈正相关。GHbA1有a、b、c三种，以GHbA1C(A1C)最为主要。正常人A1C占血红蛋白总量的3%～6%,不同实验室之间其参考值有一定差异。血糖控制不良者A1C升高,并与血糖升高的程度相关。由于红细胞在血循环中的寿命约为120天,因此A1C反映患者近8～12周总的血糖水平,为糖尿病控制情况的主要监测指标之一。血浆蛋白（主要为白蛋白）同样也可与葡萄糖发生非酶催化的糖化反应而形成果糖胺(fructosamine, FA),其形成的量与血糖浓度相关,正常值为1.7～2.8mmol/L。由于白蛋白在血中浓度稳定,其半衰期为19天,故FA反映患者近2～3周内总的血糖水平,为糖尿病患者近期病情监测的指标。

（二）胰岛β细胞功能检查

1.胰岛素释放试验正常人空腹基础血浆胰岛素约为35～145pmol/L(5～20mU/L),口服75g无水葡萄糖（或100g标准面粉制作的馒头）后,血浆胰岛素在30～60分钟上升至高峰,峰值为基础值5～10倍,3～4小时恢复到基础水平。本试验反映基础和葡萄糖介导的胰岛素释放功能。胰岛素测定受血清中胰岛素抗体和外源性胰岛素干扰。

2.C肽释放试验方法同上。基础值不小于400pmol/L,高峰时间同上,峰值为基础值5～6倍。也反映基础和葡萄糖介导的胰岛素释放功能。C肽测定不受血清中的胰岛素抗体和外源性胰岛素影响。

3.其他检测β细胞功能的方法如静脉注射葡萄糖-胰岛素释放试验可了解胰岛素释放第一时相,胰升糖素-C肽刺激试验反映β细胞储备功能等,可根据患者的具体情况和检查目的而选用。

（三）并发症检查

根据病情需要选用血脂、肝肾功能等常规检查,急性严重代谢紊乱时的酮体、电解质、酸碱平衡检查,心、肝、肾、脑、眼科以及神经系统的各项辅助检查等。

（四）有关病因和发病机制的检查

GAD65抗体、IAA及IA-2抗体的联合检测;胰岛素敏感性检查;基因分析等。

六、诊断与鉴别诊断

大多数糖尿病患者,尤其是早期T2DM患者,并无明显症状。在临床工作中要善于发现糖尿病,尽可能早期诊断和治疗。糖尿病诊断以血糖异常升高作为依据,应注意单纯空腹血糖正常不能排除糖尿病的可能性,应加验餐后血糖,必要时进行OGTT。诊断时应注意是否符合糖尿病诊断标准、分型、有无并发症和伴发病或加重糖尿病的因素存在。

（一）诊断线索

1.三多一少症状。

2.以糖尿病的并发症或伴发病首诊的患者;原因不明的酸中毒、失水、昏迷、休克;反复发作的皮肤疖或痈、真菌性阴道炎、结核病等;血脂异常、高血压、冠心病、脑卒中、肾病、视网膜病、周围神经炎、下肢坏疽以及代谢综合征等。

3.高危人群:IGRIFG和（或）IGT、年龄超过45岁、肥胖或超重、巨大胎儿史、糖尿病或肥胖家族史。

此外,30～40岁以上健康体检或因各种疾病、手术住院时应常规排除糖尿病。

（二）诊断标准

目前国际上通用WHO糖尿病专家委员会提出的诊断标准(1999),要点如下:

1.糖尿病诊断是基于空腹(FPG)、任意时间或OGTT中2小时血糖值(2hPG)。空腹指8～10小时内无任何热量摄入。任意时间指一日内任何时间,无论上一次进餐时间及食物摄入量。OGTT采用75g无水葡萄糖负荷。糖尿病症状指多尿、烦渴多饮和难于解释的体重减轻。FPG3.9～6.0mmol/L(70～108mg/dl)为正常；6.1～6.9mmol/L(110～125mg/dl)为IFG；≥7.0mmol/L(126mg/dl)应考虑糖尿病。OGTT2hPG<7.7mmol/L(139mg/dl)为正常糖耐量；7.8～11.0mmol/L(140～199mg/dl)为IGT；≥411.1mmol/L(200mg/dl)应考虑糖尿病。糖尿病的诊断标准为：糖尿病症状加任意时间血浆葡萄糖≥11.1mmol/L(200mg/dl)，或FPG≥7.0mmol/L(126mg/dl)，或OGTT2hPG≥11.1mmol/L(200mg/dl)。需重复一次确认，诊断才能成立。

2. 对于临床工作，推荐采用葡萄糖氧化酶法测定静脉血浆葡萄糖。如用全血或毛细血管血测定，其诊断切点有所变动。不主张测定血清葡萄糖。

3. 对于无糖尿病症状、仅一次血糖值达到糖尿病诊断标准者，必须在另一天复查核实而确定诊断。如复查结果未达到糖尿病诊断标准，应定期复查。IFG或IGT的诊断应根据3个月内的两次OGTT结果，用其平均值来判断。在急性感染、创伤或各种应激情况下可出现血糖暂时升高，不能以此诊断为糖尿病，应追踪随访。

4. 儿童糖尿病诊断标准与成人相同。

（三）鉴别诊断

注意鉴别其他原因所致尿糖阳性。肾性糖尿因肾糖阈降低所致，尿糖阳性，但血糖及OGTT正常。某些非葡萄糖的糖尿如果糖、乳糖、半乳糖尿，用班氏试剂（硫酸铜）检测呈阳性反应，用葡萄糖氧化酶试剂检测呈阴性反应。

甲状腺功能亢进症、胃空肠吻合术后，因碳水化合物在肠道吸收快，可引起进食后1/2～1小时血糖过高，出现糖尿，但FPG和2hPG正常。弥漫性肝病患者，葡萄糖转化为肝糖原功能减弱，肝糖原贮存减少，进食后1/2～1小时血糖过高，出现糖尿，但FPG偏低，餐后2～3小时血糖正常或低于正常。急性应激状态时，胰岛素拮、抗激素（如肾上腺素、促肾上腺皮质激素、肾上腺皮质激素和生长激素）分泌增加，可使糖耐量减低，出现一过性血糖升高、尿糖阳性，应激过后可恢复正常。

（四）分型

最重要的是鉴别T1DM和T2DM，由于二者缺乏明确的生化或遗传学标志，主要根据以上所述疾病的临床特点和发展过程，从发病年龄、起病急缓、症状轻重、体重、酮症酸中毒倾向、是否依赖胰岛素维持生命等方面，结合胰岛β细胞自身抗体和β细胞功能检查结果而进行临床综合分析判断。从上述各方面来说，二者的区别都是相对的，有些患者暂时不能明确归为T1DM或T2DM，可随访而逐渐明确分型。

MODY和线粒体基因突变糖尿病有一定临床特点，但确诊有赖于基因分析。

许多内分泌病，如肢端肥大症（或巨人症）、库欣综合征、嗜铬细胞瘤可分别因生长激素、皮质醇、儿茶酚胺分泌过多，拮抗胰岛素而引起继发性糖尿病。还要注意药物和其他特殊类型糖尿病，一般不难鉴别。

（五）并发症和伴发病的诊断

对糖尿病的各种并发症以及代谢综合征的其他组分，如经常伴随出现的肥胖、高血压、血脂异常等也须进行相应检查和诊断以便给予治疗。

七、治疗

由于对糖尿病的病因和发病机制尚未完全阐明，缺乏病因治疗。强调治疗须早期和长期、积极而理性以及治疗措施个体化的原则。治疗目标为纠正代谢紊乱，消除症状、防止或延缓并发症的发生，维持良好健康和学习、劳动能力，保障儿童生长发育，延长寿命，降低病死率，而且要提高患者生活质量。国际糖尿病联盟(IDF)提出了糖尿病治疗的5个要点分别为：医学营养治疗、运动疗法、血糖监测、药物治疗和糖尿病教育。近年来循证医学的发展促进了糖尿病治疗观念上的进步。DCCT（糖尿病控制与并发症研究，1993）和

UKPDS（英国前瞻性糖尿病研究，1998）分别对大样本的T1DM和T2DM患者进行了平均为期6.5年和10.4年的长期随访，结果表明应用强化治疗使血糖接近正常可减少微血管病变的发生，首次证实控制血糖的重要性。EDIC研究（糖尿病干预和并发症的流行病学研究，2003）为DCCT的后续研究，初步结果表明早期强化治疗可延缓T1DM动脉粥样硬化的发展，这一保护作用可持续较长时间（称为"代谢记忆效应"）；Steno-2研究（2003）结果表明，全面控制T2DM的危险因素可以降低心血管和微血管病变的发生。在糖尿病诊断之时就应该注意保护或逆转胰岛β细胞功能以及改善胰岛素敏感性，而不仅仅是控制血糖。除了控制空腹高血糖，还应注意餐后血糖和HbA1c达标，减少全天血糖波动。糖尿病心血管病的病因及发病机制十分复杂，与高血糖以及多种危险因素有关，因此糖尿病防治策略应该是全面治疗心血管危险因素，除积极控制高血糖外，还应纠正脂代谢紊乱、严格控制血压、抗血小板治疗（例如阿司匹林）、控制体重和戒烟等并要求达标。

（一）糖尿病健康教育

是重要的基础治疗措施之一。白20世纪90年代以来，传统医学模式被生物-心理-社会医学模式取代，医护工作从以疾病为中心向以患者为中心转变。健康教育被公认是治疗成败的关键。良好的健康教育可充分调动患者的主观能动性，积极配合治疗，有利于疾病控制达标、防止各种并发症的发生和发展，降低耗费和负担，使患者和国家均受益。健康教育包括糖尿病防治专业人员的培训，医务人员的继续医学教育，患者及其家属和公众的卫生保健教育。应对患者和家属耐心宣教，使其认识到糖尿病是终身疾病，治疗需持之以恒。让患者了解糖尿病的基础知识和治疗控制要求，学会测定尿糖或正确使用便携式血糖计，掌握医学营养治疗的具体措施和体育锻炼的具体要求，使用降血糖药物的注意事项，学会胰岛素注射技术，从而在医务人员指导下长期坚持合理治疗并达标，坚持随访，按需要调整治疗方案。生活应规律，戒烟和烈性酒，讲求个人卫生，预防各种感染。

（二）医学营养治疗(medicalnutritiontherapy，MNT)

是另一项重要的基础治疗措施，应长期严格执行。对T1DM患者，在合适的总热量、食物成分、规则的餐次安排等措施基础上，配合胰岛素治疗有利于控制高血糖和防止低血糖。对T2DM患者，尤其是肥胖或超重者，医学营养治疗有利于减轻体重，改善糖、脂代谢紊乱和高血压以及减少降糖药物剂量。医学营养治疗方案包括：

1. 计算总热量首先按患者性别、年龄和身高查表或用简易公式计算理想体重理想体重(kg)=身高(cm)-105，然后根据理想体重和工作性质，参照原来生活习惯等，计算每日所需总热量。成年人休息状态下每日每公斤理想体重给予热量105～125.5kJ(25～30kcal)，轻体力劳动125.5～146kJ(30～35kcal)，中度体力劳动146～167kJ(35～40kcal)，重体力劳动167kJ(40kcal)以上。儿童、孕妇、乳母、营养不良和消瘦以及伴有消耗性疾病者应酌情增加，肥胖者酌减，使体重逐渐恢复至理想体重的±5%左右。

2. 营养物质含量糖类约占饮食总热量50%～60%，提倡用粗制米、面和一定量杂粮，忌食用葡萄糖、蔗糖、蜜糖及其制品（各种糖果、甜糕点饼干、冰淇淋、含糖饮料等）。蛋白质含量一般不超过总热量15%，成人每日每公斤理想体重0.8～1.2g，儿童、孕妇、乳母、营养不良或伴有消耗性疾病者增至1.5～2.0g，伴有糖尿病肾病而肾功能正常者应限制到0.8g，血尿素氮升高者应限制在0.6g。

蛋白质应至少有1/3来自动物蛋白质，以保证必需氨基酸的供给。脂肪约占总热量30%，饱和脂肪、多价不饱和脂肪与单价不饱和脂肪的比例应为1：1：1，每日胆固醇摄入量宜在300mg以下。

此外，各种富含可溶性食用纤维的食品可延缓食物吸收，降低餐后血糖高峰，有利于改善糖、脂代谢紊乱，并促进胃肠蠕动、防止便秘。每日饮食中纤维素含量不宜少于40g，提倡食用绿叶蔬菜、豆类、块根类、粗谷物、含糖成分低的水果等。每日摄入食盐应限制在10g以下。限制饮酒。

3.合理分配确定每日饮食总热量和糖类、蛋白质、脂肪的组成后，按每克糖类、蛋白质产热16.7kJ（4kcal），每克脂肪产热37.7kJ（9kcal），将热量换算为食品后制订食谱，并根据生活习惯、病情和配合药物治疗需要进行安排。可按每日三餐分配为1/5、2/5、2/5或1/3、1/3、1/3。

4.随访以上仅是原则估算，在治疗过程中随访调整十分重要。如肥胖患者在治疗措施适当的前提下，体重不下降，应进一步减少饮食总热量；体型消瘦的患者，在治疗中体重有所恢复，其饮食方案也应适当调整，避免体重继续增加。

（三）体育锻炼

应进行有规律的合适运动。根据年龄、性别、体力、病情及有无并发症等不同条件，循序渐进和长期坚持。T1DM患者接受胰岛素治疗时，常可能处于胰岛素相对不足和胰岛素过多之间。在胰岛素相对不足时进行运动可使肝葡萄糖输出增加、血糖升高；在胰岛素相对过多时运动使肌肉摄取和利用葡萄糖增加，有可能诱发低血糖反应。故对T1DM患者，体育锻炼宜在餐后进行，运动量不宜过大，持续时间不宜过长。对T2DM患者（尤其是肥胖患者），适当运动有利于减轻体重、提高胰岛素敏感性，但如有心、脑血管疾病或严重微血管病变者，亦应按具体情况作妥善安排。

（四）病情监测

定期监测血糖，并建议患者应用便携式血糖计进行自我监测血糖(SMBG)；每3～6个月定期复查A1C，了解血糖总体控制情况，及时调整治疗方案。每年1～2次全面复查，了解血脂以及心、肾、神经和眼底情况，尽早发现有关并发症，给予相应治疗。

（五）口服药物治疗

1. 促胰岛素分泌剂

(1) 磺脲类(sulfonylureas, SUs)：第一代SUs如甲苯磺丁脲(tolbutamide, 860)、氯磺丙脲(chlorpropamide)等已很少应用；第二代SUs有格列本脲(glibenclamide)、格列吡嗪(glipizide)、格列齐特(gliclazide)、格列喹酮(gliquidone)和格列美脲(glimepiride)等。

SUs的主要作用为刺激胰岛β细胞分泌胰岛素，其作用部位是胰岛β细胞膜上的ATP敏感的钾离子通道（K↓（ATP））。K↓（ATP）是钾离子进出细胞的调节通道，对葡萄糖以及SUs刺激胰岛素分泌非常重要。当血糖水平升高时，葡萄糖被胰岛β细胞摄取和代谢，产生ATP，ATP/ADP比值升高，关闭K↓（ATP），细胞内钾离子外流减少，细胞膜去极化，激活电压依赖性钙离子通道，钙离子内流及细胞内钙离子浓度增高，刺激含有胰岛素的颗粒外移和胰'岛素释放，使血糖下降。K↓（ATP）由内向整流型钾离子通道(Kir)和磺脲类受体(SUR)组成，含有4个Kir亚单位和4个SUR亚单位。Kir形成钾离子通道，SUR则调节Kir开放或关闭。SUs与SUR结合，也可关闭K↓（ATP），通过上述相同过程，启动胰岛素分泌而降低血糖，其作用不依赖于血糖浓度。SUs降血糖作用的前提条件是机体尚保存相当数量（30%以上）有功能的胰岛β细胞。

适应证：SUs作为单药治疗主要选择应用于新诊断的T2DM非肥胖患者、用饮食和运动治疗血糖控制不理想时。年龄>40岁、病程<5年、空腹血糖<10mmol/L时效果较好。随着疾病进展，SUs需与其他作用机制不同的口服降糖药或胰岛素联合应用。当T2DM晚期β细胞功能几乎消失殆尽时，SUs及其他胰岛素促分泌剂均不再有效，而必须采用外源性胰岛素替代治疗。

禁忌证或不适应证：T1DM，有严重并发症或晚期β细胞功能很差的T2DM，儿童糖尿病，孕妇、哺乳期妇女，大手术围手术期，全胰腺切除术后，对SUs过敏或有严重不良反应者等。

不良反应：①低血糖反应：最常见而重要，常发生于老年患者（60岁以上）、肝肾功能不全或营养不良者，药物剂量过大、体力活动过度、进食不规则、进食减少、饮含酒精饮料等为常见诱因。糖尿病患者随病程延长和自主神经系统损伤，对低血糖的对抗调节能力越来越差，低血糖症状也越来越不明显、不易被察觉。严重低血糖可诱发心绞痛、心肌梗死或脑血管意外；反复或持续低血糖可导致神经系统不可逆损伤、甚至昏迷死亡，应予避免。作用时间长的药物（如格列本脲和格列美脲）较容易引起低血糖，而且持续时间长、停药后仍可反复发作，急诊处理时应予足够重视。②体重增加：可能与刺激胰岛素分泌增多有关。③皮肤过敏反应：皮疹、皮肤瘙痒等。④消化系统：上腹不适、食欲减退等，偶见肝功能损害、胆汁淤滞性黄疸。⑤心血管系统：上述SUs关闭β细胞膜上K↓（ATP）而刺激胰岛素分泌，但K↓（ATP）至少有三种类型：SUR1/Kir6.2主要分布在胰腺β细胞和大脑神经元，SUR2A/Kir6.2主要在心肌、骨骼肌，SUR2B/Kir6.2主要在血管平滑肌。心肌细胞和血管平滑肌细胞上的K↓（ATP）主要调节心肌收缩、氧耗量、血管阻力和血流量，在生理情况下基本上是关闭的，缺血时则开放，使血管阻力下降、血流量增加，可减轻对心肌组织的损伤。SUs关闭心肌/血管平滑肌细胞膜上的K↓（ATP），可能妨碍缺血时的正常反应。不同SUs对不同类型K↓（ATP）的亲和力不同、选择性结合的特异性不同,某些SUs可能对心血管系统带来不利影响,但有待于以心血管事件为终点的随机对照临床试验证实。

临床应用：目前应用的基本上是第二代SUs。各种药物的降糖机制基本一致，虽存在作用强度的差别（格列美脲最强），但作用强的片剂量较小，作用弱的片剂量较大，因而相同片数的各种SUs临床效能大致相似，各种SUs最大剂量时降糖作用也大致一样。建议从小剂量开始，早餐前半小时一次服用，根据血糖逐渐增加剂量，剂量较大时改为早、晚餐前两次服药，直到血糖达到良好控制。格列吡嗪和格列齐特的控释药片，也可每天服药一次。，一般来说，格列本脲作用强、价廉，目前应用仍较广泛，但容易引起低血糖，老年人及肝肾心脑功能不好者慎用;格列吡嗪、格列齐特和格列喹酮作用温和，较适用于老年人;轻度肾功能减退(肌酐清除率>60ml/min)时几种药物均仍可使用，中度肾功能减退(肌酐清除率30～60ml/min)时宜使用格列喹酮，重度肾功能减退(肌酐清除率<30ml/min)时格列喹酮也不宜使用。应强调不宜同时使用各种SUs，也不宜与其他胰岛素促分泌剂（如格列奈类）合用。

(2)格列奈类：此类药物也作用在胰岛β细胞膜上的K↓（ATP），但结合位点与SUs不同，是一类快速作用的胰岛素促分泌剂，可改善早相胰岛素分泌。降血糖作用快而短，主要用于控制餐后高血糖。低血糖症发生率低、程度较轻而且限于餐后期间。较适合于T2DM早期餐后高血糖阶段或以餐后高血糖为主的老年患者。可单独或与二甲双胍、胰岛素增敏剂等联合使用。禁忌证和不适应证与SUs相同。于餐前或进餐时口服。有两种制剂：①瑞格列奈(repaglinide)：为苯甲酸衍生物，常用剂量为每次0.5～4mg。②那格列奈(nateglinide)：为D-苯丙氨酸衍生物，常用剂量为每次60～120mg。

2.双胍类(biguanides)目前广泛应用的是二甲双胍。主要作用机制为抑制肝葡萄糖输出，也可改善外周组织对胰岛素的敏感性、增加对葡萄糖的摄取和利用。近年来认为二甲双胍可能通过激活一磷酸腺苷激活的蛋白激酶(AMPK)信号系统而发挥多方面的代谢调节作用。单独用药极少引起低血糖，与SUs或胰岛素合用则有可能出现低血糖。二甲双胍治疗T2DM尚伴有体重减轻、血脂谱改善、纤溶系统活性增加、血小板聚集性降低、动脉壁平滑肌细胞和成纤维细胞生长受抑制等，被认为可能有助于延缓或改善糖尿病血管并发症。

(1)适应证：①T2DM：尤其是无明显消瘦的患者以及伴血脂异常、高血压或高胰岛素血症的患者，作为一线用药，可单用或联合应用其他药物。②T1DM：与胰岛素联合应有可能减少胰岛素用量和血糖波动。

(2)禁忌证或不适应证：①肾、肝、心、肺功能减退以及高热患者禁忌，慢性胃肠病、慢性营养不良、消瘦者不宜使用本药；②T1DM不宜单独使用本药；③T2DM合并急性严重代谢紊乱、严重感染、外伤、大手术、孕妇和哺乳期妇女等；④对药物过敏或有严重不良反应者；⑤酗酒者。肌酐清除率<60ml/min时不宜应用本药。

(3)不良反应：①消化道反应：进餐时服药、从小剂量开始、逐渐增加剂量，可减少消化道不良反应；②皮肤过敏反应；③乳酸性酸中毒：为最严重的副作用，苯乙双胍用量较大或老年患者、肝肾心肺功能不好及缺氧等时易发生。二甲双胍极少引起乳酸性酸中毒，但须注意严格按照推荐用法。

(4)临床应用：儿童不宜服用本药，除非明确为肥胖的T2DM及存在胰岛素抵抗。年老患者慎用，药量酌减，并监测肾功能。准备作静脉注射碘造影剂检查的患者应事先暂停服用双胍类药物。现有两种制剂：①二甲双胍(metformin)：500～1500mg/d，分2～3次口服，最大剂量不超过2g/d。②苯乙双胍(phenformin, DBI)：50～150mg/d，分2～3次服用，此药现已少用，有些国家禁用。

3.噻唑烷二酮类（thiazolidinediones, TZDs，格列酮类）主要通过激活过氧化物酶体增殖物激活受体γ（PPARγ）起作用。PPARγ是一种调节基因转录的因子，被激活后调控与胰岛素效应有关的多种基因的转录，诱导调节糖、脂代谢的相关蛋白的表达。TZDs被称为胰岛素增敏剂，明显减轻胰岛素抵抗，主要刺激外周组织的葡萄糖代谢，降低血糖；还可改善血脂谱、提高纤溶系统活性、改善血管内皮细胞功能、使C反应蛋白下降等，对心血管系统和肾脏显示出潜在的器官保护作用。TZDs促进脂肪重新分布、从内脏组织转移至皮下组织，可能与其提高胰岛素敏感性的作用有关。近来发现它也可改善胰岛β细胞功能。TZDs可单独或与其他降糖药物合用治疗T2DM患者，尤其是肥胖、胰岛素抵抗明显者；不宜用于T1DM、孕妇、哺乳期妇女和儿童。主要不良反应为水肿、体重增加，有心脏病、心力衰竭倾向或肝病者不用或慎用。单独应用不引起低血糖，但如与SUs或胰岛素合用，仍可发生低血糖。现有两种制剂：(1)罗格列酮(rosiglitazone)：用量为4～8mg/d，每日1次或分2次口服；(2)吡格列酮(pioglitazone)：用量为15～30mg/d，每日1次口服。

4.α葡萄糖苷酶抑制剂(AGI)食物中淀粉、糊精和双糖（如蔗糖）的吸收需要小肠黏膜刷状缘的α-葡萄糖苷酶，AGI抑制这一类酶可延迟碳水化合物吸收，降低餐后高血糖。作为T2DM第一线药物，尤其适用于空腹血糖正常（或不太高）而餐后血糖明显升高者，可单独用药或与其他降糖药物合用。T1DM患者在胰岛素治疗基础上加用AGI有助于降低餐后高血糖。常见不良反应为胃肠反应，如腹胀、排气增多或腹泻。单用本药不引起低血糖，但如与SUs或胰岛素合用，仍可发生低血糖，且一旦发生，应直接给予葡萄糖口服或静脉注射，进食双糖或淀粉类食物无效。肠道吸收甚微，通常无全身毒性反应，但对肝、肾功能不全者仍应慎用。不宜用于有胃肠功能紊乱者、孕妇、哺乳期妇女和儿童。现有两种制剂：(1)阿卡波糖(acarbose)：主要抑制α-淀粉酶，每次50～100mg，每日3次；(2)伏格列波糖(voglibose)：主要抑制麦芽糖酶和蔗糖酶，每次0.2mg，每日3次。AGI应在进食第一口食物后服用。饮食成分中应有一定量的糖类，否则AGI不能发挥作用。

（六）胰岛素治疗

1.适应证(1)T1DM；(2)DKA、高血糖高渗状态和乳酸性酸中毒伴高血糖；(3)各种严重的糖尿病急性或慢性并发症；(4)手术、妊娠和分娩；(5)T2DMβ细胞功能明显减退者；(6)某些特殊类型糖尿病。

2.胰岛素制剂按作用起效快慢和维持时间，胰岛素制剂可分为短（速）效、中效和长（慢）效三类。速效有普通（正规）胰岛素(regularinsulin, RI)，皮下注射后发生作用快，但持续时间短，是唯一可经静脉注射的胰岛素，可用于抢救DKA。中效胰岛素有低精蛋白胰岛素（neutralprotamineHagedorn，NPH，中性精蛋白胰岛素）和慢胰岛素锌混悬液（lenteinsulinzincsuspension）。长效制剂有精蛋白锌胰岛素注射液（protaminezincinsulin，PZI，鱼精蛋白锌胰岛素）和特慢胰岛素锌混悬液（uhralenteinsulinzincsuspension）。几种制剂的特点速效胰岛素主要控制一餐饭后高血糖；中效胰岛素主要控制两餐饭后高血糖，以第二餐饭为主；长效胰岛素无明显作用高峰，主要提供基础水平胰岛素。

根据来源，目前胰岛素制剂有基因重组人胰岛素和猪胰岛素。人胰岛素比动物来源的胰岛素更少引起免疫反应。

胰岛素类似物指氨基酸序列与人胰岛素不同，但仍能与胰岛素受体结合，功能及作用与人胰岛素相似的分子，目前已有多种不同氨基酸序列及作用特性的胰岛素类似物，可提供更符合临床需要的速效及长效制剂。已在国内上市的有：

(1)速效胰岛素类似物：①赖脯胰岛素（insulinlispro）：将胰岛素B链28位的脯氨酸(Pro)与29位的赖氨酸(Lys)次序颠倒(Lys↑(B28)Pro↑(B29))；②门冬胰岛素（insulinaspart）：胰岛素B链28位的脯氨酸被门冬氨酸取代（Asp↑(B28)）。上述改变使胰岛素分子自我聚合能力减弱，能保持单聚体或二聚体状态，皮下注射后吸收加快，通常15分钟起效，30～60分钟达峰，持续2～5个小时。速效胰岛素类似物可于进餐前注射，起效快、达峰快、作用时间短，更符合进餐时的生理需求。

(2)长效胰岛素类似物：①甘精胰岛素（insulinglargine）：胰岛素A链21位的门冬氨酸换成甘氨酸，并在B链C末端加两分子精氨酸，使等电点偏向酸性，在生理pH体液中溶解度降低，皮下注射后局部形成沉淀，缓慢分解吸收。②胰岛素Detemir：在胰岛素B链29位赖氨酸上接一个游离脂肪酸侧链，切去第30位苏氨酸，经修饰后可与血浆白蛋白结合而延长其作用。长效胰岛素类似物提供的基础胰岛素水平较稳定，血糖控制较好，低血糖发生减少。

胰岛素吸入剂：有经肺、口腔黏膜和鼻腔黏膜吸收3种方式，已开始上市。

注意事项：当从动物胰岛素改为用人胰岛素制剂时，发生低血糖的危险性增加，应严密观察。胰岛素制剂类型、种类、注射技术、注射部位、患者反应性差异、胰岛素抗体形成等均可影响胰岛素的起效时间、作用强度和维持时间。腹壁注射吸收最快，其次分别为上臂、大腿和臀部。胰岛素不能冰冻保存，应避免温度过高、过低（不宜>30℃或<2℃）及剧烈晃动。我国常用制剂有每毫升含40U和100U两种规格，使用时应注意注射器与胰岛素浓度匹配。某些患者需要混合使用速、中效胰岛素，现有各种比例的预混制剂，最常用的是含30%短效和70%中效的制剂。胰岛素"笔"型注射器使用预先装满胰岛素的笔芯胰岛素，不必抽吸和混合胰岛素，使用方便且便于携带。

3.治疗原则和方法胰岛素治疗应在综合治疗基础上进行。胰岛素剂量决定于血糖水平、β细胞功能缺陷程度、胰岛素抵抗程度、饮食和运动状况等，一般从小剂量开始，根据血糖水平逐渐调整。

生理性胰岛素分泌有两种模式：持续性基础分泌保持空腹状态下葡萄糖的产生和利用相平衡；进餐后胰岛素分泌迅速增加使进餐后血糖水平维持在一定范围内，预防餐后高血糖发生。胰岛素治疗应力求模拟生理性胰岛素分泌模式。

1型糖尿病：对病情相对稳定、无明显消瘦的患者，初始剂量约为0.5～1.0U/(kg·d)。维持昼夜基础胰岛素水平约需全天胰岛素剂量的40%～50%，剩余部分分别用于每餐前。例如每餐前20～30分钟皮下注射速效胰岛素（或餐前即时注射速效胰岛素类似物）使胰岛素水平迅速增高，以控制餐后高血糖。提供基础胰岛素水平的方法：(1)睡前注射中效胰岛素可保持夜间胰岛素基础水平，并减少夜间发生低血糖的危险性，另于早晨给予小剂量中效胰岛素可维持日间的基础水平；(2)每天注射1～2次长效胰岛素或长效胰岛素类似物使体内胰岛素水平达到稳态而无明显峰值。目前较普遍应用的强化胰岛素治疗方案是餐前多次注射速效胰岛素加睡前注射中效或长效胰岛素。应为患者制订试用方案，逐渐调整，至达到良好血糖控制。一部分T1DM患者在胰岛素治疗后一段时间内病情部分或完全缓解，胰岛素剂量减少或可以完全停用，称为"糖尿病蜜月期"，通常持续数周至数月。

2型糖尿病：胰岛素作为补充治疗，用于经合理的饮食和口服降糖药治疗仍未达到良好控制目标的患者，通常白天继续服用口服降糖药，睡前注射中效胰岛素（早晨可加或不加小剂量）或每天注射1～2次长效胰岛素。胰岛素作为替代治疗（一线用药）的适应证为：T2DM诊断时血糖水平较高，特别是体重明显减轻的患者；口服降糖药治疗反应差伴体重减轻或持续性高血糖的患者；难以分型的消瘦的糖尿病患者。此外，在T2DM患者胰岛素补充治疗过程中，当每日胰岛素剂量已经接近50U时，可停用胰岛素促分泌剂而改成替代治疗。应用胰岛素作为T2DM替代治疗时，可每天注射2次中效胰岛素或预混制剂；β细胞功能极差的患者应按与T1DM类似的方案长期采用强化胰岛素治疗。

采用强化胰岛素治疗方案后，有时早晨空腹血糖仍然较高，可能的原因为：①夜间胰岛素作用不足；②"黎明现象（dawnphenomenon）"：即夜间血糖控制良好，也无低血糖发生，仅于黎明短时间内出现高血糖，可能由于清晨皮质醇、生长激素等胰岛素拮抗素激素分泌增多所致；③Somogyi效应：即在夜间曾有低血糖，在睡眠中未被察觉，但导致体内胰岛素拮抗素激素分泌增加，继而发生低血糖后的反跳性高血糖。夜间多次（于0、2、4、6、8时）测定血糖，有助于鉴别早晨高血糖的原因。

采用强化胰岛素治疗时，低血糖症发生率增加，应注意避免、及早识别和处理。2岁以下幼儿、老年患者、已有晚期严重并发症者不宜采用强化胰岛素治疗。

持续皮下胰岛素输注（continuoussubcutaneousinsulininfusion，CSII，又称胰岛素泵）是一种更为完善的强化胰岛素治疗方法，放置速效胰岛察或速效胰岛素类似物的容器通过导管分别与针头和泵连接，针头置于腹部皮下组织，用可调程序的微型电子计算机控制胰岛素输注，模拟胰岛素的持续基础分泌和进餐时的脉冲式释放。定期更换导管和注射部位以避免感染及针头堵塞。严格的无菌技术、密切的自我监测血糖和正确与及时的程序调整是保持良好血糖控制的必备条件。

人工胰由血糖感受器、微型电子计算机和胰岛素泵组成。葡萄糖感受器能敏感地感知血糖浓度的动态变化，将信息传给电子计算机，指令胰岛素泵输出胰岛素，模拟胰岛β细胞分泌胰岛素的模式。目前尚未广泛应用。

糖尿病患者在急性应激时，如重症感染、急性心肌梗死、脑卒1f1或急症手术等，容易促使代谢紊乱迅速恶化。此时不论哪一种类型糖尿病，也不论原用哪一类药物，均应按实际需要，使用胰岛素治疗以渡过急性期，待急性并发症痊愈或缓解后再调整糖尿病治疗方案。急性期血糖控制良好与急性并发症的预后有密切关系，但应注意避免发生低血糖，对老年、合并急性心肌梗死或脑卒中的患者尤其要小心。糖尿病患者如需施行择期大手术，尤其是在全身麻醉下施行手术，应至少在手术前3天即开始使用或改用胰岛素治疗，宜选用短效胰岛素或联合应用短效和中效制剂，术后恢复期再调整糖尿病治疗方案。上述情况下，如需静脉滴注葡萄糖液，可每2～4g葡萄糖加入1U短效胰岛素。

4.胰岛素的抗药性和不良反应各种胰岛素制剂因本身来源、结构、成分特点及含有一定量的杂质，故有抗原性和致敏性。牛胰岛素的抗原性最强，其次为猪胰岛素，人胰岛素最弱。人体多次接受胰岛素注射约1个月后，血中可出现抗胰岛素抗体。临床上只有极少数患者表现为胰岛素抗药性，即在无酮症酸中毒也无拮抗胰岛素因素存在的情况下，每日胰岛素需要量超过100U或200U。此时应选用单组分人胰岛素速效制剂。如皮下注射胰岛素不能降低血糖，可试用静脉注射20U并观察1/2～1小时后血糖是否肯定下降，如仍无效，应迅速加大胰岛素剂量，给予静脉滴注，有时每日剂量可达1000U以上，并可考虑联合应用糖皮质激素(如泼尼松每日40～80mg)及口服降糖药治疗。此时胰岛素可从已形成的复合物中分离而使循环中游离胰岛素骤增，引起严重低血糖，应严密监护、及早发现和处理。胰岛素抗药性经适当治疗后可消失。

胰岛素的主要不良反应是低血糖反应，与剂量过大和（或）饮食失调有关，多见于接受强化胰岛素治疗者。其临床表现、诊断和治疗参阅第八篇第三章。胰岛素治疗初期可因钠潴留而发生轻度水肿，可自行缓解；部分患者出现视力模糊，为晶状体屈光改变，常于数周内自然恢复。

胰岛素过敏反应通常表现为注射部位瘙痒，继而出现荨麻疹样皮疹，全身性荨麻疹少见，可伴恶心、呕吐、腹泻等胃肠症状，罕见严重过敏反应（如血清病、过敏性休克）。处理措施包括更换胰岛素制剂，使用抗组胺药和糖皮质激素以及脱敏疗法等。严重者需停止或暂时中断胰岛素治疗。脂肪营养不良为注射部位皮下脂肪萎缩或增生，停止在该部位注射后可缓慢自然恢复，应经常更换注射部位以防止其发生。随着胰岛素制剂的改进，目前过敏反应和脂肪营养不良已甚少发生。

（七）胰升糖素样多肽1类似物和DPPⅣ抑制剂　　胰升糖素样多肽1（glucagon-likepeptide1，GLP-1）由肠道L细胞分泌，其主要活性形式为GLP-1(7-36)酰胺，可使T2DM患者血糖降低，作用机制如下：①刺激胰岛β细胞葡萄糖介导的胰岛素分泌；②抑制胰升糖素分泌，减少肝葡萄糖输出；③延缓胃内容物排空；④改善外周组织对胰岛素的敏感性；⑤抑制食欲及摄食。此外，GLP-1还可促进胰岛β细胞增殖、减少凋亡，增加胰岛β细胞数量。GLP-1在体内迅速被二肽基肽酶Ⅳ（DPP-Ⅳ）降解而失去生物活性，其半衰期不足2分钟。采用长作用GLP-1类似物或DPPⅣ抑制剂可延长其作用时间。长作用GLP-1类似物有Exenatide(及其长效制剂ExenatideLAR)和Liraglutide等，须注射给药；DPPⅣ抑制剂有Vildagliptin、Sitagliptin和Saxagliptin等，可口服给药。

（八）胰腺移植和胰岛细胞移植　　治疗对象主要为T1DM患者，目前尚局限于伴终末期肾病的T1DM患者。单独胰腺移植或胰肾联合移植可解除对胰岛素的依赖，改善生活质量。胰岛细胞移植技术已取得一定进展，2000年Edmonton方案公布后，在全球各胰岛移植中心进行了试验，移植成功率有一定提高，但目前仍处于试验阶段，许多问题有待解决。胰腺移植或胰岛细胞移植均宜在技术精良、经验丰富的医学中心进行。

（九）糖尿病慢性并发症的治疗原则　　糖尿病慢性并发症是患者致残、致死的主要原因，强调早期防治。应定期进行各种慢性并发症筛查，以便早期诊断处理。糖尿病各种慢性并发症的病因及发病机制十分复杂，存在共同危险因素以及各自特殊的发病机制。防治策略首先应该是全面控制共同危险因素，包括积极控制高血糖、严格控制血压、纠正脂代谢紊乱、抗血小板治疗（例如阿司匹林）、控制体重、戒烟和改善胰岛素敏感性等并要求达标（表8-2-2）。糖尿病高血压、血脂紊乱和大血管病变的治疗原则与非糖尿病患者相似，但治疗更为积极，要求更为严格。中国高血压防治指南（2005年修订版）建议，糖尿病患者血压应控制在130/80mmHg以下；如尿蛋白排泄量达到1g/24h，血压应控制低于125/75mmHg，但要避免出现低血压或血压急速下降。

糖尿病作为冠心病等危症，LDL-C治疗的目标值为<2.6mmol/L(100mg/dl)。严格代谢控制可显著推迟糖尿病微血管并发症和周围神经病变的发生与发展。对糖尿病肾病应注意早期筛查微量白蛋白尿及评估GFR，临床上糖尿病肾病的诊断是依据糖尿病史、有微量白蛋白尿或蛋白尿，并能排除其他肾脏疾病后作出。UAER的变异较大，应多次检测，在3～6

个月内连续测3次，其中2次异常方能诊断。糖尿病肾病抗高血压治疗可延缓GFR的下降速度，降压治疗的目标值已于上述，早期肾病应用血管紧张素转换酶抑制剂(ACEI)或血管紧张素Ⅱ受体阻滞剂(ARB)除可降低血压外，还可减轻微量白蛋白尿；减少蛋白质摄入量对早期肾病及肾功能不全的防治均有利，临床肾病（Ⅳ期）即要开始低蛋白饮食，肾功能正常的患者，饮食蛋白量为每天每公斤体重0.8g，GFR下降后进一步减至0.6g并加用复方α-酮酸；PKC-β抑制剂(ruboxistaurin)治疗糖尿病肾病可能有一定益处；尽早给予促红细胞生成素(EPO)纠正贫血、尽早进行透析治疗，注意残余肾功能的保存等。应由专科医生对糖尿病视网膜病变定期进行检查，必要时尽早应用激光光凝治疗，争取保存视力；RAS抑制剂、PKC-β抑制剂和VEGF抗体(pegaptanib)治疗视网膜病变可能有一定前景。对糖尿病周围神经病变尚缺乏有效治疗方法，通常在综合治疗的基础上，采用多种维生素、醛糖还原酶抑制剂、肌醇以及对症治疗等可改善症状。对于糖尿病足，强调注意预防，防止外伤、感染，积极治疗血管病变和末梢神经病变。

（十）糖尿病合并妊娠的治疗　无论是妊娠期糖尿病或原有糖尿病而合并妊娠，妊娠对糖尿病以及糖尿病对孕妇和胎儿均有复杂的相互影响。母体供应本身及胎儿所需葡萄糖，妊娠早期呕吐、进食减少时易出现低血糖和饥饿性酮症酸中毒；妊娠中、晚期胰岛素拮抗激素如胎盘催乳素(HPL)和雌激素等分泌增多及胰岛素降解加速，使患者胰岛素需要量增多，若胰岛素用量不足，易出现糖尿病酮症酸中毒；分娩后胎盘排出，多种胰岛素拮抗因素迅速消失，对胰岛素敏感性突然增加，若胰岛素用量未及时减少，则易发生低血糖症。此外，胎儿畸形、流产、死产、巨大胎儿或胎儿生长迟缓、新生儿低血糖症、呼吸窘迫综合征等以及妊娠期高血压疾病等患病率和病死率均明显升高，给孕妇和胎儿带来不利影响。

受孕时和整个妊娠期糖尿病病情控制良好对确保母、婴安全至关重要。由于胎儿先天性畸形危险性最大的时期是受孕7周内或停经9周前，因而糖尿病妇女应于接受胰岛素治疗使血糖控制正常后才受孕，产前咨询极为重要。医学营养治疗原则与非妊娠患者相同，务使孕妇体重正常增长。应选用短效和中效胰岛素，注意调节剂量。禁用口服降血糖药。在整个妊娠期间应密切监测孕妇血糖水平和胎儿情况。通常孕36周前早产婴儿死亡率较高，38周后胎儿宫内死亡率增高，故主张选择36～38周进行引产或剖宫产。但目前认为应根据胎儿和母亲的具体情况综合考虑，特别是妊娠期糖尿病，可争取足月妊娠自然分娩。产后注意对新生儿低血糖症的预防和处理。

八、预防

应在各级政府和卫生部门领导下，发动社会支持，共同参与糖尿病的预防、治疗、教育、保健计划。以自身保健和社区支持为主要内容，制订、实施和评价各种综合性方案。预防工作分为三级：一级预防是避免糖尿病发病；二级预防是及早检出并有效治疗糖尿病；三级预防是延缓和（或）防治糖尿病并发症。提倡合理膳食，经常运动，防止肥胖。对T2DM的预防，关键在于筛查出IGT人群，在IGT阶段进行干预处理，有可能使其保持在IGT或转变为正常糖耐量状态。近年来陆续进行了一些大规模IGT临床干预试验，提示通过生活方式或药物干预有可能减少或延缓糖尿病的发生，但长期益处与安全性尚待进一步观察。

糖尿病酮症酸中毒　糖尿病酮症酸中毒(diabeticketoacidosis，DKA)为最常见的糖尿病急症。酮体包括β-羟丁酸、乙酰乙酸和丙酮。糖尿病加重时，胰岛素绝对缺乏，三大代谢紊乱，不但血糖明显升高，而且脂肪分解增加，脂肪酸在肝脏经β氧化产生大量乙酰辅酶A，由于糖代谢紊乱，草酰乙酸不足，乙酰辅酶A不能进入三羧酸循环氧化供能而缩合成酮体；同时由于蛋白合成减少，分解增加，血中成糖、成酮氨基酸均增加，使血糖、血酮进一步升高。DKA分为几个阶段：①早期血酮升高称酮血症，尿酮排出增多称酮尿症，统称为酮症；②

酮体中β-羟丁酸和乙酰乙酸为酸性代谢产物,消耗体内储备碱,初期血pH正常,属代偿性酮症酸中毒,晚期血pH下降,为失代偿性酮症酸中毒;③病情进一步发展,出现神志障碍,称糖尿病酮症酸中毒昏迷。目前本症延误诊断和缺乏合理治疗而造成死亡的情况仍较常见。

九、诱因

T1DM患者有自发DKA倾向,T2DM患者在一定诱因作用下也可发生DKA。常见诱因有感染、胰岛素治疗中断或不适当减量、饮食不当、各种应激如创伤、手术、妊娠和分娩等,有时无明显诱因。其中约20% ～ 30%无糖尿病病史。

十、病理生理

(一)酸中毒

β-羟丁酸、乙酰乙酸以及蛋白质分解产生的有机酸增加,循环衰竭、肾脏排出酸性代谢产物减少导致酸中毒。酸中毒可使胰岛素敏感性降低;组织分解增加,K^+从细胞内逸出;抑制组织氧利用和能量代谢。严重酸中毒使微循环功能恶化,降低心肌收缩力,导致低体温和低血压。当血pH降至7.2以下时,刺激呼吸中枢引起呼吸加深加快;低至7.1 ～ 7.0时,可抑制呼吸中枢和中枢神经功能、诱发心律失常。

(二)严重失水

严重高血糖、高血酮和各种酸性代谢产物引起渗透压性利尿,大量酮体从肺排出又带走大量水分,厌食、恶心、呕吐使水分入量减少,从而引起细胞外失水;血浆渗透压增加,水从细胞内向细胞外转移引起细胞内失水。

(三)电解质平衡紊乱

渗透性利尿同时使钠、钾、氯、磷酸根等大量丢失,厌食、恶心、呕吐使电解质摄入减少,引起电解质代谢紊乱。胰岛素作用不足,物质分解增加、合成减少,钾离子(K^+)从细胞内逸出导致细胞内失钾。由于血液浓缩、肾功能减退时K^+滞留以及K^+从细胞内转移到细胞外,因此血钾浓度可正常甚或增高,掩盖体内严重缺钾。随着治疗过程中补充血容量(稀释作用),尿量增加、K^+排出增加,以及纠正酸中毒及应用胰岛素使K^+转入细胞内,可发生严重低血钾,诱发心律失常,甚至心脏骤停。

(四)携带氧系统失常

红细胞向组织供氧的能力与血红蛋白和氧的亲和力有关,可由血氧离解曲线来反映。DKA时红细胞糖化血红蛋白(GHb)增加以及2,3二磷酸甘油酸(2,3-DPG)减少,使血红蛋白与氧亲和力增高,血氧离解曲线左移。酸中毒时,血氧离解曲线右移,释放氧增加(Bohr效应),起代偿作用。若纠正酸中毒过快,失去这一代偿作用,而血GHb仍高,2,3-DPG仍低,可使组织缺氧加重,引起脏器功能紊乱,尤以脑缺氧加重、导致脑水肿最为重要。

(五)周围循环衰竭和肾功能障碍

严重失水,血容量减少和微循环障碍未能及时纠正,可导致低血容量性休克。肾灌注量减少引起少尿或无尿,严重者发生急性肾衰竭。

(六)中枢神经功能障碍 严重酸中毒、失水、缺氧、体循环及微循环障碍可导致脑细胞失水或水肿、中枢神经功能障碍。此外,治疗不当如纠正酸中毒时给予碳酸氢钠不当导致反常性脑脊液酸中毒加重,血糖下降过快或输液过多过快、渗透压不平衡可引起继发性脑水肿并加重中枢神经功能障碍。

十一、临床表现

早期三多一少症状加重;酸中毒失代偿后,病情迅速恶化,疲乏、食欲减退、恶心呕吐,多尿、口干、头痛、嗜睡,呼吸深快,呼气中有烂苹果味(丙酮);后期严重失水,尿量减少、眼眶下陷、皮肤黏膜干燥、血压下降、心率加快，四肢厥冷；晚期不同程度意识障碍，反射迟钝、消失，昏迷。感染等诱因引起的临床表现可被DKA的表现所掩盖。少数患者表现为腹痛，酷似急腹症。

十二、实验室检查

（一）尿

糖强阳性、尿酮阳性，当肾功能严重损害而肾阈增高时尿糖和尿酮可减少或消失。可有蛋白尿和管型尿。

（二）血

血糖增高，一般为16.7～33.3mmol/L（300～600mg/dl），有时可达55.5mmol/L（1000mg/dl）以上。血酮体升高，正常<0.6mmol/L，>1.0mmol/L为高血酮，>3.0mmol/L提示酸中毒。血β-羟丁酸升高。血实际HCO_3^-和标准HCO_3^-降低，CO_2结合力降低，酸中毒失代偿后血pH下降；剩余碱负值增大，阴离子间隙增大，与HCO_3^-降低大致相等。血钾初期正常或偏低，尿量减少后可偏高，治疗后若补钾不足可严重降低。血钠、血氯降低，血尿素氮和肌酐常偏高。血浆渗透压轻度上升。部分患者即使无胰腺炎存在，也可出现血清淀粉酶和脂肪酶升高，治疗后数天内降至正常。即使无合并感染，也可出现白细胞数及中性粒细胞比例升高。

十三、诊断与鉴别诊断

早期诊断是决定治疗成败的关键，临床上对于原因不明的恶心呕吐、酸中毒、失水、休克、昏迷的患者，尤其是呼吸有酮味（烂苹果味）、血压低而尿量多者，不论有无糖尿病病史，均应想到本病的可能性。立即查末梢血糖、血酮、尿糖、尿酮，同时抽血查血糖、血酮、β-羟丁酸、尿素氮、肌酐、电解质、血气分析等以肯定或排除本病。鉴别诊断包括：①其他类型糖尿病昏迷：低血糖昏迷、高血糖高渗状态、乳酸性酸中毒。②其他疾病所致昏迷：脑膜炎、尿毒症、脑血管意外等。部分患者以DKA作为糖尿病的首发表现，某些病例因其他疾病或诱发因素为主诉，有些患者DKA与尿毒症或脑卒中共存等使病情更为复杂，应注意辨别。

十四、防治

治疗糖尿病，使病情得到良好控制，及时防治感染等并发症和其他诱因，是主要的预防措施。

对早期酮症患者，仅需给予足量短效胰岛素及口服补充液体，严密观察病情，定期查血糖、血酮，调整胰岛素剂量；对酮症酸中毒甚至昏迷患者应立即抢救，根据临床情况和末梢血糖、血酮、尿糖、尿酮测定作出初步诊断后即开始治疗，治疗前必须同时抽血送生化检验。

治疗原则：尽快补液以恢复血容量、纠正失水状态，降低血糖，纠正电解质及酸碱平衡失调，同时积极寻找和消除诱因，防治并发症，降低病死率。

（一）补液是治疗的关键环节

只有在有效组织灌注改善、恢复后，胰岛素的生物效应才能充分发挥。通常使用生理盐水。输液量和速度的掌握非常重要，DKA失水量可达体重10%以上，一般根据患者体重和失水程度估计已失水量，开始时输液速度较快，在1～2小时内输入0.9%氯化钠1000～2000ml，前4小时输入所计算失水量1/3的液体，以便尽快补充血容量，改善周围循环和肾功能。如治疗前已有低血压或休克，快速输液不能有效升高血压，应输入胶体溶液并采用其他抗休克措施。以后根据血压、心率、每小时尿量、末梢循环情况及有无发热、吐泻等决定输液量和速度，老年患者及有心肾疾病患者必要时监测中心静脉压，一般每4～6小时输液1000ml。24小时输液量应包括已失水量和部分继续失水量，一般为4000～6000ml，严重失水者可达6000～8000ml。开始治疗时不能给予葡萄糖液，当血糖下降至13.9mmol/L（250mg/dl）时改用5%葡萄糖液，并按每2～4g葡萄糖加入1U短效胰岛素有建议配合使用胃管灌注温0.9%氯化钠或温开水，但不宜用于有呕吐、胃肠胀气或上消化道出血者。

（二）胰岛素治疗

目前均采用小剂量（短效）胰岛素治疗方案，即每小时给予每公斤体重0.1U胰岛素，使血清胰岛素浓度恒定达到100～200μU/ml，这已有抑制脂肪分解和酮体生成的最大效应以及相当强的降低血糖效应，而促进钾离子运转的作用较弱。通常将短效胰岛素加入生理盐水中持续静脉滴注（应另建输液途径），亦可间歇静脉注射，剂量均为每小时每公斤体重0.1U。重症患者指有休克和（或）严重酸中毒和（或）昏迷者应酌情静脉注射首次负荷剂量10～20U胰岛素。血糖下降速度一般以每小时约降低3.9～6.1mmol/L（70～110mg/dl）为宜，每1～2小时复查血糖，若在补足液量的情况下2小时后血糖下降不理想或反而升高，提示患者对胰岛素敏感性较低，胰岛素剂量应加倍。当血糖降至13.9mmol/L时开始输入5%葡萄糖溶液，并按比例加入胰岛素，此时仍需每4～6小时复查血糖，调节输液中胰岛素的比例及每4～6小时皮下注射一次胰岛素约4～6U，使血糖水平稳定在较安全的范围内。病情稳定后过渡到胰岛素常规皮下注射。

（三）纠正电解质及酸碱平衡失调

本症酸中毒主要由酮体中酸性代谢产物引起，经输液和胰岛素治疗后，酮体水平下降，酸中毒可自行纠正，一般不必补碱。严重酸中毒影响心血管、呼吸和神经系统功能，应给予相应治疗，但补碱不宜过多、过快，补碱指征为血pH<7.1，HCO↓3↑-<5mmol/L。应采用等渗碳酸氢钠(1.25%～1.4%)溶液。给予碳酸氢钠50mmol/L，即将5%碳酸氢钠84ml加注射用水至300ml配成1.4%等渗溶液，一般仅给1～2次。若不能通过输液和应用胰岛素纠正酸中毒，而补碱过多过快，可产生不利影响，包括脑脊液反常性酸中毒加重、组织缺氧加重、血钾下降和反跳性碱中毒等。

DKA患者有不同程度失钾，失钾总量达300～1000mmol。如上所述，治疗前的血钾水平不能真实反映体内缺钾程度，补钾应根据血钾和尿量：治疗前血钾低于正常，立即开始补钾，头2～4小时通过静脉输液每小时补钾约13～20mmol/L（相当于氯化钾1.0～1.5g）；血钾正常、尿量>40ml/h，也立即开始补钾；血钾正常、尿量<30ml/h，暂缓补钾，待尿量增加后再开始补钾；血钾高于正常，暂缓补钾。头24小时内可补氯化钾达6～8g或以上，部分稀释后静脉输入、部分口服。治疗过程中定时监测血钾和尿量，调整补钾量和速度。病情恢复后仍应继续口服钾盐数天。

（四）处理诱发病和防治并发症

在抢救过程中要注意治疗措施之间的协调及从一开始就重视防治重要并发症，特别是脑水肿和肾衰竭，维持重要脏器功能。

1.休克如休克严重且经快速输液后仍不能纠正，应详细检查并分析原因，例如确定有无合并感染或急性心肌梗死，给予相应措施。

2.严重感染是本症常见诱因，亦可继发于本症之后。因DKA可引起低体温和血白细胞数升高，故不能以有无发热或血象改变来判断，应积极处理。

3.心力衰竭、心律失常年老或合并冠状动脉病变（尤其是急性心肌梗死），补液过多可导致心力衰竭和肺水肿，应注意预防。可根据血压、心率、中心静脉压、尿量等调整输液量和速度，酌情应用利尿药和正性肌力药。血钾过低、过高均可引起严重心律失常，宜用心电图监护，及时治疗。

4.肾衰竭是本症主要死亡原因之一，与原来有无肾病变、失水和休克程度、有无延误治疗等密切相关。强调注意预防，治疗过程中密切观察尿量变化，及时处理。

5.脑水肿病死率甚高，应着重预防、早期发现和治疗。脑水肿常与脑缺氧、补碱不当、血糖下降过快等有关。如经治疗后，血糖有所下降，酸中毒改善，但昏迷反而加重，或虽然一度清醒，但烦躁、心率快、血压偏高、肌张力增高，应警惕脑水肿的可能。可给予地塞米松（同时观察血糖，必要时加大胰岛素剂量）、呋塞米。在血浆渗透压下降过程中出现的可给予白蛋白。慎用甘露醇。

6.胃肠道表现因酸中毒引起呕吐或伴有急性胃扩张者，可用1.25%碳酸氢钠溶液洗胃，清除残留食物，预防吸入性肺炎。

（五）护理

良好的护理是抢救DKA的重要环节。应按时清洁口腔、皮肤，预防压疮和继发性感染。细致观察病情变化，准确记录神志状态、瞳孔大小和反应、生命体征、出入水量等。每1～2小时测血糖，4～6小时复查血酮体、肌酐、电解质和酸碱平衡指标等。

高血糖高渗状态　高血糖高渗状态(hyperglycemichyperosmolarstatus, HHS)，是糖尿病急性代谢紊乱的另一临床类型，以严重高血糖、高血浆渗透压、脱水为特点，无明显酮症酸中毒，患者常有不同程度的意识障碍或昏迷。"高血糖高渗状态"与以前所称"高渗性非酮症性糖尿病昏迷"略有不同，因为部分患者并无昏迷，部分患者可伴有酮症。多见于老年糖尿病患者，原来无糖尿病病史，或仅有轻度症状，用饮食控制或口服降糖药治疗。诱因为引起血糖增高和脱水的因素：急性感染、外伤、手术、脑血管意外等应激状态，使用糖皮质激素、免疫抑制剂、利尿剂、甘露醇等药物，水摄入不足或失水，透析治疗，静脉高营养疗法等。有时在病程早期因误诊而输入大量葡萄糖液或因口渴而摄入大量含糖饮料可诱发本病或使病情恶化。

本病起病缓慢，最初表现为多尿、多饮，但多食不明显或反而食欲减退，以致常被忽视。渐出现严重脱水和神经精神症状，患者反应迟钝、烦躁或淡漠、嗜睡，逐渐陷入昏迷、抽搐，晚期尿少甚至尿闭。就诊时呈严重脱水、休克，可有神经系统损害的定位体征，但无酸中毒样大呼吸。与DKA相比，失水更为严重、神经精神症状更为突出。

实验室检查：血糖达到或超过33.3mmol/L（一般为33.3～66.8mmol/L），有效血浆渗透压达到或超过320mOsm/L（一般为320～430mOsm/L）可诊断本病。血钠正常或增高。尿酮体阴性或弱阳性，一般无明显酸中毒(CO_2结合力高于15mmol/L)，借此与DKA鉴别，但有时二者可同时存在。有效血浆渗透压(mOsm/L)=2×(Na^++K^+)+血糖（均以mmol/L计算）。

本症病情危重、并发症多，病死率高于DKA，强调早期诊断和治疗。临床上凡遇原因不明的脱水、休克、意识障碍及昏迷均应想到本病可能性，尤其是血压低而尿量多者，不论有无糖尿病史，均应进行有关检查以肯定或排除本病。

治疗原则同DKA。本症失水比DKA更为严重，可达体重10%～15%，输液要更为积极小心，24小时补液量可达6000～10000ml。关于补液的种类和浓度，目前多主张治疗开始时用等渗溶液如0.9%氯化钠，因大量输入等渗液不会引起溶血，有利于恢复血容量，纠正休克，改善肾血流量，恢复肾脏调节功能。休克患者应另予血浆或全血。如无休克或休克已纠正，在输入生理盐水后血浆渗透压高于350mOsm/L，血钠高于155mmol/L，可考虑输入适量低渗溶液如0.45%或0.6%氯化钠。视病情可考虑同时给予胃肠道补液。当血糖下降至16.7mmol/L时开始输入5%葡萄糖液并按每2～4g葡萄糖加入1U胰岛素。应注意高血糖是维护患者血容量的重要因素，如血糖迅速降低补液不足，将导致血容量和血压进一步下降。胰岛素治疗方法与DKA相似，静脉注射胰岛素首次负荷量后，继续以每小时每公斤体重0.05～0.1U的速率静脉滴注胰岛素，一般来说本症患者对胰岛素较敏感，因而胰岛素用量较小。补钾要更及时，一般不补碱。应密切观察从脑细胞脱水转为脑水肿的可能，患者可一直处于昏迷状态，或稍有好转后又陷入昏迷，应密切注意病情变化，及早发现和处理。

（韩琼玖）

第十一章　低血糖症

低血糖症（hypoglycemia）是一组多种病因引起的以血浆葡萄糖（简称血糖）浓度过低，临床上以交感神经兴奋和脑细胞缺糖为主要特点的综合征。一般以血浆葡萄糖浓度低于2.8mmol/L（50mg/dl）作为低血糖症的标准。

一、病因和临床分类

临床上按低血糖症的发生与进食的关系分为空腹（吸收后）低血糖症和餐后（反应性）低血糖症。空腹低血糖症主要病因是不适当的高胰岛素血症，餐后低血糖症是胰岛素反应性释放过多。临床上反复发生空腹低血糖提示有器质性疾病；餐后引起的反应性低血糖症，多见于功能性疾病。某些器质性疾病（如胰岛素瘤）虽以空腹低血糖为主，但也可有餐后低血糖发作。

二、病理生理

脑细胞所需要的能量几乎完全来自葡萄糖。血糖下降至2.8～3.0mmol/L（50～55mg/dl）时，胰岛素分泌受抑制，升糖激素（胰生糖素、肾上腺素、生长激素和糖皮质激素）分泌增加，出现交感神经兴奋症状。血糖下降至2.5～2.8mmol/L（45～50mg/dl）时，大脑皮层受抑制，继而波及皮层下中枢包括基底节、下丘脑及自主神经中枢，最后累及延髓，低血糖纠正后，按上述顺序逆向恢复。

三、临床表现

低血糖呈发作性，时间及频率随病因不同而异，临床表现可归纳为两方面：

（一）自主（交感）神经过度兴奋表现

低血糖发作时交感神经和肾上腺髓质释放肾上腺素、去甲肾上腺素和一些肽类物质，表现为出汗、颤抖、心悸、紧张、焦虑、饥饿、流涎、软弱无力、面色苍白、心率加快、四肢冰凉、收缩压轻度升高等。

（二）脑功能障碍的表现

低血糖时中枢神经的表现可轻可重。初期表现为精神不集中，思维和语言迟钝，头晕、嗜睡、视物不清、步态不稳，可有幻觉、躁动、易怒、行为怪异等精神症状。皮层下受抑制时可出现骚动不安，甚而强直性惊厥、锥体束征阳性。波及延脑时进入昏迷状态，各种反射消失，如果低血糖持续得不到纠正，常不易逆转甚至死亡。

低血糖时临床表现的严重程度取决于：①低血糖的程度；②低血糖发生的速度及持续的时间；③机体对低血糖的反应性；④年龄等。低血糖时机体的反应个体差别很大，低血糖症状在不同的个体可不完全相同，但在同一个体可基本相似。长期慢性低血糖者多有一定的适应能力，临床表现不太显著，以中枢神经功能障碍表现为主。糖尿病患者由于血糖快速下降，即使血糖高于2.8mmol/L，也可出现明显的交感神经兴奋症状，称为"低血糖反应（reactivehypoglycemia）"。部分患者虽然低血糖但无明显症状，往往不被觉察，极易进展成严重低血糖症，陷于昏迷或惊厥称为未察觉的低血糖症（hypoglycemiaunawareness）。

对于病情重笃的患者，有肝、肾、心脏、脑等多器官功能损害者，应重视低血糖症的发生；患者可因年老衰弱，意识能力差，常无低血糖症状；慢性肾上腺皮质功能减退者、营养不良、感染、败血症等均易导致低血糖症，应格外引起注意。

四、诊断与鉴别诊断

（一）低血糖症的确立

根据低血糖典型表现（Whipple三联征）可确定：①低血糖症状；②发作时血糖低于2.8mmol/L；③供糖后低血糖症状迅速缓解。少数空腹血糖降低不明显或处于非发作期的患者，应多次检测有无空腹或吸收后低血糖，必要时采用48～72小时禁食试验。

（二）评价低血糖症的实验室检查

1.血浆胰岛素测定低血糖发作时，应同时测定血浆葡萄糖、胰岛素和C肽水平，以证实有无胰岛素和C肽不适当分泌过多。血糖<2.8mmol/L时相应的胰岛素浓度≥36pmol/L(6mU/L)（放射免疫法，灵敏度为5mU/L）或胰岛素浓度≥18pmol/L(3mU/L)（ICMA法，灵敏度≤1mU/L）提示低血糖为胰岛素分泌过多所致。

2.胰岛素释放指数为血浆胰岛素(mU/L)与同一血标本测定的血糖值(mg/dl)之比。正常人该比值<0.3，多数胰岛素瘤患者>0.4，甚至1.0以上；血糖不低时此值>0.3无临床意义。

3.血浆胰岛素原和C肽测定参考Marks和Teale诊断标准：血糖<3.0mmol/L，C-肽>300pmol/L，胰岛素原>20pmol/L，应考虑胰岛素瘤。胰岛素瘤患者血浆胰岛素原比总胰岛素值应大于20%，可达30%～90%，说明胰岛素瘤可分泌较多胰岛素原。

4.48～72小时饥饿试验少数未觉察的低血糖或处于非发作期以及高度怀疑胰岛素瘤的患者应在严密观察下进行，试验期应鼓励患者活动。开始前取血标本测血糖、胰岛素、C肽，之后每6小时一次，若血糖≤3.3mmol/L时，应改为每1～2小时一次；血糖<2.8mmol/L且患者出现低血糖症状时结束试验；如已证实存在Whipple三联症，血糖<3.0mmol/L即可结束，但应先取血标本，测定血糖、胰岛素、C肽和β-羟丁酸浓度。必要时可以静推胰高糖素1mg，每10分钟测血糖，共3次。C肽>200pmol/L(ICMA)或胰岛素原>5pmol/L(ICMA)可认为胰岛素分泌过多。如胰岛素水平高而C肽水平低，可能为外源性胰岛素的因素。若β-羟丁酸浓度水平<2.7mmol/L或注射胰高糖素后血糖升高幅度<1.4mmol/L为胰岛素介导的低血糖症。

5.延长（5小时）口服葡萄糖耐量试验主要用于鉴别2型糖尿病早期出现的餐后晚发性低血糖症。方法：口服75g葡萄糖，测定服糖前、服糖后30分钟、1小时、2小时、3小时、4小时和5小时的血糖、胰岛素和C肽。该试验可判断有无内源性胰岛素分泌过多，有助于低血糖症的鉴别诊断。

（三）鉴别诊断

低血糖症的表现并非特异，表现以交感神经兴奋症状为主的易于识别，以脑缺糖为主要表现者，可误诊为精神病、神经疾患（癫痫、短暂脑缺血发作）或脑血管意外等。

五、预防和治疗

临床上低血糖症常由药物所引起，故应加强合理用药并提倡少饮酒。反复严重低血糖发作且持续时间长者，可引起不可修复的脑损害，故应及早识别、及时防治。治疗包括两方面：一是解除神经缺糖症状，二是纠正导致低血糖症的各种潜在原因。

（一）低血糖发作的处理

轻者口服糖水、含糖饮料，或进食糖果、饼干、面包、馒头等即可缓解。重者和疑似低血糖昏迷的患者，应及时测定毛细血管血糖，甚至无需血糖结果，及时给予50%葡萄糖液60～100ml静脉注射，继以5%～10%葡萄糖液静脉滴注，必要时可加用氢化可的松100mg和(或)胰高糖素0.5～1mg肌内或静脉注射。神志不清者，切忌喂食以避免呼吸道窒息。

（二）病因治疗

确诊为低血糖症尤其空腹低血糖发作者，大多为器质性疾病所致，应积极寻找致病原因进行对因治疗；若因药物引起者应停药或调整用药；疑胰岛素瘤者，则应术前明确定位并进行肿瘤切除术，预后大多良好。

附 常见的低血糖

一、胰岛素瘤

胰岛素瘤(insulinoma)是器质性低血糖症中最常见原因，其中胰岛β细胞腺瘤约占84%（90%为单腺瘤，10%为多腺瘤），其次为腺癌，弥漫性胰岛β细胞增生少见。肿瘤多位于胰腺内，胰头、胰体、胰尾分布几率基本相等；异位者极少见。胰岛素瘤可为家族性，可与甲状旁腺瘤和垂体瘤并存（多发性内分泌腺瘤病Ⅰ型）。个别胰岛素瘤还同时分泌胃泌素、胰高糖素、ACTH、生长抑素等。CT、MRI选择性胰血管造影和超声内镜有助于肿瘤的定位，最好通过术中超声和用手探摸来定位。

手术切除肿瘤是本病的根治手段。不能手术或手术未成功者可考虑用二氮嗪(diazoxide)300 ～ 400mg/d,分次服。无法手术切除的胰岛β细胞癌或癌术后的辅助治疗，可应用链脲佐菌素(streptozotocin)或其类似物吡葡亚硝脲(chlorozotocin)。

二、胰岛素自身免疫综合征

患者血中有胰岛素自身抗体和反常性低血糖症，且从未用过胰岛素，多见于日本和朝鲜人，与HLAⅡ类等位基因DRB1*0406、DQA1*0301和DQB1*0302有关。低血糖发生在餐后3 ～ 4小时，其发生与胰岛素抗体免疫复合体解离、释放游离胰岛素过多有关。可见于应用含巯基药物如治疗Graves病的甲巯咪唑以及卡托普利、青霉胺等。本症还可合并其他自身免疫病，如类风湿关节炎、系统性红斑狼疮、多发性肌炎等。应用糖皮质激素有效。

三、反应性低血糖症（非空腹低血糖症）

为餐后早期(2 ～ 3小时)和后期(3 ～ 5小时)低血糖症,也称为食饵性低血糖症。包括：①胃切除后食饵性低血糖症：因迷走神经功能亢进，促使胃肠激素刺激胰岛β细胞分泌过多的胰岛素，从而导致急性低血糖症。防治该类低血糖常采取减少富含糖类的食物、增加富含脂肪和蛋白质的食物，甚至服用抗胆碱药。②功能性食饵性低血糖症：患者并无手术史，常有疲乏、焦虑、紧张、易激动、软弱、易饥饿、颤抖，与多动强迫行为有关。③胰岛增生伴低血糖症：患者并无胰岛素使用史，也无Kir6.2和SUR1突变，无遗传家族史，胰部分切除可能有效。④进餐后期低血糖症：多见于肥胖合并糖尿病者，因胰岛β细胞早期胰岛素释放降低，而到后期则有过多胰岛素分泌，从而引起晚发性低血糖症。改变生活方式，减轻体重，应用药物（a葡萄糖苷酶抑制剂、餐时血糖调节剂）可缓解低血糖的发生。

四、药源性低血糖症

随着糖尿病患病率的增加，胰岛素制剂和磺脲类及非磺脲类促胰岛素分泌剂的应用也增多，严格控制高血糖不可避免地出现低血糖。上述药物引起低血糖主要见于药物应用剂量过大、用法不当、摄食不足和不适当的运动等。老年和合并肾功能不全的糖尿病患者，应用氯磺丙脲、格列本脲极易发生严重、顽固和持续的低血糖；合并自主神经病变的糖尿病患者，可发生未察觉的低血糖症。因此上述降糖药物宜从小剂量开始，密切监测血糖变化，防止因低血糖症而诱发的脑血管意外和(或)心肌梗死。糖尿病患者应用胰岛素和促胰岛素分泌剂治疗时，应注意合并其他用药时的相互作用，许多药物如喷他脒(pentamidine)、水杨酸类、对乙酰氨基酚、磺胺甲唑、三环类抗抑郁药、ACEI等可增强降糖作用，有诱发低血糖的危险。

（韩琼玫）

第二篇 内分泌系统疾病
第一章 总 论

内分泌系统是人体内分泌腺及某些脏器中内分泌组织所形成的一个体液调节系统，其主要功能系在神经支配和物质代谢反馈调节基础上释放激素，从而调节体内代谢过程、各脏器功能、生长发育、生殖与衰老等许多生理活动、维持着人体内环境的相对稳定性以适应复杂多变的体内外变化。

早在我国战国时代，对内分泌病方面已有"瘿病"（相当于近代甲状腺病）的描述。至公元4世纪又有关于甲状腺病用羊靥、海藻治疗。公元8世纪有应用动物脏器治疗的记载，如紫河车治虚弱，雀卵、海狗肾补精壮阳等。解放后广大医务人员对祖国医学遗产以近代方法进行整理研究，在内分泌学方面已取得一定成绩，例如采用甘草流浸膏治疗慢性肾上腺皮质功能低下症取得类似11-去氧皮质酮样滞钠、水与升高血压的疗效，地方性甲状腺肿服用含碘中草药可起防治作用。1965年我国又首先合成了胰岛素，对蛋白质的体外人工合成开辟了良好的途径，为人类作出了有益的贡献。

60年代后，以放射免疫分析和免疫细胞化学鉴定的应用，发现脑、胃肠、胰岛、心、肾等组织和不少恶性肿瘤均可合成和分泌激素或生物活性肽段，在临床上也可引起内分泌症群。下丘脑神经递质的释放和释放抑制激素的发现，进一步证实了神经内分泌相互调节和制约的密切关系。

近十余年来，在分子生物学发展的基础上，应用重组DNA和单克隆等技术于内分泌研究，对激素的基因表达及调控、激素的生物合成和释放、激素受体的结构与功能、激素和受体的结合及结合后细胞内反应等 进行研究，使内分泌学进入分子内分泌学研究。

临床内分泌学是研究人类内分泌疾病的一门科学，涉及内容广泛，超越内科多系统范畴，与核医学、影像学、外科多种专业，尤其是神经、泌尿外科专业有关。临床内分泌学与前期基础学科，尤其是生理、生化、药理、病理、病理生理、分子生物学、免疫学、遗传等学科均密切相关。因而，本专业系年轻的边缘学科，近年来发展迅速，前景广阔。

一、激素及其主要生理功能

（一）下丘脑神经激素 除视神经上核及脑室旁核分泌抗利尿激素（又称血管加压素）及催产素而贮藏于垂体后叶外，有以下两组释放激素由下丘脑等分泌后经垂体门脉系统进入垂体前叶（腺垂体）起调节作用。

1.下丘脑释放激素(hypothalamic releasing hormones) (1)促甲状腺激素释放激素(TRH)；(2)黄体生成激素释放激素(LH-RH, LRH, GnRH)；(3)促肾上腺皮质激素释放激素(CRH)；(4)生长激素释放激素(GHRH)；(5)泌乳素释放因子(PRL-RF, PRF)。

2.下丘脑释放抑制激素(hypothalamic releasing inhibitory hormones) (1)生长激素释放抑制激素(growth hormone releasing inhibitory hormone, GHIHI somatostatin, SS)；(2)泌乳素释放抑制因子(PRL-IF, PIF)可能为多巴胺。

TRH系三肽，由谷氨酸、组氨酸、脯氨酸三个氨 基酸组成，由下丘脑分泌，可调节TSH及PRL分泌。LRH系十肽，除调节LH外，还可调节FSH分。GHIH为十四肽，除由下丘脑及其余脑部分泌外，尚可由胰岛&细胞、胃肠及松果体分泌，其作用除抑制各种生长激素释放外，尚可抑制TRH、胰岛素、胰高血糖素、胃泌素、胰液泌素、胰酶泌素、GIP、VIP、胰多 肽等胰、胃肠激素。CRH为41肽，主要刺激垂体ACTH细胞合成和分泌一个大分子的前体蛋白，称鸦片-促黑素-促皮质素原(pro-opio-melno-cortin,简称 POMC)以及ACTH。

POMC又称大分子ACTH，包括ACTH、β-LPH以及N-POMC三部分，并在血中呈等克分子数分泌。

（二）脑垂体激素　　在下丘脑神经激素及其相应靶腺激素等调节支配下，腺垂体分泌下列激素：促甲状腺激素(TSH)、POMC、促肾上腺皮质激素(ACTH)、黄体生成激素(LH)、卵泡刺激素(FSH)(注：LH及　FSH又称促性腺激素GnH)、生长激素(GH)、泌乳素(PRL)。垂体前叶激素中POMC可酶解成N-POMC、ACTH、β-LPH、MSH等片段。TSH、ACTH及LH、FSH对其周围相应靶腺起刺激合成及释放激素等调节作用；GH及MSH虽无靶腺，GH可间接作用于有关组织起促进蛋白质合成、脂肪分解、骨骼成长等作用，MSH则作用于皮肤内黑色素细胞，促进黑色素沉着。PRL作用于乳腺，起刺激泌乳作用，并有维持黄体分泌作用。

神经垂体中贮藏着的抗利尿激素受血浆渗透压增高或/和血容量不足等刺激后分泌入血循环，主要作用子肾集合管及远曲小管，增加水分回吸收，从而调节体内有效血容量、渗透压及血压等作用。催产素的作用主要为刺激分娩时子宫收缩，促进分娩后泌乳，但也有轻度抗利尿作用。

（三）甲状腺激素　　甲状腺腺泡细胞分泌甲状腺素(T_4)及三碘甲状腺原氨酸(T_3)，主要对热能代谢起促进作用。对蛋白质代谢的调节系许多代谢作用的基础，小剂量可促进酶及蛋白质合成，从而加强热能产生，但大剂量则抑制蛋白质合成使血浆、肝及肌肉中游离氨基酸增高。成年人发生甲状腺功能减退时蛋白质合成减慢，降解亦慢，用T_4治后可恢复。对糖代谢的作用除加快肠道消化吸收外，与胰岛素及邻苯二酚胺呈协同作用。T_4、T_3即加强和调节邻苯二酚胺类对腺苷环化酶的作用，促进肝糖原分解，又强化胰岛素作而促进糖原合成与酶解利用。因此T_4、T_3的对糖代谢作用是两面性的。对脂肪代谢则刺激合成，动员和降解利用，但分解大于合成，尤其于甲状腺功能亢进对脂肪分解增速，贮存锐减，甘油三酯，磷脂及胆固醇血浓度均下降；功能减退时则相反。对维生素代谢亦有促进利用，尤其是维生素B族中B_1、B_2、B_{12}及维生素C，脂溶性维生素的利用亦被促进。

甲状腺腺泡旁C细胞分泌降钙素，抑制骨钙的再吸收，从而降低血钙水平，与甲状旁腺激素刺激骨脱钙相拮抗；还作用于肾抑制$25-(OH)D_3$转化为$1,25-(OH)_2D_3$，从而抑制肠吸收钙，防止餐后血钙过高。

（四）甲状旁腺激素　　甲状旁腺含颗粒的主细胞及其衍化而来的嗜氧细胞(oxyphil)与透亮细胞(water clear cell)分泌的甲状旁腺激素(PTH)促进破骨细胞活动，增加骨钙的再吸收；作用于肾小管促进钙的再吸收，减少钙的排出；并通过肾促进$25-(OH)D_3$转化为$1,25-(OH)_2D_3$加强肠钙吸收，于是血钙升高；同时抑制肾小管对磷的再吸收，于是尿磷增多，而血磷下降。

（五）肾上腺激素　　分皮质及髓质激素两部分。

1. 皮质激素　又分下列三组：

(1)糖类皮质激素：主要由肾上腺皮质束状带细胞所分泌，以皮质醇（又称氢化可的松）为代表，其主要生理作用有：抑制皮肤、脂肪、纤维母细胞、淋巴组织和肌肉利用糖；促进蛋白质分解及脂肪分解，从而加强肝糖原异生，血糖增高。在胰岛素代偿作用下促进脂肪重新分布，促进淋巴细胞、嗜酸粒细胞崩解，刺激胃酸及胃蛋白酶分泌。并有抗过敏、抗炎症、抗细菌毒素反应等非特异性药理作用。

(2)盐类皮质激素：由肾上腺皮质球状带所分泌，以醛固酮为代表。主要作用于肾远曲小管，加强钠和水再吸收和钾、铵及氢离子捧出。当醛固酮分泌过多时，可引起水钠滞留而体液量及血容量均增多，血钾降低而呈细胞外碱中毒，肾素分泌受抑制而减少，血压增高等表现。

(3)氮类皮质激素：主要由肾上腺皮质网状带细胞所分泌。此组激素为肾上腺所分泌的小量雄激素及微量雌性激素，有促进氮滞留、蛋白质合成等作用，当分泌过多时可引起性早熟、女性男性化、假性两性畸形、高血压、多毛、长须、闭经、痤疮等症状。

2.髓质激素　肾上腺髓质分泌肾上腺素及去甲肾上腺素。肾上腺素作用于α和β受体，所起的生理作用如下。

肾上腺素对血管的作用视不同部位而异，能使皮肤、粘膜、肾血管收缩（因α受体占优势）；骨骼肌动脉和冠状动脉扩张（因β受体占优势），改善心肌血供，提高心肌兴奋性，增加心肌耗氧量，因此也易于引起心律失常；对脑及肺血管收缩作用较弱，故舒张期血压不变或稍下降。刺激α受体时抑制胰岛素释放，刺激β受体时起促进作用，当α受体抑制时胰岛素分泌增多，β-受体阻滞时则分泌减少。

去甲肾上腺素主要由交感神经末梢释放，由肾上腺髓质分泌入血循环者仅占小部分，由中枢神经分泌者则不入血循环，但起神经递质的作用，特别是在下丘脑中含量较高，对神经内分泌的调节有重要生理作用。去甲肾上腺素主要作用于α受体，有强烈收缩血管的作用，特别是皮肤、粘膜、肾脏血管强烈收缩而使血压升高，收缩期及舒张期血压明显上升，但对冠状动脉有微弱舒张作用。对心脏β受体亦有兴奋作用，但较肾上腺素为弱，对代谢则基本无作用。

（六）卵巢激素　有雌激素及孕激素两类，都属甾体化合物。雌激素系在滤泡刺激素及黄体生成激素刺激下由卵巢成熟滤泡所分泌，主要为雌二醇，促进女性性器官发育，并维持副性征。在月经周期中促进子宫及输卵管内膜增生、血管增殖、使子宫肌富于收缩力，同时还刺激阴道内膜上皮细胞增厚并角化而脱落、核致密，子宫颈分泌粘液便于精子透入受精，此外，雌激素还促进脂肪合成沉积于臀、大腿，下腹、乳房等女性贮脂肪较多之处，促进成骨细胞活性和骨钙磷沉着。在月经周期中雌二醇有二次高峰出现，第一次见于LRH高峰之前，可能与刺激排卵有关。滤泡成分尚可分泌一种非甾体物质抑制素（inhibin）抑制FSH。

孕激素主要为孕酮，由黄体所分泌，主要促进子宫内膜在增生期基础上进入分泌期，准备受精卵着床，促进乳腺小叶发育、生长，准备产后泌乳。此外孕酮还有致热作用，使排卵后体温上升约0.5℃，临床上常测清晨基础体温以测定排卵功能。

（七）睾酮激素　由睾丸间质细胞所分泌的甾体激素，主要为睾酮，能刺激男性性器官及副性征生长发育而维持其成熟状态，促进蛋白合成和氮、钾、磷等贮藏于体内呈正平衡，还能促进精细管上皮生成精子。由精细管中Sertoli细胞等所分泌的非甾体类水溶性物质称抑制素，能抑制垂体FSH分泌。睾酮则反馈抑制LH分泌。

（八）胰岛激素　在正常胰岛中的细胞和激素分泌。

胰岛素能促进葡萄糖进入脂肪及肌肉细胞而被利用，促进肝糖原合成，抑制肝糖原异生，并促进三羧酸循环而使血糖下降，促进脂肪、蛋白质、DNA、RNA等合成，抑制脂肪、糖原及蛋白质分解。

胰升血糖素能促进肝糖原分解而使血糖上升，促进脂肪、蛋白质分解，加强糖原异生而使血糖升高，与胰岛素起拮抗作用，但胰升血糖素能刺激胰岛素及生长激素释放抑制激素分泌，后者则能抑制胰升血糖素和胰岛素。此三者在胰岛的毗邻组织中呈相互调节、相互制约作用，成为调节血糖的重要机构，称为旁分泌系统（paracrine system）。

舒血管肠肽有扩张血管降低血压等作用，见于水泻、低钾、低胃酸综合征中，在正常人体内的生理意义未明。

（九）胃肠激素　主要有胃泌素、胰酶泌素、胰液泌素、肠高血糖素、P物质、蛙皮素、舒血管肠肽(VIP)、肠抑胃肽(GIP)、球抑胃肽(bulbogastr-one)、尿抑胃肽(urogastrone)、胃动素等。其中胃泌素、胰酶泌素及胰液泌素的作用较明了。

胃泌素是主要由胃窦部及十二脂肠G细胞所分泌的肽，亦可由胰岛D细胞分泌，其主要作用为刺激胃、胰、小肠消化酶以及水和电解质分泌、刺激胃、食道下段括约肌、肠和胆囊平滑肌收缩，抑制小肠吸收葡萄糖及水和电解质，并刺激胰岛素和降钙素释放。

胰液泌素及胰酶泌素主要对胰及胃肠和胆囊起激素作用，胰液泌素以刺激胰分泌$NaHCO_3$及水为主，促进胰和胃酶以及胰岛素的分泌，抑制胃肠平滑肌收缩；胰酶泌素以刺激胰和胃酶分泌和胆囊收缩为主，促进胰升血糖素和胰岛素分泌，促进胃肠平滑肌收缩。肠升血糖素分子较胰升血糖素大，有刺激胰岛素分泌和肝糖原分解，但作用远较胰升血糖素微弱。

（十）肾脏激素　有红细胞生成素、前列腺素、1，25-$(OH)_2D_3$及血管舒缓素。肾素是由球旁细胞所分泌的酶，肾素-血管紧张素-醛固酮系统有调节血压、血容量及钠钾代谢等作用。红细胞生成素主要亦由肾球旁细胞所分泌的红细胞生成素因子(erythrogenin)与血浆中来自肝脏的红细胞生成素原(erythropoietin-ogen)结合而成，促进骨髓中红细胞生成．前列腺素中有扩张血管的PGE_2和前列环素(PGI_2)，与缩血管的凝血噁烷(thromboxnes)共同调节肾血流和滤过率。1，25-$(OH)_2D_3$系由肾脏从25-$(OH)D_3$转化而来的维生素D活性形式，有调节钙磷代谢作用，近年来已被认为是调节钙磷代谢的激素。血管舒缓素主要存在于肾皮质，可扩张血管，与血管紧张素Ⅱ有拮抗作用，与前列腺素有协同作用。

（十一）其他　前列腺素是由一组含有20个碳原子的不饱和脂肪酸（称前列腺烷酸）组成，其结构式中含有一个环戊烷及二个脂肪酸侧链。此激素广泛存在于许多脏器和组织中，尤以精囊中浓度最高、种类最多，其次为肺及胸腺、中枢神经、周围神经、肾、肾上腺、卵巢、胃、肠、脾、脂肪及虹膜等组织，作用于心血管、内分泌、呼吸、消化、造血、肾脏、生殖及神经系统，对糖及脂肪代谢起重要调节作用。心钠素由心脏分泌，有排钠、水作用。

松果腺分泌松果腺素（melatonin，又称降黑素），在人体中能抑制性腺及甲状腺。此外，胸腺提取液中含有胸腺素(thymosin)，对淋巴细胞生成有刺激作用，与细胞免疫关系较大，是否属内分泌腺尚未肯定。

二、激素的合成，贮存和释放

激素的生物合成机制视激素类型而异，肽类最早的产物常系一大分子的前体蛋白，然后根据需要逐步裂解成较小分子产物，如甲状旁腺主细胞首先合成含有115个氨基酸的前甲状旁腺素原(pre-pr-oparathyroid hormone)以后通过酶移去其前都程序而成90个氨基酸的甲状旁腺素原（proparathyroidhormone）最后又经酶去除氨基酸的6个氨基酸而成甲状旁腺素。同理，有前胰岛素原，胰岛素原和胰岛素。又如垂体细胞台成POMC，以后酶解为ACTH、β-促脂素和N-POMC等。分子较小的后期产物具有更高的生物活性，如胰岛素的活性为胰岛素原的5～10倍。在类固醇激素中，则自母分子胆固醇，经过序贯性的碳键裂解和羟化作用，形成各种不同产物，长期来认为内分泌组织具有特殊的酶系进行专一的反应，但现知合成激素的部位非系专有而可分散在许多组织。如胰升糖素可在胃肠道也可在胰小岛，有不少激素可在中枢神经系和胃肠道中形成。维生素D_3前体在皮肤内合成，在肝和肾内进行羟化而成高度活性的激素1，25-双羟维生素D。

大部份的激素在体内的贮存量并不多，如睾丸中的睾酮含量甚少，故每日需转换数次以达到日产率，但部份多肽激素则可在体内贮存较多，如胰岛素贮存量可供4～5天之用，甲状腺激素贮存量可供应2周。1，25-双羟维生素D，贮存量也较多，这可能与机体保护机制有关，防止长期缺碘，缺乏日光照射或应付应激。激素的释放率最后取决于激素的合成率。大多数控制激素水平的机制均通过控制合成率来完成的。有的多肽激素如胰岛素、胰升糖素以及生长激素经兴奋刺激后，通过其贮存部位的颗粒发生主动胞溢作用(exocytosis)而将激素释出。甲状腺激素的释放则通过滤泡胶质的泡饮作用(pinocytosis)和甲状腺球蛋白的蛋白分解作用而完成的。

激素释放的方式或生物节律有明显的不同。有些激素如ACTH、皮质醇、GH、LH、黄体生成素释放激素等在释放时量脉冲状，其机理不明，故在采血以测其含量时要注意，有些如甲状旁腺素和催乳素则呈较平稳的释放，有的如胰岛素则既有脉冲状也有平稳的释放特点，还有的尚呈昼夜波动特点（circadian），如ACTH、皮质醇、松果体激素，按月周期性，如雌激素、孕激素和LHRH的月经周期和排卵前的分泌释放；季节周期性，如松果体激素，既有昼夜又有季节性变化。此外，尚有青春发育始动节律，机理虽未明，但其事实已为众所周知，其中涉及LHRH、LH、FSH和GH等激素。

三、激素的分类及其作用机理

激素可通过与胞膜受体和核受体结合二种方式发挥其效应。

（一）肽类、生物胺和前列腺素　与其相应的膜受体结合以实现其效应，除胰岛素、胰岛素样生长因子I和表皮生长激素外，这类激素与膜表面特异受体结合后，在兴奋性或抑制性鸟苷核苷酸结合（G）蛋白作用参与下，以各种方式引出激素生物效应。G蛋白有多种，在胞膜上位于受体和效应物之间，能调控许多关键性细胞过程，如发动和延伸蛋白合成、膜间蛋白转运和信息转导等。

1. 多数这类激素如ACTH、β-肾上腺素能儿茶酚胺、LH、FSH、HCG、GH、GHRH、PTH、TSH、胰升血糖素和前列腺素等与其受体结合后，通过兴奋性G蛋白，激活腺苷环化酶，自ATP形成环磷酸腺苷（cAMP），一种胞内第二信使，从而发挥激素的生物效应；生长抑素则以类似方式，通过抑制性G蛋白，使cAMP降低而见效应。cAMP为胞内变构效应物，与cAMP依赖的蛋白激酶结合后，解离蛋白激酶的抑制性调节亚单位（regulatory subunit），活化催化亚单位（catalytic subunit），将ATP上的γ-磷酸根转至蛋白的丝氨酸和苏氨酸残基。此种磷酸化作用导致基质蛋白的构象和活性改变，使激素的信号转导为酶活性变化和生理应答。信号的转导，在相似的概念下尚可通过第二信使环磷酸鸟苷（cGMP）来实现效应，如心钠素。

2. 这类激素中，某些激素如血管紧张素、LRH、TRH、AVP、α-肾上腺素能儿茶酚胺等与其受体结合后，在G蛋白作用参与下，促进磷脂酰肌醇水解成三磷酸肌醇（IP3）和二酯酰甘油（DAG）。IP_3可提高胞内Ca^{2+}浓度达胞外浓度约1000倍，而DAG则为蛋白激酶C的激活剂，增加后者与Ca^{2+}的亲和力。胞内Ca^{2+}和DAG是传递信息至胞内必不可少的第二信使。在Ca^{2+}和DAG的协同下，胞内Ca^{2+}浓度增高，蛋白发生磷酸化，从而引出应答反应。

3. 有些肽类激素，如胰岛素、胰岛素样生长因子I和表皮生长激素，其受体的跨膜胞内β亚基含有蛋白酪氨酸激酶，因此，与上述激素不同，这些肽类激素与受体的胞外α亚基结合后，不需G蛋白参与，胞内β亚基上特异的酪氨酸立即发生磷酸化，激活酪氨酸激酶，继而通过尚未阐明机理，蛋白质发生一系列阶联状磷酸化和去磷酸化反应而呈现效应。

（二）类固醇、甲状腺激素、1，25-(OH)₂D和维甲酸　这些激素与其相应的核受体结合以实现其效应。此类激素的受体在结构上相似，如皮质醇和T_3受体均含有激素结合区，易变的调控区和高度保存的DNA结合区。DNA结合区含有二个锌指，形成类固醇受体的蛋白表面，可与特异的序列或识别要素进行特异结合。DNA结合区和DNA识别要素的微小改变，决定激素作用的相对特异性。如皮质醇受体可与糖皮质素DNA应答要素结合，但不能与雌激素DNA应答要素结合。

类固醇激素受体在与其激素结合前，其激素结合区与热休克蛋白（hsp90和70）处于结合状态，使激素结合区具有结合活性，但可抑制DNA结合区的活性。高盐水平可使hsp90和59自受体解离，类固醇激素与其受体结合后，热休克蛋白即完全自激素结合区解离，导致分子构像改变和受体被激活，从而激活类固醇调控启动子（enhancet），促进转录和mRNA形成。

类固醇激素入胞浆后与胞浆受体蛋白结合，然后进入核内，而甲状腺激素和维甲酸则直接经胞膜和核膜进入核内，与亲和力较高的染色质DNA特异部位结合，通过转录，促进特异的mRNA形成，后者出核入胞浆，经翻译合成特异蛋白，发挥效应。

四、内分泌系统动能调节

（一）神经和内分泌系统的相互调节 内分泌系统系由神经系统通过下丘脑而调节，神经系统也受内分泌系统的调节，两者关系非常密切。下丘脑前部视上核和脑室旁核有神经纤维下达垂体后叶，将分泌的抗利尿激素及催产素沿神经纤维输送至后叶贮存。下丘脑对垂体前叶虽无直接神经支配，但由正中隆突内神经核所分泌的释放或抑制激素可通过门脉系统调节前叶各促激素，再通过周围靶腺而影响全身。当下丘脑视上核遭受不可逆性破坏时，可发生永久性尿崩症。当下丘脑各种释放激素分泌受抑制时，相应的垂体前叶功能常减退，而周围腺体可发生继发性功能减退。下丘脑后部肿瘤可通过刺激LRH分泌而引起性早熟，前部肿瘤可抑制LRH而引起性功能低下和肥胖症。下丘脑神经激素又受制于来自中枢神经的各种递质，如去甲肾上腺素、多巴胺、乙酰胆碱、血清素（即5-羟色胺）、γ-氨基丁酸和组胺等。此种递质能传递神经冲动至下丘脑等组织中的肽类能神经细胞，调节神经内分泌活动。临床上已应用多巴胺促效剂溴隐亭治疗闭经-溢乳综合征及肢端肥大症；抑制血清素的赛庚亭治库欣综合征和Nelson综合征等。

内分泌系统对神经精神系统也有重要影响，如甲状腺功能减退时，因甲状腺激素过少而智力衰退，行动迟钝，库欣综合征时，因皮质醇过多而发生失眠，欣快感，有时有严重精神症，严重低血糖症时发生抽搐和昏迷等。

（二）内分泌系统的反馈调节 垂体前叶在下丘脑释放或抑制激素的调节下分泌相应促激素，刺激其靶腺促进靶腺激素合成和分泌，后者又起反作用于下丘脑和腺垂体，对其相应激素起抑制或兴奋作用，称为反馈作用。起抑制作用者为负反馈，兴奋作用者为正反馈。生理状态下，下丘脑、垂体和靶腺激素的相互作用处于相对平衡状态，代表性的例子有下丘脑-垂体-甲状腺轴、下丘脑垂体-肾上腺轴和下丘脑-垂体-性腺轴。当下丘脑-垂体功能减退时，靶腺功能也减退而腺体萎缩，分泌减少，于是对下丘脑-垂体的反馈减弱而刺激相应促激素分泌，如席汉综合征；当下丘脑垂体功能亢进时，靶腺功能亦亢进而激素分泌增多，于是反馈抑制加强而使相应促激素减少，如肾上腺皮质增生型皮质醇增多症。反之，当周围腺体功能减退时，则下丘脑-垂体受反馈抑制的作用减弱而相应促激素增多，如原发性甲状腺功能减退症时，甲状腺激素减低，但促甲状腺激素增高；当靶腺功能亢进或长期应用大量靶激素治疗时，则通过反馈抑制，使相应促激素分泌减少，如甲状腺功能亢进时，TSH血浓度很低。

实际上，除上述反馈例子外，所有激素均具有某种类型的反馈关系：①激素与离子（甲状旁腺素和降钙素与钙离子）；②激素与代谢产物（胰岛素、胰升糖素与葡萄糖）；③激素与渗透压或细胞外容量（醛固酮、肾素和加压素）；④激素与激素（生长抑素、胰岛素和胰升糖素）。

根据反馈原理，临床上用以估计内分泌功能状态，如在同一血标本中，原发性甲状腺功能减退时，血浆 T_3降低和TSH增高l垂体性甲状腺功能减退时，血T_3和TSH均降低等。反馈规律也是各种内分泌动态功能试验的理论基础。正常反馈关系的丧失，提示该内分泌系统的病变。如Graves病时，甲状腺摄碘率不能为T_3所抑制，提示垂体和甲状腺轴关系呈病理状态。

（三）免疫系统与内分泌功能 免疫系统是机体主要调节和适应系统之一。除通过免疫活性细胞分泌免疫球蛋白和众多的淋巴因子，又称细胞因子，调节其它淋巴细胞的分化、增殖和功能，灭活入侵异物，保护机体完整外，免疫系统对神经内分泌系统功能亦有重要调节作用。例如：细胞因子IL-1和2可促进ACTH、皮质醇、内啡肽、生长抑素和PRL等激素的分泌，抑制TRH合成和TSH的分泌；淋巴细胞和巨噬细胞还可产生ACTH并可为CRH所兴奋，为糖皮质激素所抑制，T淋巴细胞可产生TSH和

hCG，TSH的产生也可为TRH所兴奋和为甲状腺激素所抑制。同样，神经内分泌激素对免疫系统也具有明显的影响。例如：生长抑素可抑制T淋巴细胞增殖和组胺释放；糖皮质激素可全面抑制淋巴因子合成及其效应；PRL能刺激淋巴细胞增殖等。

(1)下丘脑分泌各种释放激素（因子）促甲状腺激素释放激素(TRH)；黄体生成激素释放激素(LRH)；促肾上腺皮质激素释放激素(CRH)；泌乳激素释放因子(PRF)；黑色素细胞刺激素释放因子(MSH.RF)；生长激素释放激素(GRH)。生长激素释放抑制激素(SS)；泌乳激素释放抑制因子(PIF)；黑色素细胞刺激素释放抑制因子(MSH.IF)。还分泌抗利尿激素(ADH)及催产素。

(2)垂体分泌或贮存各种垂体激素　腺垂体——分泌生长激素(GH)；促肾上腺皮质激素(ACTH)；促甲状腺激素(TSH)；促性腺激素(GnH)；其中包括卵泡刺激素(FSH)，间质细胞刺激素(ICSH)或称黄体生成激素(LH)和泌乳激素(PRL)神经垂体——贮存由下丘脑分泌的抗利尿激素(ADH)及催产素。

(3)周围腺体分泌各种周围腺激素：各种肾上腺皮质类固醇，如皮质醇，醛固酮等；甲状腺激素，降钙素，睾丸酮，雌激素，黄体酮；胰岛素，胰升血糖素；肾上腺素，去甲肾上腺素；甲状旁腺激素等。

因此，神经、内分泌和免疫三个主要调节系统，相互密切联系和密切调节，形成一个神经内分泌免疫系统的调节网络。

五、内分泌病的分类

内分泌腺本身疾病有功能和形态的异常。按功能可分为减退、亢进和正常。按病变部位可分为原发及继发性。

（一）功能减退

1.原发性　腺体自身的病理，包括炎症、切除、放射、肿瘤、浸润、坏死、血液供应不足等引起者，或由于先天性酶系异常、自身免疫引起者。近年来发现，由于受体基因缺陷所致者日益增多，如假性甲状旁腺功能减退症(G蛋白缺陷)，Laron侏儒的肝细胞GH受体异常和非胰岛素依赖型糖尿病的胰岛素受体基因缺陷等。

2.继发性　继发于垂体或下丘脑功能减退者。

（二）功能亢进

1.原发性　腺体自身病理，包括肿瘤、增生、酶系失常或自身免疫等引起者。

2.继发性　继发于垂体或下丘脑功能亢进者。

3.非内分泌肿瘤引起的异位激素综合征，如肺癌、胸腺癌、胰癌等多种癌引起的异源性促肾上腺皮质激素综合征或抗利尿激素分泌过多症等。

（三）功能正常但组织异常者　如甲状腺腺瘤、多发性或多个腺体的内分泌病。

应注意，有些非内分泌系统病也可引起内分泌功能失常。如继发于慢性肾功能衰竭时的甲状旁腺功能亢进，继发于肝硬化、肾病综合征和慢性心力衰竭的醛固酮增多症等，其内分泌腺功能紊乱系继发于系统病所致的物质代谢紊乱，而非内分泌腺本身的疾病。

六、内分泌病诊断原则

完整的内分泌病诊断应包括三方面：①功能定性诊断；②病理及定位诊断；③病因诊断。临床症群如非常典型，则根据症状、体征，辅以必要检验即可诊断，如肢端肥大症、突眼性甲状腺功能亢进症等。但早期轻症、表现不典型者，则需详查后方能确诊。

（一）功能诊断

1.典型症状和体征详见各章节。

2.实验室资料

(1)代谢紊乱证据：如尿、血糖、钠、钾、氯、钙、镁、磷等电解质和血脂浓度等；各种物质和电解质平衡试验，葡萄糖耐量试验和血气分析等。

(2)激素分泌异常证据：①尿中激素及其代谢产物排泄量，如24小时尿17-羟和17-酮皮质类固醇、游离皮质醇、醛固酮、雌激素、VMA等；②血中激素浓度测定，如血清结合和游离T3、T4、TSH、GH、PRL、ACTH、FSH、LH、胰岛素、C肽、皮质醇、醛固酮、PTH等；③昼夜节律性或月经周期血和尿激素浓度的改变。

(3)内分泌动态功能试验：主要根据内源性激素产量对兴奋或抑制刺激的反应。临床常作试验有：①兴奋试验，如ACTH、TSH、TRH、LRH、CRH兴奋试验等；②抑制试验，如地塞米松、T3抑制试验等；③激发试验，如胰升糖素、甲氧氯普胺、胰岛素低血糖试验等；④拮抗试验，如螺内酯试验、芬妥拉明试验等；⑤负荷试验，如水、钠、钾负荷试验。

3.放射性同位素检查 ①甲状腺摄^{131}I试验；②过氯酸盐排放试验；③受体数及亲和力测定等。

4.细胞学检查 ①阴道涂片；②精液检查。

5.骨密度检测仪对骨质疏松的鉴定。

（二）定位诊断

1.内分泌腺同位素扫描 如甲状腺、肾上腺扫描。

2.影像学检查 如蝶鞍平片和分层摄影可揭示蝶鞍大小和形态、占位病变或空泡蝶鞍等，各种骨片检查可反映骨质疏松、骨龄等骨骼病变，有助于垂体、肾上腺和甲状旁腺等疾病的诊断。电子计算机X线体层扫描(CT)和磁共振成像(MRI)对垂体、肾上腺病的诊断有很大帮助。

3.B型超声波对腹腔肾上腺和颈部肿瘤探查也有帮助。

（三）病因诊断

1.免疫学鉴定 如血清TSH受体抗体，抗甲状腺球蛋白抗体及抗微粒体抗体测定，分别有助于Graves病和桥本甲状腺炎的病因分析。

2.组织病理鉴定，免疫萤光细胞鉴定，细针穿吸细胞学鉴定等。病理病因诊断多数需依赖病理切片。

3.细胞染色体鉴定、HLA鉴定等遗传学检查。

七、内分泌病防治原则

许多内分泌病是可以预防的，尤其如地方性甲状腺肿、呆小病、临床上严重的甲状腺危象、肾上腺危象、垂体性昏迷、甲状腺功能低下（粘液性水肿）昏迷、低血糖症等均可于诊断后防止发生，应予强调并及早提高警惕。

内分泌病治疗原则仍以根除病因为主，但不少病至今病因未明，治疗仅能针对病理生理所致的功能和代谢紊乱，力求及早尽量纠正。对功能亢进者常采取下列方法：

1.手术切除导致功能亢进的肿瘤、部分增生组织。近年来亦可采用放射外科(γ-刀)切除深部脑瘤。

2.放射治疗抑制分泌功能或肿瘤生长发育。

3.药物治疗抑制激素合成和释放，如硫脲类治甲状腺功能亢进症，溴隐亭治疗催乳素瘤及肢端肥大症、赛庚亭和酮康唑治疗库欣综合征，生长抑素类似物奥曲肽(octreotide)治疗肢端肥大症等。

4.以靶腺激素抑制促激素的合成和分泌，如甲状腺激素抑制促甲状腺激素，皮质醇类激素抑制促肾上腺皮质激素，雌激素或雄激素抑制促性腺激素等。

5.化学治疗,如双氯笨二氯乙烷 (OP'DDD)治疗肾上腺皮质癌,链脲霉素治疗胰岛β细胞癌。

6.采用某些激素以纠正代谢异常,如睾酮、苯丙酸诺龙等同化激素治疗皮质醇增多症中氮负平衡。

对功能减退者一般采用替代补充疗法,补充生理需要量激素。如甲状腺功能低下者治以甲状腺素,肾上腺皮质功能低下者治以可的松、泼尼松等。补充疗法外还需辅以对症、滋补、支持疗法。如有病因可治者应治以特效治法,如肾上腺皮质结核治以抗结核药。

此外,祖国医学辨证论治可发挥中西医综合疗法的特长,在内分泌病防治中起一定疗效。如甲状腺功能亢进症、皮质醇增多症、慢性肾上腺皮质功能减退症、功能性子宫出血等均可获调整健康水平和消除症状等良效。对于加强病人营养,处理各种并发症,积极提高病人对所患疾病的认识,调动一切防治疾病的积极性,与医务人员密切配合与疾病作斗争,尤为防治中的重要关键。

(吴涛)

第二章 下丘脑-垂体病

第一节 下丘脑-垂体解剖与生理概述

一、下丘脑位置与分区

人体的下丘脑(hypothalamus)是间脑的最下部分,重量约4g,下丘脑组成第三脑室前下部的侧壁与底部,它前起终板及视交叉,后至乳头体的后端平面连予中脑的大脑脚底,上方为丘脑下沟及前连合,下方与垂体柄直接相连。下丘脑在矢状切面从前到后可分为四区:视前区、视上区、结节区及乳头体区。若以穹窿柱及乳头体丘脑束作标志,又可分为内侧区及外侧区。

二、下丘脑神经内分泌细胞

下丘脑神经内分泌细胞具有神经和内分泌两种特征。它和其它神经细胞一样对电兴奋、传导作用电位和起源于脑部的神经冲动起反应,对神经递质起反应。它同时具有内分泌的功能,能合成和释放神经激素。这神经内分泌细胞又称"神经内分泌换能细胞",能将传入的神经信号转变为激素样物质,并将其储。当机体需要时释放进入大循环,最终到达其各自靶细胞。对内分泌系统起调节作用。

神经内分泌细胞可分为两类:

（一）大细胞性神经元 大细胞性神经元(magnuscellular neurons)产生神经垂体激素（垂体后叶激素）,其神经内分泌细胞体积较大,位于视上核和室旁核,其轴突形成视上核-室旁核-垂体束,终止于神经垂体（垂体后叶）内,一小部分终止于正中隆起,视上核以产生血管加压素（即抗利尿激素）为主,室旁桉产生催产素为主。二者略有交叉,都是直接进入神经垂体的微血管,故称下丘脑-神经垂体系统。

（二）小细胞性神经元 又称结节漏斗部神经元(tuberous-infundibular neurons),位于第三脑室旁下部、下丘脑正中隆起,产生八种垂体促激素的释放或抑制激素（或因子）,经垂体门脉系统进入腺脑垂体,能促进或抑制垂体分泌垂体激素。此种神经内分泌细胞较小,呈卵圆形或圆形,散在下丘脑底部,称为"促垂体区域",大部在结节区.其神经纤维不含或含少量髓鞘组成结节-垂体束,另有来自视上核、室旁核以及起源不明的纤维都下行终止于正中隆起及垂体柄。

三、下丘脑的神经纤维联系

下丘脑的神经纤维联系复杂而广泛，有些纤维组成明显的纤维束，有些纤维则弥散而难于追踪。可分传入与传出神经纤维二部份。

（一）**传入神经纤维**　有内侧前脑束、海马下丘脑纤维、杏仁下丘脑纤维、网状下丘脑纤维、丘脑下丘脑纤维、视网膜下丘脑纤维和皮质下丘脑纤维等处神经纤维与下丘脑联系。

（二）**传出神经纤维**

1. 内侧前脑束　下丘脑传出纤维，由下丘脑向前至前脑，向后经中脑腹侧被盖区至中央上核、被盖前核与中央灰质。

2. 终纹与腹侧杏仁传出通路　从下丘脑外侧区发出的纤维至杏仁核；从内侧区发出的纤维经终纹至杏仁复合体。

3. 背侧纵束　自下丘脑内侧份与室周份发出，分布于中脑中央灰质与被盖及被盖核；从下丘脑至脊髓与脑干的纤维终于延髓与脊髓。

4. 乳头体的传出纤维　乳头主束分两束：乳头丘脑束从内侧和外侧乳头体发出的纤维至丘脑的前核群；乳头被盖束终于被盖后核与前核。

5. 下丘脑网状纤维　发自下丘脑后核至脑干网状结构。

6. 视上垂体束　自视上核与室旁核发出纤维，集合成视上垂体束，经漏斗柄终于垂体后叶。

四、下丘脑-垂体激素分泌的调节

（一）**中枢神经通质与下丘-垂体激素分泌的调节**　在下丘脑促垂体区和正中隆起处有大量的肽能神经元胞体和/或末梢的分布，同时也存在着大量的其它的中枢神经末梢，特别是多巴胺(DA)、去甲肾上腺素(NE)和5-羟色胺（5-HT）能神经末梢分布。这种解剖学上的关系为单胺类递质控制下丘脑神经内分泌活动提供了形态学基础。

1. DA　DA能加强GnRH的释放和抑制PRL的分泌。DA可通过DA受体抑制 α-MSH和 β-内啡肽的释放，并调控后叶分泌催产素。此外，DA激动剂还可增加ADH和GH的释放。

2. NE　NE能使下丘脑释放GnRH，NE系统是垂体GH分泌的主要推动力，是通过 α受体起作用。NE可刺激TSH分泌。中枢NE通路抑制ACTH的释放可能是通过 α-受体抑制下丘脑的CRH分泌所致。

3. 5-HT　5-HT可促进PRL分泌和刺激GH释放，5-HT能抑制LH的释放。5-HT可能使下丘脑分泌CRH后，而促使ACTH释放。

4. 乙酰胆碱(Ach)　Ach对PRL和GH的分泌具有抑制作用。Ach可促进下丘脑CRH分泌和ACTH的释放。

5. γ-氨基丁酸(GABA)　GABA呵促进PRL和LH的分泌，抑制GHIH的释放。抑制TRH释放和TSH分泌。

6. 组胺(HA)　HA能刺激PRL的分泌。

7. 前列腺素（PG）　PG能促使垂体前叶激素除TSH外均可增加。

（二）**中枢神经对下丘脑-垂体激素分泌的调节**　如寒冷可引起TRH的分泌。吸吮乳头可引起PRL的分泌。应激状态可通过高位中枢作用于丘脑下部增加CRH的分泌，从而促进了ACTH的释放。

（三）**下丘脑-垂体-靶腺之间相互调节**　见内分泌总论章节。

五、神经内分泌（类）激素

脑部等神经组织能合成及释放激素，称神经激素，尤以下丘脑内浓度最高，除抗利尿激素及催产素由下丘脑分泌后贮存于垂体后叶外由下丘脑等脑组织分泌释放激素及抑制激素或因子二种。经垂体门脉系统进入腺垂体起调节作用。凡能提纯并阐明结构式且能人工合成者称激素。此外，尚有多种神经肽亦可得自胃肠、胰岛，由于胚胎期来自同一神经嵴所致。目前已明确为释放激素（或因子）及抑制激素（或因子）者如下：

（一）促甲状腺激素释放激素（thyrotropic releasing hormone，简称TRH） 是最早由Guillemin及Schally等于1969年从下丘脑提液中分离提纯的一个下丘脑释放激素，系由P-谷-组-辅-NH_3肽组成。分子量为362.39。TRH存在于下丘脑，以正中隆起浓度最高，下丘脑外的脑组织中含有大量TRH，约占70%。此外，TRH还分布于肠胃道，胰岛及胎盘等处。下丘脑释放的TRH，经垂体门脉系统到达垂体前叶分泌TRH及PRL的细胞，与细胞膜上的特异受体结合，通过第二信使机理主要促进TRH和PRL的释放。垂体门脉血中TRH浓度大致不受甲状腺机能状态影响，甲状腺激素对TRH细胞呈负反馈作用。TRH的分泌可受皮质醇抑制。

TRH可通过垂体分泌TRH的调节甲状腺功能。原发性甲关腺功能减退患者的TRH细胞分泌TRH较多 ，且对TRH刺激反应性增加，故对少量TRH刺激即有明显反应。TRH并不刺激正常人生长激素的分泌，但对肢端肥大症、肝肾功能不全、神经性厌食、癫病及先天性单纯性TSH缺乏症等患者，则可促进生长激素的异常分泌，TRH对中枢神经具有直接兴奋作用，且能使人产生欣快感，曾试用于抗抑郁及治疗精神分裂症。TRH还有促觉醒作用。TRH已被发现存在于神经末梢中并有证据表明其也具有神经递质的功能。另外，TRH有调节中枢单胺类神经递质的作用，可增加脑内去甲肾上腺素及乙酰胆碱的周转，增加经多巴-优降宁（pargyline）处理后的脑多巴胺。在人体TRH能抑制五肽胃泌素的泌酸作用及延续胃肠吸收葡萄糖及木糖醇、提示其也参与胃肠功能的调节。

（二）促性腺激素释放激素（gonadotropin releasing hormone，GnRH） 以前称为黄体生成激素释放激素（luteinizing hormone releasing hormone，LHRH）。GnRH系由Schally等（1971年）分离提纯，且已人工合成，为十肽，其顺序为P-谷-组-色-丝-酪-甘-亮-精-脯-甘-NH_2，分子量为1.131。GnRH系由下丘脑正中隆起部位合成和分泌，通过垂体门脉循环下达腺垂体，通过第二信使机理刺激其合成和分泌黄体生成激素（LH）和卵泡刺激素（FSH）。在下丘脑正中隆起，尤以其前部的终板血管和弓状核含GnRH最多。此外，还存在于胎盘、胃肠道及胰腺等处。

生理作用：目前研究认为，女性下丘脑可能存在着两个调节中枢控制着GnRH的释放，其一称为"张力中枢"（tonie center），位于下丘脑后弓状核及腹内侧核区域，控制着整个月经周期的两种促性腺激素的合成和少量分泌；另一称为"周期中枢"（cyclic center），为女性所特有，位于下丘脑前方视前区及交叉上核区域，能在月经中期排卵前大量释放GnRH，使垂体分泌的LH出现高峰。GnRH在月经周期中对促性腺细胞分泌的调节后述。

GnRH调节：①中枢神经系统：精神刺激能影响GnRH的产生，从而影响排卵并引起月经周期的紊乱。②神经递质：多巴胺和去甲肾上腺直接或间接地促进GnRH的分泌；乙酰胆碱能促进GnRH释放，从而使垂体的LH和FSH分泌增加；松果体分泌褪黑素能抑制GnRH分泌而使垂体的LH和FSH释放量下降。③反馈调节：卵巢分泌的雌激素及孕激素可以通过反馈调节GnRH的分泌与释放。

（三）生长激素释放抑制激素（growth hormone releasing inhibitory hormone，简称GHIH；双称生长抑素，somatostatin，SS） 于1972年分离提纯，其化学结构于1973年阐明，为14肽，其顺序如下，分子量1,637。

```
        S————————————————————————————————S
        |                                 |
H—丙—甘—半胱—赖—门酰—苯丙—苯丙—色—赖—苏—苯丙—苏—丝—半胱—OH
                |
               NH₂
```

体内分布：以下丘脑正中隆起浓度最高，其次为弓状核、腹内侧核、腹外侧核、室旁核及内侧视前核、乳头体等处，尚有大脑皮层、丘脑、脑干、间脑、小脑、纹状体、杏仁核等。在脊髓中，SS存在于背角胶状质和外侧索的附近。SS还存在于用胰岛D细胞，胃、十二指肠和空肠上段及松果体处。

生理作用：SS对许多内分泌器官有抑制作用，能显著抑制垂体生长激素（GH）的分泌，不论体内、体外，不但能抑制基础GH的分泌，也能抑制经L-多巴、茶碱、精氨酸等刺激后的GH分泌。SS并不影响GH的储存和生物合成，可能直接作用于垂体细胞抑制GH的释放。SS也能阻抑TRH诱发的TSH分泌，茶碱及钾盐对TSH的刺激也可为SS阻抑。SS并不抑制正常人的PRL、LH、TSH或ACTH，但能抑制某些肢端肥大症患者正常或升高的PRL值，还能抑制Nelson综合征中ACTH的分泌。SS既能抑制胰岛 α 细胞分泌胰高血糖素，又能抑制胰岛 β 细胞分泌胰岛素，但对前者的作用比后者强10～20倍，急性静脉滴注后可导致血糖下降，在 I 型糖尿病人中可减少胰岛素需要量，还可防治糖尿病酮症，酸中毒。SS能抑制多种胃肠道及胰腺分泌，如胃泌素、胰泌毒、胰酶素、抑胃肽、胃动素、舒血管肠肽、胃酸、胃蛋白酶及胰外分泌等。从而对机体营养物质的摄取率具有一定的控制作用，参与体内营养平衡调节体系。SS能抑制胃泌素瘤及胰岛素瘤等的分泌。SS对中枢神经主要起抑制性作用，与TRH相反，它有降低苯巴比妥的LD_{50}和延长麻醉时间并增加士的宁的LD_{50}，诱导镇静和低温，加强L-多巴，减少慢波睡眠，增加食欲等作用。

作用机理：SS作用于垂体细胞(GH细胞、TSH细胞、PRL细胞)膜受体和细胞内胞浆与颗粒和常染色体成分。抑制cAMP生成（及抑制胰小岛细胞生成cAMP），减少胞浆内Ca^{2+}升高，由于抑制突触体释放及摄取Ca^{2+}，阻止Ca^{2+}刺激后分泌颗粒向胞外释放(exocytosis)。

（四）生长激素释放激素 (growth hormonereleasing hormone，简称GHRH)　　1982年Thorner等报告从一肢端肥大症病人的胰腺瘤中提取、纯化，且查明为40或44肽，同年已人工合成。GHRH存在于下丘脑弓状核及腹内侧核，从神经轴突下达正中隆起后部，入垂体门脉系统而调节GH分泌。

GHRH的分泌和调节：下丘脑腹外侧区有糖感受器，低血糖可使之兴奋而导致GHRH的分泌。去甲肾上腺素刺激 α -受体兴奋腹内侧核，使GHRH分泌增多，而 α -肾上腺素能抑制剂如酚妥拉明则可抑阻GHRH的分泌。β 肾上腺素能兴奋剂可抑制腹内侧核，使GHRH分泌减少。L-多巴经脱羧转化为多巴胺后，兴奋多巴胺能神经的弓状核而引起GHRH的分泌，且不被高血糖所抑制。氯丙嗪系节后多巴胺受体的抑制剂，能抑制GHRH的释放。边缘系统的神经末梢属5-羟色胺能，终止于正中隆起，当睡眠慢波出现时，5-羟色胺生成增多即兴奋该神经末梢而促进GHRH的分泌。致热原能促进GHRH分泌可能是通过这一系统，应激和休克时有GHRH的明显升高，也可能是通过神经因素。垂体分泌GH过多后，可通过负反馈抑制下丘脑GHRH的释放。

（五）促肾上腺皮质激素释放激素 (corticotropichormone releasing hormone，CRH)　　1981年Vale等从绵羊下丘脑提液中分离提纯得到，为41肽结构，并已人工合成。CRH主要在下丘脑，以正中隆起处浓度最高，其次在下丘脑基部神经节，而下丘脑背部及前部神经含量最少。此外，也有少量存在予丘脑及大脑皮层。CRH的主要生理作用为促进促肾上腺皮质激素(ACTH)的分泌，肾上腺糖皮质激素对垂体ACTH的分泌有抑制性反馈作用，但其作用部位是否在下丘脑兼有，尚未定论。神经递质对CRH、ACTH的影响：儿茶酚胺，主要是去甲肾上腺素及多巴胺对之有抑制作用，可抑制严重刺激所引起的ACTH分泌增多。利血平则先引起ACTH的释放，然后阻断其应激的分泌反应，并引起下丘脑CRH含量下降，其机制可能是利血平先造成几茶酚胺类的耗竭，取消了对CRH的抑制，尔后则引起CRH储备量的耗竭，盘清5-羟色胺（血清素）可促进CRH-ACTH的分泌，抗血清素药物如赛庚啶则可抑制CRH-ACTH的分泌。

（六）泌乳素释放抑制因子（prolactin releasinginhibitory factor，又称PIF）和泌乳素释放因子（prolactin releasing factor，PRF）　许多证据表明下丘脑能刺激和抑制垂体泌乳激素（PRL）的分泌，在羊、猪、牛下丘脑提取物中含有PIF与PRF，可能是小分子的多肽，但具体结构不详。

在正常情况下，PIF占主导地位。故破坏下丘脑或切断垂体柄，将引起PRL的分泌增多，而下丘脑提取物与离体垂体细胞培养能抑制其释放PRL。PIF不仅存在于下丘脑，也广泛存在于大脑皮层、丘脑、中脑、小脑等部位。多巴胺与多巴胺能物质如肾上腺素，去甲肾上腺素、多巴胺可抑制PRL分泌，5-羟色胺刺激PRL分泌。L-多巴、多巴胺强化剂溴隐亭（bromoc-riptin）为最有效的PRL抑制剂。多巴胺或儿茶酚胺类物质。对垂体具有直接抑制分泌PRL的作用，在垂体门脉血中浓度较高，为此认为多巴胺可能即系PIF。阻碱能物质（如卡巴可）能抑制PRL，其受体大概属草毒碱类，可为低浓度阿托品逆转。γ-氨基丁酸（GABA）能抑制PIF分泌并降低由单碘酪氨酸（MIT）、奋乃静、氯丙嗪、舒必利（sulpiride）等所增高的PRL。实验提示GABA能直接抑制垂体分泌PRL，某些胺类在活体试验中能刺激PRL分泌，但离体试验无此作用，提示作用部位在中枢神经。肾上腺素能物质如苯肾上腺素和可乐亭能使血浆PRL升高，这一作用为α-肾上腺素能阻滞剂阻断。5-羟色胺能刺激释放PRF，具有丰富色氨酸的视交叉上区可能即有PRF分泌神经元，在应激时释放PRF。而注射组织胺受体阻滞剂如苯海拉明等抵消PRL的分泌。

（七）促黑激素释放因子(MRF)及促黑激素释放抑制因子(MIF)　在动物实验中从下丘脑提取液对体外培养的垂体中间部发现有使促黑激素（MSH）释放或抑制其释放的两种不同物质即MRF和MIF。平时以MIF的作用为主。有人提出MIF为3肽即脯-亮-甘氨酰胺；MRF为5肽即半胱-酪-亮-谷-门冬氨酸。两者均以催产素为激素原。因人体中无垂体中叶，又无MSH细胞，故未证实有此激素。

（八）抗利尿激素（antidiuretic hormone，简称ADH）　ADH是含有一个二硫键的9肽，人的精氨酸加压素（arginine VO80pressin，AVP）分子量为1，084，结构如下：

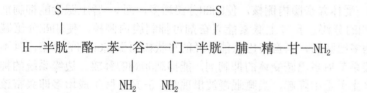

ADH主要由下丘脑视上核，少量由室旁核合成，再由下丘脑神经核与神经垂体激素载体蛋白（neurophysin，NP）结合而以神经分泌颗粒形式沿着神经轴突向垂体后叶移动，并储存于后叶。ADH与催产素二者的载体蛋白不同，但二者的载体蛋白都由18个氨基酸组成，分子量约为10，000，乃下丘脑-神经垂体系统分泌神经元内的激素"载体"。当神经冲动传到神经末梢时，贮存的激素在Ca^{2+}的参与下经胞溢作用而将ADH与NP同时释入血中。

ADH调节：①渗透压:血浆渗透压升高可兴奋位于第三脑室附近的渗透压感受器（渴觉中枢）并刺激视上核释放ADH，血浆渗透压低则抑制ADH释放。②血容量：血容量低可兴奋位于左心房及大静脉内的容量感受器致使ADH释放，血容扩张时则抑制其释放。③体循环动脉压：血压低可兴奋颈动脉窦和主动脉弓的压力感受器使ADH释放。④精神刺激:创伤等应激状态均可通过中枢神经系统兴奋ADH释放。⑤激素:甲状腺素、糖类皮质激素及胰岛素缺少时血浆ADH升高。

ADH的作用:①抗利尿:ADH与远曲小管和集合管的特异受体结合成为激素-受体复合物，激活腺苷酸环化酶，使ATP转变为cAMP，从而激活蛋白激酶，使膜蛋白磷酸化，肾小管上细胞对水的通透性增加，水沿着渗透梯度被动地重吸收。②升血压：ADH使血管和内脏平滑肌收缩，产生加压作用。合成的ADH可用于治疗食道静脉曲张破裂出血。③刺激ACTH释放：ADH具有CRH样促进ACTH释放的作用，该作用可能系ADH直接作用于垂体前叶而产生，并非CRH所致。④在动物中有增强记忆的作用。在实验大鼠中有促进糖原分解，抑制脂肪酸合成作用。

（九）催产素 亦是含有一个硫键的9肽、分子量约1000，结构如下：

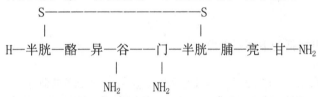

催产素主要由下丘脑室旁核合成，小量从视上核合成，其过程与ADH相似。

催产素分泌调节：① 妊娠临产时，由于子宫体受到膨胀的刺激，或宫颈受压迫和牵引，通过子宫特别是子宫颈部的神经感受器，将冲动传至下丘脑，促进催产素的释放。② 吸吮乳头刺激该处的感受器，传入冲动神经脊髓背根，沿着脊髓丘脑索上升至下丘脑反射性引起垂体后叶释放催产素。③精神紧张、麻醉和乙醇抑制其释放，而LRH和雌二醇、睾酮促进其释放。

生理作用：①促进子宫平滑肌收缩，故能催产和防止产后出血。②催产素能促使乳腺肌上皮细胞收缩，故引起排乳；③催产素对男性有何功能还不清楚，但外源性催产素可促进精曲小管平滑肌收缩，促进精子的输送。④其他：能促进黄体退化，有利钠作用，性交时女性催产素升高促进精子从阴道向输卵管方面运输，有利于受精。

（十）其它神经肽 在下丘脑及脑组织中，尚发现下列神经肽，包括神经降压素、P物质、脑啡呔、内啡呔、胃泌素、缩胆囊素（胰酶素）、蛙皮素、舒血管肠肽素、血管紧张素、肾素等，其中大部分亦从胃肠及胰岛分泌。现将前述四种神经肽作扼要叙述。

1. 神经降压素 其化学结构为十三肽：

（焦）谷-亮-酪-谷-门胺-赖-脯-精-精-脯-酪-异亮-亮

其广泛存在于神经系统大脑、下丘脑、海马、垂体前叶等处，但主要由胃肠分泌。主要生理、药物作用如下：①降低血压；②使血管通透性增加，血液浓缩；③促使平滑肌收缩；④调节体温，使体温下降；⑤促进垂体分泌ACTH、LH、FSH、GH和PRL；⑥抑制胃肠运动，抑制五肽胃泌素所诱导的胃酸分泌；⑦升高血糖；促使胰高糖素释放并抑制胰岛素分泌。

2. P物质 其化学结构为十一肽：

精一脯一赖一脯一谷胺一谷胺一苯丙一苯丙一甘一亮一蛋一NH₂

其广泛存在于黑质、下丘脑、边缘系统、垂体、松果体、脊神经后根等处。P物质主要生理作用是与痛觉的传导有关，还有兴奋大脑皮质等作用。在肠道内能兴奋肠运动，此外尚有兴奋涎液分泌，促使胆囊收缩，胆汁分泌，增加胰腺分泌，增加胰高糖素分泌，抑制胰岛素、胃泌素的分泌。

3. 脑啡呔 脑啡呔系由脑中提出的具止痛作用肽，有两种：蛋氨酸脑啡呔（酪-甘-甘-苯丙-蛋）和亮氨酸脑啡呔（酪-甘-甘-苯丙-亮）。蛋氨酸脑啡呔的结构相当于垂体中提出的β促脂素（β-LPH）的第61～65氨基酸顺序。β-LPH的一些片段具有止痛作用，称内啡呔，β内啡呔相当于β-LPH的第61～91氨基酸残基，d、r、α内啡呔分别相当于β-LPH的61～87，61～77，61～76氨基酸残基。其广泛存在于神经及消化系统内如脊髓后柱，下丘脑内侧，垂体，肠道，小肠上部的末梢神经，肠纵肌和平滑肌的神经丛内。脑啡呔主要生理和药理作用：①止痛作用；②体温调节作用；③调节内分泌功能：可兴奋GH、PRL、

ADH分泌，抑制LH释放和排卵Ｉ④摄食功能；⑤使胃肠蠕动减弱；⑥兴奋胰岛索、胰高糖素分泌而抑制SS的释放。还抑制胰腺分泌酶和碳酸氢盐。

4.血管活性肠肽(VIP)　VIP为一种28肽，以大脑皮层、下丘脑、杏仁核、纹状体中含量最高。VIP的外周作用除了扩张外周血管外，还能加强心肌收缩力，引起胃容受性扩张、抑制胃酸分泌和刺激小肠分泌。它对中枢神经系统的作用主要引起觉醒反应，升高体温等。VIP能控制脑局部血流量、调节下丘脑-垂体功能和改变皮层活动。

六、下丘脑生理

下丘脑的生理功能复杂，可概括为下列三方面：

（一）调节垂体激素的分泌。

（二）大脑皮层下植物神经的最高中枢在下丘脑，即交感和副交感神经受下丘脑的调节。

1.对交感神经系统的调节　交感神经的皮层下最高中枢可能在下丘脑后部。当该区受刺激时则交感神经兴奋，可引起瞳孔散大，眼裂增宽，眼球突出，心跳加快，内脏和皮肤血管收缩，血压升高，呼吸加快，支气管平滑肌松弛舒张，胃肠道蠕动和分泌功能抑制，血糖升高，凝血时间缩短，脾脏收缩等一系列反应。因此，交感神经的兴奋使机体能量消耗增加，器官功能活动增强。当下丘脑后部破坏时，则出现嗜睡、昏沉、体温降低等症状。

2.对副交感神经系统的调节　副交感神经的皮层下最高中枢可能在下丘脑的前部和中部。兴奋时引起神经末梢乙酰胆碱的分泌。表现为瞳孔缩小，唾液分泌增加，心跳减慢，血管扩张，血压降低，胃肠蠕动和消化腺分泌增加，膀胱与直肠收缩。总之副交感神经的兴奋可抑制机体的耗损，增加积贮，与交感神经起拮抗作用。当下丘脑视前区破坏时则副交感受抑制。

（三）下丘脑是人体重要生命活动中枢之一，其主要功能如下：

1.能量平衡和营养物的摄取系通过下丘脑腹内侧核饱觉中枢与腹外侧核嗜食中枢进行调节。血糖在动静脉中的差异、血中游离脂肪酸的浓度、胰岛素的含量以及生长激素的水平等均可对上述二个中枢起直接的刺激或抑制作用。

2.水的平衡水的摄取和排出决定于血渗透压和血容量。当血渗透压升高，血容量下降时可刺激下丘脑视上核及室旁核分泌ADH以加强水的吸收。血渗透压增高时又可刺激下丘脑口渴中枢而使饮水量增加。

3.觉醒与防御　当下丘脑后区大脑脚处受刺激时可引起防御反应，遭到破坏时可表现为发作性嗜睡，甚至昏睡。

4.体温调节　下丘脑的前部、前连合和视交叉之间与身体的散热可能有关，主要通过皮肤血管扩张和排汗（副交感神经）调节，而下丘脑的后侧部，则可能与保热和产热有关，主要通过肌肉的紧张性和皮肤血管视缩（交感神经）进行调节。下丘脑前部有病变则发生高热，后侧部病变可引起体温过低。现认为前部是中枢体温感受器的部位，后部可能是体温"情报"整合处理处。实验证明产热与散热反应均可由刺激下丘脑前部而引起，刺激下丘脑后部则反应不显著。

5.情感行为　下丘脑的情绪反应不仅决定于丘脑与皮层的关系，即在皮层完整时，如刺激乳头体、破坏下丘脑的后腹外核或视前核有病变时均可引起精神症状，包括兴奋、病理性哭笑、定向力障碍、幻觉、激怒以及冲动行为等。

6.性的功能、成熟和生殖　由下丘脑脊髓纤维及下丘脑垂体纤维，通过神经体液调节性的功能，使其成熟和保证生殖。当下丘脑视神经交叉前上部及弓状核、乳头体和灰结节等处受到刺激或破坏时则影响LRH的分泌，可使性功能低下或性早熟。

7.调节心血管活动　下丘脑后方受刺激时，有血压升高及心率加快，下丘脑前方受刺激时则血压降低及心率减慢。当整个下丘脑均受损时，则血压的变化更为复杂，不稳定，伴心跳减慢，有时出现冠状动脉供血不足的征象。

8.生物钟(biological clocks)在机体内有些组织、器官、系统的机能活动，呈现大约以24小时为界的周期性交化，如体温、血浆成分的浓度水平，内分泌激素的分泌，睡眠与觉醒等。此称为生物钟或昼夜节律。而神经系统其它部分广泛受损则不受影响。当下丘脑损伤时，昼夜节雄即严重失调和紊乱。有人认为生物钟的调节可能主要与松果体有关。

（吴涛）

一、脑垂体定义

脑垂体(pituitary gland，简称垂体)是人体内分泌系统中主要的中枢性内分泌腺，分前后二叶，前叶大部分为腺垂体，分泌促肾上腺皮质激素、β促脂素、生长激素、泌乳激素、黄体生成激素、卵泡刺激素及促甲状腺激素等激素，作用于周围内分泌腺（靶腺）及全身各脏器及组织。后叶大部分为神经垂体，贮藏下丘脑分泌的抗利尿激素及催产素。

二、垂体胚胎、解剖概述

垂体可分为前叶与后叶，后叶又分中间部与神经部。从胚胎发生来说，前叶和中间部来自外胚层的原始口腔部，在组织结构上都属于腺组织，故称腺垂体；而后叶的神经部则来自外胚层的原始间脑，故称神经垂体。

垂体位于颅底蝶鞍内，外面被有坚韧的硬脑膜，顶部以硬脑膜内层形成的鞍隔与颅腔隔开。鞍隔中央有孔，直径为2～11mm，孔内通过垂体柄向上以漏斗部与下丘脑相连。垂体上方有视神经交叉，视束及第三脑室底部，外侧毗邻为海绵窦，海绵窦内有颈内动脉、动眼神经、滑车神经、外展神经和三叉神经眼支与上颌支，后方有大脑脚，脑间池及动眼神经根部，前下方凭蝶鞍的前壁及底与蝶窦相隔开。

垂体呈卵圆形，其横径为9～12mm，前后径7～10mm，高6～9mm，重约0.5g，女子每次妊娠期垂体前叶增生肥大，故垂体较男子者为大而重。

垂体的血液供应来自颈内动脉分支——垂体上动脉和垂体下动脉。垂体上动脉分支后在垂体内又汇集形成一个特殊的门静脉系统。当垂体上动脉进入垂体上端后立即分支，在正中隆起处构成丰富的毛细血管丛，形成门脉的初级丛，此组血管再集合形成若干条静脉干，称为门静脉，沿垂体柄下行到前叶，再分支形成毛细血管丛（前叶的血窦），垂体下动脉从垂体下端进入分布于后叶，静脉血入蝶鞍两侧的海绵窦中。

垂体的神经主要来自下丘脑，这些神经纤维的一部分终止于正中隆起的毛细血管丛，一部分直接通过漏斗部到达后叶，构成视上核及室旁核垂体束。另外，垂体也接受少量的交感神经，这些神经随动脉而来起调节血供的作用。

（一）前叶 是腺体的大部分，光学显微镜下示腺细胞排列成索状或团状，在细胞之间有丰富的血窦，腺细胞按染色及形态学可分为三种：

1.嗜酸性细胞 约占前叶腺细胞总数的35%，胞体呈圆形或卵圆形，胞浆中含有大小不等的红色嗜酸性颗粒，分泌生长激素(GH)和泌乳激素(PRL)。

2.嗜碱性细胞 约占前叶腺细胞总数的15%，胞体较大，呈球形或多边形，胞浆中含有许多大小不等的蓝色嗜碱性颗粒。此类细胞能生物合成和分泌卵泡刺激素(FSH)。黄体生成激素(LH)，促甲状腺激素(TSH)和促肾上腺皮质激素(ACTH)。

3.嫌色细胞 约占前叶腺细胞总数的50%，细胞较小，常聚集成群，细胞分化不清，细胞着色较淡，在光学显微镜下无颗粒，故以往认为该细胞无激素分泌功能。

近年来应用电镜及过碘酸-雪夫(即PAS法)或醛复红染色后，发现垂体前叶有五种细胞，胞浆中有丰富的粗面内质网和发达的高尔基体，并均有大小不等内含激素的颗粒。此五种细胞命名为：泌乳激素细胞，分泌PRL，胞浆颗粒直径最大，约400～1，200nm。生长激素细胞，分泌GH，分二型；颗粒致密型，颗粒直径为350～450nm；颗粒稀少型，颗粒直径为100～750nm。促肾上腺皮质激素细胞，分泌ACTH及βLPH，（β促脂素）颗粒直径约250～400nm。促性腺激素细胞，分泌GnH（包括FSH与乙LH），颗粒直径约100～250nm。促甲状腺激素细胞，分泌TSH，颗粒直径最小，为100～200nm，目前认为嫌色细胞是一种束分化的干细胞，或是经特别强烈的分泌活动而排空了颗粒的细胞。

（二）后叶（中间部） 仅存在于胚胎期，在成年人垂体中已变为一薄层，不产生任何激素。

（三）后叶（神经部） 是由神经胶质细胞（又称垂体细胞）及神经纤维组成，由视上核和室旁核神经细胞分泌的ADH（AVP）和催产素颗粒直径约100～300nm，在神经垂体素（neurophysin）帮助下沿着轴索（即视上垂体束）下降入神经部，储存于神经纤维及其末端膨大成为大小不等的球状小体，又称为吓令小体(Herring body)，当下丘脑视上核及室旁核神经元被兴奋时，储存于吓令小体内的激素可释放到血液中发挥作用。

三、腺垂体激素

腺垂体分泌下列激素：促肾上腺皮质激素(adrenocorticotropic hormone, ACTH)β-促脂素(β-lipotropin, β-LPH)、生长激素(growth hormone,GH)、泌乳激素(prolactin, PRL)、黄体生成激素(luteinizing hormone, LH)、卵泡刺激素(follicular stimulating hormone, FSH)、（LH及FSH又称促性腺激素gonadotropic hormone. GnH)、促甲状腺激素(thyroid stimulating hormone,TSH)。

（一）促肾上腺皮质激素(ACTH)及β促脂素（β-IPH） 鸦片-促黑素-促皮质素原(pro-opio-melano-cortln, POMC)系由垂体内ACTH细胞所分泌的前体蛋白，含有265个氨基酸，包括三个组成部分：①ACTH在分子中央；②β-LPH及③N-POMC此外前体尚连有26个氨基酸残基的信息肽。人的N-POMC含有76个氨基酸的糖肽。

ACTH是由39个氨基酸所组成的单链多肽，分子量约为4，500，其生物活性有赖于N端24个氨基酸的完整顺序，关键活性基团似在氨基酸5～10。其中ACTH1～13为α-MSH(melanocyte stimulatinghormone即黑色素细胞刺激素)，此激素仅在动物中分泌而在人类中则无。ACTH分子中氨基酸18～39为CLIP (corticotropin like intermediate lobe peptide，类促肾上腺皮质激素中叶肽)。垂体内ACTH含量约300μg. 每天分泌量约100μg。血浆浓度波动范围较大，晨8时约为100pg/ml，午夜0～10pg/ml，故有昼夜变化节律。血浆内半衰期5～15分钟。

ACTH的生理作用：

1.对肾上腺皮质的作用 ACTH能促进肾上腺皮质分泌皮质类固醇，并可引起肾上腺皮质增生。其主要作用是促进肾上腺皮质激素的合成与释放，其中以糖皮质类固醇为主，在人类主要产生皮质醇。此外，对醛固酮及性激素的分泌也有轻度促进作用。

2.对肾上腺以外的作用

(1)对内分泌系作用：对肾上腺外类固醇代谢的影响为可使肾上腺皮质激素的降解减慢；加强肾上腺髓质中酪氨酸羟化酶和多巴胺羟化酶的作用，促进肾上腺素的合成；合成的24肽ACTH有促进GH分泌的作用。

(2)对代谢作用：在脂代谢中能动员脂库中储存的脂肪，使甘油三酯水解为甘油和游离脂肪酸，使血浆中游离脂肪酸增多；可能是激活了激素敏感性脂酶的关系，ACTH可使脂肪的氧化加速，生酮作用增强；对糖代谢能降低血糖，增加葡萄糖耐量，促进糖进入肌细胞，增加肌糖原含量；对蛋白质可促进肌细胞摄取氨基酸，抑制甘氨酸转变为尿素。

(3)对神经系作用：短期注射ACTH可使大脑活动增强，脑电图电压增高，有时甚至可引起抽搐，长期注射反使大脑活动减弱。ACTH的片断称为ACTH肽类与精神活动和学习记忆有关。

（4）对肾脏作用：刺激球旁细胞，使其颗粒增多，分泌较多的肾素。

ACTH分泌的调节：

1.反馈调节　血浆糖皮质类固醇水平升高，可抑制CRH-ACTH的分泌；反之，CRH-ACTH的分泌增加。其作用部位可能在下丘脑和垂体。ACTH还可能经过垂体门脉血管逆向抵达下丘脑抑制CRH的分泌。

2.神经调节应激性刺激如低血糖、创伤、精神刺激、致热原等，可通过高位中枢神经递质作用于下丘脑，增加CRH-ACTH的分泌。

3.分泌的昼夜节律正常人晨6～8时最高，午夜最低，次晨又高，24小时呈"V"形曲线分泌。

β促脂素（β-LPH）（β-LPH含有91个氨基酸，分子量为11，700，与ACTH由同一分泌颗粒同一前体蛋白裂解产生，因而血浓度常与ACTH平行相关。β—LPH的生理意义目前尚不清楚，其中β-LPH61～65为甲硫氨酸-脑啡肽（met-enkephalin,MET-ENK），β-LPH61～76为α-内啡肽（α-endorphin，α-END），β-LPH61～77为γ内啡肽（γ-endorphin，γ-END）β-LPH61～91为β-内啡肽，β-LPH41～58为β-MSH，β-LPH1～58为γ-LPH，提示（β-LPH可能也是一个激素原。此外，（β-LPH、ACTH与β-MSH、α-MSH均具有7个相同的氨基酸顺序：蛋一谷一组一苯丙一精一色～甘。ACTH4～10与β-LPH47～53为促进黑色素沉着的分子结构。但此四种激素刺激黑色素沉着强度不同，如以α-MSH为100，则β-MSH为50，ACTH仅为1，β-LPH为0.2。近年来发现正常人血浆及垂体中并无MSH合成，也无β-MSH存在，过去测得者可能是分离提取时自 ACTH与β-LRH裂解产生者。

（二）生长激素(GH)　人GH是由191个氨基酸组成的单链多肽，分子量约为21，500，生物活性片断位于氨基端134个氨基酸，羧基端的1/3部分无生物活性，但可能对(GH分子有保护作用。每个垂体贮藏约4～8mgGH，血循中还有一种分子量较大的GH，称大GH，占血浆免疫活性GH的10%～30%。GH的分泌受多种生理条件的影响，包括饥饿、进食、睡眠、运动、血糖水平波动等因素，昼夜间血 GH有很大波动，在深睡1小时后GH分泌最高，且呈脉冲性分泌，成人分泌率为0.75～3mg/日，成人基值一般不超过3mg/ml，小儿较高，新生儿脐血可达30mg/ml以上，血浆中GH半衰期为20～50分钟。

生理作用：

1.对人体的影响　直接作用于全身的某些组织细胞，如肝、肌肉、脂肪和造血组织等或通过生长激素介质使之增生肥大，促进机体的生长。

2.对骨骼的作用　促使骨骼增长和加大（巨人症）；骨骺部加宽和外生骨疣（肢端肥大症）。GH并不对骨骼和结缔组织起点接作用，而主要是通过GH作用于肝，也可能通过肾形成生长激素介（somatomedin）而起作用。后者系一多肽，与软骨内胶原组织及其他蛋白的合成增加有关。

3.对代谢的影响

（1）蛋白质代谢：促进蛋白质的合成，GH在与胰岛素协同作用下可促使氨基酸进入肌细胞加速细胞核内DNA和RNA的合成，或提高已合成的RNA的活性。

（2）脂肪代谢：动员储存的脂肪供肌体应用，故血中游离脂肪酸增加，氧耗量及生热增加，血酮增多，在胰岛素分泌不足时可引起酮症。

（3）糖代谢：急性实验中GH静注后早期有胰岛素样作用，使血糖下降，但持久注射则无此作用。GH有抑制肌细胞葡萄糖磷酸化的作用，减少外周组织对葡萄糖的利用，并使细胞对葡萄糖的摄取减少，加强肝糖原异生，血糖升高。因此，GH与胰岛素在糖代调的调节中存在着相互拮抗的作用。长期过度的生长激素与高血糖对胰岛β细胞的持久刺激，可促使后者功能趋于衰竭，产生糖尿病。

（4）水、盐代谢：使尿中钠、钾、镁、氮和无机磷排出减少，使钙、磷代谢呈平衡，尤其在活动性肢端肥大症中，肾小管再吸收磷增加，血磷有轻度增高，有临床意义。其余电解质浓度一般正常。

GH分泌的调节：主要受下丘脑释放的GHRH与GHIH(即SS)二者的双重调节。低血糖可刺激下丘脑腹内侧核葡萄糖受体使SS减少导致GH的分泌增多。应激情况下GH升高，可能是通过神经因素。熟睡一小时后，GH分泌明显升高，可超过40ng/ml，可能与睡眠后的5-羟色胺升高有关。在正常人多巴胺可兴奋GHRH-GH升高，但对肢端肥大症却能抑制GH的分泌。输入某些氨基酸（如精氨酸）可引起GH分泌增加，而有利于机体利用氨基酸合成蛋白质。血浆GH升高，对下丘脑分泌GHRH具有直接的负反馈作用。TRH对正常人没有诱发GH释放作用，但对肢端肥大症及肾功能衰竭患者却可以显著地刺激GH释放，而且不被SS所抑制。ADH可刺激GH释放，有人认为ADH在应激状态下可能起GHRH作用，而使GH释放。

（三）泌乳激素(PRL)　　1977年才阐明人类PRL的氨基酸顺序为198肽，分子量约为22,000，由垂体前叶PRL细胞所合成和分泌，成年男性基础值为6.2±0.6/ml，女性9.0±0.6ng/ml，血浆PRL呈脉冲性波动亦呈昼夜改变，熟睡后期达高峰，可5倍于基值，睡时持续升高，直至次晨苏醒后迅速下降。妊娠第8周PRL即开始升高，至38周达高峰，产后如不授乳则1～2周降至正常，哺乳期可出现短暂高峰，可上升10～20倍。

1.生理作用：主要促进乳腺的生长、发育和乳汁，的形成，但尚需多种其他激素参与，如乳腺管生长需生长激素、糖类皮质激素、雌激素。乳腺腺泡增生需雌激素、孕酮、胎盘泌乳素。产后泌乳时尚需生长激素、催产素、胰岛素、甲状腺激素等。PRL尚有抑制GnH的作用，作用水平可能在性腺及下丘脑而非垂体。

2.PRL调节：(1)一般情况下，下丘脑PIF兴奋占优势，故PRL分泌受到抑制，但在妊娠、分娩与产后哺乳者则PRL受抑制，从而垂体PRL大量释放。(2)应激情况下，通过中枢作用于下丘脑可使PRF分泌增加，引起PRL的分泌增多而导致溢乳。(3)吸吮乳头的机械刺激，可通过神经一内分泌反射、兴奋PRL和催产素的分泌。(4)药物：L-多巴和溴隐亭等多巴胺能物质，可增加下丘脑PIF活性及对垂体的直接作用，使血浆PRL下降，而多巴胺能阻滞剂如丁酰苯类（butyro-phenones）的氟哌丁苯(heloperidol)及哌迷清(pimozide)等可减少下丘脑儿茶酚胺的含量，使PIF降低，血中PRL升高，因此不少人认为多巴胺就是PIF。其它中枢神经药物如地西泮(Diazepam)、利血平、氯丙嗪、甲氧氯普胺(metoclopramide)、箭必利(sulpiride)，吗啡、γ-氨基丁酸(GABA)等均可引起PRL增高。⑨TRH注射后可使血浆PRL升高，雌激素也有强大的促进PRL分泌作用。

（四）促性腺激素(GnH)　　包括LH与FSH，属糖蛋白类激素，均具有α与β二个亚基，二者β-亚基相同均由89个氨基酸组成，各自激素的特异性在于争亚基。FSH的分子量约37，000，LH为28，000，它们的β-亚基均有115个氨基酸。FSH在第7及第24位的二个门冬酰胺上，LH在第13及第30位的二个门冬酰胺上均各有一个碳水化合物部分。FSH与LH每日星脉冲性分泌，加以每月周期性改变，故变异范围颇大。FSH分泌率20～50IU/d，血浆半衰期6小时。LH分泌率500～1，000IU/d，血浆半衰期70分钟。

生理作用：

1.FSH　　(1)促进卵泡发育成熟，与LH一起促使雌激素分泌，进一步引起排卵。又能刺激卵泡液分泌增加，促进颗粒细胞的增殖。(2)协同睾丸酮促进睾丸精曲小管的生长及精子生长。

2.LH　　(1)参与FSH使卵泡成熟、排卵。随后使卵泡转变为黄体，并促进雌激素及孕激素的合成分泌。(2)促使睾丸间质细胞增殖，并合成分泌雄激素，故LH又名促间质细胞激素(ICSH)。

3.GnH在月经周期中的变化　　在卵泡期之初，孕激素及雌激素处于低水平，从而减弱了对下丘脑"张力中枢"及垂体的抑制，"张力中枢"分泌GnRH(即LRH)，促使垂体分泌GnH逐渐增加。在FSH和LH作用下，卵泡逐渐发育，成熟，雌激素的分泌逐日增多。

当卵泡发育成熟时，体内雌激素出现高峰，大量雌激素对下丘脑"周期中枢"产生正反馈作用，促发"周期中枢"大量释放GnRH，垂体分泌GnH达到高峰，血浆LH高峰平均值达到83.5(mIU/ml)，FSH峰值较低约20mIU/ml。大量的LH促使卵泡成熟排卵。进入黄体期，在LH作用下，孕酮分泌渐增，伴雌激素的分泌增多。持续高浓度的雌激素和孕酮通过负反馈作用，抑制下丘脑两个"中枢"，使垂体分泌LH及FSH相应减少。如无妊娠则黄体开始萎缩，孕酮和雌激素分泌随之下降。于是出现激素撤除性的月经来潮,性激素下降减弱了对下丘脑"张力中枢"的抑制,GnRH又开始分泌，垂体重新分泌FSH及少量LH. 新的卵泡再次发育，从而转入下一个月经周期。

4. 女性GnH的分泌调节：(1)下丘脑分泌GnRH调节垂体FSH与LH的释放，而FSH与LH对下丘脑GnRH的分泌，可能具负反馈抑制作用。低浓度雌激素可使垂体对GnRH的反应加强，而高浓度雌激素和孕酮则可抑制垂体对GnRH的反应。(2)神经系统，神经递质的调节：感官刺激（声、光、气味等）以及心理状态，情绪波动，外界刺激等均对GnH的分泌有显著影响，去甲鸳上腺素及多巴胺可使下丘脑GnRH释放，从而促进GnRH的分泌，而血清素及褪黑素(melat-onin)的作用则与之相反。

5. 男性GnH分泌的调节：(1)下丘脑GnRH兴奋垂体分泌LH及FSH。LH(即ICSH)可促进睾丸间质细胞(Leydig细胞)分泌睾酮，睾酮则对下丘脑起反馈抑制作用；FSH协同睾酮促使睾丸精曲小管生长及精子形成，精曲小管中Sertoli细胞产生一种抑制素(inhibin)，对下丘脑起反馈抑制作用，男性GnH的分泌为持续性而不存在周期变化。(2)神经系统影响：精子的发生受大脑皮质-下丘脑、嗅脑一下丘脑以及上丘脑、松果体结构的控制调节。

（五）促甲状腺激素(TSH) TSH属糖蛋白类激素，分子量为28，300，约15%为碳水化合物，其蛋白部分由α与β二个亚基组成，人TSHα-亚基含89个氨基酸（分子量为13，600），与FSH、LH及绒毛膜促性腺激素(human chorionic gonadotropin, HCG)的α-亚基相同。β亚基含112个氨基酸（分子量 14，700），垂体内TSH含量约300μg，分泌率为109. 2μg/d，半衰期53.4分，正常血浆浓度为2±/ng/ml。

1. 生理作用：(1)促使甲状腺增生肥大，血流增加，使甲状腺滤泡上皮细胞变成高柱状。(2)促进甲状腺激素的释放，在TSH兴奋下可见甲状腺上皮细胞从顶端向滤泡腔伸出为是吞饮胶质，形成胶质小滴，在溶酶体酶系作用下甲状腺球蛋白裂解而释放出甲状腺素(thyroxin T_4)、三碘甲状腺原氨酸(triiodothyronine, T_3)及碘化酪氨酸。(3)促进甲状腺激素合成，较之上述T_3、T_4的释放出现较晚，TSH促进甲状腺滤泡上皮细胞摄取碘，增强碘化物过氧化物酶的活性，促进碘的有机化，形成碘化酪氨酸，并使其偶联形成T3、T4。(4)增进甲状腺组织的能量代谢，首先是葡萄糖的氧化和磷脂的合成加强，随后RNA与蛋白质（包括甲状腺球蛋白）的形成相继增加。⑤促进脂肪溶解，释放游离脂酸。

2. TSH调节：(1)甲状腺激素对垂体TSH的分泌具负反馈作用，其作用部位在垂体TSH分泌细胞核内的甲状腺激素特异性受体，此受体对T_3的亲和力远较T_4为强。可达20倍。因此，在垂体起反馈作用者主要是T_3，但在垂体细胞内T_4可脱碘变成T_3。(2)中枢神经系统：去甲肾上腺素、多巴胺及血清素能兴奋TRH的合成，从而促进垂体TSH的分泌，机体受冷后的TSH分泌增加即经此途径。(3)TSH的分泌有昼夜节律变化，高峰在晚上23: 00 ~ 24: 00时，上午11: 00时最低，此种节律似与睡-醒规则有关，但机理不明。(4)激素：SS可降低基础TSH分泌，多巴胺可抑制TSH释放，而雌激素则升高基础TSH分泌。糖皮质激素可通过抑制TRH的释放，从而使垂体分泌TSH减少。

（吴涛）

第二节 下丘脑-垂体机能试验

下丘脑-垂体轴通过垂体分泌促激素控制与调节靶腺的功能，故下丘脑-垂体轴功能测定不仅对其储备功能，而且对各个靶腺的功能状态的确定均有重要意义。当前免疫标记测定的发展已可精确测定血浆各主要垂体激素以及4种合成下丘脑激素：促甲状腺激素释放激素(TRH)、黄体生成素释放激素(LH-RH)、促肾上腺皮质激素释放激素(b-CRH)和生长激素释放激素(h-GRH-40和h-GRH-44)在临床上普遍应用，使下丘脑-垂体轴储备功能得以较为精确的判断。此组试验不仅对下丘脑-垂体，而且对于有关靶腺疾病诊断有重要价值，据此而确定的有关治疗将伴随患者一生，因此其测定结果的判断必须仔细、慎重；相关垂体激素的测定是衡量垂体前叶功能的重要依据，两者必须相互配合与参照。

一、垂体激素测定的临床评价

（一）垂体前叶激素

1.血清ACTH　　ACTH分泌是阵发的突然释放，导致血皮质醇急速升高。ACTH节奏性分泌的幅度放大而非频率的增加组成了ACTH的昼夜节律。经过$3 \sim 5$小时睡眠后在觉醒前后数小时分泌达高峰，然后整个上、下午从高峰上渐渐下落，傍晚可进一步下降，在入睡后$1 \sim 2$小时达最低点。有时午后与晚餐后可有脉冲式分泌，这与蛋白含量有关，此时其分泌曲线可呈锯齿形。下丘脑的视上核可能是导致人体生理昼夜节律性的内源性起搏点。有人给正常人持续滴注CRH，而血浆ACTH分泌昼夜节律性依然存在，故ACTH分泌的昼夜节律并不是CRH所引起的，双抗体免疫放射法测定血浆ACTH正常值为晨8时$4.5 \sim 18pmol/L$，下午4时$<4.5pmol/L$，午夜24时（成熟睡后1小时）$<2.2pmol/L$（常可达$1.1pmol/L$以下）。正常时血皮质醇受ACTH密切调节，两者是平行的节律性波动，但疾病的这种平行关系不复存在，因而必须结合两者的血浆测定值进行临床评价与分析。由于ACTH血浆半衰期甚短，且其分泌呈阵发性，故基础血浆ACTH测定常非垂体ACTH储备功能可靠指标，表2-2-1示Cushing综合征的血浆ACTH与皮质醇。

表2-2-1　Cushing综合征的血浆ACTH和皮质醇

	血浆 ACTH		血浆皮质醇
	清晨	午夜	
原发性皮质功能减低	↑		↓
下丘脑 CRF 不足或垂体 ACTH 不足（垂体机能减退）	↓		↓
先天性肾上腺增生症	正常或↑		正常或↓
柯兴病	正常或↑	↑	↑↑
柯兴综合征			
（肾上腺皮质肿瘤或双侧徵结节增生；			
其他肾上腺皮质原发性病变；	↓		↑↑
非 ACTH 依赖性柯兴综合征）*			
异位 ACTH 综合征(ACTH 依赖性柯兴综合征)	↑	↑	↑

↑升高　　↑↑显著升高　　↓降低

注：1.对于柯兴综合征午夜ACTH的测定很有帮助，如为原发性皮质醇增多症，则午夜ACTH仍抑制；如为下丘脑-垂体性柯兴病，则ACTH节律消失，清晨虽可正常，但午夜则可升高（或无抑制）。

2.清晨血皮质醇$>300nmol/L$.可除外肾上腺皮质功能减遇，而$<80nmol/L$亦可除外皮质醇增多症。

3.临床上皮质醇增多症病人的皮质醇分泌量可逐日显著不同，特别是肾上腺癌或异位ACTH综合征患者。

2.血清TSH　　血清TSH放免测定对于原发性甲减诊断是十分重要的指标，常先于血清T_4、T_3降低之前出现升高，特别是对于隐匿性原发性甲状腺机能减退，但是单次TSH-RIA稳定不足以除外下丘脑-垂体性甲状腺机能减退，对于后者必须同时侧定T_3、T_4，但放免法对于微量TSH的测定不灵敏，故对甲状腺机能亢进的诊断常需凭藉高敏感度TSH测定法，即TSH-IRMA（双抗体免疫放射测定），其正常值为$0.3 \sim 5\mu u/ml$。甲状腺机能亢进症血中甲状腺紊增高者，其TSH-IRMA测定值常低于$0.02\mu u$。TSH测定亦常用于甲状腺素片($L-T_4$)替代治疗时药量调节的依据。

3.血清FSH与LH　　垂体促性腺激素细胞可分别分泌LH和FSH，在妇女月经期间此两种促激素的分泌有一定的变化。生理量的性腺类固醇激素则抑制LH的分泌使其趋于正常水平，但对FSH则无此作用。FSH的调节则较复杂，不仅受到性腺所产生的一种糖蛋白激素——抑制素（inhibin）的抑制，而且受到卵巢产生的单链糖类多肽——卵泡介素（follistatin）的抑制。FSH代谢清除少于LH，血循环中的LH和FSH在肝肾中降解，少量LH和FSH可从尿中排出。FSH的测定传统使用生物法，即观察未成熟小鼠子宫重量的变化，以小鼠子宫单位来表示尿液中FSH之活性，当前已可用标记免疫法测定血尿的FSH与LH含量。为了避免被标记的抗原质量（ng/ml）所具有的生物单位（mIU/ml）变化，所以常使用活性已被标定的标记抗原（以mIU/ml作为单位）。尽管如此，标记免疫法和生物法测定促性腺激素结果并不十分吻合，其主要原因是去涎酸糖蛋白极易在肝中清除，而其寡糖成分具有较长的生物活性半衰期。下丘脑-垂体-性腺轴的激素水平在不同生长发育阶段变化甚大。在青春期之前男女FSH与LH差别不大，从性成熟后女性即有规律的月经周期以及FSH、LH显著变化，男性从性成熟直至终身FSH、LH变化不大（表2-2-2、表2-2-3）。性腺本身激素分泌的改变也可以影响FSH与LH的分泌（表2-2-4）。

表2-2-2　正常女性FSH与LH浓度

年　龄	发育阶段或生理期	血清浓度（mIU/ml）		24小时尿液含量（鼠子宫单位）
		FSH	LH	
0～1	婴儿期	*	*	
2～12	幼少期	3～6	2～7.5	＜6
8～12	幼少后期	4.6～7.0	2～11.5	＜6
9～14	青春前期	5～12	2～14	＜6
12～18	青春期	3～13	3～29	6～25（也可＜6）
成人	卵泡期（子宫内膜增生期）	4～17	5～30	6～50
		13～25	75～90	
	排卵前期（月经中期）	4～15	75～90	6～50以下
	黄体期（分泌期）	4～15	3～41	6～50
30岁以上	绝经期	30～200	30～200	＜50

表2-2-3　正常男性促性腺激素浓度

年　龄	发育阶段	血清浓度（mIU/ml）		24h尿液FSH含量	
		FSH	LH	mIU	
0～2	婴儿期	*	*		
5～11	幼少期	2～7	2～6	2～5	＜6
10～13	幼少后期	3～9	4～12	3～12	＜6
12～14	青春前期	3～14	6～11	7～17	＜6
12～17	青春期	3～15	6～16	14～32	6～50
15～18	青春后期	4～15	7～19	18～46	6～50
18岁以上	成人	4～13	6～23	18～45	6～50

＊：文献资料表明一岁婴儿FSH和LH可达成人水平

表2-2-4　性腺对FSH与LH分泌的影响

		刺激分泌		抑制分泌
LH	男性	睾酮下降	男性	睾酮增高
	女性	雌激素产生下降	女性	雌激素缓慢上升
PSH	男性	精子生成不足		
	女性	雌激素低水平	女性	雌激素高水平

FSH与LH测定的意义：常在疑及性腺早衰时测定FSH与LH，但此两种促激素的分泌都是

不规则的、间歇性的，因此单一的测定值的意义常不能确定。在女性原发性卵巢功能衰退与绝经期以及临床上罕见的垂体促性腺激素腺瘤常可有FSH与LH增高。但在男性，FSH水平与精子数以及LH水平与睾酮水平之间常少关联，必要时需作垂体促性腺激素储备试验。

4.PRL-GH家族　由于具有相同氨基酸片段，人GH、PRL和hPL（胎盘泌乳素，亦冻亡之绒毛膜促生长泌乳素，hCS），被认为是同源的，即其编码基因具有共同性。这类激素不仅在结构上相似，而且有着广泛的种间同源性，提示在进化过程中基因复制仅有较少改变。GH和hPL的同源性较大可达83%，而GH与PRL的同源性仅16%，故在妊娠期垂体GH分泌往往受抑。在垂体和血浆中均存在着大分子GH与PRL，这些"大"激素可能为由二硫链连接的二聚体，它们由垂体分泌后，与激素的靶细胞上的受体结合，生物活性弱，由真正hGH基因所合成22KGH具有正常的活性，称为小分子GH，占垂体GH量的10%。GH的免疫活性测定是其生物活性的有效指标，GH的分泌不仅受到年龄很大影响，而且受到生理活动甚至体重的影响。正常青年成人GH水平为30～50ng/ml，但青春期和中年成人一般约为3ng/ml。育龄妇女一般高于男性。进餐、运动可使分泌增高，至深睡1小时后，其分泌达最高峰。饥饿使之显著增高，肥胖者分泌减少。GH主要在肝中降解并清除之，少量可由肾脏排出。

GH测定的意义：垂体性和下丘脑性侏儒症GH分泌不足，尤其是低血糖激发试验时；相反，垂体GH腺瘤分泌过多GH可表现为巨人症或肢端肥大症，GH常在20ng/ml以上，且不受高血糖所抑制。

PRL主要作用是在分娩后刺激乳汁成分，包括乳清蛋白、酪蛋白、脂质和碳水化合物。真正介导乳汁分泌反射的是催产素，后者刺激终末囊小叶周围的肌上皮细胞收缩，并使小叶内乳汁受挤进入小叶导管。

血清PRL正常值：男性不超过15ng/ml，女性不超过20ng/ml，月经周期PRL无明显变化，但绝经期后下降，妊娠时水平自早期起持续上升，至分娩时可达150～200ng/ml，其血循环半衰期约为50分钟。清除场所主要为肝脏，次为肾脏。PRL测定参见PRL功能试验。

（二）垂体后叶激素

1.精氨酸加压素(AVP)　垂体后叶与下丘脑紧密连接，由神经胶质细胞分化而成的细胞以及下丘脑的无髓鞘神经末梢形成的垂体束构成，不含腺体细胞，垂体后叶所含的加压素与催产素是由视上核与室旁核的肽能神经元所分泌的。人加压素的第8个氨基酸残基为精氨酸，称为精氨酸加压素(AVP)，因AVP生理浓度很低，其抗利尿作用远较其升压作用明显，仅高数百微单位即可使尿中离水减少而不减少溶质的排出，因而尿液为高渗。因其此生理作用，故也称之为抗利尿激素(ADH)。正常入AVP开始分泌的血浆渗透压阀值为280～284mOsm/kg.H2O，有口渴感的血浆渗透压阈值则为290～294mOsm/kg.H2O。此时AVP水平大多为2～12Pg/ml。但AVP的放免测定现在尚有不少缺点，限制了其临床测定价值。

2.AVP生理活性指标测定　由于AVP高精度测定尚未开展，故其生理活性指标在临床上广泛测定作为诊断手段。

(1)血清渗透压，正常人范围较窄(285～295mOsm/kg.H2O)。

估测值比冰点渗透压计实际测量值要高10～15mOsm/kg.H2O。故有人生张以1.86×血钠值，而不是以2去乘。

(2)尿渗透压：肾功能正常者非卧床时尿渗透压可低50mOsm/kg.H2O(最大稀释尿)和最高时达800～1500mOsm/kg.H2O（最大浓缩尿)。

(3)自由水廓清率：实际排尿量为溶质尿等渗于血清渗透压的容量以及不含溶质的自由水容量，尿液为低渗时实际尿量大于等渗之溶质尿部份，其自由水廓清率为正值，表明AVP活性极弱或无作用；排出尿为高渗时，表明尿量少于等渗之溶质原量，自由水廓清率为负值系AVP之抗利尿作用所致。因而测定自由水廓清事可知AVP的生理活性。计算公式如下：

CH2O：自由水廓清率，U1 尿量(ml/h)，Uosm尿渗透压，Posm血浆渗透率。正常值：一

$25 \sim 100ml/h$。

二、垂体激素功能试验

（一）生长激素(GH)分泌功能试验

1.GH兴奋试验 临床上常用者有：

(1)胰岛素低血糖试验，隔夜禁食，清晨空腹静脉注射正规胰岛素$0.1 \sim 0.15U/kg$体重。0.30、45、60、90、20分钟以及低血糖症状出现后半小时时分别取血，测血糖及GH。45分钟血糖应低于$40mg/dl$(或降至原空腹血糖值的50%以上)，如血糖来达此数，则低血糖未能足够强烈刺激GH分泌，可再给予一个剂量的胰岛素，每隔$15 \sim 30$分钟测血糖，至少应有症状如现后半小时的血糖值。

(2)左旋多巴必奋试验：口服左旋多巴$0.5g$，于0、60、90、120分钟分别采血测GH，高峰在90分钟出现。

(3)精氨酸兴奋试验，于半小时内由静脉滴入精氨酸$0.5g/kg$体重(最多不超过30g)，于0、30、60、90、120分钟分别采血测GH，60分钟出现高峰。

上述兴奋试验GH峰值，在正常儿童一般可超过$7ng/ml$，低于$3ng/ml$示GH缺乏，介于$3 \sim 7ng/ml$则表明垂体GH储备功能减低，成人GH兴奋反应强于儿童，其峰值可达$20 \sim 35ng/ml$。临床上疑为垂体性侏儒症及垂体前叶机能减退症者，GH兴奋反应如微弱，则示GH分泌不足，有诊断意义。

2.GH抑制试验 与饥饿或低血糖对GH分泌的兴奋作用相反，血糖升高或持续高血糖则抑制GH分泌。此种调节GH分泌的糖受体主要在腹内侧核区与侧下丘脑。隔夜晚餐后即禁食，试验日晨口服葡萄糖100g，0、30、60、120、180和240分钟分别采血，测血糖与GH。在口服葡萄糖$1 \sim 2$小时内血GH被抑制到$3ng/ml$者为正常，肢端肥大症则不被抑制。

3.TRH兴奋试验 GH腺瘤细胞膜上有异常的TRH受体，故注射TRH后，患者血GH即显著升高。静注TRH500μg，于0、30、60、120分钟分别采血测GH。结果正常人无GH兴奋反应，(GH瘤患者在注射TRH后GH增高至少50%，峰值可超过$10ng/ml$。

（二）泌乳素(PRL)功能试验

1.PRL兴奋试验

(1)胰岛素低血糖试验：方法同上，正常人于$45 \sim 60$分钟出现PRL蜂值，可达$40 \sim 50ng/ml$，垂体前叶功能碱退者，低血糖试验PRL无兴奋反应。

(2)TRH兴奋试验：方法见前，正常男性注射后PRL可增高6倍以上，女性则为8倍以上。泌乳素瘤患者量PRL基值高，但在注射TRH后PRL升高在2倍以下（表示PRL囊相对自主性高功能）。

(3)奋乃静（或氯丙嗪）兴奋试验。空腹口服奋乃静8mg或氯丙嗪25mg。于0、60、120分钟采血清PRL。正常人60分钟出现高峰，男性可增高$2 \sim 3$倍，女性可升高$2 \sim 5$倍。PRL腺瘤患者虽PRL基值高，但服药增高仅1倍左右；垂体前叶功能低下者，基值低，也无兴奋反应，如PRL在注射TRH后增高，而对氯丙嗪无反应，则提示病变在下丘脑。

(4)甲氧氯普胺兴奋试验：静注甲氧氯普胺10mg，于 0、20、30和60分钟分别采血测PRL。峰值见于$20 \sim 30$分钟(口服甲氧氯普胺者峰值延迟1小时)，正常人男性增高$5 \sim 9$倍，女性$7 \sim 16$倍。PRL瘤基值高，兴奋反应不明显。

除上述药物外，L-色氨酸、精氨酸、舒必利等也有PRL分泌兴奋作用。

2.PRL抑制试验

(1)左旋多巴抑制试验：左旋多巴可透过血脑屏障使脑内儿茶酚胺量增加．兴奋下丘脑释放PIF，从而抑制PRI分泌。口服左旋多巴500mg，于0、3小时采血测PRI，正常入在3

小时后，PRL低于4ng/ml（或抑制50%以上），PRL瘤则轻微抑制，仍显著高于正常。患者如有心脏疾病时使用左旋多巴要慎重。

（2）水负荷抑制试验：PRI有类似抗利尿激素作用，并受血浆渗透压调节。PRL瘤时其分泌呈自主性，血浆渗透压减低时对PRL的抑制作用消失，给受试者饮总量为20ml/kg体重的水，于半小时内饮完。饮水前15分钟及饮水后1、2、3小时分别采血测PRL。PRL瘤患者其PRL分泌下降不及50%，非PRL瘤的溢乳患者及正常人PRL下降可达50%以上。

（3）溴隐亭抑制试验：溴隐亭为多巴胺能物质，可透过血脑屏障使PIF增加，而PRL分泌受抑倒，早餐后予以口服溴隐亭2.5mg，于0、1、2、3及4小时采血测PRL值。正常人及功能性高PRL血症，服药后2小时PRL下降至基值的1/2以下，PRL瘤患者则PRL不降不明显。也有报道认为各类高PRL血症对溴隐亭的反应无显著差别。

（三）AVP兴奋或抑制试验

三、下丘脑释放激素兴奋试验

（一）TRH兴奋试验

（二）LHRH兴奋试验　LHRH是下丘脑释放的多肽激素，可刺激垂体释放LH及FSH。

1.方法　晨8时（不需禁食）于30秒钟内静脉注射LHRH 100μg（溶于5ml生理盐水中），分别于0、30、60、90分钟抽血测FSH和LH。

2.结果判断正常反应为：

（1）青春前期：LH分泌反应很少，而FSH分泌则可增加1/2～2倍。

（2）成人：LH、RH对正常成人主要刺激LH分泌，对FSH刺激分泌则较弱。男性LH可增加4～10倍，FSH仅增加1/2～2倍。女性LH在下列各期分别增加：卵绝期早期3～4倍，排卵期前期3～5倍，黄体期8～10倍。FSH可增加1/2～2倍，与月经周期无关。

3.临床应用　主要用以反映垂体LH的储备功能，对于下丘脑性或垂体性性腺功能减低的鉴别十分重要，但单剂LHRH注射后，此两种性腺功能减低时LH与FSH分泌反应均可不良，故需予以静脉滴注LHRH(LHRH250μg静脉滴注8小时)。其正常反应为，滴注后30～45分钟时LH上升（第一次上升反应），60～90分钟下降，在2～4小时内第二次上升，可维持4小时，如下丘脑病变而垂体有惰性（非严重者），LHRH（单剂）兴奋试验可以阴性，而静滴LHRH2小时左右则可见有延迟反应；垂体本身储备功能缺陷者（如见于刨伤、手术、放射治疗以及营养不良等）则第一次上升反应依然存在，但第二次上升反应则消失。长期下丘脑功能缺陷而至严重性性病例，对LHRH静滴也无反应者，则可每日肌注LHRH400μg共5天，或静滴（剂量不变）连续3天，如给药后LH分泌反应恢复，则提示下丘脑病变。

（三）GHRH必备试验

1.方法　静脉注射GHRH（1μg/kg溶于5ml生理盐水中），于半分钟内注完，分别于0、30、60、90、120分钟抽血测GH。

2.临床意义　GH峰值＞7ng/ml即可排除GH缺乏，如＜5ng/ml，则需除外垂体惰性，可于每晚7～8时予受试者皮下注射GHRH（1μg/kg），连续7天。于第8天晚深睡（即入睡后小时）抽血测GH，如＞7μg/ml，则为延迟反应，提示病变在下丘脑，如GH分泌仍无反应，则垂体非为惰性而为原发性病变。

（四）CRH兴奋试验　如下丘脑-垂体-肾上腺皮质轴的功能缺陷在于下丘脑水平，则予以超生理量合成牛CRH（作用同于人CRH，但较之更长，符合临床要求），刺激垂体可分泌ACTH，但如缺陷在垂体，则ACTH分泌反应低下或缺如。

1.方法　于下午4时以后ACTH分泌处于低谷状态进行，试验前至少4小时不能进食。建立静脉抽血或注射通道各一条。静脉注射合成牛CRH1.0μg/kg（溶于5ml生理盐水，在30

秒钟内注完），注射前及注射后5、10、15、30、45、60、90和120分钟分别抽血测血浆
ACTH与皮质醇。注药后，有些病人可即有轻度面部发红，肠鸣音亢进与血压轻度下降，但
无其他副作用。肝素可改变CRH作用，故推注时不应与肝素化静脉采血通道混同。

2.正常值　95%正常人注药后ACTH可比基值增加2～4倍，于注药10～15分钟峰
值可达4.4～22pmol/L（20～100pg/ml），血皮质醇可于注药后30～60分钟升至
550～690nmol/L，（20～25μg/ml）。

3.临床意义　本试验一般用于部份性或完全性垂体功能减退的病因鉴别（下丘脑性或
垂体性），并用以评价手术或放射后功能恢复或破坏程度，故常与GHRH、LHRH、TRH试验同
时进行，并同时测定各相关垂体激素的反应水平。垂体微腺瘤引起的柯兴病，术后如CRH
试验表明ACTH无兴奋反应，则提示手术摘除成功，否则需结合上述其他下丘脑激素试验综
合评价。垂体Nelson病患者对于CRH刺激可有显著增强的ACTH分泌反应。对于垂体前叶功
能减退症，CRH试验如无ACTH与皮质醇兴奋性反应，则提示病变在垂体；如ACTH反应为持
续性升高，正常峰值消失则提示病变在下丘脑。CRH试验一般不用于原发性与继发性肾上
腺皮质功能减退症的鉴别。

（吴涛）

第三节　下丘脑综合征

下丘脑综合征(hypothalamus syndrome)系由多种病因累及下丘脑所致的疾病，主要
临床表现有内分泌代谢功能失调，植物神经功能紊乱，以及睡眠、体温调节和性功能障碍，
尿崩症，多食肥胖或厌食消瘦，精神失常，癫痫等症群。

一、病因

有先天性和后天性，器质性和功能性等病因，归纳如下：

（一）**先天性或遗传因素**　如性发育不全和嗅觉丧失症群；下丘脑激素缺乏如下丘脑
甲状腺功能低下、下丘脑性腺功能低下、多发性激素缺乏。

（二）**肿瘤**　颅咽管瘤、星形细胞瘤、漏斗瘤、垂体瘤向鞍上伸长、异位松果体瘤、
脑室膜瘤、神经节细胞瘤、浆细胞瘤、神经纤维瘤、髓母细胞瘤、白血病、转移性瘤肿、
外皮肉瘤、血管瘤、恶性血管内皮瘤、脉络丛囊肿、第三脑室囊肿、脂肪瘤、错构瘤、畸
胎瘤、缺陷瘤、脑膜瘤等。

（三）**肉芽肿**　结核瘤、结节病、网状内皮细胞增生症、慢性多发性黄色瘤、嗜酸性肉芽肿。

（四）**感染和炎症**　结核性或化脓性脑膜炎、脑脓肿、病毒性脑炎、流行性脑炎、脑
脊髓膜炎、天花、麻疹、水痘、狂犬病疫苗接种、组织胞浆菌病。

（五）**退行性变**　结节性硬化、脑软化、神经胶质增生。

（六）**血管损害**　脑动脉硬化、脑动脉瘤、脑溢血、脑栓塞、系统性红斑狼疮和其他
原因引起的脉管炎等。

（七）**物理因素**　颅脑外伤、脑外科手术，放射治疗（脑、脑垂体区）。

（八）**脑代谢病**　急性间隙发作性血卟啉病；二氧化碳麻醉。

（九）**药物**　服氯丙嗪、利血平及避孕药后均可引起溢乳-闭经综合征。

（十）**功能性障碍**　因环境变迁、精神创伤等因素可发生闭经或阳萎伴甲状腺功能或
（和）肾上腺皮质功能的低下，以及厌食消瘦等症。

国内70例下丘脑综合征病人中病因分别为：肿瘤最多见，共53例，其中以颅咽管瘤最多，
计25例，其次为松果体瘤11例，丘脑肿瘤6例，第三脑室肿瘤4例，室管膜瘤2例，溴沟脑
膜瘤、灰结节肿瘤、异位松果体瘤、鞍上肿瘤及星形细胞瘤各1例，可疑肿瘤者4例；炎症

6例，其中1例结核性脑膜炎，1例颅底蛛网膜炎，余4例为颅内感染；脑外伤2例；精神因素2例；轻度交通性脑积水1例。性质未肯定2例。

二、临床表现

由于下丘脑体积小，功能复杂，而且损害常不限于一个核群而累及多个生理调节中枢，因而下丘脑损害多表现为复杂的临床症候群。

（一）**内分泌功能障碍**　可引起内分泌功能亢进或减退，可造成一种或数种激素分泌紊乱。

1.全部下丘脑释放激素缺乏　可引起全部垂体前叶功能降低，造成性腺、甲状腺和肾上腺皮质功能等减退。

2.促性腺激素释放激素分泌失常　①女性，亢进者性早熟，减退者神经原性闭经；②男性，亢进者性早熟，减退者肥胖、生殖无能、营养不良症、性发育不全和嗅觉丧失症群。

3.泌乳激素释放抑制因子（或释放因子）分泌失常　①泌乳激素过多发生溢乳症或溢乳-闭经综合征；②泌乳激素缺乏症。

4.促肾上腺皮质激素释放激素分泌失常肾上腺皮质增生型皮质醇增多症。

5.促甲状腺素释放激素分泌失常　①下丘脑性甲状腺功能亢进症；②下丘脑性甲状腺功能减退症。

6.生长激素释放激素（或抑制激素）分泌失常　①亢进者肢端肥大症，巨人症；②减退者侏儒症。

7.抗利尿激素分泌失常　①亢进者抗利尿激素分泌过多症；②减退者尿崩症。

（二）**神经系表现**　下丘脑病变如为局限性，可出现一些提示下丘脑损害部位的征象。如下丘脑病变为弥漫性，则往往缺乏定位体症。

常见下丘脑症状如下。

1.嗜睡和失眠　下丘脑后部病变时，大多数病人表现嗜睡，少数病人有失眠。常见的嗜睡类型有①发作性睡病(narcolepsy)，患者不分场合，可随时睡眠，持续数分钟至数小时，为最常见的一种形式；②深睡症(parasomnia)，发作时可持续性睡眠数天至数周，值睡眠发作期常可喊醒吃饭、小便等，过后又睡；③发作性嗜睡强食症(Kleine-Levin综合征)，病人不可控制地出现发作性睡眠，每次睡眠持续数小时基数天，醒后暴饮暴食，食量较常量增加数倍甚至十倍，极易饥饿，病人多肥胖。

2.多食肥胖或顽固性厌食消瘦　病变累及腹内侧核或结节部附近（饱食中枢），病人因多食而肥胖，常伴生殖器官发育不良（称肥胖生殖无能营养不良症即"Frohlich"综合征）。为进行性肥胖，脂肪分布以面部、颈及躯干最显著，其次为肢体近端，而皮肤细嫩，手指尖细，常伴骨骼过长现象，或为性早熟。智力发育不全或减退，以及尿崩症。

病变累及下丘脑外侧，腹外侧核（摄食中枢）时有厌食、体重下降、皮肤萎缩、毛发脱落、肌肉软弱、怕冷、心跳缓慢、基础代谢率降低等。当病变同时损害垂体时则出现垂体性恶病变，又称西蒙兹病(Simmonds' disease)，临床表现为全垂体前叶功能减退症。

（三）**发热和体温过低**　病变在下丘脑前部或后部时，可出现体温改变，体温变化表现如下：①低热：一般在37.5℃左右，②体温过低：体温可降到36℃以下，③高热：可呈弛张型或不规则型，一天内体温多变，但高热时肢体冰冷，躯干温暖，有些病人甚至心率与呼吸可保持正常，高热时对一般退热药无效。桥脑或中脑的病变，有时亦可表现为高热。

（四）**性功能障碍**　性欲减退，月经失调，闭经不育，阳萎，性早熟，以及发育延迟等表现。此种障碍可能因下丘脑垂体纤维受损影响垂体前叶促性腺激素释放，或下丘脑脊髓纤维受损影响调节脊髓各中枢活动，而改变性功能活动。

（五）**尿崩症**　病变损害视上核、室旁核或视上核-垂体束，均可引起尿崩症。表现多饮、多尿，每日排尿量在5～6L以上，甚至多达10L以上。

（六）精神障碍 当后腹外核及视前区有病变时常可产生精神症状，主要表现为过度兴奋，哭笑无常，定向力障碍，幻觉及激怒等症。

（七）其他 头痛是常见症状，病人又常可出现多汗或汗闭，手足发绀，括约肌功能障碍、下丘脑性癫痫。当腹内侧部视交叉受损时可伴有视力减退、视野缺损或偏盲。血压忽高忽低，瞳孔散大、缩小或两侧不等。累及下丘脑前方及下行至延髓中的植物神经纤维时，可引起胃和十二指肠消化性溃疡或出血等表现。国内70例下丘脑综合征临床表现见表2-2-5。其中以多饮多尿，嗜睡及肥胖等最多见，头痛与视力减退虽也常见，但并非下丘脑综合征的特异性表现，而可能与颅内占位性病变引起的脑膜刺激、颅内压增高及视神经交叉等受压有关。

表2-2-5 下丘脑综合征（70例）临床表现

症状	例数	%	症状	例数	%
多饮多尿	40	57.1	厌食	17	24.3
嗜睡	34	48.6	发热	15	21.4
失眠	5	7.1	头痛	54	77.1
肥胖	27	38.6	癫痫	13	18.6
消瘦	10	14.3	视力减退	42	60.0
月经失调	7	26.0*	复视	7	10.0
闭经	15	56.0*	视野缺损	13	18.6
性功能减退	15	21.4	记忆力减退	6	8.6
阳萎	10	23.0**	智力下降	4	5.7
性早熟	8	11.4	昏迷	7	10.0
发育延迟	10	14.3	泌乳	1	1.4
侏儒	3	4.3	汗腺分泌紊乱	6	8.6
嗜食	9	12.9	兴奋	4	5.7
甲状腺功能减退症群	4	5.7	* 占女性病例百分比		** 占男性病例百分比

三、诊断

引起下丘脑综合征的病因很多，临床症状在不同的病人中可十分不同，有时诊断比较困难，必须详问病史，联系下丘脑的生理，结合各种检查所得，综合分析后作出诊断。除诊断本症外，尚须进一步查明病因。状腺和肾上腺皮质功能情况。

X线头颅平片可示蝶鞍扩大，鞍背、后床突吸收或破坏，鞍区病理性钙化等表现，必要时进一步作蝶鞍薄分层片、脑血管造影、头颅CT或头颅核磁共振检查，以显示颅内病变部位和性质。

脑脊液检查除颅内占位病变有颅压增高、炎症有白细胞升高外，一般均属正常。

脑电图检查可见14次/秒的单向正相棘波弥漫性异常，阵发性发放，左右交替的高波幅放电可有助于诊断。

行垂体靶腺内分泌功能测定，以期了解性腺、甲状腺和肾上腺皮质功能情况。

下丘脑-垂体功能减退的病例，可作：①TRH与LRH兴奋试验，以观察试验前后TSH或LH、FSH的反应变化。如病变在垂体前叶，则对TRH或LRH不超反应；如病变在下丘脑，则可出现延迟反应，但对一次兴奋试验无反应者，不能立即除外下丘脑病变的可能性（因垂体的惰性关系），而有必要再作试验。②胰岛素耐量试验，通过低血糖反应，以刺激垂体ACTH与GH的释放，观察试验前后ACTH与GH的反应变化。

对下丘脑一垂体功能亢进的病例，为确诊病变在下丘脑，可测定血中下丘脑释放激素的浓度。

四、治疗

（一）病因治疗 对肿瘤可采取手术切除或放射治疗。对炎症则选用适当的抗生素，以控制感染。由药物引起则应立即停用有关药物。精神因素引起者需进行精神治疗。

（二）特殊治疗 对尿崩症的治疗见尿崩症节。有垂体前叶功能减遇者，则应根据靶腺受累的程度，予以补充替代治疗。有溢乳者可用溴隐亭2.5～7.5mg／日，或L-多巴1～2gm/日。

（三）对症治疗 发热者可用氯丙嗪、地西泮（安定）或苯巴比妥（鲁米那），中药（至宝丹等）以及物理降温。 （吴涛）

第四节 空泡蝶鞍综合征

空泡蝶鞍综合征(empty sella syndrome)系因鞍隔缺损或垂体萎缩，蛛网膜下腔在脑脊液压力冲击下爽入鞍内，致蝶鞍扩大，垂体受压而产生的一系列临床表现。可分两类：发生在鞍内或鞍旁手术或放射治疗盾者为"继发性空泡蝶鞍综合征"；非手术戚放射治疗引起而无明显病因可寻者为"原发性空泡蝶鞍综合征"。

一、病因和发病机理

原发性空泡蝶鞍综合征的病因至今尚未完全阐明，可有下列数种因素：

（一）鞍隔的先天性解剖变异 Buoch尸检788例中，发现仅有41.5%鞍隔完整，21.5%鞍隔为2mm宽的环，5.1%鞍隔完全缺如，而在该组中，因鞍隔缺损致原发性空泡蝶鞍的发病率为5.5%。鞍隔不完整或缺如，在搏动性脑脊液压力持续作用下使蛛网膜下腔疝入鞍内，以致蝶鞍扩大，骨质吸收，脱钙，垂体受压萎缩而成扁平状贴于鞍底。

（二）脑脊液压力 即使颅内压正常，也可因鞍隔缺损，正常搏动性脑脊液压力可传人鞍内，引起蝶鞍骨质的改变。Foley认为慢性颅内压增高造成空泡蝶鞍的可能性最大。

（三）鞍区的蛛网膜粘连 是本病发生的重要因素之一，可能因鞍区局部粘连使脑脊液引流不畅，即在正常的脑脊液搏动性压力作用下，冲击鞍隔，逐渐使其下陷、变薄、开放、待鞍隔开放（缺损）达一定程度后，蛛网膜下腔及第三脑室的前下部可疝入鞍内。

（四）内分泌因素 在妊娠期垂体呈生理性肥大，可增大2～3倍，多胎妊娠时垂体继续增大，妊娠中垂体变化有可能把鞍隔孔及垂体窝撑大，于分娩后哺乳期垂体逐渐回缩，使鞍隔孔及垂体窝留下较大的空间，有利于蛛网膜下腔疝入鞍内。原发性空泡蝶鞍多见于多胎妊娠的中年妇女可能与此有关。

有内分泌靶腺（性腺、甲状腺、肾上腺）功能减退或衰竭者垂体可增生肥大，用相应靶腺激素替代治疗后，可使增生的垂体回缩，从而产生空泡蝶鞍。

（五）垂体病变 因垂体供血不足而引起垂体梗塞而致本病。垂体瘤或颅咽管瘤发生囊性变，此囊可破裂与蛛网膜下腔交通而致空泡蝶鞍。此外，垂体瘤自发生变性坏死可致鞍旁粘连或引起蛛网膜下腔疝入鞍内。

（六）鞍内非肿瘤性囊肿 可由垂体中间部位雷斯克袋(Rathke's pouch)的残留部钙化而来，妊娠时增大，产后稍缩小，多次妊娠后则可造成空泡蝶鞍。

继发性空泡蝶鞍是因鞍内或鞍旁肿瘤，经放射治疗或手术后发生。据国内报道原发性空泡蝶鞍以鞍区粘连所致者居多(约占50%)，引起鞍隔缺损、鞍区粘连及垂体萎缩。

二、临床表现

多见于女性（约占90%），尤以中年以上较胖的多产妇为多。头痛是最常见的症状，有时剧烈，但缺乏特征性，可有轻、中度高血压。少数病人有视力减退和视野缺损，可呈向心性缩小或颞侧偏盲。少数病人有良性颅内压增高症（假性脑肿瘤），可伴有视神经乳头水肿及脑脊液压力增高。部分病人有脑脊液鼻漏，发生原因可能是脑脊液压力短暂升高，引起蝶鞍和口腔之间胚胎期留下的通道开放。少数病人伴有垂体功能低下，可呈轻度性腺和甲状腺功能减退，及高泌乳素血症。垂体后叶功能一般正常，但在个别小儿中可出现尿崩症。儿童中可伴有骨骼发育不良综合征。

国内报告的原发性空泡蝶鞍综合征中男性略多于女性，年龄在15～63岁之间，以35岁以上者居多，常见有头痛、肥胖，视力减退和视野缺损，伴颅压增高，少数病人有内分泌失调，以性功能减退为主。也有出现下丘脑综合征者。

（一）头颅平片 显示蝶鞍扩大，星球形或卵圆形。大部分病人的蝶鞍骨质示有吸收，蝶鞍背后床突可近于消失，颅骨其他结构可有轻度骨吸收，此与慢性颅内压增高有关。

（二）电子计算机断层扫描（简称CT） 可显示扩大的垂体窝，窝内垂体萎缩，充满低密度的脑脊液。

（三）核磁共振检查 垂体组织受压变扁，紧贴于鞍底，鞍内充满水样信号之物质，垂体柄居中，鞍底明显下陷。

三、诊断和鉴别诊断

病史中注意询问有关造成空泡蝶鞍综合征的病因资料，结合临床表现和气脑造影或CT检查可明确诊断。

鉴别诊断：需除外垂体肿瘤等引起的慢性颅压增高症。空蝶鞍平片的X线表现很易与鞍内肿瘤或慢性颅内压增高引起的蝶鞍扩大相混淆。鞍内肿瘤蝶鞍扩大伴变形，呈杯形、球形或扁平形，鞍结节前移，鞍底下陷，鞍背后坚，故典型的鞍内肿瘤不难与本病区别，部分球形扩大的病例，则鉴别较难；慢性颅内压增高引起的蝶鞍扩大，常伴骨质吸收，亦难与本病区别，最后需经CT及核磁共振等检查确诊。

近年来，有人用放射免疫法测定血浆和脑脊液中的垂体前叶激素和靶腺激素以助诊断，原发性空泡蝶鞍综合征患者的垂体前叶功能多较正常，脑脊液中不能测出垂体激素。但垂体瘤不同，因其常向鞍上扩展，破坏血脑屏障，使垂体前叶激素从血管进入脑脊液，因此脑脊液中垂体激素浓度升高。

四、治疗

一般认为如症状轻微毋需特殊处理，但如有视力明显障碍者应行手术探查，若系视神经周围粘连，行粘连松解术，可使视力有一定程度的改善。有人提议用人造鞍隔治疗。并发脑脊液鼻漏者，经蝶窦入路手术，用肌肉和移植骨片填塞垂体窝。对非肿瘤性囊肿，可将囊肿打开，部分切除囊肿包膜。如伴有内分泌功能低下，则酌情予以替代治疗。

（吴涛）

第五节 下丘脑—垂体性闭经

正常月经是由中枢神经系统、下丘脑—垂体前叶和卵巢功能之间相互调节而控制的。任何因素直接或间接影响下丘脑-垂体功能，导致下丘脑分泌促性腺释放激素(GnRH)，以及垂体前叶分泌促性腺激素(GnH)的功能低下或紊乱，从而影响卵巢功能引起3个月以上的停经时，称之为下丘脑-垂体性闭经(hypothalamic-pituitary amenorrhea)。

一、病因、发病机理及临床表现

（一）下丘脑性闭经 引起下丘脑性闭经的原因有：

1.精神、神经因素 精神紧张、恐惧、忧虑、环境改变，地区迁移，以及寒冷刺激等，都可导致闭经。由于来自体内外各种刺激引起中枢神经、下丘脑之间功能失调而影响垂体功能，其中黄体生成激素(LH)最易受到影响，使排卵功能发生障碍，当抑制程度加剧、卵泡刺激素(FsH)受到影响时，卵泡发育发生障碍而导致闭经。

2.颅内器质性病变　如泌乳素瘤、颅咽管瘤、松果体瘤、丘脑肿瘤、第三脑室肿瘤等；先天性畸形（错构瘤）；炎症（如急性软脑膜炎和慢性肉芽肿性损害——结核性脑膜炎）；结节病，黄色瘤及组织细胞病等；血管性损害（如出血、梗死、缺血、毛细血管增生及脂肪栓塞等）；创伤、变性、血卟啉病，Wernicke综合征（维生素B族缺乏所致脑部出血坏死性损害）；以上病变均可导致下丘脑功能紊乱而致闭经。

3.慢性消耗性疾病　如慢性肝、肾疾病、结核病、严重贫血以及胃肠功能紊乱等引起的营养不良，都可通过下丘脑影响垂体前叶功能及子宫内膜对性激素的敏感性。又因营养缺乏，可影响垂体前叶对GnH的合成与分泌而致闭经。

4.肥胖生殖无能性营养不良症(dystrophia adiposo-genital)由于下丘脑及其周围组织的病变使下丘脑-垂体之间的神经体液联系失常，表现有肥胖、闭经、生殖器官及第二性征发育不全，尿崩症以及智力发育不全或减退等现象。

5.药物影响　例如妇女在使用避孕药后少数引起继发闭经，主要对GnRH的暂时性抑制，从而抑制垂体FSH与LH的正常周期性分泌所致。此外，利血平、氯丙嗪、α-甲基多巴等药物亦可导致闭经和溢乳。

6.泌乳闭经综合征　由于下丘脑泌乳素释放抑制因子(PIF)分泌减少，致垂体泌乳素(PRL)分泌增多，产生泌乳。因PRL能竞争性地抑制卵巢GnH受体，从而导致闭经，形成闭经-溢乳综合征。

7.多囊卵巢　年轻妇女、闭经、不育、多毛、肥胖以及卵巢呈多囊性增大等。

8.其他内分泌腺疾病影响　如甲状腺功能减退或亢进、肾上腺皮质功能减退或亢进及糖尿病等，都能通过下丘脑影响垂体GnH的分泌而致闭经。肾上腺性变态综合征中雄激素增多引起闭经。

(二)垂体性闭经　由于垂体器质性病变或功能失调，影响GnH的分泌，从而影响卵巢功能引起闭经。

1.垂体受损　垂体瘤增大可压迫具有分泌GnH功能的细胞，垂体放疗或手术后，脑外伤、颅内炎症等可破坏垂体组织，产后大出血可造成垂体血障碍而有缺血坏死。上述情况均可使垂体GnH分泌减少而致闭经。

2.原发性垂体促性腺功能低下　此病罕见，患者卵巢有始基卵泡，但因垂体GnH分泌低下，卵泡不能生长发育，故为原发性闭经，其内外生殖器官幼稚，第二性征不发育，细胞内性染色质为阳性，核型为46XX，用促性腺激素治疗有效。

二、诊断和鉴别诊断

(一)详问病史　通过病史和检查首先摒除生理性闭经或生殖器官病变。进一步了解闭经前有否环境变迁、精神创伤、慢性疾患、应用避孕药及有关镇静剂和抗交感神经药物、视力、视野改变、头痛、肥胖及其他内分泌腺瘤的特征。

(二)辅助诊断

1.撤血试验　①孕酮撤血试验：撤药后出血者，提示病变在下丘脑-垂体；②雌激素撤血试验；撤药后无出血者，提示病变部位在子宫。

2.卵巢功能的测定　测定卵巢功能的方法有：基础体温、子宫颈粘液检查、阴道脱落细胞涂片，测定血、尿中雌激素和孕激素水平等。通过卵巢功能的测定可以鉴别闭经的原因是在靶器官或在卵巢或卵巢以上的某个环节。当卵巢有排卵功能时其闭经原因不在卵巢而可能在子宫或阴道，从而排除垂体性闭经。了解卵巢功能有助于指导用药。

3.垂体功能测定　临床上FSH增高的意义较大，如FSH高于40IU/L提示卵巢功能已衰竭。

如LH低于5IU/L表示促性腺激素功能不足。若FSH和LH都降低，常提示垂体更高中枢功能低落。24小时尿FSH的排出量大于52.8小白鼠子宫单位，则病因在卵巢。血清PRL测定，本征约有20%的病人有高泌乳素血症存在。

4.黄体生成激素释放激素(LRH)兴奋试验 测垂体对下丘脑LRH的反应。如果反应在基数的3倍左右者说明垂体功能正常而病因在下丘脑。基数低、反应差或无反应者，病因在垂体。其中部分是由于垂体在长期抑制状态下出现的惰性反应。故一次注射LRH无反应或反应迟钝，必须重复试验，经多次试验均无反应时，才有较大的临床意义。

5.其他诊断措施 如颅内蝶鞍区摄片、CT扫描及核磁共振以及眼底检查等，以摒除垂体肿瘤，24小时尿17-OHCS、17-KS测定和甲状腺功能测定等；腹腔镜检查，可直接观察子宫、输卵管和卵巢的形态与病变情况。

三、治疗

（一）**一般处理** 精神、神经因素所致，须进行思想解释工作,清除顾虑,去除紧张因素。治好慢性疾病,增加营养。药物所致者必须立即停药。

（二）**激素疗法**

1.卵巢类固醇

(1)雌激素和孕激素的顺序周期疗法:己烯雌酚每天0.5～1.0mg共20天，在服药最后5天时加用黄体酮每天10mg肌肉注射，共5天，停药后3天左右有撤药性出血。第二次于月经第5～7天开始服药，连续3次为一疗程。此法用药剂量会抑制垂体功能，故不宜长期应用，治疗目的是加强子宫内膜对卵巢性激素的反应性，以及希望在停药后的回跳作用使垂体功能恢复正常。

(2)雌激素:己烯雌酚0.25mg，每晚一次，共20天，于月经来潮后6天开始第二周期服药，可连用3～6个周期，少量雌激素有促进脑垂体功能的作用，它能增强垂体对下丘脑LRH的敏感性，加速垂体促性腺激素功能的恢复。

(3)口服避孕药（合成激素及孕激素合并疗法）:于月经第5天开始每月服22天共3～6个月。其作用原理同雌激素和孕激素的顺序周期疗法。

2.垂体促性腺激素疗法 适用于垂体促性腺功能不足的闭经，首先用促使卵泡生长发育的制剂（从绝经期妇女小便提纯的卵泡成熟激素HMG)剂量大约每天75～150IU7～10天，每天取阴道涂片和富颈粘液要求达到接近卵泡成熟水平或测24小时尿内雌激素含量为50μg时即停药。如10天无反应则应停止治疗，有反应者则在第15天开始用绒毛膜促性腺激素(HCG)每天或隔天肌肉注射1,000IU，总剂量为3,000～5,000IU。

3.氯米芬（氯蔗酚胺） 每天50mg于月经第5天开始，连续5天，若无效者可增加到每天100mg，每月总量不宜超过500mg。可在停药后5～10天加用HCG,1,000IU肌注，每天或隔日1次，总共3～5次。

4.LRH适用于下丘脑型闭经，有中期冲击法和持续刺激法，中期冲击法适用于卵泡能够达到较为成熟的病例，剂量100μg每天2次，共1～2天，于月经第12～14天肌肉注射。持续刺激法则用于卵泡发育差的病例，剂量50～100μg每隔天1次，共5～6次，于月经第3～5天开始肌肉注射，随后加用100μg每天2次的冲击法1天。

5.甲状腺-肾上腺皮质激素、性激素替代疗法,适用于全垂体功能衰退引起的多腺体功能减退者。

（三）**溴隐亭(bromocriptine)** 适用于溢乳-闭经，剂量为2.5mg，每日2～3次，能抑制PRL的分泌，恢复卵巢功能。

（四）**手术和放射疗法** 适用于下丘脑和垂体肿瘤。患多囊卵巢者可行双侧卵巢楔形切除术。

（吴涛）

第六节 巨人症和肢端肥大症

巨人症(gigtltntitsm)和肢端肥大症（acromegtlly）系腺脑垂体生长激素细胞腺瘤或增生，分泌生长激素过多，引起软组织、骨骼及内脏的增生肥大及内分泌-代谢紊乱。临床上以面貌粗陋、手足厚大，皮肤粗厚，头痛眩晕，蝶鞍增大，显著乏力等为特征。发病在青春期前，骺部未闭合者为巨人症；发病在青春期后，骺部已闭合者为肢端肥大症。巨人症患者有时在骨骺闭合后继续受生长激素过度刺激可发展为肢端肥大性巨人症。本病并不罕见，占垂体瘤中第二位。男女之比为1.1:1 。发病年龄在肢端肥大症中以31～40岁组最多，21～30岁、41～50岁组次之。

一、病因和病理

巨人症患者垂体大多为生长激素细胞增生，少数为腺瘤；肢端肥大症患者垂体内大多为生长激素细胞腺瘤，少数为增生或腺瘤。近年来，有入提出肢端肥大症可能系下丘脑分泌生长激素释放抑制激素不足或生长激素过多，使垂体生长激素细胞受到持久的刺激，形成肿瘤。垂体常肿大，引起蝶鞍扩大变形，鞍壁及前后床突受压迫与侵蚀；毗邻组织亦受压迫，尤其是垂体本身、视神经交叉及第三脑室底部下丘脑更为显著。腺瘤直径一般在2cm左右，大者可达4～5cm，甚而引起颅内压增高。晚期肿瘤内有出血及囊样变化，使腺机能由亢进转为减退。

内分泌系统中，肾上腺、甲状腺、甲状旁腺都有增生和腺瘤，生殖腺早期增生，继以萎缩，晚期病例肾上腺和甲状腺亦萎缩，胸腺呈持久性增大。

内脏方面，心、肝、肺、胰、肾、脾皆巨大，肠增长，淋巴组织增生。骨骼系统病变常颇明显，有下列特征：巨人症的长骨增长和增大，肢端肥大症的长骨骨骺部加宽，外生骨疣。颅骨方面的变化除二者鼻旁空气窦皆增大外，巨人症患者仅见全面性增大；肢端肥大症病人头颅增大，骨板增厚，以板障为著，颧骨厚大，枕骨粗隆增粗突出，下坝骨向前下伸长，指（趾）端增粗而肥大。脊柱骨有多量软骨增生，骨膜骨化，骨质常明显疏松，引起脊柱骨楔状畸形，腰椎前凸与胸椎后凸而发生佝偻。

二、病理生理

本病主要病理由于生长激素分泌过多所致，正常成人血浆生长激素浓度基值为3～5ng/ml，而本病患者可高达100～1000ng/ml。治疗后可下降至正常水平。过多的生长激素可促进机体蛋白质等合成性代谢，有氮、磷、钾的正平衡，钙的吸收增加，钠亦趋正平衡。

表现为全身软组织、脏器及骨骼的增生肥大；糖代谢方面有致糖尿病倾向，降低胰岛素降血糖的敏感性，脂肪代谢方面有促进脂肪动员及分解作用以致血浆游离脂肪酸增高，生酮作用加强。此外，本症中尚有泌乳激素，促性腺激素等影响。早期垂体功能显著亢进，晚期部分激素分泌功能衰退，尤其是促性腺激素等衰退较明显，形成了本症的复杂症群。

三、临床表现

（一）巨人症　单纯的巨人症较少见，成年后半数以上继发肢端肥大症，临床表现可分两期：

1.早期（形成期）　发病多在青少年期，可早至初生幼婴，本病特征为过度的生长发育，全身成比例地变得异常高大魁梧，远超过同年龄的身高与体重。躯干、内脏生长过速，发展至10岁左右已有成人高大，且可继续生长达30岁左右，身高可达210余cm，肌肉发达、臂力过人，性器官发育较早，性欲强烈，此期基础代谢率较高，血糖偏高，糖耐量减低，少数患者有垂体性糖尿病。

2.晚期（衰退期） 当患者生长至最高峰后，逐渐开始衰退，表现精神不振，四肢无力，肌肉松弛，背部渐成佝偻，毛发渐渐脱落，性欲减退，外生殖器萎缩患者常不生育，智力迟钝，体温下降，代谢率减低，心率缓慢，血糖降低，耐量增加。衰退期约历时4～5年左右，病者一般早年夭折，平均寿约20余岁。由于抵抗力降低，易死于继发感染。

（二）**肢端肥大症** 起病大多数缓慢，病程长。上海华山医院98例入院前病程平均5.68年，最长者27年，症状亦分两期：

1.形成期 一般始自20～30岁，最早表理大多为手足厚大，面貌粗陋，头痛疲乏，糖尿病症群，腰背酸痛等症状，患者常诉鞋帽手套变小，必须时常更换。当症状发展明显时，有典型面貌。由于头脸部软组织增生，头皮及脸皮增粗增厚，额部多皱折，嘴唇增厚、耳鼻长大、舌大而厚、言语常模糊，音调较低沉。加以头部骨骼变化，有脸部增长，下颌增大，眼眶上嵴、前额骨、颧骨及颧骨弓均增大、突出，牙齿稀疏，有时下门齿处于上门齿前，容貌趋丑陋，如有患者前后照像作对比，变化常明显。四肢长骨，虽不能增长，但见加粗，手指足趾粗而短，手背足背厚而宽。脊柱骨增宽，且因骨质疏松发生楔形而引起背部佝偻后凸，腰部前凸的畸形，患者易感背痛。皮肤粗糙增厚，多色素沉着，多皮脂溢出，多汗，毛发增多，现男性分布。男性性欲旺盛，睾丸胀大；女性患者经少、经闭，乳房较发达，泌乳期可延长至停止哺乳后数年之久。有时妇女患者虽无妊娠亦现持续性自发泌乳，甚至见于男性患者。神经肌肉系统方面有不能安静、易怒、暴躁、头痛、失眠、神经紧张、肌肉酸痛等表现。头痛以前额部及双侧颞部为主。糖尿病症群为本症中重要表现，称为垂体性糖尿病，144例中有糖尿病者24%，其中少数病例对胰岛索有抗药性。体检除上述表现外还可见心脏增大，血压增高，动脉硬化，肝脏增大，甲状腺呈弥漫性或结节性增大，基础代谢率可增高达+20%～+40%，血清蛋白结合碘大多数在正常范围内，甲状腺吸碘率也正常，故甲状腺功能大多数属正常，基础代谢率增高可能与生长激素分泌旺盛促进代谢有关。血胆固醇、游离脂肪酸常较高，血磷一般于活动期偏高，大多在4.5～5.5mg/dl之间，可能是生长激素加强肾小管时磷的重吸收所致，血钙与碱性磷酸酶常属正常。X线检查示颅骨蝶鞍扩大及指端丛毛状等瘤变，磁共摄可显示垂体瘤的生长情况。病程较长，大多迁延十余年或二、三十年之久。

2.衰退期 当病理发展至衰退期时患者现精神萎靡，易感疲乏，早期多健忘，终于多精神变态。皮肤、毛发、肌肉均发生衰变，腺瘤增大可产生腺垂体本身及四周组织受压症群。

一般例晚期因周围靶腺功能减退，代谢紊乱，抵抗力低，大多死于继发感染以及糖尿病并发症、心力衰竭及颅内肿瘤之发展。

四、诊断和鉴别诊断

（一）**诊断** 本症典型病例，仅凭症状及体征，已能诊断，但早期瘤例不典型者，诊断不易。有时必须随访观察，方可定论。诊断依据有四点：

1.典型面貌，肢端肥大等全身征象。

2.X线片骨骼发现。

3.内分泌检查 (1)多次测定血浆生长激素（GH）浓度，一般>20ng/ml。(2)葡萄糖抑制试验血浆GH不被抑制到5ng/ml以下。(3)用L-多巴或溴隐亭后血浆GH可补抑制，而正常人反见升高。(4)经胰岛素低血糖、精氨酸以及胰高糖素等刺激后血浆GH浓度明显升高。(5)TRH兴奋试验：兴奋后血浆GH>基值血浆GH50%且血浆GH绝对值增加>10ng/ml。(6)经LRH100μg静脉注射后血浆GH可见明显升高。(7)脑脊液GH测定，如脑脊液中GH>2.6 ng/ml者，可示垂体GH炎；已向鞍上扩展。(8)近年来测生长介素C示明显升高（正常值为75～200 ng/ml）对诊断也有帮助。

4.蝶鞍区压迫症群　除典型症状体征外，蝶鞍增大，床突被侵蚀，指端骨丛毛状，以及其他颅骨、长臂及脊椎骨X线片上表现皆为诊断本症的重要依据。葡萄糖耐量减低，血清无机磷增高对本症活动性的诊断有帮助。

为了便于制订具体的、有效而安全的治疗措施，必须详细了解病情，有无活动性，垂体功能情况，四周有否压迫等并发症，代谢紊乱的严重度（如糖尿病等）以及内脏的功能状态。

（二）鉴别诊断

1.类肢端肥大症　体质性或家族性，本症从幼婴时开始，有面貌改变，体型高大　类似肢端肥大症，但程度较轻，蝶鞍不扩大血中GH水平正常。

2.手足皮肤骨膜肥厚症　以手足、颈、脸皮肤肥厚而多皱纹为特征，脸部多皮脂溢出、多汗，胫骨与桡骨等远端骨膜增厚引起踝、腕关节部显著肥大症，但无内分泌-代谢紊乱，血中GH水平正常。蝶鞍不扩大，颅骨等骨骼变化不显著为重要鉴别依据。此外，如空泡蝶鞍、类无睾症及异位生长素瘤亦需加以鉴别。

五、治疗

分基本治疗及对症治疗二部分。前者针对垂体瘤及增生所引起的功能亢进等采取下列三种疗法。

（一）药物治疗

1.溴隐亭　溴隐亭能刺激正常人分泌生长激素，但能抑制本症病人分泌生长激素及泌乳素，抑制生长激素需较大剂量，为了避免反应，必须从极小剂量(1.25mg)开始，于睡前进餐时与食物同服，初每日一次，数日后能适应者可隔3～7日增加1.25～2.5mg，渐渐达需要量，有时每日需60～70mg，一般在15mg以上，分二三次口服。约2周后开始见症状减轻，压迫症减少；2～3月后呈明显疗效甚而肿瘤缩小，GH、PRL明显下降者约2/3左右。此药系多巴胺加强剂，对生长激素分泌仅起抑制作用，必须持续治疗数年（有报告7年以上者），但停药后易复发，如无效或复发者常须辅以手术或放射治疗。常见反应为恶心、呕吐、便秘、头晕、低血压、雷诺现象、红斑肢痛等。此药可用于小腺瘤或大腺瘤已有鞍外压迫症者，不论术前后或放射前后均可见效。为目前首选药物。

2.生长抑素类似物

(1)Sandostatin (SMS201-995，简称SMS)：它是生长抑素(Somatostatin, SS_{14})的八肽类似物。SMS比SS_{14}抑制GH效力及特异性明显提高，作用时间显著延长。广泛的临床应用证实SMS治疗肢端肥大症疗效显著，对手术后及放疗后病情仍活动者带来希望。剂量开始50μg，皮下注射，每12小时1次，而后增至100μg，每日2～3次。可使症状缓解，胰岛素轻度下降，血糖升高。副作用为注射部位疼痛和胃肠道症状如恶心、腹胀、腹痛、腹泻等。

(2)BIM23014 (BIM-LA)：是一种新长效型生长抑素类似物，能抑制正常人和肢端肥大症病人的GH分泌。是一种缓慢释放的药物，可避免重复肌注或持续给药的不便。每2周肌注BIM-LA30mg，疗效佳。副作用为注射部位轻疼痛，一时性软便，偶见胆结石。对手术及放疗后未愈者，BIM-LA是较好的药物。

3.其余药物　赛庚啶为5-羟色胺受体拮抗剂可降低GH水平，但长期疗效未明。雌二醇作用于周围靶组织上对GH起拮抗作用，能使症状减轻，但血浆GH不受影响。其他药物如甲地孕酮、氯丙嗪、α-肾上腺素能药物（如酚妥拉明）阻滞剂、L-多巴等能使GH暂降，但长期疗效不佳。

（二）放射治疗　为目前本症治疗中最有效的疗法。有外照射和内照射两种，生长激素细胞对之60～90%较敏感，可于形成期采用，巨人症者身高160cm以上者已可治疗。有

视野小、颅压高者禁用。

（三）手术治疗 若经X线治疗后目力障碍加深，视野缩小继续恶化，其他病变亦无好转；或未经放疗而视力视野已严重损害，加以顽固性严重头痛、颅压增高、垂体卒中或胰岛素抵抗性糖尿病者为手术减压及切瘤指征。近年显微外科、冷冻手术等对微小腺瘤更主张手术治疗。与溴隐亭治疗等意见虽有分歧，但也可于术前后试用。手术时往往不能完全切除，症状虽好转而GH仍较高，尚须辅以放疗或溴隐亭，以防复发。

有垂体功能减退者，有高代谢率或甲亢者、糖尿病、尿崩症等症群应采用各种对症治疗。有严重头痛者亦须给予适当镇痛、镇静剂，但须避免成瘾药物。

预防及治疗感染对本症预后有重要关系，应随时注意。

（吴涛）

第三章 代谢病急症

第一节 糖尿病急症

一、糖尿病酮症酸中毒

糖尿病酮症酸中毒(DKA)是指糖尿病患者在各种诱因作用下，胰岛素不足明显加重，升糖激素不适当升高，造成糖、蛋白质、脂肪以至水、电解质、酸碱平衡失调而导致高血糖、高血酮、酮尿、脱水、电解质紊乱、代谢性酸中毒等一组症候群。常见于 1 型糖尿病或 2 型糖尿病伴应激时。

二、病因和发病机制

DKA在各种诱因下易发生,急性感染是其重要诱因;其次是随意中断治疗、胰岛素剂量不足、抗药及降糖灵过量等治疗不当;饮食失调及胃肠道疾病亦可加重糖尿病，诱发DKA;外伤、麻醉、手术、妊娠、分娩、精神刺激等情况亦可诱发。国外有学者提出DKA 的病理生理改变是"双激素病"，认为 DKA 一方面是胰岛素分泌相对或者绝对不足，高血糖不能刺激胰岛素相应分泌;另一方面是升糖激素不受高血糖抑制而过多分泌，拮抗胰岛素作用，致血糖进一步升高，并出现酮体蓄积。DKA 病理生理有以下几方面:

（一）高血糖 多中等程度升高，在 16.67～22.78 mmol/ L 范围,超过此范围多提示伴有肾功能不全。

（二）酮症 酮体是脂肪 β 氧化不完全的产物，包括乙酰乙酸、β - 羟丁酸和丙酮。正常人血酮体不超过 10 mg/ L。DKA 时可升高数十倍。

（三）酸中毒 由于酮体、乳酸等有机酸及硫酸、磷酸等无机酸生成增多，及机体排酸障碍，最终致酸中毒。

（四）严重失水 高血糖症加重渗透性利尿，大量酮体从肾、肺排出带走水分；厌食、呕吐等胃肠道失水，均可致脱水发生。如未及时纠正，血容量减少及酸中毒引起微循环障碍，可致血压下降,周围循环衰竭和肾功能衰竭。

（五）电解质紊乱 渗透性利尿、摄入减少以及细胞内、外水分转移等均可致电解质紊乱，常见为失钾。由于失水，血液浓缩,治疗前血钾可正常或偏高,酸中毒纠正过程中，血钾可迅速降低。

三、临床表现

DKA可分轻、中、重度。单纯酮症而无酸中毒为轻度DKA；有轻、中度酸中毒者为中度DKA；重度DKA为伴有昏迷或无昏迷但二氧化碳结合力低于10mmol/L者。多数病人 DKA初期有原来症状加重或诱因的表现。胃肠道症状常见,包括纳差、恶心、呕吐、腹痛。腹痛尤易见于1型糖尿病患者，原因可能与脱水及低血钾所致胃肠道扩张和麻痹性肠梗阻有关，有时可误诊为急腹症。呼吸可有类似烂苹果的酮臭味，当血 $pH<7.2$ 时呼吸加深加快，当 $pH<7.0$ 时则呼吸中枢受抑制。中重度DKA患者几乎均有脱水表现，失水达体重 5% 者可尿量减少、皮肤干燥、眼球下陷；超过15%时可有循环衰竭症状，如心率加快、脉细弱、血压、体温下降。神志改变差异较大，可有头痛、头晕、萎靡、烦躁、嗜睡，甚至昏迷。乙酰乙酸过多、脑缺氧、脱水、血浆渗透压升高等与昏迷有关。部分糖尿病患者以DKA为首发表现。

四、实验室检查

(一) 尿 尿糖、尿酮体强阳性。当肾功能严重损害而阈值增高时，尿糖、尿酮阳性程度低于血液中升高的程度。

(二) 血 血糖多数为 $16.67\sim27.78$ mmol/L，大于27.78mmol/L应考虑是否伴有肾功能不全，大于33.3mmol/L应注意同时有高渗状态，极少数可达55.5mmol/L以上。血酮体升高多在4.8mmol/L以上。二氧化碳结合力及pH值下降，碱剩余负值增大，阴离子间隙明显增大，与碳酸氢盐降低大致相等。根据各项指标可将酸中毒分为三度，轻度为二氧化碳结合力<20 mmol/L，$pH<7.35$；中度为二氧化碳结合力<15mmol/L，$pH<7.20$；重度为二氧化碳结合力<10mmol/L，$pH<7.05$。血钾正常或偏低，尿量减少后可偏高，随着补液、纠正酸中毒等治疗可出现低钾血症。血尿素氮、肌酐常升高；血清淀粉酶升高约见于半数病人。即使无合并感染，白细胞数亦升高，中性粒细胞比例升高。血浆渗透压轻度上升。

五、诊断与鉴别诊断

本病诊断不困难，关键在于考虑到酮症酸中毒发生的可能。对原因不明的昏迷、酸中毒、失水、休克的病人，特别是呼吸有烂苹果味、血压低而尿量仍多者，应及时行相关检查，据前述标准确定诊断。并与低血糖昏迷、糖尿病高渗昏迷、乳酸性酸中毒及脑血管意外相鉴别。

六、治疗

应坚持预防重于治疗的原则。严格控制血糖，及时防治感染等各种诱因，预防酸中毒发生。一般治疗：轻度 DKA 鼓励进食进水，用足胰岛素，同时监测血、尿糖和酮体、二氧化碳结合力变化，调整胰岛素及补液，治疗诱因，一般均可控制。急症处理：对于中、重度DKA，应积极抢救。具体措施如下：

(一)补液 对重症DKA十分重要，不仅利于纠正脱水，且有助于酮体的消失。液体性质可先输等渗液，如血钠>150mmol/L，血浆渗透压>330mmol/L可给予低渗液，一般约500～1000 ml，且输液速度不能太快以免溶血。补液量据失水程度而定。成人DKA一般失水3～6L，约为原体重的10%。如无心力衰竭，2h内输入1000～2000ml液体，第3、4h内补液约1000ml。前4个小时补液主要为纠正细胞外脱水及高渗状态，以后为纠正细胞内失水及纠正代谢。一般第1日补液量达3～5L时已能纠正失水。血糖降至13.9mmol/L以下可开始给予 5%葡萄糖液或糖盐溶液。应引起注意的是葡萄糖为消除酮症所必需，特别是对恶心、呕吐、不能进食且有高消耗患者，血糖允许补足机体必需糖量。

(二)小剂量胰岛素疗法 正常人进餐后或葡萄糖刺激后胰岛素高峰浓度约50～100μu/ ml左右，胰岛素半衰期为4～8min。如静脉滴注胰岛素5u/h，外源性胰岛素半衰期约为20min，其血中浓度可达100μu/ml。酮症酸中毒病人血浆胰岛素浓度证实抑制酮体生成所需最高浓度为120μu/ml，抑制酮体生成最高速度的胰岛素半浓度为24μu/ml，因此，静滴胰岛素5u/h，或 0.05～0.1u/h 能治疗酮症，且不致引起低血钾，为治疗DKA可靠安全的有效措施。临床给予胰岛素4～6 u/h，血糖下降可每小时3.9～6.1mmol/L，若2h后血糖无肯定下降，示胰岛素敏感性降低，剂量应加倍。胰岛素给予可静脉输注、间歇肌肉注射(肌注胰岛素半衰期2h，故常1～4h 1

次),分次皮下注射(半衰期4h,但末梢循环差者效果不佳)。以上三种途径均可加用首次负荷量,静脉注射胰岛素10～20u。治疗中每1～2h检测血糖、钾、钠和尿糖、尿酮1次。当血糖<13.9mmol/L以下时,可予补糖同时加入速效胰岛素(3～4g 糖加1u胰岛素)。脉停止输液后及时皮下注射胰岛素。

(三)纠正电解质紊乱 钠、氯可通过静滴生理盐水补充,DKA患者主要是补钾。经输液、胰岛素治疗后4～6h,血钾常明显下降。故治疗初血钾于正常,开始治疗时即应补钾,常用10%氯化钾,每500ml加1.5g;血钾正常且有尿(尿量>40ml/h)可于治疗初补钾;尿量<30ml/h应待尿量增加后再补钾,常于第2、3 瓶液体中开始补钾。治疗前血钾高者可暂不补钾。一般24h补氯化钾3～6g。治疗中需定时监测血钾浓度及心电图。病情恢复后仍应口服补钾数天。

(四)纠正酸中毒 轻症DKA经补液和胰岛素治疗后,酸中毒可逐渐纠正,无需补碱。当酸中毒严重,血pH值低于7～7.1时,可抑制呼吸中枢和中枢神经功能,应予相应治疗。因补碱过快、过量可加重颅内酸中毒和组织缺氧,促使钾进入细胞而加重低血钾,所以补碱时应慎重。治疗中不提倡积极补碱。如血pH<7.1或二氧化碳结合力4.5～6.7mmol/L(或血碳酸氢根<5mmol/L)时,可用5% $NaHCO_3$84ml稀释成1.25% 溶液静脉滴注(可与钾同时滴注)。如血pH>7.1或二氧化碳结合力>11.2mmol/L或碳酸氢根>10mmol/L,可暂不予补碱。

(五)处理诱发病和防治并发症 如积极抗感染,对症处理休克、心肾功能衰竭等,脑水肿时给予脱水治疗并加强各项护理。
(吴涛)

第二节 高渗性非酮症糖尿病昏迷

高渗性非酮症糖尿病昏迷(高渗性昏迷,HONK)是糖尿病的另一急性并发症。临床以严重高血糖、脱水、血浆渗透压升高而无明显的酮症酸中毒及常有意识障碍为特点。见于老年人,好发于50～70岁。约2/3病人无糖尿病史。有2型糖尿病史者症状多较轻,偶见年轻1型糖尿病患者发生HONK。

一、病因和发病机制

常见诱因有感染、水摄取或吸收不足、失水过多、脑血管意外、透析或使用某些药物如糖皮质激素、利尿剂、免疫抑制剂等。有时医源性误输葡萄糖液或短时饮入大量含糖饮料均可诱发或促使病情恶化。发病基本病因是胰岛素不足和脱水。胰岛素绝对或相对不足,在诱因作用下血糖显著升高,由于渗透性利尿作用致大量失水,最终导致HONK状态。HONK和DKA基本病因一致,而典型临床表现不同。HONK多见于中、老年人,高血糖、脱水和高血浆渗透压较DKA重,但常无或仅有轻度酮症酸中毒;DKA常见于年轻的1型糖尿病患者,高血糖和脱水程度较轻,但常有中、重度酮症酸中毒。此差别机制不十分清楚,目前认为,HONK有相对较高的胰岛素分泌,足以抑制脂肪分解和酮体生成,但不能阻止其他诱因造成的血糖升高;ONK脱水严重不利于酮体生成(脂肪酸β氧化及酮体的生成需水参与),HONK 常有肝脏生酮功能和肾脏排糖能力下降。还有学者发现高血糖可能与酮体生成之间有相互拮抗作用。

二、临床表现

多为老年慢性起病,初期糖尿病原有症状加重,无病史或尚未诊断者可仅有烦渴多饮、乏力、头晕、呕吐等症状。失水随病程进展加重,皮肤干燥,弹性减退,眼球凹陷,有周围循环衰竭时,脉搏快且弱,直立性低血压,精神症状亦逐渐加重,表现为嗜睡、幻觉、定向障碍、上肢扑击样震颤、癫样抽搐至最后昏迷。HONK患者的意识障碍与否,主要决定于血浆渗透压力升高的程度与速度,与血糖的高低也有关,而与酸中毒关系不大。同时可有原疾病(如高血压、心脏病、肾脏病等)、诱因(如感染),以及并发症(脑水肿、血管栓塞、血栓形成等)的症状和体征。

三、实验室检查

血　血糖多>33.3mmol/L,一般为 33.3～66.6 mmol/L。血酮多正常或轻度升高。血钠升高可达155mmol/L;血钾常>5mmol/L, 但可正常或偏低,但机体钾、钠总量减少。血尿素氮可达21～36 mmol/L,肌酐可达123～660 mmol/L,反映严重的脱水和肾功能不全。血pH大多正常或低于7.35。血浆渗透压显著升高是HONK的重要特征和诊断依据。血浆有效渗透压可用以下公式计算:血浆有效渗透压(mmol/L)=2(Na+ + K+)+血糖(Na+、K+浓度单位为mmol/L, 血糖为mmol/L)。HONK 患者的血浆有效渗透压高于320mmol/L。如计算时加血肌酐值(mmol/L)为血浆渗透压,HONK时一般在350mmol/L。

四、诊断与鉴别诊断

中老年患者有显著精神障碍和严重脱水而无酸中毒深大呼吸者,应警惕本病。实验室诊断依据, 国外学者提出3条:①血糖≥33.3mmol/L;②血浆渗透压≥350mmol/L;③血钠≥145mmol/L。是否合并DKA,应测pH、血酮等,还应和DKA、脑血管意外、脑炎等多种原因所致昏迷鉴别。

急救与处理　HONK治疗原则与DKA相似。

(一)补液　患者严重失水,可超过体重的12%,应积极补液。一般认为治疗前已出现休克,宜先输生理盐水和胶体溶液,尽快纠正休克。如无休克或休克已纠正,血浆渗透压>350mmol/L,血钠>155mmol/L时,可考虑输注0.45%或0.6%氯化钠低渗溶液。当血浆渗透压降至330mmol/L时改输等渗液。输液总量多在6～10L,略高于失液总量的估计值,应分批于2～3d内逐渐补足。滴速视心、肺功能、血压、脉率及渗透压等情况而定。一般第1日可补估计失水量一半左右。当血糖降至13.9mmol/L可给予5%葡萄糖液。据经验一般于初治第1～2h快速静滴补液1～2u,此后每2～4小时1L。

(二)胰岛素HONK　患者对胰岛素敏感性一般比DKA患者高,治疗所需胰岛素的量也比DKA小。目前多主张使用小剂量胰岛素治疗。可予负荷剂量10～20u静推,继之静脉滴注0.1u/(kg.h-1),血糖降至14～17mmol/L时,胰岛素可降至0.05u/(kg.h-1)。当血糖低于16.7mmol/L可开始给予含糖液(3～4g葡萄糖加1u胰岛素)。同时参考尿量补钾,也可肌肉注射胰岛素,先肌注速效胰岛素20u,以后每小时肌注 4～6u,直至血糖降至13.9mmol/L。如血压低,肌肉注射吸收不好,则不宜用肌注法。

(三)纠正电解质紊乱　选择补钾开始时机十分重要,最初有高血钾者宜补液及胰岛素治疗2～4h后再补钾;最初血钾正常或降低者,宜开始时即补钾。尿量是补钾的另一指标,至少>30ml/h方可静脉补钾。补钾量国内一般主张氯化钾1.5g加入500ml液体中,24h给钾4～6g,病情允许者尽量同时口服补钾。HONK 纠正后继续口服补钾1周。

(四)纠正酸中毒　HONK酸中毒不重,一般经足量补液及胰岛素治疗后,酸中毒逐渐纠正, 当二氧化碳结合力低于11mmol/L时,可少量补1.25%NaHCO3。

(五)去除诱因　昏迷患者应予导尿、放置胃管,缺氧者给予吸氧,有血栓栓塞并发症可能的老年人, 如无禁忌可给予肝素5000u,并加强各方面护理。

(六)透析　越来越多用于HONK,可有效降低血糖、血钠,纠正高渗状态,并降低尿素氮、肌酐,改善肾功能,有条件者可考虑本疗法。HONK预后不佳,病死率约在50%。其预后取决于诊断及时、处理得当和对感染等并发症有效的控制。

(吴涛)

第三节 糖尿病并脑血管急症

糖尿病并发脑血管病变的发生率日益增加,约20%左右,其发生与糖尿病的病程长、血糖控制不良及伴有高黏血症、高脂血症、动脉硬化等有关。脑血管急症中,主要为脑梗塞,少数为脑出血,短暂性脑缺血发作和蛛网膜下腔出血。

一、病因和发病机制

并发脑血管病变原因有多方面。2型糖尿病病人50岁以后脑血管病的发生率明显升高。血糖控制不良、小血管壁增厚、血小板粘附性增强、血液高凝状态均为脑血管病发生的高危因素。

二、临床表现

多见于50岁以上2型糖尿病患者,少数为短暂性脑缺血发作,可有一过性失语、肢体瘫痪、共济失调,于24h内恢复,不遗留神经体征。脑梗塞以中小梗塞及多发性腔隙性梗塞为特点,可反复发作,临床表现为智力减退、痴呆、偏瘫、交叉瘫、假性球麻痹及共济失调。除非面积较大或重要部位梗塞,并发脑梗塞很少成为糖尿病死亡原因。合并脑出血的发生率较低,尤其很少发生蛛网膜下腔出血。

三、实验室检查

血糖符合糖尿病,且多控制不良,伴高血脂、高黏滞血症。颅脑CT或磁共振可见低密度梗塞灶。

四、诊断与鉴别诊断

对有神经系统症状和(或)体征的患者,一定要追问糖尿病史及检测血、尿糖,有影像学证据则可明确诊断。

五、急救与处理

糖尿病患者应争取将血糖、血脂、血压长期控制在正常或接近正常水平,同时防止低血糖,维持血糖在5.6～8.3mmol/L,此外,应戒除烟酒等不良生活习惯。脑梗塞急性期可静脉滴注低分子右旋糖酐、维脑路通,以防止血小板聚集,改善循环。急性期常用甘露醇脱水治疗,脑水肿重者可用甘露醇125～250ml与呋塞米(速尿)40～60mg,每6h交替1次。待病情稳定后再用脑血管扩张药。宜及早使用溶栓药,可用尿激酶10万～30万u溶于生理盐水100ml中静滴,连用5～7d;蝮蛇抗栓酶0.5～0.75u静滴,连用7～10d。应用时注意出血倾向、过敏反应、肝肾功能损害等不良反应。有出血性疾病、活动性溃疡、感染性栓子或并有脑出血者不宜抗凝、溶栓治疗。其他药物,如钙离子拮抗剂、能量合剂、胞二磷胆碱、复方丹参等活血化瘀制剂,对改善脑代谢、减轻脑水肿,促进脑神经功能恢复均有积极作用。

脑出血者应保持呼吸道通畅,维持营养和水、电解度平衡,昏迷者日补液量约2000ml。有高血压者宜维持血压在17.3/10.7kPa(130/80mmHg)左右,用20%甘露醇和(或)呋塞米(速尿)降颅内压和控制脑水肿,剂量常较脑梗塞时大。如病情严重可加地塞米松10mg静滴。静脉应用胰岛素使血糖降至稍高于正常值。经内科治疗后,如颅内压进一步增高、颅脑CT示血肿(小脑血肿>15ml,脑叶血肿>40ml)或出现脑疝征象而无其他禁忌时,可手术治疗。

并发蛛网膜下隙出血者,应绝对卧床休息,保持镇静、避免用力、情绪激动,明显颅内压增高者宜降低颅内压(同前)。应用抗纤溶药如6-氨基己酸6～12g/d 静滴,连续7～10d后减量,用药疗程3周,以止血和预防再出血。为预防继发脑血管痉挛可用钙离子拮抗剂,如尼莫地平30mg,每日3次,共3周。如原有脑血管畸形或先天性动脉瘤者,如情况允许应手术治疗,血糖控制同前。

(吴涛)

第四节　糖尿病并心血管急症

糖尿病并心血管急症是指糖尿病患者所并发或伴发的心血管急症。常见有心肌梗死、低血压、心律失常、猝死及高血压。

一、发病机制

糖尿病并发各种心血管疾病机制尚未明确,与非糖尿病患者相比有以下特点:①糖尿病人常有持续或间歇性高血糖症;②常有高脂血症;③有高凝倾向及血瘀倾向;④常于早期影响自主神经功能,影响心血管功能的调节。

二、临床表现

糖尿病患者并发心律失常,常见休息时心动过速,可能其交感神经相对兴奋所致。于休息状态下,心率大于90次/min,频率较固定且不易受各种条件反射所影响。糖尿病患者发生心肌梗死者较非糖尿病患者为多,其中无痛性心肌梗死发生率可达24%～42%。患者仅有恶心、呕吐、充血性心力衰竭或表现心律不齐。心源性休克或者仅出现疲乏症状,易于漏诊、误诊,且易发生再次梗死和心跳骤停,病死率高。患者从卧位起立时,如收缩压下降>4.0 kPa(30mmHg),舒张压下降>2.7kPa(20mmHg),称体位性低血压。体位性低血压机制可能是血压调节反射弧神经损伤所致,是其神经病变的晚期表现。表现为头晕、软弱、心悸、大汗、视力障碍,有时可出现晕厥,尤其当口服降压药、利尿剂、三环类抗抑郁制剂、血管扩张剂后更易发生。

糖尿病患者血压升高,可为原发性高血压、动脉粥样硬化所致的收缩期高血压及糖尿病肾性高血压。高血压与高血糖共同作用可引起各种心血管并发症,如脑血管意外、冠心病及高血压性心脏病、糖尿病肾病、视网膜病变及肢体动脉硬化和坏疽。

糖尿病患者偶因各种应激如感染、手术、麻醉等因素导致猝死。临床上表现为严重心律紊乱(如室性扑动、颤动等)或心源性休克。发病突然,患者仅感短暂胸闷,心悸,迅速发展至严重休克或昏迷状态,体检时血压明显下降,阵发性心动过速或心跳、脉搏骤停、常于数小时内死亡。伴发感染时,则症状常被原发病所掩盖而贻误诊断和治疗。

三、诊断

有糖尿病史,结合临床症状、体征及必要辅助检查,诊断不难。

四、治疗

一般处理　重视对糖尿病的治疗,严格纠正糖代谢紊乱,早期防治并发症是治疗的基础。

五、急症处理

心律失常的治疗与非糖尿病患者无差异,仅需用胰岛素、降糖口服药、抗心律失常药物时宜慎重考虑其不良反应。心肌梗死有酮症酸中毒时应用静脉或肌注胰岛素,监测血糖,并使维持在5.6～8.3mmol/L。合并心衰时应用胰岛素不仅可降低血糖,也可由于血糖下降,细胞外液容量减少,从而改善心力衰竭。体位性低血压患者应用改善神经病变药物如维生素B_1、维生素B_{12}及中药、并减除β肾上腺素能受体阻滞剂、三环类抑郁剂及降压药等的不良反应。有易致猝死诱因存在者,应及时处理,发生室颤时,抢救措施与非糖尿病患者相同。

(吴涛)

第五节　胰岛移植手术时的处理

胰岛移植是符合生理的一种较为先进的治疗方法,不仅能治疗1型糖尿病,而且能防止糖尿病性各种微血管病变的发生、发展和纠正糖代谢紊乱。胰岛移植术对糖尿病人是一个强烈的应激,易诱发低血糖、DKA等各种糖尿病急症的发生,所以在手术前后应积极预防。

术前准备　胰岛移植的指征为:诊断明确的1型糖尿病患者,病程2年以上,血糖尽量控制在8.33mmol/L以下,体温正常,酮体阴性,血气分析各项指标正常和各项血清学检查正常。胰岛来源:异种胰岛,如猪的胰岛分离物,由于免疫源性的差异,移植效果亦受限制,故临床多已不用。人同种胰岛,主要来源于尸体胰腺的胰岛制备物及胎儿胰岛提取物。胚胎胰腺中胰岛组织含量丰富,外分泌组织较少,且其免疫源性较成年胰腺组织少,故临床多选用12～28周的胎儿胰腺做组织培养。移植后的胚胎胰腺可在受体内继续生长、分化以满足机体需要。胰岛移植量至少要达到全胰的10%才能达到良好的治疗效果。移植手术前应测血、尿糖定量及做酮体、血胰岛素、C肽释放试验,血生化、血气分析及检查免疫指标、凝血酶原时间及胸透、血象检查。术前凡用长效胰岛素治疗者应于术前2～3d改用短效人胰岛素,同时停用一切内服降血糖药。术前可应用免疫抑制剂,如硫唑嘌呤、环孢素等,但经微包囊处理的移植物可不用免疫抑制剂。

手术日处理　手术当日测血糖、三餐前尿糖定性及血、尿酮体,手术日晨禁食、禁饮,用速效胰岛素10～12u加入5%葡萄糖500ml中缓慢静滴,术中维持,间断给予平衡液或生理盐水,使血糖稳定在7.9mmol/L水平。手术部位和方法以操作简便、安全有效为原则。有学者因门静脉内胰岛素入肝脏比较符合生理,而倾向于静脉内移植,但可引起门静脉高压及肝功能损害。有人因肝、脾、肾包膜下血运丰富而行胰岛移植,获一定效果。免疫隔离区如睾丸、脑室等部位,可避免移植排斥反应,但均有相应弊端而少用。

肌肉移植及肌肉注射移植效果与腹腔内移植无显著性差异。网膜血液供应丰富,有利于移植物成活,故目前多采用网膜特别是小网膜腔内移植,效果理想。

术后处理①术后立即查血糖、尿糖,根据血糖、尿糖情况补充外源胰岛素,使血糖保持在8.33mmol/L以下,以利移植胰岛细胞的成活、生长；②移植后病人如出现心慌、出汗等低血糖症状,需监测血糖,同时让病人少量进餐。如病情重者,可按低血糖处理。此时可能移植的胰岛已发挥分泌作用,所以应及时减少或停用胰岛素；③如有酮症酸中毒症状,应及时检测血糖和酮体,同时给予相应的处理。　　　　　　　　　　　　　　　（吴涛）

第六节　胰岛素瘤手术时的处理

临床确诊为胰岛素瘤后,应尽早手术治疗,腺瘤摘除后,多可根治,且手术死亡率低。

术前准备　除常规术前准备外,胰岛素瘤术前准备主要是纠正低血糖、预防术中低血糖发生。手术日晨需禁食,手术前2h开始静滴10%葡萄糖维持,同时给氢化可的松100～200mg,可避免手术中低血糖、高热、休克等急症的发生。也可用苯妥英钠、升血糖药和氢氯噻嗪(双氢克尿塞)等抑制胰岛素释放。有学者用泼尼松、氯丙嗪、维拉帕米(异搏定)等使血糖在术前恢复正常,减少低血糖反应。

术中处理　肿瘤切除前应控制术中葡萄糖输注速度,以监测判断肿瘤是否已彻底消除,同时防止出现低血糖。术中根据血糖值,给予持续、匀速、少量输糖。使血糖值稳定在略高于不发生低血糖症状的阈值之上。若术中低血糖发作,单次静脉给高渗糖可使血糖明显升高。肿瘤切除后,血糖在1～2h内升高1.63～6.66mmol/L,个别可更高。如血糖恢复到正常值以上或明显升高,即可估计肿瘤基本切除。术中必须细心扪诊肿瘤的部位和数量。必要时将亚甲蓝或甲苯胺蓝注射于脾—十二指肠动脉内或用胰静脉导管取血测胰岛素含量以助定位。约70%术中可扪及肿瘤,如未发现肿瘤、组织增生或胰岛细胞增殖,可作80%的胰腺切除或部分胰尾切除。胰岛细胞瘤大多均匀地分布在胰尾部分,必要时可用胰尾盲目切除术,约1/3病例获愈。

术后治疗 包括:①防治高血糖,肿瘤切除后,由于原来正常的胰岛细胞未能迅速恢复功能而发挥分泌作用,可出现一过性血糖增高,苦无酮症酸中毒等并发症可不予处理,一般于 3～5d可恢复正常。术后禁食期间应适当控制输糖量,以维持基本代谢为度。当血糖急剧升高时,查血酮体、pH值以便及时处理;②防止感染,主要指术后急性坏死性胰腺炎引起腹膜炎。应严密观察血压、脉搏、体温及腹部情况的变化,以便及时处理;③观察手术效果,由于多发性腺瘤或瘤体大小而术中遗漏或肿瘤再生,术后仍可能有低血糖症状,特别是在术后连续输液停止后仍须严密观察病情变化,及时处理低血糖症。肿瘤切除后虽可控制低血糖,但约有15%的患者仍遗留有神经精神症状,记忆力差、肌肉萎缩等,可予B族维生素等神经细胞功能恢复药物治疗;④肿瘤(癌)未能切除或已有转移的病例。除用糖水或静脉应用葡萄糖及对症治疗外,可静滴链脲佐菌素,每周0.6～1g/m²体表面积,总剂量6～9g。也可试用5-氟尿嘧啶、阿霉素等化疗药物。

(吴涛)

第四章 心脑血管疾病

第一节 冠心病

冠心病是一种由冠状动脉器质性(动脉粥样硬化或动力性血管痉挛)狭窄或阻塞引起的心肌缺血缺氧(心绞痛)或心肌坏死(心肌梗塞)的心脏病,亦称缺血性心脏病。

一、冠心病病因

供应心脏本身的冠状动脉管壁形成粥样斑块造成血管腔狭窄所致心脏病变。由于冠状动脉狭窄的支数和程度的不同,其临床症状也有不同。

本病病因至今尚未完全清楚,但认为与高血压、高脂血症、高粘血症、糖尿病、内分泌功能低下及年龄大等因素有关。

(一)**年龄与性别**:40岁后冠心病发病率升高,女性绝经前发病率低于男性,绝经期后与男性相等。

(二)**高脂血症**:除年龄外,脂质代谢紊乱是冠心病最重要预测因素。总胆固醇(TC)和低密度脂蛋白胆固醇(LDLC)水平和冠心病事件的危险性之间存在着密切的关系。LDLC水平每升高1%,则患冠心病的危险性增加2～3%.甘油三脂(TG)是冠心病的独立预测因子,往往伴有低HDLC和糖耐量异常,后两者也是冠心病的危险因素。

(三)**高血压**:高血压与冠状动脉粥样硬化的形成和发展关系密切。收缩期血压比舒张期血压更能预测冠心病事件。140～149mmhg的收缩期血压比90～94mmhg的舒张期血压更能增加冠心病死亡的危险。

(四)**吸烟**:吸烟是冠心病的重要危险因素,是唯一最可避免的死亡原因。冠心病与吸烟之间存在着明显的用量-反应关系。

(五)**糖尿病**:冠心病是未成年糖尿病患者首要的死因,冠心病占糖尿病病人所有死亡原因和住院率的近80%。

(六)**肥胖症**:已明确为冠心病的首要危险因素,可增加冠心病死亡率。肥胖被定义为体重指数(BMI=体重(kg)/身高平方(m2))在男性>=27.8,女性>=27.3.BMI与TC,TG增高,HDL-C下降呈正相关。

(七)**久坐生活方式**:不爱运动的人冠心病的发生和死亡危险性将翻一倍。

(八)**尚有遗传,饮酒,环境因素等。**

二、冠心病症状

根据其临床状症，冠心病可分为5型：

（一）心绞痛型：表现为胸骨后的压榨感，闷胀感，伴随明显的焦虑，持续3到5分钟，常发散到左侧臂部，肩部，下颌，咽喉部，背部，也可放射到右臂.有时可累及这些部位而不影响胸骨后区.用力，情绪激动，受寒，饱餐等增加心肌耗氧情况下发作的称为劳力性心绞痛，休息和含化硝酸甘油缓解。有时候心绞痛不典型，可表现为气紧，晕厥，虚弱，嗳气，尤其在老年人。根据发作的频率和严重程度分为稳定型和不稳定型心绞痛.稳定型心绞痛指的是发作一月以上的劳力性心绞痛，其发作部位，频率，严重程度，持续时间，诱使发作的劳力大小，能缓解疼痛的硝酸甘油用量基本稳定。不稳定型心绞痛指的使原来的稳定型心绞痛发作频率，持续时间，严重程度增加，或者新发作的劳力性心绞痛(发生1个月以内)，或静息时发作的心绞痛。不稳定性心绞痛是急性心肌梗塞的前兆，所以一旦发现应立即到医院就诊。

（二）心肌梗塞型：梗塞发生前一周左右常有前驱症状，如静息和轻微体力活动时发作的心绞痛，伴有明显的不适和疲惫。梗塞时表现为持续性剧烈压迫感，闷塞感，甚至刀割样疼痛，位于胸骨后，常波及整个前胸，以左侧为重。部分病人可延左臂尺侧向下放射，引起左侧腕部，手掌和手指麻刺感，部分病人可放射至上肢，肩部，颈部，下颌，以左侧为主。疼痛部位与以前心绞痛部位一致，但持续更久，疼痛更重，休息和含化硝酸甘油不能缓解。有时候表现为上腹部疼痛，容易与腹部疾病混淆。伴有低热，烦躁不安，多汗和冷汗，恶心，呕吐，心悸，头晕，极度乏力，呼吸困难，濒死感，持续30分钟以上，常达数小时。发现这种情况应立即就诊。

冠心病是中老年人的常见病和多发病，处于这个年龄阶段的人，在日常生活中，如果出现下列情况，要及时就医，尽早发现冠心病。

1.劳累或精神紧张时出现胸骨后或心前区闷痛，或紧缩样疼痛，并向左肩、左上臂放射，持续3～5分钟，休息后自行缓解者。

2.体力活动时出现胸闷、心悸、气短，休息时自行缓解者。

3.出现与运动有关的头痛、牙痛、腿痛等。

4.饱餐、寒冷或看惊险影片时出现胸痛、心悸者。

5.夜晚睡眠枕头低时，感到胸闷憋气，需要高枕卧位方感舒适者;熟睡、或白天平卧时突然胸痛、心悸、呼吸困难，需立即坐起或站立方能缓解者。

6.性生活或用力排便时出现心慌、胸闷、气急或胸痛不适。

7.听到噪声便引起心慌、胸闷者。

8.反复出现脉搏不齐，不明原因心跳过速或过缓者。

为及早发现冠心病，40岁以上的人应定期做以下的检验：

如果检验结果不正常或有其他的易患冠心病的危险因素，应该每五年作一次或更多次血胆固醇化验。每年作一次血压检查。

若属于冠心病的高危人群，就要请医生查看是否需要接受心电图检查。若需进一步的检查，医生会安排做一项运动试验以测出在踩固定脚车或踩运动平板机时的心电图。

冠状动脉造影检查是诊断冠心病最肯定的方法。

（三）无症状性心肌缺血型：很多病人有广泛的冠状动脉阻塞却没有感到过心绞痛，甚至有些病人在心肌梗塞时也没感到心绞痛。部分病人在发生了心脏性猝死，常规体检时发现心肌梗塞后才被发现.部分病人由于心电图有缺血表现，发生了心律失常，或因为运动试验阳性而做冠脉造影才发现。这类病人发生心脏性猝死和心肌梗塞的机会和有心绞痛的病人一样，所以应注意平时的心脏保健。

（四）心力衰竭和心律失常型：部分患者原有心绞痛发作，以后由于病变广泛，心肌广泛纤维化，心绞痛逐渐减少到消失，却出现心力衰竭的表现，如气紧，水肿，乏力等，还有各种心律失常，表现为心悸.还有部分患者从来没有心绞痛，而直接表现为心力衰竭和心律失常。

（五）猝死型：指由于冠心病引起的不可预测的突然死亡，在急性症状出现以后6小时内发生心脏骤停所致。主要是由于缺血造成心肌细胞电生理活动异常,而发生严重心律失常导致。

三、冠心病体征

一般早期无明确的阳性体征，较重者可有心界向左下扩大，第一心音减弱，有心律失常时可闻及早搏、心房纤颤等，合并心衰时两下肺可闻及湿罗音，心尖部可闻及奔马律等。

冠心病常用的检查方法有：

（一）心电图：心电图是冠心病诊断中最早、最常用和最基本的诊断方法。与其它诊断方法相比，心电图使用方便，易于普及，当患者病情变化时便可及时捕捉其变化情况，并能连续动态观察和进行各种负荷试验，以提高其诊断敏感性。无论是心绞痛或心肌梗塞，都有其典型的心电图变化，特别是对心律失常的诊断更有其临床价值，当然也存在着一定的局限性。

（二）心电图负荷试验：主要包括运动负荷试验和药物试验(如潘生丁、异丙肾试验等)。心电图是临床观察心肌缺血最常用的简易方法。当心绞痛发作时，心电图可以记录到心肌缺血的心电图异常表现。但许多冠心病患者尽管冠状动脉扩张的最大储备能力已经下降，通常静息状态下冠状动脉血流量仍可维持正常，无心肌缺血表现，心电图可以完全正常。为揭示减少或相对固定的血流量，可通过运动或其它方法，给心脏以负荷，诱发心肌缺血，进而证实心绞痛的存在。运动试验对于缺血性心律失常及心肌梗塞后的心功能评价也是必不可少的。

（三）动态心电图：是一种可以长时间连续记录并编集分析心脏在活动和安静状态下心电图变化的方法。此技术于1947年由Holter首先运用于监测电活动的研究，所以又称Holter监测。常规心电图只能记录静息状态短暂仅数十次心动周期的波形，而动态心电图于24小时内可连续记录多达10万次左右的心电信号，可提高对非持续性异位心律、尤其是对一过性心律失常及短暂的心肌缺血发作的检出率，因此扩大了心电图临床运用的范围，并且出现时间可与病人的活动与症状相对应。

（四）核素心肌显像：根据病史，心电图检查不能排除心绞痛时可做此项检查。核素心肌显像可以显示缺血区、明确缺血的部位和范围大小。结合运动试验再显像，则可提高检出率。

（五）冠状动脉造影：是目前冠心病诊断的"金标准"。可以明确冠状动脉有无狭窄、狭窄的部位、程度、范围等，并可据此指导进一步治疗所应采取的措施。同时，进行左心室造影，可以对心功能进行评价。冠状动脉造影的主要指征为：1.对内科治疗下心绞痛仍较重者，明确动脉病变情况以考虑旁路移植手术；2.胸痛似心绞痛而不能确诊者。

（六）超声和血管内超声：心脏超声可以对心脏形态、室壁运动以及左心室功能进行检查，是目前最常用的检查手段之一。对室壁瘤、心腔内血栓、心脏破裂、乳头肌功能等有重要的诊断价值。血管内超声可以明确冠状动脉内的管壁形态及狭窄程度，是一项很有发展前景的新技术。

（七）心肌酶学检查：是急性心肌梗塞的诊断和鉴别诊断的重要手段之一。临床上根据血清酶浓度的序列变化和特异性同工酶的升高等肯定性酶学改变便可明确诊断为急性心肌梗塞。

（八）心血池显像：可用于观察心室壁收缩和舒张的动态影像，对于确定室壁运动及心功能有重要参考价值。

四、冠心病治疗与用药

可选用钙通道阻滞剂，硝酸脂类药物，转换酶抑制剂进行治疗，心率较快者可选用β受体阻滞剂，以缓释剂为好。可加用肠溶阿斯匹林100～325mg1/d，注意对冠心病危险因素的治疗如降压治疗、调脂治疗、治疗糖尿病、戒烟、禁酒等。还可选用极化液和硝酸脂类药物静滴。合并心衰及心律失常时需加用纠正心衰及抗心律失常的治疗(详见心衰及心律失常篇)，必要时可行冠心病的介入治疗(PTCA+支架术)，严重者可考虑进行外科搭桥手术。

在人到中年或过60岁的社会人群中，患冠心病的人并不稀见。因为有些人无自觉症状，心电图检查正常。这属于隐性冠心病，直到有间断发生心脏病各种症状时，才引起人们的注意。已经确诊为患冠心病的病人，应该学会正确掌握几种药物，例如，硝酸甘油、消心痛、安定、中药保心丸等的正确使用。冠心病发作时，病人都有自我感觉的先兆症状，例如，心前区闷痛、绞窄感、恐惧感等等，可以根据自己以往的经验自行服药，就地休息，有条件时吸氧，可以得到很好的效果，不必等医生，防止严重发作。要特别注意，不要免强坚持所进行的各种活动，危险常常发生在"坚持一下"之中！外出旅行、公务活动，应该携带随身药品。特别强调戒烟，心绞痛频繁发作时禁止吸烟。

五、冠心病急性发作时的治疗

（一）**心绞痛**：应立即停止体力活动，就地休息，设法消除寒冷，情绪激动等诱因；立即舌下含化硝酸甘油或消心痛1片，如未缓解，隔5到10分钟再含化一次，连续3次含化无效，胸痛持续15分钟以上者有发生心肌梗塞的可能，应立即送医院等急救场所；可口服安定3毫克，有条件者应吸氧10到30分钟。冠心病病人应随身携带硝酸甘油等药物，一旦出现胸痛立即含服，并注意不要使用失效的药物。稳定型心绞痛在休息和含化硝酸甘油后心绞痛会缓解，不稳定型心绞痛是一个严重而潜在危险的疾病，应立即送医院治疗和严密观察。

（二）**心肌梗塞**：急性心肌梗塞死亡率高，其中半数以上病人是在住院前死亡的，大多数死亡发生在发病后1小时内，一般由心室纤颤引起。所以就地急救措施和迅速转送医院至关重要。在高危病人(高血压，糖尿病，既往有心绞痛发作者)中一旦发生以下情况：胸部不适，极度疲劳，呼吸困难，尤其伴有大汗，头昏，心悸，濒死感时，要高度怀疑发生了心肌梗塞，应立即送距离最近的，有条件作心电图，心电监护，直流电除颤，静脉溶栓的医疗机构。同时保持镇静，不要引起病人的惊慌和恐惧，并含化硝酸甘油，或者速效救心丸，冠心舒合丸等，有条件可肌注罂粟碱，或杜冷丁，以及安定，并保持通风和吸氧，如无禁忌症，立即口服阿斯匹林300毫克。如发生室速，室颤等恶性心律失常立即予直流电除颤。一旦发生心脏骤停，应立即人工呼吸和胸外心脏按压进行心肺复苏。

（三）**急性心衰和心源性休克**：急性心肌梗塞和缺血型心肌病都可能发生急性心衰，由于大面积心肌坏死所致。多为急性左心衰，患者出现严重呼吸困难，伴烦躁不安，窒息感，面色青灰，口唇紫绀，大汗淋漓，咳嗽，咯大量白色或粉红色泡沫痰，这种情况必须立即送医院抢救。

六、冠心病的药物、介入、手术搭桥治疗

药物只能控制症状，能稳定冠状动脉里的斑块。药物是基础，介入是最近20年发展起来的，2000年之后已经成熟起来，不仅仅是控制症状，而且有可能彻底根治，把窄的血管撑起来。介入简单、无创，不用开胸，而且立竿见影，技术上是高风险的，需要一定的培训，有一定的条件才能做，也需要病人的配合。支架一旦形成血栓那就要出问题了，有1%的发生率。总体来说，现在人们除了追求生活以外还追求生活质量，一个40岁的男性，天天出去跑，要打高尔夫，要爬山，天天吃药虽然不死但是觉得活的没什么意思，就要做介入。不能做介入的或者经济条件比较差的，介入要做七八个支架才能解决，那干脆放弃，考虑搭桥。

实际上介入跟搭桥手术是一个东西，介入是把里面的堵塞撑开疏通，搭桥是开胸从上游弄一根管子到下游去，重新开辟一条通道。从理论上来说，药物、介入跟手术对低危的稳定病人效果一样，做介入也好，做搭桥也好，吃药也好，不会死人的，这是公认的研究结果。但是介入的治疗过程中间对病人的手术损伤要大大小于外科手术，康复起来的时间要短很多，一般说来外科和介入有不同的手术适应症，一般会考虑患者的经济适应能力和身体患病的具体情况.一百个40岁的人只要吃药，或者介入，或者搭桥最后死的人都是一样多的。介入治疗的人可以爬香山，但是吃药的人绝对不能爬山，搭桥的也可以爬。但是搭桥的人复发的少，介入的人复发的多，搭桥的人再狭窄的几率小，现在有药物支架，可预防复发，药物支架和搭桥的复发率估计差不多。

七、冠心病鉴别

应与心肌炎、肥厚梗阻性心肌病、心包炎、胸膜炎等进行鉴别：

（一）心肌炎

心肌炎指心肌中有局限性或弥漫性的急性、亚急性或慢性的炎性病变。近年来病毒性心肌炎的相对发病率不断增加。病情轻重不同，表现差异很大，婴幼儿病情多较重，成年人多较轻，轻者可无明显病状，重者可并发严重心律失常，心功能不全甚至猝死。

急性期或亚急性期心肌炎病的前驱症状，病人可有发热、疲乏、多汗、心慌、气急、心前区闷痛等。检查可见期前收缩、传导阻滞等心律失常。谷草转氨酶、肌酸磷酸激酶增高，血沉增快。心电图、X线检查有助于诊断。治疗包括静养，改进心肌营养、控制心功能不全与纠正心律失常，防止继发感染等。

（二）心包炎

心包炎可分为急性心包炎、慢性心包炎、缩窄性心包炎，患者可有发热、盗汗、咳嗽、咽痛，或呕吐、腹泻。心包很快渗出大量积液时可发生急性心脏填塞症状，患者胸痛、呼吸困难、紫绀、面色苍白，甚至休克。还可有腹水，肝肿大等症。

（三）胸膜炎

胸膜炎又称"肋膜炎"，是胸膜的炎症。炎症消退后，胸膜可恢复至正常，或发生两层胸膜相互粘连。由多种病因引起，如感染、恶性肿瘤、结缔组织病、肺栓塞等。结核性胸膜炎是最常见的一种。干性胸膜炎时，胸膜表面有少量纤维渗出，表现为剧烈胸痛，似针刺状，检查可发现胸膜摩擦音等改变。渗出性胸膜炎时，随着胸膜腔内渗出液的增多，胸痛减弱或消失，病人常有咳嗽，可有呼吸困难。此外常有发热、消瘦、疲乏、食欲不振等全身症状。检查可发现心、肺受压的表现。在大量胸液时，可通过胸部检查和X线检查发现。结核性胸膜炎的治疗主要包括结核药物治疗；加速胸液的吸收，必要时抽液治疗；防止和减少胸膜增厚和粘连，选用肾上腺皮质激素等.胸膜炎是各种原因引起的胸膜壁层和脏层的炎症。大多为继发于肺部和胸部的病变，也可为全身性疾病的局部表现。临床上胸膜炎有多种类型，以结核性胸膜炎最为常见。

对于甲亢心、风心病、冠心病有一个特殊的计量鉴别诊断方法：甲亢性心脏病(简称甲亢心)、风湿性心脏病(简称风心病)、冠状动脉硬化性心脏病(简称冠心病)是截然不同的三种心脏病变，但在疾病的一定时期，其表现颇类似，因而易造成误诊误治。

临床应用方法：将患者的各种症状和体征(阳性或阴性)根据表中相应诊断指数逐一记录下来，然后相加，其代数和>0者，可以诊断甲亢症，其代数和≤0者可以排除甲亢症，将患者出现的各项症状及体征(包括阳性及阴性的)诊断指数，按3种心脏病各自相加，以各病诊断指数和的大小，作为鉴别的根据，和大者就可诊断为该病。例如甲亢心指数较大者诊为甲亢心，冠心病指数较大者诊断为冠心病，风心病指数较大者诊为风心病。

八、冠心病并发症

（一）乳头肌功能失调 发生率达50%c于发病5dJ勹，心尖区听到收缩小晚期喀喇音和响亮的吹风样收缩期杂音，严重失调者导致左心衰。

（二）乳头肌断裂 发生率1%，3d内多发，死亡率高。心尖区听到响亮的吹风样收缩期杂音，第一心音减弱，出现严重心衰和(或)心源性休克，可迅速发生肺水肿。

（三）心脏破裂 少见，绝大多数为心室游离壁破裂.造成急性心包积血，出现急性心包压塞而淬死，常在起病后1周左右发生。

（四）栓塞 是心肌梗死很重要的并发症。见于起病后1～2周，多为定心室附壁血栓脱落致脑、肾、脾、四肢等动脉栓塞：下肢静脉血栓脱落产生肺动脉拴塞。

（五）心室壁瘤 主要见于左心空，发生率5%～20%：心电因右病理性Q波。sT段抬高持续1个月以上，X线、超声心功图及放射性核素检查显示心室壁痫表现。

（吴涛）

第二节 脑梗死

脑梗死指因脑部血液循环障碍，缺血、缺氧所致的局限性脑组织的缺血性坏死或软化。血管壁病变、血液成分和血液动力学改变是引起脑梗死的主要原因。脑梗死发病率为110/10万人口，约占全部脑卒中的60%～80%。脑梗死的诊治重在根据发病时间、临床表现、病因及病理进行分型分期，综合全身状态，实施个体化治疗。在超急性期和急性期采取积极、合理的治疗措施尤为重要。

一、诊断

（一）一般性诊断

1.临床特点

（1）多数在静态下急性起病，动态起病者以心源性脑梗死多见，部分病例在发病前可有TIA发作。

（2）病情多在几小时或几天内达到高峰，部分患者症状可进行性加重或波动。

（3）临床表现决定于梗死灶的大小和部位，主要为局灶性神经功能缺损的症状和体征，如偏瘫、偏身感觉障碍、失语、共济失调等，部分可有头痛、呕吐、昏迷等全脑症状。

2.辅助检查

（1）血液检查：血小板、凝血功能、血糖等。

（2）影像学检查：脑的影像学检查可以直观地显示脑梗死的范围、部位、血管分布、有无出血、陈旧和新鲜梗死灶等，帮助临床判断组织缺血后是否可逆、血管状况，以及血液动力学改变。帮助选择溶栓患者、评估继发出血的危险程度。

①头颅计算机断层扫描（CT） 头颅CT平扫是最常用的检查。但是对超早期缺血性病变和皮质或皮质下小的梗死灶不敏感，特别是后颅窝的脑干和小脑梗死更难检出。

在超早期阶段（发病 6小时内），CT可以发现一些轻微的改变：大脑中动脉高密度征；皮质边缘（尤其是岛叶）以及豆状核区灰白质分界不清楚；脑沟消失等。通常平扫在临床上已经足够使用。若进行CT血管成像，灌注成像，或要排除肿瘤、炎症等则需注射造影剂增强显像。

②头颅磁共振（MRI） 标准的MRI序列（T_1、T_2和质子相）对发病几个小时内的脑梗死不敏感。弥散加权成像（DWI）可以早期显示缺血组织的大小、部位，甚至可显示皮质下、脑干和小脑的小梗死灶。早期梗死的诊断敏感性达到88%～100%，特异性达到95%～100%。

灌注加权成像（PWI）是静脉注射顺磁性造影剂后显示脑组织相对血液动力学改变的成

像。灌注加权改变的区域较弥散加权改变范围大,目前认为弥散-灌注不匹配区域为半暗带。

③经颅多普勒超声（TCD） 对判断颅内外血管狭窄或闭塞、血管痉挛、侧枝循环建立程度有帮助。最近,应用于溶栓治疗的监测,对预后判断有参考意义。

④血管影像 虽然现代的血管造影已经达到了微创、低风险水平,但是对于脑梗死的诊断没有必要常规进行血管造影数字减影(DSA)检查。在开展血管内介入治疗、动脉内溶栓、判断治疗效果等方面DSA很有帮助,但仍有一定的风险。

磁共振血管成像（MRA）、CT血管成像（CTA）等是无创的检查,对判断受累血管、治疗效果有一定的帮助。

⑤其他 正电子发射断层扫描(PET)、氙加强CT、单光子发射计算机断层扫描(SPECT)等,多在有条件的单位用于研究。

（二）临床分型（OCSP分型）

由于脑梗死的部位及大小、侧支循环代偿能力、继发脑水肿等的差异,可有不同的临床病理类型,其治疗有很大区别,这就要求在急性期,尤其是超早期（3～6h内）迅速准确分型。牛津郡社区卒中研究分型（OCSP）不依赖影像学结果,常规CT、MRI尚未能发现病灶时就可根据临床表现迅速分型,并提示闭塞血管和梗死灶的大小和部位,临床简单易行,对指导治疗、评估预后有重要价值。

OCSP临床分型标准:

1.完全前循环梗死（TACI）:表现为三联征,即完全大脑中动脉（MCA）综合征的表现:大脑较高级神经活动障碍（意识障碍、失语、失算、空间定向力障碍等）;同向偏盲;对侧三个部位（面、上肢与下肢）较严重的运动和（或）感觉障碍。多为MCA近段主干,少数为颈内动脉虹吸段闭塞引起的大片脑梗死。

2.部分前循环梗死（PACI）:有以上三联征中的两个,或只有高级神经活动障碍,或感觉运动缺损较TACI局限。提示是MCA 远段主干、各级分支或ACA及分支闭塞引起的中、小梗死。

3.后循环梗死（POCI）:表现为各种不同程度的椎-基动脉综合征:可表现为同侧脑神经瘫痪及对侧感觉运动障碍;双侧感觉运动障碍;双眼协同活动及小脑功能障碍,无长束征或视野缺损等。为椎-基动脉及分支闭塞引起的大小不等的脑干、小脑梗死。

4.腔隙性梗死（LACI）:表现为腔隙综合征,如纯运动性轻偏瘫、纯感觉性脑卒中、共济失调性轻偏瘫、手笨拙-构音不良综合征等。大多是基底节或脑桥小穿通支病变引起的小腔隙灶。

二、治疗

脑梗死的治疗不能一概而论,应根据不同的病因、发病机制、临床类型、发病时间等确定针对性强的治疗方案,实施以分型、分期为核心的个体化治疗。在一般内科支持治疗的基础上,可酌情选用改善脑循环、脑保护、抗脑水肿降颅压等措施。通常按病程可分为急性期(1个月),恢复期(2～6个月)和后遗症期(6个月以后)。重点是急性期的分型治疗,腔隙性脑梗死不宜脱水,主要是改善循环;大、中梗死应积极抗脑水肿降颅压,防止脑疝形成。在<6小时的时间窗内有适应证者可行溶栓治疗。

（一）内科综合支持治疗:应特别注意血压的调控。

（二）抗脑水肿、降颅高压。

（三）改善脑血循环

脑梗死是缺血所致,恢复或改善缺血组织的灌注成为治疗的重心,应贯彻于全过程,以保持良好的脑灌注压。临床常用的措施可归纳为下列几方面:

1.溶栓治疗

梗死组织周边存在半暗带是缺血性卒中现代治疗的基础。即使是脑梗死早期,病变中心部位已经是不可逆性损害，但是及时恢复血流和改善组织代谢就可以抢救梗死周围仅有功能改变的半暗带组织，避免形成坏死。大多数脑梗死是血栓栓塞引起的颅内动脉闭塞，因此，血管再通复流是最合理的治疗方法。

已有确切的证据表明，缺血性脑卒中发病3h内应用重组组织型纤溶酶原激活物（rt-PA）的静脉溶栓疗法，不仅显著减少了患者死亡及严重残疾的危险性，而且还大大改善了生存者的生活质量。现在，美国FDA及欧洲国家均已批准了其临床应用。我国"九五"攻关的随机双盲研究结果表明，对脑CT无明显低密度改变、意识清楚的急性缺血性脑卒中患者，在发病6h之内，采用尿激酶静脉溶栓治疗是比较安全、有效的。已进行3个链激酶静脉溶栓治疗的随机对照研究，但均因死亡率增加或结果不好而提前终止试验，因此，现有的资料不支持临床采用链激酶溶栓治疗缺血性脑卒中。

动脉溶栓较静脉溶栓治疗有较高的血管再通率，但其优点常被耽误的时间所抵消。一个随机对照研究显示，对发病6h之内采用重组尿激酶原（r-proUK）动脉内溶栓治疗大脑中动脉闭塞的缺血性卒中患者初步证实是安全、有效的，但这一结论尚需进一步证实。病例研究提示，对基底动脉闭塞时间较长的患者采用溶栓治疗也可能有益，由于基底动脉血栓形成的死亡率非常高，而溶栓治疗可能是唯一的抢救方法，因而溶栓治疗的时间窗和适应证可以适当放宽。目前尚无资料说明经颈动脉注射溶栓药物治疗缺血性卒中的有效性及安全性。

（1）适应证

①年龄18～75岁。

②发病在6h以内。

③脑功能损害的体征持续存在超过1小时，且比较严重（NIHSS 7～22分）。

④脑CT已排除颅内出血，且无早期脑梗死低密度改变及其他明显早期脑梗死改变。

⑤患者或家属签署知情同意书。

（2）禁忌证

①既往有颅内出血，包括可疑 蛛网膜下腔出血；近3个月有头颅外伤史；近3周内有胃肠或泌尿系统出血；近2周内进行过大的外科手术；近1周内有不可压迫部位的动脉穿刺。

②近3个月有脑梗死或心肌梗死史。但陈旧小腔隙未遗留神经功能体征者除外。

③严重心、肾、肝功能不全或严重糖尿病者。

④体检发现有活动性出血或外伤（如骨折）的证据。

⑤已口服抗凝药，且INR>1.5；48小时内接受过肝素治疗（aPTT超出正常范围）。

⑥血小板计数<100，000/mm3，血糖<2.7mmol/L（50mg）。

⑦血压：收缩压>180mmHg，或舒张压>100mmHg。

⑧妊娠。

⑨不合作。

（3）溶栓药物治疗方法

①尿激酶：100万IU～150万IU，溶于生理盐水100～200ml中，持续静滴30min。

②rtPA：剂量为0.9mg/kg（最大剂量90mg），先静脉推注10%（1min），其余剂量连续静滴，60min滴完。

（4）溶栓治疗时的注意事项

①将患者收到ICU或者卒中单元进行监测。

②定期进行神经功能评估，在静脉点滴溶栓药物过程中1次/15min；随后6h内，1次/30min；此后1次/60min，直至24h。

③患者出现严重的头痛、急性血压增高、恶心或呕吐，应立即停用溶栓药物，紧急进行头颅CT检查。

④血压的监测：溶栓的最初2h内1次/15min，随后6h内为1次/30min，此后，1次/60min，直至24h。如果收缩压≥185mmHg或者舒张压≥105mmHg，更应多次检查血压。可酌情选用β-受体阻滞剂，如拉贝洛尔、压宁定等。如果收缩压>230mmHg或舒张>140mmHg，可静滴硝普钠。

⑤静脉溶栓后，继续综合治疗，根据病情选择个体化方案。

⑥溶栓治疗后24小时内一般不用抗凝、抗血小板药，24小时后无禁忌证者可用阿司匹林300mg/d，共10天，以后改为维持量75～100mg/d。

⑦不要太早放置鼻胃管、导尿管或动脉内测压导管。

建议：

（1）对经过严格选择的发病3h内的急性缺血性脑卒中患者应积极采用静脉溶栓治疗。首选 rtPA ，无条件采用rtPA 时，可用尿激酶替代。

（2）发病3～6h 的急性缺血性脑卒中患者可应用静脉尿激酶溶栓治疗，但选择患者应该更严格。

（3）对发病6h以内的急性缺血性脑卒中患者，在有经验和有条件的单位，可以考虑进行动脉内溶栓治疗研究。

（4）基底动脉血栓形成的溶栓治疗时间窗和适应证可以适当放宽。

（5）超过时间窗溶栓多不会增加治疗效果，且会增加再灌注损伤和出血并发症，不宜溶栓，恢复期患者应禁用溶栓治疗。

2.降纤治疗

很多证据显示脑梗死急性期血浆中纤维蛋白原和血液粘滞增高。蛇毒制剂可以显著降低血浆纤维蛋白原水平，尚有增加纤溶活性及抑制血栓形成作用，更适用于合并高纤维蛋白原血症患者。

（1）巴曲酶

国内已应用多年，积累了一定临床经验。国内曾有一项多中心、随机、双盲、安慰剂平行对照研究，入组者为发病72小时内的颈内动脉系统脑梗死患者，结果显示巴曲酶治疗急性脑梗死有效，可显著降低纤维蛋白原水平，症状改善快且较明显，不良反应轻，但亦应注意出血倾向。

（2）降纤酶

近期国内完成的大样本多中心、随机、双盲、安慰剂对照的临床试验证实，应用国产降纤酶可有效地降低脑梗死患者血液中纤维蛋白原水平，改善神经功能，并减少卒中的复发率，发病6小时内效果更佳。值得注意的是纤维蛋白原降至130mg/dl以下时增加了出血倾向。

（3）其他降纤制剂

如蚓激酶、蕲蛇酶等临床也有应用。

建议：

（1）脑梗死早期（特别是12小时以内）可选用降纤治疗；高纤维蛋白原血症患者更应积极降纤治疗。

（2）应严格掌握适应证、禁忌证。

3.抗凝治疗

抗凝治疗的目的主要是防止缺血性卒中的早期复发、血栓的延长及防止堵塞远端的小血管继发血栓形成，促进侧枝循环。但急性期抗凝治疗虽已广泛应用多年，但一直存在争议。

（1）普通肝素（unfractionated heparin,UFH） 虽然 UFH在国外常用于脑梗死的治疗，但全量的UFH作为一种治疗选择尚无临床试验报告。低或中等剂量UFH皮下注射治疗急性脑梗死的随机对照试验(IST)显示：虽然肝素可降低卒中的早期复发，但出血风险也同时增加。

（2）低分子肝素（Low Molecular Weight Heparin ，LMWH） 国外一些研究对低分子肝素治疗缺血性卒中疗效的评价不一，香港对两种剂量 LMWH进行临床观察，皮下注射低分子肝素治疗发病48小时内的缺血性卒中10天，显示大剂量组（4100U皮下注射，每日2次）6个月时死亡率明显降低。但是欧洲3个临床试验没有显示同样的结果。

（3）类肝素 美国的TOAST试验显示类肝素不降低卒中复发率，也不缓解病情的发展。但在卒中亚型分析时发现类肝素可能对大动脉硬化型卒中有效。

（4）抗凝作为辅助治疗 静脉溶栓后使用肝素，可以增加血管再通率，但是出血并发症也增加。对防止血管再闭塞的作用尚需进行更多的临床试验。国外多数研究认为溶栓后 24小时内不主张使用抗凝治疗。使用抗凝治疗时，应该密切监测，使用抗凝剂量要因人而异。

建议：

（1）一般急性脑梗死患者不推荐常规立即使用抗凝剂。

（2）使用溶栓治疗的患者，一般不推荐在24小时内使用抗凝剂。

（3）如果无出血倾向、严重肝肾疾病、血压>180/100mmHg等禁忌证时，下列情况可考虑选择性使用抗凝剂：

①心源性梗死（如人工瓣膜、心房纤颤，心肌梗死伴附壁血栓、左心房血栓形成等）患者，容易复发卒中。

②缺血性卒中伴有蛋白 C缺乏、蛋白S缺乏、活性蛋白C抵抗等易栓症患者；症状性颅外夹层动脉瘤患者；颅内外动脉狭窄患者。

③卧床的脑梗死患者可使用低剂量肝素或相应剂量的LMW预防深静脉血栓形成和肺栓塞。

4. 抗血小板制剂

已经有一些研究验证阿司匹林或其他抗血小板制剂治疗缺血性卒中的效果。

（1）阿司匹林 两个大型研究结果(IST、CAST)显示缺血性卒中早期使用阿司匹林对于降低死亡率和残疾率有一定效果，症状性脑出血无显著增加，但与溶栓药物同时应用可增加出血的危险。

（2）其他抗血小板制剂 已经有单独使用或者联合糖蛋白IIb/IIIa受体抑制剂治疗脑梗死的研究。小样本研究显示这类制剂还是安全的。

建议：

（1）多数无禁忌证的不溶栓患者应在卒中后尽早（最好48小时内）开始使用阿司匹林。

（2）溶栓的患者应在溶栓24小时后使用阿司匹林，或阿司匹林与潘生丁缓释剂的复合制剂。

（3）推荐剂量阿司匹林150 ～ 300mg/d，4周后改为预防剂量。

5. 扩容

对一般缺血性脑梗死患者而言，目前尚无充分的随机临床对照研究支持扩容升压可改善预后，但对于脑血流低灌注所致的急性脑梗死如分水岭梗死可酌情考虑扩容治疗，但应注意可能加重脑水肿、心功能衰竭等并发症。

6. 中药治疗

动物实验已经显示一些中药单成分或者多种药物组合如丹参、川芎嗪、三七、葛根素、银杏叶制剂等可以降低血小板聚集、抗凝、改善脑血流、降低血粘滞度等作用。临床经验也显示对缺血性卒中的预后有帮助。但是，目前没有大样本、随机对照研究显示临床效果和安全性。

（四）神经保护剂

已经进行了许多实验和临床研究，探讨了各种神经保护剂的效果，不少神经保护剂在动物实验时有效，但缺乏有说服力的大样本临床观察资料。目前常用的有胞二磷胆碱、脑复康、钙通道阻滞剂等。

亚低温可能是有前途的治疗方法，有关研究正在进行，高压氧亦可使用。

总之，使用神经保护剂可能减少细胞损伤、加强溶栓效果，或者改善脑代谢，但是目前尚缺乏大样本的多中心、随机、双盲、对照临床实验结果。

（吴涛）

第三节 脑出血

脑出血是指非外伤性脑实质内的出血。发病率为60～80/10万人口/年，在我国占急性脑血管病的30%左右。急性期病死率约为30%～40%，是急性脑血管病中最高的。在脑出血中，大脑半球出血约占80%，脑干和小脑出血约占20%。脑CT扫描是诊断脑出血最有效最迅速的方法。脑出血的治疗主要是对有指征者应及时清除血肿、积极降低颅内压、保护血肿周围脑组织。

一、诊断

（一）一般性诊断

1.临床特点

（1）多在动态下急性起病；

（2）突发出现局灶性神经功能缺损症状，常伴有头痛、呕吐，可伴有血压增高、意识障碍和脑膜刺激征。

2.辅助检查

（1）血液检查：可有白细胞增高，血糖升高等；

（2）影像学检查：

①头颅CT扫描：是诊断脑出血安全有效的方法，可准确、清楚地显示脑出血的部位、出血量、占位效应、是否破入脑室或蛛网膜下腔及周围脑组织受损的情况。脑出血CT扫描示血肿灶为高密度影，边界清楚，CT值为75～80Hu；在血肿被吸收后显示为低密度影。

②头颅MRI检查：脑出血后随着时间的延长，完整红细胞内的含氧血红蛋白（HbO2）逐渐转变为去氧血红蛋白（DHb）及正铁血红蛋白（MHb），红细胞破碎后，正铁血红蛋白析出呈游离状态，最终成为含铁血黄素。上述演变过程从血肿周围向中心发展，因此出血后的不同时期血肿的MRI表现也各异。对急性期脑出血的诊断CT优于MRI，但MRI检查能更准确地显示血肿演变过程，对某些脑出血患者的病因探讨会有所帮助，如能较好地鉴别瘤卒中，发现AVM及动脉瘤等。

③脑血管造影（DSA）：中青年非高血压性脑出血，或CT和MRI检查怀疑有血管异常时，应进行脑血管造影检查。脑血管造影可清楚地显示异常血管及显示出造影剂外漏的破裂血管和部位。

（3）腰穿检查：脑出血破入脑室或蛛网膜下腔时，腰穿可见血性脑脊液。在没有条件或不能进行CT扫描者，可进行腰穿检查协助诊断脑出血，但阳性率仅为60%左右。对大量的脑出血或脑疝早期，腰穿应慎重，以免诱发脑疝。

（4）血量的估算：临床可采用简便易行的多田氏公式，根据CT影像估算出血量。方法如下：出血量=0.5×最大面积长轴（cm）×最大面积短轴（cm）×层面数

（二）各部位脑出血的临床诊断要点

1.壳核出血：是最常见的脑出血，约占50%～60%，出血经常波及内囊。

（1）对侧肢体偏瘫，优势半球出血常出现失语。

（2）对侧肢体感觉障碍，主要是痛、温觉减退。

（3）对侧偏盲。

（4）凝视麻痹，呈双眼持续性向出血侧凝视。

（5）尚可出现失用、体像障碍、记忆力和计算力障碍、意识障碍等。

　2. 丘脑出血：约占20%。

（1）丘脑性感觉障碍：对侧半身深浅感觉减退，感觉过敏或自发性疼痛。

（2）运动障碍：出血侵及内囊可出现对侧肢体瘫痪，多为下肢重于上肢。

（3）丘脑性失语：言语缓慢而不清、重复言语、发音困难、复述差，朗读正常。

（4）丘脑性痴呆：记忆力减退、计算力下降、情感障碍、人格改变。

（5）眼球运动障碍：眼球向上注视麻痹，常向内下方凝视。

　3. 脑干出血：约占10%，绝大多数为脑桥出血，偶见中脑出血，延髓出血极为罕见。

（1）中脑出血：①突然出现复视、眼睑下垂；②一侧或两侧瞳孔扩大、眼球不同轴、水平或垂直眼震、同侧肢体共济失调，也可表现Weber或Benedikt综合征；③严重者很快出现意识障碍、去大脑强直。

（2）脑桥出血：突然头痛、呕吐、眩晕、复视、眼球不同轴、交叉性瘫痪或偏瘫、四肢瘫等。出血量较大时，患者很快进入意识障碍、针尖样瞳孔、去大脑强直、呼吸障碍，多迅速死亡，并可伴有高热、大汗、应激性溃疡等；出血量较少时可表现为一些典型的综合征，如Foville、Millard-Gubler和闭锁综合征等。

（3）延髓出血：①突然意识障碍，血压下降，呼吸节律不规则，心律紊乱，继而死亡；②轻者可表现为不典型的Wallenberg综合征。

　4. 小脑出血：约占10%。

（1）突发眩晕、呕吐、后头部疼痛，无偏瘫。

（2）有眼震、站立和行走不稳、肢体共济失调、肌张力降低及颈项强直。

（3）头颅CT扫描示小脑半球或蚓部高密度影及四脑室、脑干受压。

　5. 脑叶出血：约占5%～10%。

（1）额叶出血：①前额痛、呕吐、痫性发作较多见；②对侧偏瘫、共同偏视、精神障碍；③优势半球出血时可出现运动性失语。

（2）顶叶出血：①偏瘫较轻，而偏侧感觉障碍显著；②对侧下象限盲；③优势半球出血时可出现混合性失语。

（3）颞叶出血：①表现为对侧中枢性面舌瘫及上肢为主的瘫痪；②对侧上象限盲；③优势半球出血时可出现感觉性失语或混合性失语；④可有颞叶癫痫、幻嗅、幻视。

（4）枕叶出血：①对侧同向性偏盲，并有黄斑回避现象，可有一过性黑朦和视物变形；②多无肢体瘫痪。

　6. 脑室出血：约占3%～5%。

（1）突然头痛、呕吐，迅速进入昏迷或昏迷逐渐加深。

（2）双侧瞳孔缩小，四肢肌张力增高，病理反射阳性，早期出现去大脑强直，脑膜刺激征阳性。

（3）常出现丘脑下部受损的症状及体征，如上消化道出血、中枢性高热、大汗、应激性溃疡、急性肺水肿、血糖增高、尿崩症等。

（4）脑脊液压力增高，呈血性。

（5）轻者仅表现头痛、呕吐、脑膜刺激征阳性，无局限性神经体征。临床上易误诊为蛛网膜下腔出血，需通过头颅CT扫描来确定诊断。

（三）脑出血的病因

脑出血的病因多种多样，应尽可能明确病因，以利治疗。下面介绍常见的病因及诊断线索。

　1. 高血压性脑出血

（1）50岁以上者多见。

（2）有高血压病史。

（3）常见的出血部位是壳核、丘脑、小脑和脑桥。

（4）无外伤、淀粉样血管病等脑出血证据。

2．脑血管畸形出血

（1）年轻人多见。

（2）常见的出血部位是脑叶。

（3）影像学可发现血管异常影像。

（4）确诊需依据脑血管造影。

3．脑淀粉样血管病

（1）多见于老年患者或家族性脑出血的患者。

（2）多无高血压病史。

（3）常见的出血部位是脑叶，多发者更有助于诊断。

（4）常有反复发作的脑出血病史。

（5）确定诊断需做病理组织学检查。

4．溶栓治疗所致脑出血

（1）近期曾应用溶栓药物。

（2）出血多位于脑叶或原有的脑梗死病灶附近。

5．抗凝治疗所致脑出血

（1）近期曾应用抗凝剂治疗。

（2）常见脑叶出血。

（3）多有继续出血的倾向。

6．瘤卒中

（1）脑出血前即有神经系统局灶症状。

（2）出血常位于高血压脑出血的非典型部位。

（3）影像学上早期出现血肿周围明显水肿。

二、治疗

（一）急性脑出血的内科治疗

1．一般治疗

（1）卧床休息：一般应卧床休息2～4周，避免情绪激动及血压升高。

（2）保持呼吸道通畅：昏迷患者应将头歪向一侧，以利于口腔分泌物及呕吐物流出，并可防止舌根后坠阻塞呼吸道，随时吸出口腔内的分泌物和呕吐物，必要时行气管切开。

（3）吸氧：有意识障碍、血氧饱和度下降或有缺氧现象（$PO_2 < 60mmHg$ 或 $PCO_2 > 50mmHg$）的患者应给予吸氧。

（4）鼻饲：昏迷或有吞咽困难者在发病第2～3天即应鼻饲。

（5）对症治疗：过度烦躁不安的患者可适量用镇静药；便秘者可选用缓泻剂。

（6）预防感染：加强口腔护理，及时吸痰，保持呼吸道通畅；留置导尿时应做膀胱冲洗，昏迷患者可酌情用抗菌素预防感染。

（7）观察病情：严密注意患者的意识、瞳孔大小、血压、呼吸等改变，有条件时应对昏迷患者进行监护。

2．调控血压

脑出血患者血压的控制并无一定的标准，应视患者的年龄、既往有无高血压、有无颅内压增高、出血原因、发病时间等情况而定。一般可遵循下列原则：

（1）脑出血患者不要急于降血压，因为脑出血后的血压升高是对颅内压升高的一种反射性自我调节，应先降颅内压后，再根据血压情况决定是否进行降血压治疗。

（2）血压≥200/110mmHg时，在降颅压的同时可慎重平稳降血压治疗，使血压维持在略高于发病前水平或180/105mmHg左右；收缩压在170～200mmHg或舒张压100～110mmHg，暂时尚可不必使用降压药，先脱水降颅压，并严密观察血压情况，必要时再降压药。血压降低幅度不宜过大，否则可能造成脑低灌注。收缩压<165mmHg或舒张压<95mmHg，不需降血压治疗。

（3）血压过低者应升压治疗，以保持脑灌注压。

3.降低颅内压

颅内压升高是脑出血患者死亡的主要原因，因此降低颅内压为治疗脑出血的重要任务。脑出血的降颅压治疗首先以高渗脱水药为主，如甘露醇或甘油果糖、甘油氯化钠等，注意尿量、血钾及心肾功能。可酌情选用呋塞米（速尿）、白蛋白。建议尽量不使用类固醇，因其副作用大，且降颅压效果不如高渗脱水药。应用脱水药时要注意水及电解质平衡。

4.止血药物：一般不用，若有凝血功能障碍，可应用，时间不超过1周。

5.亚低温治疗

亚低温治疗是辅助治疗脑出血的一种方法，初步的基础与临床研究认为亚低温是一项有前途的治疗措施，而且越早用越好。有条件的单位可以试用，并总结经验。

6.康复治疗

早期将患肢置于功能位，如病情允许，危险期过后，应及早进行肢体功能、言语障碍及心理的康复治疗。

（二）手术治疗

自发性脑出血患者哪些需手术治疗、手术方法及手术治疗的时机，目前尚无定论。手术目的主要是尽快清除血肿、降低颅内压、挽救生命，其次是尽可能早地减少血肿对周围脑组织的压迫，降低致残率。国内很多医院正在探讨手术治疗的方法和疗效。主要采用的方法有以下几种：去骨瓣减压术、小骨窗开颅血肿清除术、钻孔穿刺血肿碎吸术、内窥镜血肿清除术、微创血肿清除术和脑室穿刺引流术等。去骨瓣减压术对颅压非常高的减压较充分，但创伤较大，已经较少单独采用；内窥镜血肿清除术只有少数医院在试行阶段；钻孔穿刺碎吸术对脑组织损伤较大已基本不用；目前不少医院采用小骨窗血肿清除术和微创血肿清除术，但对手术结果的评价目前很不一致，小骨窗手术止血效果较好，比较适合血肿靠外的脑出血，对深部的血肿止血往往不够彻底，对颅压较高者，减压不够充分；微创穿刺血肿清除术适用于各种血肿，但由于不能在直视下止血，可能发生再出血，优点是简单、方便、易行，在病房及处置室即可完成手术，同时由于不需要复杂的仪器设备，术后引流可放置时间较长，感染机会较少，现已在国内广泛开展。目前正在利用 YL-I型穿刺针进行多中心、随机对照研究，不久将能取得较客观的评价。全脑室出血采用脑室穿刺引流术加腰穿放液治疗很有效，即使深昏迷患者也可能取得良好的效果。

建议：

（1）既往有高血压的中老年患者，如突然出现局灶性神经功能缺损症状，并伴有头痛、呕吐、血压增高，应考虑脑出血。首选头部CT扫描，明确诊断及脑出血的部位、出血量、是否破入脑室及占位效应、脑组织移位情况。

（2）根据出血部位及出血量决定治疗方案：

①基底节区出血：小量出血可内科保守治疗；中等量出血（壳核出血≥30ml，丘脑出血≥15ml）可根据病情、出血部位和医疗条件，在合适时机选择微创穿刺血肿清除术或小

骨窗开颅血肿清除术，及时清除血肿；大量出血或脑疝形成者，多需外科行去骨片减压血肿清除术，以挽救生命。

②小脑出血：易形成脑疝，出血量≥10ml，或直径≥3cm，或合并明显脑积水，在有条件的医院应尽快手术治疗。

③脑叶出血：高龄患者常为淀粉样血管病出血，除血肿较大危及生命或由血管畸形引起需外科治疗外，宜行内科保守治疗。

④脑室出血：轻型的部分脑室出血可行内科保守治疗；重症全脑室出血（脑室铸形），需脑室穿刺引流加腰穿放液治疗。

（3）内科治疗为脑出血的基础治疗，脱水降颅压、调控血压、防治并发症是治疗的中心环节，要精心组织实施。 （吴涛）

第五章 甲状腺病

第一节 甲状腺解剖、生理概述和疾病分类

一、甲状腺的解剖

甲状腺为人体最大的内分泌腺体。胎儿甲状腺早期发育不需促甲状腺激素(TSH)作用，但于3～4月后甲状腺发育需要TSH和甲状腺激素，母体TSH基本不能透过胎盘，因而必须由胎儿本身分泌供应。成年时正常腺体呈蝶形，重15～25g，分左右二侧叶和峡部，位于喉及气管前下方。峡部位于第2～4气管软骨环前方，自峡都向左或右上伸展的狭小部分为锥体叶，侧叶后方有甲状旁腺，通常为4枚，其内侧有喉返神经通过。甲状腺的血液供应来自颈外动脉的分支甲状腺上动脉，和锁骨下动脉的分支甲状腺下动脉，以及来自主动脉的甲状腺最下动脉。静脉血经颈内静脉引流至心脏。甲状腺的血流量极为丰富，每克组织每分钟约5～7ml，发生增生或肿大时可增加高达数十倍。甲状腺受来自颈交感神经节的交感神经和迷走神经纤维支配。腺体有大小不等的滤泡，平均直径300μm，内存胶质。在滤泡中除腺细胞（即滤泡细胞）外，尚有"C"细胞或滤泡旁细胞，分泌降钙素（详见"甲状旁腺病"）。

电镜下滤泡细胞表面有许多绒毛或伪足，靠近细胞顶部是激素合成部位、细胞底部与毗邻的微血管之间有一层基膜，血浆可通过微血管内皮细胞上的小孔和基膜接触，细胞核外壁和内质网膜相连，在细胞核DNA密码的控制下，在内质网上合成蛋白质，主要为甲状腺球蛋白，经高尔基器处理后形成含有甲状腺球蛋白的分泌囊泡，通过胞释作用(exocytosis)进入胶质腔。

二、碘代谢和甲状腺激素的合成

每日平均有150～300μg无机碘化物经胃肠道吸收入血循环。其中30%～50%为甲状腺所摄取。碘化物可见于乳汁中，并可通过胎盘，故妊娠和哺乳时不可用131碘作体内诊断或治疗。碘化物主要自尿、胆汁和粪便排泄。甲状腺激素的合成共经4个步骤。

1.碘运送或摄取需有Na-K-ATP酶的参与，系一需要能的过程，是控制激素合成的关键步骤，缺碘和TSH可加强碘运送。一般情况下，甲状腺碘化物浓度与血浆浓度之比为25:1或更大。

2.酪氨酸碘化作用 碘化物进入腺细胞后经过氧化酶作用，产生活性碘，后者迅速与胶质腔中甲状腺球蛋白(分子量约660,000)分子上的酪氨酰基结合，形成单碘酪氨酸(MIT)和双碘酪氨酸(DIT)。

3.碘化酪氨酸偶联作用 带有MIT和DIT的甲状腺球蛋白肽链发生圈绕，毗邻的碘化酪

氨酸相互靠拢，使DIT和DIT偶联成甲状腺素(T_4)，MIT和DIT偶联成3，5，3′三碘甲状腺原氨酸(T3)贮存于胶质腔中。正常时胶质腔中T_4贮存可以维持人体正常代谢约2个月。T_4/T_3比值平均为20，在甲状腺功能亢进时，由于分泌增多，泡内T_4含量减少T_3/T_4比值则增加。

4.甲状腺球蛋白的分解和甲状腺激素的释放，在TSH的兴奋作用下，滤泡细胞顶部的微绒毛包围一小片胶质，经泡饮作用进入细胞。胞内胶滴由蛋白酶分解，从甲状腺球蛋白释放出甲状腺激素T_4、T_3，以及MIT和DIT。T_3和T_4通过细胞基膜进入血液，此外少量甲状腺球蛋白、MIT和DIT也可进入血液。大部分碘化酪氨酸经脱碘酶作用，脱下的碘可重被利用。

甲状腺是内源性T_4的唯一来源，而甲状腺分泌T_3的量仅占全部T_3的20%，其余80%则在甲状腺以外的组织，在脱碘酶的作用下自T_4转化而来。

三、甲状腺激素的转运和代谢

合成的甲状腺激素（T_4和T_3）分泌至血循环后即与血浆中甲状腺素结合球蛋白（TBG，一种糖蛋白，分子量64000）结合，占75%，其次是甲状腺激素结合前蛋白(TBPA)约占15%，白蛋白占10%。血浆中甲状腺激素的浓度取决于其产量和结合蛋白质的含量。TBG可因妊娠、服用雌激素制剂而增高，因服用糖皮质激素、肾病综合征、低蛋白血症等而减少，此外，尚可因遗传性血浆蛋白过高或过低而影响TBG的含量，从而影响血清甲状腺激素总浓度。

T_4在外周组织（特别肝、肾），主要经脱碘作用进行代谢。T_4的30%～40%经外环5′-脱碘而生成T_3。其产量占总T_3的80%～90%。约40%经内环5′-脱碘而形成无生物活性的rT_3。rT_3的代谢在甲状腺生理中起重要调节和缓冲作用。甲状腺功能减退时，T_4的代谢向T_3倾斜，放rT_3浓度甚低。相反在甲状腺功能亢进时，T_4的代谢向rT_3倾斜，故T_3浓度可以不致很高，藉此对诊断也有帮助。在新生儿、老年、饥饿、手术后以及许多非甲状腺性全身疾病如营养不良、重症肝炎、肾病和应用糖皮质素、乙胺碘呋酮、丙基硫氧嘧啶或心得安时均可出现低T_3和高rT_3现象。

游离的甲状腺激素，主要是T_3进入靶细胞细胞核后和细胞核中特异的T_3受体结合而产生生物效应。T_4在体内的半寿期约7天，而T_3约1天。

四、甲状腺功能的调节

正常时垂体细胞分泌的TSH刺激和调节甲状腺功能，促使甲状腺腺体增大，血流增加，细胞呈柱状，顶部有伪足形成，蛋白质和RNA合成增多等改变。TSH受下丘脑正中隆起分泌的TSH释放激素(TRH)调节。急性寒冷，各种情感和应激冲动均可通过高级神经中枢如边缘系统兴奋下丘脑释放TRH。去甲肾上腺素可增加TRH合成，大量皮质醇可抑制TRH分泌。血浆中游离T_4和T_3（为主）增高后，进入垂体细胞核中和T_3受体结合抑制TSH分泌。生长素抑制素及可能多巴胺也抑制TSH。在无TSH作用情况下，甲状腺尚有重要的自身调节作用。缺碘时甲状腺可促进碘化物摄取，腺体内MIT和T_3的含量较DIT和T_4增多，故在缺碘地区的甲状腺功能亢进症属T_3型者较多。如摄入过量碘化物时，避免生成过量激素，称为Wolff-Chaikoff效应，此种抑制效应通常仅属一时性。但在少数人中，如碘化物对激素合成呈持续抑制作用，则可产生甲状腺肿和甲状腺功能减退。此外，T_3T_4过高也可直接抑制甲状腺内的腺苷环化酶，阻滞甲状腺对TSH的反应，也是一个自主调节的方式。

五、甲状腺激素的生理作用

甲状腺激素的作用需通过与其受体结合来实现。甲状腺激素有二组受体(TR)，又分为TR_α和TR_β亚组，定位于第17和3染色体。TR_α和TR_β受体蛋白具有T_3结合区和DNA结合区（参见总论，激素作用机理）。T_3和TR的复合物与甲状腺应答要素(TRE)结合后，可中介激活和调控其转录率。在垂体中，T_3-TR复体和TRE结合后可抑制合成TSH的α和β亚基。垂体中TR

的含量最高，而所有含有高亲和力核T_3结合的组织均可表达TR_α和TR_β受体。在脑，肝，心和肾脏含有高浓度的TR_β。在某些组织发生T_3抵抗，主要由于TR_β中T_3结合区发生突变所致。

（一）**产热作用**　甲状腺激素促进氧的消耗，增加产热作用。甲状腺功能亢进患者多怕热，甲状腺功能减退时耗氧率减少，患者怕冷。甲状腺激素的产热作用，可能由于激素首先诱导细胞膜上Na-K泵(Na-K-ATP酶)的合成，线粒体的能量代谢活动增强，氧化磷酸化作用加强，于是，氧耗和产热增加。

（二）**蛋白质代谢**　甲状腺激素的基本作用是诱导新的蛋白质包括特殊酶系的合成。但激素过多时，蛋白质分解，呈负氮平衡。甲状腺激素也是胎儿和产后高级神经和全身组织生长发育所必需，儿童期缺乏时，生长发育停顿，智力显著减退，但过量时由于过多蛋白质分解也可抑制生长。

（三）**脂肪代谢**　甲状腺激素促进脂肪合成和降解，以降解较明显。甲状腺激素促进胆固醇浓度降低，甲状腺功能减退时，血胆固醇常增高，主要由于胆固醇分解减慢。对甘油三酯和磷脂代谢的影响也基本相同。甲状腺激素还可通过增强腺苷环化酶-cAMP系统的影响和组织对儿茶酚胺、生长素等脂肪动员激素的作用而促进脂肪溶解。

（四）**糖代谢**　甲状腺激素可自多方面影响糖代谢。主要通过调节其他激素特别是儿茶酚胺及胰岛素对糖原的作用。小量激素增加糖原合成，大剂量则促进糖原分解。甲状腺激素尚可促进葡萄糖及半乳糖在肠道吸收，故口服葡萄糖后常出现高血糖。提示过多甲状腺激素可诱发或加量糖尿病。

（五）**维生素代谢**　甲状腺激素过多时，组织中硫胺、核黄素、维生素B12和C的含量均减少，自维生素转化为辅酶的能力减弱。脂溶性维生素A、D、E在组织中含量也减少。甲状腺功能减退时体内胡萝卜素合成维生素A下降，而组织中积聚，形成皮肤特殊黄色，但巩膜不黄。

（六）**水和盐代谢**　甲状腺激素具有利尿作用。在甲状腺功能减退伴粘液性水肿时，细胞间液增多，自微血管漏出的白蛋白和粘蛋白含量也增多，补充甲状腺激素后可纠正。甲状腺素尚可兴奋破骨和成骨细胞，导致骨质脱钙，尿钙、磷排泄增加，血浓度则一般正常或稍高，血AKP可增高。

（七）**神经肌肉系统**　甲状腺激素对大脑的发育和功能活动有密切的关系，过多和过少均可引起精神神经症状，脑电图出现异常。甲状腺激素缺乏如发生在胎儿早期，脑部生长成熟受影响，其功能损害常不可逆转，有聋哑、痴呆等神经精神症状；如发生在晚期，则出生后治疗愈早，智力改善的可能性愈大。甲状腺激素过多时，肌肉神经应激性增高，震颤，尚可由于ATP及磷酸肌酸形成减少，肌酸呈负平衡等各种原因发生肌肉病变。甲状腺功能减退时，全身肌肉体积增大，但收缩缓慢。

（八）**对其他各系统的影响**　详见"毒性弥漫性甲状腺肿"

六、甲状腺疾病的分类

（一）**单纯性甲状腺肿（胶性甲状腺肿）**

1.地方性；

2.散发性。

（二）**甲状腺功能亢进症**

1.弥漫性毒症；

2.结节性毒症，单个或多个结节；

3.垂体TSH分泌肿瘤；

4.异位TSH综合征；

5.碘源性甲状腺功能亢进症；

6.甲状腺炎伴甲状腺功能亢进症；

7.甲状腺瘤和癌伴甲状腺功能亢进症；

8.药源性；

9.卵巢甲状腺肿等。

（三）甲状腺功能减退症

1.呆小病　①地方性，②散发性（代谢性）。

2.幼年甲状腺功能减退症及幼年粘液性水肿。

3.成年甲状腺功能减退及粘浪性水肿　①甲状腺性(thyroidal)，包括原发性或甲状腺手术。放射性碘治疗后，硫脲类药物治疗而发生者，②甲状腺上性(supra-thyroidal)，由垂体（又称继发性）或下丘脑（又称三发性）功能减退所引起者，③周围组织低反应或抵抗。

（四）甲状腺炎

1.急性；

2.亚急性；

3.慢性；（包括淋巴细胞性及侵袭性纤维性等）；

4.其他；如放射性、创伤等。

（五）甲状腺肿瘤

1.瘤；

2.腺癌：乳突状、滤泡状、未分化及髓样癌

（六）其他（畸形、异位等）

1.甲状腺异位（如在胸内）；

2.甲状腺舌管囊肿及其先天性异常；

3.无甲状腺。　　　　　　　　　　　　　　　　　　　　　　　　（吴涛）

第二节　甲状腺机能测定

按照甲状腺激素的调节、合成、分泌和外周作用将各种甲状腺机能测定予以分类。兹将常用甲状腺机能试验及其临床意义分别讲述。

一、甲状腺摄[131]碘试验

（一）原理　示踪[131]碘进入甲状腺后，利用其能放出γ射线的特性，用探测器在甲状腺部位可测出甲状腺对[131]碘的摄取率，借以了解无机碘进入甲状腺的数量与速度，从而反映甲状腺的功能状态。

（二）方法　目前国内大多采用晚期吸收试验，空腹口服$7.4 \times 10^4 Bq(2_\mu Ci)$[131]碘化钠后，分别在3及24小时用γ射线盖革计数管在甲状腺外颈部（或闪烁计数器距甲状腺表面15～25cm处）测定其放射性，并与$7.4 \times 10^4 Bq(2_\mu Ci)$标准源比较，算出甲状腺摄取百分率。

（三）结果分析

1.摄[131]碘率的正常值　甲状腺部位3及24小时摄[131]碘率分别为5%～25%及20%～45%（γ计数管近距离法）。摄[131]碘率的正常值因不同地区饮水，食物及食盐中碘的含量多寡而有所差异，故必须强调不同地区要有自己的正常值。

2.摄[131]碘率增高　3小时>25%和24小时>45%（近距离法）表示摄[131]碘率增高。吸[131]碘率增高常见于下列情况；

(1)未经治疗的甲状腺机能亢进症（简称甲亢），除摄[131]碘率升高外，多伴有高峰提前出现（3～6小时出现）。

(2)缺碘性甲状腺肿及单纯性甲状腺肿：吸[131]碘率增高，但无高峰提前现象。

(3)先天性甲减（碘的有机化过程障碍所致），例如耳聋甲状腺肿综合征Pendredsyndrome）。

(4)女子青春期、绝经期、妊娠6周以后或口服雌激素类避孕药，亦偶见摄^{131}碘增高。

3.摄^{131}碘率减低　3小时<5%或/和24小时<15%（近距离法）表示摄^{131}碘率减低。主要见于下列情况：

(1)原发性甲状腺机能减退症；

(2)继发性甲状腺机能减退症（垂体性或下丘脑性）；

(3)亚急性非化脓性甲状腺炎；

(4)药物影响因素：任何含碘药物或食物以及抑制甲状腺摄^{131}碘的有关激素均可影响试验结果，故进行本试验前应停用上述药物等至少2周～1月左右。（含碘x线造影剂需停用1～3个月，碘油造影则需间隙一年或更长）。

（四）临床评价

1.对甲亢症诊断价值较大。

2.甲状腺机能正常的缺碘性甲状腺肿摄^{131}碘也可增高，故单凭本试验有时难以和甲亢鉴别。

3.对甲减诊断的准确率低，这是因为与正常组交叉较大，且临床上表现为甲状腺机能减退，而其发病机理不一定是甲状腺摄碘的障碍，而可能在于合成（有机化）功能的障碍（例如耳聋甲状腺肿综合征）。

4.甲亢患者按受抗甲状腺药物中或治疗后，常不能依靠^{131}碘试验来考核疗效。

5.目前国内、外均普遍应用体外试验（T_3、T_4、TSH及^{125}I、T_3吸收或结合试验）来代替本试验法，使病人无辐射危害之忧（尤其对儿童、妊娠及授乳妇女）。但摄^{131}碘试验也并未完全摒弃，在下列情况下仍有价值：(1)甲亢需服^{131}碘治疗者，摄^{131}碘率作为估计用药量的参考；(2)^{131}碘代谢动力学观察（过氯酸盐排泌试验）；(3)亚急性甲状腺炎（T_4升高而摄^{131}碘率降低）。(4)甲状腺^{131}碘有效半衰期测定。就摄碘试验本身而言，近年国外也有所发展，例如示踪剂多采用^{99m}锝及^{123}碘；仪器方面用电子计算机IDA系统进行自动和快速测量；同时提倡早期吸收试验（20分钟吸收试验）等。

二、甲状腺显像（扫描或闪烁照相）

（一）原理　甲状腺显像的原理与吸131碘试验相同，但应用方法不同。给病人口服^{131}碘化钠（或^{99m}锝）后一定时间内，应用扫描机或γ-闪烁照相机使甲状腺显像，可得到甲状腺闪烁图。近年有应用单光子发射型电子计算机断层扫描仪(SPECT)，得到甲状腺的断层图。甲状腺显像应用的示踪剂除^{131}碘外，还可利用^{123}碘、^{99m}锝等；甚至不必将同位素引入体内的荧光甲状腺扫描。

（二）临床应用

1.异位甲状腺的诊断　根据甲状腺结节对^{131}碘代谢的性质，一般可分为三类：(1)"热结节"：结节部位的放射性高于正常甲状腺组织；(2)"温结节"：结节部位的放射性等于或接近于正常甲状腺组织；(3)"冷结节"：结节部位无放射性或其放射性较邻近正常甲状腺组织为低。但"冷结节"并非甲状腺癌所特有，腺瘤、囊肿、出血、钙化、纤维化、甲状腺炎（慢性淋巴细胞性或亚急性）均可以有"冷结节"出现。与良性病变不易区别时，可配合超声显像、^{201}铊，对结节的良恶性鉴别有一定帮助。扫描显示之"热结节"几乎无恶性（功能亢进性的甲状腺癌仅有极个别报导）。但扫描上表现为"热结节"有下列可能：①自主性功能亢进性腺瘤；②先天性一叶缺如（左叶来发育者居多）；③局部甲状腺组织增生、肥厚，吸^{131}碘相对增多。自主性功能亢进性腺瘤，扫描图上可以表现为只有一个"热结节"，其周围甲状腺组织由于萎缩而不显示，必须与先天性一叶缺如鉴别，给予肌肉注射外源性TSH10单位后重复扫描，前者因结节周围萎缩的甲状腺组织重新恢复功能，图形上除"热结节"外，对侧甲状腺轮廓又重新显现，后者则仍然只有一叶显示。有时自主性功能性腺瘤扫描图除单个"热结节"外，周围甲状腺组织来完全被抑制，可以有不同程度显示，这时须慎与局部甲状腺增生相区别，此种情况下如间隔一定时间后给予口服T_3再重复扫描，前者"热结节"图形不变，后者由于吸^{131}碘受抑制，重复扫描时可不显示。

2.甲状腺大小和形态的观察 用于^{131}碘治疗甲亢前甲状腺的估重。以及术后观察残留甲状腺组织的形态等。

三、过氯酸盐排泌试验

（一）**原理** 过氯酸盐、卤素族元素与硫氰酸盐的离子相似，也有阻止甲状腺从血浆中摄取碘离子或促使碘离子从甲状腺内释出的作用，如病人存在碘有机化缺陷，则进入甲状腺细胞内的高氯酸离子将置换细胞内未被有机化的碘离子，因而可发生高氯酸盐所致的碘离子的"排泌"。此试验适用于诊断酪氨酸碘化受阻的某些甲状腺疾病。

（二）**方法** 口服法：口服示踪^{131}碘后1或2小时，测量甲状腺吸^{131}碘率，继之口服过氯酸钾($KC10_4$)，服量按10mg/kg计算，1小时后再次测量吸^{131}碘率。甲状腺机能正常者，第二次测量的吸^{131}碘率较第一次无明显下降；当某些疾病使酪氨酸碘化受阻时，再次测量其吸^{131}碘率较第一次明显下降，（大于甲状腺总放射性的10%）。

（三）**临床应用**

1.耳聋甲状腺肿综合征(Pendred syndrome)。

2.慢性淋巴细胞性甲状腺炎（桥本氏甲状腺炎）。

3.碘化物所致甲状腺肿。

4.甲亢者服用硫氧嘧啶类药物及接受^{131}碘治疗后，有时本试验也呈阳性，判断时宜加注意。

四、血清总T4的测定

（一）**方法** RIA法：Chopra报告了血清T_4RIA测定法，Dunn等作了改进，操作更加简便，用血量仅25μl。据国外报告：正常成人根据血中TBG浓度分为三组：当TBG浓度正常时，血清甲状腺素总量(TT4)为7.6±1.3μg/dl，范围为5～10.2μg/dl。当TBG浓度升高或降低时，TT4值随之升高或降低。华山医院75例正常值范围为5.73～12.73μg/dl。

（二）**临床意义**

1.血清TT$_4$测定可作为甲状腺机能状态最基本的一种体外筛选试验。与甲状腺摄^{131}碘比较，有下列优点：(1)受含碘食物、药物，特别是X线造影剂的影响相对较吸^{131}碘试验小；(2)T_4测定系体外试验，对病人无辐射危害，适用于哺乳妇女及年幼儿童患者；(3)对于在药物治疗中甲亢的病人，尽管利用T_4测定来随访病人的甲状腺功能状态也存在一定问题（主要是一部分病人经治疗后，T_4已可能转为正常甚或降低，而血清T_3仍高），但仍然优于摄^{131}碘率测定；(4)对甲减的诊断较摄^{131}碘试验灵敏、可靠；(5)对由甲亢抑或单纯性甲状腺肿引起的吸^{131}碘率增高难以区别，而病人又无条件进行T_3抑制试验时，测定T_4对两者的鉴别有一定参考价值。

2.为测定游离甲状腺素(FT_4)和游离甲状腺素指数(FT_4I)条件之一（详见后面叙述）。

3.凡能影响血中甲状腺激素结合球蛋白(TBG)浓度的各种因素均能影响T_4测定结果。TBG升高者血清T_4值乜高，反之降低。故当TBG浓度正常时，TT$_4$能反映甲状腺机能状态；当TBG滚度或结合力有改变时，单项TT4测定不可靠，宜同时测定FT$_4$或TT$_4$I。

4.对仅有T_3升高的甲亢（T_3型甲亢）不能确立诊断，需联合测定T_3。此外尚有某些异常甲状腺功能综合征（低T_3综合征、T_4型甲亢、T_3型甲状腺功能正常综合征等）亦需联合测定T_4、T_3才能诊断。

5.服用外源性T_4可使血中T_4测定值升高,故甲亢患者治疗过程中若合用甲状腺片治疗,测定前必需停药。

血清总三碘甲状腺原氨酸(TT_3)放射免疫测定

(一)正常值

血清T_3RIA和T_4RIA类似,但测定远较T_4RIA为困难,这是因为血清T_3浓度较T_4低得多(正常人T_4:$T_3 \approx 66:1$),正常人TT_3约为$100 \sim 150$ng/dl,大部分与血浆中特异蛋白结合(TBG,甲状腺激素结合前白蛋白(TBPA),白蛋白(ALB),游离T_3约占总T_3量的0.3%,平均游离T_3浓度为$400 \sim 500$pg/dl。正常值在不同实验室可有差异,但各家报道TT_3多在$100 \sim 150$ng/dl之间,如华山医院82名健康人血清TT_3含量(均值±1个标准差)140 ± 36ng/dl,男女间无差别,但与年龄有关,老年人T_3低于青壮年,儿童相对较高。

(二)临床意义

1.TT_3放射免疫测定是诊断甲亢最灵敏的一种指标:甲亢时血清TT_3可高于正常人4倍许,而T_4仅为2倍半,显然根据T_3测定结果,较易将甲亢与正常人区分开来。假如病人T_3水平正常,又无致TBG降低因素,则基本上可否定甲亢存在;另外,T_3水平对估计甲亢有无复发有重要参考意义,某些病人的血T_4水平升高前,往往先有T_3水平升高,可视为甲亢复发的先兆。

2.TT_3放射免疫测定是T_3甲亢的一种特异性诊断指标:T_4正常而仅有T_3增高。在功能亢进性甲状腺腺瘤或多发性甲状腺结节性肿大患者中以及缺碘地区较多见此类型甲亢。

3.本测定对甲低的诊断价值不大,由于在甲状腺功能不全时,腺体可在TSH及缺碘的刺激下,制造较多的T_3进行代偿,以致血清T_3降低不明显,甚至轻度升高。

4.本测定值同样亦受血中TBG浓度变化的影响,判断结果时宜加注意。

5.一般说来,血清T_4水平和T_3水平呈一致性变化,但在某些特殊情况下,如T_3甲亢、轻度或亚临床型甲减等,两者浓度变化则可不相平行。因而血清T_3测定尚不能完全代替T_4测定,两者互相补充,就能提高诊断符合率。

五、游离甲状腺激素（FT_4、FT_3）浓度测定

(一)血清中游离T_4测定(FT_4)　测定血清中来与甲状腺素结合蛋白结合的T_4（即FT_4）反映甲状腺功能状态,可不受血中TBG浓度或结合力改变的影响。

血清游离甲状腺素(FT_4)RIA测定以英国Amersham公司的Amerlex M FT_4RIA法为例,其原理系将半抗原T_4偶然-蛋白质分子后使成完全性抗原,并用125I标记之,这种标记的T_4衍生物(analog),能保持与T4抗体结合,但不与血清中存在的甲状腺素结合蛋白结合,此125I标记的T_4衍生物与抗体结合率与FT_4浓度相反,利用标准曲线可求出样品中FT_4浓度。正常值:上海医科大学华山医院核医学科128名正常人FT_4均值为$1.13 \pm 0.14\mu$g/L,正常范围（±2SD）为$0.92 \sim 1.32\mu$g/L。北京协和医院40名正常人FT4均值为$1.44 \pm 0.29\mu$g/L,正常范围（±2SD）为$0.86 \sim 2.02\mu$g/L。

(二)游离三碘甲状腺原氨酸(FT_3)　RIA目前国内、外以采用英国Amersham公司的Amerlex MFT_3试剂盒为主,据一组报道正常值与年龄组有关,儿童为$3.5 \sim 11.0$pmol/L,青少年为$3.5 \sim 9.5$pmol/L,<25岁成年者$3.0 \sim 8.5$pmol/L,>25岁成年为$3.0 \sim 7.5$pmol/L。上海华山医院59例正常成年人FT_3(±SD)5.68 ± 1.11pmol/L,实测范围$4.0 \sim 7.20$pmol/L,39例甲亢(+SD)36.84 ± 14.37pmol/L,实测范围$9.4 \sim 80.0$pmol/L,26例孕妇(+SD)5.30 ± 1.02pmol/L,实测范围$3.2 \sim 7.2$pmol/L,均值与正常人无显著性统计学差别。FT_3RIA测定的临床意义:①诊断甲状腺机能亢进:FT_3对甲亢的诊断非常灵敏,例如早期或复发前兆的Graves病,FT_4处于临界值,而FT_3已升高,分泌T_3过多的自主性功能性甲状腺腺瘤,T_3分泌较T_4多,FT_4可正常,但FT_3升高,所以一般认为,一个可以扪及的甲状腺结节（或多个结节）

常提示要测定FT$_3$来判断其甲状腺功能。FDH综合征(familial dysalbuminaemic hyperthyroxinaemia syndrome)，因患者血清中含有对T$_4$亲和力极高的异常白蛋白，当用标记衍生物(analog)FT$_4$RIA，因患者白蛋白能大量结合标记的衍生物，导致FT$_4$升高，而FT$_3$则不受影响，属正常范围，高灵敏度TSH免疫放射测定(HS-TSH IRMA)亦不支持甲亢，目前此症全世界已报告约60例。甲状腺自主抗体的存在可干扰FT$_3$，FT$_4$RIA结果，当血中存在内生T$_4$抗体时，FT$_4$升高，但FT$_3$正常，反之，存在T$_3$内生抗体时，FT$_3$升高而FT$_4$正常，此等情况HS-TSH-IRAM或TRH兴奋试验有助于功能判断。②非甲状腺疾患(NTI)时的FT$_3$变化：低T$_3$综合征(low T$_3$ syndrome)时，其T$_3$降低，反T$_3$(rT$_3$)升高，FT$_3$减低，血清TSH不因FT$_3$减低而分泌增多，多见不伴有甲状腺疾患的危重病人或手术应激。某些伴有T$_4$转换T$_3$受损的甲亢病例，所谓"T$_4$毒症"(T4toxicoSis)，FT$_3$正常。

六、人外周淋巴细胞核内T$_3$受体测定

（一）**概述**　自从1972年Cppenhecmer首先证实大鼠肝、肾细胞核中存在特异性T$_3$受体(T3receptor，简称T$_3$R)以来，证明甲状腺激素的生物效应主要是通过靶细胞核T$_3$R产生的。1974年Tsai和Samuals氏首先证实人外周淋巴细胞核存在T$_3$R，Burman氏又证实人淋巴细胞核T$_3$R理化性质与鼠、以及人的肝、肾核T$_3$R相似，由于前者取材方便，应用放射性配基结合分析技术，就能建立适合临床研究的人外周淋巴细胞核T$_3$R测定方法。

（二）**临床研究**

1.甲状腺激素不敏感综合征(the syndrome ofthyroid hormone resistance) 系遗传性缺陷。Refetoff等首先报告家族性甲减型甲状腺激素不敏感综合征。KD仅为正常人之1/29，且伴受体数量增高，且T3R与染色质结合减少，可能系受体结构异常。

2.甲状腺疾病　甲亢患者核T$_3$R的KD及MBC (maximal binding capacit简称MBC) 无明显变化，但甲减患者MBC显著升高与血清TSH水平呈正相关。与FT$_3$、FT$_4$呈负相关，提示T$_3$R受甲状腺激素的调节控制，即升高调节(up-regulation)。降低调节(down-regnlation)是针对长期增加以甲状腺激素浓度，使MBC减少，但甲亢时未观察到此现象；另观察到低T$_3$综合征，例如在非甲状腺疾患的肝、肾疾患病人，表现T$_3$R的升高调节，其机理有待深入研究。

七、高灵敏促甲状腺素免疫放射测定(HS-TSH IRMA)

（一）**原理**

（二）**正常人HS-TSH IRMA值**　国外0.3～5.8mU/L，上海华山医院59例正常人实测范围0.05～5.9mU/L。

（三）**临床意义**　高灵敏TSH IRMA之所以优予TSH RIA，在于前者能区别正常人与甲状腺机能亢进者，因而可减少TRH兴奋试验的使用例数，而且它对甲亢和甲减均具有诊断价值，无论在灵敏度，特异性方面均优于FT$_4$RIA。大多数作者认为，HS-TSH IRMA可作为甲状腺功能试验的首选试验，它的间世和推广应用将引起甲状腺功能诊断程序的战略性改变。

八、血清促甲状腺激素(TSH)放射免疫测定

血清TSH放射免疫测定是诊断原发性甲减最灵敏的一种指标。近年来随着实验灵敏度和精确度的提高，正常值均较以往报告的为低，且各实验室间的正常值也逐渐趋于一致。国外报告大多在0.8～4.5mU/L，天津医院以人TSH为标准品（Cal Biochem公司出品Calstan且亟Ⅱ）测定130例正常人血清TSH含量为32±4.1(M±SD)(mU/L)，华山医院曾以人TSH标准品(Calstan Ⅱ)测定30例正常人血清TSH含量为1.47μg/L（约相当于4.47mU/L）。故正常值均与国外相近。正常值受饮食、环境、生理条件而改变，例如低碘饮食、寒冷刺激、新生儿、年老、妊娠时TSH值均较正常人为高。关于TSH分泌的昼夜节律仍有争议。TSH放射免疫测定的临床意义有：

（一）诊断轻度和亚临床期原发性甲减；

（二）原发性甲减与继发性甲减的鉴别；

（三）原发性甲减试用甲状腺制剂替代治疗期间，测TSH作为调节用药量的参考；

（四）诊断异位或异源TSH症候群和极个别垂体肿瘤分泌TSH过多所致的甲亢。

九、TRH兴奋试验

TRH是最早提纯并进行人工合成的下丘脑的一种神经肽类激素，其结构为焦-L-谷氨酰、L-组氨酰、L-脯氨酰胺（LPG1u.His.ProNH$_2$）。TRH无种属特异，按其结构合成的TRH对人也有效。故临床上可用人工合成的TRH作试验，目前国内合成的TRH已在临床应用。

（一）方法　各作者报道略有不同。病人不需特殊准备，于清晨静脉注射TRH200～1,000μg不等（一般500μg已得最大兴奋反应，在注射前及注射后15、30、60、90或120分钟分别抽血测TSH水平，正常人注射TRH后30分钟血清TSH出现峰值，可达10～30μIU/ml。女子组的反应较男子为高。华山医院以静脉注射TRH0.5～1.0mg后血清TSH升高绝对值为指标将反应分为四型：正常反应组：若血清TSH绝对值升高，女子组在4～10μg/L，男子组3～9μg/L，TSH高峰在30分钟出现；活跃反应：男子组>9μg/L，女子组>10μg/L者；低弱反应：男子组<3μg/L，女子组<4μg/L；无反应：静注TRH后血清TSH值与基值对比无升高。上述各组若静注TRH后血清TSH峰值在60分钟或以后出现者称为延迟反应。

（二）临床应用

1.甲亢的诊断　弥漫性毒性甲状腺肿时血清T$_4$和T$_3$浓度升高，通过直接负反馈，在垂体前叶阻断TRH的作用，因此静注TRH后血清TSH无增高（无反应）。若TSH升高（提示有反应）则可排除此种甲亢存在。但TRH试验无反应，在诊断甲亢前宜先除外垂体疾患或其他影响因素。国外认为TRH试验与目前临床沿用的T$_3$抑制试验之间有密切相关。TRH试验的优点是：(1)省时，可在2小时内完成；(2)不引起放射性同位素入体内；(3)无服用甲状腺制剂引起的副作用，尤其对年老及合并有冠心病者安全适用。

2.甲减的诊断与鉴别诊断　原发性甲减时血清T$_4$水平低，使血清TSH基值升高以及垂体前叶对TRH的刺激反应增强。通常已可根据血清TSH升高来诊断原发性甲减，但某些病人的TSH升高处于临界值，诊断仍难确定，作TRH试验如属明显兴奋，则有助于诊断原发性甲减。继发性甲减，经TRH刺激后血清TSH明显升高者提示病变在下丘脑，如无升高则表示继发于脑垂体病，有TSH分泌缺乏。

3.垂体TSH储备功能的鉴定　垂体瘤、席汉氏综合征、肢端肥大症后期等垂体病引起TSH分泌不足，TSH血清水平低，TRH兴奋试验反应差，可反映TSH分泌的储备功能差。

4.垂体催乳素（prolactin）　受TRH兴奋后分泌增多，可反映其储备功能。

（三）TRH兴奋试验影响因素及副反应　雌激素、茶碱与过量的抗甲状腺药物治疗能增强垂体前叶对TRH刺激的反应，而皮质醇、甲状腺制剂、左旋多巴能抑制垂体对TRH的反应，故试验前宜停服上述药物一个月左右。副作用方面很轻微，仅约1/3左右受试者有轻度恶心、面部潮红、尿急等，多在2分钟内消失，未见严重反应者。

十、T$_3$抑制试验

（一）原理　正常人垂体-甲状腺轴呈反馈调节关系，故服外源性T$_3$后，血中T$_3$浓度升高，通过负反馈抑制内源性TSH的合成与分泌，从而甲状腺摄^{131}碘率较服药前明显降低，但弥漫性毒性甲状腺肿者，由于存在病理性甲状腺刺激物（LATS、HTS、TRAb等），刺激甲状腺引起吸^{131}碘增高，甲状腺摄^{131}碘不受T$_3$抑制，尽管其内源性TSH已受到抑制。

（二）方法和结果判断　病人于一次吸^{131}碘试验后，口服T$_3$每次20μg，每8小时一次，共服6天，第7天作第2次摄^{131}碘率，以服T$_3$前后两次吸^{131}碘率之差值，相当于

服 T_3 前摄 [131] 碘率的百分数来表示，称为抑制率。

甲状腺机能正常者服 T_3 后吸 [131] 碘率受明显抑制，24 小时吸 [131] 碘率绝对值 <25%（国外多采用此标准），抑制率 >45% 以上；甲亢者则吸 [131] 碘不受抑制，个别病人吸 [131] 碘率反较服 T_3 前升高。

（三）临床应用

1. 鉴别摄 [131] 碘率增高的性质（甲亢和单纯性甲状 腺肿的鉴别），符合率96%。

2. 突眼症（尤其是单侧突眼）的鉴别诊断根据华山医院资料，由眼科疾患引起的单侧突眼14例，其中13例服 T_3 后吸 [131] 碘受抑制，符合率92.6%，内分泌浸润性突眼42例，T_3 抑制试验提示不抑制者36例，符合率85.7%。

3. 关于甲亢经抗甲状腺药物治疗后，T_3 抑制试 验能否作为病情缓解不再复发以及是否需要继续（或改变）治疗的参考指标，各家的意见不甚一致。我们认为，甲亢经治疗后，若 T_3 抑制试验能抑制者，复发机会较小，但抑制试验不正常者则未必复发。我们曾对43例甲亢经各种方法治疗后，病情缓解，并经长期随访无甲亢复发，但 T_3 抑制试验停药后第一年测定却有20例(46.5%)不正常，其中一例第1次 T_3 抑制试验不正常后7年才转正常，而甲亢始终无复发。

4. 部分甲状腺肿大较显著的单纯性甲状腺肿，常规每日T360μg不能抑制其摄 [131] 碘，要加大至每日120μg才能被抑制。本试验对合并有心脏病患者宜慎重，特别是有心绞痛、心力衰竭者禁用（这些病人作TRH兴奋试验较安全）。

十一、自身免疫抗体测定

为了探求甲状腺疾病的病因及发病机理，甲状腺疾病的免疫学检查已列为对一些甲状腺疾病检查项目之一。如慢性淋巴细胞性甲状腺炎、原发性甲减（轻度与亚临床型）、弥漫性毒性甲状腺肿病人中均可发现血循环中有抗甲状腺抗体的存在，均被视为甲状腺自身免疫性疾病。

（一）分类

（二）临床意义 慢性淋巴性甲状腺炎抗体的滴度最高，但抗体滴度升高亦见于其他甲状腺疾病，据国外报告用灵敏的方法测定TGA及MSA，表明其阳性率为慢性淋巴性甲状腺炎100%，粘液性水肿80%，弥漫性毒性甲状腺肿63%，非毒性甲状腺肿33%，甲状腺癌32%。这在慢性淋巴性甲状腺炎与单纯性或结节性甲状腺肿、甲状腺肿瘤鉴别诊断中有一定价值；在一些血清甲状腺自身抗体阳性且有血清TSH值增高者说明有明显自身免疫过程并有亚临床甲减存在；甲状腺自身抗体测定对弥漫性毒性甲状腺肿病人是否接受外科或 [131] 碘治疗亦有一定指导意义，抗体阳性者经治疗后日后发生甲减的可能较大。总之，TGA及MSA测定是甲状腺炎灵敏的、可靠的诊断指标之一，但尚须注意抗体滴度升高并非甲状腺炎所特有。

TRAb测定：测定有利于对弥漫性毒性甲状腺肿发病机制的研究。目前知道与甲状腺素受体有关的抗体有1.甲状腺刺激抗体(TSAb)；2.甲状腺生长刺激免疫球蛋白(TGI)；3.甲状腺功能抑制抗体（TFIAb），测定的方法有：(1)放射性受体分析法，以TBII、TDA、TDI等为指标；(2)腺苷酸环化酶含量变化测定，以TSI、TSAb、HTACS (3)其它：EIA、CBA等测TRAb等。国内、外报告利用TBII、TDA、TSAb等为指标，在未治Graves病TRAb阳性检出率为68.4% ~ 95.2%，对Graves病诊断及疗效随访均有重要参考价值。根据作者经验，本试验与 T_3 抑制试验相互配合，则对Graves病的病因诊断无疑会提高特异性，前者则反映TRAb对甲状腺细胞膜的作用，而后者则反映甲状腺对TRAb的实际反应性。

十二、其他

甲状腺球蛋白（TG）测定可作为甲状腺癌转移的一个参考指标。降钙素测定对诊断甲状腺髓样癌有助，近年还有报告用131碘标记抗TG的单克隆抗体作甲状腺癌阳性显象的实验研究工作，此项工作目前仍处于探索阶段。

在甲状腺功能试验的合理选择方面，根据我国目前具体实际情况，仍保留过去沿用两种体外试验选择方案供参考。但随着HS－TSH　IRMA及FT4、FT3RIA国产化试剂盒的研制、推广，在我国甲状腺功能体外试验，在有条件单位已逐步向以HS－TSH IRMA为首选的新的诊断程序过渡，为便于了解，本节亦予以说明。

（吴涛）

第三篇　内分泌疾病的诊断与治疗
第一章　甲状腺结节与分化型甲状腺癌
第一节　甲状腺结节

甲状腺结节(thyroid nodule)是临床常见疾病。流行病学调查显示：一般人群中通过触诊的检出率为3%～7%，而借助高清晰超声的检出率可高达20%～67%，女性和老年人群更为多见。5%～15%的甲状腺结节为甲状腺癌，受年龄、性别、放射线接触史、家族史和其他因素影响。甲状腺结节的评估重点是鉴别其良恶性。

一、病因

良性甲状腺结节的病因包括：良性腺瘤，局灶性甲状腺炎，多结节性甲状腺肿，甲状腺、甲状旁腺囊肿或甲状腺舌管囊肿，单叶甲状腺发育不全导致对侧叶增生，手术后或^{131}I治疗后甲状腺残余组织的瘢痕和增生等。

二、临床表现

甲状腺结节是甲状腺内的独立病灶。这个病灶可以触及，或者在超声检查下发现其有区别于周边组织。但是，超声检查未能证实的结节，即使可以触及，也不能诊断为甲状腺结节。

未触及的结节与可以触及的相同大小的结节具有同等的恶性危险。主要对直径超过1cm的结节做进一步检查，因为这样的结节甲状腺癌可能性增大。对于直径<1cm的结节，果超声检查有癌性征象、有头颈部放射治疗史或甲状腺癌家族史时也要进一步检查。

绝大部分的甲状腺结节并无临床症状。体格检查集中于甲状腺和颈部淋巴结。下述病史和体格检查结果是甲状腺癌的危险因素：①童年期头颈部放射线照射史或放射性尘埃接触史；②全身放射治疗史；③有甲状腺癌的既往史或家族史；④男性；⑤结节生长迅速；⑥伴持续性声音嘶哑、发音困难；⑦伴吞咽困难或呼吸困难；⑧结节形状不规则、与周围组织粘连固定；⑨伴颈部淋巴结病理性肿大。

三、实验室和其他检查

（一）血清TSH

如果TSH减低，提示结节可能自主分泌过多甲状腺激素。应进一步做甲状腺核素扫描，检查结节是否具有自主功能（"热"结节），如是，则提示结节为恶性的可能性极小，细胞学检查可不作为必需。如果血清TSH增高，应进一步检测甲状腺自身抗体并推荐甲状腺细针抽吸细胞学检查。

（二）甲状腺超声

甲状腺超声是确诊甲状腺结节的首选检查。它可确定甲状腺结节的大小、数量、位置、质地（实性或囊性）、形状、边界、包膜、钙化、血供和与周围组织的关系等情况，同时评估颈部区域有无淋巴结和淋巴结的大小、形态和结构特点。以下超声征象提示甲状腺癌的可能性大：1.实性低回声结节；2.结节内血供丰富（TSH正常情况下）；3.结节形态和边缘不规则，晕圈缺如；4.微小钙化，针尖样弥散分布或簇状分布的钙化；5.同时伴有颈部淋巴结超声影像异常。

（三）甲状腺核素扫描

经典使用的核素是^{131}I和^{99m}TcO$_4$。根据甲状腺结节摄取核素的多寡，划分为"热结节"、"温结节"和"冷结节"。良性结节和甲状腺癌均可表现为"冷"或"凉结节"，所以核素扫描对甲状腺结节的良、恶性鉴别诊断价值不大，仅对甲状腺自主高功能腺瘤（"热结节"）有诊断价值。后者表现为结节区浓聚核素，结节外周和对侧甲状腺无显像，这类结节几乎都是良性的。

（四）血清甲状腺球蛋白(Tg)

Tg在许多甲状腺疾病时升高，诊断甲状腺癌缺乏特异性和敏感性。

（五）血清降钙素(calcitonin)

该指标可以在疾病早期诊断甲状腺C细胞异常增生和甲状腺髓样癌。

（六）甲状腺细针抽吸细胞学检查(FNAC)

术前通过FNAC诊断甲状腺癌的敏感度为83%，特异度为92%，假阴性率和假阳性率均为5%左右。操作者和病理诊断医师的经验对FNAC的诊断准确性有很大影响。根据国际相关标准及国内相关报道，FNAC结果可分为以下五类：取材无法诊断或不满意、良性、不确定、可疑恶性和恶性。多结节甲状腺肿与单发结节具有相同的恶性风险，此时应在超声引导下选择具有癌性征象的结节进行FNAC。需注意，FNAC无法区分甲状腺滤泡状癌和滤泡细胞腺瘤。

四、诊断

甲状腺结节的诊断主要依靠甲状腺超声。触诊发现的甲状腺结节也需通过甲状腺超声证实。进一步需结合病史、临床表现特点和辅助检查对结节的良恶性进行评估。

五、治疗

对临床高度疑似恶性和经过FNAC确定为可疑恶性或恶性的结节，需进行手术治疗。对确定为良性的结节，有研究表明左甲状腺素治疗可通过抑制血清TSH水平而使结节缩小，但仅在碘缺乏地区有效；具有自主功能的"热结节"可采用放射性碘治疗；结节出现压迫症状、位于胸骨后或纵隔内或合并甲状腺癌高危因素等情况下，可考虑手术切除。

对良性甲状腺结节需要随访。如果临床或超声出现可疑恶性征象或结节体积增大超过50%，应重复超声引导下FNAC。

（殷微微）

第二节 分化型甲状腺癌

甲状腺癌(thyroid cancer)占所有恶性肿瘤的1%。近年来发病有上升的趋势，美国报告甲状腺癌占女性恶性肿瘤的5%，位次上升为第五位。我国学者报告，女性甲状腺癌的患病率是10.16/10万，位次为女性恶性肿瘤的第七位。甲状腺癌可以分类为分化型和未分化型。分化型甲状腺癌(differentiated thyroid cancer, DTC)又可以分类为乳头状甲状腺癌(papillary thyroid car-clnoma, PTC)和滤泡状甲状腺癌(follicular thyroid carcinoma，FTC)，两者合计占全部甲状腺癌的90%以上。另有甲状腺髓样癌(medullary thyroid carcinoma，MTC)约占5%，未分化型甲状腺癌仅占约3%。本节重点介绍DTC。

一、病理

（一）乳头状甲状腺癌(PTC)

生长缓慢，恶性度较低。病灶可以侵袭至甲状腺以外和转移至局部淋巴结。显微镜下可见分化良好的柱状上皮呈乳头状突起，细胞核增大、变淡，含有清晰的核内包涵体。部分病例可有嗜酸性细胞质(Hurthle cell)。40%的病例可见同心圆的钙盐沉积(psammoma body)，是本癌的诊断特征之一。

（二）滤泡状甲状腺癌(FTC)

其病理特征是存在小的滤泡，但是滤泡内没有胶质。FTC与滤泡状腺瘤不易区别，仅能够依靠侵入包膜和血管来区分。显微镜下，有的组织形态正常，有的部位仅见到核分裂，常可以见到侵入血管和附近组织。与PTC相比，较少经淋巴结转移，易通过血行向骨和肺等远处转移。

二、临床表现

DTC在临床上最常见的表现是甲状腺结节。许多患者没有明显的临床症状，仅是在体检中偶然发现。少数情况下，DTC以颈部淋巴结病理性肿大或远处转移癌为首发表现。

对于甲状腺结节患者而言，一些病史、临床表现和辅助检查特点提示其结节为DTC的风险增高。

三、诊断

本病术前诊断最准确的手段是FANC。同时必须做颈部超声评估，注意是否存在颈部淋巴结转移，这有助于外科医生决定术式。CT、MRI和PET检查对于诊断意义不大，但对体积大、生长迅速或侵入性的肿瘤可以估计甲状腺外组织器官被累及的情况。血清甲状腺球蛋白(Tg)主要用于术后肿瘤复发的监测，术前测定意义不大。

四、治疗

DTC的治疗主要包括：手术治疗、术后放射性131I(RAI)治疗和甲状腺激素抑制TSH治疗（TSH抑制治疗）。

（一）手术治疗的原则

DTC的手术治疗在外科学教材有关章节讨论。

2012年《中国甲状腺结节和分化型甲状腺癌诊治指南》（简称《指南》）推荐：对DTC，可选择性应用全/近全甲状腺切除术或甲状腺腺叶+峡部切除术。术中在有效保留甲状旁腺和喉返神经的情况下，行病灶同侧中央区淋巴结清扫术；对临床颈部非中央区淋巴结转移的DTC患者，行侧颈区淋巴结清扫术；对部分临床颈部中央区淋巴结转移的DTC患者，行择区性颈淋巴结清扫术。所有DTC患者均应进行术后AJCC TNM分期和复发危险度低、中、高危分层，以助于预测患者预后、指导个体化的术后治疗和随访方案、交流患者医疗信息。按照良性甲状腺疾病手术，但术后病理诊断为DTC者，应根据肿瘤的TNM分期和复发危险度分层、再次手术的风险、随访的便利性、患者的意愿和依从性等因素，进行综合分析，确定是否再次手术。

《指南》中将DTC的复发风险分层划分为：

1.低危组。符合以下全部条件者：无局部或远处转移；所有肉眼可见的肿瘤均被彻底清除；肿瘤没有侵犯周围组织；肿瘤不是侵袭型的组织学亚型，并且没有血管侵犯；如果行^{131}I治疗后全身显像，甲状腺床以外没有发现^{131}I摄取。

2. 中危组。符合以下任一条件者：初次手术后病理检查可在镜下发现肿瘤有甲状腺周围软组织侵犯；有颈淋巴结转移或行^{131}I治疗后全身显像发现有异常^{131}I摄取；肿瘤为侵袭型的组织学类型，或有血管侵犯。

3. 高危组。符合以下任一条件者：肉眼下可见肿瘤侵犯周围组织或器官；肿瘤未能完整切除，术中有残留；伴有远处转移；全甲状腺切除后，血清Tg水平仍较高；有甲状腺癌家族史。

（二）术后RAI治疗

DTC往往保留部分正常甲状腺细胞的特征，包括摄碘和合成Tg，甚至可以合成甲状腺激素。DTC仍能够摄碘的特征是RAI治疗的基础。

RAI治疗的主要目的包括：清除所有术后残留的正常甲状腺组织，利于进一步通过RAI清除转移病灶，也利于在随访中通过血清Tg和^{131}I全身显像（whole body scan，WBS）监测疾病进展；清除具有摄碘功能的DTC残余病灶和转移灶。《指南》提出：总体来说，除所有癌灶均<1cm且无腺外浸润、无淋巴结和远处转移的DTC外，均可考虑术后RAI治疗。

为了提高DTC摄碘能力从而增加疗效，RAI治疗前需低碘饮食，并将血清TSH升高到>30mU/L。升高TSH的方法有两种：一是暂停服用甲状腺激素制剂（停用T$_3$2周，或停用L-T$_4$至少2～3周），二是注射人重组TSH(thTSH)。

RAI治疗后可进行WBS(Rx-WBS)，由于治疗用的^{131}I剂量较大（30～200mCi），所以在此项检查中，可能发现RAI治疗前应用2～5mCi ^{131}I所做的诊断性WBS(Dx-WBS)中不能显示的DTC转移灶。

（三）TSH抑制治疗

DTC术后要长期接受甲状腺激素抑制TSH的治疗，主要应用L-T$_4$。治疗目的是：①满足机体对甲状腺激素的生理需求；②DTC细胞表面表达TSH受体，对TSH刺激发生反应，使用超生理剂量的甲状腺激素来抑制血清TSH水平，可以减少肿瘤复发的危险。

超生理剂量甲状腺激素治疗的副作用包括导致外源性亚临床甲亢，诱发或加重缺血性心脏病、心房颤动和绝经后妇女的骨质疏松。因此，应用甲状腺激素进行TSH抑制治疗时，应评估DTC复发或致死的风险和L-T$_4$治疗的副作用风险，权衡利弊后制定TSH抑制治疗的个体化目标。一般来说，如果DTC的复发风险为高危，血清TSH宜尽量维持在0.1mU/L以下；复发风险为低危者，术后1年内血清TSH宜抑制在正常参考范围下限，之后维持在2.0mU/L以下5～10年。

TSH抑制治疗的起始用量因患者年龄和伴发疾病情况而异。L-T$_4$剂量调整阶段，每4周左右测定TSH，达标后1年内每2～3个月、2年内每3～6个月、5年内每6～12个月复查甲状腺功能，以确定TSH维持于目标范围。

五、肿瘤复发和转移的监测

约30%的DTC患者会出现复发或转移，其中2/3发生于手术后的10年内，有术后复发并有远处转移者预后较差。因此，需要对DTC患者进行长期随访，监测肿瘤的复发和转移。

对于经手术和^{131}I治疗后的DTC患者，血清Tg对于监测DTC的复发和转移具有高敏感性和特异性。随访中的血清Tg测定包括基础Tg测定（TSH抑制状态下）和TSH刺激后(TSH)30mU/L)的Tg测定。TSH是正常甲状腺细胞或DTC细胞产生和释放Tg的最重要的刺激因子。

TSH抑制状态下，肿瘤细胞分泌Tg的能力也会受到抑制。为更准确地反映病情，可通过停用L-T4或应用thTSH的方法，使血清TSH水平升高至>30mU/L，之后再行Tg检测，即TSH刺激后的Tg测定。考虑存在肿瘤复发和转移的Tg切点值是基础Tg 1ng/mL；TSH刺激后的Tg 2ng/mL。对血清Tg的长期随访宜从^{131}I治疗后6个月起始，此时应检测基础Tg或TSH刺激后的Tg。[131]I治疗后12个月，宜测定TSH刺激后的Tg。之后可根据DTC患者的复发危险度，选择性应用血清基础Tg或TSH刺激后的Tg检测。检测Tg时需同时测定TgAb，因25%的DTC患者可存在TgAb，而TgAb可以假性降低Tg测定值，影响通过Tg监测病情的准确性。

部超声检查也是随访中监测肿瘤局部复发和颈部淋巴结转移的重要手段。

当DTC患者在长期随访中发现Tg还步升高或可疑复发，可考虑行Dx-WBS检查。行此项检查前，需通过停用甲状腺激素或注射thTSH将血清TSH水平升高至>30mU/L。

当怀疑DTC复发、局部或远处转移时，可考虑施行CT、MRI或PET检查。

判断无肿瘤组织残留的标准：患者行全/近全甲状腺切除术，加之[131]I治疗后，有下述的检查结果：①没有肿瘤存在的临床证据；②没有肿瘤存在的影像学证据；③RAI治疗后的Rx-WBS没有发现甲状腺床和床外组织摄取[131]I；④TSH抑制状态下和TSH刺激后，在无TgAb干扰时，测不到血清Tg（一般为Tg<1ng/mL）。

（殷微微）

第二章 原发性慢性肾上腺皮质功能减退症

原发性慢性肾上腺皮质功能减退症(chronic adrenocortical hypofunction)又称Addison病，由于双侧肾上腺绝大部分被毁所致。继发性者由下丘脑.垂体病变引起。

一、病因

（一）感染

肾上腺结核为常见病因，常先有或同时有其他部位结核病灶如肺、肾、肠等。肾上腺被上皮样肉芽肿及干酪样坏死病变所替代，继而出现纤维化病变，肾上腺钙化常见。肾上腺真菌感染的病理过程与结核性者相近。艾滋病后期可伴有肾上腺皮质功能减退，多为隐匿性，一部分可有明显临床表现。坏死性肾上腺炎常由巨细胞病毒感染引起。严重脑膜炎球菌感染可引起急性肾上腺皮质功能减退症。严重败血症,尤其于儿童可引起肾上腺内出血伴功能减退。

（二）自身免疫性肾上腺炎

两侧肾上腺皮质被毁，呈纤维化，伴淋巴细胞、浆细胞、单核细胞浸润，髓质一般不受毁坏。大多数患者血中可检出抗肾上腺的自身抗体。近半数患者伴其他器官特异性自身免疫病，称为自身免疫性多内分泌腺体综合征(autoimmune polyendocrine syndrome, APS)，多见于女性；而不伴其他内分泌腺病变的单一性自身免疫性肾上腺炎多见于男性。APS I型见于儿童，主要表现为肾上腺功能减退，甲状旁腺功能减退及黏膜皮肤白念珠菌病，性腺（主要是卵巢）功能低下，偶见慢性活动性肝炎、恶性贫血。此综合征呈常染色体隐性遗传。APS II型见于成人，主要表现为肾上腺功能减退、自身免疫性甲状腺病（慢性淋巴细胞性甲状腺炎、甲状腺功能减退症、Graves病）、1型糖尿病，呈显性遗传。

（三）其他较少见病因

恶性肿瘤转移，淋巴瘤，白血病浸润，淀粉样变性，双侧肾上腺切除，放射治疗破坏，肾上腺酶系抑制药如美替拉酮、氨鲁米特、酮康唑或细胞毒药物如米托坦(o,p-DDD)的长期应用，血管栓塞等。

肾上腺脑白质营养不良症(adrenoleucodystrophy)为先天性长链脂肪酸代谢异常疾病，脂肪酸β-氧化受阻，累及神经组织与分泌类固醇激素的细胞，致肾上腺皮质及性腺功能低下，同时出现神经损害。

二、临床表现

最具特征性者为全身皮肤色素加深，暴露处、摩擦处、乳晕、瘢痕等处尤为明显，黏膜色素沉着见于齿龈、舌部、颊黏膜等处，系垂体ACTH、黑素细胞刺激素分泌增多所致。

其他症状包括：①神经、精神系统：乏力，淡漠，疲劳，重者嗜睡、意识模糊，可出现精神失常。②胃肠道：食欲减退，嗜咸食，胃酸过少，消化不良；有恶心、呕吐、腹泻者，提示病情加重；③心血管系统：血压降低，心脏缩小，心音低钝；可有头昏、眼花、直立性昏厥。④代谢障碍：糖异生作用减弱，肝糖原耗损，可发生低血糖症状。⑤肾：排泄水负荷的能力减弱，在大量饮水后可出现稀释性低钠血症；糖皮质激素缺乏及血容量不足时，抗利尿激素的释放增多，也是造成低血钠的原因。⑥生殖系统：女性阴毛、腋毛减少或脱落、稀疏，月经失调或闭经，但病情轻者仍可生育；男性常有性功能减退。⑦对感染、外伤等各种应激的抵抗力减弱，在发生这些情况时，可出现肾上腺危象。⑧如病因为结核且病灶活跃或伴有其他脏器活动性结核者，常有低热、盗汗等症状，体质虚弱，消瘦更严重。本病与其他自身免疫病并存时，则伴有相应疾病的临床表现。

肾上腺危象：危象为本病急骤加重的表现。常发生于感染、创伤、手术、分娩、过劳、大量出汗、呕吐、腹泻、失水或突然中断肾上腺皮质激素治疗等应激情况下。表现为恶心、呕吐、腹痛或腹泻、严重脱水、血压降低、心率快、脉细弱、精神失常、常有高热、低血糖症、低钠血症，血钾可低可高。如不及时抢救，可发展至休克、昏迷、死亡。

三、实验室检查

（一）血液生化

可有低血钠、高血钾。脱水严重时低血钠可不明显，高血钾一般不重，如甚明显需考虑肾功能不全或其他原因。少数患者可有轻度或中度高血钙（糖皮质激素有促进肾、肠排钙作用），如有低血钙和高血磷则提示同时合并有甲状旁腺功能减退症。脱水明显时有氮质血症，可有空腹低血糖，糖耐量试验示低平曲线。

（二）血常规检查

常有正细胞正色素性贫血，少数患者合并有恶性贫血。白细胞分类示中性粒细胞减少，淋巴细胞相对增多，嗜酸性粒细胞明显增多。

（三）激素检查

1.基础血、尿皮质醇，尿17-羟皮质类固醇测定　常降低，但也可接近正常。

2.ACTH兴奋试验　静脉滴注ACTH 25U，维持8小时，观察尿17-羟皮质类固醇和（或）血皮质醇变化，正常人在兴奋第一天较对照日增加1～2倍，第二天增加1.5～2.5倍。快速法适用于病情较危急，需立即确诊，补充糖皮质激素的患者。在静注人工合成ACTH(1-24)0.25mg前及后30分钟测血浆皮质醇，正常人血浆皮质醇增加276～552nmol/L。对于病情较严重，疑有肾上腺皮质功能不全者，同时用静注（或静滴）地塞米松及ACTH，在注入ACTH前、后测血浆皮质醇，如此既可进行诊断检查，又可同时开始治疗。

3.血浆基础ACTH测定　明显增高，超过55pmol/L，常介于88～440pmol/L(正常人低于18pmol/L)，而继发性肾上腺皮质功能减退者，ACTH浓度降低。

（四）影像学检查

X线摄片、CT或MRI检查于结核病患者可示肾上腺增大及钙化阴影。其他感染、出血、转移性病变在CT扫描时也示肾上腺增大，而自身免疫病所致者肾上腺不增大。

四、诊断与鉴别诊断

本病需与一些慢性消耗性疾病相鉴别。最具诊断价值者为ACTH兴奋试验，本病患者示储备功能低下，而非本病患者，经ACTH兴奋后，血、尿皮质类固醇明显上升（有时需连续兴奋2～3日）。

对于急症患者有下列情况应考虑肾上腺危象：所患疾病不太重而出现严重循环虚脱、脱水、休克、衰竭，不明原因的低血糖，难以解释的呕吐，体检时发现色素沉着、白斑病、体毛稀少、生殖器发育差。

五、治疗

（一）基础治疗

使患者明了疾病的性质，应终身使用肾上腺皮质激素。

1.糖皮质激素替代治疗　　根据身高、体重、性别、年龄、体力劳动强度等，确定一合适的基础量。宜模仿生理性激素分泌昼夜节律在清晨睡醒时服全日量的2/3，下午4时前服余下的1/3。于一般成人，每日剂量开始时约氢化可的松20～30mg或可的松25～37.5mg，以后可逐渐减量，约氢化可的松15～20mg或相应量的可的松。在有发热等并发症时适当加量。

2.食盐及盐皮质激素　　食盐的摄入量应充分，每日至少8～10g，如有大量出汗、腹泻时应酌情加大食盐摄入量，大部分患者在服用氢化可的松和充分摄盐下即可获满意效果。有的患者仍感头晕、乏力、血压偏低，则需加用盐皮质激素，可每日口服9α-氟氢可的松（9α-fluorohydrocor-tisone），上午8时一次口服0.05～0.1mg。如有水肿、高血压、低血钾则减量。

（二）病因治疗

如有活动性结核者，应积极给予抗结核治疗。补充替代剂量的肾上腺皮质激素并不影响对结核病的控制。如病因为自身免疫病者，则应检查是否有其他腺体功能减退，如存在，则需作相应治疗。

（三）肾上腺危象治疗

为内科急症，应积极抢救。①补充液体：典型的危象患者液体损失量约达细胞外液的1/5，故于初治的第1、2日内应迅速补充生理盐水每日2000～3000ml。对于以糖皮质激素缺乏为主、脱水不甚严重者补盐水量适当减少。补充葡萄糖液以避免低血糖。②糖皮质激素：立即静注氢化可的松100mg，使血皮质醇浓度达到正常人在发生严重应激时的水平。以后每6小时加入补液中静滴100mg，第2、3天可减至每日300mg，分次静滴。如病情好转，继续减至每日200mg，继而100mg。呕吐停止，可进食者，可改为口服。③积极治疗感染及其他诱因。

（四）外科手术或其他应激时治疗

在发生严重应激时，应每天给予氢化可的松总量约300mg或更多。大多数外科手术应激为时短暂，故可在数日内逐步减量，直到维持量。较轻的短暂应激，每日给予氢化可的松100mg即可，以后按情况递减。

（殷微微）

第三章　多发性内分泌腺瘤病

多发性内分泌腺瘤病（multiple endocrine neoplasia, MEN）为一组遗传性多种内分泌组织发生肿瘤综合征的总称，有2个或2个以上的内分泌腺体累及。肿瘤可为良性或恶性，可为具功能性（分泌活性激素并造成特征性临床表现）或无功能性，可同时出现或先后发生，间隔期可长可短，病情可重可轻，病程可缓可急。MEN可分为两种类型：MEN 1及MEN 2，后者又分为2种亚型：MEN 2A，MEN 2B。此外，还有不能归属于MEN 1或MEN 2的混合型MEN。

第一节 多发性内分泌腺瘤病1型

MEN 1为一常染色体显性遗传疾病，又称Wermer综合征，在普通人群中患病率约为2～20/10万。MEN 1患者中约10%其基因突变属新出现的，称为散发性。MEN 1可有多种临床表现，其发生率于不同家系及同一家系的患病者中变化不一。

一、甲状旁腺功能亢进症

为MEN 1中最常见并最早出现的病变，与腺瘤所致散发性甲旁亢病例相比较，起病较早(20余岁)，男女发病率相仿而非女多于男，在病理上为多个甲状旁腺增生，大小可不一致。诊断依据同于一般散发性病例。甲旁亢所致高钙血症可加重同时并存的胃泌素瘤患者症状及血胃泌素升高水平。

二、肠胰内分泌瘤

可为功能性或无功能性，包括以下肿瘤：胃泌素瘤，常伴Zollinger-Ellison综合征，约占MEN 1中肠胰瘤的50%～60%。此种胃泌素瘤的特点为体积小、多中心性，且可为异位性，不位于胰腺内，而处于十二指肠黏膜下，同于散发性者，常为恶性，但其侵犯性不如散发性者严重。诊断依据为同时存在高胃泌素血症及高胃酸分泌，据此可与常见的胃酸缺乏症伴高胃泌素血症相鉴别。必要时可作胰泌素(secretin)兴奋试验，胃泌素瘤患者血浆胃泌素升高。由于MEN中胃泌素瘤体积小，其定位诊断较困难，CT及MRI可检出肝转移性病灶，但对胃泌素瘤往往难以确诊，进一步定位方法包括内镜超声、选择性动脉注射胰泌素后肝静脉采血测胃泌素以及放射性核素标记奥曲肽扫描。MEN 1中胰岛素瘤发生率约占起源于胰岛肿瘤的20%，其余为胰高血糖素瘤、舒血管肠肽瘤及无功能瘤。MEN 1中胰岛素瘤亦常为多中心性，定位亦较困难，内镜超声检查、选择性滴注钙剂后肝静脉采血测胰岛素等有助于定位。

三、垂体瘤

发生率约为25%，大多为催乳素瘤，可伴或不伴生长激素分泌增多，其次为生长激素瘤、无功能瘤及ACTH瘤伴Cushing综合征。MEN 1中垂体瘤甚少为恶性，其诊断、治疗同于散发性病例。

四、肾上腺腺瘤及其他病变

包括分泌皮质醇的腺瘤可见于MEN 1。MEN 1中出现的Cushing综合征有3种可能性：①肾上腺腺瘤；②垂体ACTH瘤；③类癌伴异位ACTH综合征。以垂体瘤较多见。在MEN 1中甲状腺腺瘤及其他甲状腺疾病亦较为多见。在MEN 1的家族成员中，出现皮下脂肪瘤、皮肤胶原瘤及多发性面部血管纤维瘤者约占30%～90%，此类表现有助于对这些个体进行筛查，以明确携带MEN 1缺陷基因者。

五、MEN 1发病机制

MEN 1基因位于第11号染色体，11q13带，编码一含610个氨基酸的蛋白质，称为"多发性内分泌腺瘤蛋白"(menin)。MEN 1基因为一抑瘤基因，基因缺陷的性质多样化，并覆盖整个基因，常产生一截短并失去功能的memin。除此通过遗传见于全身细胞的基因缺陷外，在MEN 1肿瘤组织中发现memin另一等位基因也发生缺失，从而在肿瘤组织中menin两个等位基因都发生突变，一个是遗传的，全身细胞都存在，另一个是在一些出现肿瘤的特定组织中发生的获得性突变，于是在这些组织中，memin两个等位基因功能皆丧失，导致细胞增殖，发生肿瘤，这一现象符合两次打击致肿瘤抑制基因功能丧失致瘤的模型。约20%散发性甲状旁腺腺瘤及一部分散发性胰腺内分泌癌、肺类癌亦可出现memin基因突变，但此种突变只发生于肿瘤组织而不见于患者的正常细胞，故不形成疾病家族性集聚现象。

六、MEN 1的治疗

MEN 1中甲状旁腺功能亢进症的治疗为切除3个甲状旁腺，另一个切除一半，留下半个甲状旁腺，也有主张作4个甲状旁腺全切除，将外表上最接近正常的一个腺体的一半移植于一侧习惯上非主要使用的前臂肌肉中。手术治疗后甲旁亢持续存在或复发的频率皆明显高于散发性甲旁亢患者。术后甲旁亢持续存在，即血钙与血甲状旁腺激素皆未恢复正常者占36%；复发者，指血钙恢复正常3个月以上甲旁亢又复发占16%；而散发性病例术后疾病持续存在及复发者分别占4%及16%。MEN 1中手术后甲旁亢持续存在发生率高的一个原因是由于甲状旁腺不止4个，或有异位的甲状旁腺组织；复发率高是由于剩余的甲状旁腺组织继续受到促进生长的刺激。

七、MEN 1的筛查

对患MEN 1者的家族成员应作全面的病史采集及体检。重要的实验室检查为血离子钙浓度测定，或作血总钙测定加血浆蛋白测定作校正，从15岁起开始定期检查。此外催乳素、胃泌素及空腹血糖测定也有助于诊断。memin基因突变检测由于过于复杂、昂贵，只有具备条件的研究室方可施行。

（殷微微）

第二节　多发性内分泌腺瘤病2型

MEN 2为一常染色体显性遗传疾病。其患病率约占普通人群的1～10/10万，携带有MEN 2缺陷基因者，其疾病外显率高于80%。MEN 2可分为两种独立的综合征：MEN 2A，又称Sipple综合征，以及MEN 2B。MEN 2A的临床表现包括甲状腺髓样癌、嗜铬细胞瘤及甲状旁腺功能亢进症；MEN 2B则包括甲状腺髓样癌、嗜铬细胞瘤及一些身体异常表现，但甲状旁腺功能亢进症少见。

一、甲状腺髓样癌(MCT)

为MEN 2中最常见并最早出现的病变，而且是决定病程进展的最重要因素。MCT的病理演变开始时为产生降钙素的甲状腺滤泡旁细胞增生，以后发展为癌，常为多中心性，并集中于甲状腺的上1/3处，此与正常甲状腺内滤泡旁细胞的分布状况相符。全部甲状腺髓样癌中约1/4为遗传性的，后者的分布约45%为MEN 2A，50%为单一性家族性MCT，5%为MEN 2B，MEN 2B中的MCT为家族性病例中病情最重、发生最早（常在5岁前即出现）、进展最快者。MCT的扩散最初在甲状腺内，继而累及区域性淋巴结，至后期可转移至肝、肺、骨骼。MEN 2中MCT的生化诊断依据为五肽胃泌素或静脉滴注钙促使血浆降钙素明显升高。病理诊断于分化不良的甲状腺肿瘤可用免疫组化染色显示降钙素阳性结果。细胞外淀粉样沉积物可与抗降钙素的抗血清起反应也有助于诊断。

二、嗜铬细胞瘤

约见于携带MEN 2基因个体的50%，多位于肾上腺，常为双侧性，恶性者少见。病理变化亦经过肾上腺髓质增生阶段，以后发展为肿瘤。诊断方法同一般嗜铬细胞瘤病例。

三、甲状旁腺功能亢进症

MEN 2中的甲旁亢与MEN 1者一样系由甲状旁腺增生所致，约见于25%的MEN 2A患者，而于MEN 2B中较少见。MEN 2中的甲旁亢对外科手术的疗效较好，不似MEN 1中者难治。

MEN 2B患者呈现一些不见于MEN 2A的临床表现，包括一些部位黏膜神经瘤：舌、唇、眼睑及胃肠道，类Marfan综合征体态（胸廓凹陷、肢体细长等）。

四、MEN 2的发病机制

MEN 2的发病机制系ret原癌基因(RET)发生突变所致。RET为一单链穿膜含酪氨酸激酶的蛋白，在许多起源于神经嵴的细胞（如甲状腺、肾上腺、肠内部神经系等）中表达，在机体的发育上起重要作用。RET结构上的特征是在其细胞外部分近细胞膜处聚集有多个半胱氨酸，在细胞内部分则含有一酪氨酸激酶区段。MEN 2A患者ret基因有突变存在，主要位于细胞外近膜处半胱氨酸，可为错义性突变，或小的DNA片段的缺失或插入，皆累及前述的半胱氨酸。甲状腺髓样癌者往往可检出MEN 2A中半胱氨酸突变，此外还有其他一些氨基酸突变。 MEN 2B患者的ret基因突变不涉及MEN 2A中的半胱氨酸及家族性甲状腺髓样癌中的氨基酸，其突变的95%以上为甲硫氨酸Met 918突变为苏氨酸(Thr 918)。

五、MEN 2的治疗

MEN 2中的甲状腺髓样癌，由于其病变为多中心性，应作全部甲状腺切除术及中心结切除，部分甲状腺切除术将出现疾病复发。手术前应做有关检查以了解是否有嗜铬细胞瘤，同时有嗜铬细胞瘤者应做相应治疗及术前准备。MRI以及选择性静脉采血测降钙素有助于发 现癌肿转移灶。已有转移者手术治疗为姑息性而不能根治。化疗及放疗的效果有限，仅适用于晚期的患者。

MEN 2中嗜铬细胞瘤的治疗同散发性者。须注意MEN 2中的嗜铬细胞瘤可为双侧性的，需加强检查。如为一侧性，则在切除后应密切随访，以早发现另一侧肿瘤并及时治疗。

六、MEN 2的筛查

由于ret基因突变的部位有限，对患MEN 2者的家族成员应争取作基因检测，远较以往测定降钙素的筛查方法可靠。　　　　　　　　　　　　　　　　　　　　（殷微微）

第四篇　常见消化内科疾病的诊断与治疗

第一章　消化道出血

第一节　上消化道出血

一、概述

上消化道出血是指屈氏韧带以上部位的消化道，包括食管、胃、十二指肠、胆道和胰腺的出血。在我国普通人群中，上消化道出血最常见的原因以消化性溃疡占首位，其次为门静脉高压食管胃静脉曲张、急性胃粘膜病变和肿瘤等。非甾体类抗炎药物引起胃出血已日见增多。上消化道出血病因和出血部位的诊断，依靠病史和体检对确定出血部位和病因是困难的。近年来如内镜检查、选择性腹腔动脉造影对多数上消化道出血既可以准确确定出血部位，同时又可以进行某些治疗。

二、临床表现

（一）上消化道出血在临床上可分为三类：1.慢性隐性出血：肉眼不能观察到便血，仅粪便潜血阳性；2.慢性显性出血：肉眼能观察到呕血，解柏油样便，临床上无循环障碍；3.急性大出血：有呕血，鲜红或暗红色，便血伴循环障碍和重度贫血，可伴低血压或休克症状，需紧急处理。

（二）出血量的估计：出血量达60～100ml 时，可出现柏油样黑便，出血量不超过400ml时，机体可以代偿，无临床症状。出血量超过500ml可出现症状，中等量失血（占全身血容量15%左右）约700ml 时，可引起头晕、无力、站立性晕厥、口渴、四肢冷、血压偏低、贫血。大量出血（达全身血容量的3%～5%）约1500～2500ml ，即可产生休克，患者烦躁不安或神志不清、面色苍白、四肢湿冷、血压下降、脉速弱、呼吸困难，如不积极救治可导致死亡。

三、诊断要点

（一）确定上消化道出血前，必须排除口腔、牙龈、鼻咽部等部位出血，注意局部检查，有无出血痕迹和损伤；排除咯血，大量咯血时，可吞咽入消化道，引起呕血或黑便。上腹痛加上呕血或解柏油样便的病史，有助于消化性溃疡的诊断。近期服用非甾体类抗炎药或饮酒，提示出血性胃炎的可能性，先有剧烈呕吐后再呕血，要考虑贲门粘膜撕裂症。下腹疼痛，排便习惯改变伴血便，提示结肠癌的可能。老年吸烟者突然发生急性腹痛并出血，提示结肠缺血性肠炎。体格检查可对诊断提供帮助。慢性病容、蜘蛛痣、脾大，提示食管胃底静脉曲张出血。皮肤毛细血管扩张，提示有遗传性出血性毛细血管扩张。

1.粪便潜血试验简易有效，在无症状的早期消化道肿瘤的诊断中很有价值。

2.入院时应作血常规、血型、肝功、凝血四项检查，必要时备血。

3.电子胃镜检查：对消化道出血的诊断既安全又可靠，能及时发现急性浅表性病变。只要患者情况允许，检查时机越早越好，24h内检查诊断率高于24h以后内镜检查者，及早明确诊断亦有利于治疗，有休克者须在纠正休克后进行。为明确上消化道出血的原因，内镜检查要从食管上段至十二指肠降部都全面细致观察，积血的部位和颜色有助于出血部位的判断。活动性出血指病灶有新鲜渗血或滴血，近期出血时可见病灶的基底呈棕褐色，附着血块或血痂，粘膜上有出血斑点，或见到裸露血管。此外，出血性溃疡往往无苔，与贫血时苍白的胃豁膜相比无明显差异，观察时要注意粘膜的完整性和寻找出血灶。

4.选择性腹腔动脉造影：对出血量大而消化道内镜检查阴性者有帮助。在出血速度超过200ml/h 或0.5ml/min以上时，可见血管造影剂有外渗，即可作为术前定位诊断，并可灌注垂体后叶素或经导管栓塞出血血管，以治疗出血。其他：小肠出血如肿瘤、炎症等病变，可用胶囊内镜；止血后做小肠钡灌或小肠镜检查确定病变的性质。

四、治疗

（一）**一般护理：**去枕平卧或低枕平卧，大出血时可吸氧，呕血量大时注意避免血块阻塞呼吸道。

（二）**补充血容量，**纠正出血性休克，可用平衡盐液、血浆代用品和全血，避免单纯依靠应用升压药来维持血压。输血指征：1.血红蛋白<70g/L；2.收缩压低于90mmHg；3.脉搏100次/min 以上。对老年患者要适当放宽，有高血压者要根据基础血压灵活掌握，并应密切观察血压、脉搏、心率、末梢循环的情况及尿量等，直到休克得到纠正。

（三）**饮食：**食管胃底静脉曲张出血患者应禁食2～3d ，消化性溃疡病患者呕血停止后，宜进食偏凉流汁，并逐渐改为半流质或软食。

（四）**非静脉曲张出血的治疗**

1.下鼻胃管，口服或鼻饲凝血酶粉、云南白药、去甲肾上腺素等药物。

2.静脉应用H2受体拮抗剂或质子泵抑制剂，法莫替丁20mg每日2次，奥美拉唑或泮托拉唑40mg每日2次，必要时奥美拉唑或泮托拉唑80mg静脉滴注后以8mg/h持续泵入，可有效抑制胃酸分泌，有利于血小板的聚集及出血部位凝血块的形成。

3. 内镜下局部止血法，局部喷洒止血药物、药物注射疗法、高频电凝止血、激光光凝止血、微波止血法及止血夹等。

4. 保守治疗无效急诊手术。

（五）食管胃底静脉曲张出血的治疗

1. 降低门脉高压的药物治疗：药物降低门脉压的机制不外乎减少门静脉血流和（或）降低门静脉循环阻力。血管加压素：目前国内常用的为垂体后叶素，能降低食管曲张静脉血流及压力，但再发出血率高，并有严重的心、脑血流动力学副作用，用硝酸甘油可减轻副作用。用法：0.3～0.4U/min速度持续静滴，止血后以0.1～0.2U/min维持3～6d。生长抑素及类似物：生长抑素250ug静脉注射后，250ug/h，或奥曲肽100ug静脉注射后，25ug/h维持72h。

2. 气囊压迫：双囊三腔管压迫止血是静脉曲张出血的暂时性治疗方法。

3. 内镜下介入治疗，包括硬化剂注射、套扎及组织胶注射。

4. 肝内门腔静脉分流术（TIPSS）：是一种治疗门脉高压的介入治疗方法口在X 线引导下，经颈静脉将可扩张的金属支架置于肝静脉和门静脉间。TIPSS 可降低门脉压力，但可能出现肝性脑病和支架阻塞。

5. 手术：个别施行上述措施仍不止血而肝功能符合手术条件者，可考虑断流术。患者经内科治疗止血后亦可作择期分流术。

（刘强）

第二节　急性非静脉曲张性上消化道出血

一、急性非静脉曲张性上消化道出血（acute nonvarieealupper gastrointestinal bleeding，ANVUGIB）

系指屈氏韧带以上消化道非静脉曲张性疾患引起的出血，包括胰管或胆管的出血和胃空肠吻合术后吻合口附近疾患引起出血，年发病率为（50～150）/10万，病死率为6%～10%。

二、ANVUGIB 的诊断

（一）**症状及体征**：患者出现呕血和（或）黑便症状，可伴有头晕、面色苍白、心率增快、血压降低等周围循环衰竭征象，急性上消化道出血诊断基本可成立。部分患者出血量较大、肠蠕动过快也可出现血便。少数患者仅有周围循环衰竭征象，而无显性出血，此类患者不应漏诊。

（二）**内镜检查**：无食管胃底静脉曲张并在上消化道发现有出血病灶，ANVUGIB诊断可确立。

（三）**应避免下列情况误诊为ANVUGIB**：某些口、鼻、咽部或呼吸道病变出血被吞入食管，服某些药物（如铁剂、铋剂等）和食物（如动物血等）引起粪便发黑。对可疑患者可行胃液、呕吐物或粪便隐血试验。

三、ANVUGIB 的病因诊断

（一）**ANVUGIB的病因**：多为上消化道病变所致，少数为胆胰疾患引起，其中以消化性溃疡、上消化道肿瘤、应激性溃疡、急慢性上消化道黏膜炎症最为常见。服用非甾体消炎药（NSAIDs）、阿司匹林或其他抗血小板聚集药物也是引起上消化道出血的重要病因。少见病因的有Mallory-Weiss综合征、上消化道血管畸形、Dieulafoy病、胃黏膜脱垂或套叠、急性胃扩张或扭转、理化和放射损伤、壶腹周围肿瘤、胰腺肿瘤、胆管结石、胆管肿瘤等。某些全身性疾病，如感染、肝肾功能障碍、凝血机制障碍、结缔组织病等也可引起本病。

（二）**重视病史与体征在病因诊断中的作用**：如消化性溃疡有慢性反复发作上腹痛史；

应激性溃疡患者多有明确的应激源；恶性肿瘤患者多有乏力、食欲不振、消瘦等表现；有黄疸、右上腹绞痛症状应考虑胆道出血。

（三）内镜检查是病因诊断中的关键：1.内镜检查能发现上消化道黏膜的病变，应尽早在出血后24～48 h内进行，并备好止血药物和器械。2.有循环衰竭征象者，如心率>120次/min，收缩压<90mmHg（1mmHg=0.133 kPa）或基础收缩压降低>30mmHg、血红蛋白<50g/L等，应先迅速纠正循环衰竭后再行内镜检查。危重患者内镜检查时应进行血氧饱和度和心电、血压监护。3.应仔细检查贲门、胃底部、胃体小弯、十二指肠球部后壁及球后等比较容易遗漏病变的区域。对检查至十二指肠球部未能发现出血病变者，应深插内镜至乳头部检查。若发现有2个以上的病变，要判断哪个是出血性病灶。

（四）不明原因消化道出血：是指经常规内镜检查（包括胃镜与结肠镜）不能明确病因的持续或反复发作的出血。可分为隐性出血和显性出血，前者表现为反复发作的缺铁性贫血和粪隐血试验阳性，而后者则表现为呕血和（或）黑便、血便等肉眼可见的出血。可行下列检查：1.仍有活动性出血的患者，应急诊行选择性腹腔动脉造影或放射性核素扫描（如99锝标记患者的红细胞），以明确出血部位和病因，必要时同时作栓塞止血治疗。2.在出血停止，病情稳定后可行小肠钡剂造影。3.有条件的单位，可以考虑做胶囊内镜或单（双）气囊小肠镜检查，以进一步明确小肠有否病变。4.对经各种检查仍未能明确诊断而出血不止者，病情紧急时可考虑剖腹探查，可在术中结合内镜检查，明确出血部位。

四、ANVUGIB 的定性诊断

对内镜检查发现的病灶，凡疑有恶性病变，只要情况许可，应在直视下进行活组织检查以明确病灶性质。

五、出血严重度与预后的判断

（一）实验室检查：常用项目包括胃液、呕吐物或粪便隐血试验、外周血红细胞计数、血红蛋白浓度、红细胞压积（Hct）等。为明确病因、判断病情和指导治疗，尚需进行凝血功能试验、血肌酐和尿素氮、肝功能、肿瘤标志物等检查。

（二）失血量的判断：病情严重度与失血量呈正相关，因呕血与黑便混有胃内容物与粪便，而部分血液贮留在胃肠道内未排出，故难以根据呕血或黑便量判断出血量。常根据临床综合指标判断失血量的多寡，如根据血容量减少导致周围循环的改变（伴随症状、心率和血压、实验室检查）来判断失血量，休克指数（心率/收缩压）是判断失血量的重要指标。体格检查中可以通过皮肤黏膜色泽、颈静脉充盈程度、神志和尿量等情况来判断血容馈减少程度，客观指标包括中心静脉压和血乳酸水平。大量出血是指出血量在1000ml以上或血容量减少20％以上，急需输血纠正。

（刘强）

第三节 下消化道出血

下消化道出血是指屈式韧带以下包括空肠、回肠、结肠、直肠及肛门出血。由于行急诊大肠镜检查，对大肠疾病出血的诊断率明显提高，但空、回肠出血的诊断目前仍比较困难。

一、病因

（一）小肠疾病：良、恶性肿瘤、Meckel憩室、克罗恩病、结核、急性坏死性小肠炎、血管发育不良等。

（二)结肠及直肠疾病:慢性结肠炎、息肉、结肠癌、溃疡性结肠炎、痢疾（细菌或阿米巴）、放射性肠炎、孤立性直肠溃疡等，老年人便血应当考虑缺血性肠病、结肠憩室。

（三）**肛门疾病**：内痔、肛裂、肛廔等。

（四）**全身性疾病**：血液病、尿毒症、流行性出血热等。

二、临床表现

（一）**显性出血**：表现为便血，根据出血部位不同，空肠出血时可为水样便血及柏油样便，末端回肠及升结肠出血可呈深紫色，血便与粪便相混。低位结肠出血，血是鲜红色，附在粪便表面。另外要注意血便性状与出血速度，这与出血量大小亦有关系，低位小肠或右半结肠出血量少，速度慢，在肠道停留超过14h，大便即可呈黑色，不要误为上消化道出血。上消化道出血量在1000ml以上，速度快，4h左右排出，大便可呈暗红或鲜红色，易误认为下消化道出血。

（二）**非显性出血**：表现为失血性贫血或大便潜血阳性，易被误诊，故一定要注意伴随症状、腹痛、腹部包块、发热、食欲不振、体重下降等。

三、诊断

（一）**注意病史的收集及全面细致的查体**，根据出血情况及其伴随症状，大致可以确定出血部位及原因。

（二）**对有黑便的患者首先应行胃镜检查**，除外上消化道出血，再考虑小肠出血可能。小肠出血诊断较为困难，推进式小肠镜仅能送达空肠上段的约50cm处，诊断率低，不能广泛应用。全消化道钡剂造影对小肠疾病的诊断率不高，小肠灌注气钡双重造影可发现微小病变，对炎症、憩室、肿瘤等病的诊断阳性率较高。胶囊内镜对小肠疾病诊断有较大价值。

（三）**大肠出血**：电子结肠镜检查，结合活组织检查，结肠、直肠及肛门疾患引起的出血大都可获诊断。

经上述检查仍不能明确诊断者，可选用：1.选择性腹腔动脉造影；2.放射性核素扫描；3.经检查不能明确诊断者，在出血时行紧急探查术，探查时结合内镜检查，检查肠壁出血灶，提高诊断率。

四、治疗

下消化道出血时，补足血容量，全身药物应用基本上同消化道出血的处理，并应根据出血原因、出血部位及出血量的不同，采取不同的处理方法。内镜下局部药物的喷洒止血及注射止血亦适用于结、直肠出血。一般对溃疡性结肠炎、结直肠多发性息肉病、直肠克罗恩病、孤立性直肠溃疡、晚期直肠癌、放射性肠炎及全身性疾病伴直肠出血者，大多主张先行保守治疗，使用止血剂或去甲肾上腺素16mg加生理盐水200ml反复灌肠，起到止血和清洁灌肠作用。对小肠疾病合并出血的治疗，一般经非手术治疗多能止血，然后转入择期手术治疗。

（刘强）

第二章 胃食管反流病

一、概述

胃食管反流病（GERD）主要是由于食管下端括约肌功能紊乱，以致胃或十二指肠内容物反流至食管而引起食管粘膜的炎症（糜烂、溃疡），并可并发食管出血、狭窄及Barrett食管，后者是食管的癌前病变。

二、临床表现

（一）主要症状为烧心、胸骨后疼痛、反酸和反食。

（二）如反流至肺部则可引起慢性咳嗽及哮喘发作。

（三）胸骨后疼痛可酷似心绞痛，称为非心源性胸痛。

（四）如反流至咽部和耳道，可引起慢性中耳炎、咽喉炎等症状。

三、诊断要点

（一）**内镜及病理活检**：内镜检查是确定有无食管炎的主要方法，食管炎的严重程度常用洛杉矶分类法分级。A级：食管粘膜有破损，但无融合，病灶直径<0.5cm。B级：食管粘膜有破损，但无融合，病灶直径>0.5cm。C级：食管粘膜破损且有融合，范围<食管周径的75%。D级：食管粘膜破损且有融合，范围>食管周径的75%。食管粘膜有明显糜烂、结节，或齿状线以下发现有孤立性红斑，应作病理活检，以确定有无Barrett食管或癌变。

（二）**食管pH** 或胆汁反流监测：可确定有无胃、十二指肠反流存在，是胃食管反流的有力证据。

（三）**上消化道X** 线钡餐检查：确定有无食管狭窄等并发症，并可协助诊断有无食管裂孔疝。

（四）**其他**：下食管括约肌测压、滴酸试验等对疾病的诊断与评估有助。频繁发作的胸痛应作心电图等检查，除外心绞痛。

四、治疗方案及原则

GERD的治疗目标是：缓解症状、治愈食管炎、提高生活质量、预防复发和并发症。GERD的治疗包括以下四个方面：

改变生活方式是GERD的基础治疗，仅对部分患者有效（证据分类：IV类）抬高床头、睡前3h不再进食、避免高脂肪食物、戒烟酒、减少摄人可以降低食管下段括约肌（LES）压力的食物（如巧克力、薄荷、咖啡、洋葱、大蒜等），但这些改变对多数患者并不足以缓解症状。目前尚无关于改变生活方式对GERD治疗的对照研究。生活方式改变对患者生活质量的潜在负面影响尚无研究资料。身体质量超重是GERD的危险因素，减轻体质量可减少GERD患者反流症状。

抑制胃酸分泌是目前治疗GERD的主要措施，包括初始与维持治疗两个阶段（证据分类：I类）多种因素参与GERD的发病，反流至食管的胃酸是GERD的主要致病因素。GERD的食管黏膜损伤程度与食管酸暴露时间呈正相关，糜烂性食管炎的8周愈合率与24h胃酸抑制程度亦呈正相关。抑制胃酸的药物包括H2受体拮抗剂（H_2RA）和质子泵抑制剂（PPI）等。

（一）**初始治疗的目的是尽快缓解症状，治愈食管炎。**

1.H2RA仅适用于轻至中度GERD治疗：H2RA（西咪替丁、雷尼替丁、法莫替丁等）治疗反流性GER的食管炎愈合率为50%～60%，烧心症状缓解率为50%。临床试验提示：H2RA缓解轻至中度GERD症状疗效优于安慰剂，但症状缓解时间短，且4～6周后大部分患者出现药物耐受，长期疗效不佳。

2.PPI抑酸能力强，是GERD治疗中最常用的药物：目前国内共有五种PPI（奥美拉唑、兰索拉唑、泮托拉唑、雷贝拉唑和埃索美拉唑）可供选用。在标准剂量下，新一代PPI具有更强的抑酸作用。

3.伴有食管炎的GERD治疗首选PPI：多项研究结果表明，PPI治疗糜烂性食管炎的内镜下4、8周愈合率分别为80%和90%左右，PPI推荐采用标准剂量，疗程8周。部分患者症状控制不满意时可加大剂量或换一种PPI。

4.非糜烂性反流病（NERD）治疗的主要药物是PPI：由于NERD发病机制复杂，PPI对其症状疗效不如糜烂性食管炎，但PPI是治疗NERD的主要药物，治疗的疗程尚未明确，已有研究资料显示应不少于8周，对疗效不满意者应进一步寻找影响疗效的原因。

5.凡具有烧心、反流等典型症状者，如无报警症状即可以PPI进行经验性治疗：根据

Montreal GERD的新定义，对有典型反流症状的患者，如无报警症状，临床上便可拟诊为GERD，给予PPI治疗，采用标准剂量，每天2次，用药时间1～2周，GERD患者服药后3～7d，症状可迅速缓解。经验性治疗并不排除内镜检查。对年龄>40岁，发病后体质量显著减轻，出现出血、吞咽困难等症状时，应首先行胃镜检查，明确诊断后再进行治疗。

（二）维持治疗是巩固疗效、预防复发的重要措施，用最小的剂量达到长期治愈的目的，治疗应个体化。GERD是一种慢性疾病，停药后半年的食管炎与症状复发率分别为80%和90%，故经初始治疗后，为控制症状、预防并发症，通常需采取维持治疗。目前维持治疗的方法有三种：维持原剂量或减量、间歇用药、按需治疗。采取哪一种维持治疗方法，主要由医师根据患者症状及食管炎分级来选择药物与剂量，通常严重的糜烂性食管炎（LA C-D级）需足量维持治疗，NERD可采用按需治疗。H2RA长期使用会产生耐受性，一般不适合作为长期维持治疗的药物。

1.原剂量或减量维持：维持原剂量或减量使用PPI，每日1次，长期使用以维持症状持久缓解，预防食管炎复发。

2.间歇治疗：PPI剂量不变，但延长用药周期，最常用的是隔日疗法。3日1次或周末疗法因间隔太长，不符合PPI的药代动力学，抑酸效果较差，不提倡使用。在维持治疗过程中，若症状出现反复，应增至足量PPI维持。

3.按需治疗：按需治疗仅在出现症状时用药，症状缓解后即停药。按需治疗建议在医师指导下，由患者自己控制用药，没有固定的治疗时间，治疗费用低于维持治疗。

（三）Barrett食管（BE）　治疗应用PPI尚无定论，虽有文献报道PPI能延缓BE的进程，尚无足够的循证依据证实其能逆转BE。BE伴有糜烂性食管炎及反流症状者，建议采用大剂量PPI治疗，并提倡长期维持治疗。

（四）控制夜间酸突破（NAB）　是GERD治疗的措施之一（证据分类：Ⅱ类）NAB指在每天早、晚餐前服用PPI治疗的情况下，夜间胃内pH<4持续时间大于1h。控制NAB是治疗GERD的措施之一。治疗方法包括调整PPI用量、睡前加用H2RA、应用血浆半衰期更长的PPI等。

（五）对PPI治疗失败的患者，应寻找原因，积极处理（证据分类：Ⅱ类）有部分患者经标准剂量PPI治疗后，症状不能缓解可能的原因有：1.患者依从性差，服药不正规；2.与个体差异有关；3.存在NAB；4.内脏高敏感；5.存在非酸反流。

五、对GERD可选择性使用促动力药物（证据分类：Ⅱ类）

在GERD的治疗中，抑酸药物治疗效果不佳时，考虑联合应用促动力药物，特别是对于伴有胃排空延迟的患者。

六、手术与内镜治疗应综合考虑，慎重决定

GERD手术与内镜治疗的目的是增强LES抗反流作用，缓解症状，减少抑酸剂的使用，提高患者的生活质量。

（一）抗反流手术也是维持治疗的一种选择：腹腔镜下抗反流手术其疗效与开腹手术类同。术前应进行食管24h pH监测，以了解患者反流的严重度；进行食管测压，了解下食管括约肌及食管体部运动功能，指导选择手术方式。对症状不典型，抑酸治疗效果差的患者，手术疗效通常不能达到预期目标。

（二）内镜治疗创伤小、安全性较好，疗效需进一步评估。

GERD内镜治疗方法有内镜缝合（胃腔内折叠术）、射频治疗、内镜下注射治疗和（或）植入治疗等。目前仅内镜缝合治疗获得我国食品和药品管理局批准用于临床。

（三）BE伴高度不典型增生，食管严重狭窄等并发症,可考虑内镜或手术治疗。　注:证据分类:

1. Ⅰ类：强有力的证据来自至少1篇已发表的系统性综述，包含多个设计良好的随机对照临床试验。

2. Ⅱ类：强有力的证据来自至少1个已发表的设计合理的随机对照临床试验

3. Ⅲ类：证据来自已发表的设计良好的非随机对照临床试验。

4. Ⅳ类：证据来自设计良好的多中心非实验性研究，或为权威意见，或来自专家共识。

（刘强）

第三章 急性胃炎

一、概述

急性胃炎系指由不同原因所致的胃粘膜急性炎症和损伤。常见的病因有酒精、药物、应激、感染、十二指肠液反流、胃豁膜缺血、缺氧、食物变质和不良的饮食习惯、腐蚀性化学物质以及放射损伤或机械损伤等。

二、临床表现

上腹痛、恶心、呕吐和食欲减退是急性胃炎的常见症状，药物和应激状态所致的胃炎，常以呕血或黑便为首发症状，出血量大时可导致失血性休克。由于食物中毒引起的急性胃炎，常同时发生急性肠炎而出现腹泻，重时可有脱水、电解质紊乱、酸中毒、甚至低血压。腐蚀性胃炎常引起上腹部剧痛，频繁呕吐，可伴寒战及发热。也有部分患者仅有胃镜下所见，而无任何症状。

体征:大多数患者仅有上腹或脐周压痛、肠鸣音亢进,特殊类型的急性胃炎可出现急腹症,甚至休克。

三、诊断要点

（一）胃镜检查有助于诊断。食物中毒患者宜于呕吐症状有所缓解后再考虑是否需要行胃镜检查，由药物或应激因素所致的急性胃粘膜病变，宜及时检查，以期早期诊断。吞服腐蚀剂者则为胃镜禁忌。胃镜所见为胃粘膜局部或弥漫性充血、水肿、有炎性渗出物附着，或有散在点、片状糜烂或浅溃疡等。有出血症状者可见胃粘膜有新鲜出血或褐色血痂，粘液糊为鲜红色或咖啡色，活检组织学主要见粘膜层有中性粒细胞浸润和糜烂。

（二）疑有出血者应作呕吐物或粪便隐血试验，血常规。

（三）感染因素引起者，应作血常规，粪便常规和培养。

（四）X 线钡剂检查无诊断价值。

（五）急性胃炎应作出病因诊断，药物性急性胃炎最常见的是由非甾体抗炎药所致。对严重外伤、败血症、呼吸衰竭、低血容量性休克、烧伤、多脏器功能衰竭、中枢神经系统损伤等应激状态时要警惕急性胃粘膜病变的发生。常见的还有酒精性急性胃炎、急性腐蚀性胃炎等。

（六）急性胃炎应与急性阑尾炎、急性胰腺炎、急性胆囊炎相鉴别。

四、治疗方案及原则

（一）针对病因，去除损害因子，积极治疗原发病。

（二）严重时禁食，以后流质、半流质饮食。

（三）对症和支持疗法：呕吐患者因不能进食，应补液，用葡萄糖及生理盐水维持水、电解质平衡，伴腹泻者注意钾的补充。腹痛者可用阿托品、复方颠茄片或山食若碱等解痉药。

五、药物治疗

（一）抑酸剂：可应用H2受体阻滞剂如雷尼替丁或法莫替丁，质子泵抑制剂如奥美拉唑或泮托拉唑等。

（二）**胃粘膜保护剂和抗酸剂**：硫糖铝、胶体秘、氢氧化铝凝胶剂或其与氢氧化镁的混合剂，每日3～4次口服。

（三）**细菌感染所引起者可根据病情**，选用氟喹诺酮类制剂或头孢菌素。

（四）**应激性急性胃炎常出现上消化道出血**，应抑制胃酸分泌，提高胃内pH。临床常用法莫替丁、雷尼替丁，质子泵抑制剂抑酸效果更强，疗效更显著，如奥美拉唑或泮托拉唑。

（刘强）

第四章　慢性胃炎

一、概述

慢性胃炎系指由多种原因引起的胃粘膜慢性炎症和（或）腺体萎缩性病变。病因主要与幽门螺杆菌感染密切相关。我国成年人的感染率比发达国家明显增高，感染阳性率随年龄增长而增加。其他原因如长期服用损伤胃粘膜的药物，主要为非甾体抗炎药。十二指肠液反流，其中胆汁、肠液和胰液等可减弱胃粘膜屏障功能，使胃粘膜发生炎症、糜烂和出血，并使胃腔内胃酸反弥散至胃粘膜内，刺激肥大细胞，促进组胺分泌，引起胃壁血管扩张、炎性渗出而使慢性炎症持续存在。此外，鼻咽部慢性感染灶、酗酒、长期饮用浓茶、咖啡等以及胃部深度X线照射也可导致胃炎。我国胃炎多以胃窦部损伤为主，炎症持续可引起腺体萎缩和肠腺化生。慢性胃炎的发病常随年龄增长而增加。胃体萎缩性胃炎常与自身免疫损害有关。

二、临床表现

（一）**症状无特异性**，可有中上腹不适、饱胀、隐痛、烧灼痛，疼痛无节律性，一般于食后为重，也常有食欲不振、嗳气、反酸、恶心等消化不良症状。有一部分患者可无临床症状。如有胃粘膜糜烂者可出现少量或大量上消化道出血。胃体萎缩性胃炎合并恶性贫血者可出现贫血貌、全身衰竭、乏力、精神淡漠，而消化道症状可以不明显。

（二）**查体可有上腹部轻压痛**，胃体胃炎有时伴有舌炎及贫血征象。

三、诊断要点

（一）**慢性胃炎的诊断主要依据胃镜所见和胃粘膜组织病理检查**。如有上消化道症状者都应进行胃镜检查，以除外早期胃癌、胃溃疡等疾病。中年女性患者应作胆囊超声检查，排除胆囊结石的可能。

内镜表现：非萎缩性胃炎表现为红斑（点、片状、条状），粘膜粗糙不平，出血点或斑；萎缩性胃炎表现为粘膜呈颗粒状，血管透露，色泽灰暗，皱壁细小。

（二）**X线钡餐检查**；主要用于排除消化性溃疡和胃癌等疾病。

（三）**疑为胃体萎缩性胃炎时**，可作血常规、胃酸分泌量测定、血清胃泌素浓度、血清维生素B_{12}浓度：吸收试验、血清壁细胞抗体、内因子抗体以及骨髓穿刺涂片等检查。

四、治疗方案及原则

（一）**针对病因，应清除鼻口咽部感染灶，戒烟忌酒**。饮食宜软、易消化、避免过于粗糙，忌含浓烈辛辣调料的食品或服用对胃有刺激的药物。老年性胃粘膜不同程度的萎缩和肠化难以逆转，当有活动性炎症时要积极治疗。

（二）**药物治疗**

1.根除幽门螺杆菌感染。

2.对症治疗：反酸或胃糜烂、出血者，可给予抑酸剂或粘膜保护剂；腹胀、恶心、呕吐者，可给予胃动力药物；胃痉挛痛者，给予解痉剂。恶性贫血者应给予维生素B_{12}和叶酸。

163

（三）关于手术问题：萎缩性胃炎和肠化不是手术的绝对指征，对伴有息肉、异型增生或有局灶性凹陷或隆起者，应加强随访。当慢性萎缩性胃炎伴重度异型增生或重度肠化生，尤其是大肠型肠化者可考虑手术治疗。　　　　　　　　　　　　　　　　（刘强）

第五章　消化性溃疡

一、概述

消化性溃疡系指主要发生在胃及十二指肠的慢性溃疡，亦可发生在与酸性胃液相接触的其他部位，包括食管、胃肠吻合术后的吻合口及其附近肠撑，以及梅克尔憩室。由于溃疡的病损超过粘膜肌层，故不同于糜烂。消化性溃疡的得名在于其发生与胃酸、胃蛋白酶有关。消化性溃疡的发生是由于胃粘膜的损害因素（幽门螺杆菌、胃酸及非甾体抗炎药等）大于防御因素（胃粘膜屏障、粘液、粘膜血流、细胞更新及前列腺素等）所致。

二、临床表现

（一）消化性溃疡的典型症状

1.疼痛部位：十二指肠溃疡在上腹部或偏右，胃溃疡在上腹部偏左。

2.疼痛性质及时间：空腹痛、灼痛、胀痛、隐痛。十二指肠溃疡有空腹痛、半夜痛，进食可以缓解。胃溃疡饭后半小时后痛，至下餐前缓解。

3.患病的周期性和疼痛的节律性：每年春秋季节变化时发病。

4.诱因：饮食不当或精神紧张等。

（二）其他症状：可以伴有反酸、烧心、暖气等消化不良症状。

（三）体征

1.上腹部压痛：十二指肠溃疡压痛偏右上腹；胃溃疡偏左上腹。

2.其他体征取决于溃疡并发症，幽门梗阻时可见胃型及胃蠕动波，溃疡穿孔时有局限性或弥漫性腹膜炎的体征。

（四）特殊类型的溃疡：包括胃及十二指肠复合溃疡、幽门管溃疡、球后溃疡、老年性溃疡及胃泌素瘤。特殊类型的溃疡不具备典型溃疡的疼痛特点，往往缺乏疼痛的节律性。胃泌素瘤患者多有顽固性症状和多发性难治性溃疡，手术后近期多复发，有的伴有水泻或脂肪泻。

三、诊断要点

（一）临床表现：消化性溃疡往往具有典型的临床症状，但要注意特殊类型溃疡症状往往不典型。还有极少数患者无症状，甚至以消化性溃疡的并发症如穿孔、上消化道出血为首发症状。

（二）体征：消化性溃疡除在相应部位有压痛之外，无其他对诊断有意义的体征。但要注意，如患者出现胃型及胃蠕动波提示有幽门梗阻；如患者出现局限性或弥漫性腹膜炎体征，则提示溃疡穿孔。

（三）胃镜检查：胃镜可对消化性溃疡进行最直接的检查，而且还可以取活体组织作病理和幽门螺杆菌检查。内镜诊断应包括溃疡的部位、大小、数目以及溃疡的分期：活动期、愈合期、瘢痕期。对胃溃疡应常规取活体组织作病理检查。

（四）X线钡餐检查：气钡双重对比可以显示X线的直接征象（具有诊断意义的完影）和间接征象（对诊断有参考价值的局部痉挛、激惹及十二指肠球部变形）。

（五）幽门螺杆菌检查：通过胃镜可以取胃窦粘膜作快速尿素酶试验或者作尿素呼气试验、幽门螺杆菌抗体检测。

四、治疗方案及原则

1.一般治疗

(1)消除病因：根除Hp，禁用或慎用对胃粘膜有损伤的药物。

(2)注意饮食卫生。

2.药物治疗

(1)对症治疗：如腹胀可用促动力药如吗丁琳、莫沙必利；腹痛可以用抗胆碱能药如颠茄、山莨菪碱片等药物。

(2)降低胃内酸度的药物：按作用途径主要有两大类。中和胃酸的药物，如氢氧化铝、氧化镁、复方胃舒平、乐得胃等。抑制胃酸分泌的药物，主要指H2受体阻滞剂及质子泵抑制剂。H2受体阻滞剂：如雷尼替丁、法莫替丁。质子泵抑制剂：如奥美拉唑、埃索美拉唑、兰索拉唑、雷贝拉唑及泮托拉唑。通常十二指肠溃疡治疗4周，胃溃疡治疗6周。

(3)胃粘膜保护药，如硫糖铝或铋剂。

(4)根除Hp的药物：根除Hp可以减少或预防消化性溃疡的复发，常用方案有：质子泵抑制剂（PPI）+2种抗生素（阿莫西林、克拉霉素、甲硝唑、替硝唑、四环素、左氧氟沙星、呋喃唑酮）三联或再加铋剂四联10～14d。

关于维持治疗问题：对于Hp 阴性的消化性溃疡，如非甾体抗炎药相关性溃疡，在溃疡愈合后仍应适当维持治疗，用H2受体阻滞剂及质子泵抑制剂3～6个月。

五、消化性溃疡病的定义与流行病学

（一）定义:指在各种致病因子的作用下，黏膜发生的炎症与坏死性病变，病变深达粘膜肌层，常发生于胃酸分泌有关的消化道粘膜，其中以胃、十二指肠为最常见。

（二）近年发病率虽有下降趋势，但仍然常见。人群中约有10%在其一生中患过消化性溃疡病。在不同国家及地区发病率有较大差异。在我国发病率尚无确切的资料，有报道占胃镜检查人群的10.3～32.6%。本病可见于任何年龄，以20～50岁居多，男性多于女性（2～5：1），十二指肠溃疡多于胃溃疡（约3：1）。

六、消化性溃疡病的病因与发病机制

（一）发病机制主要与胃十二指肠黏膜的损害因素和黏膜自身防御-修复因素之间失平衡有关。最常见病因是胃酸分泌异常、HP感染和NSAID应用。

（二）胃酸:胃酸对消化道黏膜的损害作用一般在正常黏膜防御和修复功能遭受破坏时才发生。许多十二指肠溃疡患者都存在基础酸排量(BAO)、夜间酸分泌、五肽胃泌素刺激的最大酸排量(MAO)、十二指肠酸负荷等增高的情况。胃溃疡患者往往存在胃排空障碍，食物在胃内潴留促进胃窦部分泌胃泌素，从而引起胃酸分泌增加。Zollinger—Ellison综合征由于瘤体大量分泌胃泌素，导致高胃酸分泌状态，过多的胃酸成为溃疡形成的起始因素。

非HP、非NSAID消化性溃疡病与胃酸分泌的关系，尚需更多研究。

（三）HP感染：其致病能力取决于引起组织损伤的毒力因子、宿主遗传易感性和环境因素。已证实，消化性溃疡病患者的HP检出率显著高于普通人群，而根除HP后溃疡复发率明显下降。

HP的毒力包括空泡毒素(VacA)蛋白、细胞毒素相关基因(CagA)蛋白、鞭毛的动力、粘附因子、脂多糖、尿素酶、蛋白水解酶、磷脂酶A和过氧化氢酶等。HP依靠毒力因子的作用,在胃黏膜上皮定植,诱发局部炎性反应和免疫反应，损害黏膜的防御-修复机制，同时也增强侵袭因素而致病。

不同部位的HP感染引起溃疡的机制有所不同。以胃窦部感染为主者，HP通过抑制D细胞活性，从而导致高胃泌素血症，引起胃酸分泌增加。同时，HP也可直接作用于肠嗜铬样细胞(ECL细胞)，后者释放组胺引起壁细胞分泌增加。这种胃窦部的高酸状态易诱发十二指肠溃疡。以胃体部感染

为主者，HP直接作用于泌酸细胞，引起胃酸分泌减少，过低的胃酸状态易诱发胃腺癌。HP感染者中仅15%发生消化性溃疡病，说明除细菌毒力外，遗传易感性也发挥一定的作用，一些细胞因子的遗传多态性与HP感染引发消化性溃疡病密切相关。

（四）NsAID应用：且在上消化道出血中起重要作用。在服用NSAID的人群中，15～30%可患消化性溃疡病，其中胃溃疡发生率为12～30%，十二指肠溃疡发生率为2～19%。NSAID使溃疡出血、穿孔等并发症发生的危险性增加4～6倍，而老年人中消化性溃疡病及并发症发生率和死亡率均与NSAID有关。NSAID溃疡发生的危险性除与所服的NSAID种类、剂量大小、疗程长短有关外，还与患者年龄（大于60岁）、HP感染、吸烟及合并使用糖皮质激素或抗凝剂、伴心血管疾病或肾病等因素有关。

（五）药物：如激素、抗肿瘤药和抗凝药，也可诱发消化性溃疡病及上消化道出血。

（六）吸烟、饮食因素、遗传、胃十二指肠运动异常、应激与心理因素等在消化性溃疡病的发生中也起一定作用。

七、消化性溃疡病的诊断

（一）典型症状：中上腹痛、反酸，腹痛发生与餐后时间的关系认为是鉴别胃与十二指肠溃疡病的依据。胃溃疡的腹痛多发生在餐后半小时左右，而十二指肠溃疡则常发生在空腹时，由于抗酸剂、抑酸剂等药物的使用，症状不典型的患者增多。NsAID有较强的镇痛作用，NSAID溃疡无症状者居多，部分以上消化道出血为首发症状。

（二）并发症：上消化道出血、穿孔和幽门梗阻，目前后者已较少见。慢性胃溃疡恶变的观点至今尚有争议。

（三）诊断方法：胃镜和上消化道钡餐检查。胃镜对诊断、鉴别良恶性溃疡有重要价值，但溃疡的形态改变对病变性质的鉴别都没有绝对界限。因此，胃溃疡应常规行活检，对不典型或难愈合溃疡，要分析其原因，必要时行超声内镜检查或黏膜大块活检，以明确诊断。NSAID溃疡以胃部多见，分布在近幽门、胃窦和胃底部，溃疡形态多样，大小从0.2～3.0cm不等，呈多发、浅表性溃疡。

（四）常规检测：尿素酶试验或核素标记C呼气等试验。

（五）鉴别诊断：与癌症、克罗恩病、结核、淋巴瘤、巨细胞病毒等溃疡病变鉴别。

八、消化性溃疡病的治疗

（一）一般治疗：消化性溃疡病是自愈性疾病，在针对病因治疗同时，要注意一般治疗。活动期注意休息，避免刺激性饮食，但无需少量多餐，每日正餐即可。

（二）抑酸治疗：是缓解症状、愈合溃疡的最主要措施。PPI是首选药物。胃内酸度降低与溃疡愈合有直接的关系。如使胃内pH值升高≥3，维持18～20 h/d，则可使几乎所有十二指肠溃疡在4周内愈合。通常采用标准剂量的PPI，qd。疗程十二指肠溃疡为4周，胃溃疡为6～8周，溃疡愈合率在90%以上。胃泌素瘤的治疗，通常服用标准剂量的PP1，bid。若BAO>10mmol/h，则还需增加剂量，直到理想的抑酸效果为止。对胃泌素瘤根治性手术患者，由于术前患者长期处于高胃泌素状态，术后仍需继续采用抑酸治疗，维持一段时间。

H2RA、中和胃酸药有助于缓解消化性溃疡病腹痛、反酸等症状，促进溃疡愈合。H$_2$RA通常采用标准剂量，bid疗程同PPI，但溃疡愈合率低于PPI，溃疡愈合率在65～85%。

（三）抗HP治疗：根除HP为消化性溃疡病的基本治疗，它是溃疡愈合及预防复发的有效防治措施。P阳性的PU根除治疗组在肠溃疡愈合方面、预防溃疡复发方面优于对照组。在预防GU复发方面根除治疗效果也优于对照组。1.首次根除：建议采用三联疗法，疗程10d。2.二、三线方案治疗：首次根除失败者采用。常用四联疗法，可根据既往用药情况并联合药敏试验，选用PPI+铋剂+2种抗生素（喹喏酮类、呋喃唑酮、四环素等），疗程10或14d。3.序贯疗法：具有疗效高、耐受性和依从性好等优点。推荐10d疗法：前5d，PPI+阿莫西林，后5d，PPI+克拉霉素+替硝唑；或前5d，PPI+克拉霉素，后5d，PPI+阿莫西林+呋喃唑酮。有效率达90%以上，且对耐药菌株根除率较其他方案为高。

（四）其他药物治疗

1.黏膜保护剂：联合应用可提高消化性溃疡病的愈合质量，有助于减少溃疡的复发率。对老年人消化性溃疡病、巨大溃疡、复发性溃疡建议联合应用。2.中医药：是一种有效的方法。

九、NSAID溃疡的治疗

（一）PPI：防治NSAD溃疡的首选药物。PPI显著改善胃肠道症状、促进溃疡愈合、防消化道出血、提高胃黏膜对NSAID的耐受性等。PPI疗程与剂量同消化性溃疡病。H2RA仅能预防NSAID十二指肠溃疡的发生，但不能预防NSAID胃溃疡的发生。

（二）胃黏膜保护剂：NsAID溃疡有一定的治疗作用。米索前列醇和瑞巴派特都是可以调节胃黏膜防御功能的细胞保护药物。米索前列醇对预防NSAID引起的胃肠道损害有效，是目前美国FDA惟一推荐用于预防NSAID相关性胃病的药物，但腹痛、腹泻等不良反应限制了它的临床应用。瑞巴派特（膜固思达）可直接针对NSAID所致胃黏膜损伤的作用机制，是具有增加PG合成、清除并抑制自由基作用的胃黏膜保护剂。

十、消化性溃疡病并发出血的治疗

消化性溃疡病合并活动性出血的首选治疗方法是内镜下止血，同时使用PPI可有效预防再出血，减少外科手术率与死亡率。

消化性溃疡病并发急性出血时，应尽可能行急诊内镜检查，凡有活动性出血、溃疡底部血管暴露或有红色或黑色血痂附着时，应在内镜下进行止血。同时静脉使用PPI。可显著降低再出血率。PPI可制胃酸分泌，提高胃内pH值，降低胃蛋白酶活性，减少对血凝块的消化作用，提高血小板的凝集率，有助于巩固内镜的止血效果。

十一、消化性溃疡病的复发及预防

HP感染、长期服用NSAID是导致消化性溃疡病复发的主要原因，其他原因尚有：吸烟、饮酒等不良习惯。

（一）HP感染分未根除HP治疗和根除治疗后HP再次转为阳性，后者包括再燃和再感染两种可能。再燃可能是HP感染复发的主要因素，应对HP再次进行根除治疗。

（二）对NSAID所致溃疡，如有可能，建议停用NSAID药物，如合并HP感染者，应行根除治疗。如因病情需要不能停药者，同时服用PPI或可更换COX-2抑制剂，并同时服用PP1。从药理机制上讲，选择性COX-2抑制剂可避免NSAID对COX非选择性抑制，减少胃黏膜损伤的发生，但仍有1～3%的高危人群使用COX-2抑制剂发生溃疡。对有心脏病危险者不建议使用COX-2抑制剂。

（刘强）

第六章　功能性消化不良

一、概述

功能性消化不良，是一种病因未明的、未能发现器质性或全身性疾病的慢性、持续性或反复发作性上腹部症候群，困此它不是一个独立的疾病。其主要症状包括剑突下或胸骨后疼痛、上腹部不适、餐后饱胀、早饱、暖气、反酸、烧心感、食欲不振、恶心、呕吐等。根据症状群分为餐后不适综合征和上腹痛综合征。

二、诊断要点

（一）诊断标准必须包括： 1.以下1条或多条：(1)餐后饱胀不适(2)早饱感(3)上腹痛(4)上腹烧灼感2.并且没有可以解释上述症状的结构性疾病（包括上消化道内镜）。诊断前症状出现至少6个月，近3个月满足以上标准 餐后不适综合征必须包括以下1条或2条：1.进食正常食量后的出现餐后饱胀不适感，每周至少发生数次。3.早饱感，抑制了正常进食，每周至少发生数次。诊断前症状出现至少6个月，近3个月满足以上标准。

（二）支持诊断的标准：

1.上腹部胀气或餐后恶心或过度打嗝。

2.可能同时存在上腹疼痛综合征。

（三）上腹疼痛综合征必须包括以下所有条件：

1.中等程度以上的上腹部疼痛或烧灼感，每周至少1次。

2.间断性疼痛。

3.不是全腹痛，不位于腹部其他部位或胸部。

4.排便或排气后不能缓解。

5.不符合胆囊或Oddi括约肌疾病的诊断标准。

6.诊断前症状出现至少6个月，近3个月满足以上标准。

（四）支持诊断的标准：

1.疼痛可能为烧灼样但不包括胸骨后疼痛。

2.疼痛通常由进食诱发或缓解，但也可能在禁食时发生。

3.可能同时存在餐后不适综合征。

（五）辅助检查： 胃镜或上消化道造影、腹部彩超，必要时行胰腺功能、ERCP等检查排除消化道或肝胆胰的器质性疾病。

三、治疗

（一）一般治疗： 强调心理治疗，注意劳逸结合，避免过度紧张与焦虑情绪，避免烟酒、浓茶、咖啡等刺激物。

（二）药物治疗： 药物治疗应根据不同的临床表现来进行。对上腹痛为主者，可以选用抑酸剂或抗酸剂；对上腹胀、不适，可以选用促动力剂；对伴有Hp感染者，如对以上治疗疗效欠佳，可接受抗Hp治疗；如有明显的焦虑和抑郁状态，可应用抗焦虑抑郁药物；对感觉高敏者，需应用调整感觉的药物。

（刘强）

第七章 胃 癌

一、概述

胃癌是我国最常见的恶性肿瘤之一，但在不同地区其发病率不一。胃癌的病因尚未完全阐明。研究资料表明，胃癌的发生是环境因素和机体内在因素相互作用的结果。近年来的研究显示，幽门螺杆菌感染与胃癌的发生有密切关系。胃癌按其浸润胃壁的深度可分为早期和中晚期胃癌。前者癌组织限于黏膜、黏膜下层，而不管有无淋巴结转移；后者深达肌层和肌层以下。

二、诊断

（一）临床表现

1.早期常无特异性症状，甚至毫无症状。随着肿瘤的发展，可出现上腹痛或不适、早饱、食欲减退、消瘦、乏力、恶心、呕吐及黑便等。贲门癌可有吞咽困难，胃窦癌可引起幽门梗阻。

2.病程晚期可在上腹部触及肿块。出现远处转移时，可触及左锁骨上淋巴结、直肠前窝肿物及肝肿大，有时可出现腹水征。

（二）检查

1.胃镜检查：胃镜检查不仅可直接观察到病变，并可在直视下取活组织进行病理检查。对病变仅局限于黏膜或黏膜下层的早期胃癌，有时诊断比较困难，需仔细观察识别，并作多点活检。

2.X 线钡餐检查：中晚期胃癌肿块型表现为突向腔内的不规则充盈缺损；溃疡型表现为位于胃轮廓内的龛影，边缘不整齐，有时呈半月型，周围黏膜皱壁有中断现象；浸润型表现为胃壁僵硬、蠕动消失、胃腔狭窄，黏膜皱壁消失，如整个胃受累则呈"皮革胃"。早期胃癌病变多浅小，需注意识别。

3.其他检查：怀疑有肝或后腹膜转移时，可进行B 超和（或）CT 检查。

三、治疗

（一）外科手术：手术仍是目前治疗胃癌的主要方法。如患者全身情况许可，又无明确的远处转移时，应争取手术切除。手术可分为根除性切除手术和姑息性手术两大类。

（二）化学治疗：化学治疗是胃癌综合性治疗的重要组成部分，主要作为手术的辅助治疗及晚期、复发患者的姑息治疗。目前多采用联合化疗。

术后化学治疗的一般原则：

1.1期胃癌作根治性胃切除后，一般不再给予化学治疗。

2.其他各期胃癌根治性或非根治性胃切除术后，一般应给予联合化疗。

3.化学治疗一般在术后2～4 周开始，视患者一般情况及饮食恢复情况而定。

4.用药剂量以不引起明显不良反应为原则。

（三）其他治疗：放射治疗和免疫治疗可作为胃癌的综合治疗措施。

（刘强）

第八章　溃疡性结肠炎

一、概述

溃疡性结肠炎又称非特异性溃疡性结肠炎，是一种病因尚不十分清楚的直肠和结肠黏膜和黏膜下炎症，发病可能与感染、免疫和遗传因素有关。病变可累及直肠、结肠的一段或全结肠。临床表现取决于病程的长短、病变的范围和严重度。合理的治疗可以控制发作，维持缓解，防止复发。过去一直认为本病在我国发病较少，近年发现明显增多，为慢性腹泻主要病因之一。

二、临床表现

起病多缓慢，少数急骤，偶有一呈暴发性者。病程多迁延，呈发作与缓解期交替，少数可持续并逐渐加重。

（一）消化系统表现：腹泻、便血和腹痛为最主要症状。重者腹胀、纳差、恶心呕吐，体检可发现左下腹压痛、出现肠型，可有腹肌紧张、反跳痛等。

（二）全身表现：可有发热、贫血、消瘦和低蛋白血症等。

（三）肠外表现：可有关节炎、结节性红斑、坏疽性脓皮病、口腔黏膜溃疡以及眼部、肝胆等系统受累。

（四）并发症包括中毒性巨结肠、大出血、穿孔、癌变等。

三、诊断要点

（一）临床表现：有持续或反复发作的腹泻、黏液脓血便伴腹痛、里急后重以及不同程度的全身症状，可有肠外表现。

（二）结肠镜检查：为确定诊断的最可靠方法，可见病变呈连续性、弥漫性分布，黏膜充血、水肿、脆性增加，易出血及脓性分泌物附着等炎症表现。重者有多发性糜烂或溃疡，慢性者结肠袋囊变浅或消失，可有假息肉或桥形黏膜等。

（三）钡灌肠：可见黏膜粗糙水肿、多发性细小充盈缺损、肠管短缩、袋囊消失呈铅管状等。

（四）黏膜活检或手术标本：可见黏膜有单核细胞浸润为主的炎症、糜烂、溃疡等，尚可见隐窝炎、隐窝脓肿。同时有腺体排列紊乱、萎缩，杯状细胞多减少，可见潘氏细胞化生。

在排除菌痢、阿米巴痢疾、肠结核等各型结肠炎的基础上，综合临床表现与结肠一个完整的诊断应包括其临床类型、严重程度、病变范围、病情分期及并发症。

1.类型：有初发型、暴发型、慢性复发型、慢性持续型。初发型指无既往史而首次发作；暴发型指症状严重伴全身中毒性症状，可伴中毒性巨结肠、肠穿孔、脓毒血症等并发症。除暴发型外，各型可相互转化。

2.临床严重程度分级：(1)轻度：患者腹泻每日4次以下，便血轻或无，无发热、脉搏加快或贫血，血沉正常；(2)中度：介于轻度和重度之间；(3)重度：腹泻每日6次以上，有明显黏液血便，体温在37.5℃以上，脉搏在90次/min以上，血红蛋白<100g/L，血沉>30mm/h。

3.病变范围：可为直肠、直乙结肠、左半结肠、全结肠、区域性结肠受累。

4.病情分期：活动期、缓解期。

5.肠外表现及并发症：如上所述。

四、治疗方案及原则

（一）活动期的治疗

1.轻度UC：可选用柳氮磺胺吡啶制剂，每3～4g，分次口服；或用相当剂量的5-氨基水杨酸制剂。病变分布于远端结肠者可酌用SASP栓剂，0.5～1.0g，每日2次，或用相当剂量的5-ASA制剂灌肠。氢化可的松琥珀酸钠盐100～200mg保留灌肠，每晚1次。亦可用中药保留灌肠治疗。

2.中度UC：可用上述剂量水杨酸类制剂治疗，疗效不佳者，适当加量或改口服皮质类固醇激素，常用泼尼松30～40mg/d，分次口服。

3.重度UC：(1)如患者尚未用过口服类固醇激素，可口服泼尼松龙40～60mg/d，观察7～10d，亦可直接静脉给药。已使用者，应静脉滴注氢化可的松300mg/d或甲基泼尼松龙80mg/d。(2)肠外应用广谱抗生素控制肠道继发感染，如氨苄青霉素、硝基咪唑及喹诺酮类制剂。(3)应使患者卧床休息，适当输液、补充电解质，以防水电解质平衡紊乱。(4)便血量大、Hb90g/L以下和持续出血不止者应考虑输血。(5)有营养不良、病情较重者可用要素饮食，病情严重者应予肠外营养。(6)静脉类固醇激素使用7～10d后无效者可考虑应用环孢素静滴，每天2～4mg/kg体重。(7)如上述药物治疗疗效不佳，应及时予内、外科会诊，确定结肠切除手术的时机与方式。(8)慎用解痉剂及止泻剂，以避免诱发中毒性巨结肠。(9)密切监测患者生命体征及腹部体征变化，及早发现和处理并发症。

（二）缓解期的治疗：症状缓解后，维持治疗的时间至少1年，近年来愈来愈多的学者主张长期维持。一般认为类固醇激素无维持治疗效果，在症状缓解后逐渐减量，应尽可能过渡到用SASP维持治疗。SASP的维持治疗剂量一般为2g/d，亦可用相当剂量的新型5-氨基水杨酸类药物。6-巯基嘌呤或硫唑嘌呤等用于对上述药物不能维持或对类固醇激素依赖者。

（三）手术治疗：大出血、穿孔、明确的或高度怀疑癌变者；重度UC伴中毒性巨结肠，静脉用药无效者；内科治疗症状顽固、体能下降、对类固醇激素耐药或依赖者应手术治疗。

（四）癌变的监测：病程8～10年以上的广泛性结肠炎及全结肠炎，病程30～40年以上的左半结肠炎、直乙结肠炎，应行监测性结肠镜检查，至少每2年1次。组织学检查如发现有异型增生者，更应密切随访。如为重度异型增生，一经确认应即行手术治疗。

（刘强）

第九章　肠易激综合征

一、概述

肠易激综合征是的一种慢性肠道功能紊乱性疾病，主要表现为腹痛和排便异常，缺乏形态学、微生物学和生化学异常。本病临床上常见，确切病因尚不清楚，可能的诱因有：情绪紧张、环境改变、精神异常、食物过敏、肠道感染后等。

二、诊断

（一）临床表现

1.症状：慢性腹痛，部位不确定，左下腹多见，性质多样，轻重程度不等，常在进餐后发生，排便后缓解。腹痛仅发生在清醒时，无夜间痛醒。腹泻，便秘，或两者交替。多数病人伴有其他消化道症状，如腹胀、食欲不振、早饱、胃灼热、嗳气等。还可有其他系统表现如失眠、心慌、头晕、头痛、乏力等。部分病人有明显焦虑或抑郁表现。

2.体检：腹部有时可触及部分结肠段呈条索状，可伴有压痛。

（二）检查

1.钡剂灌肠：结肠变细呈条索状，或节段性变细。结肠袋增多和加深。

2.结肠镜检查：结肠较敏感，易痉挛，无器质性病变。

3.粪便检查：可有黏液，但无红细胞、白细胞，隐血试验阴性，无致病菌及原虫。

（三）诊断标准：反复发作的腹痛或不适，最近3个月内每个月至少有3天出现症状，合并以下2条或多条：1.排便后症状缓解。2.发作时伴有排便频率改变。3.发作时伴有大便性状（外观）改变。诊断前症状出现至少6个月，近3个月满足以上标准。

不适意味着感觉不舒服而非疼痛。在病理生理学研究和临床试验中，筛选可评估的患者时，疼痛和(或)不适出现的频率至少为每周2天。

三、治疗

（一）一般治疗：消除病人的精神顾虑，避免进食过多产生肠气的食物，对于便秘或排便不畅者，可多进食富含纤维的食物。

（二）药物治疗

1.腹痛为主者，给予解痉剂，如匹维溴铵。

2.腹泻为主者，给予止泻剂，如洛哌丁胺、益生菌等。

3.便秘为主者，给予导泻剂，如聚乙二醇、乳果糖等。

4.精神症状明显者，给予抗抑郁药物。

（刘强）

第十章　结核性腹膜炎

一、概述

结核性腹膜炎系由结核杆菌引起的慢性、弥漫性腹膜炎症。本病多数是由肠结核、肠系膜淋巴结核或盆腔结核蔓延而来，少数来源为血行播散。腹膜结核的病理表现可分为渗出型、黏连型和干酪型，但临床上常常是混合存在。

171

二、临床表现

（一）**症状**：多数有缓慢发生的发热、乏力、消瘦、腹胀和排便习惯改变。病理上为渗出型者，多以腹胀为主；黏连型常以腹痛为主；干酪型则以全身中毒症状更为突出，如高热、腹痛、腹胀等。

（二）**体征**：渗出型多有腹部膨隆、移动性浊音；黏连型腹部可有揉面感（一种触及硬橡胶的感觉），也可触到腹部包块，合并肠梗阻时可见到肠型，闻及高调肠鸣音；干酪型可有恶液质样体质，腹部揉面感，也可出现肠瘘。

三、诊断要点

（一）中、青年，特别是女性发生逐渐加重的腹胀、腹痛、低热、乏力和消瘦。

（二）出现腹部揉面感、腹水或肠梗阻表现。

（三）血沉增快，贫血，PPD试验阳性。

（四）渗出性腹水。

（五）腹水的结核杆菌培养阳性或结核抗体阳性。

（六）腹膜穿刺找到干酪性肉芽肿。

（七）腹腔镜检查发现腹膜弥漫性、散在的粟粒状黄白色小结。

（八）X线钡餐造影可发现同时存在的肠结核征象，超声波检查或CT可协助鉴别腹部包块性质（囊性还是实质性）。

（九）鉴别诊断有困难时，可考虑行剖腹探查。

（十）注意排除腹腔和盆腔的良、恶性肿瘤、肝硬化、心血管病变、甲状腺功能低下、慢性肾脏疾病等其他可引起腹水的疾病。

四、治疗方案及原则

（一）**支持疗法**：病情活动时，应卧床休息，其后视体力情况逐渐增加活动量。应进食高蛋白、高维生素饮食。无肠梗阻者可正常进食，有肠梗阻时应视胃肠道承受情况给于胃肠内或胃肠外营养。

（二）**抗结核治疗**：使用异烟肼、利福平、吡嗪酰胺、加链霉素或乙胺丁醇等3～4种药联合，疗程9～12个月。

（三）**对症治疗**：腹水过多有压迫症状时，可适量放腹水。为加快腹水的吸收，减少其后的黏连和缓解发热等中毒症状，也可在应用足量抗结核药物的同时，给予小剂量、短期的类固醇激素，如泼尼松30mg/d。

（刘强）

第十一章　急性胰腺炎

一、概述

急性胰腺炎是胰酶在胰腺内被异常激活，导致胰腺自身消化的化学性炎症，以急性上腹痛和血清淀粉酶酶水平升高为主要表现，是临床常见急腹症之一。其分型按病理分为急性水肿性胰腺炎和急性出血坏死性胰腺炎，按临床表现分为轻型和重症两种。轻型胰腺炎症状轻，表现为胰腺水肿、病情自限、预后良好。重症胰腺炎表现为胰腺出血、坏死，可并发全身炎症反应和多脏器功能衰竭，死亡率很高。

二、临床表现

（一）急性轻型胰腺炎：上腹痛为本病的主要表现，常发生在饱餐、高脂餐及饮酒后，同时伴有恶心、呕吐，呕吐后腹痛不缓解。多数患者可出现中等程度的发热，少数可有轻度黄疸。一般3～5天症状可以缓解。

（二）重症胰腺炎：如果上腹痛、发热症状持续不缓解，应警惕重症胰腺炎的发生。患者随病情加重，可出现腹水、麻痹性肠梗阻、消化道出血、血压下降乃至休克。还可以出现各种局部及全身并发症，局部并发症包括胰内或胰周积液、胰腺脓肿、胰腺假性囊肿形成、胰性腹膜炎等。并发症可累及全身各脏器。

1. 神经系统：重症胰腺炎可出现神经精神症状，称为"胰性脑病"。主要表现为烦躁、谵妄、幻觉、定向障碍、甚至昏迷。

2. 呼吸系统：急性胰腺炎的肺和胸膜病变表现多样，患者可因腹痛导致呼吸变浅、膈肌抬高，还可出现胸痛、气急、咳嗽等症状。胸腔积液义称"胰性胸水"，两侧均可见，但左侧居多。严重者发生重度呼吸困难，导致成人呼吸窘迫综合征。

3. 循环系统：重症胰腺炎时心脏并发症很多，包括充血性心衰、心肌梗死、心律失常、心源性休克以及心包积液，甚至造成猝死。

4. 肾脏表现：急性胰腺炎可以导致肾脏损害，表现为少尿、血尿、蛋白尿和管型尿，肾功能衰竭则少见。

5. 其他：急性胰腺炎可以引起一过性血糖升高及糖耐量异常，随病情好转可以恢复。还可出现脾静脉血栓形成、脾包膜下血肿等。皮肤表现常发生在少数无痛性胰腺炎，可以作为首发症状，主要为脂肪坏死，见于皮下脂肪、腹膜后组织、胸膜、纵隔、心包等处。

三、诊断要点

（一）症状：急性起病，突发上腹痛伴腹胀、恶心、呕吐、发热等，多与酗酒或饱餐有关。

（二）体征：腹部体征主要是上腹压痛，多位于左上腹，也可为全腹深压痛。重症可出现明显肌紧张。有胰性腹水时腹水征阳性，并可出现明显腹膜刺激征。胰周积液、胰腺脓肿、假性囊肿形成时上腹可触及包块。麻痹性肠梗阻者可出现腹部膨隆、肠鸣音减弱或消失。腰部皮肤蓝棕色斑"Grey-Turner征"及脐周蓝色斑"Cullen征"，仅见于病情严重患者，发生率极低。

（三）辅助检查

1. 实验室检查

(1)血淀粉酶升高：对诊断很有意义，但其水平高低与病情轻重并不平行。发病2～12小时后即升高，一般持续3～5天后即可恢复。

(2)血脂肪酶升高：敏感性与淀粉酶相当，但特异性优于淀粉酶，其临床应用逐渐普及。升高时间较晚，可持续5～10天。

(3)白细胞计数：急性胰腺炎患者白细胞计数可增高，并可出现核左移。

(4)其他：血糖升高、血钙降低等，持久的高血糖和低血钙往往提示预后不良。转氨酶、碱性磷酸酶及胆红素水平均可出现异常。C反应蛋白大于250mg/L，提示广泛的胰腺坏死。

(5)尿淀粉酶：作为急性胰腺炎辅助检查项目。

2. 影像学检查

(1)X线：胸片检查可有膈肌抬高、肺不张、胸腔积液及肺实质病变。腹部平片可有肠梗阻的表现。

(2)超声：腹部B超常常由于气体干扰使胰腺显示不清，但有助于判断是否有胆结石、胰管扩张、腹水。

(3)腹部CT：CT检查对胰腺病变程度（特别是重症胰腺炎）的判定、并发症的出现及鉴别诊断均有意义。

四、治疗方案及原则

（一）内科治疗

1. 禁食、胃肠减压，以减少胰液分泌。

2. 补液、加强营养支持治疗，必要时静脉营养，纠正水电解质平衡的紊乱。

3. 镇痛：常用盐酸哌替啶肌注，一般不用吗啡，也可用普鲁卡因静脉滴注。

4. 抗生素治疗：目的是预防和控制感染，防止病情恶化，尤其是胆源性胰腺炎。

5. 抑制胰腺分泌的药物：生长抑素及其类似物，生长抑素250ug静脉注射后，250ug/h，或奥曲肽100ug静脉注射后，25ug/h维持5～7天。

6. 抑制胃酸分泌：可用H2受体拮抗剂或质子泵抑制剂，通过减少胃酸，从而抑制胰液分泌。

7. 中药：清胰汤对急性胰腺炎有效。

8. 防治并发症：对出现的消化道出血、肾功能衰竭、ARDS及DIC等应予以及时而恰当的处理。

（二）外科治疗

1. 不能明确诊断的急腹症患者需考虑剖腹探查。

2. 胰腺脓肿或假性囊肿形成、持续肠梗阻、腹腔内出血、可疑胃肠道穿孔等腹部并发症出现时，需手术治疗。

急性胰腺炎（acute pancreatitis, AP）的发病率逐年升高，病死率仍居高不下，中华医学会消化病学分会曾于2003年制定了《中国急性胰腺炎诊治指南（草案）》，对提高我国 AP的救治水半起到了重要作川。近10年来，随着对AP诊断和分类标准的更新。以及国内外对该病临床诊治研究的小断深人，有必要修订新的AP指南，以进一步规范我国该疾病的临床诊治。

AP是指多种病因引起的胰酶激活，继以胰腺局部炎性反应为主要特征，伴或不伴有其他器官功能改变的疾病。临床上，人多数患者的病程呈自限性，20%～30%的患者临床经过凶险。总体病死率为5%～10%。

五、术语和定义

根据国际AP专题研讨会最新修订的AP分级和分类系统（2012'美国亚特兰大），结合我国具体情况，规定有关AP术语和定义，旨在对临床和科研工作起指导作用．并规范该领域学术 用词。

（一）临床术语

1. 轻度AP（mild acute pancreatitis, MAP）：具备AP的临床表现和生物化学改变，不伴有器官功能衰竭及局部或全身并发症，通常在 1～2周内恢复．病死率极低。

2. 中度AP（moderately severe acutepancreatltls, MSAP）具备AP的临床表现和生物化学改变，伴有一过性的器官功能衰竭（48 h内可自行恢复），或伴有局部或全身并发症而不存在持续性的器官功能衰竭（48 h内不能自行恢复）。对于有重症倾向的AP患者，要定期监测各项生命体征并持续评估。

3. 重度AP（severe acute pancreatitis, SAP）：具备AP的临床表现和生物化学改变．须伴有持续的器官功能衰竭（持续48 h 以上、不能自行恢复的呼吸系统、心血管或肾脏功能衰竭，可累及一个或多个脏器），sAP病死死较高,36%～50%如后期合并感染则病死率极高。

4. 建议：MSAP由2003年版《中国急性胰腺炎诊治指南（草案）》,中定义的SAP中划分出来。符合原"SAP"的条件。但不伴有持续的器官功能衰竭。不建议使用"暴发性胰腺炎（Fulminam acute pancreatitis，FAP）"。因该术语提及的起病时间72 h之内"不能反映预后。并且其诊断标准之一的伞身炎性反应综合征（systermic lnflammatory respones syndrome，SIRS）。只是部分AP的临床表现。不能反映病情的严重度。

（二）影像学术语

1.间质水肿性胰腺炎（interstitial edematous pancreatitis）：大多数AP患者由于炎性水肿引起弥漫性胰腺肿大，偶有局限性肿大，CT表现为胰腺实质均匀强化，但胰周脂肪间隙模糊，也可伴有胰周积液。

2.坏死性胰腺炎（necrotizing pancreatitis、）：5%-10%的AP患者伴有胰腺实质坏死或胰周组织坏死，或二者兼有。早期增强CT有可能低估胰腺及胰周坏死的程度，起病1周之后的增强CT更有价值，胰腺实质坏死表现为无增强区域。

（三）其他术语

1.急性胰周液体积聚（acute peripancreatic fluld collection，APFC）：发生于病程早期，表现为胰腺内、胰周或胰腺远隔间隙液体积聚。行缺乏完整包膜，可单发或多发。

2.急性坏死物积聚（acute necrotic collection，ANC）：发生于病程早期，表现为液体内容物，包含混台的液体和坏死组织，坏死物包括胰腺实质或胰周组织的坏死。

3.胰腺假性囊肿（pancreatlc pseudocyst）：有完整非上皮性包膜包裹的液体积聚，内含胰腺分泌物、肉芽组纵、纤维组织等。多发生于AP起病4周后。

4.包裹性坏死（walled-off necrosis，WON）：足一种成熟的、包含胰腺和（或）胰周坏死组织、具有界限分明炎性包膜的囊实性结构，多发生丁AP起病4周后。

5.胰腺脓肿（infected necrosis）：胰腺内或胰周的脓掖积聚，外周为纤维囊壁，增强CT提示气泡征，细针穿刺物细菌或真菌培养阳性。

六、AP 病因

住确诊AP基础上，应尽可能叫确其病因，并努力去除病因，以防复发。

（一）常见病因：胆石症（包括胆道微结石），高三酰甘油血症，乙醇，胆源性胰腺炎仍是我国AP的主要病因。高三酰甘油血症性胰腺炎的发病率呈上升态势。当三酰甘油≥11.30 mmol/L。临床极易发生AP：而当三酰甘油<5.65 mmol/L时，发生AP的危险性减少。

（二）其他病因：壶腹乳头括约肌功能不良（sphincter of Oddi dysfunction，SOD），药物和毒物、外伤性、高钙血症、血管炎、先天性（胰腺分裂、环形胰腺、十二指肠乳头旁憩室等）、肿瘤性（壶腹周围癌、胰腺癌）、感染性（柯萨奇病毒、腮腺炎病毒、获得性免疫缺陷病毒、蛔虫症），自身免疫性（系统性红斑狼疮、干燥综合征），1-抗胰蛋白酶缺乏症等，近年来，内镜逆行胰胆管造影（endoscopicretrograde cholangio pancreattography，ERCP）后、腹部手术后等医源性因素诱发的AP的发病率也呈上升趋势。

（三）经临床与影像、生物化学等检查：不能确定病因者称为特发性。

七、AP 病因调查

（一）详细询问病史：包括家族史、既往病史、乙醇摄人史、药物服用史等。计算BMI。

（二）基本检查：包括体格检查，血清淀粉酶、血清脂肪酶、肝功能、血脂、血糖及血钙测定，腹部超声检查。

（三）进一步检查：病毒、自身免疫标志物、肿瘤标志物（cEA，CA19-9）测定，增强CT扫描、ERCP或磁共振胰胆管成像、超声内镜检查、壶腹乳头括约肌测压（必要时）、胰腺外分泌功能检测等。

八、AP诊断流程

（一）AP临床表现

腹痛是AP的主要症状，位于上腹部，常向背部放射，多为急性发作，呈持续性．少数无腹痛，可伴有恶心、呕吐。发热常源于SIRS、坏死胰腺组织继发细菌或真菌感染。发热、黄疸者多见于胆源性胰腺炎。临床体征方面，轻症者仅表现为轻压痛。重症者可出现腹膜刺激征、腹水、GreyTurner征、CUllen征。少数患者因脾静脉栓塞出现门静脉高压，脾脏肿大。罕见横结肠坏死。腹部因液体积聚或假性囊肿形成可触及肿块。其他可有相应并发症所具有的体征。　局部并发症包括急性液体积聚、急性坏死物积聚、胰腺似性囊肿、包裹性坏死和胰腺脓肿，其他局部并发症还包括胸腔积掖、胃流出道梗阻、消化道瘘、腹腔出血、假性囊肿出血、脾静脉或门静脉血栓形成、坏死性结肠炎等。局部并发症并非判断AP严重程度的依据。

全身并发症主要包括器官功能衰竭、SIRS、全身感染、腹腔内高压（intra-abdomial hypertension. IAH）或腹脏间隔室综合征（abdominal compartment syndrome, ACS）、胰性脑病（pancreatic encephalopathy,PE）。

1.器官功能衰竭：AP的严重程度上要取决于器官功能衰竭的出现及持续时间（是否超过 48h），出现2个以上器官功能衰竭称为多器官功能衰竭（multipe organ failure,MOF）。呼吸衰竭主要包括急性呼吸窘迫综合征（acute resplratorydistress syndrome, ARDS），循环衰竭主要包括心动过速、低血压或休克，肾功能衰竭主要包括少尿、无尿和血清肌酐升高。

2.SIRS：符合以下临床表现中的2项及以上，可以诊断为SIRS。心率>90次/min；体温<36℃或>38℃；WBC计数<4×10^9/L或>12×10^9/L；呼吸频率>20次/min或PCO2<32mmHg（1mmHg=0.133kPa），SIRS持续存在将会增加器官功能衰竭发生的风险。

3.全身感染：SAP患者若合并脓毒症，病死率升高为50%～80%。主要以革兰阴性杆菌感染为主，也可有真菌感染。

4.IAH和ACS,SAP时IAH和ACS的发生率分别约为40%和10%，IAH已作为判定SAP预后的要指标之一。容易导敛多器官功能不全综合征（multiple organ dysfunction syndrome, MODS）。膀胱压（urinary bladdor pressure, UBP）测定是诊断ACS的重要指标，膀胱压≥20mm Hg，伴有少尿、无尿、呼吸困难、吸气压增高、血压降低时应考虑出现ACS。

5.胰性脑病：是AP的严重并发症之一，可表现为耳鸣、复视、谵妄、语言障碍及肢体僵硬、昏迷等，多发生于AP早期，但具体机制不明。

（二）辅助检查

1.血清酶学检查：强调血清淀粉酶测定的临床意义，尿淀粉酶变化仅作参考。血清淀粉酶活性高低与病情严重程度不呈相关性。患者是否开放饮食或病情程度的判断不能单纯依赖于血清淀粉酶是否降至正常，应综合判断。血清淀粉酶持续增高要注意病情反复、并发假性囊肿或脓肿、疑有结石或肿瘤、肾功能不全、高淀粉酶血症等。要注意鉴别其他急腹症引起的血清淀粉酶增高。血清脂肪酶活性测定具有重要临床意义，尤其当血清淀粉酶活性已经下降至正常，或其他原因引起血清淀粉酶活性增高时，血清脂肪酶活性测定有互补作用。同样，血清脂肪酶活性与疾病严重程度不呈正相关。

2.血清标志物：推荐使用CRP，发病72h后CRP>150mg/L提示胰腺组织坏死。动态测定血清IL-6水半增高提示预后不良。血清淀粉样蛋白升高对AP诊断也有一定价值。

3.影像学诊断：在发病初期24～48 h行超声检查，可以初步判断胰腺组织形态学变化，同时有助于判断有无胆道疾病，但受AP时胃肠道积气的影响，对AP不能做出准确判断。推荐CT扫描作为诊断AP的标准影像学方法，且发病1 周左右的增强CT诊断价值更高，可有效区分液体积聚和坏死的范围。在SAP的病程中，应强调密切随访CT检查，建议按病情需要平均每周1次。按照改良CT严重指数（modified CT severity index，MCSI），胰腺炎性反应分级为，正常胰腺（0分）。胰腺和（或）胰周炎性改变（2分），单发或多个积液区或胰周脂肪坏死（4分）；胰腺坏死分级为，无胰腺坏死（0分），坏死范围≤30%（2分），坏死范围>30%（4分）；胰腺外并发症，包括胸腔积液、腹水，血管或胃肠道等（2分）。评分≥4分可诊断为MSAP或SAP。此外，MRI也可以辅助诊断AP。

（三）AP的诊断体系1 AP的诊断标准：

1.临床上符合以下3项特征中的2项，即可诊断为AP。①与AP符合的腹痛（急性、突发、持续、剧烈的上腹部疼痛，常向背部放射）；②血清淀粉酶和（或）脂肪酶活性至少>3倍正常上限值；③增强CT/MRI或腹部超声呈AP影像学改变。

2.AP的分级诊断：①MAP为符合AP诊断标准，满足以下情况之一。无脏器衰竭、无局部或全身并发症，Ranson 评分<3分，急性生理功能和慢性健康状况评分系统（acute physiology and chronic health evaluatlon，APACHE）Ⅱ评分<8分，AP严重程度床边指数（bedside index for severity in AP，BISAP）评分<3分，修止CT严重指数（modifide CT severity index,MCTSI）评分<4分。②MSAP为符合AP诊断标准,急性期满足下列情况之一，Ranson评分≥3分，APACHeⅡ评分≥8分，BISAP评分≥3分，MCTSI评分≥4分，可有一过性（<48 h）的器官功能障碍。恢复期出现需要干预的假性囊肿、胰瘘或胰周脓肿等。③SAP为符合AP诊断标准，伴有持续性（>48 h）器官功能障碍（单器官或多器官），改良Marshall 评分≥2分。

3.建议：①临床上完整的AP诊断应包括疾病诊断、病因诊断、分级诊断、并发症诊断，例如AP（胆源性、重度、ARDS）。②临床上应注意一部分AP患者自从MAP转化为SAP的可能，因此，必须对病情作动态观察。除Ranson评分、APACHEⅡ评分外，其他有价值的判别指标如BMI>28 kg/m2，胸膜渗出，尤其是双侧胸腔积液，72 h后CRP>150 mg/L，行持续增高等，均为临床上有价值的严重度评估指标。　　　　　　　　　　　　　　　　　　　　（刘强）

第十二章　慢性胰腺炎

一、概述

慢性胰腺炎是指由各种不同因素造成胰腺实质和胰管的局部或弥漫性、持续进展性炎症、坏死和纤维化，最终腺泡和胰岛细胞萎缩消失，胰管狭窄、扩张和胰石形成，从而导致不可逆的胰腺组织结构破坏和内外分泌功能减退。国外以慢性酒精中毒为主要病因，而国内以胆道系统疾病为常见原因，其他可引起慢性胰腺炎的病因还有营养不良、高钙或高脂血症、胰腺创伤、胰腺分裂、遗传和免疫因素等，另外10%～30%病因仍不明，称为慢性特发性胰腺炎。

二、临床表现

慢性胰腺炎的临床表现轻重不一，早期可无症状，胰腺功能正常；中期以腹痛为主要表现，胰腺功能处于不全代偿期；晚期因胰腺广泛纤维化而出现胰腺功能失代偿表现，腹泻、吸收不良、消瘦和糖尿病。

（一）腹痛：腹痛是慢性胰腺炎最主要的症状，多数患者均有不同程度的腹痛。疼痛多位于上腹部，病变在胰头以右上腹为主，在胰尾以左上腹为主，可放射至肩、背、胸及下腹部，伴恶心呕吐。头前倾屈膝位、俯卧位和坐位可缓解疼痛，仰卧位和进食后疼痛可加重。疼痛的原因可能是炎性产物对腹腔感觉神经纤维的刺激或梗阻所致的胰管内压力增高。

（二）腹泻：通常仅在胰腺外分泌功能丧失90%以上才出现蛋白质、脂肪及糖的吸收不良，主要表现为脂肪泻。每日排便次数增多，大便量多、稀软而酸臭，外观呈泡沫状，表面油腻并有油漂浮。严重时可伴有脂溶性维生素缺乏症。

（三）体重下降：一方面是由于吸收不良导致营养障碍，另一方面是因为恐惧进食后腹痛加重而厌食，大部分患者体重减轻。

（四）糖尿病：糖尿病是慢性胰腺炎最常见的并发症，多发生在腹痛持续数年之后，较少发生酮症昏迷。大约1/3的慢性胰腺炎患者为显性糖尿病，另1/3为糖耐量异常。一般至少80%的胰腺组织破坏才会出现糖尿病或糖耐量异常。

（五）其他并发症：慢性胰腺炎还可出现梗阻性黄疸、十二指肠狭窄、胰腺假性囊肿、胰源性胸腹水和脾静脉血栓形成等并发症。

三、诊断要点

（一）症状：上腹痛、腹泻（脂肪泻）及消瘦。

（二）体征：上腹压痛、体重下降。

（三）基本实验室检查：

1.粪苏丹Ⅲ染色：阳性者为脂肪滴。显微镜下粪中脂肪滴＞10个/高倍视野或肌肉纤维＞10个/低倍视野。

2.血与尿淀粉酶：慢性胰腺炎可伴有血、尿淀粉酶升高，急性发作时血、尿淀粉酶明显升高。单一的尿淀粉酶升高仅作为辅助指标。

3.空腹血糖升高或糖耐量异常。

（四）胰腺外分泌功能检查

（五）影像学检查

1.X 线：30～60%的慢性胰腺炎患者腹部平片可见胰腺钙化或胰管结石。低张十二指肠造影可见胃向前移位、十二指肠肠圈增大、十二指肠内侧壁钻膜呈针刺状改变以及乳头肿大。

2.超声：

（1）腹部B 超：胰腺形态不规则，局部或弥漫增大，晚期也可见萎缩。实质回声不均，可见局部强回声或点状钙化。胰管不规则扩张或管壁回声增强，结石可见强光团伴声影，假性囊肿可见液性暗区。其敏感性为50%～70%，特异性为80%～90%。

（2）EUS（内镜超声）：主要异常改变同腹部B超，但能更清楚地显示胰腺实质及胰管形态学改变。10%的患者ERCP正常而EUS 显示实质回声不均或管壁增厚，故EUS对早期轻微病变具有重要价值。

（3）CT：主要异常改变类同于腹部B 超，但敏感性较高，可达75%～90%。

（4）ERCP（内镜逆行胰胆管造影）：胰管扭曲不规则、多发或弥漫性狭窄伴远端囊状扩张或呈串珠样改变，还可显示结石、胰腺分裂、交通性假性囊肿及胆管系统病变。早期患者可仅见分支胰管病变。在缺乏组织学证实的情况下，ERCP 目前仍是诊断慢性胰腺炎的形态学金标准，其敏感性和特异性分别为90%和100%。根据胰管改变程度与范围，还可对慢性胰腺炎进行轻重分级。

（5）MRCP（磁共振胰胆管造影）：主要异常改变同ERCP ，但对分支胰管病变的显示逊于ERCR、对小的钙化或结石显示不清。

（六）组织学检查：B超、CT或EUS引导下细针穿刺吸引细胞学检查对假瘤型慢性胰腺炎与胰腺癌的鉴别具有重要价值。

四、治疗方案及原则

（一）内科治疗：慢性胰腺炎急性发作时按急性胰腺炎处理，发作缓解期保守治疗着重于消除病因、营养支持、控制腹痛、解除梗阻以及内外分泌功能替代治疗。

1. 消除病因：去除或减轻原发病因是治疗慢性胰腺炎的基础，如戒酒、去除胆道结石或解除胆道梗阻。

2. 营养支持：可给予低脂、高蛋白及足够热量的易消化食物，必要时给予静脉营养或肠内营养治疗。严重脂肪泻患者可试用中链甘油三酯饮食。

3. 镇痛：严重疼痛的患者可用止痛剂，尽量选用小剂量非成瘾性止痛药，硫酸镁、H2受体阻滞剂、大量胰酶及生长抑素通过不同机制抑制胰腺分泌，对缓解疼痛均能起到一定的作用。顽固性剧烈疼痛者可选用CT或EUS引导下腹腔神经丛麻醉、阻滞或松解术。

4. 解除梗阻：经内镜乳头括约肌或胰管括约肌切开、副乳头切开、胰管括约肌扩张、胰管支架置入、胰管内外引流及胰管取石，可解除梗阻、减轻胰管内压力从而缓解疼痛。

5. 内外分泌功能替代治疗：主要是胰酶替代治疗，其中脂肪酶含量很重要。由于胰酶的活性与酸碱环境有关，最佳pH为＞6.0，故具有抗酸作用的胰酶疗效最佳；联合H2受体阻滞剂或质子泵抑制剂可提高疗效。

合并糖尿病者可予以胰岛素治疗，一般只需要较少剂量的胰岛素，应注意避免低血糖的发生。

（二）外科治疗：以内科治疗为主，外科手术应慎重。外科手术的主要适应证为内科治疗无效的顽固性疼痛和治疗并发症（梗阻性黄疸、十二指肠狭窄、胰腺假性囊肿、胰源性胸腹水和脾静脉血栓形成等）。合并胆道疾病时清除胆道病灶，合并胰腺癌或与其鉴别困难时可作手术治疗。手术方式可采用胰切除术、胰管减压及引流术、迷走神经或腹腔神经节切除术。

（刘强）

第十三章　胰腺癌

一、概述

胰腺癌是常见的胰腺恶性肿瘤，近年来发病率呈上升趋势。胰腺癌恶性度高，病程短，一般出现症状时已属晚期，并很快发生转移，侵犯邻近脏器。临床表现多样，缺乏特异性，早期诊断较困难，预后很差。

二、临床表现

（一）上腹胀满、不适、疼痛为最主要的临床症状。上腹不适出现较早，但限制进食量可以减轻症状，所以常被忽视。当肿瘤侵及后腹膜神经组织，病人出现腰背疼痛，有时呈束带感，弯腰、前倾、侧卧位稍可缓解，这种典型胰性腹痛体位说明肿瘤已属晚期。

（二）黄疸：胰头癌的重要症状，表现为进行性加重，可有轻度波动，但不会完全消退。有些患者常以无痛性黄疸为首发症状。

（三）体重减轻：在胰腺癌中表现最为突出，以体重快速、进行性下降为特点。

（四）症状性糖尿：胰腺癌患者可以在出现各种症状之前几个月表现出糖尿病征象，或原有糖尿病者突然病情加重，血糖难以控制，此时血糖突然无规则的改变可能是胰腺癌的首发症状。

（五）消化道出血：主要在上消化道，有黑便、呕血等症状，脾、门静脉癌栓也可引起门脉高压造成大出血。

（六）血栓性静脉炎：胰腺癌患者可有血管血栓形成，多发于下肢，并可以此为首发症状。胰体、尾癌较胰头癌更多见。

（七）其他：由于长期顽固性腹痛，影响进食和睡眠，可有焦虑、抑郁、烦躁及人格改变等精神症状，可有小关节炎症以及皮下脂肪坏死，还可出现睾丸痛。

三、诊断要点

（一）症状：上腹不适、疼痛，明显的乏力和食欲不振，与体位（平卧位常加重）有关的腰背痛，进行性消瘦等。

（二）**体征**：黄疸可呈波动性并进行性加重，晚期可触及上腹包块，常伴有明显压痛。梗阻性黄疸伴无痛性胆囊肿大，称为Courvoisier征，对胰头癌具有诊断意义。早期胰腺癌无特异性症状与体征。

（三）**辅助检查**

1.实验室检查

(1)血清学检查：癌胚抗原（CEA）及糖类抗原CA199、CA242 、CA50联合检测，可提高试验的敏感性和特异性。

(2)胰腺外分泌功能检查。

(3)一般检查：包括血、尿和粪便常规、肝功能、血糖、葡萄糖耐量等。

2.影像学检查

(1)超声检查：B 超是最普遍的初步检查手段，对肝内外胆管有无扩张较为敏感。

(2)CT检查：对胰腺癌检查的敏感性可达90%，能明确肿瘤浸润范围及转移情况。

(3)MRI：可以作为CT 检查的补充，MRCP（磁共振胰胆管造影）对胰腺癌的诊断与ERCP相似，而且无创、无并发症。

(4)ERCP:对胰腺癌的诊断优于B超和CT，尤其是对胰头癌胰胆管浸润的显示最有价值。

(5)PTC（经皮肝穿刺胆道造影）；对梗阻性黄疸可明确胆道梗阻的部位及程度。有助于鉴别诊断。

(6)超声内镜：对诊断胰腺癌和周围血管的浸润均有价值，但尚未普及，而且影响因素较多。

3.组织细胞学检查：B超或CT引导下的细针穿刺，细胞学检查和组织病理检查特异性达100%，几乎没有假阳性。

四、治疗方案及原则

胰腺癌临床确诊时多已属晚期，失去手术根治机会，而且对放化疗又不敏感，因此合理的综合治疗有望提高疗效，延长患者的生存期，提高生活质景。

（一）**手术治疗**：一旦确诊应积极争取手术根治。不能根治的，可行姑息性手术，目的是缓解黄疸或梗阻症状。

（二）**放射治疗**：可行术前、术中或术后放疗，对不能手术者可行姑息性放疗。放疗对晚期患者有止痛作用。

（三）**化学治疗**：胰腺癌对化疗不敏感，单药治疗疗效更差，因而主张联合化疗。

（四）**联合放化疗**。

（五）**免疫治疗**:作为辅助治疗，临床常用的免疫制剂有胸腺肽、干扰素、香菇多糖等。

（刘强）

第十四章 肝硬化

一、概述

肝硬化是指各种病因所致的弥漫性肝脏纤维化伴肝小叶结构破坏及假小叶形成。它不是一个独立的疾病，而是许多慢性肝病的共同结局。在临床上主要表现为肝细胞功能障碍（如血清白蛋白降低、胆红素升高、凝血酶原时间延长）及门脉高压症（如食管胃底静脉曲张、脾大及脾功能亢进），晚期则可出现食管胃底静脉曲张破裂出血、肝性脑病、腹水、自发性腹膜炎及肝肾综合征等，部分病人可发生原发性肝细胞癌。肝硬化的病因多样，包括慢性病毒性肝炎、化学性肝损伤（酒精性、药物性及其它化学毒物所致）、自身免疫性、胆汁淤积性、遗传代谢性等。在我国肝硬化的最主要病因为慢性乙型肝炎病毒感染，而酒精性肝硬化也有明显增高趋势。

二、临床表现

（一）**临床症状和体征**：肝硬化一般由慢性肝炎发展而来，往往起病缓慢，症状隐匿。症状包括食欲减退、体重减轻、乏力、腹泻、腹痛、皮肤瘙痒。主要体征有低热、面容黝黑、蜘蛛痣、肝掌、黄疸、下肢水肿、腹水、胸水（5%～10%的肝硬化患者可出现中等量胸水，以右侧多见）、腹壁静脉曲张、脾脏肿大，早期肝脏可触及、晚期因肝脏萎缩而触不到。

（二）**辅助检查**

1.肝功能检查：肝硬化初期肝功能检查无特殊改变或仅有慢性肝炎的表现，如转氨酶升高等。随肝硬化发展、肝功能储备减少，则可有肝硬化相关的变化，如AST>ALT，白蛋白降低、胆碱脂酶活力降低、胆红素升高。

2.血液学：肝硬化时因营养不良、吸收障碍以至叶酸、维生素B12、铁等减少，失代偿期对维生素B12贮备减少，均可致大细胞性或小细胞性贫血。如发生脾大脾功能亢进，则可有全血细胞减少，但多以白细胞及血小板减少明显。由于肝脏合成的凝血因子减少可有凝血酶原时间延长、凝血酶原活动度降低。

3.影像学检查：B 超见肝脏缩小，肝表面明显凹凸不平，锯齿状或波浪状，肝边缘变纯，肝实质回声不均、增强，呈结节状，门静脉和脾门静脉内径增宽，肝静脉变细、扭曲、粗细不均，腹腔内可见液性暗区。CT 诊断肝硬化的敏感性与B 超所见相似，但对早期发现肝细胞癌更有价值。MRI对肝硬化的诊断价值与CT相似，但在肝硬化合并囊肿、血管瘤或肝细胞癌时，MRI具有较大的鉴别诊断价值。

4.上消化道内镜或钡餐X 线食管造影检查：可发现食管胃底静脉曲张的有无及严重程度。一般认为，如果首次检查无食管胃底静脉曲张，可在2年后复查；如果首次检查发现轻度或中度静脉曲张则应每年复查一次，以观察其进展情况并适时给于相应的治疗。

5.病理学检查：肝穿病理组织学检查仍为诊断肝硬化的金标准，特别是肝硬化前期、早期肝硬化如不作肝穿病理检查，临床上往往不易确定。肝组织学检查对肝硬化的病因诊断亦有较大的帮助。但有明显凝血机制障碍及大量腹水者应慎重。

三、诊断要点

（一）**依据是否尚合并存在活动性肝炎**，肝脏功能有否衰竭，门脉高压是否已经形成，临床症状及体征有较大差异。临床上常区别代偿期肝硬化及失代偿期肝硬化，

其诊断要点为：

1.代偿性肝硬化：指早期肝硬化，一般属Child-Pugh A级。虽可有轻度乏力、食欲减少或腹胀症状，但无明显肝功能衰竭表现。血清白蛋白降低，但仍≥35g/L，胆红素<35umol/L，凝血酶原活动度多大于60%，血清ALT 及AST 轻度升高，AST可高于ALT ，谷氨酰转肽酶可轻度升高，可有门静脉高压症. 如轻度食管静脉曲张，但无腹水、肝性脑病或上消化道出血。

2.失代偿性肝硬化：指中晚期肝硬化，一般属Child-Pugh B、C级。有明显肝功能异常及失代偿征象，如血清白蛋白<35g/L，A/G<1.0.，明显黄疸，胆红素>35umol/L，ALT和AST升高，凝血酶原活动度<60%。写。患者可出现腹水、肝性脑病及门静脉高压引起的食管、胃底静脉明显曲张或破裂出血。

（二）**根据肝脏炎症活功情况，可将肝硬化区分为：**

1.活动性肝硬化：慢性肝炎的临床表现依然存在，特别是ALT升高；黄疸，白蛋白水

平下降，肝质地变硬，脾进行性增大，并伴门静脉高压征。

2.静止性肝硬化：ALT 正常，无明显黄疸，肝质地硬，脾大，伴有门静脉高压征，血清白蛋白水平低。

（三）**肝脏功能储备的评估**：为了评估肝脏功能储备是否良好以有助于判断预后。

四、治疗方案及原则

肝硬化的治疗是综合性的。首先应去除治疗各种导致肝硬化的病因。对于已经发生的肝硬化 则给予：①一般支持疗法；②抗纤维化的治疗；③并发症的治疗。

（一）**去除致病因素对于已经明确病因的肝硬化，应去除病因。** 例如，酒精性肝硬化者必须绝对戒酒。其他病因所致肝硬化亦应禁酒；有血吸虫病感染史者应予抗血吸虫治疗；对于血中乙肝标志物阳性及HBV-DNA有活动性复制者，可视情况给予抗乙肝病毒治疗。对于有先天性代谢性肝病患者应给予相应的特殊治疗（如对肝豆状核变性进行驱铜治疗）。

（二）**一般支持疗法** 肝硬化患者往往全身营养状况差，支持疗法目的在于恢复全身情况，供给肝脏足够的营养以利于肝细胞的修复、再生。

1.休息：代偿期的肝硬化可适当工作或劳动，但应注意劳逸结合，以不感疲劳为度。肝硬化失代偿期应停止工作，休息乃至基本卧床休息。但长期卧床有可能导致全身肌肉废用性萎缩，影响生活质量。

2.饮食：肝硬化患者的饮食原则上应是高热量、足够的蛋白质、限制钠摄入、充足的维生素。每日应供给热量25～35卡/公斤体重，蛋白饮食以每日1～1.5g/kg 体重为宜，其余的热量由糖类和脂肪供给（比例60：40）。可食用瘦肉、鱼肉、鸡肉、豆制品及乳类，食物应少含动物脂肪。宜吃富含维生素的蔬菜、水果，必要时口服复合维生素制剂。对有肝性脑病前驱症状者，应暂时限制蛋白摄入。但长期极低蛋白饮食及长期卧床可导致肌肉总量减少，因而降低肝外组织（主要是肌肉）清除血氨的能力，反而更易发生肝性脑病。有食管静脉曲张者应避免坚硬粗糙的食物以免损伤食管黏膜引起出血。因肝硬化患者多有水钠潴留，故应少盐饮食，尤其有腹水者更应限制钠的摄入。

（三）**肝硬化并发症**（腹水、脑病、肝肾综合征、自发性腹膜炎及食管胃底静脉曲张等）的治疗参见有关章节。

（四）**肝癌的监测和随访对于所有肝硬化患者均应进行原发性肝癌的监测和随访。** 根据国内外经验，一般应至少每3～6个月进行一次肝脏B超检查及血清甲胎蛋白测定。

（刘强）

第十五章 肝硬化腹水

一、概述

腹水是失代偿期肝硬化病人的常见体征，正常人腹腔有少量液体，对内脏起润滑作用；腹腔内积聚的液体大于200ml时为腹水，大于1000ml 则叩诊有移动性浊音。其严重程度和对利尿剂的反应，与肝肾功能损伤程度密切相关。其发病机制复杂，由多种因素引起，如门脉高压、低蛋白血症、内分泌因素及肾功能不全等，因此常需综合治疗。且治疗困难，易反复发作，最终可因继发感染及肝肾功能衰竭等并发症而危及生命，故亦是判断病情及预后的一个指标。

二、临床表现

（一）**有肝硬化的病史及引起肝硬化的原因**。临床常见的肝硬化有肝炎肝硬化（如慢性乙型肝炎肝硬化或慢性丙型肝炎肝硬化）、酒精性肝硬化（病人有多年酗酒的历史）及寄生虫病引起的肝硬化（如血吸虫病引起的肝硬化）等。

（二）有失代偿期肝硬化的临床表现，如乏力，食欲不振、腹胀等消化道症状；有肝病面容、肝掌、蜘蛛痣及肝脾大。严重病人可有黄疸、出血及肝性脑病等表现。

（三）腹部叩诊有移动性浊音。少量腹水可无明显症状，腹水增多时可有尿量减少、浮肿、腹胀、压迫膈肌引起呼吸困难。

三、诊断要点

（一）症状：上述失代偿期肝硬化病人，出现以下症状。

1.尿量较平日减少，严重者可出现少尿（一日尿量少于400ml），甚至无尿（一日尿量少于100ml）。

2.有浮肿，表现为眼睑、面部、下肢及全身水肿；严重者可有心力衰竭、肺水肿甚至脑水肿，出现心慌、气短、呼吸困难、不能平卧或程度不等的意识障碍。

（二）体征

1.腹部膨隆，触诊有波动感，腹部移动性浊音阳性。

2.大量腹水时可有颈静脉充盈及腹壁静脉曲张。

3.如有继发感染则可有体温升高、腹部有肌紧张、压痛及反跳痛。

4.部分病例可伴有胸水，以右侧为多，胸部叩诊为浊音，呼吸音减弱。

（三）辅助检查

1.B型超声波检查，有肝硬化征象，同时可检出腹水并协助估计腹水量。

2.腹腔穿刺可抽出腹水，并可行常规及病原学检测，以确定腹水为渗出液、漏出液或癌性腹水。

3.化验检查

(1)病人有血清白蛋白降低。肝功能检查如有转氨酶及胆红素升高为活动性肝硬化，如肝功能基本正常，则为静止性肝硬化。

(2)腹水检查：可区别渗出液和漏出液。

四、治疗方案及原则

（一）控制水钠的入量：水潴留是由钠潴留引起，故控制钠的摄入更重要。视腹水量及尿量多少，予以低盐或无盐饮食。每日钠摄入量的限制分三个等级。严格限制为每日500mg，稍宽为1000mg，宽限为1500mg。如钠盐控制较好，则液体量不必过份限制，但如有稀释性低钠血征，则需限制液体量。

（二）促进水钠排出：初始给予螺内酯100mg/d和呋塞米40mg/d，晨间一次口服，如利尿效果欠佳，可按上述比例逐渐增加剂量，最高剂量为螺内酯400mg/d和呋塞米1600mg/d。同时注意谨防电解质紊乱发生。

（三）纠正低蛋白血症：纠正低蛋白血症不能操之过急，一次用量不能过大，滴速要慢，以免引起肝静脉压急剧升高而诱发门静脉高压，引起食道胃底曲张静脉破裂大出血。

（四）顽固性腹水的治疗：顽固性腹水又称重度腹水、难治性腹水或抗利尿剂性腹水，其特点是腹水量多，持续时间长，无自发性利尿反应和利尿效应（螺内酯400mg/d或呋塞米160mg/d治疗无效），常伴有明显低蛋白血症、低钠血症、腹腔感染或肾功能衰竭，提示病情严重及预后不良。其治疗如下：

1.积极合理的利尿：一般利尿药难以奏效，可利尿药、扩充血容量及血管扩张剂联合应用。

2.亦可用放腹水、静脉补充白蛋白及腹水浓缩回输治疗。

（刘强）

第十六章 自发性细菌性腹膜炎

一、概述

自发性细菌性腹膜炎系指无腹腔内局灶感染或脏器穿孔发生的急性细菌性腹膜炎。临床表现有发热、不同程度腹痛和腹部压痛，常诱发肝性脑病与肝肾综合征，预后险恶。失代偿期肝硬化是SBP最常见的基础病变，其次为重型肝炎、伴有肝硬化的肝癌和肾病综合征等。SBP的致病菌主要来源于肠道，少数为泌尿道、呼吸道和皮肤感染的细菌。从腹水分离出细菌90%以上为单一菌种，60%～80%为需氧革兰阴性菌，其中40%～50%为大肠杆菌，需氧革兰阳性菌约占20%，厌氧菌罕见（<1%）。SBP的发病机制复杂，尚未完全清楚，其中肠道细菌迁移是关键环节。失代偿期肝硬化和其他重症肝病时，机体处于门脉高压状态，同时有全身与局部免疫缺陷，为上述环节创造了条件。门脉高压状态导致肠道淤血水肿、肠淋巴流量增加和淤积、肠道细菌过度繁殖、肠黏膜屏障削弱和通透性增加，促进肠道细菌迁移至肠系膜淋巴结。迁移的细菌可通过淋巴进入血循环，带菌的淋巴液亦可经扩大破裂的淋巴管溢入腹腔，形成细菌性腹水。此外，门脉高压时进入肠道门静脉末梢血中的细菌，经肝内、外侧支循环，绕过肝脏库普弗细胞进入体循环，形成菌血症引起腹膜细菌感染。全身性和肠道局部免疫缺陷表现为细胞介导的免疫功能削弱、上皮和黏膜屏障作用及吞噬细胞功能降低、血浆和腹水蛋白、补体C3、C4浓度以及腹水调理活性低下等，这些改变构成迁移至肠系膜淋巴结、血中和腹水中的细菌得不到有效的杀灭和清除，最终细菌在腹水中定殖。

二、临床表现

SBP的临床表现较大，与发病早晚、感染轻重有关。症状典型的患者略超过半数，1/3临床表现不典型，无症状患者约占10%。

（一）典型SBP急性起病，表现为畏寒发热和弥漫性腹痛、腹部压痛、轻中度反跳痛和肠鸣音减弱等，其中重者发病后数小时至一天内出现不易纠正的休克，或迅速进入肝性昏迷，并短期内死亡。

（二）不典型患者有的表现腹胀显著，腹水增长迅速，对利尿剂治疗无反应；有的肝功能进行性恶化，黄疸日益加深，这些患者腹痛、发热相对轻微。无症状患者多为轻度感染，原来体质和肝功能较好，仅有轻微腹泻、腹胀和低热，不作诊断性腹腔穿刺，极易漏诊。

（三）重症SBP、诊断或抗菌治疗延误的SBP，常并发肝性脑病、肝肾综合征和消化道出血，预后极差。

三、诊断要点

典型临床表现患者诊断容易。不典型的SBP，诊断性腹腔穿刺是唯一的手段，仅根据临床症状和体征来作诊断是不可取的。

（一）腹水白细胞计数 腹水白细胞计数是诊断SBP最简一单且最敏感的方法。据现有资料认为，诊断SBP 的腹水白细胞计数应以PMN 细胞为准。PMN 绝对计数＞0.25X10^9/L可作为诊断SBP的标准，PMN＜0.25X10^9/L可排除SBP诊断。

（二）腹水细菌培养 细菌培养是确诊SBP指标。但传统的培养方法阳性率仅40%～50%。采用血培养瓶（需氧和厌氧培养基）在床边采集后立即进行培养，可显著提高细菌培养阳性率。必须注意细菌培养应在抗菌治疗前进行。

（三）除典型SBP外，尚有两种亚型SBP 。

1.培养阴性的中性粒细胞性腹水：腹水PMN计数＞0.25X10^9/L，但细菌培养阴性，是SBP的变异类型，应视同SBP，须使用抗生素治疗。

2.中性粒细胞不增高单株细菌性腹水：可简称为细菌性腹水。腹水PMN<0.25X10^9/L，细菌培养为单一菌株阳性，无显著全身和局部感染征象。对于MNR 应再次腹腔穿刺，重复腹水PMN计数和培养。若PMN>0.25X10^9/L或结果相同，应予抗生素治疗；若PMN<0.25X10^9/L，培养阴转则表明细菌性腹水自行好转或消散，不需要进一步治疗。

（四）与继发性细菌性腹膜炎鉴别 少数肝硬化患者可因腹腔内脏急性感染或穿孔，如急性阑尾炎、胃穿孔，并发继发性细菌性腹膜炎。后者临床表现、腹水细胞计数与SBP 相似，常不易鉴别。由于治疗原则截然不同，二者的鉴别非常重要。下列情况综合判断，高度提示为继发性腹膜炎：1.抗菌治疗反应：针对SBP 抗生素治疗48 小时后，全身与局部情况无改善，腹水PMN 计数无显著降低或反而升高；2.腹水细菌培养不是单一菌种，而是多种细菌，特别是有厌氧菌生长；3.腹水总蛋白>10g/L、葡萄糖<2.8mmol/L、LDH>正常血清水平者。

四、治疗方案及原则

（一）治疗原则 腹水PMN计数>0.25X109/L或临床疑为SBP，立即作经验性抗生素治疗，控制感染至为关键，不可等待培养结果再用药。选用的抗生素应符合的要求为：对SBP常见致病菌有效、能在腹水中达到治疗浓度和肝肾毒性少。

（二）经验性抗菌治疗常用药物有头孢三代， 如头孢噻肟钠，喹诺酮类，必要时加用甲硝唑或替硝唑，应注意避免使用氨基糖苷类以免加重肾脏损害。

（三）疗效评估 治疗反应取决于开始治疗时间，发病48h内即开始合理治疗，好转率>60%，若过48h后才治疗，则仅为20%～30%。疗效评估应在抗菌治疗48h进行，对全身和局部状况及随访腹腔穿刺，检查腹水PMN计数及细菌培养。如全身和局部症候显著改善、腹水PMN减少>50%，培养转为阴性认定为治疗成功，否则为治疗失败；治疗失败病例应即根据临床经验更换抗生素，或体外药敏试验结果进行调整。

影响预后因素主要为：肝肾功能衰竭、消化道出血、SBP复发者。

（刘强）

第十七章　肝性脑病

一、概述

肝性脑病是急性肝衰竭的特征性表现，是终末期肝脏疾病的严重合并症。与急性肝功衰竭相关的HE为A型；与门腔静脉分流术后相关的HE为B型；在慢性肝病基础上发生的HE为C型。其特点是以代谢紊乱为基础，以进展性肝病和中枢神经系统精神和意识障碍为主要临床表现。

二、临床表现

肝性脑病是在严重肝病基础上伴发的精神和神经障碍的综合病症。可按病程发展分期或按病情重度分级。脑病的重度是预后的最好指标，分级不仅表示脑损害的程度，也反映了肝病的严重程度。参照各学者的临床分期，将复发性和持续性肝性脑病的临床表现按期（级）分述：

（一）1期 性格改变如欣快、焦虑、抑郁，无意识动作，睡眠昼夜颠倒；可有扑翼样震颤；脑电图无明显异常。

（二）2期 嗜睡、定向障碍、简单计数错误、行为异常；有扑翼样震颤、踝阵挛（+）；脑电图出现异常慢波。

（三）3期 昏睡（可唤醒）、语无伦次、狂躁错乱、有扑翼样震颤，肌张力明显增强，可出现病理反射；脑电图异常。

（四）4期 昏迷、有或无痛觉反射，生理反射消失，不能引出扑翼样震颤；脑电图异常。严重的肝性脑病可存在多种合并症，形成多脏器功能衰竭，如脑水肿、肝肾综合征、消化道出血、感染、电解质紊乱等，致使病情更加复杂，治疗更为困难。

三、诊断要点

（一）有引起肝性脑病的诱因（如感染、消化道出血、药物、手术、缺氧、低血容量、低钾、碱中毒、高蛋白饮食、便秘等等）。

（二）严重肝病的症状体征和/或门体静脉侧支循环。

（三）有肝性脑病各期的临床表现，伴或不伴有扑翼样震颤。

（四）肝功能严重损害。

（五）可有血氨升高。

（六）若有条件者可测定血浆氨基酸谱、脑电图或大脑诱发电位，有异常并排除其他原因者。

上述1～4为主要诊断条件。

四、治疗方案及原则

（一）基础治疗： 提供足够的热量，热量来源以碳水化合物（或葡萄糖液）为主，轻度肝性脑病患者，每日蛋白质摄入40g左右，以植物蛋白为主，晚期禁食蛋白质。维持电解质及酸碱平衡。

（二）防治各种诱发肝性脑病的因素

1.消化道出血的防治：一旦出血应及时止血、迅速清除胃肠道积血。

2.预防和控制各种感染：提高机体免疫功能，对于各种感染要早期发现、早期预防。

3.避免使用可能诱发或加重肝性脑病的药物。

4.其他：如治疗便秘、防止过度利尿、减轻脑缺氧状态。

（三）减少含氨的产生和吸收

1.抑制肠道菌细菌：可采用新霉素、甲硝唑治疗。

2.酸化肠道：乳果糖口服、鼻饲或灌肠，可酸化肠内环境、减少氨的吸收，可与内毒素结合排出。剂量以调节至大便每日2～3次软便为宜。

3.门冬氨酸鸟氨酸：促进氨进如尿素循环，从而降低血氨。

4.白醋灌肠。

（四）补充支链氨基酸。

（五）防治脑水肿、出血、休克等并发症。

（六）人工肝支持系统可去除毒性代谢产物， 补充生物活性物质，改善症状，提高存活率，成功过渡到肝移植。

（七）加强护理、减少搬动， 保持呼吸道通畅，吸氧，有发热者行物理降温，保护脑细胞功能。

（刘强）

第十八章 肝肾综合征

一、概述

肝肾综合征是指严重肝病时出现以肾功能损害、动脉循环和内源性血管活性系统显著异常为特征的综合征。临床以少尿或无尿、肌酐清除率降低及稀释性低血钠等为主要表现。治疗棘手，病死率很高。因肾脏无器质性病变，又称为功能性肾衰竭。

HRS最常见于失代偿期肝硬化，其次为急性或亚急性肝衰竭。临床上许多全身性疾病如严重感染、败血症、结缔组织病、恶性肿瘤等，也可出现肝肾功能衰竭，为假性肝肾综合征，不属于HRS。

1996年国际腹水研究会作出HRS的界定，概括了HRS的发病机制。急、慢性肝病出现进展性肝衰竭和门脉高压时，血循环中舒血管物质显著增多，介导内脏与外周动脉扩张，使大量体液和血液阻隔在腹腔和外周肌肉和皮下，导致有效动脉血容量（EABV）充盈不足，这就是HRS发病的始动因素。在EABV充盈不足始动下，机体与肾脏作出适应性反应：

（一）**激活系统性**三大神经递质加压反应，即去甲肾上腺素、血管紧张素II、醛固酮和精氨酸加压素等释放增加，介导肾血管收缩和钠水潴留。

（二）**心房利钠肽释放增加**，拮抗肾素-血管紧张素-醛固酮系统（RAAS）活性作用。

（三）**肾脏合成释放前列腺素**、血管缓激肽介导肾血管扩张及促进利尿排钠。此二种适应反应是机体自稳调节机制，旨在恢复正常的EABV。但原发肝病继续恶化，该系统性反应不断加剧，肾内适应性反应不断降低，此消彼长；加上肠源性内毒素血症直接增加肾血管阻力及激活许多脂类炎性介质和缩血管物质，如血栓素A2、白三烯、内皮素及血小板活化因子等推波助澜，最终使肾血管持续而显著收缩和肾小球滤过率降低而形成HRS。

二、临床表现

（一）**有失代偿期肝硬化或严重肝病的临床表现**，HRS出现前部分患者有可能查出的诱因。

（二）**少尿（<400ml/d）或无尿（<100ml/d）。**

（三）**存在难治性腹水或张力性腹水。**

（四）**实验室检查**：有进行性血肌酐升高，低血钠或低尿钠，但尿常规检查无明显异常。

三、诊断要点

（一）**主要标准** 确诊HRS必须具备全部5条标准，缺一不可。

1.慢性或急性肝病有进行性肝衰竭与门脉高压表现；

2.低肾小球滤过率：血清肌酐>132.6umol/L或24h肌酐清除率<40ml/min；

3.无休克、无持续细菌感染，无近期或正在使用肾毒性药物，无胃肠道或肾性体液丢失，如反复呕吐、严重腹泻、强烈利尿、大量放腹水后没有扩容；

4.停用利尿剂并以1.5L等渗盐水扩容后，肾功能无持续改善（改善指标为：血肌酐<132.6umol/L或肌酐清除率大于等于40ml/min）

5.尿蛋白<500mg/d，超声波检查未发现尿道梗阻或肾实质病变。

（二）**附加标准**：不是确诊必备的标准，而是支持诊断的条件。

1.尿量<400ml/d；

2.尿钠<10mmol/L；

3.尿渗透压>血浆渗透压；

4.尿红细胞<50个高倍视野；

5.血清钠<130mmol/L。

四、治疗

（一）**消除诱因** 避免使用肾毒性药物及非甾体抗炎药。及时纠正或预防加重肾功能恶化的因素，包括上消化道大出血、大量放腹水、积极控制感染。

（二）**扩容治疗** 可使用血浆、人血白蛋白或低分子右旋糖酐。应注意输液速度，监测尿量，最好监护中心静脉压。必要时合用大剂量速尿。

（三）**应用血管活性药物** 多巴胺每分钟1.5～2.5ug/kg静脉滴注。

（四）**血液透析**

（五）**肝移植** 解决肝肾综合征的根本办法。

（刘强）

第十九章　原发性肝癌

一、概述

我国原发性肝癌的病因主要有乙型肝炎病毒（HBV）、黄曲霉毒素、饮水污染（藻类毒素等）、丙型肝炎病毒（HCV）、某些微量元素（如硒）缺乏、酒精性肝硬化和遗传因素、HBV 和黄曲霉毒素协同作用等。

（一）我国肝癌病理协作组提出将原发性肝癌分为：1.块状型：单块状、融合块状、多块状；2.结节型：单结节、融合结节、多结节；3.小癌型；4.弥漫型。

（二）原发性肝癌组织学分型为：1.肝细胞性肝癌；2.胆管细胞性肝癌；3.混合型肝癌。

二、临床表现

（一）症状　肝癌无明显的早期临床表现，肝区疼痛、腹胀、纳差、乏力、消瘦、腹部肿块等多为肝癌常见的中晚期症状。长时间的发热，上腹部肿块；右上腹突然剧痛而未能证实为胆囊炎、胆结石者；右肩痛按关节炎治疗无效者及不明原因的腹泻等等，应该引起注意。　对高危人群，即乙肝病毒携带者、慢性肝炎和肝硬化者，40岁以上的男性，应及时检测AFP、超声显像、CT等。有条件者应半年左右重复一次。

（二）体征

1.肝肿大：90%以上有肝肿大，质地坚硬，表面及边缘不规则，可触及大小不等的结节或巨块，大多伴有明显压痛，右上部肝癌常一可致肝上界上移。左叶肝癌常在剑突下拍及肿块。小肝癌常无明显体征。

2.黄疸：由于肝细胞损害或由于癌块压迫或侵犯胆总管所致。一旦出现黄疸，表明病情已属晚期。

3.腹水：门静脉主＋癌栓引起，因肝癌结节破裂引起的常是血性腹水。在腹水较多时或右上肝癌浸润横隔时可出现右侧胸水。

（三）化验检查和影像学检查

1.化验检查甲胎蛋白（AFP）：甲胎蛋白对肝细胞癌的诊断具有重要价值。凡AFP>500ug/L 持续四周或AFP>200ug/L，持续八周而无肝病活动证据，并排除妊娠和生殖腺胚胎癌者，应高度怀疑肝癌，进一步通过医学影像学检查和病理诊断加以确诊。AFP 检测在判断手术切除彻底性时具有重要参考价值。若手术切除彻底，AFP 应在术后一个月内恢复正常。在术后随诊中，若AFP 降至正常后又上升，则提示有肝癌复发或转移，但需排除肝病活动和肝脏再生。

2.影像学检查

(1)超声显像（US）：是最常用的肝癌诊断方法。肝癌的声象有四种：等回声、高回声、低回声和混合型。

(2)计算机体层摄影（CT）：在我国已成为肝癌定位、定性诊断的常规检查方法。肝细胞癌的CT 特征为：多血管型肿瘤，增强后的动脉相呈高密度区；而门脉相时则呈低或等密度区；门静脉和肝静脉癌栓在增强后的门静脉相时表现为充分增强的血管内有低密度区。

(3)磁共振成像（MRI）：肝细胞癌在MRI的表现为：在T1加权图呈低信号强度；肿瘤坏死、出血,呈高、低混合信号;纤维组织多的病灶呈明显低信号;分化好的和小肝癌呈等信号强度。

三、治疗方案及原则

（一）外科切除　外科手术切除一直被认为是肝癌治疗的首选方法。一个直径小于5厘米的肝癌通常认为更适宜于根治术。直径大于10厘米的孤立肿瘤亦可行手术切除。除了肿瘤因素以外，肝功能亦是确定是否行肝切除的重要指标。

（二）**经动脉化疗** 栓塞（TACE）经导管肝动脉化疗栓塞（TACE）是不能切除肝癌可选择的方法和肝癌切除术后的辅助治疗，常用化疗药物（阿霉素、顺铂和丝裂霉素）、碘油和明胶海绵微粒一起通过肿瘤的营养动脉注入。

（三）**放射治疗** 适用于不能切除或放疗后再切除。

（四）**内科治疗** 应用于不能切除、肝外转移和门静脉主干癌栓者。

（五）**局部消融治疗** 局部消融治疗是利用化学和物理（热、冷效应）作用来杀伤肝癌组织。这种疗法常常应用于瘤体直径小于5cm的肝癌，且伴有慢性肝病或一般情况较差不适合手术的病人。

（刘强）

第二十章　药物性肝病

一、概述

药物性肝病通常可分为可预测性和不可预测性两类。可预测性主要是由药物或其代谢产物直接毒性所致，常由使用药物过量或使用已知对肝脏有损害的药物引起口大多数药物性肝损害为不可预测性，由药物或其代谢产物的代谢异常所致或过敏反应引起，代谢异常则常与机体细胞色素P450的遗传多态性相关。 应注意少数药物尽管有明确的组织和多脏器毒性作用，但考虑其在某些疾病中有不可取代的治疗作用，仍在临床应用。部分中草药也可引起药物性肝病。

二、临床表现

轻者可无症状，重者可发生肝功能衰竭。通常可有乏力、食欲不振、恶心、呕吐和上腹部不适等消化道症状。胆汁淤积型可有发热、黄疸和瘙痒。部分患者外周血嗜酸性粒细胞可增多，可有皮疹或关节痛。

三、诊断要点

（一）**病史** 询问发病前3个月内曾服用过的药物，包括剂量、给药途径、持续时间和合并用药等情况。要注意近期有无酗酒、病毒性肝炎、自身免疫性肝病和代谢性肝病等病史，应特别注意既往药物过敏史及偶尔再次用药症状再现等情况。

（二）**症状**

1.常有乏力、食欲不振、恶心、呕吐和上腹不适等消化道症状。

2.可有发热、黄疸、瘙痒和尿色加深等胆汁淤积症状。

3.少数可有关节痛和皮疹。

（三）**体征**

1.肝脏可肿大甚或触痛。

2.皮肤、巩膜可明显黄疸，或有皮疹。

3.可有关节肿痛或肾区叩击痛。

（四）**实验室检查**

1.血常规：由过敏引起者初发期嗜酸性粒细胞可高达6%以上。

2.肝功能检查：胆汁淤积型血清结合胆红素明显升高，GGT和ALP明显增高，ALT和AST仅轻度升高；肝细胞坏死型ALT和AST可明显升高。停药8天内下降超过50%者则高度提示本病。

3.凝血酶原活动度：急性肝细胞坏死型可明显下降，肝功能衰竭时可<40%。

4.自身免疫标志：部分病人血清免疫球蛋白可升高，抗核抗体和抗线粒体抗体可呈弱阳性。

5.排除诊断检查：除外近期有甲、乙、丙和戊型等肝炎病毒感染，除外巨细胞病毒、EB病毒和疱疹病毒等感染。

四、治疗方案及原则

（一）立即停用有关和可疑药物。

（二）休息，补充B、C和E族维生素。

（三）保护肝脏可用还原型谷胱甘肽和水飞蓟素。胆汁淤积型可用腺苷蛋氨酸或熊去氧胆酸。

（四）根据用药情况给以相应的解毒剂。

（五）明显胆汁淤积者可试用甾体类激素治疗，但应注意可能引起的不良反应。

（六）发生肝功能衰竭者应按急性肝功能衰竭处理，包括血液透析灌流和血浆置换，必要时可行肝脏移植术。

（刘强）

第二十一章　酒精性肝病

酒精性肝病系长期大量饮酒所致的肝脏疾病，初期通常表现为脂肪肝，进而可发展成酒精性肝炎、酒精性肝纤维化和肝硬化。在严重酗酒时可诱发广泛肝细胞坏死或肝功能衰竭。两周内有暴饮史者通常诱发急性酒精性肝病。其严重程度与饮酒量、饮酒时间、遗传、性别、营养状态和伴随疾病等因素有关。

第一节　酒精性脂肪肝

一、临床表现

多数无明显症状，部分可出现肝区疼、上腹不适、腹胀和肝肿大，少数可有黄疸。

二、诊断要点

（一）有长期饮酒史，一般超过5年，折合乙醇量＞40g/d［饮酒量换算为所含乙醇量的公式为：乙醇量（g）=饮酒量（ml）X乙醇含量（%）X0.8（酒精比重）］。

（二）**除外病毒性肝炎**、代谢和药物性等肝病。

（三）肝功能检查基本正常。转氨酶、GGT 和碱性磷酸酶轻度升高,可伴有甘油三酯升高,高密度脂蛋白下降。

（四）**影像学表现符合脂肪肝。**

（五）肝组织学表现大多为巨泡性或巨泡性与微泡性的混合型，缺乏酒精透明小体和中性粒细胞浸润。

三、治疗方案及原则

（一）**戒酒是唯一治疗方法。**

（二）**肝功能异常者可酌情用水飞蓟素或还原型谷胱甘肽等。**

（三）**治疗相关伴随疾病**（如肥胖和糖尿病等）。

（刘强）

第二节　酒精性肝炎

一、临床表现

轻者症状不明显，通常可有消化道症状和肝肿大等。急性者可类似急性病毒性肝炎表现。重者可发生肝功能衰竭。

二、诊断要点

（一）有短期大量饮酒史。

（二）禁酒后肿大的肝脏1周内明显缩小，4周基本恢复正常。

（三）约半数患者有白细胞升高。

（四）AST中度升高，常小于6倍正常上限值（ULN），AST/ALT大于2。禁酒后血清ALT和AST明显下降，4周内基本恢复正常，即<2XULN，禁酒前<2.5 X ULN者则应<1.25XULN 。

（五）**禁酒后GGT** 活性明显下降，4周后<1.5ULN，或小于禁酒前40%。

（六）**除外病毒性肝炎**，少数患者可伴病毒性肝炎，应注意鉴别。

（七）**影像学检查可出现肝脾肿大**。

（八）**组织学特点**：1.肝细胞（尤以3区肝细胞为主）明显肿胀，气球样变，可有不同程度的坏死；2.门管区和小叶内有明显中性粒细胞浸润；3.细胞浆有凝集倾向，酒精透明小体出现率高。

三、治疗方案及原则

（一）**戒酒、高热量饮食**。

（二）**补充多种维生素**，酌情使用护肝药水飞蓟素、多不饱和卵磷脂和还原型谷胱甘肽等。

（三）**有肝性脑病**但无上消化道出血的急性重症患者考虑使用糖皮质激素。

（刘强）

第三节　非酒精性脂肪性肝炎

一、概述

非酒精性脂肪肝是一种无过量饮酒史的肝实质细胞脂肪变性和脂肪贮积为特征的临床病理综合征。表现不一，包括单纯脂肪肝、脂肪性肝炎、脂肪性肝硬化。非酒精性脂肪性肝炎是非酒精性脂肪肝的一种类型，为非酒精性脂肪肝发展中的一个病理阶段，通常所称的非酒精性脂肪肝也包括非酒精性脂肪性肝炎。

二、临床表现

本病是临床、生化和病理综合征，通常无明显症状，或出现诱发本病的危险因素，如肥胖、糖尿病和高血脂症等。此外，可有食欲不振、腹胀、肝区不适或隐痛、恶心、呕吐、腹泻等。严重者可发生黄疸、腹水、出血倾向、肝功能衰竭及脑病等。但也可无自觉症状，而在体检时发现。体征主要为肝肿大，并有轻度触痛。重者可出现脾肿大、腹水。

三、诊断要点

（一）**无饮酒史或饮酒折合乙醇量每周少于40g**。

（二）**有易患因素如肥胖**、2型糖尿病、高脂血症等。

（三）**除外病毒性肝炎**、药物性肝病、Wilson 病、全胃肠外营养、自身免疫性肝病等。

（四）**除原发病临床表现外**，可出现乏力、肝区隐痛和不适等症状，可伴肝脾肿大。

（五）**血清ALT和或GGT高于正常值上限的1.5倍**，AST/ALT 大于1；常出现GGT、铁蛋白和尿酸等增高。血脂如胆固醇、甘油三醋及脂肪酸可正常或增高。随病程进展可出现血清胰岛素升高和糖耐量损害等胰岛素抵抗综合征。

（六）**B超表现为肝区近场弥漫性点状高回声**，回声强度高于脾脏和肾脏；远场回声衰减，光点稀疏；内管道结构显示不清；肝脏轻度或中度肿大，肝前缘变钝。CT平扫表现为肝脏密度普遍低于脾脏或肝/脾CT 比值小于等于1。可出现肝实质密度和信号改变，脾增厚或肿大，胆囊壁增厚或胆囊形态改变等。

（七）**肝脏组织学有典型表现**。主要表现为肝细胞内有大泡性脂肪滴贮积，伴肝细胞气球样变，甚至肝细胞不同程度的坏死，以及小叶内和门管区混合性炎症细胞浸润。可伴有肝纤维化、糖原核、小叶内脂肪性肉芽肿、嗜酸小体、脂肪囊肿等表现，少数病例可见Mallory 小体和肝细胞巨大线粒体。

四、治疗方案及原则

（一）**病因治疗**：妊娠急性脂肪肝应早期诊断、终止妊娠；与糖尿病有关者，应积极治疗糖尿病等。

（二）**基础治疗**：行为治疗、调整饮食及运动。

（三）**减少其他危险因素**：如饮酒、吸烟、慢性缺氧状态和肠道菌群紊乱等。

（四）**药物辅助治疗**：目前尚无特效药物。

1.抗氧应激及抑制脂质过氧化：还原型谷胱甘肽、多不饱和卵磷脂、水飞蓟素等。

2.改善胰岛素抵抗：可选用二甲双胍和噻唑烷二酮类药物等。

3.抑制肿瘤坏死因子 α 活性。

4.抑制炎症及纤维化。

5.减少肝脏脂质含量。

（五）**手术治疗**：减肥手术，晚期肝病可行肝移植术。

（刘强）

第二十二章 上消化道内镜检查

上消化道内镜能清晰地观察食管、胃、十二指肠壶腹至降段的黏膜形态及病变如有病变可作活体组织病理学和细胞学检查以确定诊断。

一、适应证

（一）有上消化道症状，包括上腹不适、胀痛、烧心及反酸、吞咽不适梗噎、嗳气、呃逆及不明原因食欲不振、体重下降贫血等；

（二）上消化道钡餐造影检查不能确定病变或症状与钡餐检查结果不符者；

（三）原因不明的急慢性上消化道出血或须做内镜止血治疗者；

（四）须随访的病变如溃疡病萎缩性胃炎癌前病变等；

（五）高危人群食管癌胃癌高发区的普查；

（六）须做内镜治疗者。

二、禁忌证

（一）食管胃十二指肠急性穿孔；

（二）严重心肺肾脑功能不全及多脏器功能衰竭者；

（三）精神病及意识明显障碍不能合作者。

三、术前准备

器材：内镜、光源主机、活检钳、细胞刷、必要的各种治疗器械、表面麻醉剂、各种急救药品备用以及内镜消毒设备。 技术准备：了解病史检查目的特殊要求其他检查情况有无内镜检查禁忌证，有无药物过敏及急慢性传染病等。向患者说明检查目的及配合检查须注意的事项，术前禁食6 ～ 8小时，已做钡餐检查者须待钡剂排空后再做胃镜检查，幽门梗阻患者应禁食2 ～ 3天，必要时术前洗胃。最好排空大小便。咽部麻醉检查前15分钟用2%～4%利多卡因或普鲁卡因喷雾或口含，也可含服麻醉祛泡糊剂，有麻醉药过敏史者可不用麻醉。不必常规应用镇静剂、解痉剂，对个别精神紧张或胃肠蠕动强者可在检查前15分钟肌内注射阿托品0.5mg或丁溴东莨菪碱10mg或行清醒镇静麻醉。术前常规检查各项器材是否齐备。 操作方法及程序：

（一）**患者体位**：患者取左侧卧位，头部略向前倾双腿屈曲；如患者有活动假牙宜取出，松解领口和裤带，轻轻咬住牙垫。

（二）**插镜**：

1.单手法：术者面向患者左手持内镜操纵部，右手在距离镜端持镜使镜面对准患者舌根部，将镜端自牙垫中插至咽后壁，左手调节旋钮方向，使之顺利到达咽喉部，嘱患者做吞咽动作，顺势轻柔地插入食管。切忌用暴力硬插。

2.双手法：少数患者不能有效做吞咽动作或单手法插镜困难时，可用双手法插镜。先将牙垫套于镜身，用左手示指试探患者咽喉部右手持镜端送入口腔，务必使镜面方向或先端部弯曲弧度与舌根部相平行，在左手示中二指中间将镜插至咽喉部，如有阻力应调整插镜方向。切忌强行通过。

（三）**胃镜检查次序**：插镜后内镜直视下从食管上端开始循腔进镜，依次观察食管贲门胃体胃窦幽门十二指肠，在退镜时依次从十二指肠、胃窦、胃角（低位翻转）、胃体、胃底贲门（高位翻转）、食管退出，依次顺序全面观察。应用旋转镜身、屈曲镜端等方法观察上消化道全部：如黏膜色泽、光滑度、黏液、蠕动及内腔的形状等，如发现病变应确定其性质、范围及 部位，并详细记录，并进行摄影活检及细胞学取材。

（四）**摄影**：摄影应在观察完毕活检前进行，摄影时应保持视野清楚，注意将病变目标的特征从不同方向显示，并使病变得到可显示部位的标志背景的衬托。

（五）**活体组织检查**：良恶性局灶性病变应取4块以上的黏膜，立即放入4%甲醛液（10%福尔马林）固定，并贴标签避免错误，弥散性病变的黏膜应按食管、胃分瓶固定，须做快速尿素酶试验者应在幽门前区取1块以上标本，立即放入试剂盒内测试。

（六）**细胞学取材**：应在活检后，检查结束前进行。移开活检钳阀门换刷子阀门，经刷子阀门插入细胞刷，在病变及其周围轻轻擦拭。刷后应将刷子退至活检孔前端出口处，然后随内镜一同拔出。做2～4张涂片，涂片结束后立即放在95%乙醇中固定送检。检查结束前应抽吸胃内气体，同时退镜。

四、注意事项

（一）**检查结束后注意患者全身情况**，尽管上消化道内镜检查是比较安全的，仍应仔细观察有无并发症发生。

（二）**书写或电脑打印报告** 并向患者解释检查结果。

（三）**1小时以后才允许进食。**

（四）**活体组织检查一般1周后取报告。**

五、并发症

（一）**咽部感染**：咽部病变可因咽部损伤继发感染，甚至发生咽部蜂窝织炎或咽后壁脓肿，应予休息及抗生素治疗。

（二）**食管穿孔**：为严重甚至致死性并发症，尤其并发纵隔炎者须抗生素治疗及手术缝合或引流治疗。

（三）**胃穿孔**：不如食管穿孔严重，须抗生素及手术缝合治疗。

（四）**出血**：因黏膜损伤或活检时取组织太深、撕拉过度所致出血量不多时多能自行停止；如出血过多应内镜下止血。

（五）**心血管意外**：可因咽喉迷走神经反射引起，有个别心搏骤停病例，根据当时心脏情况应予以相应的处理：包括吸氧、抗心律失常药物、复苏术等。

（六）**颞下颌关节脱位**：患者因用力咬牙垫而恶心时，易发生颞下颌关节异常运动引起脱位，可采用手法复位。

（刘强）

第二十三章　结肠镜检查

结肠镜检查是诊断和治疗大肠疾病的安全有效可靠简便的方法之一，不但可明确钡剂灌肠X线检查未能明确的病变，而且能取活检做病理检查，并对某些大肠疾病进行治疗。广泛开展此项检查可提高早期大肠癌的发现率，还能对癌前期病变和大肠息肉及时治疗。

一、适应证

（一）原因不明的下消化道出血；

（二）原因不明的慢性腹泻　便秘腹痛腹胀；

（三）钡剂灌肠发现有异常；

（四）不能排除大肠或末端回肠的肿物；

（五）原因不明的低位肠梗阻；

（六）某些炎症性肠病须做鉴别和确定累及范围及程度；

（七）大肠某些良性病变为除外恶性变；

（八）大肠息肉和癌诊断已明确　为了除外其他部位有无伴发性病变；

（九）行结肠镜下治疗；

（十）大肠某些疾病药物治疗的随访；

（十一）大肠癌手术后大肠息肉摘除后随访；

（十二）大肠肿瘤的普查。

二、禁忌证

（一）疑有大肠穿孔腹膜炎；

（二）严重心肺肾肝及精神疾病；

（三）多次开腹手术或有肠黏连者，应慎行结肠镜检查；

（四）妊娠期可能会导致流产或早产；

（五）大肠炎症性疾病急性活动期为相对禁忌证；

（六）高热衰弱严重腹痛低血压者最好待病情稳定后再行结肠镜检查；

（七）不合作者及肠道准备不充分者为相对禁忌证。

三、术前准备

（一）收集病史：介绍患者须知，争取患者配合，检查前3天少渣饮食，检查前1日流质饮食，检查日上午禁食，检查前晚泻药清肠或清洁灌肠。现在有更简便的清肠方法可根据不同要求按说明书使用。

（二）准备好结肠镜、冷光源、活检钳、注射针、圈套器、高频电发生器、细胞刷、吸引器、润滑油等。

四、操作方法及程序

分非透视下及透视引导下双人操作或单人操作法

（一）患者取左侧卧位，常规做肛门指检除外肛门狭窄和直肠肿物。

（二）循腔进镜是结肠镜操作的基本原则，即视野中见到肠腔才能插镜，否则要退拉一下再找腔。

（三）进镜中常有几个急弯肠段，如乙状结肠、降结肠交界处，脾曲、肝曲；找肠腔如有困难，可根据见到的肠腔走行方向行滑行插入，一般滑行插入2cm左右即现肠腔；如滑进很长距离仍不见肠腔，应该退镜另找方向再插镜。

（四）插镜时应该无明显阻力，若有剧烈疼痛，切忌盲目滑进和暴力插镜。

（五）在通过急弯肠段后，有时虽见到肠腔但仍不能进镜，相反有时会退镜，这时要退镜并钩拉取直镜身、缩短肠管，使结肠变直，锐角变钝角，再通过。若插入仍有困难，可改变患者体位或腹壁加压，避免传导支点和阻力的产生。

（六）整个插入过程要尽量少注气多吸气。

（七）一定要在视野中见到回盲瓣和阑尾口才能认为镜端已抵达盲肠，插入成功。

（八）必要时可通过回盲瓣插入回肠末端20～40cm。

（九）结肠镜观察和治疗应在插入内镜时就开始，但重点应在抵达盲肠后退镜时，进行应按先近端后远端的顺序进行。

（十）见到阳性病变应取活检组织2～4块，立即放入4%甲醛（10%福尔马林溶液）并贴好标签。

五、注意事项

（一）检查结束后观察患者有无腹痛、腹胀、腹部压痛，若无异常，10分钟后即可离去；若有腹痛、腹胀、肝浊音界消失，应立即做腹部X线透视，如膈下有游离气体即为消化道穿孔，应立即外科手术。

（二）书写报告单应详细描述阳性病变的部位、范围、大小、形状等，并解释检查结果。

六、并发症

（一）**穿孔**：发生率为0.11%～0.26%，最常见为乙状结肠穿孔，结肠穿孔一旦确诊应立即手术。腹腔外穿孔一般不须手术，予以禁食、补液、抗感染治疗，1～2周后穿孔会自行愈合。腹膜后及皮下气肿可自行吸收。

（二）**出血**：发生率为0.07%，大部分经镜下止血和保守治疗可获痊愈。

（三）**浆膜撕裂**：也称不完全穿孔，较少见，一般不须特殊治疗，会自行愈合。

（四）**肠绞痛**：一般为检查刺激所致，无特殊意义。能自行缓解。

（五）**心血管意外**：结肠镜检查对心血管影响极其轻微，原有严重冠心病或心律失常者，应慎重施行。

（六）**呼吸抑制**：大部分与术前应用镇静或麻醉剂有关，一旦发生应立即复苏治疗。

（刘强）

第二十四章　内镜逆行胰胆管造影检查

内镜逆行胰胆管造影（ERCP）是在十二指肠镜直视下，经十二指肠乳头开口注入造影剂，做X线胰胆管造影检查，是胰腺胆道等疾病重要的诊断手段之一。

一、适应证

（一）原因不明的梗阻性黄疸；

（二）怀疑为胰胆及壶腹部恶性肿瘤者；

（三）疑为胆源性胰腺炎者；

（四）病因不明的复发性胰腺炎；

（五）胰胆系先天性异常，如胆总管囊肿、胰腺分裂症、胆胰管汇合异常等；

（六）胆囊结石拟行腹腔镜切除术须除外胆总管结石者；

（七）胆囊切除术后反复发作性右上腹痛者；

（八）胆道感染并胆管阻塞须行鼻胆管或内支架引流减黄者；

（九）胆管及胰腺疾病须行内镜下治疗者；

（十）不明原因上腹痛须除外胆管及胰腺疾病者；

（十一）疑为 Oddi 括约肌及胆管功能障碍须测压者；

（十二）因胆胰病变须收集胆汁/胰液检查者；

（十三）疑为胆道出血者；

（十四）胰腺外伤后怀疑胰管破裂及胰漏者；

（十五）胆管手术后怀疑有误伤及胆漏者；

（十六）某些肝脏疾病及肝移植后须了解胆管情况者。

二、禁忌证

（一）非胆源性急性胰腺炎；

（二）严重的胆道感染及胆管梗阻无引流条件者；

（三）严重心肺肾肝及精神病患者；

（四）其他上消化道内镜检查禁忌者；

（五）严重碘过敏者。

三、术前准备

（一）患者准备

1.术前应签署有创检查知情同意书，详细向患者说明检查或手术的必要性，术中或术后可能发生的并发症，取得患者及家属同意后方可行此检查。

2.术前应向患者做好解释工作，以解除顾虑争取积极配合做相关药物的过敏试验。

3.术前至少禁食8小时以上。

4.患者穿着要适合于X线摄片的要求，不要穿着过多、过厚，去除金属物品或其他影响摄影的衣着织物等。

5.咽喉部麻醉与普通上消化道内镜检查相同。

6.右手前臂建立静脉通路。为了有效地控制胃肠蠕动，有利操作，术前常规静脉注射异可利定（解痉灵）20mg，地西泮（安定）5～10mg及哌替啶（度冷丁）50mg。若为小儿则由麻醉师协助行麻醉下ERCP。

7.病情危重或老年患者，伴有心肺或脑等器官重要疾病者，应进行血氧饱和度、心电及血压监护，必要时吸氧。

（二）器械准备

1.十二指肠镜用于一般检查及治疗时，内镜活检孔径为2.8～3.8mm即可；若置入≥11F胆管支架或行母子镜检查，则要求活检孔道4.2mm以上；若为婴儿行ERCP，，则应准备小儿十二指肠镜；若为胃比尔罗特Ⅱ式吻合术后患者行ERCP，还应准备普通前视胃镜；

2.各种型号造影导管，包括普通标准型、尖头、金属头、锥形等。

3.常规造影用气囊导管及导丝。

4.十二指肠乳头拉式及针状切开刀。

5.内镜专用高频电装置。

6.生命体征监护设备。

7.线透视及摄影装置，传统胃肠钡餐检查的X线机也可用于ERCP，但最好使用能定点摄像、数字式X线设备并配有高分辨率的监视器、检查床可向两个方向移动，并能抬高或降低床头，必要的防护铅衣、手套及围脖。

8.造影剂为无菌水溶性碘溶液，常用60%泛影葡胺，非离子性造影剂更为理想。

9.所有配件均应按要求进行严格消毒。

（三）操作方法及程序：

1.患者体位：通常取左侧卧位，左手臂置于背后，亦可一开始就让患者取俯卧位。

2.内镜快速进入十二指肠：按操转常规插入内镜，至食管下端，细心旋转弯角钮向下观察贲门口，若无病变可顺利通过贲门进入胃内，向前推进内镜通过胃体至胃窦部，使内镜接近幽门，并尽量抽吸胃内气体，待幽门开放时调整内镜向上，在视野中观察到2/3幽门口的状态下，内镜即可通过幽门，进入十二指肠壶腹。

3.进入十二指肠降段：稍许进镜并将镜身顺时针旋转60°～90°，再将弯角钮向上，便可通过十二指肠上角，到达十二指肠降部。将内镜向上勾住并将镜身顺时针旋转，将胃内弯曲的镜身向外拉出，拉直镜身，此时内镜头端一般距切牙55～60cm，X线下可见内镜走行呈"倒7字"形。

4.寻找乳头及开口：拉直内镜后在十二指肠降段寻找十二指肠乳头，先寻找纵行皱襞，沿纵行皱襞寻找主乳头，乳头形态大多呈乳头型，其次为半球型及扁平型，少数可有特殊变异。 在乳头上方有纵行的口侧隆起，其表面有数条环形皱襞横跨而过，紧靠乳头上方的环形皱襞称缠头皱襞，乳头与口侧隆起总称十二指肠乳头部，在乳头肛侧有1～3条略呈八字形走向的皱襞，称小带，这些纵行走向的皱襞统称十二指肠纵皱襞，此为寻找乳头的重要标志。摆正乳头后辨清开口，乳头开口形态一般分为五型：(1)绒毛形：与乳头外观一致由较粗的绒毛组成，开口不明；(2)颗粒型：开口部绒毛粗大，活动较频繁，常有色调改变；(3)裂口型：开口呈裂口状；(4)纵口型：开口呈纵线状裂形开口，有时呈条沟样；(5)单孔型：开口部呈小孔状，硬而固定。

5.插管方法：插管前应先以造影剂排净导管内的气体，勿将气体注入胰、胆管，以免影响诊断。插管时应根据胰、胆管解剖的走行"轨道"，力求深插管，避免导管在胆、胰共同管道内注入造影剂，致胆胰管共同显影。这样会因注入造影剂不够或造影剂溢出过多及黏膜内注入造影剂，而影响诊断，因此应根据诊断进行选择性插管造影：(1)胆管造影：导管从乳头开口11～12点钟处，从下方向上斜行插入，易进入胆管；(2)胰管造影：导管从乳头开口1点钟处与开口垂直方向插入，易进入胰管。

6.选择性插管造影困难，可采取如下措施：(1)用拉式切开刀插管：通过拉紧刀弓改变角度争取插管成功；(2)导丝配合插管：若乳头开口及管道狭小，可在导丝配合下插管容易成功；(3)副乳头插管：若经主乳头开口插管有困难，而胰管造影又有极强适应征，如怀疑胰腺分裂症，可用专用导管行副乳头插管；(4)细尖状导管插管：若开口较小或管道狭窄时可应用，但容易插入黏膜下致组织显影而影响诊断及治疗；(5)针状刀预切开：若插管十分困难，而又有极强的适应证可用针状刀行预切开，是一种进入胆管或胰管的有效途径。但并发症发生率较高，应由有经验的医师操作。

7.特殊情况下插管：(1)胃切除后：在胃毕洛式吻合术后，如果只是从切牙至十二指肠乳头距离的缩短，且乳头在视野右侧，一般插管没有困难。但胃毕洛Ⅱ式吻合术后，因解剖位置的变化，ERCP成功率仅50%左右，可选用前视胃镜，也可用侧视十二指肠镜，取左侧卧位，于视野的2～5点钟位置寻找输入襻，逆行进镜，可见胆汁泡沫，达十二指肠盲端后，稍退镜即可见乳头，X线监视下可见内镜走行与正常相反。插管时内镜与乳头稍有距离，便于掌握方向也，可借助导丝插管；(2)乳头成形术后：胆管十二指肠吻合术后及乳头旁瘘管者，可用带气囊导管造影，避免因开口过大致造影剂外漏、胆管显影不佳的缺点；（3）乳头部病变：正常结构已破坏插管时，应选乳头隆起及胆汁溢出处有目的插管，应先造影再取活检，防止出血影响插管视野；（4）乳头旁憩室：乳头位于憩室底部口缘处应沿乳头系带寻找开口，若乳头位于憩室内，则插管有一定困难；（5）孕妇及小儿：原则上没有极强适应证时孕妇不宜作ERCP；小于5岁患儿行ERCP时应在全麻下进行，小于3岁患儿需用特殊的小儿十二指肠镜操作，操作时要求步骤简化，摄片时用专用的铅皮遮护生殖器官及使用最低限度的线。

8.造影与摄片：插管成功后注入造影剂前最好先摄腹部平片以作对照，排除伪影。确认导管已插入胆管或胰管后,先注入已稀释（15%泛影葡胺）造影剂，推注速度0.2～0.6ml/S为宜，压力不宜过大，以免胰管分支过度充盈引起腺泡显影或注入量太大、太浓而遮盖病变（结石）。造影剂用量视造影目的而定，一般胰管只需2～5ml，胆总管及肝管约需10～20ml，充盈胆囊则需50～80ml，若发现有胆管梗阻性病变，在注入造影剂前应先抽出胆汁，再注入等量造影剂，以免因注入量大致胆管内压力过高，引起败血症。在胰管无梗阻情况下，造影剂在胰管通常1～2分钟排空，故胰管尾部充盈后应立即摄片，摄片时令患者屏住呼吸，尽量避开内镜遮挡胰胆管及其病灶。造影剂在胆道内滞留时间比在胰管内长，因而有较充裕时间供透视和摄片，在X线透视下胆总管、胆囊及肝内胆管显影后即可摄片。有时虽未充满，但病变显示最清楚也应及时摄片。为了使肝内胆管显示清楚，可采取头低脚高位；右侧肝内胆管充盈欠佳时亦可改为仰卧位；头高脚低位则更有利于显示胆总管下端及胆囊。对胆囊部位加压，能显示胆囊小结石。退出内镜时应边吸引边退镜，退至胃底时将残留胃内气液体尽量抽吸干净。退出内镜，按照病灶部位可转动体位使病灶显示清楚再行摄片。

四、注意事项

（一）严格掌握ERCP适应证与禁忌证；

（二）ERCP目的为胆胰管显影诊断，上消化道检查不是主要的目的。因此十二指肠镜应简捷地通过胃，进入十二指肠到达降部，找到乳头插管造影，否则会降低ERCP成功率；

（三）插管造影过程中，遵循胰、胆管走行方向，尽量行选择性造影，插管要有一定深度。

（四）选择性插管造影困难时，可通过拉式刀导等方法试插管造影，除非有ERCP极强适应证时，一般不主张积极使用针状刀做乳头预切开造影，否则会大大增加并发症发生率；

（五）胆道有梗阻又不具有胆管引流条件时，避免向胆管内注入较多造影剂，以免增加胆管感染的概率；

（六）为不遮盖胆、胰管病变，应准备不同浓度的造影剂，边注入边透视，适时摄片并不断变换体位，选择最佳位置；

（七）插管过程中避免操作粗暴及少用尖头造影导管，以免将造影剂注入黏膜下，导致乳头水肿影响进一步检查及治疗；

（八）整个操作过程中应注意患者的反应，尤其是使用清醒镇静麻醉者，应行血氧饱和度、心率及血压的监测。

（九）术后处理：①为预防感染造影后应常规使用广谱抗生素2天；②术后禁食1天；③术后3小时、24小时常规检查血清淀粉酶，有升高者继续复查，直至恢复正常；④注意观察患者有无腹痛、恶心、呕吐、体温升高、黄疸加深及腹膜刺激征等异常情况;⑤禁食期间常规补液。

五、并发症

诊断性ERCP并发症总发生率为1.01%～9.2%，手术死亡率为0.13%～0.5%。

（一）**高淀粉酶血症及胰腺炎**：是ERCP最常见的并发症之一，高淀粉酶血症可表现为单纯性血清淀粉酶升高，而没有明显临床症状，发生率为20%～75%。若同时出现上腹痛及上腹部压痛，则为ERCP后胰腺炎，发生率为1.9%～5.2%，多为轻型胰腺炎，但也可发生重症胰腺炎。

（二）胆道感染：发生率为0.33%～1.5%，表现为发热、腹痛、黄疸或黄疸加深、右上腹部压痛，甚至可发生中毒性休克及败血症；

（三）穿孔：发生率为0.1%，一般发生于内镜通过十二指肠壶腹时及用针状切开刀切开乳头时，一旦发生应采取外科手术处理；

（四）出血：发生率小于0.5%，诊断性ERCP发生率较低，见于因患者胃肠反应过大，剧烈恶心、呕吐而致贲门黏膜撕裂者，也可发生于乳头切开后。经内科治疗或内镜治疗多可痊愈；

（五）其他：药物反应、心脑血管意外、心跳呼吸骤停等常规内镜检查并发症。

（刘强）

第二十五章　色素内镜检查

色素内镜是内镜下利用色素的一种检查方法，普通内镜不易识别的消化道黏膜及某些脏器表面的性状借助色素的作用，使之变得容易识别、容易诊断，对普通内镜观察不到的黏膜的功能状态也能通过色素的作用，使之能在内镜下用肉眼直接观察和诊断。色素必须符合无毒、无害安全的要求。　色素的投入途径主要有两种：在内镜下直接喷洒的称直接法；经口服色素后再进行内镜观察的称间接法。

一、适应证

所有能接受消化道普通内镜检查的病例原则上均可进行色素内镜检查。

二、禁忌证

对碘过敏患者禁用碘染色，尿素酚红、尿素麝香草酚染色由于有产生高血氨的危险，肝硬化患者慎用。极少数病例仍可能具有过敏的危险，因此检查前应了解患者过敏史，尤其是对染色剂有过敏反应者。

三、术前准备

同普通胃镜检查的前处置，要特别强调清除附着于黏膜表面的黏液，消化道是被覆黏液最多的脏器，如果不认真清除喷洒色素后着色的黏液，必将妨碍内镜的观察，通常利用蛋白分解酶使黏液分解，降低其黏度，用表面活性剂使附着于消化道管壁的黏液易于清洗。

四、操作方法及程序

（一）碘染色法：本法是利用碘与糖原的呈色反应，正常的鳞状上皮黏膜内的颗粒层含有糖原，因此本法只用于食管黏膜的内镜检查。

1.方法：碘染色法最经济、简单为最基本的食管黏膜检查法。碘过敏及甲亢患者禁用。一般剂量无明显不良反应，对食管糜烂及溃疡病例，喷洒后可能有一定的胸骨后烧灼感。在常规胃镜观察后，对食管黏膜的目标部位用洗涤喷雾管均匀喷洒3%的卢戈液，待10秒左右，立即用温水冲洗、吸引后观察。由于碘对正常食管黏膜的着色很快，褪色也快，因此染色后应尽快观察摄像，必要时可反复喷洒3%卢戈液，用量为10～20ml。观察后尽量吸净胃及食管内残留的碘液。

2.碘染色的内镜像：正常食管黏膜染成褐色，呈褐色草席纹状，由于病变的上皮缺乏糖原，因此喷洒碘液后，病变部为不染带，清楚地显示出病变的范围。凡是食管上皮缺损的病变，如糜烂、溃疡、癌、非典型增生、不完全的再生上皮、过度角化及角化不全等，碘均呈不染或染色不良，因此碘染色只能指示病变的存在及范围，对各种病变难于进行鉴别。

（二）甲苯胺蓝染色：甲苯胺蓝和亚甲蓝一样，吸收后呈变色反应性的蓝色色素，在消化道内视镜检查中也仅用于食管病变的检查。甲苯胺蓝对食管无刺激性，但用量过大时对胃黏膜有一定刺激性。从消化道黏膜吸收后经尿液排泄，对膀胱黏膜也具一定刺激性，因此染色后要尽量将残留色素吸尽，必要时用利尿剂促进排泄。一般用1%～2%的甲苯胺蓝液染食管，全长需8～10cm。

1.方法：染色前处置后，对食管进行常规镜下观察，对目标部位用1%～2%甲苯胺蓝液均匀喷洒，待30S后用温水反复洗净吸引。

2.甲苯胺蓝染色的内镜像：正常食管黏膜几乎无着色性，病变部则有不同程度蓝染。甲苯胺蓝可着色的病变为：(1)上皮的缺损部（糜烂、溃疡）；(2)癌组织的露出部；(3)上皮非典型增生；(4)再生上皮。其中病灶表面的坏死物质及纤维蛋白等着色最浓，其次为癌细 胞，非典型增生上皮及再生上皮，随着再生上皮的成熟，其染色性也逐渐接近正常。因此甲苯胺蓝的染色像在不同病变都有各自的特点，对于病变表面被正常上皮覆盖的部分及以上皮基底层为中心的病变，由于表面被正常上皮覆盖，甲苯胺蓝无染色效果，不能与正常黏膜鉴别。

（三）甲苯胺蓝-卢戈碘双重染色：系利用上述两种溶液分别染色的方法，先喷洒碘于全食管，然后在病灶处喷洒甲苯胺蓝，30S后用蒸馏水冲洗吸出染液可更清楚显示病灶。

（四）亚甲蓝染色：适用于食管以外的消化管黏膜的染色。亚甲蓝在胃镜下直接喷洒（直接法），主要用于胃黏膜肠上皮化生的检查及对十二指肠溃疡瘢痕可疑病灶，在普通胃镜检查后从活检孔插入喷雾管，用0.5%的亚甲蓝液（对要取活检作进一步病理染色检查时，则用的0.2%～0.3%浓度液为好）对准目标部位由远及近均匀喷洒,散布后用水冲洗色素液。对难以洗净的着色黏液，可用0.5%碳酸氢钠液冲洗，则易洗净。

（五）反应法色素胃镜检查：利用色素剂与消化道黏膜内物质的呈色反应进行观察鉴别的方法。其中最具代表性，最常用的为刚果红法。

1.刚果红法：刚果红为化学反应指示剂，遇酸则由红色变成黑色。在胃镜直视下向胃黏膜喷洒碳酸氢钠-刚果红液，并用胃酸分泌刺激剂（五肽胃泌素），根据刚果红指示的变色范围及变色速度，能准确地了解具有胃酸分泌功能的胃底腺分布的范围、体部胃炎的程度及胃黏膜萎缩的范围等。

2.尿素-酚红法：是一种使幽门螺杆菌的感染及其分布可视化的色素内镜检查法。

(1)幽门螺杆菌具有分泌尿素酶的活性，在胃黏膜表面喷洒尿素酚红液，尿素被幽门螺杆菌的尿素酶分解产生NH_3，使局部的PH值上升。酚红是PH指示剂，通过颜色的改变反映PH值的变化，观察这种颜色变化的有无及范围可以诊断幽门螺杆菌的存在及其分布。 尿素酚红液的变色域为PH：6～8，只要有5×10^5cfu/ml的菌量，橙黄色的液体即可变为红色。幽门螺杆菌在PH为5和PH为8的环境中，其尿素酶的活性最好，酚红的变色域 为PH:6.8～8.4，纯胃液的PH值为0.9～1.5。因此如果事先不加任何措施，直接喷洒尿素-酚红液，即使尿素分解产生NH_3，也有可能使局部的PH值达不到使酚红变色的水平。因此，以H2-RA/PPI前处置，使胃内的PH提高到5左右，才能使检查保持在高灵敏水平。

(2)尿素酚红液的配制：取尿素（分析纯）6g,酚红（分析纯）0.1g,加入灭菌蒸馏水200ml。

(3)用力振荡使之溶解，37℃保温室放24小时，即可使用。在出现酚红残渣时，可使用其上清液。在冷暗处保存可使用2周左右。

检查方法为:检查前日睡前口服H2受体拮抗药（法莫替丁20mg）或质子泵抑制药（PPI），
①检查当日静脉内注射H2受体拮抗药（法莫替丁20mg）。

②胃镜插入后吸去残留的胃液。

③从活检口插入喷雾管，内镜直视下喷洒上述配制的尿素-酚红液。观察色素液变红的范围并在变色区域取活检，变红的区域即为幽门螺杆菌定植的部位。

改良方法：采用PH调节水的方法。先对胃黏膜表面喷洒PH为5.5的调节水来调整胃黏膜表面的PH值，再喷洒尿素-酚红液，同样得到了良好的效果，而且本方法不需要事先使用抑酸剂。调节水的配制简单,：用6mol/L的盐酸调整普通饮用水的PH值，将PH值调整至5.5左右备用，要即配即用。

（六）尿素-溴麝香草酚蓝法：原理与尿素酚红法基本相同。溴麝香草酚蓝是一种灵敏的PH指示剂。变色范围为PH6.0～7.6，胃黏膜表面喷洒尿素-溴麝香草酚蓝法后，幽门螺杆菌所在部位产生的尿素酶与尿素相遇分解产生氨，使局部胃黏膜PH值≥6.0时，在胃黏膜表面的指示剂立刻变成蓝色，即证明幽门螺杆菌的存在。此法染色与胃黏膜颜色对比度强。

尿素溴麝香草酚蓝溶液的配制:取尿素（分析纯）1g,0.06%溴麝香草酚蓝溶液混匀即可,即配即用。

五、检查方法

（一）检查前不必行抑酸准备。

（二）胃镜插入后观察有无胆汁反流及其范围吸干胃黏液池的黏液。

（三）从活检口插入喷雾管,在全胃黏膜均匀喷洒上述配制的尿素-溴麝香草酚蓝溶液。

（四）如有幽门螺杆菌感染则黏膜即刻变蓝,变蓝的范围即是幽门螺杆菌定植的部位。

胆汁反流杂菌生长及其他原因导致胃黏膜表面PH值大于6.0时，可出现假阳性。

（刘强）

第二十六章　非食管静脉曲张出血内镜治疗

一、上消化道出血紧急内镜检查和止血

适应证：

急性上消化道出血，尤其是原因不明者，在补充血容量、纠正休克稳定病情后均可接受紧急内镜检查和止血治疗。

禁忌证：

（一）严重心肺功能不全；

（二）疑有消化道急性穿孔；

（三）不能耐受内镜检查或不能配合者；

术前准备：

术前半小时给予山莨菪碱10mg肌内注射，急性大出血时，由于胃内积血过多影响观察，可先行冰盐水洗胃，但往往收效不大。急诊镜检的时间越早越好一般于末次呕血或柏油便后内镜检查的诊断符合率较高。

操作方法及程序：

先按上消化道内镜检查方法找到出血原因然后止血。

（一）局部喷洒药物止血：溃疡出血或黏膜病变出血，先清除血凝块，暴露出血灶，然后用冲洗管自钳道内插入，在直视下对出血灶喷洒止血。常用的止血药有凝血酶和1：10000 肾上腺素。

（二）硬化剂注射止血：主要适用于食管和（或）胃静脉曲张破裂出血，亦可用于溃疡出血或糜烂出血。常用硬化剂有1% 乙氧硬化醇和5%鱼肝油酸钠，无水乙醇等。 内镜直视下，于出血静脉内及其周围分别注射硬化剂，每次总量20～30ml。

（三）高频电凝止血：适用于溃疡出血、糜烂出血及血管畸形出血。内镜下先冲洗清除病灶表面血凝块，然后用电凝探头接触出血灶，用凝固电流通电数秒。烧灼时出血灶组织及血管凝固发白，出血停止，必要时可反复电凝止血。

（四）激光光凝止血：主要适用于血管瘤、血管畸形和溃疡的止血等。内镜下发现出血灶后，根据不同激光类型，采用接触病灶或非接触病灶方式应，用适当功率行激光止血治疗。但血管应避免激光功率过大，以免发生炭化甚至出血。

（五）氩气血浆凝固止血：是通过非接触型高频凝固装置，从特殊的附件中放出氩气的同时，高频电流装置放电产生等离子光束进行凝固。对组织深部的凝固作用小，对组织的侵袭也小，所以对壁薄的消化道出血大面积黏膜面的弥漫性出血有效。本法器械小、操作简单、安全性高，使用时应注意过量氩气会使消化道扩张。

（六）微波及钛夹止血：微波止血的操作及疗效与高频电凝止血相似。小动脉破裂出血可经内镜应用钛夹钳夹住可见的血管或整个病灶作机械性止血，疗效明显。钛夹可置放一个或数个。

并发症：

主要并发症有出血、穿孔、心肺意外、药物反应、感染和窒息等。

二、下消化道出血紧急内镜检查和止血

下消化道出血以便血和贫血为主要表现。按便血程度分为三类：①慢性隐性：出血肉眼无便血，无临床症状仅粪便隐血阳性。②慢性显性出血：肉眼能观察到鲜红果酱色或呈黑色的粪便，但无循环障碍者。③急性大量出血：鲜红或暗红色血便伴重度贫血，出现低血压或休克等循环障碍症状。

适应证：

各类下消化道出血均可行紧急内镜检查和治疗，大量出血时影响视野观察，建议检查前清洁灌肠以清除肠腔内血块，必要时采用其他诊治方法，待出血量减少后再进行肠镜检查。

术前准备：

少量出血按结肠镜检查进行术前准备（禁用口服甘露醇法，因甘露醇进入肠道后在细菌作用下会产生氢气和甲烷等易爆气体，遇火花会产生腔内爆炸）。

操作方法及程序：

急症内镜检查：出血时患者全身情况较差，应尽可能缩短检查时间，插入方法同结肠镜检查但操作时应尽可能避开凝血块，并尽可能 少注气。检查以进镜时观察为主，一般见到出血灶或插入部肠腔明显无积血即可缓慢退镜再行观察及治疗。

急症内镜止血：下消化道内镜下局部止血措施与本节上消化道出血相同。包括内镜下喷洒止血药物、硬化剂注射、电凝、激光光凝、微波热探头和钛夹钳夹止血。应根据不同病因选用上述内镜治疗。

并发症：

常见并发症有肠道出血、肠穿孔等一旦发生应积极给予相应治疗。

（刘强）

第二十七章 消化道息肉内镜下治疗

消化道息肉内镜下治疗方法较多，包括内镜直视下金属圈套切断息肉，息肉蒂部注射无水乙醇等药物或冷冻治疗，电凝电切术，电热活检钳术，微波和激光凝固术等。

本节重点介绍高频电凝电切。该法是内镜治疗消化道息肉的主要方法。可将息肉整体切除以进行活组织病理检查，达到治疗息肉、预防恶变、解除临床症状（如出血梗阻等）的目的。

一、适应证

应根据患者的情况和息肉大小、形态、病理组织学检查结果全面考虑。

（一）无严重慢性疾病，能耐受内镜检查及治疗者；

（二）消化道单发或多发性息肉，息肉大小能被不同口径的电凝电切圈套器套取者，息肉直径一般应小于2cm；

（三）病理组织学证实为非浸润型者；

（四）多发性息肉数目在30个以内；

（五）局限于黏膜层的早期癌可适用于内镜下摘除。

二、禁忌证

（一）患者体质差有严重心肺疾病无法耐受内镜检查、治疗者；

（二）有出血倾向，出凝、血时间延长，血小板减少或凝血酶原时间延长经治疗无法纠正者；

（三）息肉基底部过大，一般指胃息肉基底大于2cm或大肠息肉基 底大于1.5cm者；

（四）息肉型癌已浸润恶化者；

（五）已安装心脏起搏器或置入金属瓣膜者相对禁忌；6. 患者及家属不合作者。

三、术前准备

（一）患者准备：

1.检查出血凝血时间、血小板、凝血酶原时间、肝功能、试验、心电图描记，有条件者术前应用3天止血药物；

2.胃及十二指肠息肉患者术前禁食12小时；

3.大肠息肉患者术前3天进无渣半流质饮食，手术当天早晨禁饮食，中午可进干食，少饮水，下午操作。术前1天晚饭后服用清肠剂以清洁肠道。忌用甘露醇导泻，以免肠道内有易燃气体产生，导致通电时爆炸。

（二）器械准备：

1.高频电流发生器；

2.各型治疗用内镜均可选用，以双活检钳管道更适宜，便于抓取息肉，协助操作。这类内镜前端均为非金属，具有绝缘性，安全度高。

3.电凝电切圈套器及其附件（三爪钳、圈套器、异物网篮、等）最好用前端绝缘的圈套器；检查高频电流发生器，确认功能正常，将电切套圈器与高频电流发生器连接，脚踩通电踏板再将电切套圈器与电极板上的湿肥皂短暂接触，见有火花放电现象即说明性能正常，可以进行操作。严格按高频电流电凝电切等安全使用规定，将高频电源内镜电 切圈套器按要求连接起来备用。

四、操作方法及程序

（一）患者通常取左侧卧位。根据息肉的具体位置、大小、外形等情 况 可酌情改变体位，但应以息肉不倒卧于胃肠壁、不下垂至与对侧胃肠壁贴近和易于观察为原则。

（二）用生理盐水浸湿的纱布覆盖于电极板并紧密捆绑于患者左大腿外侧或与左臀部紧密接触。

（三）常规插入内镜，发现息肉充，分确认其位置 、大小、形态后反复冲洗吸尽息肉表面黏液及周围液体，使其暴露良好，便于息肉电凝、电切操作。同时必须须吸净胃肠腔内的气体，尤其在大肠息肉切除时更须注意，必要时置换空气以防易燃气体在通电时发生爆炸。

（四）选择合适的电切圈套器，经内镜活检管道插入胃肠腔，在内镜直视下在靠近息肉处张开圈套，将息肉套入圈套器内，于息肉根部逐渐拉紧套圈，但切勿用力过度防止勒断蒂部导致出血。

（五）拉紧套圈后息肉因血流阻断而顶端变为紫色，启动高频电源脚踏开关通电，先电凝后电切。间断通电时间每次1～2秒，一般不超过4秒，直至息肉被电切成功。

（六）仔细观察确认电切部位无出血、穿孔等并发症后，用三爪钳、圈套器或网篮捞取息肉连同内镜一并退出。

五、并发症及处理

（一）**出血**：在手术操作过程中或手术后均可发生出血。出血可为轻度、中度或大出血。轻度出血仅见创面轻度渗血或缓慢溢出，可自行停止。中度出血：上消化道息肉切除术后可表现为呕血或黑便；大肠息肉切除术后可表现为排出鲜血便；应积极行内镜下止血，多数经内科及内镜治疗可止血。大出血者可出现休克，内科及内镜治疗无效应紧急外科手术控制出血。

（二）**穿孔**：常由于电流强度过大、通电时间过长、视野不佳或内镜及圈套器位置不恰当，即强行切除息肉或因圈套器破损机械损伤胃肠壁等所致。小穿孔可通过禁食、胃肠减压、静脉输液并给予抗生素治疗。内科治疗无效或大的穿孔应立即转外科手术治疗。

（三）**灼伤**：电切时若电极或电切圈套器安放位置不当或圈套器附近有导电的黏液或息肉较长倒挂，均可引起电流分流烧灼附近正常黏膜组织。电灼伤一般仅表现为浅表溃疡，偶可造成贯穿性电灼伤甚至穿孔应予以重视。

（四）**溃疡**：息肉摘除术后切断面为坏死凝固物形成的溃疡多数在2～4周内愈合。胃息肉、大肠息肉电切术后，饮食以无渣流质或半流质为宜。不宜过多进食及过早活动，适当口服肠道不吸收的抗生素，口服液体石蜡以保持大便通畅。胃息肉电切术后一般常规应用H2受体阻滞药或质子泵抑制药及胃黏膜保护药。

（五）**其他**：高频电切治疗贲门部息肉时发生左侧膈肌痉挛并在心电图上出现心肌缺血性改变。此可能为高频电流影响膈神经以及局部高温传至心脏所致。所以贲门区息肉电切时须小心，必要时予心电监护。大肠息肉电切术偶尔可发生肠道气体爆炸，因此大肠息肉电凝电切术前禁忌口服甘露醇清洁肠道。操作过程中可进行肠道气体置换，即将肠腔内气体尽量吸净，并充以惰性气体。

六、注意事项

分次电切法：广基隆起直径大于2cm的消化道息肉，应分次电凝、电切。第一次电切息肉的一部分组织，再进行第二次甚至第三次电凝、电切，直至完全切除。

长蒂息肉的切除：圈套器应套在蒂中部或在离根部处3～5mm紧缩圈套器，宁可将残蒂保留稍长一些，以免引起胃肠穿孔。

术者应技术娴熟，谨慎小心，操作轻柔，动作迅速，绝不能将邻近正常组织一并套入圈套器，以免误将正常组织切除，扩大创伤面积。

小儿结肠息肉内镜切除：必须在全麻下进行，内镜医师应邀请麻醉科，小儿科医师共同参加操作和监护。

小儿结肠息肉的内镜电凝电切术应注意以下事宜：

（一）术前要做耐心的解释工作，有条件的最好让患儿家长观看治疗全过程，以消除其顾虑，取得配合。不合作者使用氯胺酮或丙泊酚静脉麻醉。

（二）插镜深度以观察左半结肠为主，因为儿童息肉绝大部分位于直肠和乙状结肠。

（三）幼年型息肉由于蒂部缺乏黏膜肌层的支持，故对细蒂息肉圈套时一定要缓慢紧缩套圈，切勿用力过猛，一经套住息肉稍一紧缩即立刻电凝，否则有勒断的危险。

（四）患儿术后一律住院观察，在医师指导下控制饮食和活动，一旦有并发症出现，及时处理。

（刘强）

第二十八章　消化道狭窄扩张及支架置入术

消化道狭窄扩张治疗的病例大部分为食管贲门部狭窄，少数为幽门、十二指肠及直肠狭窄。治疗狭窄的方法有内镜下激光或微波治疗、高频电刀切割以及内镜下扩张器扩张等方法，一般对于恶性狭窄，扩张后将支架置入狭窄部位，可取得较长期缓解的效果。

一、适应证

各种原因引起食管、贲门部狭窄而出现吞咽、进食困难者；幽门、十二指肠壶腹慢性狭窄引起明显胃潴留者；直肠狭窄引起排便困难者。

（一）良性疾病：

1.上消化道：术后吻合口狭窄、腐蚀性食管炎、医源性狭窄（憩室切除术后、内镜下黏膜切除术后、食管静脉曲张硬化剂治疗后、放疗后）、食管璞、消化性溃疡瘢痕狭窄、贲门失弛缓症。

2.下消化道：术后吻合口狭窄、炎症性肠病、憩室炎（特别是左侧结肠）、痔核切除术后等。

（二）恶性疾病：

1.上消化道：食管癌、贲门癌、胃窦癌；肺癌及恶性淋巴瘤等淋巴结转移导致外压性食管狭窄。

2.下消化道：结肠癌、直肠癌、肿瘤转移所致的直肠狭窄。

二、禁忌证

（一）急性心肌缺血、严重心律失常、严重心肺功能不全；

（二）消化道急性穿孔；

（三）狭窄部位有活动性溃疡；

（四）患者不能配合。

三、术前准备

人员、设备和器材

（一）人员：内镜医师1名，内镜技师（亦可由医师代替）1名，有时需放射技师1名。

（二）设备：X线机，氧气管或氧气瓶，吸引器，心电、血压及血氧监测仪，抢救设备等。

（三）直视型内镜：活检孔在28mm以上。

（四）导引钢丝 。

（五）扩张器：1.Savary Guiland扩张器（Bougie）：一套扩张器7根，直径分别为5mm、7mm、9mm、11mm、12mm、14mm、15m m的探条和1根导丝，每根探条长70cm，为头端圆锥形的中空性探条。2.Rigiflex TTS水囊扩张器：经内镜活检孔道插入，导管长度180cm，可通过28mm的活检孔道。球囊长8cm，有直径分别为6mm、8mm、10mm、12mm、15mm、和18mm的导管与压力表相连，球囊最大压力352Kg/cm2（50磅/平方英寸）；3.Rigiflex ABD气囊扩张器：用于贲门失弛缓症的扩张治疗。循导丝插入导管长度90cm，气囊长度为10cm，气囊直径有30mm、35mm和40mm三种。导管直径均为47mm，导丝可通过其孔道。导管与压力表相连，气囊最大压力1.41kg/cm2（20磅/平方英寸）。

（六）带膜或不带膜内支架：自膨式支架由钛镍合金制成，术前将其压缩在直径8mm的外套管内，导入器和支架装为一体。

四、术前准备：术前检查

（一）内镜检查：有无喉返神经麻痹及其程度；肿瘤部位及长度；狭窄部位及长度；

有无瘘孔形成（必要时经活检孔注水观察患者有无咳嗽）；狭窄与食管入口的距离（颈部食管狭窄时）；狭窄与贲门的距离（下部食管狭窄时）。

（二）**上消化道造影检查**：肿瘤部位及长度；狭窄部位及长度；有无食管纵轴的偏位；有无瘘管形成及其部位和方向。

五、肿瘤浸润或转移的相关检查

（一）**CT、MRI**：有无气管、支气管狭窄；有无大动脉浸润；有无瘘管（指巨大瘘孔）及其部位和方向；有无肺内浸润。

（二）**支气管镜检查（必要时）**：有无气管或支气管狭窄，狭窄部位及长度；有无瘘管形成及其部位和程度。 按胃镜或结肠镜检查要求准备。 分别与患者及家属谈话，交代可能出现的并发症，并请患者本人及家属签字。 术前肌注哌替啶（度冷丁）50 ～ 100mg，静脉缓慢注射地西泮（安定）7.5 ～ 10mg及丁溴东莨菪碱20mg以减轻痛苦。

六、 操作方法

（一）**Savary-Guiland扩张器操作应在X线室进行，步骤如下：**

1.直视下内镜靠近狭窄部，最好能通过狭窄处。

2.透视下在体表用金属片标记狭窄部位。

3.X线透视下导丝通过狭窄部位15 ～ 20cm。

4.沿导引钢丝插入探条扩张器，根据狭窄程度选用不同程度探条，探条通过时会有一定阻力，此时术者用力要适度，可轻轻旋转探条并推进，当锥形端最粗段通过后阻力可明显减小。在X线透视下可见到探条的标记已通过狭窄处，将探条保留1 ～ 2min。

5.保留导丝于原位，缓慢退出探条，更换大一号的探条重复以上扩张治疗。

6.如推进的阻力不大，可一直更换到15mm直径的探条。

7.如阻力太大，则本次更换的探条最好不要超过3根不同直径的探条。

8.扩张结束后将探条和导丝一同拔出。

9.再次内镜检查确认狭窄扩张程度及确定有无出血和穿孔。 Rigiflex ABD扩张器：治疗贲门失弛缓症该气囊不能通过活检钳孔，操作时先置入导引钢丝，可在X线透视下或内镜监视下进行。

（二）**内镜监视下扩张步骤如下：**

1.内镜下仔细观察贲门及食管黏膜，进一步除外恶性病变。尽量吸尽食管腔内滞留液，将胃镜停留在胃窦腔，插入导丝，退出胃镜。

2.循导丝插入气囊扩张导管。

3.在胃镜监视下调整气囊位置，使气囊中段骑跨于贲门处。

4.缓慢充气，进一步确定气囊中段位于贲门处。

5.气囊充气压力4 ～ 8磅/平方英寸，如患者无特殊不适将气囊充气达10 ～ 15磅/平方英寸，保留1 ～ 2min后放气，内镜观察黏膜出血情况，如无明显出血和穿孔，可于2min后再次充气达10 ～ 15磅/平方英寸。

6.缓慢拔出气囊及导丝。

7.再次内镜观察扩张情况并确定有无并发症。 钛镍合金自膨式支架置入术：支架分为硅胶管和金属支架，两者均由置入器置入。

（三）**硅胶支架置入前须将狭窄部扩张到15mm，置入较困难。金属支架置入方法：**

1.插入内镜，从活检孔插入导丝，将导丝置于狭窄下段的食管或胃内，退出胃镜。

2.循导丝缓慢推入支架导入器，在X线监视下确认支架的中心部位处于狭窄段的中点并覆盖病变的上下端；若不在X线监视下进行，需用特制测距器固定位置。

3.打开保险，缓慢拉回外套管，用内套管顶住支架防止其移位。在胃镜监视下观察支架膨胀情况，约10min后支架可完全膨胀。

4.退出支架导入器。

5.插入内镜，检查支架安装情况。

6.如果支架膨胀欠佳，可用TIS球囊扩张。

六、注意事项

（一）术后禁食12h，然后进半流食。密切观察有无胸痛、咳嗽、发热等。

（二）术后观察4h，食管狭窄扩张后注意有无胸部及颈部皮下气肿；胃及大肠注意腹痛和有无肝浊音界消失。如有应立即胸透以除外穿孔。

（三）再次扩张应相隔1周以上。

七、并发症

（一）出血；（二）穿孔；（三）感染

（刘强）

第二十九章 经内镜十二指肠乳头括约肌切开术

经内镜十二指肠乳头括约肌切开术（EST），是利用ERCP技术，在内镜下用高频电刀切开十二指肠乳头括约肌，用以扩大胆管开口。

一、适应证

（一）十二指肠乳头疾病 壶腹周围癌、良性乳头狭窄、Oddi括约肌功能障碍。

（二）胆道疾病 胆管结石、胆道寄生虫病、胆管癌、胆管炎、胆总管囊肿。

（三）胰腺疾病 急性胆源性胰腺炎、胰腺癌、复发性胰腺炎、慢性胰腺炎。

（四）配合内镜操作 为便于内镜治疗操作，扩大十二指肠乳头开口，如胆道内 支架术、网篮取石术等。

二、禁忌证

上消化道梗阻，十二指肠镜不能达十二指肠乳头处。 急性的未稳定的心、肺疾患，严重的肝肾功能衰竭。 凝血功能障碍及出血性疾病。 安装心脏起搏器者应慎用。

三、术前准备

（一）病人准备

1.了解患者的病史、手术史、药物过敏史，了解影像检查及血尿常规、淀粉酶及生化检查，并全面了解患者一般情况。

2.向患者及其亲属讲清检查目的、检查中注意事项，可能出现的并发症及处理方法，消除患者的恐惧心理，并签署手术同意书。

3.使用碘离子造影剂，事先要做过敏试验。

4.术前1周停用非激素类解热镇痛药及其他抗凝血药物。

5.术前禁食8h以上，禁水4h以上。

6.术前半小时肌内注射哌替啶（度冷丁）50～100mg，地西泮（安定）10mg，山莨菪碱/异可利定(654-2/解痉灵)10 mg。有青光眼或前列腺肥大的患者禁用山莨菪碱(654-2)，对于一般情况较差、心肺功能不良、肝功能衰竭等患者，慎用地西泮和哌替啶，应给予静脉输液，根据患者的反应调整用药，心电监护。

7.术前咽部麻醉。

（二）器械准备 应在X线监视下操作。

十二指肠镜，高频电发生器，各种十二指肠乳头切开刀；各种导管、导丝；其他如心电、血压及血氧饱和度监测，常规药物、急救药物、造影剂等。

四、操作方法及程序

（一）常规切开 完成ERCP后将切开刀深插入胆管，缓慢退出切开刀至刀丝露出，轻收刀丝成弓形，用抬钳器控制切开刀，以防止其滑出胆管，切开刀的位置最好是刀丝的前端0.5～0.7cm位于乳头内，视野中并可见刀丝尾端，刀丝与乳头黏膜垂直于11、12点钟位置，利用抬钳器逐渐上举进行切开，切开愈趋于完成时，胆管内刀丝应愈少。

（二）导丝辅助切开 完成插管造影后，通过造影导管置入绝缘导丝，利用双腔或三腔切开刀（同时可注入造影剂）进行切开。其优点是可避免重复插管，且切开刀从胆管脱出后可循导丝再插入胆管，也不会误入胰管，但助手要注意导丝的位置，随时推进导丝，防止导丝与切开刀一起脱出。

（三）预切开

1.针型刀乳头预切开法：ERCP未成功、乳头部黏膜水肿、壶腹部肿瘤或壶腹部结石嵌顿，可用针型切开刀行预切开。调整乳头位置呈"低头位"，利用抬钳器自乳头隆起最高位向开口处逐层切开。通常打开十二指肠乳头黏膜及黏膜下组织后即可见肝胰壶腹扩约肌，继续切开可进入胆管，可见胆汁流出，将针刀插入胆管，造影。必要时更换为十二指肠乳头切开刀，扩大切口，完成治疗。能通过导丝的双腔针切式切开刀，可使附件更换更加容易。 用针刀行十二指肠乳头切开时忌一点式切开；频繁电凝可造成周围组织损伤、水肿，应尽量较多地打开黏膜，使其呈扇形分开，容易发现白色的肝胰壶腹扩约肌。乳头部水肿时，水肿的黏膜较厚，不易掌握深度，较难发现胆管肌层，切开过深容易引起穿孔，故要慎重操作。

2.推进刀切开法：将犁状乳头切开刀或超短鼻乳头切开刀置于乳头开口处，顶住开口，沿胆管方向向上推进切开，同时切开乳头黏膜及肝胰壶腹括约肌，切开过程中要靠抬钳器轻轻沿乳头隆起平行推进切开刀，防止其滑脱或深切，避免造成十二指肠黏膜损伤或穿孔。

3.经胰管胆管切开法：胰管深插成功而胆管不显影，可将切开刀插入胰管，向胆管方向（11点钟处）做小切开后，于切开口左上方插入胆管，可根据情况进一步扩大切口。

（四）沿导管针式刀切开法 常用于毕罗Ⅱ式胃切除术后。插管成功后，于胆管内置入塑料内支架，用针型切开刀于胆管方向（6～7点钟位置）沿支架切开十二指肠乳头。在行EST治疗时，应以十二指肠乳头在肠腔内的隆起为切开标志，来确定切开的长度：大切开或全切开：自十二指肠乳头开口切开至十二指肠乳头根部；中切开：自十二指肠乳头开口切开乳头的4/5；小切开：自十二指肠乳头开口切开乳头的1/2至3/5。

（五）EST后胆道取石法

1.网篮取石术：应用取石网篮直接将结石取出，可取出直径10mm左右的结石。

2.气囊取石：适用于胆管内较小结石，或碎石术或结石残渣及胆泥的排出。

3.内镜下机械碎石术：适用于胆管内较大结石，或相对于胆管开口较大的结石。

4.经网篮机械碎石术（应急碎石术）：用于网篮取石时结石嵌顿于胆管内或十二指肠乳头开口，或结石不能从网篮中脱出时，首先剪断取石篮手柄，退出内镜，将碎石器金属蛇皮导管沿网篮送至结石处进行碎石。

5.经口胆道镜下液电/激光碎石术：适用于其他方法难以取出的大结石。是将经口胆道镜（子镜）通过十二指肠镜（母镜）的大活检通道（42～55mm），经十二指肠乳头切开口插入胆总管，部分病例可直达肝内胆管，在直视下用液电/激光将胆总管结石和肝内胆管结石击碎后，再进行取石，同时可以对胆管内其他病变进行观察、摄影和活体组织检查，对病变作出明确诊断。

6.药物排石：EST后，使用促进胆汁分泌、胆囊收缩及残余括约肌舒张的药物，如胆囊收缩素、去氧胆酸及中药利胆排石汤等，有利于胆石的排出。目前不主张单纯药物排石，常应用于胆管取石术后对结石残渣及胆泥的排出，建议预置鼻胆引流管，观察排石效果，并可防止结石嵌顿导致的胆道梗阻。

五、并发症

（一）出血

1.原因：乳头切开过快，局部电凝不完全；各种原因引起的凝血功能障碍；切口位置偏于右侧，损伤十二指肠后动脉小分支；血管畸形，切开部位有变异血管通过等。

2.处理

(1)局部渗血：大多可自行停止，可不处理。若影响下一步操作，可用盐水局部冲洗后，继续下一步治疗。

(2)涌血：应立即行局部冲洗或气囊压迫（压迫3～5min），出血停止后可继续治疗。若出血仍不能控制，用1：10000肾上腺素生理盐水局部注射，注意避开胰管开口处注射，EST后胰管开口多位于4、5点钟的位置，注射时可于8点、10点、12点、1点位置注射，每点位置注射0.5～1.5ml；或用血管夹直接钳夹出血处。出血停止后尽量行鼻胆管引流术，密切观察48h，若无继续出血，可进行下一步治疗。

(3)喷血：为小动脉出血，应立即行血管夹或局部注射治疗止血，若无效果，应紧急开腹手术止血。

(4)迟发性出血：多发生于EST后4～12h，早期症状不明显，出血量多时出现呕血，甚至便血，要正确估计出血量，患者出血量常较所估计的要多，应及时输血，紧急内镜下止血，无效应紧急开腹手术止血。不要过分依赖内镜下止血，出血量较大，估计内镜止血困难或内镜止血后再出血则要果断决定开腹手术止血。

（二）穿孔

1.原因：乳头周围有憩室；切开过大；用针型刀或犁状刀切开过深。

2.预防：行EST时切开刀插入胆管后，调整好乳头位置，使切开刀刀丝与黏膜成垂直位置，轻收刀丝成弓形，此时抬钳器的位置在下，边切开边缓慢上举抬钳器，利用刀丝的前1/3进行切开（刀丝长度25cm时）。不要过度收紧切开刀来完成切开，尤其是使用长刀丝切开刀行EST，可使黏膜与刀丝过度接触，切开时不易控制切开速度和长度，切开过大可引起穿孔；切开的过程中不要上旋钮，因上旋钮时内镜先端靠近乳头部，可使切开刀深入胆管，增加穿孔的机会。对无结石嵌顿的十二指肠乳头进行预切开时，要注意切开过程中针式切开刀针头长度的变化，针式切开刀的针头伸出的长度可随导管的弯曲和移动而变化，应不断调节，即使固定了有效长度，操作中仍可变化，不熟练者及助手较难控制其操作，切开时针头伸出过长并深入黏膜中不能被发现，造成深切引起穿孔。 以下情况应尽量避免过大的切开：

(1)憩室内、憩室旁或憩室间乳头：十二指肠憩室存在于乳头周围，壶腹部Oddi括约肌常较薄弱，可根据结石的大小行小至中度切开，只要网篮能够进入胆总管，可取出1.5cm以下的结石，大的结石应用碎石器。完成治疗后，要置入鼻胆引流管于胆管内，有益于术中未发现的小穿孔的治疗。

(2)小乳头：如扁平乳头或小的半球状乳头，胆管于肠壁内潜行的长度较短，尽量不做大的切开，结石＞1cm时，应使用碎石网篮取石，一旦取石失败，则可立即碎石，可避免结石嵌顿于壶腹部。 ③大的结石嵌顿于壶腹部：肠腔内乳头隆起为非正常状态，有时是将胆总管下段压向肠腔，故行预切开时应避免从隆起根部切开，可于乳头开口至隆起根部靠近开口处约1/3处向开口处切开，结石不能取出时，不要盲目扩大切口，以免造成穿孔。可将结石顶入胆总管内碎石后取出，或置入鼻胆引流管，待患者一般情况好转后，根据壶腹部情况扩大切开后取石或碎石取石。

（3）处理：EST造成的十二指肠穿孔绝大部分是很小的穿孔，可经非手术治愈，内镜治疗过程中发现穿孔，应立即行ENBD/胆管内支架，猪尾型鼻胆引流管因其于胆总管内盘曲不易脱出，较常用。内镜治疗术后发生穿孔则不再行内镜治疗，并按上消化道穿孔进行治疗，禁食、补液、胃肠减压，腹膜后积液可在B超引导下穿刺引流，非手术治疗无效或腹内积液过多并继发感染者，应手术治疗。

（三）胰腺炎

1. 原因

（1）EST前ERP所致。

（2）常发生于不能有效地进行乳头切开时，于乳头开口部位过度电凝，导致胰管开口水肿，胰液排出受阻。

（3）电凝过度导致胰腺组织损伤。

2. 预防：行EST时，尽量将切开刀置入胆管内，避免开口部位的无效操作，将切开刀尽可能地插入足够深度（刀丝与组织至少有0.5cm的接触），再进行切开，否则用其他方法进行切开。在行ERCP时避免胰管过度充盈或反复多次胰管显影，以减少术后胰腺炎的发生。胰管开口损伤，或术中估计术后胰液引流障碍，应做胰管引流、ENPD或胰管内支架术。

（刘强）

第三十章　内镜下胆管引流术

内镜下鼻胆管引流术：内镜下鼻胆管引流术（ENBD）是梗阻性黄疸、急性化脓性胆管炎等胆道、胰腺疾病有效的治疗方法。该方法可充分地进行胆汁引流，还可以冲洗胆管并反复进行胆管造影。

一、适应证

（一）急性化脓性梗阻性胆管炎；

（二）ERCP后或碎石后预防结石嵌顿及胆管感染；

（三）原发或转移性良、恶性肿瘤所致的胆管梗阻；

（四）肝胆管结石所致的胆管梗阻；

（五）急性胆源性胰腺炎；

（六）创伤性或医源性胆管狭窄或胆瘘；

（七）临床须重复胆管造影或采集胆汁进行生化和细菌学检查；

（八）胆管结石须灌注药物溶石治疗；硬化性胆管炎行药物灌注治疗；

（九）胆管癌的腔内化学治疗等。 禁忌证：

1. 同ERCP禁忌证。

2. 中、重度食管胃底静脉曲张并有出血倾向者。

二、操作方法

（一）患者准备：同 ERCP，急症或危重患者应在术中进行生命体征的监护。

（二）器械准备：

1. 工作通道直径为 28mm 以上的治疗型十二指肠镜。

2. ERCP 造影附件，包括 ERCP 造影导管和（或）万用导管。

3. 斑马导丝。

4. 十二指肠乳头切开刀。

5. 胆道扩张探条或扩张气囊。

6. 鼻胆引流管，根据需要备用左右肝管和胆总管引流管。

7. 鼻引导管。可用吸痰管或导尿管代替。

8. 常规造影剂及负压吸引器。

（三）操作方法及程序：

1. 常规行ERCP，了解病变的性质及部位。

2. 确定ENBD的必要性及引流部位。应引流胆管梗阻上方扩张最严重的部位。

3. 通过造影导管置入导丝并通过狭窄部位。

4. 保留导丝，退出造影管，必要时用扩张探条或扩张气囊沿导丝扩张狭窄部位。

5. 沿导丝插入鼻胆引流管，并送达理想的引流部位。

6. 在X线透视监视下，保持鼻胆管位置不变，逐步退出导丝，经鼻胆管注入造影剂，进一步确定引流管头端的部位，若不理想，可重新置入导丝进行调整。最后退出内镜，同时调整鼻胆管，在十二指肠及胃内形成理想的圈襻。

7. 借助鼻引导管将鼻胆管从口中取出并固定，用注射器抽出胆管内残存的造影剂及胆汁，连接负压吸引袋。

三、注意事项

（一）整个操作过程应在X线监视下完成，否则操作比较困难。

（二）如行十二指肠乳头切开术，一般小切开即可。

（三）尽可能选择胆管增粗最显著、引流量最大的部位进行引流，以获得最佳的引流效果。

（四）造影导管应插至梗阻以上，切忌向胆道内注入过多的造影剂，以免增加胆道内压力。

（五）冲洗鼻胆管或经鼻胆管注入药物时，注射量不要过大，注射速度不要过快，以防胆管炎和脓毒血症的发生。

（六）鼻胆管在上消化道内走行路线，原则上沿着胃小弯，不要在胃内或十二指肠内攀援过长。

（七）当鼻胆管引流量减少或无胆汁引出时，应考虑鼻胆管脱出胆管系统，应予以证实并重新置入。

四、术后处理

（一）术后常规禁食1～2天，然后可进流质和半流质饮食。

（二）可定期冲洗鼻胆管或注入药物，但应避免胆管内压力过高，以免诱发或加重感染。

（三）注意胆汁排出量，必要时对胆汁进行常规、细菌学检查或病理学检查。

（四）ENBD一般不要过久，以免因大量胆汁流失而影响消化功能。

五、并发症

（一）恶心、咽痛 由于鼻胆管对咽部的刺激，可发生恶心和咽痛，应消除患者的恐惧心理，必要时可用洁口液漱口，保持咽部卫生。

（二）胆管炎 主要发生在引流效果不佳的患者，可取胆汁进行细菌培养和药敏试验，及时调整抗生素。

（三）鼻胆管阻塞及脱落 及时透视或造影检查，必要时用稀释的抗生素液冲洗或重新置入。内镜下胆管内引流术 内镜下胆管内引流术（ENBD）是内镜治疗胆管良、恶性梗阻性黄疸基本技术之一。

（四）术后处理：

1. 患者应禁食1～2天，卧床休息2～3天。

2. 预防性应用抗生素，以防止近期胆管炎症。

3. 检查血尿淀粉酶，异常者给予对症处理，直至正常。

4. 注意有无发热、黄疸、腹痛的情况，并及时对症治疗。

（刘强）

第三十一章　上消化道异物内镜处理

上消化道异物是指误吞或故意吞入消化道的各种物体，根据异物的成因分为两类，即外源性异物和内源性异物。根据异物的不同形状分为长条形异物、锐利异物、圆钝异物及不规则异物。根据异物停留的部位分为食管异物胃内异物和十二指肠异物。以往上消化道异物多经外科手术取出，近年来随着内镜治疗技术的不断发展，越来越多的上消化道异物可以通过内镜取出并取得较好的疗效。

一、适应证

上消化道异物，凡自然排出有困难者均可试行内镜下取出，尤其是有毒性异物应积极试取。

（一）急诊内镜取异物 尽管有学者认为上消化道异物大多数可以自然排体外，但对锐利异物、不规则的坚硬异物及有毒性异物应积极试取。因这些异物不易自然排出，且久留可能造成消化道损伤及中毒的严重后果。

（二）择期内镜取异物 对于小而光滑的异物，估计能顺利通过肠道排出者可先等待其自然排出。如果不能自然排出，可择期行内镜取异物。对于内源性异物，不管有无临床症状均应择期取出。

二、禁忌证

（一）估计异物一端部分或全部穿透消化道者或在消化管内形成严重的嵌顿者

（二）某些胃内巨大异物，无法通过贲门及食管取出者

（三）吞入用塑料橡皮包装的毒品者

（四）内镜检查有禁忌证者

三、术前准备

（一）患者准备

1. 根据需要摄颈部、胸部X线片或腹部平片，确定异物所在部位、性质、形状、大小，有无在消化管内嵌顿及穿透管壁的征象。但切忌吞钡透视或吞含有棉絮的钡剂检查，否则延误内镜处理时机，甚至造成感染等严重后果。

2. 患者至少禁食8h以上。

3. 成人及能密切配合的大龄儿童可按常规内镜检查做准备，但术前最好给予镇静剂及解痉剂，如地西泮及异可利定肌注或静注。

4. 婴幼儿、精神失常及操作不合作者，或异物较大，估计取出有困难时，可请麻醉师协助行全麻下取异物。

（二）器械准备

1. 内镜的选择 一般用各种前视镜，如果患者的异物取出较困难时可选择双孔内镜。

婴幼儿可选择较细径的内镜,如小儿胃镜。

2.取出器械的选择 主要取决于异物的种类及异物的停留部位。常用的器械有活检钳、圈套器、三爪钳、鼠齿钳、鳄鱼钳、字钳、扁嘴钳、篮形取石器、网兜形取物器、内镜专用手术剪、拆线器、吻合钉取出器、磁棒、机械取石器、橡皮保护套、外套管。钳取器械使用前应在体外行模拟试验。

四、操作方法及程序

(一)先进行常规内镜检查,确定异物的位置。位于胃底黏液湖内较小的异物可被遮盖,应先吸净胃内液体,或变换体位再寻找,并检查消化管有无损伤。

(二)根据异物的性质与形状,选择不同的器械取异物:

1.长条形棒状异物,如体温表、牙刷、竹筷、钢笔、汤勺,对此类异物可用圈套器套住一端(不要超过1cm)取出。

2.球形异物,如果核、玻璃球、钮扣电池等,用篮型取石器或网兜型取物器取出较方便。

3.长形锐利异物,如张开的安全别针、缝针、刀片等应设法使异物较钝的一端靠近内镜头端,可在内镜头端套上一保护套管或用外套管,使异物进入套管内一并拔出,避免损伤消化管。

4.食物团块及胃内巨大结石:食管内的食物团块应设法将其捣碎,或进入胃内,或者用网篮取出。胃内巨大结石可用碎石器将其击碎成小块,让其自然排出体外。

5.吻合口缝线:了解缝合方式后,可采用内镜专用剪刀或拆线器将缝线逐一拆除。

6.其他:胆管内引流管、吻合口支撑管等,前者用圈套器或专用器械可顺利取出,后者取出有困难,应酌情而定不必勉强。

五、注意事项

(一)严格掌握内镜取异物的适应证与禁忌证,当取异物危险性较大时,不必勉强试取,以免引起并发症。当估计到取异物安全性、成功率较高时,应积极在内镜下试取。

(二)根据异物性质和形状选择取异物器械,并应在术前做好模拟试验。

(三)取异物时,抓取力求牢靠,钳取的位置多为特定的支撑点,如金属扁 平异物边缘、义齿之钢丝、长条异物的一端,并设法让尖锐端向下。

(四)退出时,异物尽量靠近内镜,不留间隙,通过咽喉部时,患者头部后仰,使咽部与口咽部成直线,易顺利退出。

(五)咽喉部及咽肌水平段异物,应与耳鼻咽喉科医师合作采用硬式喉镜 取异物 。

(六)注意保护呼吸道,防止误吸及异物掉入气管内。

(七)全麻下取异物时,应待患者完全苏醒后再让其离院。

(八)怀疑有消化管损伤时,应留院观察或收住院治疗。

(九)证实已有消化管穿孔或尖锐异物已穿透管壁,不应勉强用内镜取异物,应采取外科手术处理。

(十)食管上段异物,有时用硬式喉镜处理可能较软镜更方便,必要时请耳鼻咽喉科医师协助处理。

(十一)内镜取异物后应禁食,无消化道穿孔征象即可渐进流食软食。

(十二)术后注意有无腹痛、呕血、黑便等消化道出血症状及皮下气肿、腹部压痛、肌卫等消化道穿孔表现,一旦发生应即外科处理。

(十三)术后常规给予胃黏膜保护剂及抑酸剂。

(十四)必要时可应用广谱抗生素2d。

（十五）吞入含有毒物的异物者，处理后密切观察有无中毒表现。

六、并发症

（一）消化道黏膜损伤、出血、穿孔　几乎所有上消化道异物患者在处理异物时，均有不同程度的损伤及出血。轻者无须特殊处理，服用胃黏膜保护剂及制酸剂均可恢复。少数情况下可导致较严重的消化管损伤而发生大出血、异物穿入消化管壁甚至穿孔。尤其是尖锐长条异物及嵌顿异物更易发生。一旦发生应积极行外科手术治疗。

（二）感染　可为消化道黏膜损伤继发感染，或钳取异物时引起吸入性肺炎，尤其是婴幼儿，应尽早应用抗生素等处理。

（三）其他　同上消化道内镜检查的并发症。　　　　　　　　　　　　　（刘强）

第三十二章　肠梗阻

一、概述

肠梗阻（intestinal obstruction, ileus）指肠内容物在肠道中通过受阻。为常见急腹症，可因多种因素引起。起病初，梗阻肠段先有解剖和功能性改变，继则发生体液和电解质的丢失、肠壁循环障碍、坏死和继发感染，最后可致毒血症、休克、死亡。当然，如能及时诊断、积极治疗大多能逆转病情的发展，以致治愈。

二、肠梗阻病因

（一）机械性肠梗阻　常见的病因有：

1. 肠外原因

(1)黏连与黏连带压迫　黏连可引起肠折叠、扭转，而造成梗阻。先天性黏连带较多见于小儿，腹部手术或腹内炎症产生的黏连是成人肠梗阻最常见的原因，但少数病例可无腹部手术及炎症史。

(2)嵌顿性外疝或内疝。

(3)肠扭转，常由于黏连所致。

(4)肠外肿瘤或腹块压迫。

2. 肠管本身的原因

(1)先天性狭窄和闭孔畸形。

(2)炎症、肿瘤、吻合手术及其他因素所致的狭窄，例如炎症性肠病、肠结核、放射性损伤、肠肿瘤（尤其是结肠瘤）、肠吻合等。

(3)肠套叠，在成人较少见，多因息肉或其他肠管病变引起。

3. 肠腔内原因　由于成团蛔虫、异物或粪块等引起肠梗阻已不常见。巨大胆石通过胆囊或胆总管-十二指肠瘘管进入肠腔产生胆石性肠梗阻的病例，时有报道。

（二）动力性肠梗阻

1. 麻痹性　腹部大手术后、腹膜炎、腹部外伤、腹膜后出血、某些药物、肺炎、脓胸、脓毒血症、低钾血症或其他全身性代谢紊乱均可并发麻痹性肠梗阻。

2. 痉挛性　肠道炎症及神经系统功能紊乱均可引起肠管暂时性痉挛。

（三）血管性肠梗阻　肠系膜动脉栓塞或血栓形成和肠系膜静脉血栓形成为主要病因。

各种病因引起肠梗阻的频率随年代、地区、民族、医疗卫生条件等而有所不同。例如：30年前，嵌顿疝所致的机械性肠梗阻的发生率最高，随着医疗水平的提高，预防性疝修补术得到普及，现已明显减少，而黏连所致的肠梗阻的发生率明显上升。

三、病理改变：病理解剖

单纯性完全机械性肠梗阻发生后，梗阻部位以上的肠腔扩张。肠壁变薄，黏膜易有糜烂和溃疡发生。浆膜可被撕裂，整个肠壁可因血供障碍而坏死穿孔，梗阻以下部份肠管多呈空虚坍陷。

麻痹性肠梗阻时肠管扩张、肠壁变薄。

在绞窄性肠梗阻的早期，由于静脉回流受阻，小静脉和毛细胞血管可发生瘀血、通透性增加，甚至破裂而渗出血浆或血液。此时肠管内因充血和水肿而紫色。继而出现动脉血流受阻、血栓形成，肠壁因缺血而坏死，肠内细菌和毒素可通过损伤的肠壁，进入腹腔。坏死的肠管呈紫黑色，最后可自行破裂。

四、病理生理

肠梗阻的主要病理生理改变为膨胀、体液和电解质的丢失以及感染和毒血症。这些改变的严重程度视梗阻部位的高低、梗阻时间的长短以及肠壁有无血液供应障碍而不同。

（一）**肠膨胀**　机械性肠梗阻时，梗阻以上的肠腔因积液积气而膨胀，肠段对梗阻的最先反应是增强蠕动，而强烈的蠕动引起肠绞痛。此时食管上端括约肌发生反射性松弛，患者在吸气时不自觉地将大量空气吞入胃肠，因此肠腔积气的70%是咽下的空气，其中大部分是氮气，不易被胃肠吸收，其余30%的积气是肠内酸碱中和与细菌发酵作用产生的，或自备注弥散至肠腔的CO_2、H_2、CH_4等气体。正常成人每日消化道分泌的唾液、胃液、胆液、胰液和肠液的总量约8L，绝大部分被小肠黏膜吸收，以保持体液平衡。肠梗阻时大量液体和气体聚积在梗阻近端引起肠膨胀，而膨胀能抑制肠壁黏膜吸收水分，以后又刺激其增加分泌，如此肠腔内液体越积越多，使肠膨胀进行性加重。在单纯性肠梗阻，肠管内压力一般较低，初是常低于$8cmH_2O$。

但随着梗阻时间的延长，肠管内压力甚至可达到$18cmH_2O$。结肠梗阻止肠腔内压力平均多在$25cmH_2O$。结肠梗阻时肠腔内压力平均多在$25cmH_2O$以上，甚至有高到$52cmH_2O$水柱的。肠管内压力的增高可使肠壁静脉回流障碍，引起肠壁充血水肿。通透性增加。肠管内压力继续增高可使肠壁血流阻断使单纯性肠梗阻变为绞窄性肠梗阻。严重的肠膨胀甚至可使横膈抬高，影响病人的呼吸和循环功能。

（二）**体液和电解质的丢失**　肠梗阻时肠膨胀可引起反射怀呕吐。高位小肠梗阻时呕吐频繁，大量水分和电解质被排出体外。如梗阻位于幽门或十二指肠上段，呕出过多胃酸，则易产生脱水和低氯低钾性碱中毒。如梗阻位于十二指肠下段或空肠上段，则重碳酸盐的丢失严重。低位肠梗阻，呕吐虽远不如高位者少见，但因肠黏膜吸收功能降低而分泌液量增多，梗阻以上肠腔中积留大量液体，有时多达5～10L，内含大量碳酸氢钠。这些液体虽未被排出体外，但封闭在肠腔内不能进入血液，等于体液的丢失。此外,过度的肠膨胀影响静脉回流，导致肠壁水肿和血浆外渗，在绞窄性肠梗阻时，血和血浆的丢失尤其严重。因此，患者多发生脱水伴少尿、氮质血症和酸中毒。如脱水持续，血液进一步浓缩，则导致低血压和低血容量休克。失钾和不进饮食所致的血钾过低可引起肠麻痹，进而加重肠梗阻的发展。

（三）**感染和毒血症**　正常人的肠蠕动使肠内容物经常向前流动和更新，因此小肠内是无菌的，或只有极少数细菌。单纯性机械性小肠梗阴时，肠内纵有细菌和毒素也不能通过正常的肠黏膜屏障，因而危害不大。若梗阻转变为绞窄性，开始时，静脉血流被阻断，受累的肠壁渗出大量血液和血浆，使血容量进一步减少，继而动脉血流被阻断而加速肠壁的缺血性坏死。绞窄段肠腔中的液体含大量细菌（如梭状芽孢杆菌、链球菌、大肠杆菌等）、血液和坏死组织，细菌的毒素以及血液和坏死组织的分解产物均具有极强的毒性。这种液体通过破损或穿孔的肠壁进入腹腔后，可引起强烈的腹膜刺激和感染，被腹膜吸收后，则引起脓毒血症。严重的腹膜炎和毒血症是导致肠梗阻病人死亡的主要原因。

除上述三项主要的病理生理改变之外，如发生绞窄性肠梗阻往往还伴有肠壁、腹腔和肠腔内的渗血，绞窄的肠袢越长，失血量越大，亦是导致肠梗阻病人死亡的原因之一。

五、临床表现及诊断要点

症状和体征典型的肠梗阻是不难诊断的，但缺乏典型表现者诊断较困难。X线腹部透视或摄片检查对证实临床诊断，确定肠梗阻的部位很有帮助。正常人腹部X线平片上只能在胃和结肠内见到少量气体。如小肠内有气体和液平面，表明肠内容物通过障碍，提示肠梗阻的存在。急性小肠梗阻通常要经过6小时，肠内才会积聚足够的液体和气体，形成明显的液平面，经过12小时，肠扩张的程度肯定达到诊断水平。结肠梗阻发展到X线征象出现的时间就更长。充气的小肠特别是空肠可从横绕肠管的环状襞加以辨认，并可与具有结肠袋影的结肠相区别。此外，典型的小肠肠型多在腹中央部分，而结肠影在腹周围或在盆腔。根据患者体力情况，可采用立或卧式，从正位或侧位摄片，必要时进行系列摄片。

肠梗阻的诊断确定后，应进一步鉴别梗阻的类型。因于治疗及预后方面差异相大，如机械性肠梗阻多需手术解除、动力性肠梗阻则可用保守疗法治愈。绞窄性肠梗阻应尽早进行手术，而单纯性机械性肠梗阻可先试行保守治疗。应鉴别之点如下：

（一）鉴别机械性肠梗阻和动力性肠梗阻　首先要从病史上分析有无机械梗阻因素。动力性肠梗阻包括常见的麻痹性和少见的痉挛性肠梗阻。机械性肠梗阻的特征是阵发性肠绞痛、肠鸣音亢进和非对称性腹胀；而麻痹性肠梗阻的特征为无绞痛、肠鸣音消失和全腹均匀膨胀；痉挛性肠梗阻可有剧烈腹痛突然发作和消失，间歇期不规则，肠鸣音减弱而不消失，但无腹胀。X线腹部平片有助于三者的鉴别：机械性梗阻的肠胀气局限于梗阻部位以上的肠段；麻痹性梗阻时，全部胃、小肠和结肠均有胀气，程度大致相同；痉挛性梗阻时，肠无明显胀气和扩张。每隔5分钟拍摄正、侧位腹部平片以观察小肠有无运动，常可鉴别机械性与麻痹性肠梗阻。

（二）鉴别单纯性肠梗阻和绞窄性肠梗阻

绞窄性肠梗阻可发生于单纯性机械性肠梗阻的基础上，单纯性肠梗阻因治疗不善而转变为绞窄性肠梗阻的占15～43%。一般认为出现下列征象应疑有绞窄性肠梗阻：

1. 急骤发生的剧烈腹痛持续不减，或由阵发性绞痛转变为持续性腹痛，疼痛的部位较为固定。若腹痛涉及背部提示肠系膜受到牵拉，更提示为绞窄性肠梗阻。

2. 腹部有压痛，反跳痛和腹肌强直，腹胀与肠鸣音亢进则不明显。

3. 呕吐物、胃肠减压引流物、腹腔穿刺液含血液，亦可有便血。

4. 全身情况急剧恶化，毒血症表现明显，可出现休克。

5. X线平片检查可见梗阻部位以上肠段扩张并克满液体，状若肿瘤或呈"C"形面被称为"咖啡豆征"，在扩张的肠管间常可见有腹水。

（三）鉴别小肠梗阻和结肠梗阻　高位小肠梗阻呕吐频繁而腹胀较轻，低位小肠梗阻则反之。结肠梗阻的临床表现与低位小肠梗阻相似。但X线腹部平片检查则可区别。小肠梗阻是充气之肠袢遍及全腹，液平较多，而结肠则不显示。若为结肠梗阻则在腹部周围可见扩张的结肠和袋形，小肠内积气则不明显。

（四）鉴别完全性肠梗阻和不完全性肠梗阻　完全性肠梗阻多为急性发作而且症状明显，不完全性肠梗阻则多为慢性梗阻、症状不明显，往往为间隙性发作。X线平片检查完全性肠梗阻者肠袢充气扩张明显，不完全性肠梗阻则否。

（五）肠梗阻病因的鉴别诊断　判断病因可从年龄、病史、体检、X线检查等方面的分析着手。例如以往有过腹部手术、创伤、感染的病史，应考虑肠黏连或黏连带所致的梗阻；

如患者有肺结核，应想到肠结核或腹膜结核引起肠梗阻的可能。遇风湿性心瓣膜病伴心房纤颤、动脉粥样硬化或闭塞性动脉内膜炎的患者，应考虑肠系膜动脉栓塞；而门静脉高压和门静脉炎可致门静脉栓塞。这些动静脉血流受阻是血管性肠梗阻的常见原因。在儿童中，蛔虫引起肠堵塞偶可见到；3岁以下婴幼儿中原发性肠套叠多见；青、中年患者的常见病因是肠黏连、嵌顿性外疝和肠扭转；老年人的常见病因是结肠癌、乙状结肠扭转和粪块堵塞，而结肠梗阻病例的90%为癌性梗阻。成人中肠套叠少见，多继发于Meckel憩室炎、肠息肉和肿瘤。在腹部检查时，要特别注意腹部手术切口疤痕和隐蔽的外疝。

麻痹性肠梗阻在内、外科临床中都较常见，腹部外科大手术和腹腔感染是常见的原因，其它如全身性脓毒血症、严重肺炎、药物中毒、低钾血症、腹膜后出血、肠出血、输尿管绞痛等均可引起麻痹性肠梗阻，仔细的病史分析和全面检查对诊断十分重要。

肠梗阻的病因不同，表现各异。预后也大相径庭，故对肠梗阻应作出较为明确的分类：

（一）按梗阻的原因可分为三类

1. 机械性肠梗阻　在临床上最常见，90%以上的急性肠梗阻是由于机械因素造成肠腔狭窄或闭塞，致使肠内容物不能通过。例如肠黏连、肠管炎症或肿瘤、肠外肿块压迫、绞窄性疝、肠套叠、肠扭转、蛔虫团堵塞肠腔等均属于此类。

2. 动力性肠梗阻　主要由于肠壁肌肉活动紊乱，致使肠内容物不能运行，而不是肠腔内外机械性因素引起的梗阻，肠壁本身并无解剖上的病变，动力性肠梗阻又可分为：

（1）麻痹性肠梗阻：亦称无动力性肠麻痹。因感染中毒、低血钾、脊髓炎、甲状腺功能减退、腹部手术等原因影响到肠道植物神经系统的平衡、或影响到肠道局部神经传导、或影响到肠道平滑肌的收缩使肠管扩张蠕动消失，不能将肠内容物推向前进而引起。

（2）痉挛性肠梗阻　比较少见，且为短暂性的，梗阻是由于肠肌痉挛性收缩以致肠腔缩小而引起，偶见于肠道炎症或神经功能紊乱。

3. 缺血性肠梗阻　肠管无机械性阻塞而由于血液循环障碍失去蠕动力，见于肠系膜血管血栓形成或栓塞。

（二）按肠壁血供情况分为两类

1. 单纯性肠梗阻　仅有肠腔阻塞而无肠壁血供障碍，称为单纯性肠梗阻。多见于肠腔内堵塞或肠外肿块压迫所致的肠梗阻。

2. 绞窄性肠梗阻　在肠腔阻塞时，肠壁因血管被绞窄而引起缺血坏死，称为绞窄性肠梗阻。多因扭转、肠套叠、嵌顿症、肠黏连所引起者。

（三）按梗阻发生的部位分为两类

1. 小肠梗阻　又可分为高位小肠梗阻，主要指发生于十二指肠或空肠的梗阻，与低位小肠梗阻，主要是指远端回肠的梗阻。

2. 结肠梗阻　多发生于左侧结肠，尤以乙状结肠或乙状结肠与直肠交界处为多见。

（四）按梗阻的程度可分为完全性梗阻与不完全性（或部份性）梗阻。

（五）按起病的缓急可分为急性肠梗阻与慢性肠梗阻。

以上分类名称在临床工作中有说明肠梗阻性质和状态的作用，而且各种分类之间是有关联的。例如绞窄性机械性梗阻必然是急性和完全性的；慢性肠梗阻多是不完全性的，而不完全性肠梗阻多是单纯性的。必须指出，肠梗阻的类型不同是固定不变的，可随病理过程的演变而转化，例如由单纯性变为绞窄性，由不完全性变为完全性，由慢性变为急性等。

腹痛、呕吐、腹胀、便秘和停止排气是肠梗阻的典型症状，但在各类肠梗阻中轻重并不一致：

（一）腹痛　肠梗阻的病人大多有腹痛。在急性完全性机械性小肠梗阻病人中，腹痛表现为阵发性绞痛。是由梗阻部位以上的肠管强烈蠕动所引起。多位于腹中部。常突然发作。逐步加剧至高峰，持续数分钟后缓解。间隙期可以完全无痛，但过一段时间后可以再发。绞痛的程度和间隙期的长短则视梗阻部位的高低和病情的缓急而异。一般而言十二指肠、上段空肠梗阻时呕吐可起减压作用，患者绞痛较轻。而低位回肠梗阻则可因肠胀气抑制肠蠕动，故绞痛亦轻。唯急性空肠梗阻时绞痛较剧烈。一般每2～5分钟即发作一次。不完全性肠梗阻腹痛较轻，在一阵肠鸣或排气后可见缓解。慢性肠梗阻亦然，且间隙期亦长。急性机械性结肠梗阻时腹痛多在下腹部，一般较小肠梗阻为轻。结肠梗阻时若回盲瓣功能正常，结肠内容物不能逆流到小肠，肠腔因而逐渐扩大，压力增高，因之除阵发性绞痛外可有持续性钝痛，此种情况的出现应注意有闭祥性肠梗阻的可能性。发作间隙期的持续性钝痛亦是绞窄性肠梗阻的早期表现，如若肠壁已发生缺血坏死则呈持续性剧烈腹痛。至于麻痹性肠梗阻，由于肠肌已无蠕动能力，故无肠绞痛发作，便可由高度肠管膨胀而引起腹部持续性胀痛。

（二）**呕吐** 肠梗阻病人几乎都有呕吐，早期为反射性呕吐，叶出物多为胃内容物。后期则为反流性呕吐，因梗阻部位高低而不同，部位越高，呕吐越频越烈。低位小肠梗阻时呕吐较轻亦较疏。结肠梗阻时，由于回盲瓣可以阻止反流故早期可无呕吐，但后期回盲瓣因肠腔过度充盈而关闭不全时亦有较剧烈的呕吐、吐出物可含粪汁。

（三）**腹胀** 是较迟出现的症状，其程度与梗阻部位有关。高位小肠梗阻由于频繁呕吐多无明显腹胀；低位小肠梗阻或结肠梗阻的晚期常有显著的全腹膨胀。闭祥性梗阻的肠段膨胀很突出，常呈不对称的局部膨胀。麻痹性肠梗阻时，全部肠管均膨胀扩大，故腹胀显著。

（四）**便秘和停止排气** 完全性肠梗阻时，患者排便和排气现象消失。但在高位小肠梗阻的最初2～3日，如梗阻以下肠腔内积存了粪便和气体，则仍有排便和排气现象，不能因此否定完全性梗阻的存在。同样，在绞窄性肠梗阻如肠扭转、肠套叠以及结肠癌所致的肠梗阻等都仍可有血便或脓血便排出。

（五）**全身症状** 单纯性肠梗阻患者一般无明显的全身症状，但呕吐频繁和腹胀严重者必有脱水，血钾过低者有疲软、嗜睡、乏力和心律失常等症状。绞窄性肠梗阻患者的全身症状最显著，早期即有虚脱，很快进入休克状态。伴有腹腔感染者，腹痛持续并扩散至全腹，同时有畏寒、发热、白细胞增多等感染和毒血症表现。

肠梗阻的典型体征主要在腹部。

1. 腹部膨胀 多见于低位小肠梗阻的后期。闭祥性肠梗阻常有不对称的局部膨胀，而麻痹性肠梗阻则有明显的全腹膨胀。在腹部触诊之前，最好先作腹部听诊数分钟。

2. 肠鸣音（或肠蠕动音）亢进或消失 在机械性肠梗阻的早期，当绞痛发作时，在梗阻部位经常可听到肠鸣音亢进，如一阵密集气过水声。肠腔明显扩张时，蠕动音可呈高调金属音性质。在麻痹性肠梗阻或机械性肠梗阻并发腹膜炎时，肠蠕动音极度减少或完全消失。

3. 肠型和蠕动波 在慢性肠梗阻和腹壁较薄的病例，肠型和蠕动波特别明显。

4. 腹部压痛 常见于机械性肠梗阻，压痛伴肌紧张和反跳痛主要见于绞窄性肠梗阻，尤其是并发腹膜炎时。

5. 腹块 在成团蛔虫、胆结石、肠套叠或结肠癌所致的肠梗阻，往往可触到相应的腹块；在闭祥性肠梗阻，有时可能触到有压痛的扩张肠段。

六、预防

肠梗阻的病因很多。预防方面能做到的有患蛔虫症的儿童应积极驱虫治疗，有疝者宜及时修补，腹部手术时操作轻柔，有报道术后在腹腔内放置羧甲基纤维素（Sodium carboxymethyl cellulose）及口服维生素E可以减少肠黏连的发生。

七、预后

单纯性肠梗的死亡率约在3%左右。而绞窄性肠梗阻则可达10% ~ 20%。改善预后的关键在于早期诊断、及时处理。

八、肠梗阻应该如何治疗和用药

肠梗阻的治疗方法取决于梗阻的原因、性质、部位、病情和患者的全身情况。但不论采取何种治疗方法，纠正肠梗阻所引起的水、电解质和酸碱平衡的失调，作胃肠减压以改善梗阻部位以上肠段的血液循环以及控制感染等皆属必要。

（一）纠正脱水、电解质丢失和酸碱平衡失调　脱水与电解质的丢失与病情与病类有关。应根据临床经验与血化验结果予以估计。一般成人症状较轻的约需补液1500ml，有明显呕吐的则需补3000ml，而伴周围循环虚脱和低血压时则需补液4000ml以上。若病情一时不能缓解则尚需补给从胃肠减压及尿中排泄的量以及正常的每日需要量。当尿量排泄正常时，尚需补给钾盐。低位肠梗阻多因碱性肠液丢失易有酸中毒，而高位肠梗阻则因胃液和钾的丢失易发生碱中毒，皆应予相应的纠正。在绞窄性肠梗阻和机械性肠梗阻的晚期，可有血浆和全血的丢失，产生血液浓缩或血容量的不足，故尚应补给全血或血浆、白蛋白等方能有效地纠正循环障碍。

在制定或修改此项计划时，必须根据患者的呕吐情况，脱水体征，每小时尿量和尿比重，血钠、钾、氯离子、二氧化碳结合力、血肌酐以及血细胞压积、中心静脉压的测定结果，加以调整。由于酸中毒、血浓缩、钾离子从细胞内逸出，血钾测定有时不能真实地反映细胞缺钾情况。而应进行心电图检查作为补充。补充体液和电解质、纠正酸碱平衡失调的目的在于维持机体内环境的相对稳定，保持机体的抗病能力，使患者在肠梗阻解除之前能度过难关，能在有利的条件下经受外科手术治疗。

（二）胃肠减压　通过胃肠插管减压可引出吞入的气体和滞留的液体，解除肠膨胀，避免吸入性肺炎，减轻呕吐，改善由于腹胀引起的循环和呼吸窘迫症状，在一定程度上能改善梗阻以上肠管的瘀血、水肿和血液循环。少数轻型单纯性肠梗阻经有效的减压后肠腔可恢复通畅。胃肠减压可减少手术操作困难，增加手术的安全性。

减压管一般有两种：较短的一种（Levin管）可放置在胃或十二指肠内，操作方便，对高位小肠梗阻减压有效；另一种减压管长数来（Miller-Abbott管），适用于较低位小肠梗阻和麻痹性肠梗阻的减压，但操作费时，放置时需要X线透视以确定管端的位置。结肠梗阻发生肠膨胀时，插管减压无效，常需手术减压。

（三）控制感染和毒血症　肠梗阻时间过长或发生绞窄时，肠壁和腹膜常有多种细菌感染（如大肠杆菌、梭形芽胞杆菌、链球菌等），积极地采用以抗革兰氏阴性杆菌为重点的广谱抗生素静脉滴注治疗十分重要，动物实验和临床实践都证实应用抗生素可以显著降低肠梗阻的死亡率。

（四）解除梗阻、恢复肠道功能　对一般单纯性机械性肠梗阻，尤其是早期不完全性肠梗阻，如由蛔虫、粪块堵塞或炎症黏连所致的肠梗阻等可作非手术治疗。早期肠套叠、肠扭转引起的肠梗阻亦可在严密的观察下先行非手术治疗。动力性肠梗阻除非伴有外科情况，不需手术治疗。

非手术治疗除前述各项治疗外尚可加用下列措施：

1. 中药　复方大承气汤：川朴15g、炒莱菔子30g、枳实9 ~ 15g（后下）、芒硝9 ~ 15g（冲）。适用于一般肠梗阻、气胀较明显者。甘遂通结肠：甘遂末1g（冲），桃9g，赤芍15g，生牛膝9g，厚朴15g，生大黄15 ~ 24g（后下），木香9g。适用于较重的肠梗阻、积液较多者。上列中药可煎成200ml，分次口服或经胃肠减压管注入。

2. 油类　可用石蜡油、生豆油或菜油200 ~ 300ml分次口服或由胃肠减压管注入。适用于病情较重，体质较弱者。

3. 麻痹性肠梗阻如无外科情况可用新斯的明注射、腹部芒硝热敷等治疗。

4. 针刺足三里、中脘、天枢、内关、合谷、内庭等穴位可作为辅助治疗。

绝大多数机械性肠梗阻需作外科手术治疗，缺血性肠梗阻和绞窄性肠梗阻更宜及时手术处理。

外科手术的主要内容为：

(1)松解黏连或嵌顿性疝，整复扭转或套叠的肠管等，以消除梗阻的局部原因；

(2)切除坏死的或有肿瘤的肠段，引流脓肿等，以清除局部病变；

(3)肠造瘘术可解除肠膨胀，便利肠段切除，肠吻合术可绕过病变肠段，恢复肠道的通畅。

九、肠梗阻容易与哪些疾病混淆

肠假性梗阻（chronic intestinal pseudo-obstruction）是一种有肠梗阻的症状和体征但无机械性梗阻证据的综合征。麻痹性肠梗阻即为急性肠假性梗阻，已如前述。此处介绍慢性肠假性梗阻。

一般认为本征是肠壁神经变性的结果，因在病理检查中有些病例表现为肠神经丛的节细胞病变。但亦有认为是肠平滑肌病变。因有的病例有家族性内脏肌病的表现，如小肠和膀胱平滑肌变性和纤维化。由于30%的患者有家族史，提示本征与遗传有关。

患者的症状多始自儿童或青春期，少数在30～40岁时才出现。病程通常是急性发作与缓解反复交替。发作时的症状和机械性梗阻相似，为程度不等的恶心、呕吐、肠绞痛、腹痛、腹泻或脂肪泻，以及腹部压痛；缓解期可无或只有较轻的症状，如腹胀等。

肠假性梗阻可影响到全消化道，或某一孤立的器官，如食管、胃、小肠或结肠等。其中以小肠梗阻的症状表现最为明显。如单纯累及十二指肠，可表现为巨十二指肠，常有大量呕吐和体重减轻，易被误诊为肠系膜上动脉综合征。如只累及结肠则主要表现为慢性便秘和反覆粪块塞。有的病例有膀胱空障碍。

X线检查可见受累的食管、胃、小肠和结肠显著扩张、运行迟缓。

肠假性梗阻可继发于结缔组织病（如硬皮病、皮肌炎、系统性红斑狼疮）、淀粉样变性、原发性肌病（肌强直性营养不良、进行性肌营养不良）、内分泌病（黏液性水肿、糖尿病、嗜铬细胞瘤）、神经系统疾病（帕金森病、家族性自主神经功能障碍）以及药物因素（如酚噻嗪类、三环类抗忧郁药、抗帕金森病药等）手术因素（如空回肠旁路术等）等。原发性肠假性梗阻只有在排除了上述可能引起继发性肠假性梗阻的病因后才能考虑。

治疗多采用对症支持疗法，除非对仅累及一小段消化道的病例外，应尽量避免外科手术。

此征的主要死因为吸入性肺炎等并发症。

本病可出现体液和电解质的丢失以及感染和毒血症等并发症。

（刘强）

第三十三章　反流性食管炎

反流性食管炎（reflux esophagitis）系指由于胃和（或）十二指肠内容物反流入食管，引起食管粘膜的炎症、糜烂、溃疡和纤维化等病变，属于胃食管反流病（gastroesophaeal reflux disease,GERD）。

一、反流性食管炎的病因

24小时食管pH监测发现，正常人群均有胃食管反流（gastro-esophageal reflux,GER）现象，但无任何临床症状，故称为生理性GER。其特点为：常发生在白天而夜间罕见；餐时或餐后反流较多；反流总时间＜小时/24小时。在下列情况下，生理性

GER 可转变为病理性 GER，甚至发展为反流性食管炎。

（一）食管胃连接处解剖和生理抗反流屏障的破坏　食管胃连接处抗反流屏障亦称第一抗反流屏幕，其中最重要的结构是食管下端括约肌（lower esophageal sphincter,LES）。LES 是在食管与胃交界线之上 3～5cm 范围内的高压区。该处静息压约为 2.0～4.0kPa（15～30mmHg），构成一个压力屏障，起着防止胃内容物反流入食管的生理作用。正常人腹内压增加能通过迷走神经而引起 LES 收缩反射，使 LES 压成倍增加以防 GER。LES 压过低和腹内压增加时不能引起有力的 LES 收缩反应者，则可导致 GER。研究表明，LESD ＜ 0.8kPa 时，很容易发生反流，约有 17%～39% 的反流性食管炎者的 GER 与此有关。胆碱能和 β-肾上腺素能拟似药、α-肾上腺素能拮抗药、多巴安、安定、钙受体拮抗剂、吗啡及脂肪、酒精、咖啡因和吸烟等药物与食物因素均可影响 LES 功能，诱发 GER。此外，妊娠期、口服含黄体酮避孕药期和月经周期后期，血浆黄体酮水平增高，GER 的发生率也相应增加。

（二）食管酸廓清功能的障碍　正常食管酸廓清功能包括食管排空和唾液中和两部分。当酸性胃内容物反流时，只需 1～2 次（约 10～15 秒）食管继发性里里蠕动即可排空几乎所有的反流物。残留于食管粘膜陷窝内的少量酸液则可被唾液（正常人每小时约有 1000～1500ml，pH 为 6～8 的唾液经食管入胃）中和。食管酸廓清的功能在于减少食管粘膜浸泡于胃酸中的时限，故有防止反流食管炎的作用。研究发现大多数食管排空异常早发于食管炎，而由唾液分泌减少而发生食管炎者则罕见。夜间睡眠时唾液分泌几乎停止，食管继发性蠕动亦罕见有发生，夜间的食管酸廓清明显延迟，故夜间 GER 的危害更为严重。

（三）食管粘膜抗反流屏障功能的损害　食管粘膜抗反流的屏障功能由下列因素组成：①上皮前因素包括粘液层，粘膜表面的 HCO-3 浓度；②上皮因素包括上皮细胞膜和细胞间的连接结构，以及上皮运输、细胞内缓冲液、细胞代谢等功能；③上皮后因素系指组织的内基础酸状态和血供情况。当上述防御屏障受损伤时，即使在正常反流情况下，亦可致食管炎。研究发现，食管上皮细胞增生和修复能力的消弱是反流性食管炎产生的重要原因之一。

（四）胃十二指肠功能失常

1. 胃排空异常　在反流性食管炎患者中胃排空延迟的发生率在 40% 以上，但两者的因果关系尚有争论。

2. 胃十二指肠反流　在正常情况下，食管鳞状上皮细胞有角化表层，可以防止 H+ 渗入粘膜，以保护食管粘膜面免受酸性反流物的损伤。当幽门括约肌张力和 LES 压同时低下时，胃液中的盐酸和胃蛋白酶，十二指肠液中的胆酸、胰液和溶血性卵磷脂等均可同时反流入食管，侵蚀食管上皮细胞的角化层，并使之变薄或脱落。反流物中的 H+ 及胃蛋白酶则透过新生的鳞状上皮细胞层而深入食管组织，引起食管炎。

因此，反流性食管炎通常是反流的胆汁和胃酸共同作用于食管粘膜的结果，而在胆汁引起食管损伤前，必先存在幽门和 LES 功能失调；反流性食管炎者多伴有胃炎。滑动型食管裂孔疝因常致 LES 和幽门功能失调而易并发本病；十二指肠溃疡多伴以高胃酸分泌而易致胃窦痉挛与幽门功能障碍，故并发本病也较多。肥胖、大量腹水、妊娠后期、胃内压增高等因素均可诱发本病。

二、反流性食管炎的症状

胸骨后烧灼感或烧灼痛者，可通过食管腔内 pH 测定、食管腔内测压，以及胃-食管闪烁显像，以确定有无 GER。应用食管滴酸试验，则可确定症状是否由 GER 所致。必要时可作食管内镜及活组织检查来明确诊断。

反流性食管炎应与消化性溃疡、心绞痛、食管癌和食管真菌感染等病相鉴别。

三、病理改变

肉眼可见食管粘膜流血、水肿，脆而易出血。急性食管炎时粘膜上皮坏死脱落，形成糜烂和浅表溃疡。严重者整个上皮层均可脱落，但一般不超过粘膜肌层。慢性食管炎时，粘膜糜烂后可发发纤维化，并可越过粘膜肌层而累及整个食管壁。食管粘膜糜烂、溃疡和纤维经的反复形成，则可发生食管瘢痕性狭窄。显微镜下可见鳞状上皮的基底细胞增生，乳穿延伸至上皮的表面层，并伴有血管增生，固有层中有中性粒细胞浸润。在食管狭窄者，粘膜下或肌层均可瘢痕形成。严重食管炎者，则可见粘膜上皮的基层被破坏，且因溃疡过大，溃疡边缘的鳞状上皮细胞无法通过再上皮化修复溃疡，而状上皮化生，称为 Barrett 食管。发生于 Barrett 上皮的溃疡称为 Barrett 溃汤。

四、临床表现

（一）胸骨后烧灼感或疼痛 为本病的主要症状。症状多在食后 1 小时左右发生，半卧位、躯体前屈或剧烈运动可诱发，在服制酸剂后多可消失，而过热、过酸食物则可使之加重。胃酸缺乏者，烧灼感主要由胆汁反流所致，则服制酸剂的效果不著。烧灼感的严重程度不一定与病变的轻重一致。严重食管炎尤其在瘢痕形成者，可无或仅有轻微烧灼感。

（二）胃、食管反流 每于餐后、躺体前屈或夜间卧床睡觉时，有酸性液体或食物从胃、食管反流至咽部或口腔。此症状多在胸骨后烧灼感或烧灼痛发生前出现。

（三）咽下困难 初期常可因食管炎引起继发性食管痉挛而出现间歇性咽下困难。后期则可由于食管瘢痕形成狭窄，烧灼感和烧灼痛逐渐减轻而为永久性咽下困难所替代，进食固体食物时可在剑突处引起堵塞感或疼痛。

（四）出血及贫血 严重食管炎者可出现食管粘膜糜烂而致出血，多为慢性少量出血。长期或大量出血均可导致缺铁性贫血。

五、反流性食管炎的检查

（一）食管滴酸试验（acid perfusion test） 患者取坐位，经鼻腔放置胃管。当管端达 30～35cm 时，先滴入生理盐水，每分钟约 10ml，历 15 分钟。如患者无特殊不适，换用 0.1N 盐酸，以同样滴速滴注 30 分钟，在滴酸过程中，出击胸骨后痛或烧灼感者为阳性反应，且多于滴酸的最初 15 分钟内出现。如重复二次均出现阳性反应，并可由滴入生理盐水缓解者，可判断有酸 GER，试验的敏感性和特异性约 80%。

（二）食管腔内 pH 测定 将一置于腔内的 pH 电极，逐渐拉入食管内，并置于 LES 之上主约 5cm 处。正常情况下，胃内 pH 甚低。此时嘱患者取仰卧位并作增加腹痛部压力的动作，如闭口、捂鼻、深呼气或屈腿，并用力擤鼻涕 3～4 次。如食管内 pH 下降至 4 次下，说明有 GER 存在。亦可于胃腔内注入 0.1N 盐酸说明 300ml，注入盐酸前及注入 15 分钟后，分别嘱患者仰卧并作增加腹压动作。有 GER 者，则注入盐酸后食管腔内 pH 明显下降。近年来，24 小时食管 pH 监测已成为测定有无酸性 GER 的标准，测定包括食管内 pH ＜4 的百分比、卧位和立位时 pH ＜4 的百分比、pH ＜4 的次数、pH ＜4 持续 5 分钟以上的次数以及最长持续时间等指标。我国正常 24 小时食管 pH 监测 pH ＜4 的时间在 6% 以下，持续 5 分钟以上的次数 ≤3 次，反流最长持续时间为 18 分钟。这些参数能帮助确定有无酸反流，并有助于阐明胸痛及肺部疾病与酸反流的关系。

（三）食管腔内压力测定 通常采用充满水的连续灌注导管系统测定食管腔内压力，以估计 LES 和食管的功能。测压时，先将压导管插入胃内，以后，以 0.5～1.0cm/min 的速度抽出导管，并测食管内压力。正常人静止时 LES 压力约 2～4kPa(15～30mmHg)，或 LES 压力与胃腔内压力比值＞1。当静止时 LES 压力＜0.8kPa(6mmHg)，或两者比例＜1，则提示 LES 功能不全，或有 GER 存在。

（四）胃－食管闪烁显像　此法可估计胃－食管的反流量。在患者腹部缚上充气腹带，空腹口服含有 300μCi99mTc-Sc 的酸化桔子汁溶液 300ml（内含桔子汁 150ml 和 0.1N HCL150ml），并再饮冷开水 15～30ml，以清除食管内残留试液，直立显像。正常人 10～15 分钟后胃以上部位无放射性存在。否则则表示有 GER 存在。此法的敏感性与特异性约 90%。

（五）食管吞钡 X 线检查　较不敏感，假阴性较多。

（六）内镜检查及活组织病理检查　通过内镜及活组织病理检查，可以确定是否有反流性食管炎的病理改变，以及有无胆汁反流是否有反流性食管炎的病理的严重程度有重要价值。根椐 Savary 和 Miller 分组标准反流性食管炎的炎症病变可分为 4 级：Ⅰ级为单个或几个非融合性病变，表现为红斑或浅表糜烂；Ⅱ级为融合性病变，但未弥漫或环周；Ⅲ级病变弥漫环周，有糜烂但无狭窄；Ⅳ级呈慢性病变，表现为溃疡、狭窄、纤维化、食放宽缩短及 Barrett 食管。

六、反流性食管炎的预防

1. 忌酒戒烟。由于烟草中含尼古丁，可降低食管下段括约肌压力，使其处于松弛状态，加重返流；酒的主要成分为乙醇，不仅能刺激胃酸分泌，还能使食管下段括约肌松弛，是引起胃食管返流的原因之一。

2. 注意少量多餐，吃低脂饮食，可减少进食后返流症状的频率。相反，高脂肪饮食可促进小肠粘膜释放胆囊收缩素，易导致胃肠内容物返流。

3. 晚餐不宜吃得过饱，避免餐后立刻平卧。

4. 肥胖者应该减轻体重。因为过度肥胖者腹腔压力增高，可促进胃液返流，特别是平卧位更严重，应积极减轻体重以改善返流症状。

5. 保持心情舒畅，增加适宜的体育锻炼。

6. 就寝时床头整体宜抬高 10 厘米～15 厘米，对减轻夜间返流是个行之有效的办法。

7. 尽量减少增加腹内压的活动，如过度弯腰、穿紧身衣裤、扎紧腰带等。

8. 应在医生指导下用药，避免乱服药物产生的副作用。

七、反流性食管炎的治疗与用药

（一）一般治疗　饮食宜少量多餐，不宜过饱；忌烟、酒、咖啡、巧克力、酸食和过多脂肪；避免餐后即平卧；卧时床头抬高 20～30cm，裤带不宜束得过紧，避免各种引起腹压过高状态。

（二）促进食管和胃的排空

1. 多巴胺拮抗剂　此类药物能促进食管、办的排空，增加 LES 的张力。此类药物包括甲氧氯普胺（metclopramide，胃复安）和多潘立酮（domperidone，吗丁啉），均为 10～20mg，每天 3～4 次，睡前和餐前服用。前者如剂量过大或长期服用，可导致锥体外系神经症状，故老年患者慎用；后者长期服用亦可致高催乳素血症，产生乳腺增生、泌乳和闭经等不良反应。

2. 西沙必利（cisapride）　通过肠肌丛节后神经能释放乙酰胆碱而促进食管、胃的蠕动和排空，从而减轻胃食管反流。10～20mg，每天 3～4 天，几无不良反应。

3. 拟胆碱能药　乌拉胆碱（bethanechol）能增加 LES 的张力，促进食管收缩，加快食管内酸性食物的排空以改善症状，每次 25mg，每天 3～4 次。本口能刺激胃酸分泌，长期服用要慎重。

（三）降低胃酸　①制酸剂可中和胃酸，从而降低胃蛋白酶的活性，减少酸性胃内内容物对食管粘膜的损伤。碱性药物本身也还具有增加 LES 张力的作用。氢氧化铝凝胶 10～30ml 及氧化镁 0.3g，每日 3～4 次。藻朊酸泡沫剂（gariscon, alginate）含有藻朊酸、藻酸钠及制酸剂，能漂浮于胃内容物的表面，可阻止胃内容物的反流。②组胺 H2 受体拮抗剂 甲氰咪胍（cimetidine）、呋硫硝胺（ranitidine）和法莫替丁（famotidine）等均可选用，其剂量分别为 200mg，3～4/d；150mg，2 次/d 和 30mg/d。疗程均为 6～8 周。本类药物能强烈抑制胃酸分泌而改善胃食管的酸反流。上述症状如不能改善时，可增加剂量至 2～3 倍 。③质子泵抑制剂 此类药物能阻断壁细胞的 H+-K+-ATP 酶而美拉唑（omeprazole）和兰索拉唑（lansoprazole）已广泛使用于临床，前者 20mg/d，后者 30mg/d，即可改善其症状。

（四）联合用药 促进食管、胃排空药和制酸剂联合应用有协同作用，能促进食管炎的愈合。亦可用多巴胺拮抗剂或西沙必利与组胺 H2 受体拮抗剂或质子泵抑制剂联合应用。

本病在用经好转而停药后，由于其 LES 张力未能得到根本改善，故约 80% 病例在 6 个月内复发。如在组胺 H2 受体拮抗剂、质子泵抑制剂或多巴胺拮抗抗日占任选一种维持用药，或有症状出击时及时用药，则可取得较好疗效。

（五）手术治疗 主要适用于食管瘢痕狭窄（可行扩张术或手术纠正术）以及内科治疗无效，反复出血，反复并发肺炎等病情。

八、反流性食管炎的鉴别

（一）脾痹 (心痛)：以胸闷短气或发作性心胸疼痛为主，常于劳累后发作，多无胸骨:后烧灼感及吞咽困难。心电图示 ST-T 呈缺血性改变。食管滴酸试验阴性。

（二）食管癌、食管痹：以噎膈为主症，食管镜检及 X 线吞钡检查可作鉴别。

（三）胃疡：疼痛多位于胃脘部，常呈慢性、节律性、季节性与周期性发作，X 线钡餐及纤维胃镜检查在胃或十二指肠球部可见溃疡病变。

九、反流性食管炎的并发症

本病除可致食管狭窄、出血、溃疡等并发症外，反流的胃液尚可侵蚀咽部、声带和气管而引起慢性咽炎、慢性声带炎和气管炎，临床上称之 Delahunty 综合征。胃液反流和吸入呼吸道尚可致吸入性肺炎。近年来的研究已表明 GER 与部分反复发作的哮喘、咳嗽、夜间呼吸暂停、心绞痛样胸痛有关。

（刘强）

第三十四章 食管癌

食管癌是发生在食管上皮组织的恶性肿瘤，占所有恶性肿瘤的 2%。全世界每年约有 20 万人死于食管癌，我国是食管癌高发区，因食管癌死亡者仅次于胃癌居第二位，发病年龄多在 40 岁以上，男性多于女性。但近年来 40 岁以下发病者有增长趋势。食管癌的发生与亚硝胺慢性刺激、炎症与创伤、遗传因素以及饮水、粮食和蔬菜中的微量元素含量有关。但确切原因不甚明了，有待研究探讨。

一、食管癌的病因

食管癌的确切病因不明。显然，环境和某些致癌物质是重要的致病因素。

（一）亚硝胺类化合物和真菌毒素 现已知有近 30 种亚硝胺能诱发动物肿瘤。国内也已成功地应用甲苄亚硝胺、肌胺酸乙酯亚硝胺、甲戊、亚硝胺和二乙基亚胡麻等诱发大鼠的食管癌。我国调查发现，在高发区的粮食和饮水中，硝酸盐、亚硝酸盐和二级胺含量显著增高，且和地食管癌和食管上皮重度增生的患病率呈正相关这些物质在胃内易合成致癌物质亚硝胺。

（二）食管损伤、食管疾病以及食物的刺激作用 食管损伤及某些食管疾病可以促发食管癌。在腐蚀性食管灼伤和狭窄、食管贲门失弛缓症、食管憩室或反流性食管炎患者中，食管癌的发病率较一般人群为高。据推测乃是由于食管内滞留而致长期的慢性炎症、溃疡，或慢性刺激，进而食管上皮增生，最后导致癌变。流行病学调查发现，食管癌高发地区的居民有进食很烫的饮食、饮烈酒、吃大量胡椒、咀嚼槟榔或烟丝的习惯，这些食管粘膜的慢性理化刺激，均可引起局部上皮细胞增生。动物实验证明，弥漫性或局灶性上皮增生可能是食管癌的癌前期病变。

（三）营养不良和微量元素缺乏 摄入动物蛋白不足和维生素 A、B2、C 缺乏，是食管癌高区居民饮食的共同特点。但大多营养不良的高发地区，食管癌并不高发，故这不可能是一个主导因素。

（四）遗传因素 食管癌的发病常表现家庭性聚集现象。在我国山西、山东、河南等省的调查发现，有阳性家族史者约占 1/4 ～ 1/2。在高发区内有阳性家族史的比例高，其中父系最高，母系次之，旁系最低。

二、病理改变

食管癌的病变部位，我国各地报告不一，但均以中段最多（52.69% ～ 63.33%），下段次之（24.95% ～ 38.92%），上段最少（2.80% ～ 14.0%）。在我院 622 例中，中段者占 68.90%，下段者占 26.40%，上段者占 4.70%。

（一）临床病理分期及分型

1. 临床病理分期 食管癌的临床病理，对治疗方案的选择及治疗效果的评定有重要意义。1976 年全国食管癌工作会议制订的临床病理分期标准如表 4-34-1。

表 4-34-1 食管癌的临床病理分期

分期	病变长度	病变范围	转移情况
0	不规定	限于粘膜层	无转移
1	< 3cm	侵入粘膜下层	无转移
2	3 ～ 5cm	侵入部分肌层	无转移
3	> 5cm	侵透肌层或外层	局部淋巴结转移
4	> 5cm	有明显外侵	远处淋巴结或器官转移

1 < 3cm 侵入粘膜下层 无转移　　　　　　2 3 ～ 5cm 侵入部分肌层 无转移　> 5cm 侵透肌层或外层 局部淋巴结转移　　4 > 5cm 有明显外侵 远处淋巴结或器官转移

2. 病理形态分型

（1）早期食管癌的病理形态分型：早期食管癌按其形态可分为隐伏型、糜烂型、斑块型和乳头型。

（2）中、晚期食管癌的病理形态分型：可分为髓质型、蕈伞型、溃疡型、缩窄型、腔内型和未定型。其中髓质型开发程度最高。少数中、晚期食管癌不能为归入上述各型者，称为未定型。

3. 组织学分型

（1）鳞状细胞癌：最多见。

（2）腺癌：较少见，又可分为单纯腺癌、腺鳞癌、粘液表皮样癌和腺样囊性癌。

（3）未分化癌：较少见，但恶性程度高。

食管上、中段癌肿绝大多数为鳞状细胞癌，食管下段癌肿则多为腺癌。

（二）食管癌的扩散和转移方式

1. 食管壁内扩散 食管癌旁上皮的底层细胞癌变或成原位癌，是癌瘤的表面扩散方式之一。癌细胞还常没食 管固有膜功粘膜下层的淋巴管浸润。

2. 直接浸润邻近器官 食管上段癌可侵入喉部、气管及颈部软组织，甚至侵入支气管，形成支气管一食管瘘；也可侵入胸导管、奇静脉、肺门及肺组织，部分可侵入主动脉而形成食管－主动脉瘘，引起大出血而致远。下段食管癌常可累及贲门及心包。

3. 淋巴转移 比较常见，约占病例的2/3。中段食管癌常转移至食管旁或肺门淋巴结，也可转移至颈部、贲门周围及胃左动脉旁淋巴结。下段食管癌常可转移至食管旁、贲门旁、胃左动脉旁及腹腔等淋巴结，偶可至上纵隔及颈部淋巴结。淋巴转移部闰依次为给隔、腹部、气管及气管旁、肺门及支气管旁。

4. 血行转移 多见于晚期患者。最常见转移至肝（约占1/4）与肺（约占1/5），其它脏器依次为骨、肾、肾上腺、胸膜、网膜、胰腺、心、肺、甲状腺和脑等。

三、食管癌的症状

（一）咽下困难 进行性咽下困难是绝大多数患者就诊时的主要症状，但却是本病的较晚期表现。

（二）食物反应 常在咽下困难加重时出现，反流量不大，内含食物与粘液，也可含血液与脓液。

（三）其他症状 当癌肿压迫喉返神经可致声音嘶哑；侵犯膈神经可引起呃逆或膈神经麻痹；压迫气管或支气管可出现气急和干咳；侵蚀主动脉则可产生致命性出血。

四、诊断

对任何可疑病例都应做食管吞钡x线检查，早期食管癌x线征象有：

（一）局限性粘膜皱襞增粗和断裂。

（二）局限性食管壁僵硬。

（三）局限性小的充盈缺损。

（四）小龛影。晚期多为充盈缺损，管腔狭窄或梗阻。对高度怀疑又未能明确者，应行食管镜检并活组织检查。食管拉网脱落细胞学检查及放射性同位素32P，有助于癌的早期诊断。

五、食管癌的检查

（一）X线钡餐检查 食管X线钡餐检查可显示钡剂在癌肿点停滞，病变段钡流细窄；食管壁僵硬，蠕动减弱，粘膜纹变粗而紊乱，边缘毛糙；食管腔狭窄而不规则，梗阻上段轻度扩张，并可有溃疡壁龛及弃盈缺损等改变。常规X线钡餐检查常不易发现浅表和小癌肿。应用甲基纤维素钠（sodium methyl cellulose）和钡剂作双重对比造影，可更清楚地显示食管粘膜，提高食管癌的发现率。

（二）纤维食管胃镜检查 可直接观察癌肿的形态，并可在直视下作活组织病理学检查，以确定诊断。

（三）食管粘膜脱落细胞学检查 应用线网气囊双腔管细胞采集器吞入食管内，通过病变段后充气膨胀气囊，然后缓缓将气囊拉出。取网套擦取涂片作细胞学检查，阳性率可达90%以上，常以发现一些早期病倒，为食管癌大规模普查的重要方法。

（四）食管CT扫描检查 CT扫描可以清晰显示食管与邻近纵隔器官的关系。正常食管与邻近器官分界清楚，食管壁厚度不超过5mm，如食管壁厚度增加，与周围器官分界模糊，则表示食管病变存在。

（五）其他检查方法 应用甲苯胺蓝或碘体内染色内镜检查法对食管癌的早期诊断有

一定的价值。此法具有简便易行，定位和确定癌肿范围准确等优点。

六、食管癌的预防

（一）改变不良饮食习惯，不吃霉变食物，少吃或不吃酸菜。

（二）改良水质，减少饮水中亚硝酸盐含量。

（三）推广微量元素肥料，纠正土壤缺钼等微量元素状况。

（四）应用中西药物和维生素 B2 治疗食管上皮增生，以阻断癌变过程。积极治疗食管炎、食管白斑、贲门失弛缓症、食管憩室等与食管癌发生相关的疾病。

（五）易感人群监视，普及防癌知识，提高防癌意识。

七、预后

食管癌患者的预后总的来说是鳞状细胞癌好于腺癌；缩窄型、蕈伞型好于 溃疡型、髓质型。早期食管癌无转移外侵者 5 年生存率 60%，已外侵转移或中段食管癌 5 年生存率小于 25%，平均 5 年生存率 18.1%～40.8%，但国外报道食管癌预后甚劣，5 年存活率不到 5%。

八、食管癌的治疗与用药

正常食管上皮细胞的增生周期在人体消化道中是最长的。食管基底细胞由重度增生到癌变的过程大约需要 1～2 年的时间；早期食管癌（细胞学检查发现癌细胞，而 X 线食管粘膜造影正常或仅有轻度病变）变成晚期浸润癌，通常需要 2～3 年，甚至更长时间；个别病例甚至可"带癌生存"达 6 年以上。因此，食管癌的早期治疗效果良好。即使是晚期病倒，若治疗得当，也可向好的方面转化。一般对较早期病变宜采用手术治疗；对较晚期病变，且位于中、上段而年轻较高或有手术禁忌证者，则以放射治疗为佳。

（一）手术治疗

外科手术是治疗食管癌的首选方法。下段癌肿手术切除率 在 90%，中段癌在 50%，上段癌手术切除率平均在 56.3%～92.9%。

手术的禁忌症为①临床 x 线等检查证实食管病变广泛并累及邻近器官，如气管、肺、纵 隔、主动脉等。②有严重心肺或肝肾功能不全或恶病质不能耐受手术者。除上述情况外，一经确诊，身体条件允许即应采取手术治疗。另外，根据病情可分姑息手术和根治手术两种。姑息手术主要对晚期不能根治或放疗后的病人，为解决进食困难而采用 食管胃转流术、胃造瘘术、食管腔内置管术等。根治性手术根据病变部位和病人具体情况而定。原则上应切除食管大部分，食管切除范围至少应距肿瘤 5cm 以上。

（二）放射治疗

食管癌放射治疗包括根治性和姑息性两大类。颈段和上胸段食管癌手术的创伤大，并发症发生率高，而放疗损伤小，疗效优于手术，应以放疗为首选。凡患者全身状况尚可、能进半流质或顺利进流质饮食、胸段食管癌而无锁骨上淋巴结转移及远处转移、无气管侵犯、无食管穿孔和出血征象、病灶长度＜7～8cm 而无内科禁忌证者，均可作根治性放疗。其他病人则可进行旨在缓解食管梗阻、改善进食困难、减轻疼痛、提高患者生存质量和延长患者生存期的姑息性放疗。

（三）药物治疗

1. 化学药物治疗 食管癌的细胞增生周期约 7 天，较正常食管上皮细胞周期稍长。理论计算其倍增时间约 10 天，故其增生细胞较少，而非增生细胞较多。因此目前虽应用于本病的化学药物较多，但确有疗效者不多。最常用的药物有博来霉素（BLM）、丝裂霉素 C（MMC）、阿霉素（ADM）、5- 氟尿嘧啶（5-Fu）、甲氨喋呤（MTX）、环己亚硝脲（CCNU）、丙咪腙（MGAG）、长春花碱酰胺（VDS）、鬼臼乙叉甙（VP-16），以及顺氯氨铂（DDP），单一药物化疗的缓解率在 15% ～ 20%，缓解期为 1 ～ 4 个月。联合化疗多数采用以 DDP 和 BLM 为主的联合化疗方案，有效率多数超过 30%，缓解期 6 个月左右。联合化疗不仅用于中晚期食管癌，也用于与手术和放疗的综合治疗。目前临床上常用联合化疗方案有 DDP-BLM、BLM-ADM、DDP-VDS-BML 以及 DDP-ADM-5-Fu 等。临床观察，DDP、5-Fu 和 BLM 等化疗药物具有放射增敏作用，近 10 年来将此类化疗药物作为增敏剂与放疗联合应用治疗食管癌，并取得了令人鼓舞的疗效。

2. 中药治疗　　目前多采用主方加辨证施治，扶正与活血去瘀相结合的方法。我国华北地区应用冬凌草和冬凌草素，实验证明对人体食管鳞癌细胞 CaEs-17 株有明显细胞毒作用，对多种动物移植性肿瘤有抑作用。临床应用也证明有一定疗效。

九、食管癌的鉴别

本病应与下列疾病鉴别：

（一）**食管贲门失弛缓症**　患者多见于年轻女性，病程长，症状时轻时重。食管钡餐检查可见食管下端呈光滑的漏斗型狭窄，应用解痉剂时可使之扩张。

（二）**食管良性狭窄**　可由误吞腐蚀剂、食管灼伤、异物损伤、慢性溃疡等引起的瘢痕所致。病程较长，咽下困难发展至一定程度即不再加重。经详细询问病史和 X 线钡餐检查可以鉴别。

（三）**食管良性肿瘤**　主要为少见的平滑肌瘤，病程较长，咽下困难多为间歇性。X 线钡餐检查可显示食管有圆形、卵圆形或分叶状的充盈缺损，边缘整齐，周围粘膜纹正常。

（四）**癔球症**　多见于青年女性，时有咽部球样异物感，进食时消失，常由精神因素诱发。本病实际上并无器质性食管病变，亦不难与食管癌鉴别。

（五）**缺铁性假膜性食管炎**　多为女性，除咽下困难外，尚可有小细胞低色素性贫血、舌炎、胃酸缺乏和反甲等表现。

（六）**食管周围器官病变**　如纵隔肿瘤、主动脉瘤、甲状腺肿大、心脏增大等。除纵隔肿瘤侵入食管外，X 线钡餐检查可显示食管有光滑的压迹，粘膜纹正常。

十、食管癌的并发症

食管癌的并发症多见于晚期患者。

（一）**呕血、便血**；由于肿瘤溃破而引起。

（二）**因癌转移所引起**，如癌细胞侵犯喉返神经造成声带麻痹和声音嘶哑；肿瘤压迫和侵犯气管、支气管引起的气急和刺激性干咳；侵犯膈神经，引起膈肌麻痹；侵犯迷走神经，使心率加速；侵犯臂丛神经，引起臂酸、疼痛、感觉异常；压迫上腔静脉，引起上腔静脉压迫综合症；肝、肺、脑等重要脏器癌转移，可引起黄疸、腹水、肝功能衰竭、呼吸困难、昏迷等并发症。

（三）**食管穿孔**：晚期食管癌，尤其是溃疡型食管癌，因肿瘤局部侵蚀和严重溃烂而引起穿孔。因穿孔部位和邻近器官不同而出现不同的症状。穿通气管引起食管气管瘘，出现进饮食时呛咳解剖学，尤其在进流质饮食时症状明显；穿入纵膈可引起纵膈炎，发生胸闷、胸痛、咳嗽、发热、心率加快和白细胞升高等；穿入肺引起肺脓疡，出现高热、咳嗽、咯脓痰等；穿通主动脉，引起食管主动脉瘘，可引起大出血而导致死亡。

（刘强）

第五篇 呼吸系统常见疾病的诊断与治疗

第一章 流行性感冒

流行性感冒(influenza)简称流感，是由流行性流感病毒引起的急性呼吸道传染病。起病急，高热、头痛、乏力、眼结膜炎和全身肌肉酸痛等中毒症状明显，而呼吸道卡他症状轻微。主要通过接触及空气飞沫传播。发病有季节性，北方常在冬春季，而南方全年可以流行，由于变异率高，人群普遍易感。发病率高，在全世界包括中国已引起多次暴发流行，严重危害人类生命安全。

一、病原体

流感病毒属正黏病毒科，为RNA病毒。病毒表面有一层脂质包膜，膜上有糖蛋白突起，由血凝素和神经氨酸酶构成。根据核蛋白抗原性不同，可将流感病毒分为甲、乙、丙三型，再根据血凝素和神经氨酸酶抗原性的差异将甲型流感病毒分为不同亚型。抗原变异是流感病毒独特的最显著的特征。甲型流感病毒极易发生变异，主要是血凝素H和神经氨酸酶N的变异。甲型流感病毒H有15种，N有9种。根据抗原变异的大小，人体的原免疫力对变异的新病毒可完全无效或部分无效，从而引起流感流行。乙型流感病毒也易发生变异，丙型流感病毒一般不发生变异。

甲型流感病毒常引起大流行，病情较重；乙型和丙型流感病毒引起流行和散发，病情相对较轻。由于流感病毒抗原性变化较快，人类无法获得持久的免疫力。流感大流行时无明显季节性，散发流行以冬、春季较多。患者以小儿与青年较多见。

二、发病机制和病理

流感病毒主要通过空气中的病毒颗粒人,人传播。流感病毒侵入呼吸道的纤毛柱状上皮细胞内进行复制，借神经氨酸酶的作用从细胞释放，再侵入其他柱状上皮细胞引起变性、坏死与脱落。并发肺炎时肺充血、水肿,肺泡内含有纤维蛋白和渗出液,呈现支气管肺炎改变。

三、临床表现

分为单纯型、胃肠型、肺炎型和中毒型。潜伏期1—3天。有明显的流行和暴发。急性起病，出现畏寒、高热、头痛、头晕、全身酸痛、乏力等中毒症状。鼻咽部症状较轻，可有食欲减退。胃肠型者伴有腹痛、腹胀、呕吐和腹泻等消化道症状，儿童多于成人。肺炎型者表现为肺炎，甚至呼吸衰竭。中毒型者有全身毒血症表现，严重者可致休克、弥散性血管内凝血、循环衰竭，直至死亡。

四、实验室检查

外周血象：白细胞总数不高或减低，淋巴细胞相对增加。病毒分离：鼻咽分泌物或口腔含漱液可用于分离流感病毒。血清学检查：疾病初期和恢复期双份血清抗流感病毒抗体滴度有4倍或以上升高，有助于回顾性诊断。患者呼吸道上皮细胞查流感病毒抗原阳性。标本经敏感细胞过夜增殖1代后查流感病毒抗原阳性。快速血清病毒PCR检查有助于其早期诊断。流感诊断需要结合疾病流行情况进行判断，并考虑到病毒抗原检测的假阳性和假阴性。

五、治疗

流行性感冒的治疗要点如下。

（一）隔离

应对疑似和确诊患者进行隔离。

（二）对症治疗

可应用解热药、缓解鼻黏膜充血药、止咳祛痰药等。

（三）抗病毒治疗

应在发病48小时内使用。神经氨酸酶抑制剂类药物能抑制流感病毒复制，降低致病性，减轻症状，缩短病程，减少并发症。此类药毒性低，较少耐药且耐受性好，是目前治疗流感最好的药物。奥司他韦（oseltamivir）成人剂量每次75mg，每日2次，连服5天，对流感病毒和禽流感病毒H5N1和H9N2有抑制作用。扎那米韦（zanimivir）每次5mg，每日2次，连用5天，可用于成年患者和12岁以上青少年患者。局部应用后药物在上呼吸道积聚，可抑制病毒复制与释放，无全身不良反应。另外，离子通道M_2阻滞剂金刚烷胺（amantadine）和金刚乙胺（rimantadine）可抑制禽流感病毒株的复制，早期应用可阻止病情发展、减轻病情、改善预后。金刚烷胺成人剂量每日100～200mg，分2次口服，疗程5天，但副作用较多，包括中枢神经系统和胃肠道副作用，肾功能受损者酌减剂量，有癫痫病史者忌用。但大多数分离到的禽流感病毒（H5N1）对金刚烷胺、金刚乙胺有较强的耐药性。

（四）支持治疗和预防并发症

注意休息、多饮水、增加营养，给易于消化的饮食。纠正水、电解质紊乱。密切观察、监测并预防并发症。呼吸衰竭时给予呼吸支持治疗。在有继发细菌感染时及时使用抗生素。

六、预后

与病毒毒力，自身免疫状况有关。年老体弱者易患肺炎性流感且病死率较高。单纯型流感预后较好。

（高帆）

第二章　急性气管-支气管炎

急性气管-支气管炎（acute tracheobronchitis）是由生物、理化刺激或过敏等因素引起的急性气管-支气管黏膜炎症。多散发，无流行倾向，年老体弱者易感。症状主要为咳嗽和咳痰，常发生于寒冷季节或气候突变时，也可由急性上呼吸道感染迁延不愈所致。

一、病因和发病机制

（一）微生物

病原体与上呼吸道感染类似。病毒常为腺病毒、流感病毒（甲、乙型）、冠状病毒、鼻病毒、单纯疱疹病毒、呼吸道合胞病毒和副流感病毒。细菌常为流感嗜血杆菌、肺炎链球菌、卡他莫拉菌等。近年来衣原体和支原体感染明显增加，在病毒感染的基础上继发细菌感染亦较多见。

（二）理化因素

冷空气、粉尘、刺激性气体或烟雾（如二氧化硫、二氧化氮、氨气、氯气等）吸入，可刺激气管-支气管黏膜引起急性损伤和炎症反应。

（三）过敏反应

机体对吸入性致敏原如花粉、有机粉尘、真菌孢子、动物毛皮及排泄物等过敏，或对细菌蛋白质过敏。钩虫、蛔虫的幼虫在肺内移行也可引起气管-支气管急性炎症反应。

二、病理

气管、支气管黏膜充血水肿，淋巴细胞和中性粒细胞浸润，同时可伴纤毛上皮细胞损伤、脱落和黏液腺体肥大增生。合并细菌感染时，分泌物呈脓性。

三、临床表现

（一）症状

通常起病较急，全身症状较轻，可有发热。初为干咳或少量黏液痰，随后痰量增多，咳嗽加剧，偶伴痰中带血。咳嗽、咳痰可延续2-3周，如迁延不愈，可演变成慢性支气管炎。伴支气管痉挛时，可出现程度不等的胸闷气促。

（二）体征

可无明显阳性表现，或在两肺闻及散在干、湿性啰音，部位不固定，咳嗽后可减少或消失。

四、实验室和其他辅助检查

周围血白细胞计数可正常，但由细菌感染引起者，可伴白细胞总数和中性粒细胞百分比升高，血沉加快，痰培养可见致病菌。X线胸片大多为肺纹理增强，少数无异常发现。

五、诊断与鉴别诊断

根据病史、咳嗽和咳痰等症状，两肺散在干、湿性啰音等体征，结合血象和X线胸片，可作出临床诊断。病毒和细菌检查有助于病因诊断，需与下列疾病相鉴别。

（一）流行性感冒

起病急骤，发热较高，全身中毒症状（如全身酸痛、头痛、乏力等）明显，呼吸道局部症状较轻。流行病史、分泌物病毒分离和血清学检查有助于鉴别。

（二）急性上呼吸道感染

鼻咽部症状明显，咳嗽轻微，一般无痰。肺部无异常体征。胸部X线正常。

（三）其他

其他肺部疾病如支气管肺炎、肺结核、肺癌、肺脓肿、麻疹、百日咳等多种疾病可有类似的咳嗽、咳痰表现，应详细检查，以资鉴别。

六、治疗

（一）对症治疗

咳嗽、无痰或少痰，可用右美沙芬、喷托维林（咳必清）镇咳。咳嗽、有痰而不易咳出，可选用盐酸氨溴索、溴己新（必嗽平）、桃金娘油化痰，也可雾化祛痰。较常用的为兼顾止咳和化痰的复方甘草合剂，也可选用其他中成药止咳祛痰。发生支气管痉挛时可用平喘药如茶碱、β_2受体激动剂、胆碱能阻滞剂等。发热可用解热镇痛药对症处理。

（二）抗生素治疗

仅在有细菌感染证据时使用。一般咳嗽10天以上，细菌、支原体、肺炎衣原体、鲍特菌等感染的概率较大。可首选新大环内酯类或青霉素类药物，亦可选用头孢菌素类或喹诺酮类等药物。美国疾病控制中心推荐服用阿奇霉素5天，克拉霉素7天或红霉素14天。多数患者口服抗生素即可，症状较重者可经肌肉注射或静脉滴注给药，少数患者需根据病原体培养结果指导用药。

（三）一般治疗

多休息，多饮水，避免劳累。

七、预后

多数患者预后良好，少数体质弱者可迁延不愈，应引起足够重视。

八、预防

增强体质，避免劳累，防止感冒。改善生活卫生环境，防止空气污染。清除鼻、咽、喉等部位的病灶。

（高帆）

第三章 慢性支气管炎、慢性阻塞性肺疾病

第一节 慢性支气管炎

慢性支气管炎(chronic bronchitis)简称慢支，是气管、支气管黏膜及其周围组织的慢性非特异性炎症。临床上以咳嗽、咳痰为主要症状，或有喘息，每年发病持续3个月或更长时间，连续2年或2年以上，并排除具有咳嗽、咳痰、喘息症状的其他疾病。

一、病因与发病机制

本病的病因尚不完全清楚，可能是多种环境因素与机体自身因素长期相互作用的结果。

（一）吸烟

吸烟为最重要的环境发病因素，吸烟者慢性支气管炎的患病率比不吸烟者高2～8倍。烟草中的焦油、尼古丁和氢氰酸等化学物质具有多种损伤效应，如损伤气道上皮细胞和纤毛运动，使气道净化能力下降；促使支气管黏液腺和杯状细胞增生肥大，黏液分泌增多；刺激副交感神经而使支气管平滑肌收缩，气道阻力增加；使氧自由基产生增多，诱导中性粒细胞释放蛋白酶，破肺弹力纤维，诱发肺气肿形成等。

（二）职业粉尘和化学物质

接触职业粉尘及化学物质，如烟雾、变应原、工业废气及室内空气污染等，浓度过高或时间过长时，均可能促进慢性支气管炎发病。

（三）空气污染

大气中的有害气体如二氧化硫、二氧化氮、氯气等可损伤气道黏膜上皮，使纤毛清除功能下降，黏液分泌增加，为细菌感染增加条件。

（四）感染因素

病毒、支原体、细菌等感染是慢性支气管炎发生发展的重要原因之一。病毒感染以流感病毒、鼻病毒、腺病毒和呼吸道合胞病毒为常见。细菌感染常继发于病毒感染，常见病原体为肺炎链球菌、流感嗜血杆菌、卡他莫拉菌和葡萄球菌等。这些感染因素同样造成气管、支气管黏膜的损伤和慢性炎症。

（五）其他因素

免疫功能紊乱、气道高反应性、年龄增大等机体因素和气候等环境因素均与慢性支气管炎的发生和发展有关。如老年人肾上腺皮质功能减退，细胞免疫功能下降，溶菌酶活性降低，从而容易造成呼吸道的反复感染。寒冷空气可以刺激腺体增加黏液分泌，纤毛运动减弱，黏膜血管收缩，局部血循环障碍，有利于继发感染。

二、病理

支气管上皮细胞变性、坏死、脱落，后期出现鳞状上皮化生，纤毛变短、粘连、倒伏、脱失；各级支气管壁均有多种炎症细胞浸润，以中性粒细胞、淋巴细胞为主，急性发作期可见到大量中性粒细胞，严重者为化脓性炎症，黏膜充血、水肿；杯状细胞和黏液腺肥大和增生、分泌旺盛，大量黏液潴留；病情继续发展，炎症由支气管壁向其周围组织扩散，黏膜下层平滑肌束可断裂萎缩，黏膜下和支气管周围纤维组织增生；支气管壁的损伤-修复过程反复发生，进而引起支气管结构重塑，胶原含量增加，瘢痕形成；进一步发展成阻塞性肺气肿时见肺泡腔扩大，肺泡弹性纤维断裂。

三、临床表现

（一）症状

缓慢起病，病程长，反复急性发作而病情加重。主要症状为咳嗽、咳痰，或伴有喘息。急性加重系指咳嗽、咳痰、喘息等症状突然加重。急性加重的主要原因是呼吸道感染，病原体可以是病毒、细菌、支原体和衣原体等。

1. 咳嗽　一般晨间咳嗽为主，睡眠时有阵咳或排痰。

2. 咳痰　一般为白色黏液和浆液泡沫性，偶可带血。清晨排痰较多，起床后或体位变动可刺激排痰。

3. 喘息或气急　喘息明显者常称为喘息性支气管炎，部分可能伴发支气管哮喘。若伴肺气肿时可表现为劳动或活动后气急。

（二）体征

早期多无异常体征。急性发作期可在背部或双肺底听到干、湿啰音，咳嗽后可减少或消失。如伴发哮喘可闻及广泛哮鸣音并伴呼气期延长。

（三）实验室和其他辅助检查

1. X线检查　早期可无异常。反复发作者表现为肺纹理增粗、紊乱，呈网状或条索状、斑点状阴影，以双下肺野明显。

2. 呼吸功能检查　早期无异常。如有小气道阻塞时，最大呼气流速．容量曲线在75%和50%肺容量时流量明显降低。当使用支气管扩张剂后第一秒用力呼气容积（FEV_1）占用力肺活量（FVC）的比值（FEV_1/FVC）<0.70提示已发展为慢性阻塞性肺疾病。

3. 血液检查　细菌感染时偶可出现白细胞总数和（或）中性粒细胞增高。

4. 痰液检查　可培养出致病菌。涂片可发现革兰阳性菌或革兰阴性菌，或大量破坏的白细胞和杯状细胞。

四、诊断

依据咳嗽、咳痰，或伴有喘息，每年发病持续3个月，连续2年或2年以上，并排除其他可以引起类似症状的慢性疾病。

五、鉴别诊断

1. 支气管哮喘　部分哮喘患者以刺激性咳嗽为特征，灰尘、油烟、冷空气等容易诱发咳嗽，常有家庭或个人过敏疾病史。对抗生素治疗无效，支气管激发试验阳性。

2. 嗜酸粒细胞性支气管炎　临床症状类似，X线检查无明显改变或肺纹理增加，支气管激发试验多阴性，临床上容易误诊。诱导痰检查嗜酸粒细胞比例增加（≥3%）可以诊断。

3. 肺结核　常有发热、乏力、盗汗及消瘦等症状。痰液查找抗酸杆菌及胸部X线检查可以鉴别。

4. 支气管肺癌　多数有数年吸烟史，顽固性刺激性咳嗽或过去有咳嗽史，近期咳嗽性质发生改变，常有痰中带血。有时表现为反复同一部位的阻塞性肺炎，经抗生素治疗未能完全消退。痰脱落细胞学、胸部CT及纤维支气管镜等检查可明确诊断。

5. 特发性肺纤维化　临床经过多缓慢，开始仅有咳嗽、咳痰，偶有气短。仔细听诊在胸部下后侧可闻爆裂音（Ve.1cro啰音）。血气分析示动脉血氧分压降低，而二氧化碳分压可不升高。高分辨螺旋CT检查有助诊断。

6. 支气管扩张　典型者表现为反复大量咯脓痰或反复咯血。X线胸部拍片常见肺野纹理粗乱或呈卷发状。高分辨螺旋CT检查可确定诊断。

7. 其他引起慢性咳嗽的疾病　慢性咽炎、鼻后滴漏综合征、胃食管反流、某些心血管疾病（如二尖瓣狭窄）等均有其各自的特点。

六、治疗

（一）急性加重期的治疗

1. 控制感染　多依据患者所在地常见病原菌经验性地选用抗生素，一般口服，病情严重时静脉给药。如左氧氟沙星0.4g，每日1次；罗红霉素0.3g，每日2次；阿莫西林2～4g/d，分2～4次口服；头孢呋辛1.0g/d，分2次口服；复方磺胺甲噁唑(SMZ-co)，每次2片，每日2次。如果能培养出致病菌，可按药敏试验选用抗生素。

2. 镇咳祛痰　可试用复方甘草合剂10ml，每日3次；或复方氯化铵合剂10ml，每日3次；或溴己新8～16mg，每日3次；或盐酸氨溴索30mg，每日3次；或桃金娘油0.3g，每日3次。干咳为主者可用镇咳药物，如右美沙芬或其合剂等。

3. 平喘　有气喘者可加用支气管扩张剂，如氨茶碱0.1g，每日3次，或用茶碱控释剂；或β_2受体激动剂吸入。

（二）缓解期治疗

1. 戒烟，避免吸入有害气体和其他有害颗粒。

2. 增强体质，预防感冒。

3. 反复呼吸道感染者可试用免疫调节剂或中医中药，如流感疫苗、肺炎疫苗、卡介菌多糖核酸、胸腺肽等，部分患者或可见效。

七、预后

部分患者可控制，不影响工作、学习；部分患者可发展成慢性阻塞性肺疾病甚至肺心病。

（高帆）

第二节　慢性阻塞性肺疾病

慢性阻塞性肺疾病(chronic obstructive pulmonary disease, COPD)简称慢阻肺，是以持续气流受限为特征的可以预防和治疗的疾病，其气流受限多呈进行性发展，与气道和肺组织对香烟烟雾等有害气体或有害颗粒的异常慢性炎症反应有关。肺功能检查对确定气流受限有重要意义。在吸入支气管扩张剂后，第一秒用力呼气容积(FEV_1)/用力肺活量(FVC) (FEV_1/FVC)<0.70表明存在持续气流受限。

慢阻肺与慢性支气管炎和肺气肿(emphysema)有密切关系。如本章第一节所述，慢性支气管炎是指在除外慢性咳嗽的其他已知原因后，患者每年咳嗽、咳痰3个月以上并连续2年者。肺气肿则指肺部终末细支气管远端气腔出现异常持久的扩张，并伴有肺泡壁和细支气管的破坏而无明显的肺纤维化。当慢性支气管炎、肺气肿患者肺功能检查出现持续气流受限时，则能诊断为慢阻肺；如患者只有慢性支气管炎和（或）肺气肿，而无持续气流受限，则不能诊断为慢阻肺。

一些已知病因或具有特征病理表现的疾病也可导致持续气流受限，如支气管扩张症、肺结核纤维化病变、严重的间质性肺疾病、弥漫性泛细支气管炎以及闭塞性细支气管炎等，但均不属于慢阻肺。

慢阻肺是呼吸系统疾病中的常见病和多发病，患病率和病死率均居高不下。1992年在我国北部和中部地区对102230名农村成年人进行了调查，慢阻肺的患病率为3%。近年来对我国7个地区20 245名成年人进行调查，慢阻肺的患病率占40岁以上人群的8.2%。

因肺功能进行性减退，严重影响患者的劳动力和生活质量。慢阻肺造成巨大的社会和经济负担，根据世界银行/世界卫生组织发表的研究，预计至2020年时慢阻肺将占世界疾病经济负担的第五位。

一、病因

本病的病因与慢性支气管炎相似，可能是多种环境因素与机体自身因素长期相互作用的结果。

二、发病机制

（一）炎症机制

气道、肺实质及肺血管的慢性炎症是慢阻肺的特征性改变，中性粒细胞、巨噬细胞、T淋巴细胞等炎症细胞均参与了慢阻肺的发病过程。中性粒细胞的活化和聚集是慢阻肺炎症过程的一个重要环节，通过释放中性粒细胞弹性蛋白酶等多种生物活性物质引起慢性黏液高分泌状态并破坏肺实质。

（二）蛋白酶-抗蛋白酶失衡机制

蛋白水解酶对组织有损伤、破坏作用；抗蛋白酶对弹性蛋白酶等多种蛋白酶具有抑制功能，其中 α_1-抗胰蛋白酶（ α_1-AT）是活性最强的一种。蛋白酶增多或抗蛋白酶不足均可导致组织结构破坏，产生肺气肿。吸入有害气体和有害物质可以导致蛋白酶产生增多或活性增强，而抗蛋白酶产生减少或灭活加快；同时氧化应激、吸烟等危险因素也可以降低抗蛋白酶的活性。先天性 α_1-抗胰蛋白酶缺乏多见北欧血统的个体，我国尚未见正式报道。

（三）氧化应激机制

许多研究表明慢阻肺患者的氧化应激增加。氧化物主要有超氧阴离子、羟根、次氯酸、H_2O_2 和一氧化氮等。氧化物可直接作用并破坏许多生化大分子如蛋白质、脂质和核酸等，导致细胞功能障碍或细胞死亡，还可以破坏细胞外基质；引起蛋白酶-抗蛋白酶失衡；促进炎症反应，如激活转录因子 $NF_{-K}B$，参与多种炎症介质的转录，如 IL-8、TNF-α 以及诱导型一氧化氮合酶(NOS)和环氧化物酶等的转录。

（四）其他机制

如自主神经功能失调、营养不良、气温变化等都有可能参与慢阻肺的发生、发展。

上述炎症机制、蛋白酶-抗蛋白酶失衡机制、氧化应激机制以及自主神经功能失调等共同作用，产生两种重要病变：第一，小气道病变，包括小气道炎症、小气道纤维组织形成、小气道管腔黏液栓等，使小气道阻力明显升高。第二，肺气肿病变，使肺泡对小气道的正常牵拉力减小，小气道较易塌陷；同时，肺气肿使肺泡弹性回缩力明显降低。这种小气道病变与肺气肿病变共同作用，造成慢阻肺特征性的持续气流受限。

三、病理改变

慢阻肺的病理改变主要表现为慢性支气管炎及肺气肿的病理变化。

肺气肿的病理改变可见肺过度膨胀，弹性减退。外观灰白或苍白，表面可见多个大小不一的大疱。镜检见肺泡壁变薄，肺泡腔扩大、破裂或形成大疱，血液供应减少，弹力纤维网破坏。按累及肺小叶的部位，可将阻塞性肺气肿分为小叶中央型、全小叶型及介于两者之间的混合型三类，其中以小叶中央型为多见。小叶中央型是由于终末细支气管或一级呼吸性细支气管炎症导致管腔狭窄，其远端的二级呼吸性细支气管呈囊状扩张，其特点是囊状扩张的呼吸性细支气管位于二级小叶的中央区。全小叶型是呼吸性细支气管狭窄，引起所属终末肺组织，即肺泡管、肺泡囊及肺泡的扩张，其特点是气肿囊腔较小，遍布于肺小叶内。有时两型同时存在一个肺内称混合型肺气肿，多在小叶中央型基础上，并发小叶周边区肺组织膨胀。

四、病理生理

慢阻肺特征性的病理生理变化是持续气流受限致肺通气功能障碍。随着病情的发展，肺组织弹性日益减退，肺泡持续扩大，回缩障碍，则残气量及残气量占肺总量的百分比增加。肺气肿加重导致大量肺泡周围的毛细血管受膨胀肺泡的挤压而退化，致使肺毛细血管大量减少，肺泡间的血流量减少，此时肺泡虽有通气，但肺泡壁无血液灌流，导致无效腔样气量增大；也有部分肺区虽有血液灌流，但肺泡通气不良，不能参与气体交换，导致功能性分流增加，从而产生通气与血流比例失调。同时，肺泡及毛细血管大量丧失，弥散面积减少。通气与血流比例失调与弥散障碍共同作用，导致换气功能发生障碍。通气和换气功能障碍可引起缺氧和二氧化碳潴留，发生不同程度的低氧血症和高碳酸血症，最终出现呼吸功能衰竭。

五、临床表现

（一）症状

起病缓慢，病程较长。主要症状包括：

1.慢性咳嗽　随病程发展可终身不愈。常晨间咳嗽明显，夜间有阵咳或排痰。

2.咳痰　一般为白色黏液或浆液性泡沫性痰，偶可带血丝，清晨排痰较多。急性发作期痰量增多，可有脓性痰。

3.气短或呼吸困难　早期在较剧烈活动时出现，后逐渐加重，以致在日常活动甚至休息时也感到气短，是慢阻肺的标志性症状。

4.喘息和胸闷　部分患者特别是重度患者或急性加重时出现喘息。

5.其他　晚期患者有体重下降，食欲减退等。

（二）体征

早期体征可无异常，随疾病进展出现以下体征：

1.视诊　胸廓前后径增大，肋间隙增宽，剑突下胸骨下角增宽，称为桶状胸。部分患者呼吸变浅，频率增快，严重者可有缩唇呼吸等。

2.触诊　双侧语颤减弱。

3.叩诊　肺部过清音，心浊音界缩小，肺下界和肝浊音界下降。

4.听诊　两肺呼吸音减弱，呼气期延长，部分患者可闻及湿性啰音和（或）干性啰音。

六、实验室和其他辅助检查

（一）肺功能检查

是判断持续气流受限的主要客观指标。使用支气管扩张剂后，$FEV_1/FVC<0.70$可确定为持续气流受限。肺总量(TLC)、功能残气量(FRC)和残气量(RV)增高，肺活量(VC)减低，表明肺过度充气。

（二）胸部X线检查

慢阻肺早期胸片可无异常变化，以后可出现肺纹理增粗、紊乱等非特异性改变，也可出现肺气肿改变。X线胸片改变对慢阻肺诊断特异性不高，但对于与其他肺疾病的鉴别具有非常重要的价值。对于明确自发性气胸、肺炎等常见并发症也十分有用。

（三）胸部CT检查

CT检查可见慢阻肺小气道病变的表现、肺气肿的表现以及并发症的表现，但其主要临床意义在于排除其他具有相似症状的呼吸系统疾病。

（四）血气检查

对确定发生低氧血症、高碳酸血症、酸碱平衡失调以及判断呼吸衰竭的类型有重要价值。

（五）其他

慢阻肺合并细菌感染时，外周血白细胞增高，核左移。痰培养可能查出病原菌。

诊断与稳定期病情严重程度评估

主要根据吸烟等高危因素史、临床症状、体征及肺功能检查等，并排除可以引起类似症状和肺功能改变的其他疾病，综合分析确定。肺功能检查见持续气流受限是慢阻肺诊断的必备条件，吸入支气管扩张剂后$FEV_1/FVC<0.70$为确定存在持续气流受限的界限。

目前多主张对稳定期慢阻肺采用综合指标体系进行病情严重程度评估。

1.症状评估　可采用改良版英国医学研究委员会呼吸困难问卷（mMRC问卷）进行评估（表5-3-1）

表5-3-1　mMRC问卷

mMRC 分级	呼吸困难症状
0 级——	剧烈活动时出现呼吸困难
1 级	平地快步行走或爬缓坡时出现呼吸困
2 级	由于呼吸困难，平地行走时比同龄人慢或需要停下来休息
3 级	平地行走 100m 左右或数分钟后即需要停下来喘气
4 级	因严重呼吸困难而不能离开家，或在穿衣脱衣时即出现呼吸困难

2.肺功能评估　可使用COLD分级：慢阻肺患者吸入支气管扩张剂后$FEV_1/FVC<0.70$；再依据其FEV_1下降程度进行气流受限的严重程度分级，见表5-3-2。

表5-3-2　慢阻肺患者气流受限严重程度的肺功能分级

肺功能分级	患者肺功能 FEV_1 占预计值的百分比（$FEV_1/FVC<0.70$）
GOLD 1 级：轻度	$FEV_1\% pred \geq 80\%$
GOLD 2 级：中度	$50\% \leq FEV_1\% pred<80\%$
GOLD 3 级：重度	$30\% \leq FEV_1\% pred<50\%$
GOLD 4 级：极重度	$FEV_1\% pred<30\%$

3.急性加重风险评估　上一年发生2次或以上急性加重或$FEV_1\%pred<50\%$，均提示今急性加重的风险增加。

依据上述症状、肺功能改变和急性加重风险等，即可对稳定期慢阻肺患者的病情严重程度做出综合性评估，并依据该评估结果选择稳定期的主要治疗药物（表5-3-3）。

表5-3-3　稳定期慢阻肺患者病情严重程度的综合性评估及其主要治疗药物

患者综合评估分组	特征	肺功能分级	上一年急性加重次数	mMRC 分数	首选治疗药物
A 组	低风险，症状少	GOLD 1 ~ 2 级	≤1 次	0 ~ 1 级	SAMA 或 SABA，必要时
B 组	低风险，症状多	GOLD 1 ~ 2 级	≤1 次	≥2 次	LAMA 或 LABA
C 组	高风险，症状少	GOLD 3 ~ 4 级	≥2 次	0 ~ 1 级	ICS 或 LABA，或 LAMA
D 组	高风险，症状多	GOLD 3 ~ 4 级	≥2 次	≥2 次	ICS 或 LABA，或 LAMA

注：SABA：短效β2受体激动剂；SAMA：短效抗胆碱能药物；LABA：长效β2受体激动剂；LAMA：长效抗胆碱能药物；ICS：吸入糖皮质激素

在对慢阻肺患者进行病情严重程度的综合评估时，还应注意慢阻肺患者的各种全身合并疾病，如心血管疾病、骨质疏松、焦虑和抑郁、肺癌、感染、代谢综合征和糖尿病等，治疗时应予兼顾。

六、鉴别诊断

（一）哮喘

慢阻肺多为中年发病，症状缓慢进展，多有长期吸烟史。哮喘多为早年（如儿童期）发病，每日症状变化快，夜间和清晨症状明显，也可有过敏史、鼻炎和（或）湿疹，可有哮喘家族史。大多数哮喘患者的气流受限具有显著的可逆性，合理使用吸入糖皮质激素等药物常能有效控制病情，是其与慢阻肺相鉴别的一个关键特征。但是，部分哮喘患者随着病程延长，可出现较明显的气道重塑，导致气流受限的可逆性明显减小，此时临床很难与慢阻肺相鉴别。慢阻肺和哮喘亦可同时存在于同一位患者。

（二）其他引起慢性咳嗽、咳痰症状的疾病

如支气管扩张、肺结核、肺癌、特发性肺纤维化等。

（三）其他引起劳力性气促的疾病

如冠心病、高血压性心脏病、心脏瓣膜疾病等。

（四）其他原因所致的呼吸气腔扩大

肺气肿是一病理诊断名词。呼吸气腔均匀规则扩大而不伴有肺泡壁的破坏时，虽不符合肺气肿的严格定义，但临床上也常习惯称为肺气肿，如代偿性肺气肿、老年性肺气肿。临床表现可以出现劳力性呼吸困难和肺气肿体征。需综合分析临床资料以进行鉴别。

七、并发症

（一）慢性呼吸衰竭

常在慢阻肺急性加重时发生，其症状明显加重，发生低氧血症和（或）高碳酸血症，出现缺氧和二氧化碳潴留的临床表现。

（二）自发性气胸

如有突然加重的呼吸困难，并伴有明显发绀，患侧肺部叩诊为鼓音，听诊呼吸音减弱或消失，应考虑并发自发性气胸，通过X线检查可以确诊。

（三）慢性肺源性心脏病

由于慢阻肺肺脏病变引起肺血管床减少及缺氧致肺动脉收缩、血管重塑，导致肺动脉高压、右心室肥厚扩大，最终发生右心功能不全。

八、治疗

（一）稳定期治疗

1.教育和劝导患者戒烟；因职业或环境粉尘、刺激性气体所致者，应脱离污染环境。

2.支气管扩张剂　是现有控制症状的主要措施，可依据患者病情严重程度参照表5-3-3选用。

(1) β_2 肾上腺素受体激动剂：短效制剂如沙丁胺醇(salbutamol)气雾剂，每次 $100 \sim 200\mu g$（$1 \sim 2$喷），定量吸入，疗效持续 $4 \sim 5$ 小时，每24小时不超过 $8 \sim 12$ 喷。特布他林(terbutaline)气雾剂亦有同样作用。长效 β_2 肾上腺素受体激动剂有沙美特罗(salmeterol)、福莫特罗(formot-erol)等，每日仅需吸入2次。

(2)抗胆碱能药：短效制剂如异丙托溴铵(ipratropium)气雾剂，定量吸入，起效较沙丁胺醇慢，持续 $6 \sim 8$ 小时，每次 $40 \sim 80\mu g$，每天 $3 \sim 4$ 次。长效抗胆碱能药有噻托溴铵(tiotropium bro-mide)，选择性作用于 M_1、M_3 受体，每次吸入 $18\mu g$，每天一次。

(3)茶碱类药：茶碱缓释或控释片，0.2g，每12小时1次；氨茶碱，0.1g，每日3次。

3.糖皮质激素　对高风险患者（C组和D组患者），有研究显示长期吸入糖皮质激素与长效 β_2 肾上腺素受体激动剂的联合制剂可增加运动耐量、减少急性加重发作频率、提高生活质量。目前常用剂型有沙美特罗加氟替卡松、福莫特罗加布地奈德。

4.祛痰药　对痰不易咳出者可应用。常用药物有盐酸氨溴索，30mg，每日3次，N-乙酰半胱氨酸，0.2g，每日3次，或羧甲司坦，0.5g，每日3次。

5.长期家庭氧疗(LTOT)　对慢阻肺并发慢性呼吸衰竭者可提高生活质量和生存率。对血流动力学、运动能力和精神状态均会产生有益的影响。使用LTOT的指征为：① $PaO_2 \leqslant 55mmHg$ 或 $SaO_2 \leqslant 88\%$，有或没有高碳酸血症。② $PaO_2 55 \sim 60mmHg$，或 $SaO_2 < 89\%$，并有肺动脉高压、心力衰竭所致水肿或红细胞增多症（血细胞比容>0.55）。一般用鼻导管吸氧，氧流量为 $1.0 \sim 2.0L/min$，吸氧时间 $10 \sim 15h/d$。目的是使患者在静息状态下，达到 $PaO_2 \geqslant 60mmHg$ 和（或）使 SaO_2 升至90%以上。

（二）急性加重期治疗

慢阻肺急性加重是指咳嗽、咳痰、呼吸困难比平时加重或痰量增多，或咯黄痰，或者是需要改变用药方案。

1. 确定急性加重期的原因（最多见的急性加重原因是细菌或病毒感染）及病情严重程度，根据病情严重程度决定门诊或住院治疗。

2. 支气管扩张剂　药物同稳定期。有严重喘息症状者可给予较大剂量雾化吸入治疗，如应用沙丁胺醇500μg或异丙托溴铵500μg，或沙丁胺醇1000μg加异丙托溴铵250～500μg，通过小型雾化器给患者吸入治疗以缓解症状。

3. 低流量吸氧　发生低氧血症者可鼻导管吸氧，或通过文丘里(Venturi)面罩吸氧。鼻导管给氧时，吸入的氧浓度与给氧流量有关，估算公式为吸入氧浓度(%)=21+4×氧流量(L/min)。一般吸入氧浓度为28%～30%，应避免吸入氧浓度过高引起二氧化碳潴留。

4. 抗生素　当患者呼吸困难加重，咳嗽伴痰量增加、有脓性痰时，应根据患者所在地常见病原菌及其药物敏感情况积极选用抗生素治疗。门诊可用阿莫西林/克拉维酸、头孢唑肟0.25g每日3次、头孢呋辛0.5g每日2次、左氧氟沙星0.4g每日1次、莫西沙星0.4g每日一次；较重者可应用第三代头孢菌素，如头孢曲松钠2.0g加于生理盐水中静脉滴注，每天1次。住院患者当根据疾病严重程度和预计的病原菌更积极地给予抗生素，如给予β内酰胺类/β内酰胺酶抑制剂、大环内酯类或喹诺酮类，一般多静脉滴注给药。如果找到确切的病原菌，应根据药敏结果选用抗生素。

5. 糖皮质激素　对需住院治疗的急性加重期患者可考虑口服泼尼松龙30～40mg/d，也可静脉给予甲泼尼龙40～80mg，每日一次。连续5～7天。

6. 祛痰剂　溴己新8～16mg，每日3次；盐酸氨溴索30mg，每日3次，酌情选用。

如患者有呼吸衰竭、肺源性心脏病、心力衰竭，具体治疗方法可参阅有关章节治疗内容。

九、预防

戒烟是预防慢阻肺最重要的措施，在疾病的任何阶段戒烟都有助于防止慢阻肺的发生和发展。控制职业和环境污染，减少有害气体或有害颗粒的吸入。积极防治婴幼儿和儿童期的呼吸系统感染。流感疫苗、肺炎链球菌疫苗、细菌溶解物、卡介菌多糖核酸等对防止慢阻肺患者反复感染可能有益。加强体育锻炼，增强体质，提高机体免疫力，可帮助改善机体一般状况。此外，对于有慢阻肺高危因素的人群，应定期进行肺功能监测，以尽可能早期发现慢阻肺并及时予以干预。慢阻肺的早期发现和早期干预十分重要。

（高帆）

第四章　支气管哮喘

支气管哮喘(bronchial asthma)简称哮喘，是由多种细胞（如嗜酸粒细胞、肥大细胞、T淋巴细胞、中性粒细胞、平滑肌细胞、气道上皮细胞等）和细胞组分参与的气道慢性炎症性疾病。主要特征包括气道慢性炎症，气道对多种刺激因素呈现的高反应性，广泛多变的可逆性气流受限以及随病程延长而导致的一系列气道结构的改变，即气道重构。临床表现为反复发作的喘息、气急、胸闷或咳嗽等症状，常在夜间及凌晨发作或加重，多数患者可自行缓解或经治疗后缓解。根据全球和我国哮喘防治指南提供的资料，经过长期规范化治疗和管理，80%以上的患者可以达到哮喘的临床控制。

一、流行病学

哮喘是世界上最常见的慢性疾病之一，全球约有3亿哮喘患者。各国哮喘患病率从1%～30%不等，我国约为0.5%～5%，且呈逐年上升趋势。一般认为发达国家哮喘患病率高于发展中国家，城市高于农村。哮喘死亡率为1.6～36.7/10万，多与哮喘长期控制不佳、最后一次发作时治疗不及时有关，其中大部分是可预防的。我国已成为全球哮喘病死率最高的国家之一。

二、病因和发病机制

（一）病因

哮喘是一种复杂的、具有多基因遗传倾向的疾病，其发病具有家族集聚现象，亲缘关系越近，患病率越高。近年来，点阵单核苷酸多态性基因分型技术，也称全基因组关联研究(CWAS)的发展给哮喘的易感基因研究带来了革命性的突破。目前采用CWAS鉴定了多个哮喘易感基因位点，如5q12，22，23，17q12～17，9q24等。具有哮喘易感基因的人群发病与否受环境因素的影响较大，深入研究基因。环境相互作用将有助于揭示哮喘发病的遗传机制。

环境因素包括变应原性因素，如室内变应原（尘螨、家养宠物、蟑螂）、室外变应原（花粉、草粉）、职业性变应原（油漆、饲料、活性染料）、食物（鱼、虾、蛋类、牛奶）、药物（阿司匹林、抗生素）和非变应原性因素，如大气污染、吸烟、运动、肥胖等。

（二）发病机制

哮喘的发病机制尚未完全阐明，目前可概括为气道免疫．炎症机制、神经调节机制及其相互作用。

1.气道免疫-炎症机制

(1)气道炎症形成机制：气道慢性炎症反应是由多种炎症细胞、炎症介质和细胞因子共同参与、相互作用的结果。

当外源性变应原通过吸入、食入或接触等途径进入机体后被抗原递呈细胞（如树突状细胞、巨噬细胞、嗜酸粒细胞）内吞并激活T细胞。一方面，活化的辅助性Th2细胞产生白介素(IL)如IL-4、IL-5和IL-13等激活B淋巴细胞，使之合成特异性IgE，后者结合于肥大细胞和嗜碱粒细胞等表面的IgE受体。若变应原再次进入体内，可与结合在细胞表面的IgE交联，使该细胞合成并释放多种活性介质导致气道平滑肌收缩、黏液分泌增加和炎症细胞浸润，产生哮喘的临床症状，这是一个典型的变态反应过程。另一方面，活化的辅助性Th2细胞分泌的IL等细胞因子可直接激活肥大细胞、嗜酸粒细胞及肺泡巨噬细胞等，并使之聚集在气道。这些细胞进一步分泌多种炎症介质和细胞因子，如组胺、白三烯、前列腺素、活性神经肽、血小板活化因子、嗜酸粒细胞趋化因子、转化生长因子(TGF)等，构成了一个与炎症细胞相互作用的复杂网络，导致气道慢性炎症。近年来认识到嗜酸粒细胞在哮喘发病中不仅发挥着终末效应细胞的作用，还具有免疫调节作用。

Th17细胞在以中性粒细胞浸润为主的激素抵抗型哮喘和重症哮喘发病中起到了重要作用。

根据变应原吸入后哮喘发生的时间，可分为早发型哮喘反应、迟发型哮喘反应和双相型哮喘反应。早发哮喘反应几乎在吸入变应原的同时立即发生，15～30分钟达高峰，2小时后逐渐恢复正常。迟发哮喘反应约6小时左右发生，持续时间长，可达数天。约半数以上患者出现迟发哮喘反应。

(2)气道高反应性(airway hyperresponsiveness, AHR)：是指气道对各种刺激因子如变应理化因素、运动、药物等呈现的高度敏感状态，表现为患者接触这些刺激因子时气道出现过强或过早的收缩反应。AHR是哮喘的基本特征，可通过支气管激发试验来量化和评估，有症状的哮喘患者几乎都存在AHR。目前普遍认为气道慢性炎症是导致AHR的重要机制之一，当气道受到变应原或其他刺激后，多种炎症细胞释放炎症介质和细胞因子，气道上皮损害、上皮下神经末梢裸露等，从而导致气道高反应性。AHR常有家族倾向，受遗传因素的影响。无症状的气道高反应性者出现典型哮喘症状的风险明显增加。然而，出现AHR者并非是哮喘，如长期吸烟、接触臭氧、病毒性上呼吸道感染、慢性阻塞性肺疾病等也可出现AHR，但程度相对较轻。

240

(3)气道重构(airway remodeling)：是哮喘的重要病理特征，表现为气道上皮细胞黏液化生、平滑肌肥大/增生、上皮下胶原沉积和纤维化、血管增生等，多出现在反复发作、长期没有得到良好控制的哮喘患者。气道重构使哮喘患者对吸入激素的敏感性降低，出现不可逆气流受限以及持续存在的AHR。气道重构的发生主要与持续存在的气道炎症和反复的气道上皮损伤复有关。除了炎症细胞参与气道重构外，TCF-β、血管内皮生长因子、白三烯、基质金属蛋白酶-9、解聚素-金属蛋白酶-33等多种炎症介质也参与了气道重构的形成。

2.神经调节机制　神经因素是哮喘发病的重要环节之一。支气管受复杂的自主神经支除肾上腺素能神经、胆碱能神经外，还有非肾上腺素能非胆碱能(NANC)神经系统。哮喘患者B-肾上腺素受体功能低下，而患者对吸入组胺和乙酰甲胆碱反应性显著增高，提示存在胆碱能神经张力的增加。NANC能释放舒张支气管平滑肌的神经介质如血管活性肠肽、一氧化氮及收缩支气管平滑肌的介质如P物质、神经激肽，两者平衡失调，则可引起支气管平滑肌收缩。此外，从感觉神经末梢释放的P物质、降钙素基因相关肽、神经激肽A等导致血管扩张、血管通透性增加和炎症渗出，此即为神经源性炎症。神经源性炎症能通过局部轴突反射释放感觉神经肽而引起哮喘发作。

三、病理

气道慢性炎症作为哮喘的基本特征，存在于所有的哮喘患者，表现为气道上皮下肥大细胞、嗜酸粒细胞、巨噬细胞、淋巴细胞及中性粒细胞等的浸润，以及气道黏膜下组织水肿、微血管通透性增加、支气管平滑肌痉挛、纤毛上皮细胞脱落、杯状细胞增生及气道分泌物增加等病理改变。若哮喘长期反复发作，可见支气管平滑肌肥大/增生、气道上皮细胞黏液化生、上皮下胶原沉积和纤维化、血管增生以及基底膜增厚等气道重构的表现。

四、临床表现

（一）症状

典型症状为发作性伴有哮鸣音的呼气性呼吸困难。症状可在数分钟内发生，并持续数小时至数天，可经平喘药物治疗后缓解或自行缓解。夜间及凌晨发作或加重是哮喘的重要临床特征。有些患者尤其是青少年，其哮喘症状在运动时出现，称为运动性哮喘。此外，临床上还存在没有喘息症状的不典型哮喘，患者可表现为发作性咳嗽、胸闷或其他症状。对以咳嗽为唯一症状的不典型哮喘称为咳嗽变异性哮喘（cough variant asthma，CVA）。对以胸闷为唯一症状的不典型哮喘称为胸闷变异性哮喘（chest tightness variant asthma，CTVA）。

（二）体征

发作时典型的体征是双肺可闻及广泛的哮鸣音，呼气音延长。但非常严重的哮喘发作，哮鸣音反而减弱，甚至完全消失，表现为"沉默肺"，是病情危重的表现。非发作期体检可无异常发现，故未闻及哮鸣音，不能排除哮喘。

五、实验室和其他检查

（一）痰液检查

部分患者痰涂片显微镜下可见较多嗜酸粒细胞。

（二）肺功能检查

1.通气功能检测　哮喘发作时呈阻塞性通气功能障碍表现，用力肺活量(FVC)正常或下降，1秒钟用力呼气容积(FEV_1)、1秒率(FEV_1/FVC%)以及最高呼气流量(PEF)均下降；残气量及残气量与肺总量比值增加。其中以FEV_1/FVC% <70%或FEV_1低于正常预计值的80%为判断气流受限的最重要指标。缓解期上述通气功能指标可逐渐恢复。病变迁延、反复发作者，其通气功能可逐渐下降。

2.支气管激发试验(BPT)　用以测定气道反应性。常用吸入激发剂为乙酰甲胆碱和组胺，其他激发剂包括变应原、单磷酸腺苷、甘露糖醇、高渗盐水等，也有用物理激发因素如运动、冷空气等作为激发剂。观察指标包括FEV_1、PEF等。结果判断与采用的激发剂有关，通常以使FEV_1下降20%所需吸入乙酰甲胆碱或组胺累积剂量(PD20-FEV_1)或浓度(PC20-FEV_1)来表示，如FEV_1下降≥20%，判断结果为阳性，提示存在气道高反应性。BPT适用于非哮喘发作期、FEV_1在正常预计值70%以上患者的检查。

3.支气管舒张试验(BDT)　用以测定气道的可逆性改变。常用的吸入支气管舒张剂有沙丁胺醇、特布他林。当吸入支气管舒张剂20分钟后重复测定肺功能，FEV_1较用药前增加≥12%，且其绝对值增加≥200ml，判断结果为阳性，提示存在可逆性的气道阻塞。

4.PEF及其变异率测定　哮喘发作时PEF下降。由于哮喘有通气功能时间节律变化的特点，监测PEF日间、周间变异率有助于哮喘的诊断和病情评估。若昼夜PEF变异率≥20%，提示存在可逆性的气道改变。

（三）胸部×线/CT检查

哮喘发作时胸部X线可见两肺透亮度增加，呈过度通气状态，缓解期多无明显异常。胸部CT在部分患者可见支气管壁增厚、黏液阻塞。

（四）特异性变应原检测

外周血变应原特异性IgE增高，结合病史有助于病因诊断；血清总IgE测定对哮喘诊断价值不大，但其增高的程度可作为重症哮喘使用抗IgF抗体治疗及调整剂量的依据。体内变应原试验包括皮肤变应原试验和吸入变应原试验，前者可通过皮肤点刺等方法进行。

（五）动脉血气分析

严重哮喘发作时可出现缺氧。由于过度通气可使$PaCO_2$下降，pH上升，表现呼吸性碱中若病情进一步恶化，可同时出现缺氧和CO_2滞留，表现为呼吸性酸中毒。当$PaCO_2$较前增高，即使在正常范围内也要警惕严重气道阻塞的发生。

六、诊断

（一）诊断标准

1.反复发作喘息、气急、胸闷或咳嗽，多与接触变应原、冷空气、物理、化学性刺激、病毒性上呼吸道感染、运动等有关。

2.发作时在双肺可闻及散在或弥漫性、以呼气相为主的哮鸣音，呼气相延长。

3.上述症状可经平喘药物治疗后缓解或自行缓解。

4.除外其他疾病所引起的喘息、气急、胸闷或咳嗽。

5.临床表现不典型者（如无明显喘息或体征）应有下列三项中至少一项阳性：（1）支气管激发试验或运动试验阳性；（2）支气管舒张试验阳性；（3）昼夜PEF变异率≥20%。

符合1～4条或4、5条者，可以诊断为哮喘。

（二）哮喘的分期及控制水平分级

哮喘可分为急性发作期、非急性发作期。

1.急性发作期　指喘息、气急、胸闷或咳嗽等症状突然发生或症状加重，伴有呼气流量降低，常因接触变应原等刺激物或治疗不当所致。哮喘急性发作时其程度轻重不一，病情加重可在数小时或数天内出现，偶尔可在数分钟内即危及生命，故应对病情做出正确评估并及时治疗。

急性发作时严重程度可分为轻度、中度、重度和危重4级。

轻度：步行或上楼时气短，可有焦虑，呼吸频率轻度增加，闻及散在哮鸣音，肺通气功能和血气检查正常。

中度：稍事活动感气短，讲话常有中断，时有焦虑，呼吸频率增加，可有三凹征，闻及响亮、弥漫的哮鸣音，心率增快，可出现奇脉，使用支气管舒张剂后PEF占预计值60%-80%，SaO_2为91%～95%。

重度：休息时感气短，端坐呼吸，只能发单字表达，常有焦虑和烦躁，大汗淋漓，呼吸频率>30次/分，常有三凹征，闻及响亮、弥漫的哮鸣音，心率增快常>120次/分，奇脉，使用支气管舒张剂后PEF占预计值<60%或绝对值<100 L/min，或作用时间<2小时，PaO_2<60mmHg，$PaCO_2$>45mmHg，SaO_2≤90%，pH可降低。

危重：患者不能讲话，嗜睡或意识模糊，胸腹矛盾运动，哮鸣音减弱甚至消失，脉率变慢或不规则，严重低氧血症和高二氧化碳血症，pH降低。

2.非急性发作期 亦称慢性持续期，指患者虽然没有哮喘急性发作，但在相当长的时间内仍有不同频度和不同程度的喘息、咳嗽、胸闷等症状，可伴有肺通气功能下降。可根据白天、夜间哮喘症状出现的频率和肺功能检查结果，将慢性持续期哮喘病情严重程度分为间歇性、轻度持续、中度持续和重度持续4级，但这种分级方法在日常工作中已少采用，主要用于临床研究。目前应用最为广泛的非急性发作期哮喘严重性评估方法为哮喘控制水平，这种评估方法包括了目前临床控制评估和未来风险评估，临床控制又可分为控制、部分控制和未控制3个等级，具体指标见表5-4-1。

七、鉴别诊断

（一）左心衰竭引起的呼吸困难

过去称为心源性哮喘，发作时症状与哮喘相似，但其发病机制与病变本质则与哮喘截然不同，为避免混淆，目前已不再使用"心源性哮喘"一词。该病与重症哮喘症状相似，极易混淆。鉴别要点：患者多有高血压、冠状动脉粥样硬化性心脏病、风湿性心脏病等病史和体征，突发气急，端坐呼吸，阵发性咳嗽，常咳出粉红色泡沫痰，两肺可闻及广泛的湿啰音和哮鸣音，左心界扩大，心率增快，心尖部可闻及奔马律。胸部X线检查可见心脏增大、肺淤血征。若一时难以鉴别，可雾化吸入β_2受体激动剂或静脉注射氨茶碱缓解症状后进一步检查。忌用肾上腺素或吗啡。

表5-4-1 非急性发作期哮喘控制水平的分级

A. 目前临床控制评估（最好四周以上）			
临床特征	控制（满足以下所有条件）	部分控制（出现以下任何1项临床特征）	未控制
白天症状	无（或≤2次/周）	>2次/周	出现≥3项哮喘部分控制的表现 *+
活动受限	无	有	
夜间症状/憋醒	无	有	
需要使用缓解药或急救治疗	无（或≤2次/周）	>2次/周	
肺功能（PEF或FEV1）	正常	<正常预计值或个人最佳值的80%	
B. 未来风险评估（急性发作风险，病情不稳定，肺功能迅速下降，药物不良反应）			
与未来不良事件风险增加的相关因素包括：临床控制不佳；过去一年频繁急性发作；曾因严重哮喘而住院治疗；FEV1低；烟草暴露；高剂量药物治疗			

注：+患者出现急性发作后都必须对维持治疗方案进行分析回顾，以确保治疗方案的合理性

+依照定义，任何1周出现1次哮喘急性发作，表明这周的哮喘没有得到控制

+肺功能结果对5岁以下儿童的可靠性差

（二）慢性阻塞性肺疾病(COPD)

多见于中老年人，多有长期吸烟或接触有害气体的病史和慢性咳嗽史，喘息长年存在，有加重期。体检双肺呼吸音明显下降，可有肺气肿体征，两肺或可闻及湿啰音。对中老年患者严格将慢阻肺和哮喘区分有时十分困难，用支气管舒张剂和口服或吸入激素作治疗性试验可能有所帮助。如患者同时具有哮喘和慢阻肺的特征，可以诊断哮喘合并慢阻肺或慢阻肺合并哮喘。

（三）上气道阻塞

中央型支气管肺癌、气管支气管结核、复发性多软骨炎等气道疾病或异物气管吸入，

导致支气管狭窄或伴发感染时，可出现喘鸣或类似哮喘样呼吸困难，肺部可闻及哮鸣音。但根据病史，特别是出现吸气性呼吸困难，痰细胞学或细菌学检查，胸部影像、支气管镜检查，常可明确诊断。

（四）变态反应性支气管肺曲菌病(ABPA)

常以反复哮喘发作为特征，可咳出棕褐色黏稠痰块或咳出树枝状支气管管型。痰嗜酸粒细胞数增加，痰镜检或培养可查及曲菌。胸部X线呈游走性或固定性浸润病灶，CT可显示近端支气管呈囊状或柱状扩张。曲菌抗原皮肤试验呈双相反应，曲菌抗原特异性沉淀抗体(IgG)测定阳性，血清总IgE显著升高。

八、并发症

严重发作时可并发气胸、纵隔气肿、肺不张；长期反复发作或感染可致慢性并发症，如慢阻肺、支气管扩张和肺源性心脏病。

九、治疗

虽然目前哮喘不能根治，但长期规范化治疗可使大多数患者达到良好或完全的临床控制。

哮喘治疗的目标是长期控制症状、预防未来风险的发生，即在使用最小有效剂量药物治疗或不用药物的基础上，能使患者与正常人一样生活、学习和工作。

（一）确定并减少危险因素接触

部分患者能找到引起哮喘发作的变应原或其他非特异刺激因素，使患者脱离并长期避免接触这些危险因素是防治哮喘最有效的方法。

（二）药物治疗

1.药物分类和作用特点　哮喘治疗药物分为控制性药物和缓解性药物。前者指需要长期使用的药物，主要用于治疗气道慢性炎症，使哮喘维持临床控制，亦称抗炎药。后者指按需使用的药物，通过迅速解除支气管痉挛从而缓解哮喘症状，亦称解痉平喘药。各类药物介绍如下(表5-4-2)。

表5-4-2　哮喘治疗药物分类

缓解性药物	控制性药物
短效 β2 受体激动剂（SABA）	吸入型糖皮质激素（ICS）
短效吸入型抗胆碱能药物（SAMA）	白三烯调节剂
短效茶碱	长效 β2 受体激动剂（LABA，不单独使用）
全身用糖皮质激素	缓释茶碱
	色甘酸钠
	抗 IGE 抗体
	联合药物（如 ICS/LABA）

(1)糖皮质激素：简称激素，是目前控制哮喘最有效的药物。激素通过作用于气道炎症形成过程中的诸多环节，如抑制嗜酸粒细胞等炎症细胞在气道的聚集、抑制炎症介质的生成和释放、增强平滑肌细胞β_2肾上腺素受体的反应性等，有效抑制气道炎症。分为吸入、口服和静脉用药。

吸入：吸入型糖皮质激素由于其局部抗炎作用强、全身不良反应少，已成为目前哮喘长期治疗的首选药物。常用药物有倍氯米松(beclomethasone)、布地奈德(budesonide)、氟替卡松(flu-ticasone)、环索奈德(ciclesonide)、莫米松(momethasone)等。通常需规律吸入1～2周以上方能起效。根据哮喘病情选择吸入不同ICS剂量。虽然吸人ICS全身不良反应少，但少数患者可出现口咽念珠菌感染、声音嘶哑，吸药后用清水漱口可减轻局部反应和胃肠吸收。长期吸入较大剂量ICS(>1000μg/d)者应注意预防全身性不良反应。为减少吸人大剂量激素的不良反应，可采用低、中剂量ICS与长效β_2受体激动剂、白三烯调节剂或缓释茶碱联合使用。布地奈德还有雾化用混悬液制剂，经以压缩空气为动力的射流装置雾化吸入，起效快，适用于轻、中度哮喘急性发作的治疗。

口服：常用泼尼松和泼尼松龙。用于吸入激素无效或需要短期加强治疗的患者。起始30～60mg/d，症状缓解后逐渐减量至≤10mg/d，然后停用或改用吸入剂。不主张长期口服激素用于维持哮喘控制的治疗。

静脉：重度或严重哮喘发作时应及早静脉给予激素。可选择琥珀酸氢化可的松，常用量100-400mg/d，或甲泼尼龙，常用量80～160mg/d。地塞米松因在体内半衰期较长、不良反应较多，宜慎用，一般10～30mg/d。无激素依赖倾向者，可在短期（3～5天）内停药；有激素依赖倾向者应适当延长给药时间，症状缓解后逐渐减量，然后改口服和吸入剂维持。

(2) β_2受体激动剂：主要通过激动气道的β_2肾上腺素受体，激活腺苷酸环化酶，减少肥大细胞和嗜碱粒细胞脱颗粒和介质的释放，从而起到舒张支气管、缓解哮喘症状的作用。分为SABA（维持4～6小时）和JABA（维持10～12小时），LABA又可分为快速起效（数分钟起效）和缓慢起效（30分钟起效）两种。

SABA：为治疗哮喘急性发作的首选药物。有吸入、口服和静脉三种制剂，首选吸入给药。

常用药物有沙丁胺醇(salbutamol)和特布他林(terbutaline)。吸入剂包括定量气雾剂(MDI)、干粉剂和雾化溶液。SABA应按需间歇使用，不宜长期、单一使用。主要不良反应有心悸、骨骼肌震颤、低钾血症等。

LABA：与ICS联合是目前最常用的哮喘控制性药物。常用的LABA有沙美特罗(salmeterol)和福莫特罗（formoterol）。福莫特罗属快速起效的LABA，也可按需用于哮喘急性发作的治疗。

目前常用ICS加LABA的联合制剂有：氟替卡松/沙美特罗吸入干粉剂，布地奈德/福莫特罗吸入干粉剂。特别注意：LABA不能单独用于哮喘的治疗。

(3) 白三烯调节剂：通过调节白三烯的生物活性而发挥抗炎作用，同时可以舒张支气管平滑肌，是目前除ICS外唯一可单独应用的哮喘控制性药物，可作为轻度哮喘ICS的替代治疗药物和中、重度哮喘的联合治疗用药，尤适用于阿司匹林哮喘、运动性哮喘和伴有过敏性鼻炎哮喘患者的治疗。常用药物有孟鲁司特(montelukast)和扎鲁司特（zafirlukast）。不良反应通常较轻微，主要是胃肠道症状，少数有皮疹、血管性水肿、转氨酶升高，停药后可恢复正常。

(4) 茶碱类药物：通过抑制磷酸二酯酶，提高平滑肌细胞内的环腺苷酸(cAMP)浓度，拮抗腺苷受体，增强呼吸肌的力量以及增强气道纤毛清除功能等，从而起到舒张支气管和气道抗炎作用，是目前治疗哮喘的有效药物之一。

口服：用于轻-中度哮喘急性发作以及哮喘的维持治疗，常用药物有氨茶碱和缓释茶碱，常用剂量每日6～10mg/kg。口服缓释茶碱尤适用于夜间哮喘症状的控制。小剂量缓释茶碱与ICS联合是目前常用的哮喘控制性药物之一。

静脉：氨茶碱首剂负荷剂量为4～6mg/kg，注射速度不宜超过0.25mg/(kg.min)，维持剂量为0.6～0.8mg/(kg.h)。每日最大用量一般不超过1.0g(包括口服和静脉给药)。静脉给药主要用于重症和危重症哮喘。

茶碱的主要不良反应包括恶心、呕吐、心律失常、血压下降及尿多，偶可兴奋呼吸中枢，严重者可引起抽搐乃至死亡。静脉注射速度过快可引起严重反应，甚至死亡。由于茶碱的"治疗窗"窄以及茶碱代谢存在较大的个体差异，有条件的应在用药期间监测其血药浓度，安全有效浓度为6～15mg/L。发热、妊娠、小儿或老年，患有肝、心、肾功能障碍及甲状腺功能亢进者尤须慎用。合用西咪替丁、喹诺酮类、大环内酯类药物等可影响茶碱代谢而使其排泄减慢，应减少用药量。

(5) 抗胆碱药：通过阻断节后迷走神经通路，降低迷走神经张力而起到舒张支气管、减少黏液分泌的作用，但其舒张支气管的作用比β_2受体激动剂弱。分为SAMA（维持4～6小时）和长效抗胆碱药（LAMA，维持24小时）。常用的SAMA异丙托溴铵(ipratropine

bromide)有MDI和雾化溶液两种剂型。SAMA主要用于哮喘急性发作的治疗，多与β_2受体激动剂联合应用。少数患者可有口苦或口干感等不良反应。常用的LAMA噻托溴铵(tiotropium bromide)是近年发展的选择性M_1、M_3受体拮抗剂，作用更强，持续时间更久（可达24小时），目前只有干粉吸入剂。LAMA主要用于哮喘合并慢阻肺以及慢阻肺患者的长期治疗。

(6)抗IgE抗体(omalizumab)：是一种人源化的重组鼠抗人IgE单克隆抗体，具有阻断游离IgE与IgE效应细胞表面受体结合的作用，但不会诱导效应细胞的脱颗粒反应。主要用于经吸入ICS和LABA联合治疗后症状仍未控制且血清IgE水平增高的重症哮喘患者。使用方法为每2周皮下注射1次，持续至少3-6个月。该药临床使用的时间尚短，其远期疗效与安全性有待进一步观察。

2.急性发作期的治疗　急性发作期的治疗目标是尽快缓解气道痉挛，纠正低氧血症，恢复肺功能，预防进一步恶化或再次发作，防治并发症。

(1)轻度：经MDI吸入SABA，在第1小时内每20分钟吸入1～2喷。随后轻度急性发作可调整为每3～4小时吸入1-2喷。效果不佳时可加缓释茶碱片，或加用短效抗胆碱药气雾剂吸入。

(2)中度：吸入SABA（常用雾化吸入），第1小时内可持续雾化吸入。联合应用雾化吸入短效抗胆碱药、激素混悬液。也可联合静脉注射茶碱类。如果治疗效果欠佳，尤其是在控制性药物治疗的基础上发生的急性发作，应尽早口服激素，同时吸氧。

(3)重度至危重度：持续雾化吸入SABA，联合雾化吸入短效抗胆碱药、激素混悬液以及静脉茶碱类药物。吸氧。尽早静脉应用激素，待病情得到控制和缓解后改为口服给药。注意维持水、电解质平衡，纠正酸碱失衡，当pH<7.20且合并代谢性酸中毒时，应适当补碱。经过上述治疗，临床症状和肺功能无改善甚至继续恶化者，应及时给予机械通气治疗，其指征主要包括呼吸肌疲劳、$PaCO_2 \geq 45mmHg$、意识改变（需进行有创机械通气）。此外，应预防呼吸道感染等。

对所有急性发作的患者都要制订个体化的长期治疗方案。

3.慢性持续期的治疗　慢性持续期的治疗应在评估和监测患者哮喘控制水平的基础上，定期根据长期治疗分级方案做出调整，以维持患者的控制水平。

对哮喘患者进行哮喘知识的健康教育、有效控制环境、避免诱发因素，要贯穿于整个哮喘治疗过程中。对大多数未经治疗的持续性哮喘患者，初始治疗应从第2级方案开始，如果初始评估提示哮喘处于严重未控制，治疗应从第3级方案开始。从第2级到第5级的治疗方案中都有不同的哮喘控制药物可供选择。而在每一级中缓解药物都应按需使用，以迅速缓解哮喘症状。

如果使用该级治疗方案不能够使哮喘得到控制，治疗方案应该升级直至达到哮喘控制为止。当达到哮喘控制之后并能够维持至少3个月以上，可考虑降级治疗。建议减量方案如下：①单独使用中至高剂量ICS的患者，将剂量减少50%；②单独使用低剂量ICS的患者可改为每日1次用药；③联合吸入ICS/LABA的患者，先将ICS剂量减少50%，继续使用联合治疗；当达到低剂量联合治疗时，可选择改为每日1次联合用药或停用LABA，单用ICS治疗。若患者使用最低剂量控制药物达到哮喘控制1年，并且哮喘症状不再发作，可考虑停用药物治疗。以上方案为基本原则，但必须个体化，以最小量、最简单的联合、不良反应最少、达到最佳哮喘控制为原则。

4.免疫疗法　分为特异性和非特异性两种。特异性免疫治疗是指将诱发哮喘发作的特异性变应原（如螨、花粉、猫毛等）配制成各种不同浓度的提取液，通过皮下注射、舌下含服或其他途径给予对该变应原过敏的患者，使其对此种变应原的耐受性增高，当再次接触此变应原时，不再诱发哮喘发作，或发作程度减轻，此法又称脱敏疗法或减敏疗法。一般需治疗1～2年，若治疗反应良好，可坚持3～5年。非特异性免疫治疗，如注射卡介苗及其衍生物、转移因子、疫苗等，有一定辅助的疗效。

咳嗽变异性哮喘的治疗原则与典型哮喘治疗相同。大多数患者吸入低剂量ICS联合支气管舒张剂（β_2受体激动剂或缓释茶碱）即可，或用两者的联合制剂如布地奈德/福莫特罗、氟替卡松/沙美特罗，必要时可短期口服小剂量糖皮质激素治疗。疗程则可以短于典型哮喘。CVA治疗不及时可以发展为典型哮喘。

难治性哮喘，指采用包括吸入ICS和LABA两种或更多种的控制药物，规范治疗至少6个月仍不能达到良好控制的哮喘。治疗包括：①首先排除患者治疗依从性不佳，并排除诱发加重或使哮喘难以控制的因素；②给予高剂量ICS联合/不联合口服激素，加用白三烯调节剂、抗IgE抗体联合治疗；③其他可选择的治疗包括免疫抑制剂，支气管热成形术等。

十、哮喘的教育与管理

哮喘患者的教育与管理是提高疗效，减少复发，提高患者生活质量的重要措施。为每个初诊哮喘患者制定长期防治计划，使患者在医生和专科护士指导下学会自我管理，包括了解哮喘的激发因素及避免诱因的方法，熟悉哮喘发作先兆表现及相应处理办法，学会在家中自行监测病情变化并进行评定、重点掌握峰流速仪的使用方法、坚持记哮喘日记，学会哮喘发作时进行简单的紧急自我处理方法，掌握正确的吸入技术，知道什么情况下应去医院就诊以及和医生共同制订防止复发、保持长期稳定的方案。

十一、预后

通过长期规范化治疗，儿童哮喘临床控制率可达95%，成人可达80%。轻症患者容易控制；病情重，气道反应性增高明显，出现气道重构，或伴有其他过敏性疾病者则不易控制。若长期反复发作，可并发肺源性心脏病。

（高帆）

第五章　支气管扩张症

支气管扩张症(bronchiectasis)多见于儿童和青年。大多继发于急、慢性呼吸道感染和支气管阻塞后，反复发生支气管炎症，致使支气管壁结构破坏，引起支气管异常和持久性扩张。临床表现主要为慢性咳嗽、咯大量脓痰和（或）反复咯血。近年来随着急、慢性呼吸道感染的恰当治疗，其发病率有减少趋势。

一、病因和发病机制

有些病例无明显病因，但弥漫性支气管扩张常发生于有遗传、免疫或解剖缺陷的患者，如囊性纤维化、纤毛运动障碍和严重的α_1-抗胰蛋白酶缺乏患者。低免疫球蛋白血症、免疫缺陷和罕见的气道结构异常也可引起弥漫性疾病，如巨大气管-支气管症（Mounier-Kuhn综合征），软骨缺陷（Williams-Campbell综合征）以及变态反应性支气管肺曲菌病(allergic bronchopulmonary asper-gillosis,ABPA)等疾病的少见并发症(表5-5-1)。局灶性支气管扩张可源于未进行治疗的肺炎或阻塞，例如异物或肿瘤、外源性压迫或肺叶切除后解剖移位。

表5-5-1 支气管扩张诱发因素

种类	诱发因素
感染	
细菌	铜绿假单胞菌, 流感嗜血杆菌, 卡他莫拉菌, 肺炎克雷伯杆菌, 金黄色葡萄球菌
真菌	荚膜组织胞浆菌
分枝杆菌	非结核分枝杆菌
病毒	腺病毒, 流感病毒, 单纯疱疹病毒, 麻疹病毒, 百日咳病毒
免疫缺陷	
原发性	低免疫球蛋白血症, 包括 IgG 亚群的缺陷 (IgG_2, IgG_4), 慢性肉芽肿性疾病, 补体缺陷
继发性	长期服用免疫抑制药物, 人类免疫缺陷病毒 (HIV) 感染
先天性疾病	
α1-抗胰蛋白酶缺乏	支气管扩张仅见于严重缺乏的患者
纤毛缺陷	原发纤毛不动综合征和 Kartagener 综合征
囊性纤维化	白种人常见
先天性结构缺损	
淋巴管性	黄甲综合征
气管支气管性	巨大气管-支气管症, 软骨缺陷
血管性	肺隔离症
其他	
气道阻塞	外源性压迫, 异物, 恶性肿瘤, 黏液阻塞, 肺叶切除后其余肺叶纠集弯曲
毒性物质吸入	氨气, 氯气和二氧化氮使气道直接受损改变结构和功能
炎症性肠病	常见于慢性溃疡性结肠炎; 肠道的切除加重肺部疾病
移植	可能继发于免疫抑制导致的频发感染

上述疾病损伤了宿主气道清除机制和防御功能, 易发生感染和炎症。细菌反复感染可使充满炎性介质和病原菌黏稠液体的气道逐渐扩大、形成瘢痕和扭曲。支气管壁由于水肿、炎症和新血管形成而变厚。周围间质组织和肺泡的破坏导致了纤维化、肺气肿, 或二者兼有。

二、病理

支气管扩张常常是位于段或亚段支气管管壁的破坏和炎性改变, 受累管壁的结构, 包括软骨、肌肉和弹性组织被破坏并被纤维组织替代, 进而形成三种不同类型。①柱状扩张: 支气管呈均一管形扩张且突然在一处变细, 远处的小气道往往被分泌物阻塞。②囊状扩张: 扩张支气管腔呈囊状改变, 支气管末端的盲端也呈无法辨认的囊状结构。③不规则扩张: 支气管腔呈不规则改变或串珠样改变。显微镜下可见支气管炎症和纤维化、支气管壁溃疡、鳞状上皮化生和黏液腺增生。病变支气管相邻肺实质也可有纤维化、肺气肿、支气管肺炎和肺萎陷。炎症可致支气管壁血管增多, 并伴相应支气管动脉扩张及支气管动脉和肺动脉吻合。

三、临床表现

主要症状为持续或反复的咳嗽、咳痰或咳脓痰。无明显诱因者常隐匿起病, 无症状或症状轻微。呼吸困难和喘息常提示有广泛的支气管扩张或有潜在的慢阻肺。随着感染加重, 可出现痰量增多和发热, 可仅为支气管感染加重, 也可为病变累及周围肺实质出现肺炎所致。当支气管扩张伴急性感染时, 患者可表现为咳嗽、咳脓痰和伴随肺炎。50%-70%的病例可发生咯血, 大出血常为小动脉被侵蚀或增生的血管被破坏所致。

气道内有较多分泌物时, 体检可闻及湿啰音和干啰音。病变严重尤其是伴有慢性缺氧、肺源性心脏病和右心衰竭的患者可出现杵状指。

四、实验室及其他辅助检查

胸部X线平片检查时，囊状支气管扩张的气道表现为显著的囊腔，腔内可存在气液平面。囊腔内无气液平面时，很难与大疱性肺气肿或严重肺间质病变的蜂窝肺鉴别。支气管扩张的其他表现为气道壁增厚，主要由支气管周围炎症所致。由于受累肺实质通气不足、萎陷，扩张的气道往往聚拢，纵切面可显示为"双轨征"，横切面显示"环形阴影"。这是由于扩张的气道内充满分泌物，管腔显像较透亮区致密，产生不透明的管道或分支的管状结构。但是这一检查对判断有无支气管扩张缺乏特异性，病变轻时影像学检查可正常。

确诊支气管扩张诊断的影像学检查为支气管碘脂质造影。因其为创伤性检查，现已被高分辨CT（HRCT）所取代。HRCT可在横断面上清楚地显示扩张的支气管，由于兼具无创、易重复、易接受的特点，现已成为支气管扩张的主要诊断方法。

其他有助于支气管扩张诊治的辅助检查，如纤维支气管镜检查：当支气管扩张呈局灶性且位于段支气管以上时，可发现弹坑样改变。痰液检查：常显示丰富的中性粒细胞以及定植或感染的多种微生物。痰涂片染色以及痰细菌培养：可指导抗生素治疗。肺功能测定：可证实由弥漫性支气管扩张或相关阻塞性肺病导致的气流受限。

五、诊断和鉴别诊断

（一）诊断

根据反复咳脓痰、咯血病史和既往有诱发支气管扩张的呼吸道感染病史，HRCT显示支气管扩张的异常影像学改变，即可明确诊断为支气管扩张。纤支镜检查或局部支气管造影，可明确出血、扩张或阻塞的部位。还可经纤支镜进行局部灌洗，采取灌洗液标本进行涂片、细菌学和细胞学检查，协助诊断和指导治疗。

（二）鉴别诊断

需鉴别的疾病主要为慢性支气管炎、肺脓肿、肺结核、先天性肺囊肿、支气管肺癌和弥漫性泛细支气管炎等。仔细研究病史和临床表现，参考影像学、纤维支气管镜和支气管造影的特征常可做出明确的鉴别诊断。下述要点对鉴别性诊断有一定参考意义：①慢性支气管炎：多发生在中年以上患者，在气候多变的冬、春季节咳嗽、咳痰明显，多咳白色黏液痰，感染急性发作时可出现脓性痰，但无反复咯血史。听诊双肺可闻及散在干、湿啰音。②肺脓肿：起病急，有高热、咳嗽、大量脓臭痰。X线检查可见局部浓密炎症阴影，内有空腔液平。③肺结核：常有低热、盗汗、乏力、消瘦等结核毒性症状，干、湿国'啰音多局限于上肺，X线胸片和痰结核菌检查可作出诊断。④先天性肺囊肿：X线检查可见多个边界纤细的圆形或椭圆形阴影，壁较薄，周围组织无炎症浸润。胸部CT和支气管造影可助诊断。⑤弥漫性泛细支气管炎：有慢性咳嗽、咳痰、活动时呼吸困难及慢性鼻窦炎。胸片和胸部CT显示弥漫分布的小结节影。大环内酯类抗生素治疗有效。

六、治疗

（一）治疗基础疾病

对活动性肺结核伴支气管扩张应积极抗结核治疗，低免疫球蛋白血症可用免疫球蛋白替代治疗。

（二）控制感染

出现痰量及其脓性成分增加等急性感染征象时需应用抗生素。可依据痰革兰染色和痰培养指导抗生素应用，但在开始时常需给予经验治疗（如给予氨苄西林、阿莫西林或头孢克洛）。

存在铜绿假单胞菌感染时，可选择口服喹诺酮类药物、静脉给予氨基糖苷类药物或第三代头孢菌素。对于慢性咳脓痰患者，还可考虑使用疗程更长的抗生素，如口服阿莫西林或吸入氨基糖苷类药物，或间断并规则使用单一抗生素以及轮换使用抗生素。合并ABPA时，除一般需要皮质激素（泼尼松0.5-1mg/kg）外，还需要抗真菌药物（如伊曲康唑）联合治疗，疗程较长。

（三）改善气流受限

支气管舒张剂可改善气流受限并帮助清除分泌物，对伴有气道高反应及可逆性气流受限的患者常有明显疗效。

（四）清除气道分泌物

化痰药物以及振动、拍背和体位引流等胸部物理治疗均有助于清除气道分泌物。为改善分泌物清除，应强调体位引流和雾化吸入重组脱氧核糖核酸酶，后者可使痰液中的DNA迅速水解，并产生继发性蛋白溶解作用，使痰液黏度降低，易于咳出。

（五）咯血

对反复咯血的患者，如果咯血量少，可以对症治疗或口服卡巴克洛（安络血）、云南白药。若出血量中等，可静脉给予垂体后叶素或酚妥拉明；若出血量大，经内科治疗无效，可考虑介入栓塞治疗或手术治疗。

（六）外科治疗

如支气管扩张为局限性，经充分内科治疗仍顽固反复发作者，可考虑外科手术切除病变肺组织。如大出血来自增生的支气管动脉，经休息和抗生素等保守治疗不能缓解仍反复大咯血时，病变局限者可考虑外科手术，否则采用支气管动脉栓塞术治疗。对于那些尽管采取了所有治疗仍致残的病例，合适者可考虑肺移植。

（七）预防

可考虑应用肺炎球菌疫苗和流感病毒疫苗预防或减少急性发作，免疫调节剂对于减轻症和减少发作有一定帮助。吸烟者应予以戒烟。康复锻炼对于保持肺功能有一定作用。

七、预后

取决于支气管扩张范围和有无并发症。支气管扩张范围局限者，积极治疗可改善生命质量和延长寿命。支气管扩张范围广泛者易损害肺功能，甚至发展至呼吸衰竭而引起死亡。大咯血也可严重影响预后。

（高帆）

第六章 肺部感染性疾病

第一节 肺炎概述

肺炎（pneumonia）指终末气道、肺泡和肺间质的炎症，可由病原微生物、理化因素、免疫损伤、过敏及药物所致。细菌性肺炎是最常见的肺炎，也是最常见的感染性疾病之一。在抗生素应用以前，细菌性肺炎对儿童及老年人的健康威胁极大，抗生素的出现及发展曾一度使肺炎病死率明显下降。但近年来，尽管应用强力的抗生素和有效的疫苗，肺炎的病死率没有降低，甚至有所上升。

一、流行病学

社区获得性肺炎和医院获得性肺炎年发病率分别约为12/1000人口和5～10/1000住院患者，近年发病率有增加的趋势。门诊患者肺炎病死率<1%～5%，住院患者平均为12%，入住重症监护病房者约为40%。发病率和病死率高的原因与社会人口老龄化、吸烟、伴有基础疾病和免疫功能低下有关，如慢性阻塞性肺病、心力衰竭、肿瘤、糖尿病、尿毒症、神经系统疾病、药瘾、嗜酒、艾滋病、久病体衰、大型手术、应用免疫抑制剂和器官移植等。此外，亦与病原体变迁、新病原体出现、医院获得性肺炎发病率增加、病原学诊断困难、不合理使用抗生素导致细菌耐药性增加，尤其是多耐药（multidrug-resistant, MDR）病原体增加等有关。

二、病因、发病机制和病理

正常的呼吸道免疫防御机制（支气管内黏液-纤毛运载系统、肺泡巨噬细胞等细胞防御的完整性等）使气管隆凸以下的呼吸道保持无菌。是否发生肺炎取决于两个因素：病原体和宿主因素。如果病原体数量多、毒力强和（或）宿主呼吸道局部和全身免疫防御系统损害，即可发生肺炎。病原体可通过下列途径引起社区获得性肺炎：①空气吸入；②血行播散；③邻近感染部位蔓延；④上呼吸道定植菌的误吸。医院获得性肺炎还可通过误吸胃肠道的定植菌（胃食管反流）和通过人工气道吸入环境中的致病菌引起。病原体直接抵达下呼吸道后，孳生繁殖，引起肺泡毛细血管充血、水肿，肺泡内纤维蛋白渗出及细胞浸润。除了金黄色葡萄球菌、铜绿假单胞菌和肺炎克雷伯杆菌等可引起肺组织的坏死性病变易形成空洞外，肺炎治愈后多不遗留瘢痕，肺的结构与功能均可恢复。

三、分类

肺炎可按解剖、病因或患病环境加以分类。

（一）解剖分类

1. 大叶性（肺泡性）肺炎　病原体先在肺泡引起炎症，经肺泡间孔（Cohn孔）向其他肺泡扩散，致使部分肺段或整个肺段、肺叶发生炎症。典型者表现为肺实质炎症，通常并不累及支气管。致病菌多为肺炎链球菌。X线影像显示肺叶或肺段的实变阴影。

2. 小叶性（支气管性）肺炎　病原体经支气管入侵，引起细支气管、终末细支气管及肺泡的炎症，常继发于其他疾病，如支气管炎、支气管扩张、上呼吸道病毒感染以及长期卧床的危重患者。其病原体有肺炎链球菌、葡萄球菌、病毒、肺炎支原体以及军团菌等。X线影像显示为沿着肺纹理分布的不规则斑片状阴影，边缘密度浅而模糊，无实变征象，肺下叶常受累。

3. 间质性肺炎　以肺间质为主的炎症，累及支气管壁和支气管周围组织，有肺泡壁增生及间质水肿，因病变仅在肺间质，故呼吸道症状较轻，病变广泛则呼吸困难明显。可由细菌、支原体、衣原体、病毒或肺孢子菌等引起。X线影像表现为一侧或双侧肺下部不规则阴影，可呈磨玻璃状、网格状，其间可有小片肺不张阴影。

（二）病因分类

1. 细菌性肺炎　如肺炎链球菌、金黄色葡萄球菌、甲型溶血性链球菌、肺炎克雷伯杆菌、流感嗜血杆菌、铜绿假单胞菌肺炎和鲍曼不动杆菌等。

2. 非典型病原体所致肺炎　如军团菌、支原体和衣原体等。

3. 病毒性肺炎　如冠状病毒、腺病毒、呼吸道合胞病毒、流感病毒、麻疹病毒、巨细胞病毒、单纯疱疹病毒等。

4. 肺真菌病　如念珠菌、曲霉、隐球菌、肺孢子菌、毛霉等。

5. 其他病原体所致肺炎　如立克次体（如Q热立克次体）、弓形体（如鼠弓形体）、寄生虫（如肺包虫、肺吸虫、肺血吸虫）等。

6. 理化因素所致的肺炎　如放射性损伤引起的放射性肺炎，胃酸吸入引起的化学性肺炎，对吸入或内源性脂类物质产生炎症反应的类脂性肺炎等。

（三）患病环境分类

由于细菌学检查阳性率低，培养结果滞后，病因分类在临床上应用较为困难，目前多按肺炎的获得环境分成两类，主要基于病原体流行病学调查的资料，有利于指导经验性治疗。

1. 社区获得性肺炎(community acquired pneumonia, CAP)　是指在医院外罹患的感染性肺实质炎症，包括具有明确潜伏期的病原体感染而在入院后平均潜伏期内发病的肺炎。其临床诊断依据是：①新近出现的咳嗽、咳痰或原有呼吸道疾病症状加重并出现脓性痰，伴或不伴胸痛；②发热；③肺实变体征和（或）闻及湿性啰音；④WBC>10×10^9/L或<4×10^9/L，

伴或不伴中性粒细胞核左移；⑤胸部X线检查显示片状、斑片状浸润性阴影或间质性改变，伴或不伴胸腔积液。以上1~4项中任何1项加第5项，除外非感染性疾病可作出诊断。CAP常见病原体为肺炎链球菌、支原体、衣原体、流感嗜血杆菌和呼吸道病毒（甲、乙型流感病毒，腺病毒，呼吸道合胞病毒和副流感病毒）等。

2.医院获得性肺炎(hospital acquired pneumonia,HAP) 亦称医院内肺炎(nosocomial pneu-monia)，是指患者入院时不存在，也不处于潜伏期，而于入院48小时后在医院（包括老年护理院、康复院等）内发生的肺炎。HAP还包括呼吸机相关性肺炎(ventilator associated pneumonia，VAP)和卫生保健相关性肺炎(healthcare associated pneumonia，HCAP)。其临床诊断依据是X线检查出现新的或进展的肺部浸润影加上下列三个临床症候中的两个或以上可以诊断为肺炎：①发热超过38℃；②血白细胞增多或减少；③脓性气道分泌物。但HAP的临床表现、实验室和影像学检查特异性低，应注意与肺不张、心力衰竭和肺水肿、基础疾病肺侵犯、药物性肺损伤、肺栓塞和急性呼吸窘迫综合征等相鉴别。无感染高危因素患者的常见病原体依次为肺炎链球菌、流感嗜血杆菌、金黄色葡萄球菌、大肠杆菌、肺炎克雷伯杆菌等；有感染高危因素患者的常见病原体为金黄色葡萄球菌、铜绿假单胞菌、肠杆菌属、肺炎克雷伯杆菌等。目前MDR所致的HAP有升高的趋势，如耐甲氧西林金黄色葡萄球菌（methicillin resistant S.aureus，MRSA）、铜绿假单胞菌和鲍曼不动杆菌等。

四、临床表现

细菌性肺炎的症状可轻可重，决定于病原体和宿主的状态。常见症状为咳嗽、咳痰，或原有呼吸道症状加重，并出现脓性痰或血痰，伴或不伴胸痛。病变范围大者可有呼吸困难，呼吸窘迫。大多数患者有发热。早期肺部体征无明显异常，重症者可有呼吸频率增快，鼻翼扇动，发绀。肺实变时有典型的体征，如叩诊浊音、语颤增强和支气管呼吸音等，也可闻及湿性啰音。并发胸腔积液者，患侧胸部叩诊浊音，语颤减弱，呼吸音减弱。

五、诊断与鉴别诊断

肺炎的诊断程序如下。

（一）确定肺炎诊断

首先必须把肺炎与呼吸道感染区别开来。呼吸道感染虽然有咳嗽、咳痰和发热等症状，但有其特点，上、下呼吸道感染无肺实质浸润，胸部X线检查可鉴别。其次，必须把肺炎与其他类似肺炎的疾病区别开来。

1.肺结核 多有全身中毒症状，如午后低热、盗汗、疲乏无力、体重减轻、失眠、心悸、女性患者可有月经失调或闭经等。X线胸片见病变多在肺尖或锁骨上下，密度不匀，消散缓慢，且可形成空洞或肺内播散。痰中可找到结核分枝杆菌。一般抗菌治疗无效。

2.肺癌 多无急性感染中毒症状，有时痰中带血丝，血白细胞计数不高。但肺癌可伴发阻塞性肺炎，经抗生素治疗炎症消退后肿瘤阴影渐趋明显，或可见肺门淋巴结肿大，有时出现肺不张。若抗生素治疗后肺部炎症不见消散，或消散后于同一部位再次出现肺炎，应密切随访。对有吸烟史及年龄较大的患者，必要时做CT、MRI、纤维支气管镜和痰液脱落细胞等检查，以免贻误诊断。

3.肺血栓栓塞症 多有静脉血栓的危险因素，如血栓性静脉炎、心肺疾病、创伤、手术和肿瘤等病史，可发生咯血、晕厥，呼吸困难较明显。X线胸片示区域性肺血管纹理减少，有时可见尖端指向肺门的楔形阴影。动脉血气分析常见低氧血症及低碳酸血症。D-二聚体、CT肺动脉造影、放射性核素肺通气/灌注扫描和MRI等检查可帮助鉴别。

4.非感染性肺部浸润 需排除非感染性肺部疾病，如间质性肺炎、肺水肿、肺不张和肺血管炎等。

（二）评估严重程度

如果肺炎的诊断成立，评价病情的严重程度对于决定在门诊或入院治疗甚或ICU治疗至关重要。肺炎严重性决定于三个主要因素：肺部局部炎症程度，肺部炎症的播散和全身炎症反应程度。重症肺炎目前还没有普遍认同的诊断标准，如果肺炎患者需要通气支持（急性呼吸衰竭、气体交换严重障碍伴高碳酸血症或持续低氧血症）、循环支持（血流动力学障碍、外周灌注不足）和需要加强监护与治疗可认为是重症肺炎。目前许多国家制定了重症肺炎的诊断标准，虽然有所不同，但均注重肺部病变的范围、器官灌注和氧合状态。美国感染疾病学会/美国胸科学会几经修订，2007年发表的成人CAP处理共识指南，其重症肺炎标准如下：主要标准：①需要有创机械通气；②感染性休克需要血管收缩剂治疗。次要标准：①呼吸频率≥30次/分；②氧合指数（PaO_2/FiO_2）≤250；③多肺叶浸润；④意识障碍/定向障碍；⑤氮质血症（BUN≥7mmol/L）；⑥白细胞减少（WBC<4.0×10^9/L）；⑦血小板减少（血小板<10.0×10^9/L）；⑧低体温（T<36℃）；⑨低血压，需要强力的液体复苏。符合1项主要标准或3项次要标准以上者可诊断为重症肺炎，考虑收入ICU治疗。

（三）确定病原体

由于人上呼吸道黏膜表面及其分泌物含有许多微生物，即所谓的正常菌群，因此，途经口咽部的下呼吸道分泌物或痰无疑极易受到污染。有慢性气道疾病者、老年人和危重病患者等，其呼吸道定植菌明显增加，影响痰中致病菌的分离和判断。另外，应用抗生素后可影响细菌培养结果。因此，在采集呼吸道标本进行细菌培养时尽可能在抗生素应用前采集、避免污染，及时送检，其结果才能起到指导治疗的作用。目前常用的方法有：

1.痰　采集方便，是最常用的下呼吸道病原学标本。采集后在室温下2小时内送检。先直接涂片，光镜下观察细胞数量，如每低倍视野鳞状上皮细胞<10个，白细胞>25个，或鳞状上皮细胞：白细胞<1:2.5，可作为污染相对较少的"合格"标本接种培养。痰定量培养分离的致病菌或条件致病菌浓度≥10^7cfu/ml，可以认为是肺部感染的致病菌；≤10^4 cfu/ml则为污染菌；介于两者之间建议重复痰培养；如连续分离到相同细菌，105～106cfu/ml连续两次以上，也可认为是致病菌。

2.经纤维支气管镜或人工气道吸引　受口咽部细菌污染的机会较咳痰为少，如吸引物细菌培养其浓度≥10^5cfu/ml，可认为是致病菌，低于此浓度则多为污染菌。

3.防污染样本毛刷　如细菌≥10^3cfu/ml，可认为是致病菌。

4.支气管肺泡灌洗　如细菌≥10^4cfu/ml，防污染BAL标本细菌≥10^3cfu/ml，可认为是致病菌。

5.经皮细针吸检和开胸肺活检　敏感性和特异性均很好，但由于是创伤性检查，容易引起并发症，如气胸、出血等，临床一般用于对抗生素经验性治疗无效或其他检查不能确定者。

6.血和胸腔积液培养　肺炎患者血和痰培养分离到相同细菌，可确定为肺炎的病原菌。如仅为血培养阳性，但不能用其他原因如腹腔感染、静脉导管相关性感染解释菌血症的原因，血培养的细菌也可认为是肺炎的病原菌。胸腔积液培养到的细菌则基本可认为是肺炎的致病菌。由于血或胸腔积液标本的采集均经过皮肤，故其结果须排除操作过程中皮肤细菌的污染。

7.尿抗原试验　包括军团菌和肺炎链球菌尿抗原。

8.血清学检查　测定特异性IgM抗体滴度，如急性期和恢复期之间抗体滴度有4倍增高可诊断，例如支原体、衣原体、嗜肺军团菌和病毒感染等，多为回顾性诊断。

虽然目前有许多病原学诊断方法，仍有高达40%-50%的肺炎不能确定相关病原体。病原体低检出率以及病原学和血清学诊断的滞后性，使大多数肺部感染治疗特别是初始的抗菌治疗都是经验性的，而且相当一部分患者的抗菌治疗始终是在没有病原学诊断的情况下进行。但是，对HAP、免疫抑制宿主肺炎和抗感染治疗无反应的重症肺炎等，仍应积极采用各种手段确定病原体，以指导临床的抗生素治疗。临床可根据各种肺炎的临床和放射学特征估计可能的病原体（表5-6-1）。

表5-6-1　常见肺炎的症状、体征和X线特征

病原体	病史、症状和体征	X线征象
肺炎链球菌	起病急、寒战、高热、咳铁锈色痰、胸痛、肺实变体征	肺叶或肺段实变、无空洞，可伴胸腔积液
金黄色葡萄球菌	起病急、寒战、高热、脓血痰、气急、毒血症症状、休克	肺叶或小叶浸润，早期空洞，脓胸，可见液气囊腔
肺炎克雷伯杆菌	起病急、寒战、高热、全身衰竭、咳砖红色胶冻状痰	肺叶或肺段实变，蜂窝状脓肿，叶间隙下坠
铜绿假单胞菌	毒骄症状明显，脓痰，可呈蓝绿色	弥漫性支气管炎，早期肺脓肿
大肠埃希菌	原有慢性病，发热、脓痰、呼吸困难	支气管肺炎，脓胸
流感嗜血杆菌	高热、呼吸困难、衰竭	支气管肺炎、肺叶实变、无空洞
厌氧菌	吸入病史，高热、腥臭痰、毒血症症状明显	支气管肺炎、脓胸、脓气胸，多发性肺脓肿
军团菌	高热、肌痛、相对缓脉	下叶斑片浸润，进展迅速，无空洞
支原体	起病缓，可小流行、乏力、肌痛、头痛	下叶间质性支气管肺炎，3～4周可自行消散
念珠菌	慢性病史，畏寒、高热、黏痰	双下肺纹理增多，支气管肺炎或大片浸润，可有空洞
曲霉	免疫抑制宿主，发热、干咳或棕黄色痰、胸痛、咯血、喘息	以胸膜为基底的楔形影、结节或团块影，内有空洞，有晕轮征和新月体征

六、治疗

抗感染治疗是肺炎治疗的关键环节，包括经验性治疗和抗病原体治疗。前者主要根据本地区、本单位的肺炎病原体流行病学资料，选择可能覆盖病原体的抗生素；后者则根据病原学的培养结果或肺组织标本的培养或病理结果以及药物敏感试验结果，选择体外试验敏感的抗生此外，还应该根据患者的年龄、有无基础疾病、是否有误吸、住普通病房还是重症监护病房、住院时间长短和肺炎的严重程度等，选择抗生素和给药途径。

青壮年和无基础疾病的CAP患者，常用青霉素类、第一代头孢菌素等。由于我国肺炎链球菌对大环内酯类耐药率高，故对该菌所致的肺炎不单独使用大环内酯类药物治疗。对耐药肺炎链球菌可使用呼吸氟喹诺酮类药物（莫西沙星、吉米沙星和左氧氟沙星）。老年人、有基础疾病或住院的CAP，常用呼吸氟喹诺酮类药物，第二、三代头孢菌素，β-内酰胺类/β-内酰胺酶抑制剂或厄他培南，可联合大环内酯类药物。HAP常用第二、三代头孢菌素，β-内酰胺类/β-内酰且抑制剂、氟喹诺酮类或碳青霉烯类药物。

重症肺炎首先应选择广谱的强力抗生素，并应足量、联合用药。因为初始经验性治疗不足或不合理，或尔后根据病原学培养结果调整抗生素，其病死率均明显高于初始治疗正确者。症CAP常用内酰胺类联合大环内酯类或氟喹诺酮类药物；青霉素过敏者用呼吸氟喹诺酮类和氨曲南。HAP可用抗假单胞菌的β-内酰胺类、广谱青霉素/β-内酰胺酶抑制剂、碳青霉烯类的任何一种联合呼吸氟喹诺酮类或氨基糖苷类药物，如怀疑有MDR球菌感染可选择联合万古霉素、替考拉宁或利奈唑胺。

抗生素治疗应尽早进行，一旦怀疑为肺炎即应马上给予首剂抗生素，越早治疗预后病情稳定后可从静脉途径转为口服治疗。抗生素疗程7～10天或更长时间，如体温正常48～72小时，肺炎临床稳定可停用抗生素，其标准为：①体温≤37.8℃；②心率≤100次/分；③呼吸频率≤24次/分；④血压：收缩压≥90mmHg；⑤呼吸室内空气条件下SaO$_2$≥90%或PaO$_2$≥60mm⑥能够口服进食；⑦精神状态正常。任何一项未达到则继续使用。

抗生素治疗后48-72小时应对病情进行评价，有效时表现体温下降，症状改善，临床状态稳定，白细胞、C-反应蛋白和降钙素原逐渐降低或恢复正常，而X线影像病灶吸收较迟。如72小时后症状无改善，其原因可能有：①药物未能覆盖致病菌，或细菌耐药；②特殊病原体感染结核分枝杆菌、真菌、病毒等；③出现并发症或存在影响疗效的宿主因素（如免疫抑制）；④非感染性疾病误诊为肺炎；⑤药物热。需仔细分析，做必要的检查，进行相应处理。

七、预防

加强体育锻炼，增强体质。减少危险因素如吸烟、酗酒。年龄大于65岁者可注射流感疫苗。对年龄大于65岁或不足65岁，但有心血管疾病、肺疾病、糖尿病、酗酒、肝硬化和免疫抑制者可注射肺炎疫苗。 （高帆）

第二节 细菌性肺炎

肺炎链球菌肺炎(streptococcus pneumoniae) 是由肺炎链球菌(streptococcus pneumomae，SP)或称肺炎球菌(pneumococcal pneumoniae)所引起的肺炎，约占CAP的半数。通常急骤起病，以高热、寒战、咳嗽、血痰及胸痛为特征。X线影像呈肺段或肺叶急性炎性实变。因抗生素的广泛使用，使本病的起病方式、症状及X线影像改变均不典型。

一、病因和发病机制

SP为革兰染色阳性球菌，多成双排列或短链排列。有荚膜，其毒力大小与荚膜中的多糖结构及含量有关。根据荚膜多糖的抗原特性，SP可分为86个血清型。成人致病菌多属1～9型及12型，以第3型毒力最强，儿童则多为6、14、19及23型。SP在干燥痰中能存活数月，但在阳光直射1小时或加热至52℃ 10分钟即可被杀灭，对苯酚等消毒剂亦甚敏感。机体免疫功能正常时，SP是寄居在口腔及鼻咽部的一种正常菌群，带菌率随年龄、季节及免疫状态的变化而有差异。机体免疫功能受损时，有毒力的SP入侵人体而致病。SP除引起肺炎外，少数可发生菌血症或感染性休克，老年人及婴幼儿的病情尤为严重。

SP不产生毒素，不引起组织坏死或形成空洞。其致病力是由于高分子多糖体的荚膜对组织的侵袭作用，首先引起肺泡壁水肿，出现白细胞与红细胞渗出，之后含菌的渗出液经Cohn孔向肺的中央部分扩展，甚至累及几个肺段或整个肺叶。因病变开始于肺的外周，故肺叶间分界清楚，易累及胸膜，引起渗出性胸膜炎。

二、病理

病理改变有充血期、红肝变期、灰肝变期及消散期。表现为肺组织充血水肿，肺泡内浆液渗出及红、白细胞浸润，白细胞吞噬细菌，继而纤维蛋白渗出物溶解、吸收、肺泡重新充气。肝变期病理阶段实际并无明确分界，经早期应用抗生素治疗，典型病理的分期已经很少见。病变消散后肺组织结构多无损坏，不留纤维瘢痕。极个别患者肺泡内纤维蛋白吸收不完全，甚至有成纤维细胞形成，形成机化性肺炎。老年人及婴幼儿感染可沿支气管分布（支气管肺炎）。若未及时治疗，5%-10%的患者可并发脓胸，10%-20%的患者因细菌经淋巴管、胸导管进入血液循环，可引起脑膜炎、心包炎、心内膜炎、关节炎和中耳炎等肺外感染。

三、临床表现

冬季与初春多见，常与呼吸道病毒感染相伴行。患者多为原来健康的青壮年或老年与婴幼儿，男性较多见。吸烟者、痴呆者、慢性支气管炎、支气管扩张、充血性心力衰竭、慢性病患者以及免疫抑制者均易受SP感染。

（一）症状

发病前常有受凉、淋雨、疲劳、醉酒、病毒感染史，多有上呼吸道感染的前驱症状。起病急骤，高热、寒战、全身肌肉酸痛，体温在数小时内升至39～40℃，高峰在下午或傍晚，或呈稽留热，脉率随之增速。可有患侧胸部疼痛，放射到肩部或腹部，咳嗽或深呼吸时加剧。痰少，可带血或呈铁锈色，胃纳锐减，偶有恶心、呕吐、腹痛或腹泻，易被误诊为急腹症。

（二）体征

患者呈急性热病容，面颊绯红，鼻翼扇动，皮肤灼热、干燥，口角及鼻周有单纯疱疹；病变广泛时可出现发绀。有脓毒症者，可出现皮肤、黏膜出血点，巩膜黄染。早期肺部体征无明显异常，仅有胸廓呼吸运动幅度减小，叩诊稍浊，听诊可有呼吸音减低及胸膜摩擦音。肺实变时叩诊浊音，触觉语颤增强并可闻及支气管呼吸音。消散期可闻及湿啰音。心率增快，有时心律不齐。重症患者有肠胀气，上腹部压痛多与炎症累及膈胸膜有关。重症感染时可伴休克、急性呼吸窘迫综合征及神经精神症状。

自然病程大致1～2周。发病5～10天，体温可自行骤降或逐渐消退；使用有效的抗生素后可使体温在1～3天内恢复正常。患者其他症状与体征亦随之逐渐消失。

四、并发症

SP肺炎的并发症近年已很少见。严重脓毒症或毒血症患者易发生感染性休克，尤其是老年人。表现为血压降低、四肢厥冷、多汗、发绀、心动过速、心律失常等，而高热、胸痛、咳嗽等症状并不突出。其他并发症有胸膜炎、脓胸、心包炎、脑膜炎和关节炎等。

五、实验室和其他检查

血白细胞升高，中性粒细胞多在80%以上，并有核左移。年老体弱、酗酒、免疫功能低下者的白细胞计数可不增高，但中性粒细胞百分比仍增高。痰直接涂片作革兰染色及荚膜染色镜检，如发现典型的革兰染色阳性、带荚膜的双球菌或链球菌，即可初步作出病原学诊断。痰培养24～48小时可以确定病原体。痰标本要及时送检，在抗生素应用之前漱口后采集，取深部咳出的脓性或铁锈色痰。聚合酶链反应(PCR)及荧光标记抗体检测可提高病原学诊断率。尿SP抗原可阳性。约10%～20%患者合并菌血症，故重症肺炎应做血培养。如合并胸腔积液，应积极抽取积液进行细菌培养。

X线影像早期仅见肺纹理增粗，或受累的肺段、肺叶稍模糊。随着病情进展，表现为大片炎症浸润阴影或实变影，在实变阴影中可见支气管充气征，肋膈角可有少量胸腔积液。在消散期，炎性浸润逐渐吸收，可有片状区域吸收较快而呈现"假空洞"征，多数病例在起病3～4周后才完全消散。老年肺炎病灶消散较慢，容易吸收不完全而成为机化性肺炎。

六、诊断

根据典型症状与体征，结合胸部X线检查，容易做出初步诊断。年老体衰、继发于其他疾病或灶性肺炎表现者，临床常不典型，需认真加以鉴别。病原菌检测是确诊本病的主要依据。

七、治疗

（一）抗生素治疗

首选青霉素G，用药途径及剂量视病情轻重及有无并发症而定。轻症患者，可用240万U/d，分3次肌肉注射，或用普鲁卡因青霉素每12小时肌肉注射60万U。病情稍重者，宜用青霉素G240万～480万U/d，分次静脉滴注，每6～8小时1次；重症及并发脑膜炎者，可增至1000万～3000万U/d，分4次静脉滴注。鉴于目前SP对青霉素不敏感率的升高以及对青霉素MIC敏感阈值的提高，最近欧洲下呼吸道感染处理指南建议大剂量青霉素治疗，对怀疑

SP肺炎者，青霉素G320万U，每6小时1次，对青霉素MIC≤8mg/L的SP有效，并可预防由于广谱抗生素应用引起的耐药SP、MRSA和艰难梭菌的传播。对青霉素过敏者，或感染耐青霉素菌株者，用呼吸氟喹诺酮类、头孢噻肟或头孢曲松等药物，感染MDR菌株者可用万古霉素、替考拉宁或利奈唑胺。

（二）支持疗法

患者卧床休息，补充足够的蛋白质、热量及维生素。密切监测病情变化，防止休克。剧烈胸痛者，可酌用少量镇痛药。不用阿司匹林或其他解热药，以免过度出汗、脱水及干扰真实热型，导致临床判断错误。鼓励饮水每日1～2L，失水者可输液。中等或重症患者（PaO_2<60mmHg或有发绀）应给氧。若有明显麻痹性肠梗阻或胃扩张，应暂时禁食、禁饮和胃肠减压，直至肠蠕动恢复。烦躁不安、谵妄、失眠酌用镇静剂，禁用抑制呼吸的镇静药。

（三）并发症的处理

经抗生素治疗后，高热常在24小时内消退，或数日内逐渐下降。若体温降而复升或3天后仍不降者，应考虑SP的肺外感染，如脓胸、心包炎或关节炎等；若持续发热应寻找其他原因。约10%-20%SP肺炎伴发胸腔积液，应酌情取胸液检查及培养以确定其性质。若治疗不当，约5%并发脓胸，应积极引流排脓。

（高帆）

葡萄球菌肺炎(staphylococcal pneumonia) 是由葡萄球菌引起的急性肺化脓性炎症。常发生于有基础疾病如糖尿病、血液病、艾滋病、肝病、营养不良、酒精中毒、静脉吸毒或原有支气管肺疾病者，流感后、病毒性肺炎后或儿童患麻疹时也易罹患。多急骤起病，高热、寒战、胸痛，脓性痰，可早期出现循环衰竭。X线影像表现为坏死性肺炎，如肺脓肿、肺气囊肿和脓胸。若治疗不及时或不当，病死率甚高。

一、病因和发病机制

葡萄球菌为革兰染色阳性球菌，可分为凝固酶阳性的葡萄球菌（主要为金黄色葡萄球菌，简称金葡菌）及凝固酶阴性的葡萄球菌（如表皮葡萄球菌和腐生葡萄球菌等）。其致病物质主要是毒素与酶，如溶血毒素、杀白细胞素、肠毒素等，具有溶血、坏死、杀白细胞及血管痉挛等作用。葡萄球菌致病力可用血浆凝固酶来测定，阳性者致病力较强。金葡菌凝固酶为阳性，是化脓性感染的主要原因，但其他凝固酶阴性葡萄球菌亦可引起感染。随着医院内感染的增多，由凝固酶阴性葡萄球菌引起的肺炎也不断增多。HAP中葡萄球菌感染占11%～25%。近年有耐甲氧西林金黄色葡萄球菌(MRSA)在医院内暴发流行的报道。另外，社区获得性MRSA(communityacquired MRSA,CA-MRSA)肺炎的出现也引起高度的重视。

二、病理

经呼吸道吸入的肺炎常呈大叶性分布或广泛的融合性的支气管肺炎。支气管及肺泡破溃可使气体进入肺间质，并与支气管相通。当坏死组织或脓液阻塞细支气管，形成单向活瓣作用，产生张力性肺气囊肿。浅表的肺气囊肿若张力过高，可溃破形成气胸或脓气胸，并可形成支气管胸膜瘘。偶可伴发化脓性心包炎、脑膜炎等。

皮肤感染灶（疖、痈、毛囊炎、蜂窝织炎、伤口感染）中的葡萄球菌可经血循环抵达肺部，引起多处肺实变、化脓及组织破坏，形成单个或多发性肺脓肿。

三、临床表现

（一）症状

起病多急骤，寒战、高热，体温多高达39～40C，胸痛，痰脓性，量多，带血丝或呈脓血状。毒血症状明显，全身肌肉、关节酸痛，体质衰弱，精神萎靡，病情严重者可早期出现周围循环衰竭。院内感染者通常起病较隐袭，体温逐渐上升。老年人症状可不典型。血源性葡萄球菌肺炎常有皮肤伤口、疖、痈或中心静脉导管置入等，或静脉吸毒史，较少咳脓性痰。

（二）体征

早期可无体征，常与严重的中毒症状和呼吸道症状不平行，然后可出现两肺散在性湿啰音。病变较大或融合时可有肺实变体征，气胸或脓气胸则有相应体征。血源性葡萄球菌肺炎应注意肺外病灶，静脉吸毒者多有皮肤针口和三尖瓣赘生物，可闻及心脏杂音。

四、实验室及其他检查

外周血白细胞计数明显升高，中性粒细胞比例增加，核左移。胸部X线检查显示肺段或肺叶实变，可早期形成空洞，或呈小叶状浸润，其中有单个或多发的液气囊腔。另一特征是X线影像阴影的易变性，表现为一处的炎性浸润消失而在另一处出现新的病灶，或很小的单一病灶发展为大片阴影。治疗有效时，病变消散，阴影密度逐渐减低，约2～4周后病变完全消失，偶可遗留少许条索状阴影或肺纹理增多等。

五、诊断

根据全身毒血症状，咳嗽、脓血痰，白细胞计数增高、中性粒细胞比例增加、核左移并有中毒颗粒和X线影像表现，可做出初步诊断。细菌学检查是确诊的依据，可行痰、胸腔积液、血和肺穿刺物培养。

六、治疗

强调早期清除和引流原发病灶，选用敏感的抗生素。近年来，金黄色葡萄球菌对青霉素G的耐药率已高达90%左右，因此可选用耐青霉素酶的半合成青霉素或头孢菌素，如苯唑西林钠、氯唑西林、头孢呋辛钠等，联合氨基糖苷类如阿米卡星等，亦有较好疗效。阿莫西林、氨苄西林与酶抑制剂组成的复方制剂对产酶金黄色葡萄球菌有效。对于MRSA，则应选用万古霉素、替考拉宁和利奈唑胺等，如万古霉素1.5～2.0g/d静滴，偶有药物热、皮疹、静脉炎等不良反应。临床选择抗生素时可参考细菌培养的药物敏感试验。

（高帆）

第三节　其他病原体所致肺部感染

肺炎支原体肺炎(mycoplasmal pneumonia)　　是由肺炎支原体(mycoplasma pneumoniae, MP)引起的呼吸道和肺部的急性炎症改变，常同时有咽炎、支气管炎和肺炎。支原体肺炎约占非细菌性肺炎的1/3以上，或各种原因引起的肺炎的10%。秋、冬季节发病较多，但季节性差异并不显著。

一、病因和发病机制

MP是介于细菌和病毒之间、兼性厌氧、能独立生活的最小微生物。主要通过呼吸道传播，健康人吸入了患者咳嗽、打喷嚏时喷出的口、鼻分泌物而感染，引起散发感染或小流行。支原体肺炎以儿童及青年人居多，婴儿间质性肺炎亦应考虑本病的可能。发病前2～3天直至病愈数周，皆可在呼吸道分泌物中发现MP。MP通常存在于纤毛上皮之间，不侵入肺实质，通过细胞膜上神经氨酸受体位点吸附于宿主呼吸道上皮细胞表面，抑制纤毛活动与破坏上皮细胞。MP的致病性可能与患者对病原体或其代谢产物的过敏反应有关。

二、病理

肺部病变为支气管肺炎、间质性肺炎和细支气管炎。肺泡内可含少量渗出液，并可发生灶性肺不张。肺泡壁与间隔有中性粒细胞、单核细胞及浆细胞浸润。支气管黏膜充血，上皮细胞肿胀，胞质空泡形成，有坏死和脱落。胸腔可有纤维蛋白渗出和少量渗出液。

三、临床表现

潜伏期约2～3周，起病较缓慢。症状主要为乏力、咽痛、头痛、咳嗽、发热、食欲不振、腹泻、肌痛、耳痛等。咳嗽多为阵发性刺激性呛咳，咳少量黏液。发热可持续2～3周，体温恢复正常后可能仍有咳嗽。偶有胸骨后疼痛。肺外表现更为常见，如皮炎（斑丘疹和多形红斑）等。体格检查可见咽部充血，儿童偶可并发鼓膜炎或中耳炎，颈淋巴结肿大。胸部体检与肺部病变程度常不相称，可无明显体征。

四、实验室和其他检查

血白细胞总数正常或略增高，以中性粒细胞为主。起病2周后，约2/3的患者冷凝集试验阳性，滴度≥1.32，如果滴度逐步升高，更有诊断价值。如血清支原体IgM抗体≥1：64，或恢复期抗体滴度有4倍增高，可进一步确诊。直接检测呼吸道标本中肺炎支原体抗原，可用于临床早期快速诊断。单克隆抗体免疫印迹法、核酸杂交技术及PCR技术等具有高效、特异而敏感等优点。

X线检查显示肺部多种形态的浸润影，呈节段性分布，以肺下野为多见，有的从肺门附近向外伸展。病变常经3～4周后自行消散。部分患者出现少量胸腔积液。

五、诊断和鉴别诊断

需综合临床症状、X线影像表现及血清学检查结果作出诊断。培养分离出肺炎支原体虽对诊断有决定性意义，但其检出率较低，技术条件要求高，所需时间长。血清学试验有一定参考价值，尤其血清抗体有4倍增高者，但多为回顾性诊断。本病应与病毒性肺炎、军团菌肺炎等鉴别。外周血嗜酸粒细胞数正常，可与嗜酸粒细胞肺浸润相鉴别。

六、治疗

早期使用适当抗生素可减轻症状及缩短病程。本病有自限性，多数病例不经治疗可自愈。大环内酯类抗生素为首选，如红霉素、罗红霉素和阿齐霉素。对大环内酯不敏感者则可选用呼吸氟喹诺酮类，如左氧氟沙星、莫昔沙星等，四环素类也用于肺炎支原体肺炎的治疗。疗程一般2-3周。因肺炎支原体无细胞壁，青霉素或头孢菌素类等抗生素无效。对剧烈呛咳者，应适当给予镇咳药。若合并细菌感染，可根据病原学检查，选用针对性的抗生素治疗。

（高帆）

肺炎衣原体肺炎(chlamydia pneumonia)　　是由肺炎衣原体(chlamydia pneumoniae, CP)引起的急性肺部炎症，常累及上下呼吸道，可引起咽炎、喉炎、扁桃体炎，鼻窦炎、支气管炎和肺炎。常在聚居场所的人群中流行，如军队、学校、家庭，通常感染所有的家庭成员，但3岁以下的儿童患病较少。

一、病因和发病机制

CP是专性细胞内细菌样寄生物，属于衣原体科。引起人类肺炎的还有鹦鹉热衣原体。CP形态不一，原体致密呈球状，直径约0.2～0.4μm。网状体直径约0.51μm，是衣原体的增殖型，没有感染力。CP是一种人类致病原，属于人-人传播，可能主要是通过呼吸道的飞沫传染，也可能通过污染物传染。年老体弱、营养不良、慢阻肺、免疫功能低下者易被感染。感染后免疫力很弱，易于反复。

二、临床表现

起病多隐袭，早期表现为上呼吸道感染症状，与支原体肺炎颇为相似。通常症状较轻，发热、寒战、肌痛、干咳，非胸膜炎性胸痛，头痛、不适和乏力。少有咯血。发生咽喉炎者表现为咽喉痛、声音嘶哑，有些患者可表现为双阶段病程：开始表现为咽炎，经对症处理好转；1～3周后又发生肺炎或支气管炎，咳嗽加重。少数患者可无症状。CP感染时也可伴有肺外表现，如中耳炎，关节炎，甲状腺炎，脑炎，吉兰.巴雷综合征等。体格检查肺部偶闻湿啰音，随肺炎加重湿啰音可变得明显。

三、实验室和其他检查

血白细胞正常或稍高，血沉加快。可从痰、咽拭子、咽喉分泌物、支气管肺泡灌洗液中直接分离CP。也可用PCR方法对呼吸道标本进行DNA扩增。原发感染者，早期检测血清衣原体IgM，急性期血清标本如IgM滴度≥1：32或急性期和恢复期的双份血清IgM或IgG有4倍以上的升高可诊断。再感染者IgG滴度≥1：512或4倍增高，或恢复期IgM有较大的升高。咽拭子分离出CP是诊断的金标准。

X线检查显示疾病早期以单侧、下叶肺泡渗出为主，有少到中量的胸腔积液，后期可发展成双侧病变，表现为肺间质和肺泡渗出混合存在，病变可持续几周。原发感染者多为肺泡渗出，再感染者则为肺泡渗出和间质病变混合。

四、诊断和鉴别诊断

应结合呼吸道和全身症状、X线检查、病原学和血清学检查作综合分析。对于应用β-内酰胺类抗生素治疗无效的肺炎患者，持续干咳时应警惕CP感染。因此病无特异的临床表现，确诊主要依据有关的特殊检查，如病原体分离和血清学检测。应注意与肺炎支原体肺炎鉴别。

五、治疗

首选红霉素，亦可选用多西环素或克拉霉素，疗程均为14～21天。阿齐霉素0.5g/d，连用5天。呼吸氟喹诺酮类也可选用。对发热、干咳、头痛等可对症治疗。

（高帆）

病毒性肺炎(viral pneumonia) 是由上呼吸道病毒感染向下蔓延所致的肺部炎症。免疫功能正常或抑制的个体均可罹患。大多发生于冬春季节，暴发或散发流行。近年来，新的变异病毒不断出现，产生暴发流行，如SARS冠状病毒、H5N1、H1N1病毒等。密切接触的人群或有心肺疾病者容易罹患。婴幼儿、老人、原有慢性心肺疾病者或妊娠妇女，病情较重，甚至导致死亡。

一、病因和发病机制

常见病毒为甲、乙型流感病毒、腺病毒、副流感病毒、呼吸道合胞病毒和冠状病毒等。免疫抑制宿主为疱疹病毒和麻疹病毒的易感者；骨髓移植和器官移植受者易患疱疹病毒和巨细胞病毒性肺炎。患者可同时受一种以上病毒感染，并常继发细菌感染如金葡菌感染，免疫抑制宿主还常继发真菌感染。呼吸道病毒可通过飞沫与直接接触传播，且传播迅速、传播面广。病毒性肺炎为吸人性感染。

二、病理

病毒侵入细支气管上皮引起细支气管炎。感染可波及肺间质与肺泡而致肺炎。气道上皮广泛受损，黏膜发生溃疡，其上覆盖纤维蛋白被膜。单纯病毒性肺炎多为间质性肺炎，肺泡间隔有大量单核细胞浸润。肺泡水肿，被覆含蛋白及纤维蛋白的透明膜，使肺泡弥散距离加宽。肺炎可为局灶性或弥漫性，偶呈实变。肺泡细胞及巨噬细胞内可见病毒包涵体。炎性介质释出，直接作用于支气管平滑肌，致使支气管痉挛。病变吸收后可留有肺纤维化。

三、临床表现

好发于病毒疾病流行季节，症状通常较轻，与支原体肺炎的症状相似。但起病较急，发热、头痛、全身酸痛、倦怠等全身症状较突出，常在急性流感症状尚未消退时即出现咳嗽、少痰、或白色黏液痰、咽痛等呼吸道症状。小儿或老年人易发生重症肺炎，表现为呼吸困难、发绀、嗜睡、精神萎靡，甚至发生休克、心力衰竭和呼吸衰竭或ARDS等并发症。本病常无显著的胸部体征，病情严重者有呼吸浅速、心率增快、发绀、肺部干、湿性啰音。

四、实验室和其他检查

白细胞计数正常、稍高或偏低，血沉通常在正常范围，痰涂片所见的白细胞以单核细胞居多，痰培养常无致病细菌生长。

胸部X线检查可见肺纹理增多，磨玻璃状阴影，小片状浸润或广泛浸润、实变，病情严重者显示双肺弥漫性结节性浸润，但大叶实变及胸腔积液者均不多见。病毒性肺炎的致病原不同，其X线征象亦有不同的特征。

五、诊断

诊断依据为临床症状及X线影像改变，并排除由其他病原体引起的肺炎。确诊则有赖于病原学检查，包括病毒分离、血清学检查以及病毒抗原的检测。呼吸道分泌物中细胞核内的包涵体可提示病毒感染，但并非一定来自肺部，需进一步收集下呼吸道分泌物或肺活检标本作培养分离病毒。血清学检查常用的方法是检测特异性IgG抗体，如补体结合试验、血凝抑制试验、中和试验，作为回顾性诊断。

六、治疗

以对症为主，卧床休息，居室保持空气流通，注意隔离消毒，预防交叉感染。给予足量维生素及蛋白质，多饮水及少量多次进软食，酌情静脉输液及吸氧。保持呼吸道通畅，及时消除上呼吸道分泌物等。

目前已经证实较为有效的病毒抑制药物有：①利巴韦林，具有广谱抗病毒活性，包括呼吸道合胞病毒、腺病毒、副流感病毒和流感病毒。0.8～1.0g/d，分3～4次服用；静脉滴注或肌注每日10～15mg/kg，分2次。亦可用雾化吸入，每次10～30mg，加蒸馏水30ml，每日2次，连续5～7天。②阿昔洛韦，具有广谱、强效和起效快的特点，用于疱疹病毒、水痘病毒感染，尤其对免疫缺陷或应用免疫抑制者应尽早应用。每次5mg/kg，静脉滴注，一日3次，连续给药7天。③更昔洛韦，可抑制DNA合成，用于巨细胞病毒感染，7.5～15mg/(kg.d)，连用10～15天。④奥司他韦，为神经氨酸酶抑制剂，对甲、乙型流感病毒均有很好作用，耐药发生率低，150mg/d，分2次，连用5天。⑤阿糖腺苷，具有广泛的抗病毒作用，多用于治疗免疫缺陷患者的疱疹病毒与水痘病毒感染，5～15mg/(kg.d)，静脉滴注，每10～14天为1个疗程。⑥金刚烷胺，有阻止某些病毒进入人体细胞及退热作用，用于流感病毒等感染。成人每次100mg，早晚各1次，连用3～5天。

原则上不宜应用抗生素预防继发性细菌感染，一旦明确已合并细菌感染，应及时选用敏感的抗生素。

糖皮质激素对病毒性肺炎疗效仍有争论，例如对传染性非典型肺炎国内报道有效，而最近欧洲和亚洲对H1N1肺炎的观察证明无效，还导致病死率升高、机械通气和住院时间延长、二重感染发生率升高。因此，不同的病毒性肺炎对激素的反应可能存在差异，应酌情使用。

（高帆）

传染性非典型肺炎(atypical pneumonia)　　是由SARS冠状病毒(SARS-CoV)引起的一种具有明显传染性、可累及多个器官系统的特殊肺炎。2002年首次暴发流行。世界卫生组织(WHO)将其命名为严重急性呼吸综合征(severe acute respiratory syndrome, SARS)。其主要临床特征为急性起病、发热、干咳、呼吸困难，白细胞不高或降低、肺部浸润和抗生素治疗无效。人群普遍易感，家庭和医院聚集性发病，多见于青壮年，儿童感染率较低。

一、病原体

WHO把从SARS患者分离出来的病原体命名为SARS冠状病毒(SARS-associated coronavlrus, SARS-CoV)，简称SARS病毒。SARS病毒和其他人类及动物已知的冠状病毒相比较，基因序列分析显示SARS病毒并非为已知的冠状病毒之间新近发生的基因重组所产生，而是一种全新的冠状病毒，与目前已知的三群冠状病毒均有区别，可被归为第四群。SARS病毒在环境中较其他已知的人类冠状病毒稳定，室温24℃下病毒在尿液里至少可存活10天，在痰液中和腹泻患者的粪便中能存活5天以上，在血液中可存活15天。但病毒暴露在常用的消毒剂和固定剂中即可失去感染性，56℃以上90分钟可灭活病毒。

二、发病机制和病理

SARS病毒通过短距离飞沫、气溶胶或接触污染的物品传播。发病机制未明，推测SARS病毒通过其表面蛋白与肺泡上皮等细胞上的相应受体结合，导致肺炎的发生。病理改变主要是弥漫性肺泡损伤和炎症细胞浸润，早期的特征是肺水肿、纤维素渗出、透明膜形成、脱屑性肺炎以及灶性肺出血等病变；机化期可见到肺泡内含细胞性的纤维黏液样渗出物及肺泡间隔的成纤维细胞增生，仅部分病例出现明显的纤维增生，导致肺纤维化甚至硬化。

三、临床表现

潜伏期2～10天。起病急骤，多以发热为首发症状，体温大于38℃，可有寒战、咳嗽、少痰，偶有血丝痰，心悸、呼吸困难甚或呼吸窘迫。可伴有肌肉关节酸痛、头痛、乏力和腹泻。患者多无上呼吸道卡他症状。肺部体征不明显，部分患者可闻及少许湿啰音，或有肺实变体征。

四、实验室和其他检查

外周血白细胞一般不升高，或降低，常有淋巴细胞减少，可有血小板降低。部分患者血清转氨酶、乳酸脱氢酶等升高。

胸部X线检查早期可无异常，一般1周内逐渐出现肺纹理粗乱的间质性改变、斑片状或片状渗出影，典型的改变为磨玻璃影及肺实变影。可在2-3天内波及一侧肺野或双肺，约半数波及双肺。病灶多位于中下叶，分布于外周。少数出现气胸和纵隔气肿。CT还可见小叶内间隔和小叶间隔增厚（碎石路样改变）、细支气管扩张和少量胸腔积液。病变后期部分患者有肺纤维化改变。

病原诊断早期可用鼻咽部冲洗/吸引物、血、尿、粪便等标本行病毒分离和聚合酶链反应(PCR)。平行检测进展期和恢复期双份血清SARS病毒特异性IgM、IgG抗体，抗体阳转或出现4倍及以上升高，有助于诊断和鉴别诊断。常用免疫荧光抗体法(IFA)和酶联免疫吸附法(ELISA)检测。

五、诊断

有与SARS患者接触或传染给他人的病史，起病急、高热、有呼吸道和全身症状，血白细胞正常或降低，有胸部影像学变化，配合SARS病原学检测阳性，排除其他表现类似的疾病，可以诊断。但需和其他感染性和非感染性肺部病变鉴别，尤其注意与流感鉴别。

六、治疗

一般性治疗和抗病毒治疗请参阅本节病毒性肺炎。重症患者可酌情使用糖皮质激素，具体剂量及疗程应根据病情而定，并应密切注意激素的不良反应和SARS的并发症。对出现低氧血症的患者，可使用无创机械通气，应持续使用直至病情缓解，如效果不佳或出现ARDS，应及时进行有创机械通气治疗。注意器官功能的支持治疗，一旦出现休克或多器官功能障碍综合征，应予相应治疗。

（高帆）

五、高致病性人禽流感病毒性肺炎

人禽流行性感冒是由禽甲型流感病毒某些亚型中的一些毒株引起的急性呼吸道传染病，可引起肺炎和多器官功能障碍。1997年以来，高致病性禽流感病毒(H5NI)跨越物种屏障，引起许多人致病和死亡。近年又获得H9N2、H7N2、H7N3亚型禽流感病毒感染人类的证据。WHO警告，此病可能是对人类潜在威胁最大的疾病之一。

一、病原体

禽流感病毒属正黏病毒科甲型流感病毒属。可分为16个HA亚型和9个NA亚型。感染人的禽流感病毒亚型为H5N1、H9N2、H7N7、H7N2、H7N3等，其中感染H5N1的患者病情重，病死率高，故称为高致病性禽流感病毒。近年来发现野生水禽是甲型流感病毒巨大的天然贮存库，病毒不断进化，抗原性不断改变，对环境稳定性也在增加。

禽流感病毒对乙醚、氯仿、丙酮等有机溶剂均敏感。对热也比较敏感，65℃加热30分钟或煮沸(100℃)2分钟以上可被灭活。病毒在较低温度粪便中可存活1周，在4℃水中可存活1个月，对酸性环境有一定抵抗力。裸露的病毒在直射阳光下40～48小时即可灭活，如果用紫外线直接照射，可迅速破坏其活性。

人感染H5NI后发病的1～16天，都可从患者鼻咽部分离物中检出病毒。大多数患者的血清和粪便以及少数患者的脑脊液都被检出病毒RNA，而尿标本阴性。目前尚不清楚粪便或血液是否能成为传播感染的媒介。

二、发病机制和病理

人感染H5N1迄今的证据符合禽-人传播，可能存在环境-人传播，还有少数未得到证据支持的人-人传播。虽然人类广泛暴露于感染的家禽，但H5N1的发病率相对较低，表明阻碍获得禽流感病毒的物种屏障是牢固的。家族成员聚集发病可能系共同暴露所致。

尸检可见高致病性人禽流感病毒性肺炎有严重肺损伤伴弥漫性肺泡损害，包括肺泡腔充满纤维蛋白性渗出物和红细胞、透明膜形成、血管充血、肺间质淋巴细胞浸润和反应性成纤维细胞增生。

三、临床表现

潜伏期1～7天，大多数在2～4天。主要症状为发热，体温大多持续在39℃以上，可伴有流涕、鼻塞、咳嗽、咽痛、头痛、肌肉酸痛和全身不适。部分患者可有恶心、腹痛、腹泻、稀水样便等消化道症状。

重症患者可高热不退，病情发展迅速，几乎所有患者都有明显的肺炎表现，可出现急性肺损伤、ARDS、肺出血、胸腔积液、全血细胞减少、多脏器衰竭、休克及瑞氏(Reye)综合征等多种并发症。可继发细菌感染，发生脓毒症。

四、实验室和其他检查

血白细胞不高或减少，尤其是淋巴细胞减少；并有血小板减少。病毒抗原及基因检测可检测甲型流感病毒核蛋白抗原(NP)或基质蛋白(M_1)、禽流感病毒H亚型抗原。还可用RT-PCR 法检测禽流感病毒亚型特异性H抗原基因。从患者呼吸道标本中（如鼻咽分泌物、口腔含漱液、气管吸出物或呼吸道上皮细胞）可分离出禽流感病毒。发病初期和恢复期双份血清禽流感病毒亚型毒株抗体滴度4倍或以上升高，有助于回顾性诊断。

胸部影像学检查可表现为肺内片状影。重症患者肺内病变进展迅速，呈大片状磨玻璃影或肺实变影，病变后期为双肺弥漫性实变影，可合并胸腔积液。

五、治疗

凡疑诊或确诊H5N1感染的患者都要住院隔离，进行临床观察和抗病毒治疗。除了对症治疗以外，尽早口服奥司他韦，成人75mg，每天2次，连续5天，年龄超过1岁的儿童按照体重调整每日剂量，分2次口服；在治疗严重感染时，可以考虑适当加大的剂量，治疗7～10天。

（高帆）

第六篇　常见呼吸系统的诊断与治疗

第一章　肺结核

肺结核(pulmonary tuberculosis)在本世纪仍然是严重危害人类健康的主要传染病，是全球关注的公共卫生和社会问题，也是我国重点控制的主要疾病之一。

自20世纪80年代以来，在结核病疫情很低的发达国家或原结核病疫情较严重的发展中国家，结核病疫情均出现明显回升并呈现全球性恶化的趋势。世界卫生组织(WHO)于1993年宣布结核病处于"全球紧急状态"，动员和要求各国政府大力加强结核病的控制工作以遏制这次结核病危机，同时将积极推行全程督导短程化学治疗策略(directly observed treatment short-course, DOTS)作为国家结核病规划的核心内容。1995-2010年间，各国采用DOTS的结核病患者为5500万，其中4400万结核病患者已治愈，约700万结核病患者免于死亡。当前结核病疫情虽出现缓慢的下降，但由于耐多药结核病(multidrug-resistant tuberculosis, MDR-TB)的增多，人类免疫缺陷病毒和结核分枝杆菌的双重感染(HIV/TB)和移民及流动人口中结核病难以控制，结核病仍然是危害人类健康的公共卫生问题。

一、流行病学

（一）全球疫情

全球有三分之一的人（约20亿）曾受到结核分枝杆菌的感染。结核病的流行状况与经济水平大致相关，结核病的高流行与国民生产总值(GDP)的低水平相对应。WHO估算2010年全球约有850万～920万新增病例，约120万～150万人死于结核病，结核病在传染病死亡中占第二位。全球MDR-TB病例约44万。2010年全球登记报告570万新增病例，约占估计新增病例的65%，其中印度和中国占全球病例的40%，非洲占24%。印度、中国、俄罗斯、南非、秘鲁等22个国家集中了全球80%的结核病例，被WHO列为结核病高负担、高危险性国家。无疑这些国家结核病的控制将对全球的结核病形势产生重要影响。

（二）我国疫情

据2010年我国第五次结核病流行病学抽样调查估计：结核病年发病例100万，发病率78/10万；全国现有活动性肺结核患者499万，患病率459/10万；涂阳肺结核患者72万，患病率66/10万；菌阳肺结核患者129万，患病率119/10万；结核病年死亡人数5.4万，死亡率4.1110万；TB/HIV双重感染患者约2万；每年新发MDR-TB约10万人。通过加强结核病防治工作和落实现代结核病控制措施，近十余年来我国的结核病疫情呈下降趋势，与2000年比较，涂阳肺结核患病率和结核病死亡率下降幅度分别达60.9%和52.8%，年递降率分别达9%和8.3%。由于我国原结核病疫情比较严重，各地区差异大，西部地区肺结核患病率明显高于全国平均水平。结核病防控工作任重而道远，必须坚持不懈地加强结核病防控工作。

二、结核分枝杆菌

结核病的病原菌为结核分枝杆菌复合群，包括结核分枝杆菌、牛分枝杆菌、非洲分枝杆菌和田鼠分枝杆菌。人肺结核的致病菌90%以上为结核分枝杆菌。典型的结核分枝杆菌是细长、稍弯曲、两端圆形的杆菌，痰标本中的结核分枝杆菌可呈现为T、V、Y字型以及丝状、球状、棒状等多种形态。结核分枝杆菌抗酸染色呈红色，可抵抗盐酸酒精的脱色作用，故称抗酸杆菌。结核分枝杆菌对干燥、冷、酸、碱等抵抗力强。在干燥的环境中可存活数月或数年。在室内阴暗潮湿处,结核分枝杆菌能数月不死。结核分枝杆菌对紫外线比较敏感，太阳光直射下痰中结核分枝杆菌经2～7小时可被杀死，实验室或病房常用紫外线灯消毒，IOW紫外线灯距照射物0.5～1m，照射30分钟具有明显杀菌作用。

结核分枝杆菌的增代时间为14～20小时，培养时间一般为2-8周。结核分枝杆菌菌体成分复杂，主要是类脂质、蛋白质和多糖类。类脂质占总量的50%-60%，其中的蜡质约占50%，与结核病的组织坏死、干酪液化、空洞发生以及结核变态反应有关。菌体蛋白质以结合形式存在，是结核菌素的主要成分，诱发皮肤变态反应。多糖类与血清反应等免疫应答有关。

三、结核病在人群中的传播

结核病在人群中的传染源主要是结核病患者，即痰直接涂片阳性者，主要通过咳嗽、喷嚏、大笑、大声谈话等方式把含有结核分枝杆菌的微滴排到空气中而传播。飞沫传播是肺结核最重要的传播途径，经消化道和皮肤等其他途径传播现已罕见。传染性的大小除取决于患者排出结核分枝杆菌量的多少外、空间含结核分枝杆菌微滴的密度及通风情况、接触的密切程度和时间长短以及个体免疫力的状况有关。通风换气，减少空间微滴的密度是减少肺结核传播的有效措施。当然，减少空间微滴数量最根本的方法是治愈结核病患者。影响机体对结核分枝杆菌自然抵抗力的因素除遗传因素外，还包括生活贫困、居住拥挤、营养不良等社会因素。婴幼儿细胞免疫系统不完善，老年人、HIV感染者、免疫抑制剂使用者、慢性疾病患者等免疫力低下，都是结核病的易感人群。

四、结核病在人体的发生与发展

（一）原发感染

首次吸入含结核分枝杆菌的气溶胶后，是否感染取决于结核分枝杆菌的毒力和肺泡内巨噬细胞固有的吞噬杀菌能力。结核分枝杆菌的类脂质等成分能抵抗溶酶体酶类的破坏作用，如果结核分枝杆菌能够存活下来，并在肺泡巨噬细胞内外生长繁殖，这部分肺组织即出现炎性病变，称为原发病灶。原发病灶中的结核分枝杆菌沿着肺内引流淋巴管到达肺门淋巴结，引起淋巴结肿大。原发病灶和肿大的气管支气管淋巴结合称为原发综合征。原发病灶继续扩大，可直接或经血流播散到邻近组织器官，发生结核病。

当结核分枝杆菌首次侵入人体开始繁殖时，人体通过细胞介导的免疫系统对结核分枝杆菌产生特异性免疫，使原发病灶、肺门淋巴结和播散到全身各器官的结核分枝杆菌停止繁殖，原发病灶炎症迅速吸收或留下少量钙化灶，肿大的肺门淋巴结逐渐缩小、纤维化或钙化，播散到全身各器官的结核分枝杆菌大部分被消灭，这就是原发感染最常见的良性过程。但仍然有少量结核分枝杆菌没有被消灭，长期处于休眠期，成为继发性结核病的来源之一。

（二）结核病免疫和迟发性变态反应

结核病主要的免疫保护机制是细胞免疫，体液免疫对控制结核分枝杆菌感染的作用不重要。人体受结核分枝杆菌感染后，首先是巨噬细胞作出反应，肺泡中的巨噬细胞大量分泌白细胞介素（简称白介素）-1、白介素-6和肿瘤坏死因子(TNF)-α等细胞因子，使淋巴细胞和单核细胞聚集到结核分枝杆菌入侵部位，逐渐形成结核肉芽肿，限制结核分枝杆菌扩散并杀灭结核分枝杆菌。T淋巴细胞具有独特作用，其与巨噬细胞相互作用和协调，对完善免疫保护作用非常重要。T淋巴细胞有识别特异性抗原的受体，CD4$^+$T细胞促进免疫反应，在淋巴因子作用下分化为第一类和第二类辅助性T细胞（Th1和Th2）。细胞免疫保护作用以Th1为主，Th1促进巨噬细胞的功能和免疫保护力。白介素-12可诱导Th1的免疫作用，刺激T细胞分化为Th1，增加γ-干扰素的分泌，激活巨噬细胞抑制或杀灭结核分枝杆菌的能力。结核病免疫保护机制十分复杂，一些确切机制尚需进一步研究。

1890年Koch观察到，将结核分枝杆菌皮下注射到未感染的豚鼠，10～14日后局部皮肤红肿、溃烂，形成深的溃疡，不愈合，最后豚鼠因结核分枝杆菌播散到全身而死亡。而对3～6周前受少量结核分枝杆菌感染和结核菌素皮肤试验阳转的动物，给予同等剂量的结核分枝杆菌皮下注射，2～3日后局部出现红肿，形成表浅溃烂，继之较快愈合，无淋巴结肿大，无播散和死亡。这种机体对结核分枝杆菌再感染和初感染所表现出不同反应的现象称为Koch现象。较快的局部红肿和表浅溃烂是由结核菌素诱导的迟发性变态反应的表现；结核分枝杆菌无播散，引流淋巴结无肿大以及溃疡较快愈合是免疫力的反映。免疫力与迟发性变态反应之间关系相当复杂，尚不十分清楚，大致认为两者既有相似的方面，又有独立的一面，变态反应不等于免疫力。

（三）继发性结核

继发性结核病与原发性结核病有明显的差异，继发性结核病有明显的临床症状，容易出现空洞和排菌，有传染性，所以，继发性结核病具有重要的临床和流行病学意义，是防治工作的重点。继发性肺结核的发病有两种类型，一种类型发病慢，临床症状少而轻，多发生在肺尖或锁骨下，痰涂片检查阴性，一般预后良好；另一种类型发病较快，几周前肺部检查还是正常，发现时已出现广泛的病变、空洞和播散，痰涂片检查阳性。这类患者多发生在青春期女性、营养不良、抵抗力弱的群体以及免疫功能受损的患者。

继发性结核病的发病，目前认为有两种方式：原发性结核感染时期遗留下来的潜在病灶中的结核分枝杆菌重新活动而发生的结核病，此为内源性复发；据统计约10%的结核分枝杆菌感染者，在一生的某个时期发生继发性结核病。另一种方式是由于受到结核分枝杆菌的再感染而发病，称为外源性重染。两种不同发病方式主要取决于当地的结核病流行病学特点与严重程度。

五、病理学

（一）基本病理变化

结核病的基本病理变化是炎性渗出、增生和干酪样坏死。结核病的病理过程特点是破坏与修复常同时进行，故上述三种病理变化多同时存在，也可以某一种变化为主，而且可相互转化。渗出为主的病变主要出现在结核性炎症初期阶段或病变恶化复发时，可表现为局部中性粒细胞浸润，继之由巨噬细胞及淋巴细胞取代。增生为主的病变表现为典型的结核结节，直径约为0.1mm，数个融合后肉眼能见到，由淋巴细胞、上皮样细胞、朗汉斯细胞以及成纤维细胞组成。结核结节的中间可出现干酪样坏死。大量上皮样细胞互相聚集融合形成多核巨细胞称为朗汉斯巨细胞。增生为主的病变发生在机体抵抗力较强、病变恢复阶段。干酪样坏死为主的病变多发生在结核分枝杆菌毒力强、感染菌量多、机体超敏反应增强、抵抗力低下的情况。干酪坏死病变镜检为红染、无结构的颗粒状物，含脂质多，肉眼观察呈淡黄色，状似奶酪，故称干酪样坏死。

（二）病理变化转归

抗结核化学治疗问世前，结核病的病理转归特点为吸收愈合十分缓慢、多反复恶化和播散。采用化学治疗后，早期渗出性病变可完全吸收消失或仅留下少许纤维条索。一些增生病变或较小的干酪样病变在化学治疗下也可吸收缩小逐渐纤维化，或纤维组织增生将病变包围，形成散在的小硬结灶。未经化学治疗的干酪样坏死病变常发生液化或形成空洞，含有大量结核分枝杆菌的液化物可经支气管播散到对侧肺或同侧肺其他部位引起新病灶。经化疗后干酪样病变中的大量结核分枝杆菌被杀死，病变逐渐吸收缩小或形成钙化。

六、临床表现

肺结核的临床表现不尽相同，但有共同之处。

（一）症状

1.呼吸系统症状　　咳嗽、咳痰两周以上或痰中带血是肺结核的常见可疑症状。咳嗽较轻，干咳或少量黏液痰。有空洞形成时，痰量增多，若合并其他细菌感染，痰可呈脓性。若合并支气管结核，表现为刺激性咳嗽。约1/3的患者有咯血，多数患者为少量咯血，少数为大咯血。结核病灶累及胸膜时可表现胸痛，为胸膜性胸痛。随呼吸运动和咳嗽加重。呼吸困难多见于干酪样肺炎和大量胸腔积液患者。

2.全身症状　　发热为最常见症状，多为长期午后潮热，即下午或傍晚开始升高，翌晨降至正常。部分患者有倦怠乏力、盗汗、食欲减退和体重减轻等。育龄女性患者可以有月经不调。

（二）体征

多寡不一，取决于病变性质和范围。病变范围较小时，可以没有任何体征；渗出性病变范围较大或干酪样坏死时，则可以有肺实变体征，如触觉语颤增强、叩诊浊音、听诊闻及支气管呼吸音和细湿啰音。较大的空洞性病变听诊也可以闻及支气管呼吸音。当有较大范围的纤维条索形成时，气管向患侧移位，患侧胸廓塌陷、叩诊浊音、听诊呼吸音减弱并可闻及湿啰音。结核性胸膜炎时有胸腔积液体征：气管向健侧移位，患侧胸廓望诊饱满、触觉语颤减弱、叩诊实音、听诊呼吸音消失。支气管结核可有局限性哮鸣音。

少数患者可以有类似风湿热样表现，称为结核性风湿症。多见于青少年女性。常累及四肢大关节。在受累关节附近可见结节性红斑或环形红斑，间歇出现。

七、肺结核诊断

（一）诊断方法

1.病史和症状体征

(1)症状体征情况：明确症状的发展过程对结核病诊断有参考意义。体征对肺结核的诊断意义有限。

(2)诊断治疗过程：确定患者是新发现还是已发现病例。记录首次诊断情况特别是痰排菌情况、用药品种、用药量和时间、坚持规律用药情况等，这对将来确定治疗方案有重要价值。如果是复发患者，治疗史对判断耐药情况有参考意义。

(3)肺结核接触史：主要是家庭内接触史，对邻居、同事、宿舍等有无肺结核患者也应了解。记录接触患者的病情、排菌情况、治疗方案和用药规律情况、接触时间、接触密切程度等。

2.影像学诊断　胸部X线检查是诊断肺结核的常规首选方法。计算机X线摄影(CR)和数字X线摄影(DR)等新技术广泛应用于临床，可增加层次感和清晰度。胸部X线检查可以发现早期轻微的结核病变，确定病变范围、部位、形态、密度、与周围组织的关系、病变阴影的伴随影像；判断病变性质、有无活动性、有无空洞、空洞大小和洞壁特点等。肺结核病影像特点是病变多发生在上叶的尖后段、下叶的背段和后基底段，呈多态性，即浸润、增殖、干酪、纤维钙化病变可同时存在，密度不均匀、边缘较清楚和病变变化较慢，易形成空洞和播散病灶。诊断最常用的摄影方法是正、侧位胸片，常能将心影、肺门、血管、纵隔等遮掩的病变以及中叶和舌叶的病变显示清晰。

CT能提高分辨率，对病变细微特征进行评价，减少重叠影像，易发现隐匿的胸部和气管、支气管内病变，早期发现肺内粟粒阴影和减少微小病变的漏诊；能清晰显示各型肺结核病变特点和性质，与支气管关系，有无空洞以及进展恶化和吸收好转的变化；能准确显示纵隔淋巴结有无肿大。常用于对肺结核的诊断以及与其他胸部疾病的鉴别诊断，也可用于引导穿刺、引流和介入性治疗等。

3.痰结核分枝杆菌检查　是确诊肺结核病的主要方法，也是制订化疗方案和考核治疗效果的主要依据。每一个有肺结核可疑症状或肺部有异常阴影的患者都必须查痰。

(1)痰标本的收集：肺结核患者的排菌具有间断性和不均匀性的特点，所以要多次查痰。通常初诊患者至少要送3份痰标本，包括清晨痰、夜间痰和即时痰，复诊患者每次送两份痰标本。无痰患者可采用痰诱导技术获取痰标本。

(2)痰涂片检查：是简单、快速、易行和可靠的方法，但欠敏感。每毫升痰中至少含5000-10 000个细菌时可呈阳性结果。除常采用的齐-尼氏(Ziehl-Neelsen)染色法外，目前WHO推荐使用LED荧光显微镜检测抗酸杆菌，具有省时、方便的优点，适用于痰检数量较大的实验室。痰涂片检查阳性只能说明痰中含有抗酸杆菌，不能区分是结核分枝杆菌还是非结核性分枝杆菌，由于非结核性分枝杆菌致病的机会非常少，故痰中检出抗酸杆菌对诊断肺结核有极重要的意义。

(3)培养法：结核分枝杆菌培养为痰结核分枝杆菌检查提供准确可靠的结果，灵敏度高于涂片法，常作为结核病诊断的"金标准"。同时也为药物敏感性测定和菌种鉴定提供菌株。沿用的改良罗氏法(Lowenstein-Jensen)结核分枝杆菌培养费时较长，一般为2～8周。近期采用液体培养基和测定细菌代谢产物的BACTEC-TB 960法，10日可获得结果并提高10%分离率。

(4)药物敏感性测定：主要是初治失败、复发以及其他复治患者应进行药物敏感性测定，为临床耐药病例的诊断、制订合理的化疗方案以及流行病学监测提供依据。WHO把比例法作为药物敏感性测定的"金标准"。由于采用BACTEC-TB 960法以及显微镜观察药物敏感法和噬菌体生物扩增法等新生物技术，使药物敏感性测定时间明显缩短，准确性提高。

(5)其他检测技术：如PCR、核酸探针检测特异性DNA片段、色谱技术检测结核硬脂酸和分枝菌酸等菌体特异成分以及采用免疫学方法检测特异性抗原和抗体、基因芯片法等，使结核病快速诊断取得一些进展，但这些方法仍在研究阶段，尚需改进和完善。

4.纤维支气管镜检查 纤维支气管镜检查常应用于支气管结核和淋巴结支气管瘘的诊断，支气管结核表现为黏膜充血、溃疡、糜烂、组织增生、形成瘢痕和支气管狭窄，可以在病灶部位钳取活体组织进行病理学检查和结核分枝杆菌培养。对于肺内结核病灶，可以采集分泌物或冲洗液标本做病原体检查，也可以经支气管肺活检获取标本检查。

5.结核菌素试验 结核菌素试验广泛应用于检出结核分枝杆菌的感染，而非检出结核病。结核菌素试验对儿童、少年和青年的结核病诊断有参考意义。由于许多国家和地区广泛推行卡介苗接种，结核菌素试验阳性不能区分是结核分枝杆菌的自然感染还是卡介苗接种的免疫反应。因此，在卡介苗普遍接种的地区，结核菌素试验使结核分枝杆菌感染的检出受到很大限制。目前WHO推荐使用的结核菌素为纯蛋白衍化物(purified protein derivative, PPD)和PPD_RT23。

结核分枝杆菌感染后需4～8周才建立充分的变态反应，在此之前，结核菌素试验可呈阴性；营养不良、HIV感染、麻疹、水痘、癌症、严重的细菌感染包括重症结核病如粟粒性结核病和结核性脑膜炎等，结核菌素试验结果则多为阴性和弱阳性。

6.γ-干扰素释放试验（interferon-gamma release assays, IGRAs） 通过特异性抗原ESAT-6和CFP-10与全血细胞共同孵育，然后检测γ-干扰素水平或采用酶联免疫斑点试验(ELISPOT)测量计数分泌1-干扰素的特异性T淋巴细胞，可以区分结核分枝杆菌自然感染与卡介苗接种和大部分非结核分枝杆菌感染，因此诊断结核感染的特异性明显高于PPD试验，但由于成本较高等原因，目前多用于研究评价工作，尚未广泛推行。

（二）肺结核的诊断程序

1.可疑症状患者的筛选 大约86%活动性肺结核患者和95%痰涂片阳性肺结核患者有可疑症状。主要可疑症状为:咳嗽、咳痰持续2周以上和咯血，其次是午后低热、乏力、盗汗、月经不调或闭经，有肺结核接触史或肺外结核。上述情况应考虑到肺结核病的可能性，要进行痰抗酸杆菌和胸部X线检查。

2.是否为肺结核 凡X线检查肺部发现有异常阴影者，必须通过系统检查确定病变性质是结核性或其他性质。如一时难以确定，可经2周左右观察后复查，大部分炎症病变会有所变化，肺结核则变化不大。

3.有无活动性 如果诊断为肺结核，应进一步明确有无活动性，因为结核活动性病变必须给予治疗。活动性病变在胸片上通常表现为边缘模糊不清的斑片状阴影，可有中心溶解和空洞，或出现播散病灶。胸片表现为钙化、硬结或纤维化，痰检查不排菌，无任何症状，为无活动性肺结核。

4.是否排菌 确定活动性后还要明确是否排菌，是确定传染源的唯一方法。

5.是否耐药 通过药物敏感性试验确定是否耐药。

6.明确初、复治 病史询问明确初、复治患者，两者治疗方案迥然不同。

（三）结核病分类标准

我国实施的结核病分类标准(WS196-2001)突出了对痰结核分枝杆菌检查和化疗史的描述，取消按活动性程度及转归分期的分类，使分类法更符合现代结核病控制的概念和实用性。

1.结核病分类和诊断要点

(1)原发型肺结核：含原发综合征及胸内淋巴结结核。多见于少年儿童，无症状或症状轻微，多有结核病家庭接触史，结核菌素试验多为强阳性，X线胸片表现为哑铃型阴影，即原发病灶、引流淋巴管炎和肿大的肺门淋巴结，形成典型的原发综合征。原发病灶一般吸收较快，可不留任何痕迹。若X线胸片只有肺门淋巴结肿大，则诊断为胸内淋巴结结核。

肺门淋巴结结核可呈团块状、边缘清晰和密度高的肿瘤型或边缘不清、伴有炎性浸润的炎症型。

(2)血行播散型肺结核：含急性血行播散型肺结核（急性粟粒型肺结核）及亚急性、慢性血行播散型肺结核。急性粟粒型肺结核多见于婴幼儿和青少年，特别是营养不良、患传染病和长期应用免疫抑制剂导致抵抗力明显下降的小儿，多同时伴有原发型肺结核。成人也可发生急性粟粒型肺结核，起病急，持续高热，中毒症状严重。身浅表淋巴结肿大，肝和脾大，有时可发现皮肤淡红色粟粒疹，可出现颈项强直等脑膜刺激征，眼底检查约三分之一的患者可发现脉络膜结核结节。X线胸片和CT检查开始为肺纹理重，在症状出现两周左右可发现由肺尖至肺底呈大小、密度和分布三均匀的粟粒状结节阴影，结节直径2mm左右。亚急性、慢性血行播散型肺结核起病较缓，症状较轻，X线胸片呈双上、中肺野为主的大小不等、密度不同和分布不均的粟粒状或结节状阴影，新鲜渗出与陈旧硬结和钙化病灶共存。

(3)继发型肺结核：继发型肺结核含浸润性肺结核、纤维空洞性肺结核和干酪样肺炎等。临床特点如下：

①浸润性肺结核：浸润渗出性结核病变和纤维干酪增殖病变多发生在肺尖和锁骨下，影像学检查表现为小片状或斑点状阴影，可融合和形成空洞。渗出性病变易吸收，而纤维干酪增殖病变吸收很慢，可长期无改变。

②空洞性肺结核：空洞形态不一，多庙干酪渗出病变溶解形成洞壁不明显的、多个空腔的虫蚀样空洞；伴有周围浸润病变的新鲜的薄壁空洞，当引流支气管壁出现炎症半堵塞时，因活瓣形成，而出现壁薄的、可迅速扩大和缩小的张力性空洞以及肺结核球干酪样坏死物质排出后形成的干酪溶解性空洞。空洞性肺结核多有支气管播散病变，临床症状较多，发热，咳嗽，咳痰和咯血等。空洞性肺结核患者痰中经常排菌。应用有效的化学治疗后，出现空洞不闭合，但长期多次查痰阴性，空洞壁由纤维组织或上皮细胞覆盖，诊断为"净化空洞"。但有些患者空洞还残留一些干酪组织，长期多次查痰阴性，临床上诊断为"开放菌阴综合征"，仍须随访。

③结核球：多由干酪样病变吸收和周边纤维膜包裹或干酪空洞阻塞性愈合而形成。结核球内有钙化灶或液化坏死形成空洞，同时80%以上的结核球有卫星灶，可作为诊断和鉴别诊断的参考。直径在2～4cm之间，多小于3cm。

④干酪性肺炎：多发生在机体免疫力和体质衰弱，又受到大量结核分枝杆菌感染的患者，或有淋巴结支气管瘘，淋巴结中的大量干酪样物质经支气管进入肺内而发生。大叶性干酪性肺炎X线影像呈大叶性密度均匀磨玻璃状阴影，逐渐出现溶解区，呈虫蚀样空洞，可出现播散病灶，痰中能查出结核分枝杆菌。小叶性干酪性肺炎的症状和体征都比大叶性干酪性肺炎轻，X线影像呈小叶斑片播散病灶，多发生在双肺中下部。

⑤纤维空洞性肺结核：纤维空洞性肺结核的特点是病程长，反复进展恶化，肺组织破坏重，肺功能严重受损，双侧或单侧出现纤维厚壁空洞和广泛的纤维增生，造成肺门抬高和肺纹理呈垂柳样，患侧肺组织收缩，纵隔向患侧移位，常见胸膜粘连和代偿性肺气肿。结核分枝杆菌长期检查阳性且常耐药。在结核病控制和临床上均为老大难问题，关键在最初治疗中给予合理化学治疗，以预防纤维空洞性肺结核的发生。

(4)结核性胸膜炎：含结核性干性胸膜炎、结核性渗出性胸膜炎、结核性脓胸。

(5)其他肺外结核：按部位和脏器命名，如骨关节结核、肾结核、肠结核等。

(6)菌阴肺结核：菌阴肺结核为三次痰涂片及一次培养阴性的肺结核，其诊断标准为：①典型肺结核临床症状和胸部X线表现；②抗结核治疗有效；③临床可排除其他非结核性肺部疾患；④PPD(5IU)强阳性，血清抗结核抗体阳性；⑤痰结核菌PCR和探针检测呈阳性；⑥肺外组织病理证实结核病变；⑦支气管肺泡灌洗(BAL)液中检出抗酸分枝杆菌；⑧支气管或肺部组织病理证实结核病变。具备①～⑥中3项或⑦～⑧中任何1项可确诊。

2.痰菌检查记录格式　以涂(+)，涂（－），培(+)，培（－）表示。当患者无痰或未查痰时，则注明（无痰）或（未查）。

3.治疗状况记录

(1)初治：有下列情况之一者谓初治：①尚未开始抗结核治疗的患者；②正进行标准化疗方案用药而未满疗程的患者；③不规则化疗未满1个月的患者。

(2)复治：有下列情况之一者为复治：①初治失败的患者；②规则用药满疗程后痰菌又复阳的患者；③不规则化疗超过1个月的患者；④慢性排菌患者。

（四）肺结核的记录方式

按结核病分类、病变部位、范围、痰菌情况、化疗史程序书写。如：原发型肺结核右中涂（－），初治。继发型肺结核双上涂(+)，复治。血行播散型肺结核可注明（急性）或（慢性）；继发型肺结核可注明（浸润性）、（纤维空洞性）等。并发症（如自发性气胸、肺不张等）、并存病（如矽肺、糖尿病等）、手术（如肺切除术后、胸廓成形术后）可在化疗史后按并发症、并存病、手术等顺序书写。

八、鉴别诊断

（一）肺炎

主要与继发型肺结核鉴别。各种肺炎因病原体不同而临床特点各异，但大都起病急，伴有发热、咳嗽、咳痰明显，血白细胞和中性粒细胞增高。胸片表现密度较淡且较均匀的片状或斑片状阴影，抗菌治疗后体温迅速下降，1～2周左右阴影有明显吸收。

（二）慢性阻塞性肺疾病

多表现为慢性咳嗽、咳痰，少有咯血。冬季多发，急性加重期可以有发热。肺功能检查为阻塞性通气功能障碍。胸部影像学检查有助于鉴别诊断。

（三）支气管扩张

慢性反复咳嗽、咳痰，多有大量脓痰，常反复咯血。轻者X线胸片无异常或仅见肺纹理增粗，典型者可见卷发样改变，CT特别是高分辨CT能发现支气管腔扩大，可确诊。

（四）肺癌

肺癌多有长期吸烟史，表现为刺激性咳嗽，痰中带血，胸痛和消瘦等症状。胸部X线或CT表现肺癌肿块常呈分叶状，有毛刺、切迹。癌组织坏死液化后，可以形成偏心厚壁空洞。多次痰脱落细胞和结核分枝杆菌检查和病灶活体组织检查是鉴别的重要方法。

（五）肺脓肿

多有高热，咳大量脓臭痰。胸片表现为带有液平面的空洞伴周围浓密的炎性阴影。血白细胞和中性粒细胞增高。

（六）纵隔和肺门疾病

原发型肺结核应与纵隔和肺门疾病相鉴别。小儿胸腺在婴幼儿时期多见，胸内甲状腺多发生于右上纵隔，淋巴系统肿瘤多位于中纵隔，多见于青年人，症状多，结核菌素试验可呈阴性或弱阳性。皮样囊肿和畸胎瘤多呈边缘清晰的囊状阴影，多发生于前纵隔。

（七）其他疾病

肺结核常有不同类型的发热，需与伤寒、败血症、白血病等发热性疾病鉴别。伤寒有高热、白细胞计数减少及肝脾大等临床表现，易与急性血行播散型肺结核混淆。但伤寒常呈稽留热，有相对缓脉，皮肤玫瑰疹，血、尿、便的培养检查和肥达试验可以确诊。败血症起病急，寒战及弛张热型，白细胞及中性粒细胞增多，常有近期感染史，血培养可发现致病菌。急性血行播散型肺结核有发热、肝脾大，偶见类白血病反应或单核细胞异常增多，需与白血病鉴别。后者多有明显出血倾向，骨髓涂片及动态X线胸片随访有助于诊断。

九、结核病的化学治疗

（一）化学治疗的原则

肺结核化学治疗的原则是早期、规律、全程、适量、联合。整个治疗方案分强化和巩固两个阶段。

（二）化学治疗的主要作用

1.杀菌作用　迅速地杀死病灶中大量繁殖的结核分枝杆菌，使患者由传染性转为非传染性，减轻组织破坏，缩短治疗时间，可早日恢复工作，临床上表现为痰菌迅速阴转。

2.防止耐药菌产生　防止获得性耐药变异菌的出现是保证治疗成功的重要措施，耐药变异菌的发生不仅会造成治疗失败和复发，而且会造成耐药菌的传播。

3.灭菌　彻底杀灭结核病变中半静止或代谢缓慢的结核分枝杆菌是化学治疗的最终目的，使完成规定疗程治疗后无复发或复发率很低。

（三）化学治疗的生物学机制

1.药物对不同代谢状态和不同部位的结核分枝杆菌群的作用　结核分枝杆菌根据其代谢状态分为A、B、C、D4个菌群。A菌群：快速繁殖，大量的A菌群多位于巨噬细胞外和肺空洞干酪液化部分，占结核分枝杆菌群的绝大部分。由于细菌数量大，易产生耐药变异菌。B菌群：处于半静止状态，多位于巨噬细胞内酸性环境中和空洞壁坏死组织中。C菌群：处于半静止状态，可有突然间歇性短暂的生长繁殖，许多生物学特点尚不十分清楚。D菌群：处于休眠状态，不繁殖，数量很少。抗结核药物对不同菌群的作用各异。抗结核药物对A菌群作用强弱依次为异烟肼>链霉素>利福平>乙胺丁醇；对B菌群依次为吡嗪酰胺>利福平>异烟肼；对C菌群依次为利福平>异烟肼。随着药物治疗作用的发挥和病变变化，各菌群之间也互相变化。通常大多数抗结核药物可以作用于A菌群，异烟肼和利福平具有早期杀菌作用，即在治疗的48小时内迅速杀菌，使菌群数量明显减少，传染性减少或消失，痰菌阴转。这显然对防止获得性耐药的产生有重要作用。B和C菌群由于处于半静止状态，抗结核药物的作用相对较差，有"顽固菌"之称。杀灭B和C菌群可以防止复发。抗结核药物对D菌群无作用。

2.耐药性　耐药性是基因突变引起的药物对突变菌的效力降低。治疗过程中如单用一种敏感药，菌群中大量敏感菌被杀死，但少量的自然耐药变异菌仍存活并不断繁殖，最后逐渐完全替代敏感菌而成为优势菌群。结核病变中结核菌群数量愈大，则存在的自然耐药变异菌也愈多。现代化学治疗多采用联合用药，通过交叉杀菌作用防止耐药性产生。联合用药后中断治疗或不规律用药仍可产生耐药性。其产生机制是各种药物开始早期杀菌作用速度的差异，某些菌群只有一种药物起灭菌作用，而在菌群再生长期间和菌群延缓生长期药物抑菌浓度存在差异所造成的结果。因此，强调在联合用药的条件下，也不能中断治疗，短程疗法最好应用全程督导化疗。

3.间歇化学治疗　间歇化学治疗的主要理论基础是结核分枝杆菌的延缓生长期。结核分枝杆菌接触不同的抗结核药物后产生不同时间的延缓生长期。如接触异烟肼和利福平24小时后分别可有6～9日和2～3日的延缓生长期。药物使结核分枝杆菌产生延缓生长期，就有间歇用药的可能性，而氨硫脲没有延缓生长期，就不适于间歇应用。

4.顿服　抗结核药物血中高峰浓度的杀菌作用要优于经常性维持较低药物浓度水平的情况。每日剂量一次顿服要比一日2次或3次分服所产生的高峰血浓度高3倍左右。临床研究已经证实顿服的效果优于分次口服。

（四）常用抗结核病药物

1.异烟肼(isoniazid, INH, H)　异烟肼是单一抗结核药物中杀菌力，特别是早期杀菌力最强者。INH对巨噬细胞内外的结核分枝杆菌均具有杀菌作用。最低抑菌浓度为$0.025～0.05\mu g/ml$。口服后迅速吸收，血中药物浓度可达最低抑菌浓度的20～100余倍。

脑脊液中药物浓度也很高。用药后经乙酰化而灭活，乙酰化的速度决定于遗传因素。成人剂量每日300mg，顿服；儿童为每日5～10mg/kg，最大剂量每日不超过300mg。结核性脑膜炎和血行播散型肺结核的用药剂量可加大，儿童20～30mg/kg，成人10～20mg/kg。偶可发生药物性肝炎，肝功能异常者慎用，需注意观察。如果发生周围神经炎可服用维生素B_6(吡哆醇)。

2. 利福平(rifampicin, RFP, R)　　最低抑菌浓度为0.06～0.25μg/ml，对巨噬细胞内外的结核分枝杆菌均有快速杀菌作用，特别是对C菌群有独特的杀菌作用。INH与RFP联用可显著缩短疗程。口服1～2小时后达血高峰浓度，半衰期为3～8小时，有效血浓度可持续6～12小时，药量加大持续时间更长。口服后药物集中在肝脏，主要经胆汁排泄，胆汁药物浓度可达200μg/ml。未经变化的药物可再经肠吸收，形成肠肝循环，能保持较长时间的高峰血浓度，故推荐早晨空腹或早饭前半小时服用。利福平及其代谢物为橘红色，服后大小便、眼泪等为橘红色。成人剂量为每日8～10mg/kg，体重在50kg及以下者为450mg，50kg以上者为600mg，顿服。儿童每日10～20mg/kg。间歇用药为600～900mg，每周2次或3次。用药后如出现一过性转氨酶上升可继续用药，加保肝治疗观察，如出现黄疸应立即停药。流感样症状、皮肤综合征、血小板减少多在间歇疗法出现。妊娠3个月以内者忌用，超过3个月者要慎用。其他常用利福霉素类药物有利福喷丁(rifapentine, RFT)，该药血清峰浓度(C_{max})和半衰期分别为10-30μg/ml和12-15小时。RFT的最低抑菌浓度为0.015～0.06μg/ml，比RFP低很多。上述特点说明RFT适于间歇使用。使用剂量为450～600mg，每周2次。RFT与RFP之间完全交叉耐药。

3. 吡嗪酰胺（pyrazinamide, PZA, Z）　吡嗪酰胺具有独特的杀菌作用，主要是杀灭巨噬细胞内酸性环境中的B菌群。在6个月标准短程化疗中，PZA与INH和RFP联合用药是三个不可缺的重要药物。对于新发现初治涂阳患者PZA仅在头两个月使用，因为使用2个月的效果与使用4个月和6个月的效果相似。成人用药为1.5g/d，每周3次用药为1.5～2.0g/d，儿童每日为30～40mg/kg。常见不良反应为高尿酸血症、肝损害、食欲不振、关节痛和恶心。

4. 乙胺丁醇(ethambutol, EMB, E)　乙胺丁醇对结核分枝杆菌的最低抑菌浓度为0.95～7.5μg/ml，口服易吸收，成人剂量为0.75～1.0g/d，每周3次用药为1.0～1.25g/d。不良反应为视神经炎，应在治疗前测定视力与视野，治疗中密切观察，提醒患者发现视力异常应及时就医。鉴于儿童无症状判断能力，故不用。

5. 链霉素(streptomycin, SM, S)　链霉素对巨噬细胞外碱性环境中的结核分枝杆菌有杀菌作用。肌内注射，每日量为0.75g，每周5次；间歇用药每次为0.75～1.0g，每周2～3次。不良反应主要为耳毒性、前庭功能损害和肾毒性等，严格掌握使用剂量，儿童、老人、孕妇、听力障碍和肾功能不良等要慎用或不用。

6. 抗结核药品固定剂量复合制剂的应用　抗结核药品固定剂量复合制剂(fixed-dose combi-nation, FDC)由多种抗结核药品按照一定的剂量比例合理组成，由于FDC能够有效防止患者漏服某一药品，而且每次服药片数明显减少，对提高患者治疗依从性，充分发挥联合用药的优势具有重要意义，成为预防耐药结核病发生的重要手段。目前FDC的主要使用对象为初治活动性肺结核患者。复治肺结核患者、结核性胸膜炎及其他肺外结核也可以用FDC组成治疗方案。常用抗结核药物的用法、用量及主要不良反应见表6-1-1。

表6-1-1　常用抗结核药物成人剂量和主要不良反应

药名	缩写	每日剂量（g）	间歇疗法一日量（g）	主要不良反应
异烟肼	H,INH	0.3	0.3 ~ 0.6	周围神经炎，偶有肝功能损害
利福平	R,RFP	0.45 ~ 0.6	0.6 ~ 0.9	肝功能损害、过敏反应
利福喷汀	RFT		0.45 ~ 0.6	肝功能损害、过敏反应
链霉素	S,SM	0.75 ~ 1.0△	0.75 ~ 1.0	听力障碍、眩晕、肾功能损害
吡嗪酰胺	Z,PZA	1.5 ~ 2.0	2 ~ 3	肠胃不适、肝功能损害、高尿酸血症、关节痛
乙胺丁醇	E,EMB	0.75 ~ 1.0**	1.5 ~ 2.0	视神经炎
对氨基水杨酸钠	P,PAS	8 ~ 12***	10 ~ 12	胃肠不适、过敏反应、肝功能损害
乙硫异烟胺	Eto	0.5 ~ 1.0		肝、肾毒性、光敏反应
丙硫异烟胺	Pro	0.5 ~ 1.0	0.5 ~ 1.0	肠胃不适、肝功能损害
丁胺卡那霉素	Am	0.75 ~ 1.0		听力障碍、眩晕、肾功能损害
卡那霉素	K,Km	0.75 ~ 1.0	0.75 ~ 1.0	听力障碍、眩晕、肾功能损害
卷曲霉素	Cp,CPM	0.75 ~ 1.0	0.75 ~ 1.0	听力障碍、眩晕、肾功能损害
氧氟沙星	Ofx	0.6 ~ 0.8		肝、肾毒性、光敏反应
左氧氟沙星	Lfx	0.6 ~ 0.75		肝、肾毒性肝、肾性、光敏反应
莫西沙星	Mfx	0.4		
环丝氨酸	Cs	0.5 ~ 1.0		惊厥、焦虑
固定复合剂				
卫非特（R120，H80，Z250）	Rifater	4 ~ 5 片/顿服		同 H、R、Z
卫非宁（R150，H100）	Rifinah	3 片/顿服		同 H、R

注：*体重<50kg用0.45g，>50kg用0.6g；S、Z、Th用量亦按体重调节；△老年人每次用0.75g；**2个月25mg/kg；…每日分2次服用（其他药物为每日1次）

（五）标准化学治疗方案

为充分发挥化学治疗在结核病防治工作中的作用，解决滥用抗结核药物、化疗方案不合理和混乱造成的治疗效果差、费用高、治疗期过短或过长、药物供应和资源浪费等实际问题，在全面考虑到化疗方案的疗效、不良反应、治疗费用、患者接受性和药源供应等条件下，经国内外严格对照研究证实的化疗方案，可供选择作为标准方案。实践证实，执行标准方案符合投入效益原则。

1.初治活动性肺结核（含涂阳和涂阴）治疗方案

(1)每日用药方案：①强化期：异烟肼、利福平、吡嗪酰胺和乙胺丁醇，顿服，2个月。②巩固期：异烟肼、利福平，顿服，4个月。简写为：2HRZE/4HR。

(2)间歇用药方案：①强化期：异烟肼、利福平、吡嗪酰胺和乙胺丁醇，隔日一次或每周3次，2个月。②巩固期：异烟肼、利福平，隔日一次或每周3次，4个月。简写为：$2H_3R_3Z_3E_3/4H_3R_3$。

2.复治涂阳肺结核治疗方案　复治涂阳肺结核患者强烈推荐进行药物敏感性试验，敏感患者按下列方案治疗，耐药者纳入耐药方案治疗。复治涂阳敏感用药方案：①强化期：异烟肼、利福平、吡嗪酰胺、链霉素和乙胺丁醇，每日一次，2个月。②巩固期：异烟肼、利福平和乙胺丁醇，每日一次，6 ~ 10个月。巩固期治疗4个月时，痰菌未阴转，可继续延长治疗期6 ~ 10个月。简写为：2HRZSE/6-10HRE。

间歇用药方案：①强化期：异烟肼、利福平、吡嗪酰胺、链霉素和乙胺丁醇，隔日一次或每周3次，2个月。②巩固期：异烟肼、利福平和乙胺丁醇，隔日一次或每周3次，6个月。简写为：

$2H_3R_32_3S_3E_3/6-10H_3R_3E_3$。

上述间歇方案为我国结核病规划所采用，但必须采用全程督导化疗管理，以保证患者不间断地规律用药。

（六）耐多药肺结核

耐药结核病，特别是MDR-TB（至少耐异烟肼和利福平）和当今出现的广泛耐多药结核病（extensive drug resistant，XDR-TB）（除耐异烟肼和利福平外，还耐二线抗结核药物）对全球结核病控制构成严峻的挑战。制订MDR-TB治疗方案的通则是：详细了解患者用药史，该地区常用抗结核药物和耐药流行情况；尽量作药敏试验；严格避免只选用一种新药加到原失败方案；WHO推荐尽可能采用新一代的氟喹诺酮类药物；不使用交叉耐药的药物；治疗方案至少含4种二线的敏感药物；至少包括吡嗪酰胺、氟喹诺酮类、注射用卡那霉素或阿米卡星、乙硫或丙硫异烟肼和PAS或环丝氨酸；药物剂量依体重决定；加强期应是8个月，总治疗期为20个月或更长，以治疗效果决定。监测治疗效果最好以痰培养为准。

MDR-TB治疗药物的选择见表6-1-2，第1组药为一线抗结核药，依据药敏试验和用药史选择使用。第2组药为注射剂，首选为卡那霉素和阿米卡星，两者效果相似并存在百分之百的交叉耐药；如对链霉素和卡那霉素耐药，应选择卷曲霉素。链霉素尽可能不用，毒性大。第3组为氟喹诺酮类药，菌株敏感按效果从高到低选择是莫西沙星、左氧氟沙星和氧氟沙星。第4组为口服抑菌二线抗结核药，首选为乙硫异烟胺/丙硫异烟胺，该药疗效确定且价廉，应用从小剂量250mg开始，3～5天后加大至足量。PAS也应考虑为首选，只是价格贵些。环丝氨酸国内使用较少。第5组药物的疗效不确定，只有当1～4组药物无法制定合理方案时，方可考虑至少选用两种。

表6-1-2　治疗MDR-TB结核药物分组

第一组：一线口服抗结核药物	异烟肼 (H)；利福平 (R)；乙胺丁醇 (E)；吡嗪酰胺 (z)；利福布丁 (Rfb)[a]
第二组：注射用抗结核药物	卡那霉素 (Km)；阿米卡星 (Am)；卷曲霉素 (Cm)；链霉素 (S)
第三组：氟喹诺酮类药物	莫西沙星 (Mfx)；左氧氟沙星 (Lfx)；氧氟沙星 (Ofx)
第四组：口服抑菌二线抗结核药物	乙硫异烟胺 (Eto)；丙硫异烟胺 (Pto)；环丝氨酸 (Cs)；特立齐酮 (Trd)；对氨基水杨酸 (PAS)
第五组：疗效不确切的抗结核药物（未被WHO推荐为MDR-TB治疗常规药物）	氯法齐明 (Cfz)；利奈唑胺 (Lzd)；阿莫西林/克拉维酸（Amx/Clv）；氨硫脲 (Th)；克拉霉素 (Ch)；高剂量异烟肼 (H)[b]

注：[a]WHO未把此药包含在基本药物中，但许多地方常规用于蛋白酶抑制的患者；[b]高剂量异烟肼(H)为16～20mg/kg

如何设计MDR-TB治疗方案：

例1. 患者在采用初治涂阳方案治愈后两年复发，药物敏感试验发现对H-R-S耐药。

答案：8Z-Am(Cm)-Lfx-Pto-PAS(Cs，E)/12Z-Ux-Pto-PAS(Cs，E)

例2. 患者对H-R-S-E-Km耐药，对Cm-Ofx-Pto-Cs-PAS敏感。

答案：8Z-Cm-Ux-Pto-PAS(Cs)/12Z-Lfx-Pto-PAS(Cs)

预防耐药结核的发生的最佳策略是加强实施DOTS策略，使初治涂阳患者在良好管理下达到高治愈率。另一方面加强对MDR-TB的及时发现并给予合理治疗以阻止其传播。

十、其他治疗

（一）对症治疗

肺结核的一般症状在合理化疗下很快减轻或消失，无需特殊处理。咯血是肺结核的常见症状，一般少量咯血，多以安慰患者、消除紧张、卧床休息为主，可用氨基己酸、氨甲苯酸（止血芳酸）、酚磺乙胺（止血敏）、卡巴克洛（安络血）等药物止血。大咯血时先用垂体后叶素5～10U加入25%葡萄糖液40ml中缓慢静脉注射，一般为15～20分钟，然后将垂体后叶素加入5%葡萄糖液按0.1U/（kg.h）速度静脉滴注。垂体后叶素收缩小动脉，使肺循环血量减少而达到较好止血效果。高血压、冠状动脉粥样硬化性心脏病、心力衰竭患者和孕妇禁用。对支气管动脉破坏造成的大咯血可采用支气管动脉栓塞法。

（二）糖皮质激素

糖皮质激素治疗结核病的应用主要是利用其抗炎、抗毒作用。仅用于结核毒性症状严重者。必须确保在有效抗结核药物治疗的情况下使用。使用剂量依病情而定，一般用泼尼松口服每日20mg，顿服，1～2周，以后每周递减5mg，用药时间为4～8周。

（三）肺结核外科手术治疗

当前肺结核外科手术治疗主要的适应证是经合理化学治疗后无效、多重耐药的厚壁空洞、大块干酪灶、结核性脓胸、支气管胸膜瘘和大咯血保守治疗无效者。

十一、肺结核与相关疾病

（一）HIV/AIDS

结核病是HIV/AIDS最常见的机会感染性疾病，HIV/AIDS加速了潜伏结核的发展和感染，是增加结核病发病最危险的因素，两者互相产生不利影响，使机体自卫防御能力丧失，病情迅速发展，死亡率极高。

在HIV/AIDS死亡病例中，至少有1/3病例是由HIV与结核分枝杆菌双重感染所致。HIV与结核分枝杆菌双重感染病例的临床表现是症状和体征多，如体重减轻、长期发热和持续性咳嗽等，全身淋巴结肿大，可有触痛，肺部X线影像经常出现肿大的肺门纵隔淋巴结团块，下叶病变多见，胸膜和心包有渗出等，结核菌素试验常为阴性，应多次查痰。治疗过程中常出现药物不良反应。HIV/AIDS易产生MDR-TB和XDR-TB。

（二）肝炎

异烟肼、利福平和吡嗪酰胺均有潜在的肝毒性作用，用药前和用药过程中应定期监测肝功能。严重肝损害的发生率为1%，但约20%患者可出现无症状的轻度转氨酶升高，无需停药，但应注意观察，绝大多数的转氨酶可恢复正常。如有食欲不良、黄疸或肝大应立即停药，直至肝功能恢复正常。在传染性肝炎流行区，确定肝炎的原因比较困难。如肝炎严重，肺结核又必须治疗，可考虑使用2SHE/10HE方案。

（三）糖尿病

糖尿病合并肺结核有逐年增高趋势。两病互相影响，糖尿病对肺结核治疗的不利影响比较显著，肺结核的治疗必须在控制糖尿病的基础上才能奏效。肺结核合并糖尿病的化疗原则与单纯肺结核相同，只是治疗期可适当延长。

（四）矽肺（硅沉着病）

矽肺患者是并发肺结核的高危人群。Ⅲ期矽肺患者合并肺结核的比例可高达50%以上。矽肺合并结核的诊断强调多次查痰，特别是采用培养法。矽肺合并结核的治疗与单纯肺结核的治疗相同。

十二、结核病控制策略与措施

（一）全程督导化学治疗

全程督导化疗是指肺结核患者在治疗过程中，每次用药都必须在医务人员或经培训的家庭督导员的直接监督下进行，因故未用药时必须采取补救措施以保证按医嘱规律用药。督导化疗可以提高治疗依从性和治愈率，并减少多耐药病例的发生。

（二）病例报告和转诊

按《中华人民共和国传染病防治法》，肺结核属于乙类传染病。各级医疗预防机构要专人负责,做到及时、准确、完整地报告肺结核疫情。同时要做好转诊工作。

(三)病例登记和管理

由于肺结核具有病程较长、易复发和具有传染性等特点,必须要长期随访,掌握患者从发病、治疗到治愈的全过程。通过对确诊肺结核病例的登记达到掌握疫情和便于管理的目的。

(四)卡介苗接种

普遍认为卡介苗接种对预防成年人肺结核的效果很差,但对预防常发生在儿童的结核性脑膜炎和粟粒型结核有较好作用。新生儿进行卡介苗接种后,仍须注意采取与肺结核患者隔离的措施。

(五)预防性化学治疗

主要应用于受结核分枝杆菌感染易发病的高危人群,包括HIV感染者、涂阳肺结核患者的密切接触者、未经治疗的肺部硬结纤维病灶(无活动性)、矽肺、糖尿病、长期使用糖皮质激素或免疫抑制剂者、吸毒者、营养不良者,儿童青少年结核菌素试验硬结直径≥15mm者等。常用异烟肼300mg/d,顿服6～9个月,儿童用量为4～8mg/kg;或利福平和异烟肼,每日顿服3个月;或利福喷汀和异烟肼每周3次3个月。最近研究发现异烟肼和利福喷汀每周一次用药共12次(3个月),效果与上述方案效果一致,但尚待更多的验证。

(邢林厚)

第二章 原发性支气管肿瘤

原发性支气管肺癌(primary bronchogenic carcinoma)简称肺癌(lung cancer),为起源于支气管黏膜或腺体的恶性肿瘤。肺癌发病率为肿瘤的首位,并由于早期诊断不足致使预后差。目前随着诊断方法进步、新化疗药物以及靶向治疗药物的出现,规范有序的诊断、分期、以及根据肺癌生物学行为进行多学科治疗的进步,生存率有所提高。然而,要想大幅度提高生存率,仍有赖于早期诊断和规范治疗。

一、流行病学

肺癌是严重危害人类健康的疾病,根据世界卫生组织(WHO) 2008年公布的资料显示,肺癌无论是年发病人数(160万)还是年死亡人数(140万),均居全球癌症首位。在我国,肺癌已成为癌症死亡的首要病因,过去30年登记的肺癌死亡率已增加了464.8%,且发病率及死亡率还在增长。英国著名瘤学家R.Peto预言:如果我国不及时控制吸烟和空气污染,到2025年我国每年肺癌发病人数将超过100万,成为世界第一肺癌大国。

二、病因和发病机制

虽然病因和发病机制尚未明确,但通常认为与下列因素有关。

(一)吸烟

大量研究表明,吸烟是肺癌死亡率进行性增加的首要原因。烟雾中的尼古丁、苯并芘、亚硝胺和少量放射性元素钋等均有致癌作用,尤其易致鳞状上皮细胞癌和未分化小细胞癌。与不吸烟者比较,吸烟者发生肺癌的危险性平均高9～10倍,重度吸烟者至少可达10～25倍。吸烟量与肺癌之间存在着明显的量-效关系,开始吸烟的年龄越小,吸烟累积量越大,肺癌发病率越高。一支烟的致癌危险性相当于1～4mrad的放射线,每天吸30支纸烟,相当于120mrad的放射线剂量。

被动吸烟或环境吸烟也是肺癌的病因之一。丈夫吸烟的非吸烟妻子中,发生肺癌的危险性为夫妻均不吸烟家庭中妻子的2倍,且其危险性随丈夫的吸烟量而升高。令人鼓舞的是戒烟后2～15年期间肺癌发生的危险性进行性减少,此后的发病率相当于终生不吸烟者。

（二）职业致癌因子

已被确认的致人类肺癌的职业因素包括石棉、砷、铬、镍、铍、煤焦油、芥子气、三氯甲醚、氯甲甲醚、烟草的加热产物以及铀、镭等放射性物质衰变时产生的氡和氡子气，电离辐射和微波辐射等。这些因素可使肺癌发生危险性增加3～30倍。接触石棉者的肺癌、胸膜和腹膜间皮瘤的发病率明显增高，潜伏期可达20年或更久。此外，铀暴露和肺癌发生之间也有很密切的关系，特别是小细胞肺癌，吸烟可明显加重这一危险。

（三）空气污染

包括室内小环境和室外大环境污染。室内被动吸烟、燃烧燃料和烹调过程中均可产生致癌物。有资料表明，室内接触煤烟或其不完全燃烧物为肺癌的危险因素，特别是对女性腺癌的影响较大。烹调时加热所释放出的油烟雾也是不可忽视的致癌因素。在重工业城市大气中，存在着3，4苯并芘、氧化亚砷、放射性物质、镍、铬化合物、以及不燃的脂肪族碳氢化合物等致癌物质。在污染严重的大城市中，居民每日吸入空气中PM2.5含有的苯并芘量可超过20支纸烟的含量，并增加纸烟的致癌作用。大气中苯并芘含量每增加1～6.2μg/m³，肺癌的死亡率可增加1%～15%。

（四）电离辐射

大剂量电离辐射可引起肺癌，不同射线产生的效应也不同，如在日本广岛原子弹释放的是中子和α射线，长崎则仅有α射线，前者患肺癌的危险性高于后者。美国1978年报告一般人群中电离辐射部分来源于自然界，部分为医疗照射，部分为X线诊断的电离辐射。

（五）饮食与营养

一些研究已表明，较少食用含β胡萝卜素的蔬菜和水果，肺癌发生的危险性升高。血清中β胡萝卜素水平低的人，肺癌发生的危险性也高。流行病学研究也表明，较多地食用含β胡萝卜素的绿色、黄色和桔黄色的蔬菜和水果，可减少肺癌发生的危险性，这一保护作用对于正在吸烟的人或既往吸烟者特别明显。

（六）其他诱发因素

美国癌症学会将结核列为肺癌的发病因素之一。有结核病者患肺癌的危险性是正常人群的10倍。其主要组织学类型是腺癌。此外，病毒感染、真菌毒素（黄曲霉）等，对肺癌的发生可能也起一定作用。

（七）遗传和基因改变

经过长期探索和研究，现在已经逐步认识到肺癌可能是一种外因通过内因发病的疾病。上述的外因可诱发细胞的恶性转化和不可逆的基因改变，包括原癌基因的活化、抑癌基因的失活、自反馈分泌环的活化和细胞凋亡的抑制，从而导致细胞生长的失控。这些基因改变是长时间内多步骤、随机地产生的。许多基因发生癌变的机制还不清楚，但这些改变最终涉及细胞关键性生理功能的失控，包括增生、凋亡、分化、信号传递与运动等。与肺癌关系密切的癌基因主要有ras和myc基因家族、c-erbB-2、bcl-2、cfos以及c-jun基因等。相关的抑癌基因包括p53、Rb、CDKN2、FHIT基因等。与肺癌发生、发展相关的分子改变还包括错配修复基因如hMSH2及hPMS1的异常、端粒酶的表达。

三、病理和分类

（一）按解剖学部位分类

1.中央型肺癌　发生在段支气管至主支气管的肺癌称为中央型肺癌，约占3/4，较多见鳞状上皮细胞癌和小细胞肺癌(small cell lung cancer, SCLC)。

2.周围型肺癌　发生在段支气管以下的肺癌称为周围型肺癌，约占1/4，多见腺癌。

（二）按组织病理学分类

肺癌的组织病理学分类现分为两大类：

1.非小细胞肺癌(non-small cell lung cancer, NSCLC)

(1)鳞状上皮细胞癌（简称鳞癌）：包括乳头状型、透明细胞型、小细胞型和基底细胞样型。典型的鳞癌显示细胞角化、角化珠形成和（或）细胞间桥。这些特征依分化程度而不同，在分化好的肿瘤中明显而在分化差的肿瘤中呈局灶性。电镜检查显示胞质内有角蛋白中间丝，癌细胞间有大量桥粒和张力纤维束相连接。以中央型肺癌多见，并有向管腔内生长的倾向，早期常引起支气管狭窄导致肺不张或阻塞性肺炎。癌组织易变性、坏死，形成空洞或癌性肺脓肿。鳞癌最易发生于主要支气管内，发展成息肉或无蒂肿块，阻塞管腔引起阻塞性肺炎。有时也可发展成周围型，倾向于形成中央性坏死和空洞。

(2)腺癌：包括腺泡状腺癌、乳头状腺癌、支气管肺泡癌（或称肺泡细胞癌）、伴黏液产生的实性腺癌及腺癌混合亚型。典型的腺癌呈腺管或乳头状结构，细胞大小比较一致，圆形或椭圆形，胞质丰富，常含有黏液，核大，染色深，常有核仁，核膜比较清楚。混合亚型腺癌是最常见的亚型，占切除肺腺癌的80%，除了组织亚型的混合外，其分化程度和细胞不典型性在不同区域和组织块之间也存在混合。腺癌倾向于管外生长，但也可循泡壁蔓延，常在肺边缘部形成直径2-4cm的肿块。腺癌早期即可侵犯血管、淋巴管，常在原发瘤引起症状前即已转移。肺泡细胞癌，有人认为它是分化好的腺癌之一，发生在细支气管或肺泡壁。显微镜下通常为单一、分化好、带基底核的柱状细胞覆盖着细支气管和肺泡，可被迫形成乳头皱褶充满肺泡。这一类型的肺癌可中子和α射线，长崎则仅有α射线，前者患肺癌的危险性高于后者。美国1978年报告一般人群中电离辐射部分来源于自然界，部分为医疗照射，部分为X线诊断的电离辐射。

(3)大细胞癌：大细胞癌是一种未分化细胞癌，缺乏小细胞癌、腺癌或鳞癌分化的细胞和结构特点。包括大细胞神经内分泌癌、复合性大细胞神经内分泌癌、基底细胞样癌、淋巴上皮瘤样癌、透明细胞癌、伴横纹肌样表型的大细胞癌。可发生在肺门附近或肺边缘的支气管。大细胞癌细胞较大，但大小不一，常呈多角形或不规则形，呈实性巢状排列，常见大片出血性坏死；典型的大细胞癌细胞核大，核仁明显，胞质量中等，核分裂象常见，可分巨细胞型和透明细胞型，透明细胞型易被误诊为转移性肾腺癌。其诊断准确率与送检标本是否得当和病理学检查是否全面有关，电镜研究常会提供帮助。大细胞癌的转移较小细胞未分化癌晚，手术切除机会较大。

(4)其他：腺鳞癌、类癌、肉瘤样癌、唾液腺型癌（腺样囊性癌、黏液表皮样癌）等。

2.小细胞肺癌(small cell lung cancer, SCLC) 包括燕麦细胞型、中间细胞型、复合燕麦细胞型。

典型的小细胞癌细胞小，圆形或卵圆形，类似于淋巴细胞。核呈细颗粒状或深染，核仁不明显，分裂象常见，胞质极稀少，某些病例细胞拉长呈纺锤形。燕麦细胞型和中间型可能起源于神经外胚层的Kulchitsky细胞或嗜银细胞。细胞质内含有神经内分泌颗粒，具有内分泌和化学受体功能，能分泌5-羟色胺、儿茶酚胺、组胺、激肽等肽类物质，可引起类癌综合征(carcinoid syn-drome)。典型小细胞癌位于肺中心部，偶尔见于周边部，支气管镜活检常为阳性，在其发生发展早期多已转移到肺门和纵隔淋巴结，并由于其易侵犯血管，在诊断时大多已有肺外转移。

四、肺癌临床分期

2009年7月国际肺癌研究学会(IASLC)公布了第7版肺癌TNM分期系统,见表6-2-1,表6-2-2。

表6-2-1 肺癌的TNM分期

原发肿瘤（T）	
T_x:	原发肿瘤大小无法测量；或痰脱落细胞、或支气管冲洗液找到癌细胞，但影像学或支气管镜没有可视肿瘤
T_0:	没有原发肿瘤的证据
T_{is}:	原位癌
T_{1a}:	原发肿瘤最大径 < 2cm，局限于肺和脏层胸膜内，镜下肿瘤没有累及叶支气管以上（即没有累及主气管）；或局限于气管壁的肿瘤，无论大小，无论是否累及主支气管
T_{1b}:	肿瘤最大径 > 2cm，≤ 3cm
T_{2a}:	肿瘤大小或范围符合以下任何一点： 肿瘤最大径 > 3cm，≤ 5cm 累及主支气管，但距隆突 ≥ 2cm 累及脏层胸膜 扩展到肺门的肺不张或阻塞性肺炎，但未累及全肺
T_{2b}:	肿瘤最大直径 > 5cm，≤ 7cm
T_3:	任何大小的肿瘤已直接侵犯下述结构之一者：原发肿瘤最大径 > 7cm，累及胸壁（上沟癌）、膈肌、纵隔胸膜或心包，肿瘤位于距隆突2cm以内的主气管但尚未累及隆突；全肺的肺不张或阻塞性炎症；原发肿瘤同一肺叶出现卫星结节
T_4:	任何大小的肿瘤已直接侵犯下述结构之一者：纵隔、心脏、大血管、气管、食管、椎体、隆突；原发肿瘤同侧不同肺叶出现卫星结节
区域淋巴结（N）	
N_x:	区域淋巴结转移不能评价
N_0:	没有区域淋巴结转移
N_1:	转移至同侧支气管周围淋巴和（或）同侧肺门淋巴结，和原发肿瘤直接侵及肺内淋巴结
N_2:	转移至同侧纵隔和（或）隆突下淋巴结
N_3:	转移至对侧纵隔和（或）对侧肺门淋巴结和（或）同侧或对侧斜角肌或锁骨上淋巴结
远处转移（M）	
M_x:	远处转移不能评价
M_0:	无远处转移
M_{1a}:	原发肿瘤对侧肺叶出现卫星结节；胸膜播散（恶性胸腔积液 *、心包积液或胸膜结节）
M_{1b}:	有远处转移（肺／胸膜除外）

注：*大部分肺癌患者的胸腔积液是由肿瘤所引起的，但如果胸水的多次细胞学检查未能找到癌细胞，胸水又是非血性和非渗出性的，临床判断该胸水与肿瘤无关，这种类型的胸水不影响分期

表6-2-2 TNM与临床分期的关系

临床分期	TNM 分期
隐性癌	$T_x N_0 M_0$
0 期	$T_{is} N_0 M_0$
I$_a$ 期	$T_1 N_0 M_0$
I$_b$ 期	$T_{2a} N_0 M_0$
II$_a$ 期	$T_1 N_1 M_0$; $T_{2b} N_0 M_0$; $T_{2a} N_1 M_0$
II$_b$ 期	$T_{2b} N_1 M_0$; $T_3 N_0 M_0$
III$_a$ 期	$T_{1-3} N_2 M_0$; $T_3 N_{1-2} M_0$; $T_4 N_{0-1} M_0$
III$_b$ 期	$T_{1-4} N_3 M_0$
IV 期	$T_{1-4} N_{0-3} M_1$

五、临床表现

与肿瘤大小、类型、发展阶段、所在部位、有无并发症或转移有密切关系。5% ～ 15%的患者无症状，仅在常规体检、胸部影像学检查时发现。其余的患者可或多或少表现与肺癌有关的症状与体征，按部位可分为原发肿瘤、肺外胸内扩展、胸外转移和胸外表现四类。

（一）原发肿瘤引起的症状和体征

1. 咳嗽　为早期症状，常为无痰或少痰的刺激性干咳，当肿瘤引起支气管狭窄后可加重咳嗽。多为持续性，呈高调金属音性咳嗽或刺激性呛咳。肺泡细胞癌可有大量黏液痰。伴有继发感染时，痰量增加，且呈黏液脓性。

2. 痰血或咯血　多见于中央型肺癌。肿瘤向管腔内生长者可有间歇或持续性痰中带血，如果表面糜烂严重侵蚀大血管，则可引起大咯血。

3. 气短或喘鸣　肿瘤向支气管内生长，或转移到肺门淋巴结致使肿大的淋巴结压迫主支气管或隆突或引起部分气道阻塞时，可有呼吸困难、气短、喘息，偶尔表现为喘鸣，听诊时可发现局限或单侧哮鸣音。

4. 发热　肿瘤组织坏死可引起发热。多数发热的原因是由于肿瘤引起的阻塞性肺炎所致，抗生素治疗效果不佳。

5. 体重下降　消瘦为恶性肿瘤常见症状之一。肿瘤发展到晚期，由于肿瘤毒素和消耗以及感染、疼痛所致食欲减退，可表现消瘦或恶病质。

（二）肺外胸内扩展引起的症状和体征

1. 胸痛　近半数患者可有模糊或难以描述的胸痛或钝痛，可由于肿瘤细胞侵犯所致，也可由于阻塞性炎症波及部分胸膜或胸壁引起。若肿瘤位于胸膜附近，则产生不规则的钝痛或隐痛，在呼吸、咳嗽时加重。肋骨、脊柱受侵犯时可有压痛点，而与呼吸、咳嗽无关。肿瘤压迫肋间神经，胸痛可累及其分布区。

2. 声音嘶哑　癌肿直接压迫或转移致纵隔淋巴结压迫喉返神经（多见左侧），可发生声音嘶哑。

3. 咽下困难　癌肿侵犯或压迫食管，可引起咽下困难，尚可引起气管-食管瘘，导致肺部感染。

4. 胸水　约10%的患者有不同程度胸水，通常提示肿瘤转移累及胸膜或肺淋巴回流受阻。

5. 上腔静脉阻塞综合征　是由于上腔静脉被转移性淋巴结压迫或右上肺原发性肺癌侵犯，或腔静脉内癌栓阻塞静脉回流引起。表现为头面部和上半身淤血水肿，颈部肿胀，颈静脉扩张，患者常主诉领口进行性变紧，可在前胸壁见到扩张的静脉侧支循环。

6. Horner综合征　肺尖部肺癌又称肺上沟瘤（Pancoast瘤），易压迫颈部交感神经，引起病侧眼睑下垂、瞳孔缩小、眼球内陷，同侧额部与胸壁少汗或无汗。也常有肿瘤压迫臂丛神经，造成以腋下为主、向上肢内侧放射的火灼样疼痛，夜间尤。

（三）胸外转移引起的症状和体征

胸腔外转移的症状、体征可见于3%～10%的患者。以小细胞肺癌居多，其次为未分化大细胞肺癌、腺癌、鳞癌。

1. 转移至中枢神经系统　可引起颅内压增高，如头疼，恶心，呕吐，精神状态异常。少见的症状为癫痫发作，偏瘫，小脑功能障碍，定向力和语言障碍。此外可有脑病，小脑皮质变性，外周神经病变，肌无力及精神症状。

2. 转移至骨骼　可引起骨痛和病理性骨折。大多为溶骨性病变，少数为成骨性。肿瘤转移至脊柱后可压迫椎管引起局部压迫和受阻症状。此外，也常见股骨、肱骨和关节转移，甚至引起关节腔积液。

3. 转移至腹部　部分小细胞肺癌可转移到胰腺，表现为胰腺炎症状或阻塞性黄疸。其他细胞类型的肺癌也可转移到胃肠道、肾上腺和腹膜后淋巴结，多无临床症状，依靠CT、MRI或PET作出诊断。

4. 转移至淋巴结　锁骨上淋巴结是肺癌转移的常见部位，可毫无症状。典型者多位于前斜角肌区，固定且坚硬，逐渐增大、增多，可以融合，多无痛感。

（四）胸外表现

指肺癌非转移性胸外表现，或称之为副癌综合征(paraneoplastic syndrome)，主要有以下几方面表现。

1.肥大性肺性骨关节病(hypertrophic pulmonary osteoarthropathy)　常见于肺癌，也见于局限性胸膜间皮瘤和肺转移癌（胸腺、子宫、前列腺转移）。多侵犯上、下肢长骨远端，发生杵状指（趾）和肥大性骨关节病。

2.异位促性腺激素　合并异位促性腺激素的肺癌不多，大部分是大细胞肺癌，主要为男性轻度乳房发育和增生性骨关节病。

3.分泌促肾上腺皮质激素样物　小细胞肺癌或支气管类癌是引起库欣综合征的最常见细胞类型。这些患者中很多在瘤组织中甚至血中可测到促肾上腺皮质激素(ACTH)增高。

4.分泌抗利尿激素　不适当的抗利尿激素分泌可引起厌食，恶心，呕吐等水中毒症状，还可伴有逐渐加重的神经并发症。其特征是低钠（血清钠<135mmol/L），低渗(血浆渗透压<280mOsm/Kg)。

5.神经肌肉综合征　包括小脑皮质变性、脊髓小脑变性、周围神经病变、重症肌无力和肌病等。发生原因不明确。这些症状与肿瘤的部位和有无转移无关。它可以发生于肿瘤出现前数年，也可与肿瘤同时发生；在手术切除后也可发生，或原有的症状无改变。可发生于各型肺癌，但多见于小细胞未分化癌。

6.高钙血症　可由骨转移或肿瘤分泌过多甲状旁腺素相关蛋白引起，常见于鳞癌。患者表现为嗜睡，厌食，恶心，呕吐和体重减轻及精神变化。切除肿瘤后血钙水平可恢复正常。

7.类癌综合征　类癌综合征的典型特征是皮肤、心血管、胃肠道和呼吸功能异常。主要表现为面部、上肢躯干潮红或水肿，胃肠蠕动增强，腹泻，心动过速，喘息，瘙痒和感觉异常。这些阵发性症状和体征与肿瘤释放不同血管活性物质有关，除了5-羟色胺外，还包括缓激肽、血管舒缓素和儿茶酚胺。

此外，还可有黑色棘皮症及皮肌炎、掌跖皮肤过度角化症、硬皮症以及栓塞性静脉炎、非细菌性栓塞性心内膜炎、血小板减少性紫癜、毛细血管病性渗血性贫血等肺外表现。

六、影像学及其他检查

（一）胸部X线影像学检查

是发现肿瘤最重要的方法之一。可通过透视或正侧位X线胸片和CT发现肺部阴影。

1.中央型肺癌　向管腔内生长可引起支气管阻塞征象。阻塞不完全时呈现段、叶局限性气肿。完全阻塞时，表现为段、叶不张。肺不张伴有肺门淋巴结肿大时，下缘可表现为倒S状影像，是中央型肺癌特别是右上叶中央型肺癌的典型征象。引流支气管阻塞后可导致远端肺组织继发性感染或肺脓肿。炎症常呈段、叶分布，近肺门部阴影较浓。抗生素治疗后吸收多不完全，易复发。若肿瘤向管腔外生长，可产生单侧、不规则的肺门肿块。肿块亦可能由支气管肺癌与转移性肺门或纵隔淋巴结融合而成。CT支气管三维重建技术还可发现段支气管以上管腔内的肿瘤或狭窄。

2.周围型肺癌　早期多呈局限性小斑片状阴影，边缘不清，密度较淡，易误诊为炎症或结核。随着肿瘤增大，阴影渐增大，密度增高，呈圆形或类圆形，边缘常呈分叶状，伴有脐凹或细毛刺。高分辨CT可清晰地显示肿瘤分叶、边缘毛刺、胸膜凹陷征，支气管充气征和空泡征，甚至钙质分布类型。

如肿瘤向肺门淋巴管蔓延，可见其间引流淋巴管增粗形成条索状阴影伴肺门淋巴结增大。癌组织坏死与支气管相通后，表现为厚壁，偏心，内缘凹凸不平的癌性空洞。继发感染时，洞内可出现液平。腺癌经支气管播散后，可表现为类似支气管肺炎的斑片状浸润阴影。易侵犯胸膜，引起胸腔积液。也易侵犯肋骨，引起骨质破坏。

3.肺泡细胞癌　有结节型与弥漫型两种表现。结节型与周围型肺癌圆形病灶的影像学表现不易区别。弥漫型为两肺大小不等的结节状播散病灶，边界清楚，密度较高，随病情发展逐渐增多、增大，甚至融合成肺炎样片状阴影。病灶间常有增深的网状阴影，有时可见支气管充气征。

（二）磁共振显像

磁共振显像(magnetic resonance imaging, MRI)与CT相比，在明确肿瘤与大血管之间的关系上有优越性，而在发现小病灶(<5mm)方面则不如CT敏感。

（三）单光子发射计算机断层显像(SPECT)

利用肿瘤细胞摄取放射性核素与正常细胞之间的差异，进行肿瘤定位、定性和骨转移诊断。常用方法为放射性核素肿瘤阳性显像和放射免疫肿瘤显像。前者以亲肿瘤的标记化合物作为显像剂，性能稳定，特异性差。后者以放射性核素标记的肿瘤抗原或其相关抗原制备的特异抗体为显像剂进行肿瘤定位诊断，特异性高，但制备过程复杂，影响因素多，稳定性不如前者。

（四）正电子发射计算机体层显像(PET)

肺癌细胞较正常细胞的代谢及增殖加快，对葡萄糖的摄取增加，注入体内的18-氟-2-脱氧-D-葡萄糖(FDG)可相应地在肿瘤细胞内大量积聚，其相对摄入量可以反映肿瘤细胞的侵袭性及生长速度，可用于肺癌及淋巴结转移的定性诊断。PET扫描对肺癌的敏感性可达95%，特异性可达90%，对发现转移病灶也很敏感，但对肺泡细胞癌的敏感性较差，评价时应予考虑。

（五）痰脱落细胞检查

如果痰标本收集方法得当，3次以上的系列痰标本可使中央型肺癌诊断率提高到80%，周围型肺癌诊断率达50%。但是有很多因素可影响其准确性，痰中混有脓性分泌物可引起恶性细胞液化，还需要细胞病理学家的经验和细心，要尽可能仔细地对痰涂片进行全视野检查。

（六）支气管镜检查

对诊断、确定病变范围、明确手术指征与方式有帮助。可见的支气管内病变，其刷检诊断率可达92%，活检诊断率可达93%。支气管镜检查的缺点是活检得到的标本量较少，偶尔在处理黏膜下深部病变时，活检钳不能夹到恶性细胞，可出现假阴性结果，此时增加支气管镜针吸检查可提高诊断率。经支气管镜肺活检(transbronchial lung biopsy, TBLB)可提高周围型肺癌的诊断率，直径大于4cm病变的诊断率可达50% ~ 80%，但对于直径小于2cm的病变，诊断率仅20%左右。支气管镜检查时的灌洗物、刷检物、浅表淋巴结穿刺、经皮或经支气管镜穿刺标本的细胞学检查也可对诊断提供重要帮助。

支气管镜检查并发症很少，但可出现喉痉挛，气胸，低氧血症和出血。有肺动脉高压、低氧血症伴二氧化碳潴留和出血体质者，应列为肺活检的禁忌证。

（七）针吸细胞学检查

可经皮或经支气管镜进行针吸细胞学检查，还可在超声波、X线或CT引导下进行。目前常用的主要为浅表淋巴结和经超声波引导针吸细胞学检查。

1.浅表淋巴结针吸细胞学检查　可在局麻甚至不麻醉时对锁骨上或腋下肿大的浅表淋巴结做针吸细胞学检查。对于质地较硬、活动差的淋巴结可得到很高的诊断率。

2.经支气管镜针吸细胞学检查　对于周围型病变和气管、支气管旁肿大的淋巴结或肿块，可经支气管镜针吸细胞学检查。与TBLB合用时，可将中央型肺癌的诊断率提高到95%，弥补活检钳夹不到黏膜下病变时所致的漏诊。

3.经皮针吸细胞学检查　病变靠近胸壁者可在超声引导下针吸活检，远离胸壁时，可在透视或CT引导下穿刺针吸或活检。由于针刺吸取的细胞数量有限，可出现假阴性结果。

为提高诊断率,可做2～3次多点检查。经皮针吸细胞学检查的常见并发症是气胸,发生率约25%～30%。肺压缩少于25%者通常可自行吸收,气胸量较多者需胸穿抽气或插管闭式引流。

(八)纵隔镜检查

纵隔镜检查是一种对纵隔转移淋巴结进行评价和取活检的创伤性手术。它有利于肿瘤的诊断及TNM分期。

(九)胸腔镜检查

主要用于确定胸腔积液或胸膜肿块的性质。

(十)其他细胞或病理检查

如胸腔积液细胞学检查,胸膜、淋巴结、肝或骨髓活检。

(十一)开胸肺活检

若经痰细胞学检查、支气管镜检查和针刺活检等项检查均未能确立细胞学诊断,则考虑开胸肺活检,但必须根据患者的年龄、肺功能等仔细权衡利弊后决定。

(十二)肿瘤标记物检查

目前研究表明,癌胚抗原(CEA)、神经特异性烯醇酶(NSE)、cyfra21-1(细胞角蛋白19片段)和胃泌素释放肽前体(ProGRP)联合检查时,对肺癌的诊断和对某些肺癌的病情监测有一定参考价值。

七、诊断

肺癌的远期生存率与早期诊断密切相关,因此,应该大力提倡早期诊断和对危险人群的筛查。

为做到肺癌早期诊断,应该注意加强以下工作:①普及肺癌防治知识,对40岁以上长期重度吸烟者或有危险因素接触史者应该每年体检,特别是低剂量CT筛查。②对有任何可疑肺癌症状的患者及时进行排除检查,应重点排查有高危因素的人群或有下列可疑征象者:无明显诱因的刺激性咳嗽持续2-3周,治疗无效;原有慢性呼吸道疾病,咳嗽性质改变;短期内持续或反复痰中带血或咯血且无其他原因可解释;反复发作的同一部位肺炎,特别是肺段肺炎;原因不明的肺脓肿,无中毒症状,无大量脓痰,无异物吸入史,抗炎治疗效果不显著;原因不明的四肢关节疼痛及杵状指(趾);影像学提示局限性肺气肿或段、叶性肺不张;孤立性圆形病灶和单侧性肺门阴影增大;原有肺结核病灶已稳定而形态或性质发生改变;无中毒症状的胸腔积液,尤其是呈血性、进行性增加者。有上述表现之一,即值得怀疑,需进行必要的辅助检查,包括影像学检查,尤其是低剂量CT是目前筛查肺癌有价值的方法。③发展新的早期诊断方法,如早期诊断的组合标志物等,但是细胞学和病理学检查仍是确诊肺癌的必要手段。

八、鉴别诊断

肺癌常与某些肺部疾病共存,或其影像学形态表现与某些疾病相类似,故常易误诊或漏诊,必须及时进行鉴别,以利早期诊断。痰脱落细胞检查、纤支镜或其他组织病理学检查有助于鉴别诊断,但应与下列疾病鉴别。

(一)肺结核

1.肺结核球 多见于年轻患者,病灶多见于结核好发部位,如肺上叶尖后段和下叶背段。一般无症状,病灶边界清楚,密度高,可有包膜。有时含钙化点,周围有纤维结节状病灶,多年不变。

2.肺门淋巴结结核 易与中央型肺癌相混淆,多见于儿童、青年,多有发热,盗汗等结核中毒症状。结核菌素试验常阳性,抗结核治疗有效。肺癌多见于中年以上成人,病灶发展快,呼吸道症状比较明显,抗结核药物治疗有效。

3.急性粟粒型肺结核　应与弥漫性肺泡细胞癌鉴别。通常栗粒型肺结核患者年龄较轻，有发热，盗汗等全身中毒症状。X线影像表现为细小、分布均匀、密度较淡的栗粒样结节病灶。而肺泡细胞癌两肺多有大小不等的结节状播散病灶，边界清楚，密度较高，进行性发展和增大，且有进行性呼吸困难。

（二）肺炎

若无毒性症状，抗生素治疗后肺部阴影吸收缓慢，或同一部位反复发生肺炎时，应考虑到肺癌可能。肺部慢性炎症机化，形成团块状的炎性假瘤，也易与肺癌相混淆。但炎性假瘤往往形态不整，边缘不齐，核心密度较高，易伴有胸膜增厚，病灶长期无明显变化。

（三）肺脓肿

起病急，中毒症状严重，多有寒战、高热、咳嗽、咳大量脓臭痰等症状。影像学可见均匀大片状炎性阴影，空洞内常见较深液平。血常规检查可发现白细胞和中性粒细胞增多。癌性空洞继发感染，常为刺激性咳嗽、反复痰中带血，随后出现感染、咳嗽加剧。胸片可见癌肿块影有偏心空洞，壁厚，内壁凹凸不平。结合纤支镜检查和痰脱落细胞检查可以鉴别。

（四）纵隔淋巴瘤

颇似中央型肺癌，常为双侧性，可有发热等全身症状，但支气管刺激症状不明显，痰脱落细胞检查阴性。

（五）肺部良性肿瘤

许多良性肿瘤在影像学上与恶性肿瘤相似，其中尤以支气管腺瘤、错构瘤等更难鉴别，可参阅有关章节。

（六）结核性渗出性胸膜炎

应与癌性胸水相鉴别。可参阅有关章节。

九、治疗

治疗方案主要根据肿瘤的组织学决定。通常SCLC发现时已转移，难以通过外科手术根治，主要依赖化疗或放化疗综合治疗。相反，NSCLC可为局限性，外科手术或放疗可根治，但对化疗的反应较SCLC差。

（一）NSCLC

1.局限性病变

(1)手术：对于可耐受手术的I_a、I_b、II_a和II_b期NSCLC，首选手术。对于III_a期，若患者的年龄、心肺功能和解剖位置合适，也可考虑手术。术前化疗（新辅助化疗）可使许多原先不能手术者降期而可以手术，胸腔镜电视辅助胸部手术(VATS)主要适用于I期肺癌患者，也可用于肺功能欠佳的周围型病变的患者。

(2)根治性放疗：III期患者以及拒绝或不能耐受手术的I、II期患者均可考虑根治性放。已有远处转移、恶性胸腔积液或累及心脏者一般不考虑根治性放疗。放疗射线可损伤肺实质和胸内其他器官，如脊髓、心脏和食管，对有严重肺部基础疾病的患者也应注意。

(3)根治性综合治疗：对伴Homer综合征的肺上沟瘤可采用放疗和手术联合治疗。对于III_b期患者，N_2病变可选择手术加术后放化疗，新辅助化疗加手术或新辅助放化疗加手术。对III_b期和肿瘤体积大的III_a期病变，与单纯放疗相比，新辅助化疗（含顺铂的方案2～3个周期）加放疗(60Gy)中位生存期可从10个月提高至14个月，5年生存率可从7%提高至17%。

2.播散性病变　不能手术的NSCLC患者中70%预后差。可根据行动状态评分为0（无症状）、1（有症状，完全能走动）、2（<50%的时间卧床）、3（>50%时间卧床）和4（卧床不起）选择适当应用化疗和放疗，或支持治疗。

(1)化疗：联合化疗可增加生存率、缓解症状以及提高生活质量，可达30%～40%的部分缓解率，近5%的完全缓解率，中位生存期为9～10个月，1年生存率为40%。因此，若患者行为状态评分≤2分，且主要器官功能可耐受，可给予化疗。常见的药物有顺铂、卡铂、长春瑞滨、吉西他滨、紫杉醇、多西他赛和培美曲塞等。目前一线化疗推荐治疗方案为含铂两药联合化疗，如紫杉醇+卡铂、多西紫杉醇+顺铂或长春瑞宾+顺铂，吉西他滨+顺铂等；对于非鳞癌患者一线化疗还可选用培美曲塞+顺铂或卡铂。而二线化疗方案多推荐多西他赛或培美曲塞单药治疗。无论一线或二线治疗，适当的支持治疗（止吐药，用顺铂时补充体液和盐水，监测血细胞计数和血生化，监测出血或感染的征象以及在需要时给予促红细胞生成素和粒细胞集落刺激因子）并根据最低粒细胞计数调整化疗剂量都是必要的。

（2）放疗：如果患者的原发瘤阻塞支气管引起阻塞性肺炎、上呼吸道或上腔静脉阻塞等症状，应考虑放疗。也可对无症状的患者给予预防性治疗，防止胸内病变进展。通常一个疗程为2～4周，剂量30～40Gy。心脏压塞可予心包穿刺术和放疗，颅脑、脊髓压迫和臂丛神经受累亦可通过放疗缓解。对于颅脑转移和脊髓压迫者，可给予地塞米松（25～75mg/d，分4次）并迅速减至缓解症状所需的最低剂量。

（3）靶向治疗：分子靶向治疗是以肿瘤细胞具有的特异性（或相对特异）的分子为靶点，应用分子靶向药物特异性阻断该靶点的生物学功能，从分子水平来逆转肿瘤细胞的恶性生物学行为，从而达到抑制肿瘤生长甚至肿瘤消退的目的。部分药物已经在晚期NSCLC治疗中显示出较好的临床疗效，其中包括以表皮生长因子受体为靶点的靶向治疗，代表药物为表皮生长因子受体—酪氨酸激酶抑制剂(EGFR-TKI)和单克隆抗体(MAb) cetuximab。EGFR-TKI，如吉非替尼(ge-fitinib)，厄洛替尼(erlotinib)和国产埃克替尼(icotinib)等可考虑用于化疗失败者或者无法接受化疗的患者。对于EGFR基因突变检测阳性的患者，一线治疗也可选择ECFR-TKI。此外是以肿瘤血管生成为靶点的靶向治疗，其中贝伐单抗(bevacizumab，重组人源化抗血管内皮生长因子单克隆抗体，thuMAb-VEGF)联合化疗能明显提高晚期NSCLC的化疗效果并延长肿瘤中位进展时间。针对存在棘皮动物微管相关类蛋白4/间变淋巴瘤激酶(EML4-ALK)融合基因的患者，ALK抑制剂克唑替尼(crizotinib)被推荐用于该类患者的靶向治疗。

（4）转移灶治疗：伴颅脑转移时可考虑放疗。术后或放疗后出现的气管内肿瘤复发，经纤维支气管镜给予激光治疗，可使80%-90%的患者缓解。

（二）SCLC

推荐以化疗为主的综合治疗以延长患者生存期。

1.化疗　许多化疗药物对未经治疗或复发的SCLC均有较好的疗效。一线治疗可以应用的化疗药物包括足叶乙苷、伊立替康、顺铂、卡铂。常使用的联合方案是足叶乙苷加顺铂或卡铂，3周一次，共4-6个周期。初次联合化疗可导致中至重度的粒细胞减少(例如粒细胞数$0.5\times10^9/L$-$1.5\times10^9/L$)和血小板减少症(血小板计数$<50\times10^9/L$-$100\times10^9/L$)。初始治疗4-6个周期后，应重新分期以决定是否进入完全临床缓解（所有临床明显的病变和副癌综合征完全消失）、部分缓解、无反应或进展（见于10%～20%的患者）。治疗后进展或无反应的患者应该调换新的化疗药物。复发SCLC可以应用的化疗药物包括紫杉醇、多西他赛、托泊替康、伊立替康、异环磷酰胺、环磷酰胺、多柔比星等。

2.放疗　对明确有颅脑转移者应给予全脑高剂量放疗(40Gy)。对完全缓解的患者亦推荐预防性颅脑放射(PCI)，能显著地减少脑转移（存活≥2年，未做PCI的患者60%～80%发生脑转移）。有研究表明PCI后可发生认知力缺陷，治疗前需将放疗的利弊告知患者。对有症状、胸部或其他部位病灶进展的患者，可给予全剂量（如胸部肿瘤病灶给予40Gy）放疗。

3.综合治疗　大多数局限期的SCLC可考虑给予足叶乙苷加铂类药物化疗以及同步放

疗的综合治疗。尽管会出现放化疗的急慢性毒性，但能降低局部治疗失败率并提高生存期。可选择合适的患者（局限期、行动状态评分0～1且基础肺功能良好者），给予全部剂量的放疗并尽可能减少对肺功能的损伤。

对于广泛期病变，通常不提倡初始胸部放疗。然而，对情况良好的患者（如行动状态评分0～1，肺功能好以及仅一个部位扩散者）可在化疗基础上增加放疗。对所有患者，如果化疗不足以缓解局部肿瘤症状，可增加一个疗程的放疗。

尽管常规不推荐SCLC手术治疗，偶尔也有患者符合切除术的要求（纵隔淋巴结阴性，且无转移者）。

（三）生物反应调节剂(BRM)

BRM为小细胞肺癌提供了一种新的治疗手段，如小剂量干扰素(2×10^6U)每周3次间歇疗法。转移因子、左旋咪唑、集落刺激因子(CSF)在肺癌的治疗中都能增加机体对化疗、放疗的耐受性，提高疗效。

（四）中医药治疗

祖国医学有许多单方及配方在肺癌的治疗中可与西药治疗起协同作用，减少患者对放疗、化疗的反应，提高机体的抗病能力，在巩固疗效，促进、恢复机体功能中起到辅助作用。

十、预防

避免接触与肺癌发病有关的因素如吸烟和大气污染，加强职业接触中的劳动保护，可减少肺癌发病危险。由于目前尚无有效的肺癌化学预防措施，不吸烟和及早戒烟可能是预防肺癌最有效方法。

十一、预后

肺癌的预后取决于早发现、早诊断、早治疗。由于早期诊断不足致使肺癌预后差，86%的患者在确诊后5年内死亡，只有15%的患者在确诊时病变局限，5年生存率可达50%。规范有序的诊断、分期以及根据肺癌临床行为制订多学科治疗（综合治疗）方案可为患者提供可能治愈或有效缓解的最好的治疗方法。随着以手术、化疗、靶向治疗和放疗为基础的综合治疗进展，近30年肺癌总体5年生存率几乎翻了一倍。

（邢林厚）

第三章　胸膜疾病

第一节　胸腔积液

胸膜腔是位于肺和胸壁之间的一个潜在的腔隙。在正常情况下脏层胸膜和壁层胸膜表面上有一层很薄的液体，在呼吸运动时起润滑作用。胸膜腔和其中的液体并非处于静止状态，在每一次呼吸周期中胸膜腔形状和压力均有很大变化，使胸腔内液体持续滤出和吸收并处于动态平衡。任何因素使胸膜腔内液体形成过快或吸收过缓,即产生胸腔积液(pleural effusions)，简称胸水。

一、胸水循环机制

以往认为胸水的交换完全取决于流体静水压和胶体渗透压之间的压力差，脏层胸膜薄的动物（如兔）其壁层胸膜主要由肋间动脉供血，毛细血管压高，而脏层胸膜由肺动脉供血，毛细血管压低，所以受压力的驱动，液体从壁层胸膜滤过进入胸膜腔，脏层胸膜以相仿的压力将胸水回吸收。但是，自从20世纪80年代以后，由于发现脏层胸膜厚的动物（包括人类）

其壁层胸膜间皮细胞间存在淋巴管微孔(stomas),脏层胸膜由体循环的支气管动脉和肺循环供血,对胸水的产生和吸收的机制达成共识,即胸水从壁层和脏层胸膜的体循环血管由于压力梯度通过有渗漏性的胸膜进入胸膜腔,然后通过壁层胸膜的淋巴管微孔经淋巴管回吸收,这一形式类似于机体的任何间质腔。正常情况下脏层胸膜对胸水循环的作用较小。

人类胸膜腔影响液体从毛细血管向胸腔移动的压力大小的估计。壁层胸膜的流体静水压约30cmH_2O,而胸腔内压约-5cmH_2O,其流体静水压差等于30-(-5)=35cmH_2O,故液体从壁层胸膜的毛细血管向胸腔内移动。与流体静水压相反的压力是胶体渗透压梯度,血浆胶体渗透压约34cmH_2O。胸水含有少量的蛋白质,其胶体渗透压约5cmH_2O,产生的胶体渗透压梯度为34-5=29cmH_2O。因此,流体静水压与胶体渗透压的梯度差为35-29=6cmH_2O,故液体从壁层胸膜的毛细血管进入胸腔。由于脏层胸膜液体移动的净梯度接近零,故胸水主要由壁层淋巴管微孔重吸收。胸水滤过胸腔上部大于下部,吸收则主要在横膈和胸腔下部纵隔胸膜。

二、病因和发病机制

胸腔积液是常见的内科问题,肺、胸膜和肺外疾病均可引起。临床上常见的病因和发病机制如下。

(一)胸膜毛细血管内静水压增高

如充血性心力衰竭、缩窄性心包炎、血容量增加、上腔静脉或奇静脉受阻,产生漏出液。

(二)胸膜通透性增加

如胸膜炎症(肺结核、肺炎)、风湿性疾病[系统性红斑狼疮(SLE)、类风湿关节炎(RA)]、胸膜肿瘤(恶性肿瘤转移、间皮瘤)、肺梗死、膈下炎症(膈下脓肿、肝脓肿、急性胰腺炎)等,产生渗出液。

(三)胸膜毛细血管内胶体渗透压降低

如低蛋白血症、肝硬化、肾病综合征、急性肾小球肾炎、黏液性水肿等,产生漏出液。

(四)壁层胸膜淋巴引流障碍

癌症淋巴管阻塞、发育性淋巴管引流异常等,产生渗出液。

(五)损伤

主动脉瘤破裂、食管破裂、胸导管破裂等,产生血胸、脓胸和乳糜胸。

(六)医源性

药物(如甲氨蝶呤、胺碘酮、苯妥英、呋喃妥因、β-受体拮抗剂)、放射治疗、消化内镜检查和治疗、支气管动脉栓塞术,卵巢过度刺激综合征、液体负荷过大、冠脉搭桥手术或冠脉内支架置入、骨髓移植、中心静脉置管穿破和腹膜透析等,都可以引起渗出性或漏出性积液。

三、临床表现

(一)症状

呼吸困难是最常见的症状,多伴有胸痛和咳嗽。呼吸困难与胸廓顺应性下降,患侧膈肌受压,纵隔移位,肺容量下降刺激神经反射有关。病因不同其症状有所差别。结核性胸膜炎多见于青年人,常有发热、干咳、胸痛,随着胸水量的增加胸痛可缓解,但可出现胸闷气促。恶性胸腔积液多见于中年以上患者,一般无发热,胸部隐痛,伴有消瘦和呼吸道或原发部位肿瘤的症状。炎症性积液为渗出性,常伴有咳嗽、咳痰、胸痛及发热。心力衰竭所致胸腔积液为漏出液,有心功能不全的其他表现。肝脓肿所伴右侧胸腔积液可为反应性胸膜炎,亦可为脓胸,多有发热和肝区疼痛。症状也和积液量有关,积液量少于0.3~0.5L

时症状多不明显，大量积液时心悸及呼吸困难更加明显。

（二）体征

与积液量有关。少量积液时，可无明显体征，或可触及胸膜摩擦感及闻及胸膜摩擦音。中至大量积液时，患侧胸廓饱满，触觉语颤减弱，局部叩诊浊音，呼吸音减低或消失。可伴有气管、纵隔向健侧移位。肺外疾病如胰腺炎和RA等，胸腔积液时多有原发病的体征。

四、实验室和其他检查

（一）诊断性胸腔穿刺和胸水检查

对明确积液性质及病因诊断均至关重要，大多数积液的原因通过胸水分析可确定。疑为渗出液必须作胸腔穿刺，如有漏出液病因则避免胸腔穿刺。不能确定时也应做胸腔穿刺抽液检查。

1.外观和气味　漏出液透明清亮，静置不凝固，比重<1.016～1.018。渗出液多呈草黄色稍混浊，易有凝块，比重>1.018。血性胸水呈洗肉水样或静脉血样，多见于肿瘤、结核和肺栓塞。乳状胸水多为乳糜胸。巧克力色胸水考虑阿米巴肝脓肿破溃入胸腔的可能。黑色胸水可能为曲霉感染。黄绿色胸水见于RA。厌氧菌感染胸水常有臭味。

2.细胞　胸膜炎症时，胸水中可见各种炎症细胞及增生与退化的间皮细胞。漏出液细胞数常少于$100 \times 10^6/L$，以淋巴细胞与间皮细胞为主。渗出液的白细胞常超过$500 \times 10^6/L$。脓胸时白细胞多达$10 \times 10^9/L$以上。中性粒细胞增多时提示为急性炎症；淋巴细胞为主则多为结核性或肿瘤性；寄生虫感染或结缔组织病时嗜酸粒细胞常增多。胸水中红细胞超过$5 \times 10^9/L$时，可呈淡红色，多由恶性肿瘤或结核所致。胸腔穿刺损伤血管亦可引起血性胸水，应谨慎鉴别。红细胞超过$100 \times 10^9/L$时应考虑创伤、肿瘤或肺梗死。红细胞压积>外周血压积50%以上时为血胸。

恶性胸水中约有40%～90%可查到恶性肿瘤细胞，反复多次检查可提高检出率。胸水标本有凝块应固定及切片行组织学检查。胸水中恶性肿瘤细胞常有核增大且大小不一、核畸变、核深染、核浆比例失常及异常有丝核分裂等特点，应注意鉴别。胸水中间皮细胞常有变形，易误认为肿瘤细胞。结核性胸水中间皮细胞比例常低于5%。

3.pH和葡萄糖　正常胸水pH接近7.6。pH降低见于脓胸、食管破裂、RA积液；如pH<7.0者仅见于脓胸以及食管破裂所致胸腔积液。结核性和恶性积液也可降低。

正常胸水中葡萄糖含量与血中含量相近。漏出液与大多数渗出液葡萄糖含量正常；脓胸、RA明显降低，SLE、结核和恶性胸腔积液中含量可<3.3mmol/L。若胸膜病变范围较广，使葡萄糖及酸性代谢物难以透过胸膜，葡萄糖和pH均较低，提示肿瘤广泛浸润，其胸水肿瘤细胞发现率高，胸膜活检阳性率高，胸膜固定术效果差，患者存活时间亦短。

4.病原体　胸水涂片查找细菌及培养，有助于病原诊断。结核性胸积液沉淀后作结核菌培养，阳性率仅20%，巧克力色胸水应镜检阿米巴滋养体。

5.蛋白质　渗出液的蛋白含量较高（>30g/L），胸水/血清比值大于0.5。漏出液蛋白含量较低（<30g/L），以白蛋白为主，黏蛋白试验（Rivalta试验）阴性。

6.类脂　乳糜胸水呈乳状混浊，离心后不沉淀，苏丹Ⅲ染成红色，甘油三酯含量>1.24mmol/L，胆固醇不高，脂蛋白电泳可显示乳糜微粒，多见于胸导管破裂。假性乳糜胸的胸水呈淡黄或暗褐色，含有胆固醇结晶及大量退变细胞（淋巴细胞、红细胞），胆固醇多大于5.18mmol/L，甘油三酯含量正常。多见于陈旧性结核性胸膜炎，也见于恶性、肝硬化和RA胸腔积液等。

7.酶　渗出液乳酸脱氢酶(LDH)含量增高，大于200U/L，且胸水/血清LDH比值大于0.6。LDH是反映胸膜炎症程度的指标，其值越高，表明炎症越明显。LDH>500U/L常提示为恶性肿瘤或并发细菌感染。

淀粉酶升高可见于急性胰腺炎、恶性肿瘤等。急性胰腺炎伴胸腔积液时，淀粉酶溢漏致使该酶在胸水中含量高于血清中含量。部分患者胸痛剧烈、呼吸困难，可能掩盖其腹部症状，此时胸水淀粉酶已升高，临床诊断应予注意。淀粉酶同工酶测定有助于肿瘤的诊断，如唾液型淀粉酶升高而非食管破裂所致，则恶性肿瘤可能性极大。

腺苷脱氨酶(ADA)在淋巴细胞内含量较高。结核性胸膜炎时，因细胞免疫受刺激，淋巴细胞明显增多，故胸水中ADA多高于45U/L。其诊断结核性胸膜炎的敏感度较高。HIV合并结核患者ADA不升高。

8.免疫学检查　结核性胸膜炎胸水中γ干扰素增高，其敏感性和特异性高。SLE和RA引起的胸腔积液中补体C3、C4成分降低，且免疫复合物的含量增高。SLE胸水中抗核抗体(ANA)滴度可达1:160以上。RA胸水中类风湿因子>1:320。

9.肿瘤标志物　癌胚抗原(CEA)在恶性胸水中早期即可升高，且比血清更显著。若胸水CEA升高或胸水/血清CEA>1，常提示为恶性胸水。近年还开展许多肿瘤标志物检测，如糖链肿瘤相关抗原、细胞角蛋白19片段、神经元特异烯醇酶、间皮素等，可作为诊断的参考。联合检测多种标志物，可提高阳性检出率。

（二）X线和核素检查

其表现与积液量和是否有包裹或粘连有关。极小量的游离性胸腔积液，后前位胸片仅见肋膈角变钝；积液量增多时显示有向外侧、向上的弧形上缘的积液影。平卧时积液散开，使整个肺野透亮度降低。注意少量积液时平卧位时胸片可正常或仅见叶间胸膜增厚。大量积液时患侧胸部致密影，气管和纵隔推向健侧。液气胸时有气液平面。包裹性积液不随体位改变而变动，边缘光滑饱满，多局限于叶间或肺与膈之间。肺底积液可仅有膈肌升高或形状的改变。积液时常遮盖肺内原发病灶，故复查胸片应在抽液后，可发现肺部肿瘤或其他病变。CT或PET/CT检查可显示少量的胸腔积液、肺内病变、胸膜间皮瘤、胸内和胸膜转移性肿瘤、纵隔和气管旁淋巴结等病变，有助于病因诊断。CT或PET/CT诊断胸腔积液的准确性，在于能正确鉴别支气管肺癌的胸膜侵犯或广泛转移，良性或恶性胸膜增厚，对恶性胸腔积液的病因诊断、肺癌分期与选择治疗方案至关重要。

（三）超声检查

探测胸腔积液的灵敏度高，定位准确。临床用于估计胸腔积液的深度和积液量，协助胸腔穿刺定位。B超引导下胸腔穿刺用于包裹性和少量的胸腔积液。

（四）胸膜活检

经皮闭式针刺胸膜活检对胸腔积液病因诊断有重要意义，可发现肿瘤、结核和其他胸膜肉芽肿性病变。拟诊结核病时，活检标本除做病理检查外，必要时还可作结核分枝杆菌培养。胸膜针刺活检具有简单、易行、损伤性较小的优点，阳性诊断率为40%～75%。CT或B超引导下活检可提高成功率。脓胸或有出血倾向者不宜做胸膜活检。如活检证实为恶性胸膜间皮瘤，1个月内应对活检部位行放射治疗。

（五）胸腔镜或开胸活检

对上述检查不能确诊者，必要时可经胸腔镜或剖胸直视下活检。由于胸膜转移性肿瘤87%在脏层，47%在壁层，故此项检查有积极的意义。胸腔镜检查对恶性胸腔积液的病因诊断率最高，可达70%～100%，为拟定治疗方案提供依据。通过胸腔镜能全面检查胸膜腔，观察病变形态特征、分布范围及邻近器官受累情况，且可在直视下多处活检，故诊断率较高，肿瘤临床分期亦较准确。临床上有少数胸腔积液的病因虽经上述诸种检查仍难以确定，如无特殊禁忌，可考虑剖胸探查。

（六）支气管镜

对咯血或疑有气道阻塞者可行此项检查。

五、诊断与鉴别诊断

胸腔积液的诊断和鉴别诊断分3个步骤。

（一）确定有无胸腔积液

中量以上的胸腔积液诊断不难，症状和体征都较明显。少量积液(0.3L)仅表现肋膈角变钝，有时易与胸膜粘连混淆，可行患侧卧位胸片，液体可散开于肺外带。体征上需与胸膜增厚鉴别，胸膜增厚叩诊浊音，听诊呼吸音减弱，但往往伴有胸廓扁平或塌陷，肋间隙变窄，气管向患侧移位，语音传导增强等体征。B超、CT等检查可确定有无胸腔积液。

（二）区别漏出液和渗出液

诊断性胸腔穿刺可区别积液的性质。漏出液外观清澈透明，无色或浅黄色，不凝固；而渗出液外观颜色深，呈透明或混浊的草黄或棕黄色，或血性，可自行凝固。两者划分标准多根据比重（以1.018为界）、蛋白质含量（以30g/L为界）、白细胞数（以500x106/L为界），小于以上界限为漏出液，反之为渗出液，但其诊断的敏感性和特异性较差。目前多根据Light标准，符合以下任何1项可诊断为渗出液：①胸腔积液/血清蛋白比例>0.5；②胸腔积液/血清LDH比例>0.6；③胸腔积液LDH水平大于血清正常值高限的三分之二。此外，诊断渗出液的指标还有胸腔积液胆固醇浓度>1.56mmol/L，胸腔积液/血清胆红素比例>0.6，血清-胸腔积液白蛋白梯度<12g/L。有些积液难以确切地划入漏出液或渗出液，系由于多种机制参与积液的形成，见于恶性胸腔积液。N末端前脑利钠肽(NT-proBNT)对心力衰竭所致胸腔积液有很好的诊断价值。

（三）寻找胸腔积液的病因

漏出液常见病因是充血性心力衰竭，多为双侧，积液量右侧多于左侧，强烈利尿可引起假性渗出液。肝硬化胸水多伴有腹水，极少仅表现为胸水。肾病综合征胸水多为双侧，可表现为肺底积液。低蛋白血症的胸腔积液多伴有全身水肿。腹膜透析的胸水类似于腹透液，葡萄糖高，蛋白质<1.0g/L。心包疾病引起的胸水多为双侧，且左侧多于右侧。如不符合以上特点，或伴有发热、胸痛等症状应行诊断性胸腔穿刺。

我国渗出液最常见的病因为结核性胸膜炎，多见于青壮年，胸痛（积液增多后胸痛减轻或消失，但出现气急），并常伴有干咳、潮热、盗汗、消瘦等结核中毒症状，胸水检查以淋巴细胞为主，间皮细胞<5%，蛋白质多大于40g/L，ADA及γ-干扰素增高，沉渣找结核分枝杆菌或培养可阳性，但阳性率仅约20%。胸膜活检阳性率达60%～80%,PPD皮试强阳性。老年患者可无发热，结核菌素试验亦常阴性，应予注意。

类肺炎性胸腔积液（parapneumonic effusions）系指肺炎、肺脓肿和支气管扩张感染引起的胸腔积液，如积液呈脓性则称脓胸。患者多有发热、咳嗽、咳痰、胸痛等症状，血白细胞升高，中性粒细胞增加和核左移。X线先有肺实质的浸润影，或肺脓肿和支气管扩张的表现，然后出现胸腔积液，积液量一般不多。胸水呈草黄色甚或脓性，白细胞明显升高，以中性粒细胞为主，葡萄糖和pH降低，诊断不难。脓胸是胸腔内致病菌感染造成积脓，多与未能有效控制肺部感染，致病菌直接侵袭穿破入胸腔有关。常见细菌为金黄色葡萄球菌、肺炎链球菌、化脓性链球菌以及大肠杆菌、肺炎克雷伯杆菌和假单胞菌等，且多合并厌氧菌感染，少数可由结核分枝杆菌或真菌、放线菌、奴卡菌等所致。急性脓胸常表现为高热、胸痛等；慢性脓胸有胸膜增厚、胸廓塌陷、慢性消耗和杵状指（趾）等。胸水呈脓性、黏稠；涂片革兰染色找到细菌或脓液细菌培养阳性。

恶性肿瘤侵犯胸膜引起恶性胸腔积液，常由肺癌、乳腺癌和淋巴瘤等直接侵犯或转移至胸膜所致，其他部位肿瘤包括胃肠道和泌尿生殖系统。也可由原发于胸膜的恶性间皮瘤引起。以45岁以上中老年人多见,有胸部钝痛、咳血丝痰和消瘦等症状,胸水多呈血性、量大、增长迅速,CEA或其他肿瘤标志物升高,LDH多大于500U/L,胸水脱落细胞检查、胸膜活检、胸部影像学、支气管镜及胸腔镜等检查,有助于进一步诊断和鉴别。疑为其他器官肿瘤需进行相应检查。

六、治疗

胸腔积液为胸部或全身疾病的一部分,病因治疗尤为重要。漏出液常在纠正病因后可吸收。

(一)结核性胸膜炎

1.一般治疗 包括休息、营养支持和对症治疗。

2.抽液治疗 由于结核性胸膜炎胸水蛋白含量高,容易引起胸膜粘连,原则上应尽快抽尽胸腔内积液或肋间插管引流。可解除肺及心、血管受压,改善呼吸,使肺功能免受损伤。抽液后可减轻毒性症状,体温下降,有助于使被压迫的肺复张。大量胸水者每周抽液2～3次,直至胸水完全消失。首次抽液不要超过700ml,以后每次抽液量不应超过1000ml,过快、过多抽液可使胸腔压力骤降,发生复张后肺水肿或循环衰竭。表现为剧咳、气促、咳大量泡沫状痰,双肺满布湿啰音,PaO_2下降,X线显示肺水肿征。治疗应立即吸氧、酌情应用糖皮质激素及利尿剂,控制液体入量,严密监测病情与酸碱平衡,有时需气管插管机械通气。若抽液时发生头晕、冷汗、心悸、面色苍白、脉细等表现应考虑"胸膜反应",应立即停止抽液,使患者平卧,必要时皮下注射0.1%肾上腺素0.5ml,密切观察病情,注意血压变化,防止休克。一般情况下,抽胸水后,没必要胸腔内注入抗结核药物,但可注入链激酶等防止胸膜粘连。

3.抗结核治疗 见本篇第七章。

4.糖皮质激素 疗效不肯定。如全身毒性症状严重、大量胸水者,在抗结核治疗的同时,可尝试加用泼尼松30mg/d,分3次口服。待体温正常、全身毒性症状减轻、胸水量明显减少时,即应逐渐减量以至停用。停药速度不宜过快,否则易出现反跳现象,一般疗程约4～6周。注意不良反应或结核播散,应慎重掌握适应证。

(二)类肺炎性胸腔积液和脓胸

前者一般积液量少,经有效的抗生素治疗后可吸收,积液多者应胸腔穿刺抽液,胸水pH<7.2应肋间插管引流。

脓胸治疗原则是控制感染、引流胸腔积液及促使肺复张,恢复肺功能。抗生素要足量,体温恢复正常后再持续用药2周以上,防止脓胸复发,急性期可联合抗厌氧菌的药物,全身及胸腔内给药。引流是脓胸最基本的治疗方法,反复抽脓或肋间插管闭式引流。可用2%碳酸氢钠或生理盐水反复冲洗胸腔,然后注入适量链激酶,使脓液变稀便于引流。对有支气管胸膜瘘者不宜冲洗胸腔,以免引起细菌播散。慢性脓胸应改进原有的脓腔引流,也可考虑外科胸膜剥脱术等治疗。此外,一般支持治疗亦相当重要,应给予高能量、高蛋白及富含维生素的食物,纠正水电解质紊乱及维持酸碱平衡。

(三)恶性胸腔积液

包括原发病和胸腔积液的治疗。例如,部分小细胞肺癌所致胸腔积液全身化疗有一定疗效,纵隔淋巴结有转移者可行局部放射治疗。胸腔积液多为晚期恶性肿瘤常见并发症,其胸水生长迅速,常因大量积液的压迫引起严重呼吸困难,甚至导致死亡。常需反复胸腔穿刺抽液,但反复抽液可使蛋白丢失太多,效果不理想。可选择化学性胸膜固定术,在抽吸胸水或胸腔插管引流后,胸腔内注入博来霉素、顺铂、丝裂霉素等抗肿瘤药物,或胸膜粘连剂,如滑石粉等,可减缓胸水的产生。也可胸腔内注入生物免疫调节剂,如短小棒状杆菌疫苗、白介素-2、干扰素、淋巴因子激活的杀伤细胞、肿瘤浸润性淋巴细胞等,可抑制恶性肿瘤细胞、增强淋巴细胞局部浸润及活性，并使胸膜粘连。此外，可胸腔内插管持续引流，目前多选用细管引流，具有创伤小、易固定、效果好、可随时胸腔内注入药物等优点。对插管引流后胸水持续或肺不能复张者，可行胸、腹腔分流术或胸膜切除术。虽经上述多种治疗，恶性胸腔积液的预后不良。

（邢林厚）

第二节　气　胸

胸膜腔是不含气体的密闭的潜在性腔隙。当气体进入胸膜腔造成积气状态时，称为气胸(pneumothorax)。气胸可分成自发性、外伤性和医源性三类。自发性气胸又可分成原发性和继发性，前者发生在无基础肺疾病的健康人，后者常发生在有基础肺疾病的患者。外伤性气胸系胸壁的直接或间接损伤引起，医源性气胸由诊断和治疗操作所致。气胸是常见的内科急症，男性多于女性，原发性气胸的发病率男性为18～28/10万人口，女性为1.2～6/10万人口。发生气胸后，胸膜腔内负压可变成正压，致使静脉回心血流受阻，产生程度不同的心、肺功能障碍。本节主要叙述自发性气胸。

一、病因和发病机制

正常情况下胸膜腔内没有气体，这是因为毛细血管血中各种气体分压的总和仅为706mmHg，比大气压低54mmHg。呼吸周期胸腔内压均为负压，系胸廓向外扩张，肺向内弹性回缩对抗产生的。胸腔内出现气体仅在三种情况下发生：①肺泡与胸腔之间产生破口，气体将从肺泡进入胸腔直到压力差消失或破口闭合；②胸壁创伤产生与胸腔的交通；③胸腔内有产气的微生物。临床上主要见于前两种情况。气胸时失去了负压对肺的牵引作用，甚至因正压对肺产生压迫，使肺失去膨胀能力，表现为肺容积缩小、肺活量减低、最大通气量降低的限制性通气功能障碍。由于肺容积缩小，初期血流量并不减少，产生通气/血流比率减少，导致动静脉分流，出现低氧血症。大量气胸时，由于吸引静脉血回心的负压消失，甚至胸膜腔内正压对血管和心脏的压迫，使心脏充盈减少，心搏出量降低，引起心率增快、血压降低，甚至休克。张力性气胸可引起纵隔移位，循环障碍，甚或窒息死亡。

原发性自发性气胸(primary spontaneous pneumothorax, PSP)多见于瘦高体型的男性青壮年，常规X线检查肺部无显著病变，但可有胸膜下肺大疱(pleural bleb)，多在肺尖部，此种胸膜下肺大疱的原因尚不清楚，与吸烟、身高和小气道炎症可能有关，也可能与非特异性炎症瘢痕或弹性纤维先天性发育不良有关。

继发性自发性气胸(secondary spontaneous pneumothorax, SSP)多见于有基础肺部病变者，由于病变引起细支气管不完全阻塞，形成肺大疱(emphysematous bulla)破裂。如肺结核、慢阻肺、肺癌、肺脓肿、肺尘埃沉着症及淋巴管平滑肌瘤病等。月经性气胸仅在月经来潮前后24～72小时内发生，病理机制尚不清楚，可能是胸膜上有异位子宫内膜破裂所致。妊娠期气胸可因每次妊娠而发生，可能跟激素变化和胸廓顺应性改变有关。

脏层胸膜破裂或胸膜粘连带撕裂，如其中的血管破裂可形成自发性血气胸。航空、潜水作业而无适当防护措施时，从高压环境突然进入低压环境，以及机械通气压力过高时，均可发生气胸。抬举重物用力过猛，剧咳，屏气，甚至大笑等，可能是促使气胸发生的诱因。

二、临床类型

根据脏层胸膜破裂情况不同及其发生后对胸腔内压力的影响，自发性气胸通常分为以下三种类型。

（一）闭合性（单纯性）气胸

胸膜破裂口较小，随肺萎缩而闭合，空气不再继续进入胸膜腔。胸膜腔内压接近或略超过大气压，测定时可为正压亦可为负压，视气体量多少而定。抽气后压力下降而不复升，表明其破裂口已不再漏气。

（二）交通性（开放性）气胸

破裂口较大或因两层胸膜间有粘连或牵拉，使破口持续开放，吸气与呼气时空气自由进出胸膜腔。胸膜腔内压在0cmH$_2$O上下波动；抽气后可呈负压，但观察数分钟，压力又复升至抽气前水平。

（三）张力性（高压性）气胸

破裂口呈单向活瓣或活塞作用，吸气时胸廓扩大，胸膜腔内压变小，空气进入胸膜腔；呼气时胸膜腔内压升高，压迫活瓣使之关闭，致使胸膜腔内空气越积越多，内压持续升高，使肺脏受压，纵隔向健侧移位，影响心脏血液回流。此型气胸胸膜腔内压测定常超过10cmH$_2$O，甚至高达20cmH$_2$O，抽气后胸膜腔内压可下降，但又迅速复升，对机体呼吸循环功能的影响最大，必须紧急抢救处理。

三、临床表现

症状轻重与有无肺的基础疾病及功能状态、气胸发生的速度、胸膜腔内积气量及其压力大小三个因素有关。若原已存在严重肺功能减退，即使气胸量小，也可有明显的呼吸困难，即症状与气胸量不成比例；年轻人即使肺压缩80%以上，有的症状亦可以很轻。因此，SSP比PSP患者症状更为明显或程度更重。

（一）症状

起病前有的患者可能有持重物、屏气、剧烈体力活动等诱因，但大多数患者在正常活动或安静休息时发生，偶有在睡眠中发病者。大多数起病急骤，患者突感一侧胸痛，针刺样或刀割样，持续时间短暂，继之胸闷和呼吸困难，可伴有刺激性咳嗽，系气体刺激胸膜所致。少数患者可发生双侧气胸，以呼吸困难为突出表现。积气量大或原已有较严重的慢性肺疾病者，呼吸困难明显，患者不能平卧。如果侧卧，则被迫气胸侧向上卧位，以减轻呼吸困难。

张力性气胸时胸膜腔内压骤然升高，肺被压缩，纵隔移位，迅速出现严重呼吸循环障碍；患者表情紧张、胸闷、挣扎坐起、烦躁不安、发绀、冷汗、脉速、虚脱、心律失常，甚至发生意识不清、呼吸衰竭。

（二）体征

取决于积气量的多少和是否伴有胸腔积液。少量气胸体征不明显，尤其在肺气肿患者更难确定，听诊呼吸音减弱具有重要意义。大量气胸时，气管向健侧移位，患侧胸部隆起，呼吸运动与触觉语颤减弱，叩诊过清音或鼓音，心或肝浊音界缩小或消失，听诊呼吸音减弱或消失。左侧少量气胸或纵隔气肿时，有时可在左心缘处听到与心跳一致的气泡破裂音，称Hamman征。液气胸时，胸内有振水声。血气胸如失血量过多，可使血压下降，甚至发生失血性休克。

为了便于临床观察和处理，根据临床表现把自发性气胸分成稳定型和不稳定型，符合下列所有表现者为稳定型，否则为不稳定型：呼吸频率<24次/分；心率60～120次/分；血压正常；呼吸室内空气时SaO$_2$>90%；两次呼吸间隔说话成句。

四、影像学检查

立位后前位X线胸片检查是诊断气胸的重要方法，可显示肺受压程度，肺内病变情况以及有无胸膜粘连、胸腔积液及纵隔移位等。必要时可摄侧位胸片。气胸的典型表现为外凸弧形的细线条形阴影，称为气胸线，线外透亮度增高，无肺纹理，线内为压缩的肺组织。大量气胸时，肺脏向肺门回缩，呈圆球形阴影。大量气胸或张力性气胸常显示纵隔及心脏移向健侧。合并纵隔气肿在纵隔旁和心缘旁可见透光带。

肺结核或肺部慢性炎症使胸膜多处粘连，气胸时多呈局限性包裹，有时气胸互相通连。气胸若延及下部胸腔，肋膈角变锐利。合并胸腔积液时，显示气液平面。局限性气胸在后前位胸片易遗漏，侧位胸片可协助诊断。

CT表现为胸膜腔内出现极低密度的气体影，伴有肺组织不同程度的萎缩改变。CT对于小量气胸、局限性气胸以及肺大疱与气胸的鉴别比X线胸片更敏感和准确。对气胸量大小的评价也更为准确。

气胸容量的大小可依据X线胸片判断。由于气胸容量近似于肺直径立方和单侧胸腔直径立方的比率[（单侧胸腔直径^3-肺直径^3）/单侧胸腔直径^3）]，在肺门水平侧胸壁至肺边缘的距离为1cm时，约占单侧胸腔容量的25%左右，2cm时约50%。故从侧胸壁与肺边缘的距离≥2cm为大量气胸，<2cm为小量气胸。如从肺尖气胸线至胸腔顶部估计气胸大小，距离≥3cm为大量气胸，<3cm为小量气胸。由于目前大多数医院已使用影像归档与通信系统（picture-archiving communication systems, PACS），故在测量气胸量时可使用其辅助功能，对测定气胸量的大小可能更准确。

五、诊断和鉴别诊断

根据临床症状、体征及影像学表现，气胸的诊断通常并不困难。X线或CT显示气胸线是确诊依据，若病情十分危重无法搬动做X线检查时，应当机立断在患侧胸腔体征最明显处试验穿刺，如抽出气体，可证实气胸的诊断。

自发性气胸尤其是老年人和原有心、肺慢性疾病者，临床表现酷似其他心、肺急症，必须认真鉴别。

（一）哮喘与慢性阻塞性肺疾病

两者均有不同程度的气促及呼吸困难，体征亦与自发性气胸相似，但哮喘患者常有反复阵发性喘息发作史，慢阻肺患者的呼吸困难多呈长期缓慢进行性加重。当哮喘及慢阻肺患者突发严重呼吸困难、冷汗、烦躁，支气管舒张剂、抗感染药物等治疗效果不好，且症状加剧，应考虑并发气胸的可能，X线检查有助鉴别。

（二）急性心肌梗死

有突然胸痛、胸闷、甚至呼吸困难、休克等临床表现，但常有高血压、动脉粥样硬化、冠状动脉粥样硬化性心脏病史。体征、心电图、X线检查、血清酶学检查有助于诊断。

（三）肺血栓栓塞症

大面积肺栓塞也可突发起病，呼吸困难，胸痛，烦躁不安，惊恐甚或濒死感，临床上酷似自发性气胸。但患者可有咯血、低热和晕厥，并常有下肢或盆腔血栓性静脉炎、骨折、手术后、脑卒中、心房颤动等病史，或发生于长期卧床的老年患者。体检、胸部X线检查可鉴别。

（四）肺大疱

位于肺周边的肺大疱，尤其是巨型肺大疱易被误认为气胸。肺大疱通常起病缓慢，呼吸困难并不严重，而气胸症状多突然发生。影像学上，肺大疱气腔呈圆形或卵圆形，疱内有细小的条纹理，为肺小叶或血管的残遗物。肺大疱向周围膨胀，将肺压向肺尖区、肋膈角及心膈角。而气胸则呈胸外侧的透光带，其中无肺纹理可见。从不同角度作胸部透视，可见肺大疱为圆形透光区，在大疱的边缘看不到发丝状气胸线。肺大疱内压力与大气压相仿，抽气后，大疱容积无明显改变。如误对肺大疱抽气测压，甚易引起气胸，须认真鉴别。

（五）其他

消化性溃疡穿孔、胸膜炎、肺癌、膈疝等，偶可有急起的胸痛、上腹痛及气促等，亦应注意与自发性气胸鉴别。

六、治疗

目的是促进患侧肺复张、消除病因及减少复发。具体措施有保守治疗、胸腔减压、经胸腔镜手术或开胸手术等。应根据气胸的类型与病因、发生频次、肺压缩程度、病情状态及有无并发症等适当选择。部分轻症者可经保守治疗治愈，但多数需作胸腔减压帮助患肺复张，少数患者(约10% ～ 20%)需手术治疗。

影响肺复张的因素包括患者年龄、基础肺疾病、气胸类型、肺萎陷时间长短以及治疗措施等。老年人肺复张的时间通常较长；交通性气胸较闭合性气胸需时长；有基础肺疾病、肺萎陷时间长者肺复张的时间亦长；单纯卧床休息肺复张的时间显然较胸腔闭式引流或胸腔穿刺抽气为长。有支气管胸膜瘘、脏层胸膜增厚、支气管阻塞者，均可妨碍肺复张，并易导致慢性持续性气胸。

（一）保守治疗

适用于稳定型小量气胸，首次发生的症状较轻的闭合性气胸。应严格卧床休息，酌情予镇静、镇痛等药物。由于胸腔内气体分压和肺毛细血管内气体分压存在压力差，每日可自行吸收胸腔内气体容积（胸片的气胸面积）的1.25% ～ 2.20%。高浓度吸氧可加快胸腔内气体的吸收，经鼻导管或面罩吸入10L/min的氧，可达到比较满意的疗效。保守治疗需密切监测病情改变，尤其在气胸发生后24 ～ 48小时内。如患者年龄偏大，并有肺基础疾病如慢阻肺，其胸膜破裂口愈合慢，呼吸困难等症状严重，即使气胸量较小，原则上亦不主张保守治疗。

（二）排气疗法

1.胸腔穿刺抽气　适用于小量气胸（20%以下），呼吸困难较轻，心肺功能尚好的闭合性气胸患者。抽气可加速肺复张，迅速缓解症状。通常选择患侧胸部锁骨中线第2肋间为穿刺点，局限性气胸则要选择相应的穿刺部位。皮肤消毒后用气胸针或细导管直接穿刺入胸腔，连接于50ml或100ml注射器或气胸机抽气并测压，直到患者呼吸困难缓解为止。一次抽气量不宜超过1000ml，每日或隔日抽气1次。张力性气胸病情危急，应迅速解除胸腔内正压以避免发生严重并发症，如无条件紧急插管引流，紧急时亦需立即胸腔穿刺排气；无抽气设备时，为了抢救患者生命，可用粗针头迅速刺入胸膜腔以达到暂时减压的目的。亦可用粗注射针头，在其尾部扎上橡皮指套，指套末端剪一小裂缝，插入胸腔作临时排气，此时高压气体从小裂缝排出，待胸腔内压减至负压时，套囊即行塌陷，小裂缝关闭，外界空气即不能进入胸膜腔。

2.胸腔闭式引流　适用于不稳定型气胸，呼吸困难明显、肺压缩程度较重，交通性或张力性气胸，反复发生气胸的患者。无论其气胸容量多少，均应尽早行胸腔闭式引流。对经胸腔穿刺抽气效果不佳者也应插管引流。插管部位一般多取锁骨中线外侧第2肋间，或腋前线第4 ～ 5肋间,如为局限性气胸或需引流胸腔积液,则应根据X线胸片选择适当部位插管。在选定部位局麻下沿肋骨上缘平行作1.5 ～ 2cm皮肤切口，用套管针穿刺进入胸膜腔，拔去针芯，通过套管将灭菌胶管插入胸腔。或经钝性分离肋间组织达胸膜，再穿破胸膜将导管直接送入胸膜腔。目前多用带有针芯的硅胶管经切口直接插入胸腔，使用方便。16 ～ 22F导管适用于大多数患者，如有支气管胸膜瘘或机械通气的患者，应选择24 ～ 28F的大导管。导管固定后，另一端可连接Heimlich单向活瓣，或置于水封瓶的水面下1 ～ 2cm，使胸膜腔内压力保持在-1 ～ -2cmH$_2$O以下，插管成功则导管持续逸出气泡，呼吸困难迅速缓解，压缩的肺可在几小时至数天内复张。对肺压缩严重，时间较长的患者，插管后应夹住引流管分次引流，避免胸腔内压力骤降产生肺复张后肺水肿。如未见气泡溢出1 ～ 2天，患者气急症状消失，胸片见肺已全部复张时，可以拔除导管。有时虽未见气泡冒出水面，但患者症状缓解不明显，应考虑为导管不通畅，或部分滑出胸膜腔，需及时更换导管或作其他处理。

PSP经导管引流后，即可使肺完全复张；SSP常因气胸分隔，单导管引流效果不佳，有时需在患侧胸腔插入多根导管。两侧同时发生气胸者，可在双侧胸腔作插管引流。若经水封瓶引流后胸膜破口仍未愈合，表现水封瓶中持续气泡逸出，可加用负压吸引装置。可用低负压可调节吸引机，如吸引机形成的负压过大，可用调压瓶调节，一般负压为-10～-20cmH₂0，如果负压超过设置值，则空气由压力调节管进入调压瓶，因此胸腔所承受的吸引负压不会超过设置值，可避免过大的负压吸引对肺的损伤。

闭式负压吸引宜连续，如经12小时后肺仍未复张，应查找原因。如无气泡冒出，表示肺已复张，停止负压吸引，观察2～3天，经胸片证实气胸未再复发后，即可拔除引流管。

水封瓶应放在低于患者胸部的地方（如患者床下），以免瓶内的水反流进入胸腔。应用各式插管引流排气过程中，应注意严格消毒，防止发生感染。

（三）化学性胸膜固定术

由于气胸复发率高，为了预防复发，可胸腔内注入硬化剂，产生无菌性胸膜炎症，使脏层和壁层胸膜粘连从而消灭胸膜腔间隙。适应于不宜手术或拒绝手术的下列患者：①持续性或复发性气胸；②双侧气胸；③合并肺大疱；④肺功能不全，不能耐受手术者。常用的硬化剂有多西环素、滑石粉等，用生理盐水60～100ml稀释后经胸腔导管注入，夹管1～2小时后引流；或经胸腔镜直视下喷洒粉剂。胸腔注入硬化剂前，尽可能使肺完全复张。为避免药物引起的局部剧痛，先注入适量利多卡因(标准剂量200mg)，让患者转动体位，充分麻醉胸膜，15～20分钟后注入硬化剂。若一次无效，可重复注药。观察1～3天，经X线胸片证实气胸已吸收，可拔除引流管。此法成功率高，主要不良反应为胸痛，发热，滑石粉可引起急性呼吸窘迫综合征，应用时应予注意。

（四）手术治疗

经内科治疗无效的气胸为手术适应证，主要适应于长期气胸、血气胸、双侧气胸、复发性气胸、张力性气胸引流失败者、胸膜增厚致肺膨胀不全或多发性肺大疱者。手术治疗成功率高，复发率低。

1.胸腔镜 直视下粘连带烙断术可促使受牵拉的破口关闭；对肺大疱或破裂口喷涂纤维蛋白胶或医用ZT胶；或用Nd-YAG激光或二氧化碳激光烧灼<20mm的肺大疱。电视辅助胸腔镜手术可行肺大疱结扎、肺段或肺叶切除，具有微创、安全、不易复发等优点。

2.开胸手术 如无禁忌，亦可考虑开胸修补破口，肺大疱结扎，手术过程中用纱布擦拭胸腔上部壁层胸膜，有助于促进术后胸膜粘连。若肺内原有明显病变，可考虑将肺叶或肺段切除。手术治疗远期效果最好，复发率最低。

（五）并发症及其处理

1.脓气胸 由金黄色葡萄球菌、肺炎克雷伯杆菌、铜绿假单胞菌、结核分枝杆菌以及多种厌氧菌引起的坏死性肺炎、肺脓肿以及干酪样肺炎可并发脓气胸，也可因胸穿或肋间插管引流医源性感染所致。病情多危重，常有支气管胸膜瘘形成。脓液中可查到病原菌。除积极使用抗生素外，应插管引流，胸腔内生理盐水冲洗，必要时应根据具体情况考虑手术。

2.血气胸 气胸伴有胸膜腔内出血常与胸膜粘连带内血管断裂有关，肺完全复张后，出血多能自行停止，若出血不止，除抽气排液及适当输血外，应考虑开胸结扎出血的血管。

3.纵隔气肿与皮下气肿 由于肺泡破裂逸出的气体进入肺间质，形成间质性肺气肿。肺间质内的气体沿着血管鞘进入纵隔，甚至进入胸部或腹部皮下组织，导致皮下气肿。张力性气胸抽气或闭式引流后，亦可沿针孔或切口出现胸壁皮下气肿，或全身皮下气肿及纵隔气肿。大多数患者并无症状，但颈部可因皮下积气而变粗。气体积聚在纵隔间隙可压迫纵隔大血管，出现干咳、呼吸困难、呕吐及胸骨后疼痛，并向双肩或双臂放射。疼痛可因呼吸运动及吞咽动作而加剧。患者发绀、颈静脉怒张、脉速、低血压、心浊音界缩小或消失、心音遥远、心尖部可听到清晰的与心跳同步的"卡嗒"声（Hamman征）。X线检查于纵隔旁或心缘旁（主要为左心缘）可见透明带。皮下气肿及纵隔气肿随胸腔内气体排出减压而自行吸收。吸入较高浓度的氧气可增加纵隔内氧浓度，有利于气肿消散。若纵隔气肿张力过高影响呼吸及循环，可作胸骨上窝切开排气。

七、预防

气胸患者禁止乘坐飞机，因为在高空上可加重病情，引致严重后果；如肺完全复张后1周可乘坐飞机。英国胸科学会(BTS)则建议，如气胸患者未接受外科手术治疗，气胸发生后一年内不要乘坐飞机，因为有复发的危险。

（邢林厚）

第七篇　常见内科系统疾病诊断与治疗
第一章　呼吸系统疾病

急性上呼吸道感染(acute upper respiratory tract infection)简称上感，为外鼻孔至环状软骨下缘包括鼻腔、咽或喉部急性炎症的总称。主要病原体是病毒，少数是细菌。发病不分年龄、性别、职业和地区，免疫功能低下者易感。通常病情较轻、病程短、可自愈，预后良好。但由于发病率高，不仅可影响工作和生活，有时还可伴有严重并发症，并有一定的传染性，应积极防治。

一、流行病学

上感是人类最常见的传染病之一，多发于冬春季节，多为散发，且可在气候突变时小规模流行。主要通过患者喷嚏和含有病毒的飞沫空气传播，或经污染的手和用具接触传播。可引起上感的病原体大多为自然界中广泛存在的多种类型病毒，同时健康人群亦可携带，机体对其感染后产生的免疫力较弱、短暂，病毒间也无交叉免疫，故可反复发病。

二、病因和发病机制

急性上感约有70% ～ 80%由病毒引起，包括鼻病毒、冠状病毒、腺病毒、流感和副流感病毒以及呼吸道合胞病毒、埃可病毒和柯萨奇病毒等。另有20% ～ 30%的上感为细菌引起，可单纯发生或继发于病毒感染后发生，多见口腔定植菌溶血性链球菌，其次为流感嗜血杆菌、肺炎链球菌和葡萄球菌等，偶见革兰氏阴性杆菌。但接触病原体后是否发病，还取决于传播途径和人群易感性。淋雨、受凉、气候突变、过度劳累等可降低呼吸道局部防御功能，致使原存的病毒或细菌迅速繁殖，或者直接接触携带病原体的患者，由喷嚏、空气以及污染的手和用具诱发本病。老幼体弱，免疫功能低下或有慢性呼吸道疾病，如鼻窦炎、扁桃体炎者更易发病。

三、病理

组织学上可无明显病理改变，亦可出现上皮细胞损伤。可有炎症因子参与发病，使上呼吸道黏膜血管充血和分泌物增多、单核细胞浸润、浆液性及黏液性炎性渗出。继发细菌感染者可有中性粒细胞浸润及脓性分泌物。

四、临床表现

临床表现有以下类型。

（一）普通感冒

普通感冒（common cold）为病毒感染引起，俗称"伤风"，又称急性鼻炎或上呼吸道卡他。起病较急，主要表现为鼻部症状，如喷嚏、鼻塞、流清水样鼻涕，也可表现为咳嗽、咽干、咽痒或烧灼感甚至鼻后滴漏感。后三种表现与病毒诱发的炎症介质导致的上呼吸道传入神经高敏状态有关。2～3天后鼻涕变稠，可伴咽痛、头痛、流泪、味觉迟钝、呼吸不畅、声嘶等，有时可由于咽鼓管炎致听力减退。严重者有发热、轻度畏寒和头痛等。体检可见鼻腔黏膜充血、水肿、有分泌物，咽部可为轻度充血。一般5～7天痊愈，伴发并发症者可致病程迁延。

（二）急性病毒性咽炎和喉炎

由鼻病毒、腺病毒、流感病毒、副流感病毒以及肠病毒、呼吸道合胞病毒等引起。临床表现为咽痒和灼热感，咽痛不明显。咳嗽少见。急性喉炎多为流感病毒、副流感病毒及腺病毒等引起，临床表现明显声嘶、讲话困难、可有发热、咽痛或咳嗽，咳嗽又使咽痛加重。体检可见喉部充血、水肿，局部淋巴结轻度肿大和触痛，有时可闻及喉部的喘息声。

（三）急性疱疹性咽峡炎

多发于夏季，多见于儿童，偶见于成人。由柯萨奇病毒A引起，表现为明显咽痛、发热，病程约一周。查体可见咽部充血，软腭、悬雍垂、咽及扁桃体表面有灰白色疱疹及浅表溃疡，周围伴红晕。

（四）急性咽结膜炎

多发于夏季，由游泳传播，儿童多见。主要由腺病毒、柯萨奇病毒等引起。表现发热、咽痛、畏光、流泪、咽及结膜明显充血。病程4～6天。

（五）急性咽扁桃体炎

病原体多为溶血性链球菌，其次为流感嗜血杆菌、肺炎链球菌和葡萄球菌等。起病急，咽痛明显，伴发热、畏寒，体温可达39℃以上。查体可发现咽部明显充血，扁桃体肿大和充血，表面有黄色脓性分泌物，有时伴有颌下淋巴结肿大、压痛，而肺部查体无异常体征。

五、实验室检查

（一）血液检查

因多为病毒性感染，白细胞计数正常或偏低，伴淋巴细胞比例升高。细菌感染者可有白细胞计数与中性粒细胞增多和核左移现象。

（二）病原学检查

因病毒类型繁多，且明确类型对治疗无明显帮助，一般无需病原学检查。需要时可用免疫荧光法、酶联免疫吸附法、血清学诊断或病毒分离鉴定等方法确定病毒的类型。细菌培养可判断细菌类型并做药物敏感试验以指导临床用药。

六、并发症

少数患者可并发急性鼻窦炎、中耳炎、气管，支气管炎。以咽炎为表现的上呼吸道感染，部分患者可继发溶血性链球菌引起的风湿热、肾小球肾炎等，少数患者可并发病毒性心肌炎，应予警惕。

七、诊断与鉴别诊断

根据鼻咽部症状和体征，结合周围血象和阴性的胸部X线检查可作出临床诊断。一般无需病因诊断，特殊情况下可进行细菌培养和病毒分离，或病毒血清学检查等确定病原体。

但须与初期表现为感冒样症状的其他疾病鉴别。

（一）过敏性鼻炎

起病急，常表现为鼻黏膜充血和分泌物增多，伴有突发性连续喷嚏、鼻痒、鼻塞和大量清涕，无发热，咳嗽较少。多由过敏因素如螨虫、灰尘、动物毛皮、低温等刺激引起。如脱离过敏原，数分钟至1～2小时内症状即消失。检查可见鼻黏膜苍白、水肿，鼻分泌物涂片可见嗜酸粒细胞增多，皮肤过敏试验可明确过敏原。

（二）流行性感冒

为流感病毒引起，可为散发，时有小规模流行，病毒发生变异时可大规模暴发。起病急，鼻咽部症状较轻，但全身症状较重，伴高热、全身酸痛和眼结膜炎症状。取患者鼻洗液中黏膜上皮细胞涂片，免疫荧光标记的流感病毒免疫血清染色，置荧光显微镜下检查，有助于诊断。近来已有快速血清PCR方法检查病毒，可供鉴别。

（三）急性气管支气管炎

表现为咳嗽、咳痰，血白细胞可升高，鼻部症状较轻，X线胸片常见肺纹理增强。

（四）急性传染病前驱症状

很多病毒感染性疾病，如麻疹、脊髓灰质炎、脑炎、肝炎和心肌炎等疾病前期表现类似。初期可有鼻塞、头痛等类似症状，应予重视。但如果在一周内呼吸道症状减轻反而出现新的症状，需进行必要的实验室检查，以免误诊。

八、治疗

由于目前尚无特效抗病毒药物，以对症治疗为主，同时戒烟、注意休息、多饮水、保持室内空气流通和防治继发性细菌感染。

（一）对症治疗

对有急性咳嗽、鼻后滴漏和咽干的患者可予伪麻黄碱治疗以减轻鼻部充血，亦可局部滴鼻应用，必要时加用解热镇痛类药物。小儿感冒忌用阿司匹林，以防Reye综合征。

（二）抗生素治疗

普通感冒无需使用抗生素。有白细胞升高、咽部脓苔、咯黄痰和流鼻涕等细菌感染证据，可根据当地流行病学史和经验选用口服青霉素、第一代头孢菌素、大环内酯类药物或喹诺酮类药物。极少需要根据病原菌选用敏感的抗生素。

（三）抗病毒药物治疗

由于目前药物滥用而造成流感病毒耐药现象，所以对于无发热、免疫功能正常、发病不超过2天的患者一般无需应用抗病毒药物。对于免疫缺陷患者，可早期常规使用。利巴韦林和奥司他韦（oseltamivir）有较广的抗病毒谱，对流感病毒、副流感病毒和呼吸道合胞病毒等有较强的抑制作用，可缩短病程。

（四）中药治疗

可辨证给予清热解毒或辛温解表和有抗病毒作用的中药，有助于改善症状，缩短病程。

九、预防

重在预防，隔离传染源有助于避免传染。加强锻炼、增强体质、改善营养、饮食生活规律、避免受凉和过度劳累有助于降低易感性，是预防上呼吸道感染最好的方法。年老体弱易感者应注意防护，上呼吸道感染流行时应戴口罩，避免在人多的公共场合出入。

（刘大联）

第二章 消化系统疾病

慢性胃炎(chronic gestritis)系指不同病因引起的胃粘膜的慢性炎症或萎缩性病变，其实质是胃粘膜上皮遭受反复损害后，由于粘膜特异的再生能力，以致粘膜发生改建，且最终导致不可逆的固有胃腺体的萎缩，甚至消失。本病十分常见，约占接受胃镜检查病人的80～90%，男性多于女性，随年龄增长发病率逐渐增高。

一、慢性胃炎的病因

慢性胃炎的病因和发病机理尚未完全阐明，可能与下列因素有关：

（一）**急性胃炎的遗患** 急性胃炎后，胃粘膜病变持久不愈或反复发作，均可形成慢性胃炎。

（二）**刺激性食物和药物** 长期服用对胃粘膜有强烈刺激的饮食及药物，如浓茶、烈酒、辛辣或水杨酸盐类药物，或食时不充分咀嚼，粗糙食物反复损伤胃粘膜、或过度吸烟，菸草酸直接作用于胃粘膜所致。

（三）**十二指肠液的反流** 研究发现慢性胃炎患者因幽门括约肌功能失调，常引起胆汁反流，可能是一个重要的致病因素。胰液中的磷脂与胆汁和胰消化酶一起，能溶解粘液，并破坏胃粘膜屏障，促使H+及胃蛋白酶反弥散入粘膜，进一步引起损伤。由此引起的慢性胃炎主要在胃窦部。胃一空肠吻合术患者因胆汁返流而致胃炎者十分常见。消化性溃疡患者几乎均伴有慢性胃窦炎，可能与幽门括约肌功能失调有关。烟草中的尼古丁能使幽门括约肌松弛，故长期吸烟者可助长胆汁反流而造成胃窦炎。

（四）**免疫因素** 免疫功能的改变在慢性胃炎的发病上已普遍受到重视，萎缩性胃炎，特别是胃体胃炎患者的血液、胃液或在萎缩粘膜内可找到壁细胞抗体；胃萎缩伴恶性贫血患者血液中发现有内因子抗体，说明自身免疫反应可能是某些慢性胃炎的有关病因。但胃炎的发病过程中是否有免疫因素参与，尚无定论。此外，萎缩性胃炎的胃粘膜有弥漫的淋巴细胞浸润，体外淋巴母细胞转化试验和白细胞移动抑制试验异常，提示细胞免疫反应在萎缩性胃炎的发生上可能有重要意义。某些自身免疫性疾病如慢性甲状腺炎、甲状腺机能减退或亢进、胰岛素依赖性糖尿病、慢性肾上腺皮质功能减退等均可伴有慢性胃炎，提示本病可能与免疫反应有关。

（五）**感染因素** 1983年Warren和Marshall发现慢性胃炎患者在胃窦粘液层接近上皮细胞表面有大量幽门螺旋杆菌(campylobacter pylori)存在，其阳性率高达50～80%，有报道此菌并不见于正常胃粘膜。凡该菌定居之处均见胃粘膜炎细胞浸润，且炎症程度与细菌数量成正相关。电镜也见与细菌相连的上皮细胞表面微突数减少或变钝。病人血中和胃粘膜中也可找到抗螺旋杆菌抗体。用抗生素治疗后，症状和组织学变化可改善甚或消失，因此认为，此菌可能参与慢性胃炎之发病。但目前尚难肯定。

二、病理改变

（一）**慢性浅表性胃炎** 以胃小凹之间的固有膜内有炎性细胞浸润为特征，炎症细胞主要是浆细胞、淋巴细胞，偶有嗜酸细胞。固有膜常见水肿、充血、甚至灶性出血。胃腺体正常。没有破坏或腺体减少，有时可见糜烂，即固有膜坏死(病变不涉及粘膜肌)。表层上皮细胞变扁平，其排列常不规则。按炎症程度，浅表性胃炎可分为轻度、中度和生度。炎性细胞浸润仅限于胃粘膜的上1/3者为轻度，炎性细胞超过粘膜的1/3，但不超过全层的2/3者为中度；炎症细胞浸润达全层者为重度。

（二）**慢性萎缩性胃炎** 除见慢性浅表性胃炎的病变外，病损还累及腺体，腺体萎缩，数目减少，粘膜骨肌常见增厚，由于腺体萎缩或消失，胃粘膜有不同程度的变薄。

在慢性萎缩性胃炎的胃粘膜中，常见有幽门腺化生(假幽门腺)和肠腺化生。胃体部和胃底部粘膜的腺体含有壁细胞和主细胞。一旦此类细胞消失，腺体成为粘液腺而与幽门腺相似，则称为幽门腺化生。在慢性胃炎中，肠腺化生也十分常见，慢性浅表胃炎时，粘膜浅层可出现肠上皮化生，而在萎缩时，则可能所有胃粘膜的腺体均为肠腺化生所取代。肠上皮化生常始自胃小凹颈部，向上发展可延及表层上皮，向下移行可达腺体的深部。起初可为灶性，随着病变进展，肠腺化生可联结成片。

在萎缩性病变中，如伴有腺体颈部或肠化上皮过度增生，则在胃粘膜表面形成颗粒样病变，称为萎缩-增生性胃炎。

三、慢性胃炎的症状

慢性胃炎症状无特异性，体征很少，X线检查一般只有助于排除其他胃部疾病，故确诊要靠胃镜检查及胃粘膜活组织检查。在我国约有50～80%患者在胃粘膜中可找到幽门螺旋杆菌。

本病的诊断主要有赖于胃镜检查和直视下胃粘膜活组织检查。

慢性胃炎缺乏特异性症状，症状的轻重与胃粘膜的病变程度并非一致。大多数病人常无症状或有程度不同的消化不良症状如上腹隐痛、食欲减退、餐后饱胀、反酸等。萎缩性胃炎患者可有贫血、消瘦、舌炎、腹泻等，个别病人伴粘膜糜烂者上腹痛较明显，并可有出血。

本病进展缓慢，常反复发作，中年以上好病，并有随年龄增长而发病率增加的倾向。部分患者可无任何症状，多数患者可有不同程度的消化不良症状，体征不明显。各型胃炎其表现不尽相同。

（一）浅表性胃炎　可有慢性不规则的上腹隐痛、腹胀、嗳气等，尤以饮食不当时明显，部分患者可有反酸，上消化道出血，此类患者胃镜证实糜烂性及疣状胃炎居多。

（二）萎缩性胃炎　不同类型、不同部位其症状亦不相。胃体胃炎一般消化道症状较少，有时可出现明显厌食、体重减轻，舌炎、舌乳头萎缩。萎缩性胃炎影响胃窦时胃肠道症状较明显，特别有胆汁反流时，常表现为持续性上中腹部疼痛，于进食后即出，可伴有含胆汁的呕吐物和胸骨后疼痛及烧灼感，有时可有反复小量上消化道出血，甚至出现呕血。

慢性胃炎大多无明显体征，有时可有上腹部轻压痛。

四、慢性胃炎的检查

（一）胃液分析

测定基础胃液分泌量(BAO)及增大组织胺或五肽胃泌素后测定量大泌酸量(MAO)和高峰泌酸量(PAO)以判断胃泌酸功能，有助于萎缩性胃炎的诊断及指导临床治疗。浅表性胃炎胃酸多正常，广泛而严重的萎缩胃炎胃酸降低，尤以胃体胃炎更为明显，胃窦炎一般正常或有轻度障碍。浅表性如疣状胃炎也可有胃酸增高。

（二）血清学检测

慢性萎缩性胃体炎血清胃泌素常中度升高，这是因胃酸缺乏不能抑制G细胞分泌之故。若病变严重，不但胃酸和胃蛋白酶原分泌减少，内因子分泌也减少，因而影响维生素B12也下降；血清PCA常呈阳性(75%以上)，慢性胃窦胃炎时血清胃泌素下降，下降程度随G细胞破坏程度而定；血清PCA也有一定的阳性率(约30～40%)。

（三）胃肠X线钡餐检查

用气钡双重造影显示胃粘膜细微结构时，萎缩性胃炎可出现胃粘膜皱襞相对平坦、减少。胃窦胃炎X线征表现为胃窦粘膜呈钝锯齿状及胃窦部痉挛，或幽门前段持续性向心性狭窄，粘膜粗乱等。疣状胃炎X线餐特征改变为胃窦部有结节状粗大皱襞，某些皱襞结节的中央有钡斑。

（四）胃镜和活组织检查

是诊断慢性胃炎的主要方法。浅表性胃炎常以胃窦部最为明显，多为弥漫性胃粘膜表面粘液增多，有灰白色或黄白色渗出物，病变处粘膜红白相间或花斑状，似麻疹样改变，有时有糜烂。萎缩性胃炎的粘膜多呈苍白或灰白色，亦可呈红白相间，白区凹陷；皱襞变细或平坦，由于粘膜变薄可透见呈紫兰色粘膜下血管；病变可弥漫或主要在胃窦部，如伴有增生性改变者，粘膜表面颗粒状或结节状。

活检标本应时作病理学及幽门螺旋杆菌检测，可先置一标本于含酚红的尿素液中作尿素酶试验阳性者于30～60分钟内试液变成粉红色，另一标本置特殊的培养液中，在微氧环境下培养，再一标本制作成切片，以HE或Warthin-Starry或Gieemsla染色。切片上可见在粘膜层中有成堆形态微弯的杆菌，呈鱼贯状排列。

五、胃镜检查

（一）浅表性胃炎 粘膜充血、水肿、呈花斑状红白相间的改变，且以红为主，或呈麻疹样表现，有灰白或黄白色分泌物附着，可有局限性糜烂和出血点。

（二）萎缩性胃炎 粘膜失去正常的桔红色，可呈淡红色、灰色、灰黄色或灰绿色，重度萎缩呈灰白色，色泽深浅不一，皱襞变细、平坦，粘膜下血管透见如树树状或网状。有时在萎缩粘膜上见到上皮细胞增生而成的颗粒。萎缩的粘膜脆性增加，易出血，可有糜烂灶。

（三）慢性糜烂性胃炎 又称疣状胃炎或痘疹状胃炎，它常和消化性溃疡、浅表性或萎缩性胃炎等伴发，亦可单独发生。主要表现为胃粘膜出现多个疣状、膨大皱襞状或丘疹样隆起，直径5～10mm，顶端可见粘膜缺损或脐样凹陷，中心有糜烂，隆起周围多无红晕，但常伴有大小相仿的红斑，以胃窦部多见，可分为持续型及消失型。在慢性胃炎悉尼系统分类中它属于特殊类型胃炎，内镜分型为隆起糜烂型胃炎和扁平糜烂型胃炎。

六、慢性胃炎的预防

慢性浅表性胃炎，预后良好，少数可演变为萎缩性胃炎。萎缩性胃炎伴有重度肠腺化生或(和)不典型增生者有癌变可能，慢性萎缩性胃炎的癌变率为2.55%～7.46%。

七、预防

（一）主要是增加机体抵抗力，锻炼能够适应环境改变的能力。

（二）搞好生活管理，注意饮食卫生，保证身体健康。

（三）避免或减少对胃刺激性过大的食物。

（四）及时、妥善地处理急性胃炎。

（五）去除体内的感染病灶(口、鼻、咽喉)。

八、慢性胃炎的治疗与用药

（一）慢性胃炎尚无特效疗法，无症状者毋需治疗。

1.宜选择易消化无刺激性的食物，忌烟酒、浓茶、进食宜细嚼慢咽。

2.幽门螺杆菌阳性者可用德诺(De-Nol) 0.24Bid；羟氨苄西林0.5，gid或1g Bid；甲硝唑0.2gid的三联疗法，青霉素试验阳性者可选用其他抗生素如四环素、红霉素、庆大霉素等。

3.有消化不良症状者可给予胃粘膜保护剂如硫糖铝等治疗；腹胀、恶心呕吐者可给予胃肠动力药如胃复安、吗丁啉或西沙必利；有高酸症状者可给乐得胃或泰胃美，但萎缩性胃炎者应忌用制酸剂。有胆汁反流者可给硫糖铝及胃肠动力药，以中和胆盐，防止反流。

4.萎缩性胃炎可给予养胃冲剂、维酶素、胃复春等，伴恶性贫血者应给予维生素B_2和叶酸。

5.外科手术适用于萎缩性胃炎伴重度不典型增生或重度肠腺化生，尤其是大肠型肠经者。

（二）大部分浅表性胃炎可逆转，少部分可转为萎缩性。萎缩性胃炎随年龄逐渐加重，但轻症亦可逆转。因此，对慢性胃炎治疗应及早从浅表性胃炎开始，对萎缩性胃炎也应坚持治疗。

1. 消除病因　祛除各种可能致病的因素，如避免进食对胃粘膜有强刺激的饮食及药品，戒烟忌酒。注意饮食卫生，防止暴饮暴食。积极治疗口、鼻、咽部的慢性疾患。加强锻炼提高身体素质。

2. 药物治疗　疼痛发作时可用阿托品、普鲁本辛、颠茄合剂、哌吡氮平等。胃酸增高如疣状胃炎可用甲氰咪胍、雷尼替丁、氢氧化铝胺等。乙氧连氮是一局部麻醉药，能抑制胃窦部释放胃泌素，降低胃酸。胃酸缺乏或无酸者可给予1%稀盐酸或胃蛋白酶合剂，伴有消化不良者可加用胰酶片、多酶片等助消化药。胃粘膜活检发现幽门螺杆菌者加服抗菌素，如链霉素、四环素、土霉素、庆大霉素、痢特灵、卡那霉素、新霉素等。猴头菌片含多糖、多肽类物质可以应用，也可用生胃酮。胆汁反流明显者可用胃复安和吗叮啉以增强胃窦部蠕动，减少胆汁反流。消胆胺、硫糖铝可与胆汁酸结合、减轻症状。缺铁性贫血患者可口服硫酸亚铁或肌注右旋糖酐铁。

3. 手术治疗　慢性萎缩性胃炎伴重度异型增生在目前多认为系癌前病变，有人主张应考虑手术治疗。

九、慢性胃炎的鉴别

（一）胃癌：慢性胃炎之症状如食欲不振、上腹不适、贫血等少数胃窦胃炎的X线征与胃癌颇相似，需特别注意鉴别。绝大多数患者纤维胃镜检查及活检有助于鉴别。

（二）消化性溃疡：两者均有慢性上腹痛，但消化性溃疡以上腹部规律性、周期性疼痛为主，而慢性胃为疼痛很少有规律性并以消化不良为主。鉴别依靠X线钡餐透视及胃镜检查。

（三）慢性胆道疾病：如慢性胆囊炎、胆石症常有慢性右上腹、腹胀、嗳气等消化不良的症关，易误诊为慢性胃炎。但该病胃肠检查无异常发现，胆囊造影及B超异常可最后确诊。

（四）其他：如肝炎、肝癌及胰腺疾病亦可因出现食欲不振、消化不良等症状而延误诊治全面细微的查体及有关检查可防止误诊。

十、慢性胃炎的并发症

（一）胃出血　慢性胃炎出血并不少见：1、粘膜萎缩变薄、血管显露、粗糙食物磨搓、粘膜糜烂出血，以黑便为主要表现，若出血量大时可突然吐血，重者头晕、心慌、眠黑、大汗、甚至休克等。

（二）贫血　慢性胃炎大量失血后伴有两种贫血：1.巨幼红细胞贫血，即恶性贫血，患者具有贫血表现，头晕、乏力、心悸、面色苍白。2.缺铁性贫血，一是慢性失血所致；二是慢性胃炎患者吃饭少，营养不足引起；三是胃酸缺乏。

（三）胃溃疡　胃溃疡与浅表性胃炎、糜烂性胃炎同在，存在明显的炎症刺激，胃粘膜萎缩变薄，并发糜烂、溃疡，应及时进行胃镜检查，以免延误诊治。

（四）胃癌前期　据国际卫生组织统计，在胃癌高发区，经10～20年随访，平均胃癌发生率为10%，他们的发展脉络为：浅表性胃炎-慢性胃炎-肠化生或不典型增生-胃癌。慢性胃炎的癌变与胃炎性增生密切有关。有两种情况的慢性胃炎易癌变：1.慢性胃炎伴有恶性贫血者，癌变发生率比其它胃肠病要高出20倍以上，要引起胃肠病患者重视。2.萎缩性炎伴肠化及重度不典型增生者。

（刘大联）

内科常见病诊疗要点

（下）

韩琼玫 等◎主编

吉林科学技术出版社

第三章 高血压病

高血压病是最常见的心血管疾病之一，又与人类死亡的主要疾病如冠心病、脑血管疾病等密切相关，因此，世界各国均十分重视高血压病从发病机理以至临床防治的研究。

一、病因

本病病因未安全阐明，目前认为是在一定的遗传基础上由于多种后天因素的作用正常血压调节机制失代偿所致，以下因素可能与发病有关。

（一）遗传 高血压的发病有较明显的家族集聚性，双亲均有高血压的正常血压子女（儿童或少年）血浆去甲肾上腺素、多巴胺的浓度明显较无高血压家族史的对照组高，以后发生高血压比例亦高。国内调查发现，与无高血压家族史者比较，双亲一方有高血压者的高血压患病率高1.5倍，双亲均有高血压病者则高2～3倍，高血压病患者的亲生子女和收养子女虽然生活环境相同但前者更易患高血压。动物实验已筛选出遗传性高血压大鼠株（SHR），分子遗传学研究已实验成功基因转移的高血压动物，上述材料均提示遗传因素的作用。

（二）饮食

1.盐类 与高血压最密切相关的是Na^+，人群平均血压水平与食盐摄入量有关，在摄盐较高的人群，减少第日摄入食盐量可使血压下降。有报告显示高血压患病率和夜尿钠含量呈正相关，但亦有不同的意见，这可能与高血压人群中有盐敏感型和非盐敏感型之别有关。高钠促使高血压可能是通过提高交感张力增加外周血管阻力所致。饮食中K^+、Ca^{++}摄入不足、Na^+/K^+比例升高时易患高血压，高K^+高Ca^{++}饮食可能降低高血压的发病率，动物实验也有类似的发现。

2.脂肪酸与氨基酸 降低脂肪摄入总量，增加不饱和脂肪酸的成份，降低饱和脂肪酸比例可使人群平均血压下降。动物实验发现摄入含硫氨基酸的鱼类蛋白质可预防血压升高。

3.饮酒 长期饮酒者高血压的患病率升高，而且与饮酒量呈正比。可能与饮酒促使皮质激素、儿茶酚胺水平升高有关。

（三）职业和环境 流行病材料提示，从事须高度集中注意力工作、长期精神紧张、长期受环境噪音及不良视觉刺激者易患高血压病。

（四）其他 吸烟、肥胖者高血压病患病率高。

二、发病机理

心排血量和周围血管阻力是影响体循环动脉压的两大因素，前者决定于心收缩力和循环血容量，后者则受阻力小动脉口径、顺应性、血液粘稠度等的影响，主动脉的管壁顺应性也影响血压的水平。上述各种因素的作用在全身和局部神经、体液因子的调节下不断地消长以维持人体血压的动态平衡、生理性波动以及应激时的反应。血压的急性调节主要通过位于颈动脉窦和主动脉弓的压力感受器实现，血压升高时感受器传入冲动增加，使交感神经活动下降而迷走神经张力上升，从而下调血压。此外，位于心房和肺静脉的低压感受压器，颈动脉窦和主动脉体化学感受器及中枢的缺血反应也参与血压的急性调节。血压的慢性调节则主要通过对水平衡作用影响循环血量来实现，其中肾脏对血容量的调节及肾素-血管紧张素-醛固酮系统的调节起主要作用。如上述各种调节机制失代偿，导致全身小动脉阻力增加或（和）血循环容量增加，则出现高血压。高血压的发病机理有：

（一）精神、神经学说 精神源学说认为在外因刺激下，病人出现较长期或反复较明显的精神紧张、焦虑、烦躁等情绪变化时，大脑皮层兴奋、抑制平衡失调以至不能正常行使调节和控制皮层下中枢活动的功能，交感神经活动增强，舒缩血管中枢传出以缩血管的冲动占优势，从而使小动脉收缩，周围血管阻力上升，血压上升。

神经系统在血压的调节中起重要作用。延髓血管运动中枢有加压区、减压区和感受区，在脑桥、下丘脑以及更高级中枢核团的参与下主司血管中枢调节，如各级中枢发放的缩血管冲动增多或各类感受器传入的缩血管信号增强或阻力血管对神经介质反应过度时都可能导致高血压的产生，这就是神经源学说(neuro-genic theory)的解释，对此交感神经系统活动的增强起了主要的作用，通过儿茶酚胺类神经介质尤其是去甲肾上腺素的释放促使小动脉收缩。长期的高血压灌注产生的结构强化作用(structural reinforcement)又可使血管平滑肌增殖、肥大，血管壁增厚而血管腔变小，加上可诱发血管壁细胞膜电活动，加强了血管的收缩反应以及交感神经对肾近球细胞的作用促使肾素释放增多从而维持高血压的状态。

（二）肾素-血管紧张素-醛固酮（RAA） 系统平衡失调肾缺血时刺激肾小球入球动脉上的球旁细胞分泌肾素，肾素可对肝脏合成的血管紧张素原起作用形成血管紧张至少 I 而后者经过肺、肾等组织时在血管紧张素转化酶（ACE，又称激肽酶 II ）的活化作用下形成Ang II 再经酶作用脱去天门冬氨酸转化成AngIII。在RAA系统中Ang II 是最重要的成分，有强烈的收缩血管作用，其加压作用约为肾上腺素的$10 \sim 40$倍，而且可刺激肾上腺皮质球带分泌醛固酮促使水钠潴留，刺激交感神经节增加去甲肾上腺素分泌，提高特异性受体的活动从而使血压升高。它还可反馈性地抑制肾脏分泌肾素和刺激肾脏分泌前列腺素。RAA系统功能失调时高血压就会产生，由于肾素主要在肾脏产生故以往有高血压发病的肾源学说(renaltheory)。然而，在高血压患者中，血浆肾素水平增高者仅是少数，近年来发现组织中包括血管壁、心脏、中枢神经、肾皮质髓质中亦有肾素-血管紧张素系统。它们可能在正常肾素和低肾素高血压的发病以及高血压时靶器官的损害起着重要的作用。

（三）遗传学说 流行病学、动物实验以及分子细胞水平的研究均提示遗传在高血压发病中的作用。高血压病患者有家族史的多，其直系亲属的血压水平比同龄非直系亲属的高，双亲均有高血压的子女发生高血压的危险性大。动物实验早已从大鼠中选出SHR品系，高度提示遗传的作用。分子生物学的研究提出高血压发病的"膜学说"，认为高血压病病人组织细胞膜有遗传性的离子运转障碍，尤其在钠摄入增加时不能将Na^+排出细胞外，血管壁平滑肌细胞内Na^+潴留，经过Na^+-Ca^{++}交换使细胞内Ca^{++}增加，而且通过膜除极化使兴奋性增高，最终促使血管收缩，外周阻力升高，在患者的家属中也可见这种情况。高血压病患者中组织相关抗原类型以$HLA-B_{15}$、$HLA-B_8$和$HLA-B_{12}$为多。

上述种种均提示遗传因素在高血压病发病机理中的作用，目前研究认为，单一遗传因素很难形成高血压，高血压这一遗传类型是源于多种遗传基因，而且后天因素对高血压的形成有重要的影响。

（四）摄钠过多学说 大量的实验、临床和流行病学资料证实钠的代谢和高血压密切相关。在食盐摄入量高的地区的人群，如在日本本土的日本人中，高血压的患病率高；而食盐摄入量低的地区的人群，如在阿拉斯加的爱斯基摩人中，则几乎不发生高血压。限制钠的摄入可以改善高血压情况，服用利尿剂增加钠的排泄也可降低增高的血压。肾血管性高血压在高血钠影响下病情恶化，减低摄钠则病情好转。应用去氧皮质酮要在加服食盐的情况下才引起高血压，肾上腺皮质增生所致的高血压，肾上腺皮质增生所致的高血压也需有钠的参与。死于高血压的病人和动物，肾动脉每单位体积干质的钠和水含量较无高血压者高。钠贮留使细胞外液量增加，引起心排血量增高；小动脉壁的含水量增高，引起周围阻力的增高；由于细胞内外钠浓度比值的变化而引起的小动脉张力增加等，都可能是发病机理。但是实验室和临床研究均发现，改变摄盐量和血钠水平，只能影响一部分而不是全部个体的血压水平，故认为饮食中盐的致病是有条件的，对体内遗传性钠运转缺陷使之对摄盐敏感者才有致高血压的作用。

（五）**高胰岛素血症**　近年来高胰岛素血症与高血压的关系引起人们的关注。观察发现高血压病患者空腹胰岛素水平明显高于正常，存在着胰岛素抵抗，而糖耐量降低专利申请同血压的发病率明显较正常者为高，高胰岛素血症者还常伴有高甘油三酯血症和低高密度脂蛋白血症，上述表现多见于肥胖者。动物实验亦发现SHR有胰岛抵抗存在。

高胰岛素血症可能是通过激活细胞Na^+-K^+ATP酶活性增加细胞内钙浓度促使血管阻力上升，以及增加交感神经活动而导致高血压。但是，并非所有高胰岛素血症者都有高血压，反之亦然，二者的关系尚须继续研究。

（六）**其他**　前列腺素系统与肾素-血管紧张素-醛固酮系统有密切关系，有人认为高血压可能与肾髓质合成有扩血管作用的前列腺素A或E的不足有关。血管舒缓素-激肽系统与肾素-血管紧张素-醛固酮系统也有关。血管紧张素转化酶可促进激肽的降解而使其扩血管作用消失，血压升高。吸烟、饮酒过度、摄入碳水化合物过多致肥胖者也易有高血压。

近年来，加压素、内皮素等肽类特制致高血压的作用也引起人们的注意。

祖国医学认为，本病与"肝"、"肾"两脏有关。体质的阴阳偏盛或偏虚、气血功能失调，是发病的内在因素。其发病机理主要为上实下虚，上实为"肝"气郁对结，"肝"火、"肝"风上扰，气血并走于上。下虚为"肾"阴虚损，水不涵木，"肝"失去滋养，而致"肝"阳偏盛。患病日久，阴损及阳，又导致阴阳两虚，出现相应和证候。一般说来，病的早期多为"肝"阳偏盛，中期多数属"肝"、"肾"阴虚，晚期多属阴阳两虚。

三、病理

小动脉病变是高血压病最重要的病理改变，高血压早期阶段全身小动脉痉挛，长期反复的痉挛使小动脉内膜因压力负荷增加、缺血缺氧出现玻璃样变，中层则因平滑肌细胞增殖、肥大而增厚，出现血管壁的重构（remoldling），最后管壁纤维化、管腔狭窄呈现不可逆病变。急进型高血压病者小动脉壁可在较短时期内出现纤维样坏死。各期的小动脉病变均可使管腔狭窄，促进高血压的维持和发展，周围组织和器官内的小动脉都可发生上述病变，但以肾脏的细小动脉最明显，病变最终导致组织器官的缺血损伤。

（一）**心脏**　左心室肥厚是高血压病心脏最特征性的改变，长期的全身小动脉管腔变狭窄导致周围血阻力上升是左心室肥厚的主要原因，但心肌肥厚并不总与血压增高的程度呈正相关。近年来发现交感神经兴奋时释放的儿茶酚胺类物质可刺激心肌细胞蛋白质合成，而RAA系统的AngⅡ、醛固酮等除可刺激心肌细胞肥大外尚可使心肌细胞间的胶原支架增生，这亦可能是部分病人心肌肥厚的原因之一。早期左心室以向心性肥厚为主，长期病变时心肌出现退行性变，心肌细胞萎缩间质纤维化，心室壁可由厚变薄，左室腔扩大。心肌肥厚时冠脉血流储备下降，加之高血压时易有冠状动脉粥样硬化更促使心肌缺血而加重心脏病变。高血压时心肌的生理生化改变和心力衰竭时的变化十分相似，提示高血压时心肌肥大可能是一种心肌病的过程，如不治疗终将导致心力衰竭。近年来发现应用某些降压药物后肥厚的心肌可能逆转，尤其是应用ACE抑制剂时。局部神经体液因子、心肌组织的ACE在心肌的肥厚以及肥厚逆转中的作用是备受注意的问题。

老年患者由于老年性改变心肌细胞减少，而胶原组织相对增加，心脏的收缩功能和舒张功能在正常时已有所下降，高血压时更易出现心功能失代偿，而且由于心飘的生理性丧失，高血压时不易出现心肌肥厚。高血压病患者的心功能改变可出现在影像学检查发现异常之前。

（二）中枢神经系统　脑部小动脉也可出现从痉挛到硬化的一系列改变，但脑血管结构较薄弱，发生硬化后更为脆弱，加之长期高血压时脑小动脉有微动脉瘤形成，易在血管痉挛、血管腔内压力波动时破裂出血，小动脉破裂常发生在内囊和基底节。在小动脉硬化的基础上有利于血栓形成而产生脑梗塞，而梗塞后脑组织软化可出现梗塞周围脑组织出血，高血压易有动脉粥样硬化，如病变发生在脑中型动脉时可加重脑组织缺血。颅内外粥样硬化动脉内壁的粥样斑块脱落可造成脑栓塞。

（三）肾　肾细小动脉病变最为明显，主要发生在输入小动脉，叶间动脉也可涉及，如无合并糖尿病，较少累及输出小动脉。病变血管管腔变窄甚至闭塞，造成肾实质缺血、肾小球纤维化、肾小管萎缩，并有间质纤维化，造成肾皮质逐渐变薄。相对正常的肾单位可代偿性肥大。早期病人肾脏外观无改变，病变进展到相当程度时肾表面呈果糖状，肾体积可随病情的发展逐渐萎缩变小。上述病理改变见于缓进型高血压病，因病情发展缓慢，称为良性肾硬化，但最终导致肾功能衰竭。

急进型高血压时输入小动脉中层发生纤维素样坏死性炎症，且病变何直接延伸至肾小球毛细血管丛，致使肾小球硬化。叶间、弓状动脉内膜有细胞增生，胶原和纤维母细胞呈"洋葱皮"状的同心圆排列。由于病情发展快，病人短期内出现肾功能衰竭，称为恶性肾硬化。

（四）视网膜　视网膜小动脉在本病初期发生痉挛，以后逐渐出现硬化，严重时了生视网膜出血和渗出，以及视神经乳头水肿。临床上通过眼底镜检查观察视网膜动脉的变化，可以反映其他小动脉尤其是脑部小动脉的变化。

（五）主动脉　高血压病后期，可发生主动脉中层囊样坏死和夹层分离。后者好发部位在主动脉弓和降主动脉交界处，亦可发生在升主动脉处，并引起主动脉瓣关闭不全。此时高压血液将主动脉内膜撕裂．大量血液进入中膜，使内膜和中膜分离形成假通道。此外，高血压也促进主动脉粥样硬化的发生和发展。

四、临床表现

高血压病根据起病和病情进展的缓急及病程的长短可分为两型，缓进型(chronic type)和急进型(ac-cellerated type)高血压，前者又称良性高血压，绝大部分患者属此型，后者又称恶性高血压，仅占高血压病患者的1%～5%。

（一）缓进型高血压病　多为中年后起病，有家族史者发病年龄可较轻。起病多数隐匿，病情发展慢，病程长。早期患者血压波动，血压时高时正常，为脆性高血压阶段，在劳累、精神紧张、情绪波动时易有血压升高，体息、去除上述因素后，血压常可降至正常。随着病情的发展，血压可逐步升高并趋向持续性或波动幅度变小。病人的主观症状和血压升高的程度可不一致，约半数病人无明显症状，只是在体格检查或因其它疾病就医时才发现有高血压，少数病人则在发生心、脑、肾等器官的并发症时才明确高血压病的诊断。

病人可头痛，多发在枕部，尤易发生在睡醒时，尚可有头晕、头胀、颈部扳住感、耳鸣、眼花、健忘、注意力不集中、失眠、烦闷、乏力、四肢麻木、心悸等。这些症状并非都是由高血压直接引起，部分是高级神经功能失调所致，无临床特异性。此外，尚可出现身体不同部位的反复出血，如眼结膜下出血、鼻衄、月经过多，少数有咯血等。

早期病人由于血压波动幅度大，可有较多症状，而在长期高血压后，即使在血压水平较高时也可无明显症状，因此，不论有无症状，病人应定期随访血压。随着病情的发展，血压明显而持续性地升高，则可出现脑、心、肾、眼底等器质性损害和功能障碍，并出现相应的临床表现。在并发主动脉粥样硬化时，其收缩压增高常较显著，并发心肌梗塞或发生脑溢血后，血压可能降至正常，并长期或从此不再升高。

1.脑部表现　头痛、头晕和头胀是高血压常见的神经系统症状，也可有头部沉重或颈项扳紧感。高血压直接引起的头痛多发生在早晨，位于前额、枕部或颞部，可能是颅外颈动脉系统系统血管扩张，其脉搏振幅增高所致。这些病人舒张压多很高，经降压药物治疗后头痛可减轻。高血压引起的头晕强为暂时性或持续性，伴有眩晕者较少，与内耳迷路血管性障碍有关，经降压药物治疗后可减轻，但要注意有时血压下降得过多也可引起头晕。

高血压病时并发的脑血管病统称脑血管意外，民间俗称卒中或中风，可分地大类：①缺血性梗塞，其中有动脉粥样硬化血栓形成、间隙梗塞、栓塞、暂时性脑缺血和未定型等各种类型。②出血，有脑实质和蛛网膜下腔出血。大部分脑血管意外仅涉及一侧半球而影响对侧身体的活动，约15%可发生在脑干，而影响两侧身体。根据脑血管病变的种类、部位、范围和严重程度，临床症状有很大的差异，国者仅出现一时的头昏、眩晕、失明、失语、吞咽困难、口角歪斜、肢体活动不灵甚至偏瘫，但可在数分钟至数天内逐渐恢复。重者突然出现肢体偏瘫、口角歪斜，可有呕吐、大小便失禁，继之昏迷、呼吸深沉有鼾音、瞳孔大小不对等、反射迟钝或消失，出现软瘫或病理征，部分病人颈部阻力增加，也可只出现昏迷而无中枢神经定位表现。严重病例昏迷迅速加深，血压下降，出现呼吸不规则、陈-施氏呼吸等，可在数小时至数天内死亡。昏迷不深者可在数天至数周内逐渐清醒，但部分临床症状不能完全恢复，留下不同程度的后遗症。

脑出血起病急，常丰情绪激动、用力抬物或排大便等时，因血压突然升高而骤然发病，病情一般也较重。脑梗塞的发病也急。脑动脉血栓形成起病较缓，多在休息或睡眠时发生，常先有头晕、肢体麻木、失语等症状，然后逐渐发生偏瘫，一般无昏迷或仅有浅昏迷。

2.心脏表现　血压长期升高增加了左心室的负担，左心室因代偿而逐渐肥厚、扩张，形成了高血压性心脏病。

近年来研究发现，高血压时心脏最先受影响的是左室舒张期功能。左心室肥厚时舒张期顺应性下降，松弛和充盈功能受影响，甚至可出现在临界高血压和左心室无肥厚时，这可能是由于心肌间质已有胶原组织沉积和纤维组织形成之故，但此时病人可无明显临床症状。

出现临床症状的高血压性心脏病多发生在高血压病起病数年至十余年之后。在心功能代偿期除有感心悸外，其它心脏方面的症状可不明显。代偿功能失调时，则可出现左心衰竭症状，开始时在体力劳累、饱食和说话过多了生气喘、心悸、咳嗽，以后呈阵了性的发作，常在夜间发生，并可有痰中带血等，严重时或血压骤然升高时发生肺水肿。反复或持续的左心衰竭，可影响右心室功能而发展为全心衰竭，出现尿少，水肿等症状。在心脏未增大前，体检可无特殊发现，或仅有脉搏或心尖搏动较强有力，主动脉瓣区等二心音因主动脉舒张压升高而亢进。心脏增大后，体检可发现心界向左、向下扩大；心尖搏动强而有力，呈抬举样；心尖区和（或）主动脉瓣区可听到Ⅱ～Ⅲ级收缩期吹风样杂音。心尖区杂音是左心室扩大导致相对性二尖瓣关闭不全或二尖瓣乳头肌功能失调所致；主动脉瓣区杂音是主动脉扩张，导致相对性主动脉瓣狭窄所致。主动脉瓣区第二心音可因主动脉及瓣膜硬变而呈金属音调，可有第四心音。心力衰竭时心率增快，出现紫绀，心尖区可闻奔马律，肺动脉瓣区第二心音增强，肺底出现湿罗音，并可有交替脉；后期出现颈静脉怒张、肝肿大、下肢水肿、腹水和紫绀加重等。

由于高血压可促进动脉粥样硬化，部分病人可因合并冠状动脉粥样硬化性心脏病而有心绞痛、心肌梗塞的表现。

3.肾脏表现　肾血管病变的程度和血压高度及病程密切相关。实际上，无控制的高血压病患者均有肾脏的病变，但在早期可无任何临床表现。随病程的进展可先出现蛋白尿，但如无合并其它情况，如心力衰竭和糖尿病等，24小时尿蛋白总量很少超过1g，控制高血压可减少尿蛋白。可有血尿，多为显微镜血尿，少见有透明和颗粒管型。肾功能失代偿时，肾浓缩功能受损，可出现多尿、夜尿、口渴、多饮等，尿比重逐渐降低，最后固定在1.010左右，称等渗尿。当肾功能进一步减退时，尿量可减少，血中非蛋白氮、肌酐、尿素氮常增高，酚红排泄试验示排泄量明显减低，尿素廓清率或肌酐廓清率可明显低于正常，上述改变随肾脏病变的加重而加重，最终出现尿毒症。但是，在缓进型高血压病，病人在出现尿毒症前多数已死于心、脑血管并发症。

（二）**急进型高血压**　在未经治疗的原发性高血压病病人中，约1%可发展成急进型高血压，发病可较急骤，也可发病前有病程不一的缓进型高血压病史，男女比例约3:1，多在青中年发病，近年来此型高血压已少见，可能和早期发现轻中度高血压病人并及时有效的治疗有关。其表现基本上现缓进型高血压病相似，但症状如头痛等明显，病情严重、发展迅速、视网膜病变和肾功能很快衰竭等特点。血压显著升高，舒张压多持续在17.3～18.7kPa（130～140mmHg）或更高、各种症状明显，小动脉的纤维术坏死性病变进展迅速，常于数月至1～2年内出现严重的脑、心、肾损害，发生脑血管意外、心力衰竭和尿毒症。并常有神力模糊或失明，视网膜可发生出血、渗出物及视神经乳头水肿、血浆肾素活性高。由于肾脏损害最为显著，常有持续蛋白尿，24小时尿蛋白可达3g，血尿和管型尿，最后多因尿毒症而死亡，但也可死于脑血管意外或心力衰竭。

（三）**高血压危重症**

1.高血压危象　在高血压病的进程中，如全身小动脉发生暂时性强烈痉挛，周围血管阻力明显上升，致使血压急骤上升而出现一系列临床症状时称为高血压危象。这是高血压时的急重症，可见于缓进型高血压各期和急进型高血压，血压改变以收缩压突然明显升高为主，舒张压也可升高，常在诱发因素作用下出现，如强烈的情绪变化、精神创伤、心身过劳、寒冷的刺激和内分泌失调（如经期和绝经）等。病人出现剧烈头痛、头晕、眩晕，亦可有恶心、呕吐、胸闷、心悸、气急、视力模糊、腹痛、尿频、尿少、排尿困难等。有的伴随植物神经紊乱症状，如发热、口干、出汗、兴奋、皮肤潮红或面色苍白、手足发抖等；严重者，尤其在伴有靶器官病变时，可出现心绞痛、肺水肿、肾功能衰弱、高血压脑病等。发作时尿中出现少量蛋白和红细胞，血尿素氮、肌酐、肾上腺素、去甲肾上腺素可增加，血糖也可升高、眼底检查小动脉痉挛、可伴出血、渗出或视神经乳头水肿。发作一般历时短暂，控制血压后，病情可迅速好转，但易复发。在有效降压药普遍应用的人群，此危象已很少发生。

2.高血压脑病　在急进型或严重的缓进型高血压病病人，尤其是伴有明显脑动脉硬化者时，可出现脑部小动脉先持久而明显的痉挛，继之被动性或强制性扩张，急性的脑循环障碍导致脑水肿和颅内压增高从而出现了一系列临床表现，在临床上称为高血压脑病。发病时常先有血压突然升高，收缩压、舒张压均高，以舒张压升高为主，病人了出现剧烈头痛、头晕、恶心、呕吐、烦躁不安、脉搏多慢而有力，可有呼吸困难或减慢、视力障碍、黑蒙、抽搐、意识模糊、甚至昏迷，也可出现暂时性偏瘫、失语、偏身感觉障碍等。检查可见视神经乳头水肿，脑脊液压力增高、蛋白含量增高。发作短暂者历时数分钟，长者可数小时甚至数天。妊娠高血压综合征、肾小球肾炎、肾血管性高血压和嗜铬细胞瘤的患者，也可能发生高血压脑病这一危急病症。

五、实验室检查

实验室检查可帮助原发性高血压病的诊断和分型，了解靶器官的功能状态，尚有利于治疗时正确选择药物。血尿常规、肾功能、尿酸、血脂、血糖、电解质（尤其血钾）、心电图、胸部X线和眼底检查应作为高血压病病人的常规检查。

（一）血常规　红细胞和血红蛋白一般无异常，但急进型高血压时可有Coombs试验阴性的微血管病性溶血性贫血，伴畸形红细胞、血红蛋白高者血液粘度增加，易有血栓形成并发症（包括脑梗塞）和左心室肥大。

（二）尿常规　早期病人尿常规正常，肾浓缩功能受损时尿比重逐渐下降，可有少量尿蛋白、红细胞，偶见管型。随肾病变进展，尿蛋白量增多，在良性肾硬化者如24小时尿蛋白在1g以上时，提示预后差。红细胞和管型也可增多，管型主要是透明和颗粒者。

（三）肾功能　多采用血尿素氮和肌酐来估计肾功能。早期病人检查并无异常，肾实质受损到一定程度可开始升高。成人肌酐>114.3μmol/L，老年人和妊娠者>91.5μmol/L时提示有肾损害。酚红排泄试验、尿素廓清率、内生肌酐廓清率等可低于正常。

（四）胸部X线检查　可见主动脉，尤其是升、弓部迂曲延长，其升、弓或降部可扩张。出现高血压性心脏病时有左室增大，有左心衰竭时左室增大更明显，全心衰竭时则可左右心室都增大，并有肺淤血征象。肺水肿时则见肺门明显充血，呈蝴蝶形模糊阴影。应常规摄片检查，以便前后检查时比较。

（五）心电图　左心室肥厚时心电图可显示左心室肥大或兼有劳损。心电图诊断左心室肥大的标准不尽相同，僅其敏感性和特异性相差不大，假阴性为68%～77%，假阳性4%～6%，可见心电图诊断左心室肥大的敏感性不很高。由于左室舒张期顺应性下降，左房舒张期负荷增加，心电图可出现P波增宽、切凹、Pv_1的终末电势负值增大等，上述表现甚至可出现在心电圈发现左心室肥大之前。可有心律失常如室性早搏、心房颤动等。

（六）超声心动图　目前认为，和胸部X红检查、心电图比较，超声心动图是诊断左心室肥厚最敏感、可靠的手段。可在二维超声定位基础上记录M型超声曲线或直接从二维图进行测量，室间隔和（或）左心室后壁厚度>13mm者为左室肥厚。高血压病时左心室肥大大多是对称性的，但是1/3左右以室间隔肥厚为主（室间隔和左室后壁厚度比>1.3），室间隔肥厚常上端先出现，提示高血压时最先影响左室流出道。超声心动图尚可观察其它心脏腔室、瓣膜和主动脉根部的情况并可作心功能检测。左室肥厚早期虽然心脏的整体功能如心排血量、左室射血分数仍属正常，但已有左室收缩期和舒张期顺应性的减退，如心肌收缩最大速率（Vmax）下降，等容舒张期延长、二尖瓣开放延迟等。在出现左心衰竭后，超声心动图检查可发现左室、左房心腔扩大，左室壁收缩活动减弱。

（七）眼底检查　测量视网膜中心动脉压可见增高，在病情发展的不同阶段可见下列的眼底变化：

Ⅰ级：视网膜动脉痉挛

Ⅱ级A：视网膜动脉轻度硬化

　　　B：视网膜动脉显著硬化

Ⅲ级：Ⅱ级加视网膜病变（出血工渗出）

Ⅳ级：Ⅲ级加视神经乳头水肿

（八）其他检查　病人可伴有血清总疆固醇、甘油三酯、低密度脂蛋白胆固醇的增高和高密度脂蛋白胆固醇的降低，及载脂蛋白A- I的降低。亦常有血糖增高和高尿酸血症。部分病人血浆肾素活性、血管紧张素Ⅱ的水平升高。

六、高血压病的分期

目前国内仍沿用1979年我国修订的高血压临床分期标准，按临床表现将本病分为三期：

第一期　血压达到确诊高血压水平，临床无心、脑、肾并发症表现。

第二期　血压达到确诊高血压水平，并有下列各项中一项者：①体检、X线、心电图或超声检查见有左心室肥大；②眼底检查见有眼底动脉普遍或局部变窄；③蛋白尿和（或）

血浆肌酐浓度轻度升高。

第三期　血压达到确诊高血压水平，并有下列各项中一项者：①脑血管意外或高血压脑病；②左心衰竭；③肾功能衰竭；④眼底出血或渗出，有或无视神经乳头水肿。

急进型高血压（恶性高血压）:病情急骤发展，舒张压常持续在17.3kPa(130mmHg)以上，并有眼底出血、渗出或乳头水肿。

从上述分期可见，第一期尚无器官的损伤，第二期已有器官损伤，但其功能尚可代偿，而第三期则损伤的器官功能已经失代偿。

近舒张压水平可将高血压分三度：

轻度：舒张压12.7～13.9kPa（95～104mmHg）

中度：舒张压14.0～15.2kPa（105～114mmHg）

重度：舒张压1≥15.3kPa（115mmHg）

根据中医辩证可将本病分为三型：

（一）"肝"阳偏盛型　表现为头痛、性情急躁、失眠、口干苦、面红目赤、舌尖边红、苔黄、脉弦有力。

（二）"肝""肾"阴虚型　表现为头部空虚感、头痛、眩晕、耳鸣、面部潮红、手足心热、腰膝无力、易怒、心悸、乏力、失眠、健忘、舌红而干、薄苔或少苔、脉弦细或沉细。

（三）阴阳两虚型　表现为严重眩晕、走路觉轻浮无力、面色㿠白、心悸气促、面部或双下肢水肿、夜尿多、记忆力减退、畏寒、肢冷、腰膝酸软、胸闷呕吐或突然晕倒、舌质淡嫩、苔薄白或无苔、脉沉紧。

七、诊断和鉴别诊断

高血压病的诊断应包括以下内容：①确诊高血压，即是否血压确实高于正常；②除外症状性高血压；③高血压分期、分级；④重要脏器心、脑、肾功能估计；⑤有无合并可影响高血压病病情发展和治疗的情况，如冠心病、糖尿病、高脂血症、高尿酸血症、慢性呼吸道疾病等。

由于血压的波动性，应至少两次在非同日静息状态下测得血压升高时方可诊断高血压，而血压值应以连续测量三次的平均值计，须注意情绪激动、体力活动时会引起一时性的血压升高，被测者手臂过粗周径大于35cm时，明显动脉粥样硬化者气袖法测得的血压可高于实际血压，近年来"白大衣高血压"引起人们的注意，由于环境刺激在诊所测得的血压值高于正常，而实际并无高血压，白大衣高血压的发生率各家报导不一，约在30%左右。当诊断有疑问时可作冷加压试验，高血压病人收缩压增高4.7kPa（35mmHg）以上而舒张增高3.3 kPa（25mmHg）以上，为明确诊断尚可作动态血压监测，比项检测能观察昼夜血压变化，除有助于诊断外还可对高血压的类型判断，约80%高血压病人的动态血压曲线呈勺型，即血压昼高夜低，夜间血压比昼间血压低10%～20%。小部分病人血压昼夜均高，血压曲线呈非勺型变化，此种高血压类型可能对靶器官影响更大。在判断降压药物的作用与疗效时动态血压较随测血压可提供更全面更多的信息。因此，在临床上已得到日益广泛的应用。

对突然发生明显高血压（尤其是青年人），高血压时伴有心悸、多汗、乏力或其他一些高血压病不觉风的症状，上下肢血压明显不一致、腹部腰部有血管杂音的病人应考虑继发性高血压的可能性，需作进一步的检查以鉴别。此外，也要注意与主动脉硬化、高动力物质循环状态、心排量增高时所致的收缩期高血压相鉴别。

高血压患者均应作尿常规、肾功能、心电图、胸部X线、超声心动图、眼底等检查以了解重要脏器的功能，除有助于估计病情外，也有治疗的参考价值，如在合并心功能不全者，某些降压药如利尿剂、周围血管扩张剂、血管紧张素转化酶抑制剂有助于心力衰竭的治疗，另一些降压药物如β阻滞剂、维拉帕米（异搏定）却可加重心力衰竭。

八、并发症

在我国，高血压病最常见的并发症是脑血管意外，其次是高血压性心脏病心力衰竭，再是肾功能衰竭，在临床表现一节中已描述。较少见但严重的并发症为主动脉夹层动脉瘤。其起病常突然，迅速发生剧烈胸痛，向背或腹部放射，伴有主动脉分支堵塞的现象，使两上肢血压及脉搏有明显差别，一侧从颈动脉到股动脉的脉搏均消失或下肢暂时性瘫痪或偏瘫。少数发生主动脉瓣关闭不全。未受堵塞的动脉血压升高。动脉瘤可破裂入心包或胸膜腔而迅速死亡。胸部X线检查可见主动脉明显增宽。超声心动图计算机化X线或磁共振断层显象检查可直接显示主动脉的夹层与范围，甚至可发现破口。主动脉造影也可确立诊断。高血压合并直肢动脉粥样硬化时，可造成下肢疼痛、跛行。

九、预后

缓进型高血压病发展缓慢，病程常可达二、三十年以上。在第一第二期如能及时治疗，可获得痊愈或控制住病情的进展。如血压能经常保持正常或接近正常（控制在21.3/13.3kPa（160/100mmHg以下），则脑、心肾等并发症不易发生，病人可长期保持一定的劳动力。但血压进行性增高，眼底病变较重，家族中有早年死于心血管病的病史，以及血浆肾素活性或血管紧张素Ⅱ高的病人，预后较差。如病情发展到第三期，由于有脑、心、肾等脏器的严重损害，发生脑血管意外、心力衰竭、肾功能衰竭的可能性增多，可使劳动力减退或完全丧失。

急进型高血压病进展迅速，预后差，平均仅存活一年左右。但如及早采取积极治疗措施，有可能使5年生存率达到20%～50%。

高血压病的死亡原因，在我国以脑血管意外为最多，其次为心力衰竭和尿毒症。这与欧美国家以心力衰竭占首位、其次是脑血管意外和尿毒症者有所不同。

十、治疗

（一）一般治疗 包括：①劳逸结合，保持足够而良好的睡眠避免和消除紧张情绪，适当使用少量安定剂（如地西泮2.5mg,口服）。避免过度的脑力和体力负荷。对轻度高血压患者，经常从事一定的体育锻炼（如练气功和打太极拳）有助于血压恢复正常，但对中重度高血压患者或已有靶器官损害表现的Ⅱ、Ⅲ期高血压患者，应避免竞技性运动，特别是等长运动。②减少钠盐摄入（<6g氯化钠/d），维持足够的饮食中钾、钙和镁摄入。③控制体重，肥胖的轻度高血压患者通过减轻体重往往已能使血压降至正常，对肥胖的中重度高血压患者，可同时行减轻体重和降压药物治疗。④控制动脉硬化的其它危险因素，如吸烟、血脂增高等。

（二）降压药物治疗 近年来，抗高血压药物的研究发展迅速，特别是β受体阻滞剂、钙拮抗剂和血管紧张素转换酶抑制剂等新型降压药的问世，从根本上改变了高血压药物治疗的面貌。根据不同患者的特点单独选用或联合应用各类降压药，已可使大多数高血压患者的血压得到控制。

（三）降压药物选用原则

1.各种降压药物有其各自的药理学特点，临床上应根据患者的年龄、高血压程度和分期、有无并发症或夹杂症（如糖尿病、高血脂、心绞痛、心力衰竭、心肌梗塞、心律失常、支气管和肺部病变等）及其它冠心病危险因素的存在与否，以及用药后的反应选择用药，才能得到满意的疗效。

2.对缓进型高血压患者，阶梯式降压药物选择原则的首选药目前已从利尿剂和β阻滞剂扩展到包括钙拮抗剂和血管紧张素转换酶抑制剂，要把不同患者的特点，选用这四类药物中的一种，从小剂量开始逐渐增加剂量，直到血压获得控制或达最大量，或出现不良反应。达到降压目的后再逐步改为维持量，以保持血压正常或接近正常。维持量治疗应力求简单、用最小剂量，使副作用最少而病人能坚持服药。大多数高血压病患者需长期服用维持量降压药，如无必要，不应突然停药事换药。对重度高血压，可能一开始就需要联合使用两种降压药。联合应用几种降压药物的优点是：①通过协同作用提高疗效；②减少各药剂量使副作用减少。

3.应密切注意降压药物治疗中所产生的各种不良反应，及时加以纠正或调整用药。原则上，理想的降压药应能纠正高血压所致的血流动力异常（增高的外周阻力和减少的心态排血量）而不影响患者的压力感受器反射机制。使用可引起明显体位性低血压的降压药物前，宜先向病人说明，从坐位或卧位起立时动作应尽量缓慢，特别是夜间起床小便时最要注意，以免血压骤降引起晕厥而发生意外。近年发现噻嗪类利尿剂能升高血浆胆固醇和甘油三酯水平，β阻滞剂能增高血浆甘油三酯和降低高密度脂蛋白胆固醇水平，因此对血脂异常者应慎用。钙拮抗剂和血管紧张素转换酶抑制剂对血脂无影响，而α阻滞剂和中枢交感社神经兴奋剂能轻度降低血清总胆固醇，因此适用于伴有血脂异常的高血压患者。

4.近年研究发现，高血压患者靶器官损害与昼夜24小时血压的关系较其与一次性随测血压关系更为密切。因此，在有条件时，应根据24小时动态血压的测定结果选用长作用时间降压药或采用缓（控）释制剂，以达到24小时的血压控制，减少靶器官损害。

5.在血压重度增高多年的患者，由于外周小动脉已产生器质性改变，或由于患者不能耐受血压的下降，即使联合使用几种降压药物，也不易使收缩压或舒张压降至正常水平。此时不宜过分强求降压，否则患者常反可感觉不适，并有可能导致脑、心、肾血液供应进一步不足而引起脑血管意外、冠状动脉血栓形成，肾功能不全等。

6.对老年人的单纯收缩期高血压，应从小剂量开始谨慎使用降压药物，一般使收缩压控制在18.7～21.3kPa（140～160mmHg）为宜。可选用钙拮抗剂或转换酶抑制剂，必要时加用少量噻嗪类利尿剂。老年人压力感受器不敏感，应避免使用胍乙定、α阻滞剂和拉贝洛尔等药物。以免产生体位性低血压。

7.急进型血压的治疗措施和缓进型重度高血压相仿。如血压持续不下降，可考虑用冬眠疗法；如出现肾功能衰竭，则降压药物以选用甲基多巴、肼屈嗪、米诺地尔、可乐定等为妥，且不宜使血压下降太多，以免肾血流量减少而加重肾功能衰竭。

（四）中医治疗

1.辨证施治按中医辨证分型进行；"肝"阳偏盛型 治以平"肝"潜阳，用天麻钩藤饮加减。"肝""肾"阴虚型 治以育阴潜阳、滋养"肝""肾"，用六味地黄汤加减。阴阳两虚型 治以温阳育阴，用地黄饮子加减。

2.单方根据国内文献报告，有一定降压效果的单味中草药有：野菊花、黄芩、杜仲、丹皮、黄连、川芎等，通过扩张周围血管而降压，用量备10g，黄连、川芎减半。臭梧桐、桑寄生等，通过抑制血管舒缩中枢的兴奋性而降压，用量分别为15～30g和10～15g。罗布麻、夏枯草等兼有利尿作用，用量分别为3～6g和10～15g。青木香通过交感神经节阻滞作用而降压，用量为10g。

3.针刺疗法包括梅花针及耳针疗法均有一定效果。

（五）高血压危象的治疗

1. 迅速降压 治疗目的是尽快使血压降至足以阻止脑、肾、心等靶器官的进行性损害，但又不导致重要器官灌注不足的水平。可选用下列措施：

（1）硝普钠：30～100mg，加入5%葡萄糖溶液500ml，避光作静脉滴注，滴速0.5～10μg（kg.min），使用时应监测血压，根据血压下降情况调整滴速。

（2）二氮嗪：200～300mg，于15～30s内静脉注射，必要时2h后再注射。可与呋塞米联合治疗，以防水钠潴留。

（3）拉贝洛尔：20mg静脉缓慢推注，必要时每隔10min注射一次，直到产生满意闻道或总剂量200mg为止。

（4）酚妥拉明：5mg，缓慢静脉注射，主要用于嗜铬细胞瘤高血压危象。

（5）人工冬眠：氯丙嗪50mg，异丙嗪50mg 和哌替啶100mg，加入10%葡萄糖溶液500ml中静脉滴注，亦可使用其一半剂量。

（6）对血压显著增高，但症状不严重者，可舌下含用硝苯地平10mg，卡托普利12.5～25.0mg。或口服哌唑嗪1～2mg，可乐定0.1～0.2 mg或米诺地尔等。也可静脉注射地尔硫卓或尼卡地平。

降压不宜过快过低。血压控制后，需口服降压药物，或继续注射降压药物以维持疗效。

2.制止抽搐 可用地西泮10～20mg静脉注射，苯巴比妥钠0.1～0.2g肌肉注射。亦可予25%硫酸镁溶液10ml深部肌肉注射，或以5%葡萄糖溶液20ml稀释后缓慢静脉注射。

3.脱水、排钠、降低颅内压

（1）呋塞米20～40mg或依地尼酸钠25～50mg，加入50%葡萄糖溶液20～40ml中，静脉注射。

（2）20%甘露醇或25%山梨醇静脉快速滴注，半小时内滴完。

4.其他并发症的治疗 对主动脉夹层分离，应采取天康生物和降压治疗，诊断确定后，宜施行外科手术治疗。

十一、预防

（一）胸怀开阔、精神乐观，注意劳逸结合，积极参加文体活动，脑力劳动者坚持作一定的体力活动等，有利于维持高级神经中枢的正常功能；不吸烟；少吃盐；避免发胖；都对预防本病有积极意义。

（二）开展群众性的防病治病工作，进行集体的定期健康检查，对有高血压病家族史而本人血压曾有过增高记录者，定期随访观察，则有利于对本病的早期发现和及早治疗。

（三）提倡每个医师在诊病时都将测量血压列为一项常规检查，这将有助于发现无症状的早期高血压病人，为他们提供得到早期治疗的机会。

（刘大联）

第四章 糖尿病

糖尿病是一组常见的代谢内分泌病，分原发性及继发性两类。前者占绝大多数，有遗传倾向，其基本病理生理为绝对或相对胰岛素分泌不足和胰升糖素活性增高所引起的代谢紊乱，包括糖蛋白质、脂肪、水及电解质等，严重时常导致酸碱平衡失常。临床上早期无症状，至症状期才有多食、多饮、多尿、烦渴、善饥、消瘦或肥胖、疲乏无力等症群，久病者常伴女心脑血管、肾、眼及神经等病变。严重病例或应激时可女生酮症酸中毒、高渗昏迷、乳酸性酸中毒而威胁生命，常易并女化脓性感染、尿路感染、肺结核等。自从胰岛素及抗菌药物问世后酮症及感染已海少见，病死率明显下降。如能及早防治，严格和持久控制高血糖，可明显减少慢性并发症，已不疑问，病人劳动力可接近正常。

内科常见病诊疗要点

◈◈

一、病因和分类

（一）糖尿病 各型特点如下：

1. 胰岛素依赖型（IDDM，Ⅰ型） 其特征为：①起病较急；②典型病例见于小儿及青少年，但任何年龄均可发病；③血浆胰岛素及C肽水平低，服糖刺激后分泌仍呈低平曲线；④必须依赖胰岛素治疗为主，一旦骤停即发生酮症酸中毒，威胁生命；⑤遗传为重要诱因，表现于第6对染色体HLA某些抗原的阳性率增减；⑥胰岛细胞抗体（ICA）常阳性，尤其在初发病2～3年内。有时在发病前数年常已呈阳性反应。近年来研究表明在Ⅰ型患者的鉴定中，谷氨酸脱羧酶抗体（抗GAD）阳性反应较ICA更有意义，尤其在病程较久，女展较慢的患者。

2. 非胰岛素依赖型（NIDDM，Ⅱ型） 其特征为：①起病较慢；②典型病例见于成人中年，偶见于幼儿；③血浆胰岛素水平仅相对性降低，且在糖刺激后呈延迟释放，有时肥胖病人空腹血浆胰岛素基值可偏高，糖刺激后胰岛素亦高于正常人，但比相同体重的非糖尿病肥胖者为低；④遗传因素亦为重要诱因，但HLA属阴性；⑤ICA呈阴性；⑥胰岛素效应往往甚差；⑦单用口服抗糖尿病药物，一般可以控制血糖。根据体重又可分为不胖和肥胖两型。在不胖的NIDDM中，实际上尚包括一些自身免疫病变进展甚慢的Ⅰ型患者，其初期临床表现酷似NIDDM处理，久后终于逐步充分表现出Ⅰ型的特点，必须应用胰岛素才能免于发生酮症酸中毒，故在确认时，年龄往往较大，抗GAD阳性结果明显高于NIDDM，76%：12%。可称之谓成人迟发自身免疫型糖尿病（LADA），有人也称1.5型糖尿病。晚近国内外报道的线粒体基因突变糖尿病，由于其临床特点呈不典型NIDDM：起病早，无肥胖，病程中常需改用胰岛素治疗和胰岛β细胞功能日益减退，同时尚伴有神经性耳聋，故很可能即属于LADA之一种。目前对线粒体糖尿病的认识正在深入中。

NIDDM中，尚有一类发病在25岁之前，在5年内不用胰岛素便能控制高血糖，一般不女生酮症酸中毒，称为青年人中成年型糖尿病（MODY），多属常染色体显性遗传，其微血管并发症与一般NIDDM同样常见，但大血管并发症较少。

3. 与营养不良有关的糖尿病 其特征为：①些型大多见于亚、非、南美等第三世界发展中国家，在热带或亚热带地区，故又称热带性胰源糖尿病等，命名多种，后经WHO定名为与营养不良有关的糖尿病；②起病年龄大多为青少年（15～30岁）；③形体消瘦，营养不良；④不少病例须用胰岛素治疗，有时剂量偏大；⑤但酮症不多见；⑥此型又可分下列二亚型：

（1）胰纤维结石型：①病理上以慢性胰纤维化，胰体缩小，胰管扩大，内有钙化结石，以致外分泌与内分泌均受累；②起病于青少年，男女之比为3:1；③以慢性反复发作性腹痛、腹泻、消化不良、营养却乏等慢性胰病为特下；④血糖有时可很高，达400～600mg/dl（22～33mmol/L）；⑤约80%须胰岛素治疗；⑥但即使停药，酮症罕见；⑦病人大多于40～50岁死亡，亦可呈各种慢性糖尿病并发症；⑧目前病因不明，有疑为多食木薯而得慢性CN中毒引起。此病又称Z型，因1955年首见于Zuidema。相似病例，我院曾见1例，有病理解剖证实。

（2）蛋白质却乏型：此型又称J型或M型，因1955年首见于Jamaica。特征为：①起病于15～25岁的青少年；②有长期蛋白质与能量营养不良史，以致极度消瘦，BMI常<19；③血糖中度升高，须胰岛素治疗；④酮症罕见；⑤亚洲此病男女之比为2～3:1，非洲男女相等，西印度则以女性较多；⑥病因不明，可能由于长期营养不良，β细胞数及功能低下所致，但与IDDM不同，糖刺激后仍有C肽释放。

1. 继发性及其他

（1）胰源性：由于胰腺切除、胰腺炎、胰癌、血色病等引起的胰岛素分泌不足。

（2）内分泌性：①垂体性糖尿病，由于生长激素分泌过多，见于肢端肥大症或巨人症；②类固醇性糖尿病，由于皮质醇类激素分泌过多，见于库欣病或综合征；③胰升血糖素瘤所致的糖尿病，由于胰岛A（α）细胞腺瘤分泌胰升血糖素过多；④胰生长抑素瘤所致的糖尿病，由于胰岛D（＆）细胞腺瘤分泌生长抑素过多等。

（3）药源性及化学物性：多种药物、化学物可影响糖代谢。如利尿降压药噻嗪类、糖皮质激素、女性口服避孕药、止痛退热（阿司匹林、消炎痛等）、三环抗抑制剂中阿密替林、去甲丙咪嗪等大都仅能引起糖耐量减退。

（4）胰岛素受体异常：又分①受体本身缺陷有先天性脂肪营养异常症及黑棘皮病伴女性男性化；②受体抗体所致的胰岛素耐药性糖尿病。

（5）遗传性综合征伴糖尿病：有多种①代谢紊乱如Ⅰ型肝糖原沉着症、急性阵发性血卟啉病、高脂血症等；②遗传性神经肌肉病如糖尿病性视神经萎缩伴尿崩症与耳聋等；③早老综合征；④继发于肥胖的葡萄糖不耐受性综合征如Prader-Willi综合征。

（二）葡萄糖耐量减退(impaired glucose toler-ance，简称IGT) 此组按诊断标准血糖空腹期<140mg/dl(7.8mmol/L)餐后2小时<200mg/dl(11.1mmol/L)但高于正常者，口服糖耐量试验(OGTT)曲线亦介乎糖尿病与正常高限之间。此组特征为：①血糖偏高，但未达糖尿病标准，系糖尿病的候选者，可分为肥胖型和不胖型。这类对象如不及时干预约2/3可转变为糖尿病，饮食和运动干预可减少发病，故为预防发生糖尿病的重要对象之一。

（三）妊娠期糖尿病 此组限于妇女妊娠期发生的IGF与DM，故已知糖尿病者妊娠时不属此组。大多数病人于分娩后随访OGTT可恢复正常，仅30%以下病人于5～10年随访中转变为真正糖尿病（按WHO标准）。此组病人约见于所有孕女的1%～2%。

二、发病机理

胰岛素绝对不足大多见于Ⅰ型(IDDM)，相对不足大多见于Ⅱ型(NIDDM)病者。绝对不足的证据有以下几点：①空腹血浆胰岛素浓度很低，一般<4μU/ml(正常值为5～20μU/ml)，甚至测不出；血及24小时尿中C肽均很低，常不能测出；②用葡萄糖或胰升糖素刺激后血浆胰岛素及C肽仍低，呈扁平曲线；③对磺酰脲类治疗无效；④病理切片上示胰岛炎，早期有淋巴细胞等浸润；后期β细胞呈透明变性、纤维化，β细胞数仅及原来10%。相对性胰岛素分泌不足表现于空腹血浆胰岛素及葡萄糖刺激后胰岛素释放试验中的浓度均低于相应体重的非糖尿病者。但肥胖的Ⅰ型糖尿病者血浆胰岛素浓度基值或刺激后高峰均比正常对照为高，仅比相应体重而非糖尿病者低且高峰延迟出现。葡萄糖刺激后正常人胰岛素高峰见于口服糖后30～60分钟内，Ⅱ型病人的高峰约延迟30～45分钟出现。

Ⅰ型病者每日胰岛素分泌量最少，空腹基值及糖刺激后峰值均明显低于正常，提示绝对分泌不足，体重正常的Ⅱ型病人胰岛素分泌量低于正常人，且糖刺激后峰值也低而延迟出现，但肥胖糖尿病人的分泌量大于正常人，且空腹基值和糖刺激后高峰明显高于正常人，但延迟出现，提示相对性胰岛素分泌不足且释效反应迟钝。至于胰岛素分泌不足的原因则有下列因素：

（一）遗传因素 不少病人有阳性家族史，我院922例中占8.7%，国外报道约25%～50%。遗传因素不论Ⅰ型或Ⅱ型均较肯定。据近代孪生儿研究，Ⅰ型中共显性为50%，其余为环境因素；Ⅱ型中共显性更高达90%以上。从人类染色体研究中已知Ⅰ型病者第六对染色体短臂上白细胞配伍定型(HLA)等位点上出现频率增减，提示遗传属易感性倾向而非疾病本身，且随人种与民族而异。大量HLA研究总结认为HLAD及DR抗原与Ⅰ型的关联最为重要，尤其是DW₃-DR₃和DW₄-DR₄易患Ⅰ型糖尿病。最近又发现DQβ链变异体，与Ⅰ型糖尿病的关系较DR更密切。DQβ57非天门冬氨酸和DQα52精氨酸可明显增强Ⅰ型糖尿病的易感性，但其影响远不如白种人显著。Ⅱ型患者则HLA无特殊标志。

（二）自身免疫 与Ⅰ型患者关系密切。胰小岛的自身免疫主要可能通过分子摸拟过程所致。如某抗原的化学和构型与β细胞酷似，则该抗原产生的抗体也将针对β细胞发动免疫攻击。抗原可以是病毒，也可以是病毒以外的。至于病毒感染后，β细胞严重破坏而发生糖尿病的学说，由于在流行方式和病毒血清学研究中尚存在不一致的结果以及从发现胰岛细胞损害至出现症状之间当有一个漫长的潜伏期等事实，均表明尚需要重新估价。

具有Ⅰ型糖尿病易感基因个体，如接触与β细胞组成酷似的外来抗原（孪生抗原），吞噬细胞即联合Ⅱ类MHC紧密地与之结合，在白介素Ⅰ和Ⅱ的配合下，经辅助T细胞识别后，即对该抗原发动强烈而持久的免疫反应，产生针对该原的特异抗体和免疫活性细胞。由于β细胞酷似外来抗原，因而也受到抗体的攻击。针对外来抗原的抗体与β细胞结合后，吸引吞噬细胞，补体和自然杀伤细胞，吞噬细胞将自身抗原有关信息传递给辅助T细胞，后者进一步扩大针对自身抗原的免疫反应。

Ⅰ型糖尿病患者细胞和体液免疫的证据有：①病者可伴有多种其他免疫性病，如Graves病、桥本氏甲状腺炎、恶性贫血、原发性慢性肾上腺皮质机能减退症等；②可伴有脏器特异性抗体，包括甲状腺、胃壁细胞及抗肾上腺抗体等；③起病较急而于6个月内死亡者有胰小岛炎；其中有T淋巴细胞、NK细胞和K细胞浸润；④白细胞移动抑制试验阳性；⑤胰岛细胞抗体（ICA）免疫荧光测定阳性，在Ⅰ型病例女病1～2年内可高达85%（正常人阳性率仅0.5%～1.7%），后渐下降；后又发现胰岛细胞表面抗体（ICsA）、补体结合胰岛细胞抗体（CF ICA）、细胞毒性胰岛细胞抗体（Cyto-toxic-ICA）、64K和38K免疫沉淀抗体等。其中ICsA、CF ICA和免疫沉淀抗体选择性地作用于β细胞。⑥近年发现Ⅰ型患者中针对胰小岛细胞抗原的抗体，经鉴定系谷氨酸脱羧酶（GAD），在近期发病的Ⅰ型患者中阳性率为69%，在发病3～42年的患者中仍有59%阳性率，远较病程>3年以上的Ⅰ型患者，ICA的阳性率为高；⑦抑制性T淋巴细胞数及功能降低，K细胞数及活性增高。

（三）胰岛素播抗激素 据Unger等强调指出，糖尿病中高血糖发病机理不仅由于胰岛素相对和绝对不足，而同时必须有胰升血糖素的相对或绝对的过多。正常人血糖过高时胰升血糖素受抑制，但糖尿病者则不受抑制，尤其在酮症酸中毒时，经胰岛素治疗后方可恢复。未妥善控制的糖尿病中也往往升高。因此，糖尿病中升胰高血糖素血症系一事实，为引起血糖过高的一个组成部分，这是Unger等所提出的二元论学说，即在糖尿病的发病机理中不仅胰岛素相对和绝对不足，而尚同时伴有胰升血糖素的相对或绝对的过高，但确切原因未明。

胰岛D（&）细胞分泌的生长抑素（GHRIH, SS）对胰岛B（β）细胞分泌胰岛素与A（α）细胞分泌胰高血糖素均有抑制作用，且以抑制胰高血糖素占优势，故可防治IDDM中撤除胰岛素后引起的糖尿病酮症酸中毒。据Unger及Orci推测认为在正常人中此三种细胞分泌三种激素呈旁分泌作用而相互调节，使血糖维持于正常范围内。当B或D细胞功能低下而分秘不足时均可促使胰升血糖素过多而导致高血糖与糖尿病（三元论学说）；但Felig等认为在糖尿病发病机理中仍以胰岛素相对或绝对不足为主要病理生理基础，胰升血糖素的作用仅可加强高血糖或为从属的次要因素。

（四）Ⅱ型糖尿病机理 Ⅱ型患者的发病机理与Ⅰ型不同，并非因自身免疫β细胞破坏所致，主要在基因缺陷基础上存在胰岛素抵抗和胰岛素分泌障碍二个环节。多数学者认为胰岛素抵抗系原发异常，但很可能是二者均需存在，只是表现先后，轻重不一而已。可以分为三期：第一期，有胰岛素抵抗和高胰岛素血症，血浆葡萄糖得以维持正常；第二期，胰岛素抵抗加重，虽有高胰岛素血症，但胰岛素愈高，受体愈不敏感，形成恶性循环，虽有高胰岛素血症，仍出现餐后高血糖症；第三期，胰岛素抵抗仍存在，但胰岛素分泌降低，导致空腹高血糖症。胰小岛分泌功能可因持久的高血糖毒性作用而进一步恶化。在Ⅱ型患者的胰腺中发现有淀粉样物质沉积，此系37氨基酸多肽称胰淀素(amylin)。正常时胰淀素与胰岛素共同贮存在分泌颗粒中，在胰岛素促分泌剂的刺激下与胰岛素同时分泌。在动物实验中，胰淀素可导致胰岛素抵抗。在小岛中胰淀素的积累可能与Ⅱ型患者在晚期时胰岛素分泌衰竭有关。

Ⅱ型或NIDDM患者可以通过以下三水平表现其胰岛素抵抗性。

1.胰岛素受体前水平 1979年Tager等发现突变胰岛素(mutant insulin)引起的糖尿病，于B链上第25个氨基酸（苯丙氨酸）为亮氨酸所替代而失效，后又发现B链上第24个氨基酸（苯丙氨酸）亦为丝氨酸所替代、A链上第3个氨基酸（缬氨酸）为亮氨酸所替代而失效，均引起糖尿病，提示生物合成中胰岛素基因突变而形成结构异常和生物活性降低的胰岛素导致糖尿病。相似情况由于连接肽上第65个氨基酸（精氨酸）为组氨酸所置换，也有由于连接肽酶可能有缺陷可能使胰岛素原分解去C肽而形成胰岛素，以致血循环中胰岛素原过多而胰岛不足，导致糖尿病。但此种异常胰岛素引起的糖尿病在病因中仅占极少数。

2.胰岛素受体水平 胰岛素受体是一跨膜的大分子糖蛋白，由两个α亚基和两个β亚基组成。定位于19号染色体短臂上的胰岛素受体基因编码，含有22个外显子和21个内显子。

胰岛素与细胞α亚基特异性结合后发生构型改变，导致插于细胞内β亚基的酪氨酸激酶活化，这是胰岛到港女挥其作用的细胞内修饰的第一步。胰岛素受体基因突变可通过多种方式影响受体的功能：受体生物合成率降低；受体插入细胞膜过程异常；受体与胰岛素的亲和力下降；酪氨酸激酶活性降低；受体降解加速。现已有30种以上胰岛素受体基因点状突变或片段缺失与严重的胰岛素抵抗有关。临床上也已发现多个综合征与胰岛素受体基因突变有关，如妖精，脂肪萎缩性糖尿病等。

3.受体后水平 胰岛素与其受体的α亚基结含，β亚基酪氨酸激酶活化后，细胞内发生一系列目前尚未清楚的变化，胞浆内或细胞器内底物发生磷酸化和去磷酸化，取决于靶组织的特性和不同的关键酶。胰岛素促进各组织的葡萄糖转运及酵解，肝和肌肉的糖原合成，糖异生和糖原分解的抑制。过程中胰岛素需依赖葡萄糖运出体GLUT4及许多关键酶如葡萄糖(G)激酶，糖原合成酶，磷酸果糖激酶，丙酮酸激酶和丙酮酸脱氢酶等的活性。在其中，GLUT4和G激酶在胰岛素抵抗中的作用，近年来得到深入的研究。GLUT4转运G依赖于胰岛素，后者激活GLUT4并促进其由细胞内微粒体向细胞膜转位，从而促进G转入胞内。已发现肥胖症和Ⅱ型糖尿病患者的脂肪细胞内GLUT4基因表达降低，含量减少，导致胰岛素作用减弱和胰岛素抵抗。G激酶是葡萄糖代谢过程中的第一个关键酶，催化G转变为6-磷酸-葡萄糖，特异地在肝脏和β细胞中表达。许多家系调查调查研究显示青年人中的成年型糖尿病的家系中，G激酶基因呈连锁不平衡，并发现某些基因突变，导致胰岛素抵抗。Ⅱ型和NIDDM发病机理，主要是在遗传基础上综合多种因素的后果，其中以胰岛素或受体后缺陷和胰岛素抵抗以及胰岛蓁细胞分泌功能障碍为主要环节。

三、病理生理

糖尿病是一组慢性病，病程漫长，少则数年，长则数十年；从正常血糖到间歇餐后高血糖，以致发展到持续性空腹高血糖；从无糖尿到有糖尿；从无症状到有症.状，从无并发症到有并发症是一个长期的从病理生化和病理生理发展到病理解剖严重损坏阶段的病变过程，反映着胰岛B细胞储备功能逐渐低下与胰岛素分泌障碍的演变过程。

（一）糖代谢紊乱 发生高血糖的机制有二：①葡萄糖利用减少；②肝糖输出增多。当糖类食物进入胃肠经消化为单糖而经肠壁吸收后约2/3 ~ 3/4入肝，其余入肝外肌肉和脂肪等组织后被利用。此时由于血糖浓度上升，以及肠道中胃泌素、胰泌素、胰酶素，肠升糖素等刺激胰岛素分泌增多，作用于肝、肌肉及脂肪细胞膜胰岛素受体，从而对糖代谢起调节作用。当胰岛素不足时，则发生下列病理生理变化：

1.糖进入细胞减少　氧化磷酸化减弱除肝、脑、红细胞等外，当葡萄糖进入脂肪及肌肉细胞膜时需有胰岛素促进其转运，当胰岛素不足时葡萄糖进入减少，进入细胞内的游离葡萄糖在胞浆内已糖激酶催化下，消耗ATP生成6-磷酸葡萄糖，于是使胞内葡萄糖浓度降低，间接地促进葡萄糖的载体转运。在肝细胞中，胰岛素能诱导合成葡萄糖激酶（为已糖激酶的同工酶），在糖尿病中此酶活性下降，于是磷酸化减弱，引起葡萄糖利用减少。

2.糖原合成减少　在细胞中6-磷酸葡萄糖在葡萄糖磷酸变位酶催化下转化为1-磷酸葡萄糖，再经与三磷酸尿嘧啶核苷(UTP)结合成二磷酸尿嘧啶核苷葡萄糖(UDPG)和无机焦磷酸(PPi)，又经肝（或肌）糖原合成酶催化下合成糖原。胰岛素有加强糖原合成酶催化作用，当缺少时糖原合成减少，血糖增高。

3.糖酵解减少　在糖酵解过程中，磷酸果糖激酶催化6-磷酸果糖转化为1,6-磷酸果糖，丙酮酸激酶催化磷酸烯醇式丙酮酸转化为烯醇式丙酮酸，为两个主要限速酶。当肌肉休息时，ATP含量增高，此二酶受到抑制，使糖酵解减慢；肌肉收缩时ATP含量消耗而减少，抑制解除，则酵解加强。胰岛素可促进磷酸果糖激酶的合成，又可诱导肝中L-型丙酮酸激酶的合成。当胰岛素不足时，此二酶合成减少，于是糖酵解减弱。

4.磷酸戊糖通路减弱　在此戊糖通路中6-磷酸葡萄糖脱氢酶及6-磷酸葡萄糖酸脱氢酶促进相应底物脱氢面生成还原型辅酶Ⅱ(NADPH)，此酶为主要供氢体，对脂肪酸、胆固醇及类固醇激素的生物合成起重要作用，当胰岛素缺少时，NADPH生成减少而不仅磷酸戊糖通路减弱，而且影响脂肪酸与胆固醇等合成。但当Ⅱ型早期，尤其轻症患者胰岛素分泌相对增多，则脂肪合成可增多。故不少病人较肥胖伴高甘油三酯与胆固醇血症，属高脂蛋白血症中第Ⅳ及Ⅱ型。

5.三羧酸循环减弱　三羧酸循环是$CH_3CO.SCoA$氧化生成CO_2和H_2O的通路。$CH_3CO.SCoA$是糖，脂肪及蛋白质分解代谢中间产物。当葡萄糖酵解而形成丙酮酸后，在线粒体膜上经丙酮酸脱氢酶系催化而脱氢氧化并脱羧后成为$CH_3CO.SCoA$。

当$CH_2CO.SCoA$进入三羧酸循环进行氧化时，首先必须与草酰乙酸在柠檬酸合成酶的催化下形成柠檬酸。

胰岛素能直接加强丙酮酸脱氢酶系活性，还能促进柠檬酸合成酶的作用，使三羧酸循环进行有氧氧化。当胰岛素不足时，则三羧酸循环氧化减弱。

上述5环节为在肝、肌肉及脂肪等组织内葡萄糖利用减少的病理生理。此外由于胰岛素缺乏对肝及肌糖原分解抑制减弱，对糖原异生及肝糖生成的抑制过程减弱，以致引起肝糖输出增多，其病理生理机制如下：

1.糖原分解增多　正常时，血糖下降可促使胰升血糖素及邻苯二酚胺分泌激增，通过cAMP蛋白激酶系统，激活磷酸化酶，促进糖原分解为6-磷酸葡萄糖，又经肝内磷酸酶水解为葡萄糖后从肝输出。胰岛素可抑制肝和脂肪组织中cAMP，与胰升血糖素和邻苯二酚胺有拮抗作用。当胰岛素分泌减少时，糖原分解增多，肝糖输出增多而血糖上升。在正常人体内高血糖对胰升血糖素起抑制作用，但在糖尿病中血糖虽升高而胰升血糖素分泌不受抑制。

2.糖原异生增强　由非醣物质转变为葡萄糖和糖原的过程，称为糖异生作用。主要由成糖氨基酸、丙酮酸、乳酸、甘油等经糖酵解的逆向形成，在生理条件下主要在肝内进行。当饥饿和酸中毒时，也可在肾内进行。成糖氨基酸中以丙氨酸、丝氨酸、苏氨酸及甘氨酸参与糖异生的活力最强，经丙酮酸而逆向形成葡萄糖。在糖酵解过程中，大多数反应是可逆的，是由己糖激酶（葡萄糖激酶）、磷酸果糖激酶和丙酮酸激酶所催化的三个反应，因释放热能较多，难于逆向进行，故丙酮酸必须首先经羧化为草酰乙酸，再经磷酸烯醇式丙酮酸羧激酶催化生成磷酸烯醇式丙酮酸并再经果糖1、6-二磷酸酶及葡萄糖6-磷酸酶的作用而完成糖异过程。在此过程中受胰升糖素、邻苯二酚胺和糖肾上腺皮质激素的促进，而受胰岛素所拮抗，当胰岛素缺少而胰升糖素等增多时，糖异生作用加强而肝糖输出增多。

肾上腺素和胰高血糖素促进糖异生的机理主要为：①激活肝细胞膜腺苷酸环化酶，使cAMP升高，从而促进磷酸燎醇式丙酮酸羧激酶活性升高，加强糖异生；②促进脂肪分解，使大量游离脂肪酸入肝生成大量$CH_3CO.SCoA$及大量甘油入肝作为糖异生原料，再加强糖异生。糖类肾上腺皮质激素可以促进肝外组织蛋白质分解为氨基酸，使糖异生的原料增加；诱导糖异生过程中的四个关键酶，特别是磷酸烯醇式丙酮酸羧激酶的生成，促进脂肪动员分解。这些生理药理作用均有利于糖异生作用。凡此三种激素的作用均受胰岛素的拮抗而抑制糖异生。

由于丙酮酸羧化酶存在于线粒体中，故丙酮酸必须进入线粒体才能羧化生成草酰乙酸，但草酰乙酸不能透过线粒体内膜逸出，必须经谷-草转氨酶（或苹果酸脱氢酶）形成门冬氨酸（或苹果酸）后才能逸出到胞浆，再经胞浆内谷草转氨酶（或苹果酸脱氢酶）转化为草酰乙酸后由磷酸烯醇式丙酮酸羧激酶催化为磷酸烯醇式丙酮酸。

3.肝糖生成增多　肝脏中与肌肉中不同，有磷酸酶可促进6-磷酸葡萄糖分解为游离葡萄糖，从肝脏中输出经肝静脉入血循环。当肝糖原分解或糖异生加强而6-磷酸葡萄糖增多，肝糖输出增多而使血糖升高。

总结上述糖利用减少而肝糖生成增多，其结果为高血糖和糖尿。

（二）脂肪代谢紊乱　正常人脂肪代谢处于动态平衡状态，摄入的脂肪经消化、吸收、β氧化为$CH_3CO.SCoA$，大部分参与糖代谢经三羧酸循环氧化为能量、CO_2及H_2O；部分贮存为脂肪（包括胆固醇），部分经肝脏转化为酮体经血循环转运至肌肉尤其是心肌和肾脏等组织而氧化。正常人血循环中仅有微量酮体（<0.5mg/dl），而并不积聚为酮血症，更无酮症酸中毒与酮尿（除非于饥饿情况下）。糖尿病严重者未经适当控制时常有下列脂代谢紊乱：

1.由于磷酸戊糖通路减弱,还原型辅酶Ⅱ（NADPH）减少,脂肪合成常减少,病人多消瘦；但早期轻症Ⅱ型病人则由于多食而肥胖。

2.由于肝糖原合成及贮藏减少，在前脑垂体及肾上腺等激素调节下，脂肪入肝脏沉积，肝细胞变性，肝肿大为脂肪肝。

3.在重症例中，脂肪大量动员分解为α甘油磷酸及游离脂肪酸，在肉毒碱脂酰转换酶催化下经线粒体膜而入粒体进行氧化，生成大量$CH_3CO.SCoA$；又因糖酵解失常草酰乙酸减少，$CH_3CO.SCoA$未能充分氧化而转化为大量酮体。当酮体生成过多过速，氧化利用减慢（由于胰岛素不足）时则聚而为酮血症和酮尿。临床上出现酮症、酮症酸中毒，严重时发生糖尿病性昏迷。

在严重病例还原型辅酶Ⅱ供应缺少时，胆固醇合成减少，但在轻症早期Ⅱ型病人中NADPH供应尚充沛时，胆固醇合成旺盛，形成高胆固醇血症。且常伴有高甘油三酯血症，游离脂肪酸、LDL、VLDL增高，形成高脂血症和高脂蛋白血症。尤以第Ⅳ、Ⅱb及Ⅲ、Ⅴ型为多见。HDL.Ch、HDL_2.Ch常降低，Apo.A_2、A_2亦降低，Apo.B升高，凡此脂代谢紊乱为糖尿病人动脉粥样化发病机制中重要物质基础。

（三）蛋白质代谢紊乱　糖尿病患者蛋白质代谢常紊乱，尤其是未妥善控制，甚或酮症时，肌肉及肝中蛋白质合成减少而分解增多，呈氮质负平衡。胰岛素不足时糖异生旺盛，血浆中成糖氨基酸包括丙氨酸、甘氨酸、苏氨酸、丝氨酸及谷氨酸下降，被肝摄取后转化为糖，使血糖进一步升高。同时成酮氨基酸包括高氨酸、异亮氨酸、缬氨酸及α-氨基丁酸成倍上升，尤其是前二者在肝脏中脱氨生酮，使血酮升高形成酮血症，严重时发展为酮症酸中毒。此外，血中氨基酸、非蛋白氮浓度升高，尿中尿素氮及有机酸也增高，影响水和酸碱平衡，使失水及酸中毒进一步恶化。由于蛋白质呈负平衡，病员消瘦、乏力、抵抗力差、易感染，创口不易愈合，小儿生长发育受阻。

由于糖尿病控制不良时持久性高血糖症可使血浆和组织蛋白发生过度非酶糖化反应，蛋白质的构型和功能因而发生异常改变。如糖化血红蛋白增高时引起组织缺氧，血浆LD1、纤维蛋白原和血小板以及组织胶元蛋白糖化增高可导致血粘度增加，血流瘀滞，抗凝机制异常，自由基产量增加等。凡此均与糖尿病大小血管等慢性并发症的发生有密切关系。

（四）电解质代谢、水代谢、酸碱平衡和维生素代谢紊乱　常引起各主要脏器功能失常，尤其在酮症酸中毒时更严重。

（五）维生素代谢紊乱　尤其是维生素B族缺乏。

糖尿病中病理生理影响非常广泛，几乎与所有体内主要内主要物质代谢均有关系，尤其以糖、脂肪和蛋白质的影响更大，重点表现肝、肌肉及脂肪组织中。

四、病理解剖

（一）胰岛病理　在Ⅰ型与Ⅱ型中病理变化不同。Ⅰ型中大多呈胰岛炎，胰岛数量和β细胞数大减，提示绝对性胰岛素缺乏。Ⅱ型中尤其是肥胖者早期胰小岛大于正常，β细胞多于正常；呈特殊染色，切片示β细胞颗粒减少。当糖尿病发生5年以上后，则胰小岛数、大小及β细胞数均见减少，直至死亡后解剖见几种典型变化。据Warren等分析811例各种年龄糖尿病人胰岛病理结果如下：正常33%，透明变性41%，纤维化23%，水肿变性4%及淋巴细胞浸润1%。

胰小岛透明变性者其组织化学呈透明物质染伊红色，分布于β细胞内，为一种糖蛋白。于电镜下其亚微结构性质与淀粉样沉淀物全等，故称为胰岛淀粉样变，可能即为胰淀素。此种病变较多见于40岁以上的Ⅱ型病者及得病10年以上者。

纤维化者不论Ⅰ型Ⅱ型糖尿病者均可呈胰岛纤维化，尤以老年人为多见。在幼年型病者中提示系胰小岛炎后果，终于胰岛完全纤维化，β细胞常＜10%。在Ⅱ型病例中胰岛纤维化常伴胰腺泡纤维化与胰内血管硬化。

（二）血管病变　目前威胁糖尿病病人生命最严重的病理为心血管病变，约70%以上病人死于心血管性病变的各种并发症；血管病变非常广泛，不论大中小血管、动脉、毛细血管和静脉，均可累及，常并发许多脏器病变，特别是心血管、肾、眼底、神经、肌肉、皮肤等的微血管病变。

1.动脉　动脉粥样硬化见于半数以上病人，发病不受年龄限制，主要累及主动脉、冠状动脉、脑动脉等，常引起心、脑、肾严重并发症而致死。周围动脉尤其是下肢足背动脉等硬化可引起坏疽。

2.微血管　包括毛细血管、微动脉、微静脉，从光镜及电镜下发现糖尿病中微血管病变的特征为毛细血管基膜增厚；正常基膜厚约80～250mm，糖尿病人基膜增厚可达500～800nm。基膜中有糖类沉积，其中主要为羟赖氨酸与葡萄糖基半乳糖结合物（一种糖蛋白）沉积而赖氨酸相应按比例减少，提示赖氨酸被羟化而成羟赖氨酸，此种微血管病变常伴有微循环异常，为并发许多脏器病变的病理基础。分布非常广泛，尤以肾小球、眼底、神经、心肌、肌肉等微血管为主，引起肾脏病变、眼底病变、神经病变及心肌等肌肉病变，成为决定患者预后的主要因素。

基膜增厚的发病机理有两学说：

（1）代谢紊乱学说：从最近研究生化测定，已知此基膜增厚系由于糖蛋白沉积，归明确者为肾小球基膜，也见于肾小球系膜中，肾小球内皮细胞、上皮细胞及系膜细胞都能合成此基膜中的物质，在伴有微量白蛋白尿的糖尿病患者中，肾小球系膜细胞及动脉肌中层细胞增殖，两者均能合成胶元蛋白Ⅳ，连接蛋白和硫酸类肝素蛋白多醣（HS-PG）等细胞外基质(ECM)，不仅在数量上较无微量白蛋白患者异常增多，且其质量也有改变：在肾小球硬化症中的肾小球基膜（GBM）内带负电荷的HS-PG含量明显降低，在冠状动脉中也有类似改变。ECM或GBM中HS-PG的降低导致GBM的负电荷降低，白蛋白易于自GBM漏出，动脉也易于发生硬化。因而微量白蛋白尿不仅是糖尿病肾病的而且也是心血管病的危险因素。毛细血管基底膜增厚与高血糖症和生长素旺盛，促使糖化蛋白合成增强，分解减慢有密切关系。

（2）遗传学说：毛细血管基膜增厚可见于糖尿病前期，但此时代谢紊乱尚不明显，故认为由于遗传因素所致。

基膜或ECM主要功能为：保持结构完整和抗增殖作用，基膜增厚时，交链度发生改变，加以负电荷降低，通透性增高，小分子蛋白漏出形成微量白蛋白尿，以致蛋白尿和晚期肾脏病变。并可发生眼底视网膜病变和动脉硬化症。

（三）肾脏　有糖尿病性肾小球硬化者占25%～44%，可分结节型、弥漫型及渗出型3种。尤以Ⅰ型糖尿病中为多见，此外，肾盂肾炎及肾小动脉硬化亦常见，坏死性肾乳突炎罕见。死于糖尿病昏迷者可发生急性肾功能衰竭伴肾小管坏死。

（四）肝脏　常肿大，有脂肪浸润、水肿变性及糖原减少，脂肪肝常见。

（五）心胜　除心壁内外冠状动脉及其壁内分支呈广泛动脉粥样硬化伴心肌梗死等病变外，心肌病变亦已肯定，有尸检及多种动物模型（包括BB鼠糖尿病）等许多佐证。心肌细胞内肌丝明显减少，电镜下可见大量肌原纤维蛋白丧失，严重时心肌纤维出现灶性坏死。心肌细胞内有许多脂滴和糖原颗粒沉积。线粒体肿胀、嵴断裂、基质空化，心肌细胞膜破裂，并可见髓质小体、脂褐素颗粒等形成。闰盘粘合膜细胞间隙增大，BB鼠中糖尿病超过16周者才出现微血管病变，基膜增厚，内皮细胞增生，血管壁增厚，内有PAS染色阳性的糖蛋白及玻璃样物沉积。血管周呈心肌间质纤维化。

（六）神经系　全身神经均可累及。以周围神经病变最为常见，呈鞘膜水肿、变性、断裂而脱落；轴突变性、纤维化、运动终板肿胀等。植物神经呈染色质溶解，胞浆空泡变性及核坏死，胆碱酯酶活力减少或缺乏，组织切片示植物神经呈念珠状或梭状断裂，空泡变性等。脊髓及其神经根基萎缩及橡皮样变，髓鞘膜变薄，轴突变薄，重度胶质纤维化伴空泡变性，前角细胞萎缩而代之以脂肪组织。糖尿病昏迷死亡者脑水肿常见，神经节细胞多水肿变性。

五、临床流行病学

我国首次糖尿病调查于1978～1979年在上海10万人口中发现患病率为10.12‰（标化患病率9.29‰），1980～1981年在全国14省市30万人口中患病率为6.09‰（标化患病率6.74‰），当时我国约有700万糖尿病患者。本病多见于中老年，患病率随年龄而增长，自45岁后明显上升，至60岁达高峰。国内各地区患病率相差悬殊，以宁夏最高（10.94‰）、北京次之，贵州最低（1.51‰）。职业方面，干部、知识分子、退休工人、家庭妇女较高，农民最低，脑力劳动者高于体力劳动者，城市居民高于农村中人。体重超重者（体重质量指BMI≥24）者患病率3倍于体重正常者。民族方面以回族最高，汉族次之，少数民族与汉族相仿。我国糖尿病绝大多数属Ⅱ型（NIDDM），上海10万人中20岁以下者仅1人（0.09‰），IDDM的确切患病率据上医大儿童医院调查研究80～91年及89～93年期间分别为万分之0.61和0.83。

1994～1995年在全国约25万人口中（＞25岁），又进行了一次调查，发现糖尿病和IGF各占2.5%，患病数较15年增长了三倍多，其主要原因是生活水平提高，生活方式现代化，体力活动减少，营养过剩。

六、临床表现

糖尿病系一慢性进行性疾患，除Ⅰ型起病可较急外，Ⅱ型一般起病徐缓，难于估计时日。后者早期轻症常无症状，但重症及有并发症者则症状明显且较典型。病程漫长，无症状期因难于估计，至症状出现或临床上确诊后常历时数年至数十年不等。有时可始终无症状，直至脑血管或心脏等严重并发症而在临终前不久才被发现有糖尿病基础。兹将各期临床表现分述如下：

（一）**无症状期**　病者绝大多是中年以上Ⅱ型糖尿病者，食欲良好，体态肥胖，精神体力一如常人，往往因体检或检查其他疾病或妊娠检查时偶然发现食后有少量糖尿。当测定空腹糖尿时常阴性，空腹血糖正常或稍高，但饭后两小时血糖高峰超过正常，糖耐量试验往往显示糖尿病。不少病者可先发现常见的兼有病或并发症如高血压、动脉硬化、肥胖症及心血管病、高血脂症或高脂蛋白血症，或屡发化脓性皮肤感染及尿路感染等。Ⅰ型患者有时因生长迟缓、体力虚弱、消瘦、或有酮症而被发现。

在Ⅱ型糖尿病无状期或仅处于IGT状态时，患者常常已有高胰岛素血症，而在Ⅰ型糖尿病出现症状前往往已有ICA和GAD的增高。

无症状期之前实际上尚有一般试验包括糖耐量试验均阴性的阶段，但这些对象可能有糖尿病家属史，巨婴史，或伴有代谢综合征，如胰岛素抵抗，高胰岛素血症，高血压，高LDL血症和肥胖等，因而是属于糖尿病的高危对象，WHO现称潜隐性糖耐量异常。

无症状糖尿病经饮食或（和）运动等治疗，可使病情较易得到控制，防止和减少慢性并发症。

（二）**症状期**　此期患者常有轻重不等的症状，且常伴有某些并发症或伴随症或兼有病。有时本病症状非常轻微，但兼有病或并发症症状却非常严重，且有时可先于糖尿病症状出现，或以主要症状出现而将糖尿病本身症状掩蔽。如老年病者常先有冠心病症群（心绞痛、心肌梗塞、心律不齐、心力衰竭等），或脑血管意外症群，但糖尿病症群非常轻微，故临床上常被忽视或漏诊。中年病者可先有尿路感染、肺结核、成肤疖痈或某些外科情况如胆囊炎、胰腺炎等症状出现。幼年病者有时可以酮症酸中毒为首女症状。如空腹及餐后血糖均明显升高者，一般有下列典型症状：

1. 多尿、烦渴、多饮　由于糖尿，尿渗透压升高而肾小管回吸收水减少，尿量常增多。病者尿意频频，多者一日夜可二十余次，夜间多次起床，影响睡眠。不仅每次尿多与尿频，一日尿总量常在2～3L以上，偶可达十余升。由于多尿失水，病者苦烦渴，喝水量及次数乃增多，可与血糖浓度及尿量和失糖量成正比；当胰岛素缺乏及酮症酸中毒时，钠钾离子回吸收更困难，多尿加重；常使血浆浓缩，影响渗透压，可酿成高渗性昏迷等严重后果。

2. 善饥多食　由于失糖，糖分未能充分利用，伴以高血糖刺激胰岛素分泌，食欲常亢进，易有饥饿感，主食有时达1～2斤，菜肴比正常人多一倍以上，尚不能满足。但有时病者食欲忽然降低，则应注意有否感染、发热、酸中毒、或已诱发酮症等并发症。多尿、多饮及多食临床上常称"三多症"。

3. 疲乏、体重减轻、虚弱　由于代谢失常，能量利用减少，氮负平衡，失水和电解质，酮症时更严重，患者感疲乏、虚弱无力。尤其是幼年（Ⅰ型）及重症（Ⅱ型）患者消瘦明显，体重下降可达数十斤，劳动力常减弱。久病幼儿生长女育受抑制，身材矮小、脸色萎黄、毛发少光泽，体力多虚弱。但中年以上Ⅱ型轻症患者常因多食而肥胖。

4. 皮肤瘙痒　多见于女阴部，由于尿糖刺激局部所致。有时并发白念珠菌等真菌性阴道炎，瘙痒更严重，常伴以白带等分泌。失水后皮肤干燥亦可发生全身瘙痒，但较少见。

5. 其他症状有四肢酸痛、麻木、腰痛、性欲减退、阳萎不育、月经失调、便秘、视力障碍等。有时有顽固性腹泻，每日大便2～3次至5～6次不等，呈稀糊状，一般属非炎症性而为功能性腹泻，可能与植物神经功能紊乱有关。有时有体位性低血压、大汗淋漓、大小便失禁等亦属严重神经系表现，许多症状由于并发症与兼有病所致。

体征早期轻症，大多无体征。久病者常可发现因失水、营养障碍、继发感染、心血管、神经、肾脏、眼部、肌肉、关节等并发症而出现各种体征。肝脏可肿大，尤多见于Ⅰ型病者，适当治疗后可恢复。国内病例中呈皮肤黄色瘤及胡萝卜素血症者罕见。

七、实验室检查

（一）尿

1.糖尿　重症病例治前经常有糖尿，但早期轻症仅见于餐后或有感染等应激情况下，不少久病者由于肾糖阈升高，虽有高血糖而无糖尿。尿糖可自微量至10g‰以上，一般在0.5%～5g%左右，偶可达15g%以上，每日失糖可自微量至数百克。一般而论，在定量饮食条件下失糖量与病情轻生成正比，与血糖高度亦有关系。决定有无糖尿及尿糖量的因素有三：①血糖浓度，②肾小球滤过率，③肾小管回吸收葡萄糖率。正常人肾糖阈为160～180mg/dl；如菊糖清除率为125ml/min，肾小管能回吸收肾小球滤液中葡萄糖250～300 ml/min，故血糖正常时尿中无糖。但不少晚期病者由于肾小动脉硬化、肾小球硬化症等病变，肾血流量减少，肾小球滤过率减低而肾小管回吸收糖的功能相对尚好时，则血糖浓度虽高而无糖尿，临床上称上肾糖阈增高。反之如肾小管再吸收糖的功能降至120 ml/min以下，则血糖浓度虽在100 mg/dl左右仍可有糖尿，临床上称为肾糖阈降低，见于肾性糖尿，为本病重要鉴别诊断之一。

2.蛋白尿　一般无并发症病者阴性或偶有白蛋白尿，低于29mg/d或20μg/min，白蛋白尿排泄率在30mg～300mg/d，时称微量白蛋白尿，表明患者已有早期糖尿病肾病，白蛋白尿排泄率＞300mg/d时，称临床或大量白蛋白，常规尿检可出现蛋白尿，此时病变已非早期，随病变发展尿蛋白量较多。可达0.5g%（约相当于4+），每日丢失蛋白质可在3g以上（正常人＜30mg/d），常引起严重低蛋白血症和肾病综合征。高血压、肾小动脉硬化症、心力衰竭者亦常有少量蛋白尿，有时于酮症酸中毒、高渗昏迷伴循环衰竭者或休克失水严重影响肾循环时亦可出现蛋白尿。

3.酮尿　见于重症或饮食失调伴酮症酸中毒时，也可因感染、高热等进食很少（饥饿性酮症）。

4.管型尿　往往与大量蛋白尿同时发现，多见于弥漫型肾小球硬化症，大都属透明管型及颗粒管型。

5.镜下血尿及其他　偶见於伴高血压、肾小球硬化症、肾小动脉硬化症、肾盂肾炎、肾乳头炎伴坏死或心力衰竭等病例中。有大量白细胞者常提示有尿路感染或肾盂肾炎，往往比非糖尿病者为多见。有肾乳头坏死者有时可排出肾乳头坏死组织，为诊断该病的有力佐证。

（二）血　无并发症者血常规大多正常，但有下列生化改变：

1.血糖　本病Ⅱ型中轻症病例空腹血糖可正常，餐后常超过200mg/dl（11.1mmol/L），重症及Ⅰ型病例则显著增高，常在200～400mg/dl（11.1～22.0mmol/L）范围内，有时可高达600mg/dl（33.0mmol/L）以上。我院1例达1200 mg/dl（66.0mmol/L）；但此类病者常伴高渗昏迷及糖尿病酮症而失水严重经治疗后可迅速下降。

2.血脂　未经妥善控制者或未治患者常伴以高脂血症和高脂蛋白血症。尤以Ⅱ型肥胖病人为多，但有时消瘦的病人亦可发生。血浆可呈乳白色混浊渡，其中脂肪成分均增高，特别是甘油三酯、胆固醇及游离脂肪酸。有时有乳白色奶油盖，其最上层为乳糜微粒。大都属高脂蛋白血症第V型。甘油三酯可自正常浓度上升4～6倍，游离脂肪酸自正常浓度上升2倍余，总胆固醇、磷脂、低密度脂蛋白(LDL)均明显增高。尤其是有动脉硬化性心血管病及肾脏病变的糖尿病者，脂质上升更明显，而单纯性糖尿病者则升高较少。游离脂肪酸上升更提示脂肪分解加速，反映糖尿病控制较差，与血糖升高有密切关系，较甘油三酯升高更敏感。高密度脂蛋白(HDL_2Ch)尤其是亚型2降低，$Apo.A_1$、A_2亦降低。

3.血酮、电解质、酸碱度、CO_2结合力与非蛋白氮（尿素氮）等变化将在酮症酸中毒、高渗昏迷、乳酸性酸中毒和肾脏病变等。

八、并发症

病程较长、控制较差的糖尿病人常伴有各种并发症或伴随症。多种感染显然属并发症；酮症酸中毒等可能为本病恶化的严重表现；微血管病变基础上所致的病理如肾脏病变、眼底病变、神经病变等为糖尿病重要的慢性并发症，但大血管病变如动脉粥样硬化及其心、脑、紧等的病变和高血压等与糖尿病关系虽密切，也可见于非糖尿病者，则是否为并发症，尚需具体分析。

（一）**糖尿病酮症酸中毒及昏迷**

（二）**糖尿病非酮症性高渗性昏迷**

（三）**糖尿病乳酸性酸中毒**

（四）**感染**　常见的有下列几组：

1.皮肤感染　如体癣、指甲癣、足癣及疖痈等化脓性感染很常见，有时可酿成败血症。

2.结核　特别是肺结核，一旦得病，扩展迅速，蔓延广泛，病灶多系渗出性干酪样肺炎，易成空洞，发病率比常人高3～5倍。随肺结核等控制情况而波动。

3.泌尿系感染　其中以肾盂肾炎、膀胱炎为多见，有时伴真菌性阴道炎，感染不易控制，须与严格控制糖尿病同时进行，方可获得较好疗效。国内坏死性肾乳头炎少见。

4.胆囊、胆管炎、胆石症、牙周炎、牙龈溢脓及鼻窦炎等。

（五）**心血管病变**　为本病患者最严重而突出的问题，约占糖尿病人死亡原因的70%以上。基本病理为动脉硬化及微血管病变。动脉粥样硬化的发病率远比常人为高，发生较早，进展较速而病情较重。国内糖尿病病人有心血病变者较国外报道为低，特别是心肌梗塞、心绞痛及四肢坏疽。此组疾病的发病机理与糖尿病的关系至今尚未阐明，脂类、粘多糖等代谢紊乱，特别是甘油三酯、胆固醇等血浓度增高、HDL_2、Ch等降低，常比无此组病变的糖尿病患者或非糖尿病而有此类病变者为重，提示糖尿病中脂代谢等紊乱为动脉硬化发病机理中的重要因素。除冠心病外近年来已注意到糖尿病性心肌病。我院曾有1例死于急性心力衰竭伴心源性体克，经病理解剖未发现心肌梗塞，但见冠状动脉中有血栓形成阻塞大部管腔，伴以广泛心肌病变（灶性坏死），可能与心肌内微血管病变有关。又从心血管植物神经功能检查，发现早期迷走神经功能损害，易得心动过速，后期交感神经亦可累及形成类似无神经调节的移植心脏，以致发生无痛性心肌梗塞、严重心律失常，常导致心源性休克、急性心力衰竭而暴卒，我院已发现多个病例，故称为糖尿病性心脏病，其中包括糖尿病心肌病变，糖尿病心血管自主神经病变和（或）高血压以及动脉硬化性心脏病变。对此目前虽尚有争议，但WHO糖尿病专家组及大多数学者均已公认。临床上可采用无创伤性检查在早期帮助诊断，如超声心动图，左心功能核素检查，潘生丁核素心肌显影，心电R-R间期频谱分析；创伤性检查如心导管冠脉造影等更有助于确诊。在BB鼠、链脲佐菌素、四氧嘧啶动物实验已进一步证明糖尿病心脏病变最早的表现为心肌病变，其机理尚待研究。微血管病变的发病机理包括多种因素，如血液流变学改变，高灌注，高滤过，微血管基膜增厚，血液粘稠度增高，凝血机制异常，微循环障碍以及近年来对多种血浆和组织蛋白发生非酶糖化，如糖化血红蛋白HbAIC，糖化脂蛋白，糖化胶元蛋白，自由基产生增多，最后导致糖化终末产物（AGE）的积聚，组织损伤和缺氧等有密切关系。

（六）**肾脏病变**　广义的糖尿病中肾脏病变可包括：

1．糖尿病中所特有者

（1）糖尿病性肾小球硬化症①结节性，②弥漫性，⑨渗出性。

（2）糖尿病性肾小管肾病。

2．糖尿病中肾动脉硬化症（非糖尿病人所特有者）。

3．肾脏感染 （非糖尿病人所特有者）。

（1）肾盂肾炎：①急性，②慢性。

（2）坏死性乳头炎。

本节主要讨论在糖尿病中特有者。

典型糖尿病变，较多见于幼年型（Ⅰ型）病者起病约21/2年后，5年后更明确，至20年以上时约有75%罹此病变，故与病程长短呈正相关，为Ⅰ型患者主要死亡原因。从近代肾移植后发现，正常肾移植入Ⅰ型病者2年后才有小动脉透明变性等病变提示典型糖尿病性肾脏病变。此组病理电镜下示肾小球基膜增厚及基质增多扩大为特征，与糖代谢紊乱有密切关系。人类糖尿病肾脏病变可分下列三组。

结节型 首先由Kimmelstiel-Wilson于1936年描述，故后人称此型为Kimmelstiel-Wilson结节（或综合征）或结节型毛细血管糖尿病性肾小球硬化症。见于17% ～ 36%的糖尿病者解剖记录中。肾小球毛细血管周围有直径20 ～ 100ym的球形结节，内含PAS阳性糖蛋白、脂质及血红蛋白，形成网状分层结构，呈洋葱头状多层纤维网状病变，染伊红色，为玻璃样块物；电镜下示间质中基膜内物质积聚成结节。晚期呈透明变性。毛细血管早期扩张，晚期闭塞。

弥漫型 呈毛细血管壁增厚，有伊红色物质沉积于基膜上，PAS染色阳性，早期管腔扩张，晚期渐狭窄，终于闭塞。由于基膜增厚，影响通透性和电荷改变，故常有微量白蛋白尿以致临床蛋白尿，细胞和管型等在尿常规检查时被发现。此型可与结节型同时存在。

渗出型 最少见。出现于前述二型病变发生后，开始于肾小球囊腔中有透明而深伊红色纤维蛋白样物质沉积，内含甘油三酯、胆固醇及粘多糖，粘附于Bow-man囊包膜表面。三型中以弥漫型最具糖尿病特异性，其他二型亦可见于其他疾病，尤其是渗出型。

九、症状

最早时患者并无症状，尿中也无白蛋白排出，或<29mg/d，肾脏常增大，肾小球滤过率（GFR）增高，超过正常约40%，此为Ⅰ期表现，以后肾小球基膜增厚，但尿白蛋白排泄率仍<29mg/d，此属Ⅱ期表现。至Ⅲ期时，患者出现微量白蛋白尿，30 ～ 300mg/d，但常规尿蛋白检查仍属阴性。患者GFR开始下降，可伴有高血压。Ⅳ期时，尿中出现大量白蛋白，>300mg/d，当白蛋白尿>550mg/d时，常规尿蛋白检查始呈阳性，临床上可出现浮肿和肾功能减退。至Ⅴ期时，患者已处于肾功能不全或衰竭阶段，伴有尿毒症的各种表现。

（七）神经病变 神经系统任何部分均可累及，统称为糖尿病性神经病变。分类可从病变部位、发病机理、临床表现等分列如下：

1．周围神经病变

（1）对称性周围神经病变（又称多发性糖尿病性神经病变）。

（2）不对称性周围神经病变（又称单侧性神经病变，多发性单侧神经病变）。

（3）神经根病变。

2．颅神经病变

3．植物神经病变（又称自主性内脏神经病变）。

4．脊髓病变

（1）糖尿病性脊髓病变（又称糖尿病性假脊髓痨）。

（2）急性血管综合征，脊髓软化症。

5.患母的婴儿神经病变早期糖尿病神经病变多无症状和体征，仅呈电生理异常，如1980年我院在新诊断患者中，以定运动神经传导速度约有90%均呈异常，患者多无症状。

对称性神经病变起病多缓，任何周围神经均可累及，包括股神经、股浅神经、坐骨、腓肠、正中、桡、尺神经、喉上神经等亦常累及，一般以下肢较上肢为重，长神经及感觉神经远端较早发病。故早期以感觉障碍为主。呈对称性小腿或下肢疼痛、灼痛或钻凿痛，有时剧痛如截肢，夜间更明显，或诉手脚腕踝部等感觉异常，分布如袜子和手套，有麻木感、灼热、针刺痛或如踏棉垫感，如虫爬蚁走，或如触电，有时伴以痛觉过敏，甚而盖被受压不能忍受（需用被架），历时较久后运动神经亦累及，肌张力常减低，特别是骨盆内外肌群中腰大肌、臀肌、四头肌、腘旁肌、肩胛带中三头、二头、三角肌、长旋后肌、胸镇乳头肌常累及，一般属对称性，下肢常软弱无力，起立行走困难，上肢不能高举后旋等，早期反射亢进，晚期减低而消失，严重者有足垂症甚而完全瘫痪，伴以肌萎缩，踝部浮肿等。凡此症状，类似脚气病，如能及早控制糖尿病及积极治疗，本组症状中尤以运动神经症状与传导速度易于减轻或恢复正常，但历时较久者疗效较差。部分病例起病较急，尤以单侧神经或以近盆腔及肩部肌肉受累者较多，有肌痛、压痛、消瘦无力、感觉障碍等，但预后较好，周围神经病变用胰岛素泵治疗6周已能见效，愈早诊疗，预后愈后。我院严格控制糖尿病平均7.3月，大多病情好转甚可恢复。

颅神经累及者少见。其中以第三、六对单侧较多发病，除眼肌麻痹外有复视、睑下垂、眼球后痛、同侧头痛，较多见于50岁以上久病者，但如能早治，约2～3月后可恢复。

当植物神经累及后有瞳孔对光反射消失、缩小而不规则，但调节正常；上身多汗，下身少汗；体位性低血压（属晚期表现），从卧位起立时心率增快迟钝，但休息时心率偏快，常>90/分，提示迷走神经功能损害；阳萎、逆向射精、男性不育、尿滞留或小便失禁、淋漓不净；顽固性腹泻、或便秘、下肢水肿等。当膀胱麻痹后很易引起泌尿感染，后患常严重。

神经病变的发病机理至今未明。有代谢和微血管两组学说，前者较好解释对称性病变，后者解释单侧病变。代谢说中从早期山梨醇学说发展至肌醇学说，近又认为Na^+-K^+-ATP酶和蛋白激酶不足，以致发生各种病理变化，凡此均与胰岛素不足和高血糖有关，经早期治疗后运动神经传导速度及临床症状可以恢复，但肌醇治疗疗效不著，故尚有疑及糖化蛋白和脂代谢紊乱等可能也有关系。单侧神经病变中有滋养神经的微血管病变可引起病理变化。但此二学说可相辅相成，属复合性的而并不矛盾。

（八）眼病变　糖尿病者常诉视力模糊，我院门诊随访374例中有白内障者47%，其中16.5%病例已有严重视力损害，甚而失明。糖尿病白内障呈晶体包囊下雪花样浑浊，如呈细点对视力影响不大，如晶体完全浑浊者常仅存光感，但后者较少见。更严重的是视网膜病变，占35.6%。患病率随病程而增加，我组病程5年以下者28%，6～10年者36.4%，11～15年者58.0%，15年以上者72.7%；18岁以下者少见，以后随病程与年龄而增多，控制好者患病率较低，现已公认无疑问。本病视网膜病变可分非增殖期和增殖期。①非增殖期表现有微动脉瘤，毛细血管呈袋形或梭形膨出，荧光血管造影显示的微瘤多于眼底检查。微动脉瘤如有渗漏可产生视网膜水肿。尚可见到深层斑点出血水肿，硬性渗出，脂质沉着，有黄白色边界清楚，不规则渗出灶，积聚成堆，排列成环。此外，可见棉毛斑，静脉扩张，扭曲呈串珠状，提示视网膜严重缺血。②增殖性视网膜病变，由于玻璃体内出血后增生许多新生小血管与纤维组织而发生，可导致视网膜剥离，视力丧失。眼球内初出血时有剧痛，继以视野中似有乌云火花常引起视力模糊，甚而失明。

十、诊断和鉴别诊断

典型病例有三多症群提示本病。轻症无症状者诊断完全依靠化验，常在健康检查或因其他疾病而偶然发现。不少病者首先发现并发症，然后追溯及本病。但不论有无症状或并发症，关键在于首先考虑到本病的可能性而进行尿、血糖检查，方可确诊。

（一）**糖尿** 判断尿糖检查结果时应注意下面几种情况。尿糖测定结果仅供诊断参考，而确诊糖尿病需依靠血糖测定。

1.如有少量或微量糖尿，且偶然于饭后出现者应进行血糖与糖耐量试验，并注意到斑氏溶液中硫酸铜系被糖类等还原为一氧化铜而起反应，不少药物，如吗啡、水杨酸类、水合氯醛、氨基匹林、对氨苯甲酸、大量柠檬酸、尿酸等和不少其他糖类可还原硫酸铜而发生假阳性结果。故目前广泛采用葡萄糖氧化酶制成的尿糖试条，可以避免阳性结果。

2.临床上有糖尿病征象或嫌疑而尿糖反复阴性时，应注意测定空腹及饭后2小时血糖，以便除外肾糖阈升高的情况。

（二）**血糖** 测定血糖的方法常用的有三种：静脉血浆葡萄糖(VPG)，毛细血管全血葡萄糖(CBG)和静脉全血葡萄糖(VBG)。其中以前二者最常采用。以不同方法测得的结果略有差异。VPG方法测得的结果较CBG高10%，较VBG高15%左右。分析血糖报告时还须注意除外引起葡萄糖浓度增高的其他情况，如注射糖后、各种内分泌疾患、脑部病变及应激性情况等。轻症或早期尤其是Ⅱ型病者空腹血糖可正常，不可轻易除外，必须作餐后2小时血糖或糖耐量试验。

（三）**糖耐量试验** 对于空腹血糖正常或稍偏高而偶有糖尿的患者，或有糖尿病嫌疑的患者（如有阳性家族史，或反复小产、早产、死胎、巨婴、难产、流产的经产妇，或屡发疮疖痈肿者等），须进行葡萄糖耐量试验。但空腹血糖明显增高的重型显性病例则诊断已能确定，大量葡萄糖可加重负担，应予免试。

1.口服葡萄糖耐量试验(oral glucose tolerance test, OGTT) 最常用，以往成人采用一次100g，近年WHO建议用75g（或不论成人或儿童每kg标准体重1.75g，总量不超过75g）口服法。于口服糖前及后1/2、1、2、3小时抽取静脉血测糖，同时搜集尿标本查尿糖。

结果：正常人(年龄15～50岁)空腹血糖为70～100mg/dl(葡萄糖氧化酶等真糖法)，糖吸收高峰见于30～60分钟内（50岁以上者后移），一般不超过170mg/dl，2小时血糖浓度恢复正常范围，3小时可降至正常以下。尿糖阴性。100g和75g法相较差别不大，仅后者血糖较早恢复正常。年逾50岁者糖耐量往往生理性减低，于1小时峰值每增高10岁血糖增加10mg/dl。

诊断标准：目前多数采用1985年WHO提出的暂行标准如下：

（1）有糖尿症症状，任何时候静脉血浆葡萄糖≥200mg/dl（11.1mmol/L）及空腹静脉血浆葡萄糖≥140mg/dl（7.8mmol/L）可确认为糖尿病。

（2）如结果可疑，应进行OGTT（成人口服葡萄糖75g），儿童每kg体重1.75g，总量不超过75g），2小时血糖≥200mg/dl（11.1mmol/L）可诊断为糖尿病。血糖＞140mg/dl～＜200mg/dl为糖耐量减退（IGT）。

（3）如无糖尿病症状，除上述两项诊断标准外，尚须另加一指标以助诊，即在OGTT曲线上1º或2º血糖≥200mg/dl或另一次空腹血糖≥140mg/dl。

（4）妊娠期糖尿病亦可采用此诊断标准。

以上诊断标准可归纳为表7-4-1。

表7-4-1　世界卫生组织（WHO）糖尿病诊断暂行标准

口服葡萄糖耐量试验（OGTT）	血糖 mg/dl（mmol/L）		
	静脉全血	静脉血浆	毛细血管全血
糖尿病（DM） 空腹和（或）糖负荷后 2h	≥ 120（6.7） ≥ 180（10.0）	≥ 140（7.8） ≥ 200（11.1）	≥ 120（6.7） ≥ 200（11.1）
葡萄糖耐量异常（IGT） 空腹和糖负荷后 2h	< 120（6.7） ≥ 120（6.7）~ < 180（10.0）	< 140（7.8） ≥ 140（7.8）~ < 200（11.1）	< 120（6.7） ≥ 140（7.8）~ < 200（11.1）

　　诊断糖尿病时尚须除外影响糖耐量的多种因素，包括垂体前叶、肾上腺皮质、甲状腺机能亢进等内分泌病，肥胖，肝病，多种药物（如噻嗪类利尿剂、女性避孕药、糖皮质激素、苯妥英钠、氯苯甲噻二嗪等），应激状态（如发热、感染、急性心肌梗塞、手术治疗等）；失钾等。

　　2.饭后2h血糖测定　　进食相当于100g葡萄糖的糖类食物如馒头2两或米饭等后2h测定血糖，如超过140mg/dl者为耐量减低，≥200mg/dl者为糖尿病。

　　由于低糖饮食或饥饿状态可使糖耐量减低，因此试前3d应注意调整饮食使糖类摄食不少于250g/d，方可获得可靠结果。

　　对部分患者需估计其β细胞功能或血糖控制状况时，尚可作下列测定：

　　1.空腹血浆胰岛素测定　　我院以放射免疫法测定空腹血浆胰岛素正常范围为5～20μu/ml，Ⅰ型患者往往在5μu/ml以下，有时低至测不出。Ⅱ型患者血浆胰岛素浓度一般正常，少数也有偏低者，肥胖患者常高于正常，增高明显暑呈高胰岛素血症，提示有胰岛素抵抗。后者为代谢综合征中的一个组成，可认为是冠心病的危险因素之一，近年来备受关注。胰岛素和胰岛素原有免疫交叉性，因此均能为一般放免测定法测出，而对心血管的不良影响，胰岛素原可能更甚于胰岛素。已有研究胰岛素原的测定应用于临床。

　　2.胰岛素释放试验　　于进行口服葡萄糖耐量试验时可同时测定血浆胰岛素浓度以反映胰岛β细胞贮备功能。Ⅰ型病者除空腹水平很低外，糖刺激后胰岛素水平仍很低，呈低扁平曲线，尤其是计算同时的葡萄糖（G）与胰岛素（IRI）比值，（IRI）/G，提示胰岛素分泌偏低（正常值为25μu/ml）。Ⅱ型病者空腹水平可正常或偏高，刺激后呈延迟释放。葡萄糖刺激后如胰岛素水无明显上升或低平，提示β细胞功能低下。

　　3.C肽测定　　从胰岛β细胞释放的胰岛素经肝肾后受胰岛素酶等灭能，周围血中每次循环将有80%被破坏，且其半寿期仅4.8分钟，故血浓度仅能代表其分泌总量的极小部分。C肽与胰岛素系从胰岛素原分裂而成的等分子肽类物，不受肝脏酶的灭能，仅受肾脏作用而排泄，且其半寿期为10～11分钟，故血中浓度可更好地反映胰岛β细胞贮备功能。测定C肽时不受胰岛素抗体所干扰，与测定胰岛素无交叉免疫反应，也不受外来胰岛素注射的影响，故近年来已利用测定C肽血浓度或24小时尿中排泄量以反映β胞分泌功能。

　　(1)血清C肽浓度测定：用放射免疫法测定空腹时正常人血清C肽为1.0±0.23ng/ml，当口服葡萄糖后峰值见于60分钟时，浓度为3.1ng/ml。据Block等测定，正常人口服100g葡萄糖后血清C肽从1.3±0.3ng/ml于60分钟后上升至4.4±0.8ng/ml，Ⅰ型糖尿病者2小时后仅上升2.3ng/ml。另5例Ⅰ型病者曾治以胰岛素5年以上者C肽水平很低，无论空腹时及刺激后均未能测出。

　　(2)24小时尿C肽测定：正常人24小时尿C肽为36±4μg，Ⅰ型病者仅1.1±0.5μg，Ⅱ型病者为24±7μg，每日c肽的排出量约相当于胰岛素分泌量的5%，而胰岛素排出量仅占0.1%。

　　上述C肽测定对胰岛素治程中的Ⅰ型病者可鉴定β细胞功能，目前不仅用于科研，临床也常采用。

4.HbA₁c测定 对空腹血糖正常而血糖波动较大者可反映近2～3月中血糖情况，正常值$HbA_1c6\%$，HbA_1为8%，糖尿病者常高于正常。

5.果糖胺测定 血清果糖胺正常值$2.13\pm0.24mmol/L$（血浆中低0.3 mmol/L），可反映近1～4周中血糖情况，与HbA₁c相平行，糖尿病者不论Ⅰ型、Ⅱ型均增高，尤以Ⅰ型为高。

总之，糖尿病的诊断可根病史、临床表现、辅以上述尿糖、血糖及OGTT而确定。此外，尚须查明有否各种并发症和伴随症，并估计其病情轻重、类型、发展阶段和各主要脏器功能状态等，对本病的治疗和预后非常重要。鉴别诊断方面须除外下列几种情况：

1.非葡萄糖尿 如乳糖尿见于哺乳或孕妇及幼婴。果糖及戊糖尿偶见于进食大量水果后，为非常罕见的先天性疾患。发现糖尿阳性时，应联系临床情况分析判断，不宜立即肯定为糖尿病。鉴别方法有生化及发酵试验等。

2.非糖尿病性葡萄糖尿

(1)饥饿性糖尿：当饥饿相当时日后忽进大量糖类食物，胰岛素分泌一时不能适应，可产生糖尿及葡萄糖耐量减低，鉴别时注意分析病情，注意饮食史、进食总量，空腹血糖常正常甚可偏低，必要时可给糖类每日250g以上3日后重复糖耐量试验。

(2)食后糖尿：糖尿发生于摄食大量糖类食物后，或因吸收太快，血糖浓度升高暂时超过肾糖阈而发生糖尿，但空腹血糖及糖耐量试验正常。

(3)肾性糖尿：由于肾小管再吸收糖的能力减低，肾糖阈低下，血糖虽正常而有糖尿，见于少数妊娠妇女有暂时性肾糖阈降低时，必须进行产后随访，以资鉴别。肾炎、肾病等也可因肾小管再吸收功能损伤而发生肾性糖尿，应与糖尿病性肾小球硬化症鉴别。真正的肾性糖尿如范可尼(Fanconi)综合征为肾小管酶系缺陷，颇罕见。空腹血糖及糖耐量试验完全正常，还可进行肾糖阈测定，肾小管最大葡萄糖吸收率测定等以资鉴别。

(4)神经性糖尿：见于脑溢血、脑瘤、颅骨骨折、窒息、麻醉时，有时血糖呈暂时性过高伴糖尿，可于病情随访中加以鉴别。

3.继发性糖尿病 由胰腺炎、癌、胰大部切除等引起者应结合病史分析考虑。血色病病员有色素沉着，肝脾肿大，糖尿病和铁代谢紊乱佐证，应注意鉴别，但较少见。其他内分泌病均各有特征，鉴别时可结合病情分析一般无困难。应激性高血糖或妊娠糖尿病应予随访而鉴别，一般于应激消失后2周可以恢复，或于分娩后随访中判明。

十一、防治

近年来虽对遗传问题、病毒感染、自身免疫和拮抗胰岛素的激素等许多病因学上问题进行研究，但至今尚乏病因治疗措施，环孢霉素A(cyclosporin A)仅对少数早期Ⅰ型病例有效，胰岛移植及胰腺移植仅初见成效，人工胰脏（胰岛素泵），虽能较好控制代谢，但对长期防治慢性并发症尚乏可靠数据。因此，临床上对于患者的治疗目的着重于严格控代谢紊，尤其是高血糖症，纠正肥胖和高血压等并存症，促进β细胞功能恢复，保证正常生长发育与妊娠过程，防治并发症，提高生活质量。

自从93年美国多中心糖尿病控制和并发症临床研究（DCCT）结果发表以来，严格控制高血糖可以明显减少各种慢性并发症50%～70%，已为各国糖尿病医务人员所接受而不再怀疑。

具体防治措施如下：

（一）宣传教育 由于约有半数以上的早期患者并无症状或症状轻微，常不能及时确诊和得到防治，因而要大力开展糖尿病宣传教育，让已确诊的患者了解糖尿病并逐渐熟悉饮食，运动，用药和尿糖、血糖监测等基本措施的综合治疗原则，配合医务人员提高控制质量；让>50岁的对象，尤其是前述高危对象，每年做一次餐后2小时的血糖筛选检查，使无症状的患者尽多尽早得到确诊和防治。

教育内容中尚需包括长期坚持饮食治疗的重要意义，尿糖和血糖仅检测方法，必须注射胰岛素治疗者，还应学会无菌注射法，低血糖反应及初步处理等。

教育活动可采用开学习班，座谈会，观看幻灯片，录象带，科技电影或甚而个别谈心。

（二）饮食治疗　适当节制饮食可减轻β细胞负担，对于年长、体胖而无症状或少症状的轻型病例，尤其是血浆胰岛素空腹时及餐后不低者，往往为治疗本病的主要疗法。对于重症或幼年型（Ⅰ型）、或脆性型病者，除药物治疗外，更宜严格控制饮食。饮食中必须含有足够营养料及适当的糖、蛋白质和脂肪的分配比例。根据患者具体需要和生活习惯等估计如下：

1.按病人年龄、性别、身高得出标准体重。

或应用简单公式算出标准体：

标准体重(kg)=身高(cm)-105

2.根据标准体重及工作性质，估计每日所需总热量：休息者每日每公斤体重给予热量0.1～0.13MJ(25～30kcal)、轻体力劳动者0.13～0.15MJ(30～35kcal)、中度体力劳动者0.15～0.17MJ(35～40kcal)、重度体力劳动者0.17MJ(40kcal)以上。儿童(0～4岁，每日每公斤体重0.2MJ(50kcal)、孕妇、乳母、营养不良者及消耗性疾病者应豹情增加，肥胖者酌减（可减至每日5MJ(1200kcal)以内），使病人体重下降到正常标准5%上下，常可使本病得到满意控制。

3.食物中糖、蛋白质、脂肪分配比例（按热量计）

（1）蛋白质按成人每日每公斤标准体重0.8～1.2g（平均1.0g）计算，约占总热量的15%～20%。孕妇、乳母、营养不良及有消耗性疾病者可酌加至1.5g左右，视需要而定。

（2）从总热量减去蛋白质所供热量为糖及脂肪的热量，脂肪量可根据体重、血脂高低及饮食习惯等需要而定，约每日每kg标准体重0.6～1.0g，占总热量的30%～35%以下。其余为糖类，占总热量的50%～65%。按我国人民生活习惯，常用的主食量（碳水化合物）250～400g/d，糖尿病人可进食200～350g或更多，脂肪量约为40～60g。如肥胖病人，尤其有血脂蛋白过高者，或有冠心病等动脉粥样硬化者，脂肪摄入量宜适当控制于总热量的30%以下。如血脂固醇过高或为高脂蛋白血症Ⅱ型，每日胆固醇摄入量应低于300mg，如甘油三酯过高或为高脂蛋白血症Ⅳ型者则宜限总热量及糖和脂肪摄入量。如有乳糜微料血症者（和Ⅴ、Ⅰ型）亦宜限制总热量及脂肪摄入量。使体重缓慢下降到正常标准5%上下。所用脂肪以不饱和脂肪酸为宜。完全休息的病人每d主食200～250g（米饭或面食）、轻体力劳动者250～300g，中体力劳动者300～400g，重体力劳动者400～500g以上。

4.热量分布　三餐热量分布大概为1/5、2/5、2/5，或分成四餐，1/7、2/7、2/7、2/7，可按病人生活习惯及病情控制情况调整，如用药后有饥饿或濒于发生低血糖者可按病情稍进食或减少药量。

5.随访时调整　在长期疗程中宜根据尿糖、血糖、hbA1c、体重及症状等控制具体病情随访观察疗效，且按具体情况调节饮食量。肥胖者经限制进食量后体重渐下降，组织对胰岛素的敏感性恢复而血糖及血脂均可下降，故对于肥胖的Ⅱ型病者饮食控制常为较有效治法，常常不需药物治疗便可控制血糖。消瘦病人则可根据体重等情况于随访中适当增加进食量。

6.粗纤维饮食　可减慢糖等吸收，减低血糖血脂等。国外采用Guar、果胶(Pectin)等，国内试用海生植物、玉米梗叶等，初见成效。且可通便，减轻便秘等。

（三）**运动锻炼** 参加适当的文娱活动、体育运动和体力劳动，可促进糖的利用、减轻胰岛负担，为本病有效疗法之一。除非病人有酮症酸中毒、活动性肺结核、严重心血管病等并发症，否则糖尿病患者不必过多休息。对 II 型肥胖病人，尤宜鼓励运动与适当体力劳动。但须避免过度疲劳和神经紧张的体育比赛，以免兴奋交感神经及胰岛 α 细胞等，引起糖原分解和糖异生，导致血糖升高。

经医师鉴定，可以进行运动锻炼的患者每周至少锻炼 5～6 次，每次约半小时左右，锻炼时合适的心率每分钟约为 170 减去年龄的余数。锻炼后应有舒畅的感觉。

（四）**药物治疗**

口服抗糖尿病药物

近年来有迅速的发展，从原有磺酰脲类（sulfony-lurea）及双胍类（biguanide）外，已有第 3 类 α-葡糖苷酶抑制剂（α-glucosidase inhibitor）供临床应用，第 4 类胰岛素增敏剂（insulin sensitizer）不久也将引入国内。至于第 5 类胰升糖素抑制剂（insulin antagonist in-hibitor）和第 6 类糖异生作用抑制剂（gluconeogenesisinhibitor）则尚在实验和小量临床试用阶段。

在上述抗糖尿病药物中，磺酰脲类药系降糖药，可以引起低血糖反应，而双胍类和 α-葡糖苷酶抑制剂则不引起低血糖反应，被称为抗高血糖药物。

1. 磺酰脲类 此组药物有多种。第一代药物目前还常用者为甲苯磺丁脲（tolbutamide，D860），氯磺丙脲（chlorpropamide）因其对肝脏的毒副反应和长效，容易发生低血糖而不宜选用，醋磺己脲（acetohexamide）和安拉磺脲（tolazamide）等在国内也少用。第二代药物有格列本脲（glibenclamide，优降糖）、格列齐特（gliclazide，甲磺吡脲，达美康）、格列吡嗪（glipizide，吡磺环己脲，美吡达或优哒灵）、格列波脲（glibornuride）、格列喹酮（gliquidone，糖适平）等药，其剂量和作用时间见表 7-4-2。目前国内较多选用达美康，美吡达和优降糖等第二代药物。糖适平的代谢产物主要自胆汁排泄，仅 5% 左右自肾脏排泄，故与其他磺酰脲类药物不同，也可用于合并轻度肾功能不全患者，但肾小球滤过率降至 30% 左右时应禁用。第一代药物中的 D-860 目前仍常采用。

在本类药物中优降糖作用快而强，降糖作用约为 D-860 的 500～1000 倍，且其刺激胰岛素分泌作用较持续，临床上较易引致低血糖反应，虽停药后仍可断续出现，应引起注意，尤其在老年患者。D-860，达美康，美吡达和糖适平降糖作用较温和，达美康对微血管病变当有一定作用，均适用于老年患者。磺酰脲类药物治疗宜从小剂量开始，于早餐前 1/2 小时服用，根据血糖，参考尿糖，需要时每周增加剂量一次，可改为每日 2 次，直至取得效果。在病情较重者也可从每日 2 次服药开始。

表7-4-2　常用口服抗糖尿病药分类及特性

药名			每片重量（mg）	剂量范围（mg/d）	药效时间（h）	服药次数每日开始	作用时间（h）最强	持续	
磺酰脲类	第一代	甲苯磺丁脲(D-860)	500	500~3000	6~8	2~3	0.5	4~6	6~12
		醋磺已脲	500	500~1500	4~11	1~2	1~2	3	12~18
		妥拉脲	250	100~1000	7	1~2	4~6	4~8	12~14
	第二代	格列本脲（优降糖）	2.5　5	2.5~20	10~15	1~2	0.5	2~6	16~24
		格列齐特（达美康）	80	80~240	12	1~2		5	12~24
		格列吡嗪（美吡达或优哒灵）	5	2.5~30	3~6	1~2	1	1.5~2	12~24 8
		格列喹酮（糖适平）	30	30~180		1~2			
双胍类		苯乙福明（降糖灵）	25　50	25~100	6~7	1~3			
		甲福明（二甲双胍）	250	500~2000	5~6	2~3		2	3~4
α-葡萄糖苷酶抑制剂		阿卡波糖（拜糖平）	50	100~300		2~3			

原来已取得满意效果，数年后又渐趋失效而又无其他原因可以解释者，称为继发治疗失效。可以在原来用药的基础上联合其他类型的口服药，如二甲双胍或（和）拜糖平，或联合小剂量胰岛素治疗，以扬长补短，再次取得疗效。

磺酰脲类的降血糖作用机理可分胰内胰外两部分：

(1)胰内刺激β细胞释放胰岛素：证据是：①切胰动物及I型病者服此组药无效；②口服磺酰脲类后血浆胰岛素上升；③服药后β细胞中颗粒明显减少，且与胰岛素分泌量成正比；④此组药能刺激β细胞增生。磺酰脲类作用于β细胞膜上受体对K^+逸出有抑制作用而加强去极化，从而促进Ca^{2+}经其Ca^{2+}通道而入细胞内，经cAMP激活磷酸化作用而促进已合成的胰岛素释放(exocytosis)。对胰岛素释放第二时相无作用。

(2)胰外强化胰岛素与其受体结合促进糖的利用：实际和临床研究均提示磺酰脲类可改善II型糖尿病患者的胰岛素受体及（或）受体后缺陷，从而增强靶组织细胞对胰岛素的敏感性。

磺酰脲类的主要适应证是单用饮食治疗和适当运动锻炼仍不能获得良好控制的II型糖尿病患者；或每日胰岛素需要量在30单位以下者；对胰岛素不敏感的患者可试联合磺酰脲类药物。I型患者以及合并严重感染，进行大手术或伴有肝肾功能不全的患者均不适用，糖适平对轻度肾功能不全患者可以在密切观察下试用。糖尿病合并妊娠者也不适用。

某些药物因减弱葡萄糖异生，或降低磺酰脲与血浆蛋白结合和改变其在肝、肾中代谢，可增强磺酰脲的降糖效应，如水杨酸制剂，磺胺药，氨基比林，利血平，β-肾上腺素能阻滞剂等。另一些药物因抑制胰岛素释放或拮抗后者的作用等，可降低磺酰脲的降糖作用。

在应用磺酰脲药物时，应注意其毒副反应，包括低血糖反应以及消化系统、造血系统、皮肤和其他方面的副反应。饮食不配合，运动过量，药物剂量过大易诱发低血糖反应，尤其多见于老年患者，并可能在停药后仍反复发生低血糖，持续1～2天。消化系统副作用有消化不良，恶心，胆汁郁积黄疸和肝功能损害。造血系统以白细胞减少相对较多见，少数有粒细胞缺乏，再生障碍贫血，血小板减少等。皮肤表现有搔痒和皮疹等过敏性反应。以上副作用虽属少见，一旦发生应认真处理，停药或作相应治疗。

2.双胍类 临床应用者有苯乙福明（phenformin）和甲福明（metaformin）二种，见表1-5。由于化学结构的特性，苯乙福明的毒副反应明显大于甲福明，有效剂量和副反应剂量甚接近，常有较明显的消化道症状，如厌食、恶心、呕吐、腹泻等，甚而可发生严重的乳酸性酸中毒，尤其在肝、肾和心、肺功能减退的患者中，故而临床现已少用，在某些欧洲国家中甚而被禁用。甲福明的副反应明显低于苯乙福明，只要严格掌握其适应证和禁忌证，注意剂量不要过大，发生乳酸性酸中毒的机会极少，仅有胃部不适、厌食、腹泻和皮疹，采用餐后或进餐中间服药可以减轻消化道副反应，因而近年来又重被接受，广泛用于临床获得良好效果。

双胍类适应证：轻型，尤其是肥胖型Ⅱ型糖尿病，经饮食和运动疗法，效果不满意者；需减肥的患者可列为首选药物；用磺酰脲类药物，效果不理想者，可联用本类药物；Ⅰ型患者在用胰岛素治疗过程中，血糖波动大的患者；对IGT的对象可用以防止其发展成糖尿病。

禁忌证有：凡Ⅰ型必须用胰岛素治疗者，特别有酮症、重度感染、创伤、高热、手术、妊娠晚期及分娩期。慢性胃肠病、慢性腹泻、消瘦、营养不良等情况者不宜用双胍类；凡有肝肾功能濒于衰竭、心肺功能衰竭、心肌梗塞、失水失血等低血容量性休克、酒精中毒者不宜用此组药物，以免诱发乳酸性酸中毒。

双胍类的作用机理 对正常人并无降血糖作用，故单独应用不会引起低血糖反应；双胍类对胰岛素分泌并无刺激作用，故不引起高胰岛素血症；促进肌肉等外周组织摄取葡萄糖，加速无氧糖酵解；可能有促进受体后效应和葡萄糖运载体的作用；可能有抑制葡萄糖异生作用和延缓糖在肠道的吸收；有减轻体重的作用。

3.α-葡萄苷酶抑制剂 主要通过竞争抑制小肠粘膜刷缘内的α-葡萄苷酶，延迟蔗糖，糊精，麦芽糖等多糖分解为单糖并在肠道的吸收，因此主要降低餐后高血糖和缓解高胰岛素血症。本类药物常被应用者为阿卡波糖（acarbose，拜糖平）和miglitol等，目前常用者为拜糖平。本药经国内试用适用于轻、中度Ⅱ型糖尿病，可单独应用，在较重度者中可与其他口服药或胰岛素联合使用；在糖耐量异常对象中也可用拜糖平干预处理。临床应用时注意自小剂量开始，如50mg2～3次/d，以后渐增至100mg三次/d，可以减轻副反应；服药时要和第一口食物同时摄入，才能发挥效果。

本类药物主要副反应为胀气，鼓肠和轻泻，小剂量开始用药可减轻，用药中且可适应。原来已有胃肠道疾病和合并妊娠的糖尿病患者不宜应用本药。

口服药中的胰岛素增敏剂，如troglitazone（CSO，45），国外已有临床报道，对胰岛素抵抗的肥胖型糖耐量减退者可降低胰岛素抵抗和改善糖耐量。剂量为200mg二次/d。

十二、胰岛素

胰岛素可防治急性并发症，纠正代谢紊乱，提高抵抗力、防止各种感染、改善营养、促进小儿生长等；细采用胰岛素强化治疗，严格控制高血糖症，对在微血管和大血管基础上发生的多种慢性并发症也有肯定的防治效果，如前述DCCT结果。

（一）适应证 凡Ⅰ型病者尤其是青少年、儿童、消瘦或营养不良者依赖胰岛素为生，一旦停用或中断，势必发生酮症威胁生命，故必须长期终身替代补充；但Ⅱ型或LADA患者当饮食及口服降糖药不能控制时，亦须长期补充胰岛素，以期较好控制症状及高血糖等。Ⅱ型患者待β细胞贮备功能渐恢复数月后可逐渐减量、甚而恢复口服药与饮食治疗。采用胰岛素时必须严格控制进食量，以免发生肥胖，甚而对胰岛素产生抵抗性，与营养不良有关的糖尿病，即Ⅲ型，糖尿病伴酮症酸中毒、非酮症性高渗昏迷、乳酸性酸中毒、重试感染、高热及消耗性疾病、急性应激状态如心肌梗塞等；兼有外科病将行大手术前后，即使原用口服药治疗者亦须改用胰岛素（或暂改用），期防止酮症等并发症；妊娠期糖尿病或糖尿病病人妊娠及分娩前阶段和分娩期以采用适量胰岛素为妥，不宜用降血糖 药物；继发性糖尿病，特别是垂体性糖尿病、胰源性糖尿病；糖尿病病人伴严重肝病（如肝硬化、肝炎）、肾脏病伴肾功能衰竭，伴多数慢性并发症者（如眼底及肾脏病变、神经病变、脂肪肝、下肢坏疽等）和其他内分泌病。

（二）胰岛素制剂分类　根据胰岛素作用快慢及长短可分为三类，其中快效者包括正规胰岛素、锌结晶胰岛素、半慢胰岛素锌悬液，三者可经皮下、肌肉或静脉注射；但中效及长效者均不可静脉注射，仅可经皮下或肌肉注射。正规胰岛素（RI）、锌结晶胰岛素（CZI）及珠蛋白胰岛素的pH为$3.0 \sim 3.8$，其余为7.2，故与长效鱼精蛋白锌（PZI）或中效NPH联合应用时由于pH不同混合后必须迅速使用，不可久留。NPH为RI2份及PZI1份的混合剂，为了适应病情需要，可将各种短效制剂加长效或中效制剂配合成各种联合制剂，如将RI或CZI混合后，由于PZI中多余的鱼精蛋白可吸附一部分RI或CZI，转化为长效或中效类，故RI与PZI之比为1:1时则其作用近似PZI；如RI与PZI之比为2:1则其作用为NPH；如超过2:1，则其作用类似CZI+NPH。CZI与PZI的混合剂可成任何比例，视病情需要而灵活掌握。

CZI可与任何慢或中效胰岛素混合成各种不同比例，但混合后不可久留。此种混合剂仅可给皮下或肌注，不可静脉注射。为了减少过敏反应，近年来已有高纯度的单峰纯制剂和极高纯度的单组分(monocomponent)制剂，胰岛素来源自牛和猪胰岛素，通过半人工合成或遗传工程技术发展为人胰岛素，且已制成pH在7.3左右的中性制剂。目前临床应用的进口胰岛素中，ac-trapid HM（诺和灵R）即系快效的人胰岛素；pro-taphane和monotard HM（诺和灵N）系中效的人胰岛素；mixtard 30 HM（诺和灵30R）系30%短效和70%中效人胰岛素的预混制剂，以免除临时配制的麻烦。

（三）胰岛素制剂选择及使用原则和治疗方案选择合适的胰岛素制剂时必须密切结合病情考虑，使能迅速而持久地消除血糖过高、糖尿、酮尿等代谢紊乱，避免低血糖反应，促进机体利用糖类，保证营养；使血糖、血浆胰岛素浓度波动于接近生理范围内，即除维持血糖与胰岛素于基础水平外，尚有餐后的高峰值，也不宜有高血糖而过度刺激β细胞而造成高胰岛素血症。一般原则如下：①急需胰岛治疗者用用短效类，如糖尿病中酮症等各种急性并发症、急性感染、大手术前后、分娩前期及分娩期等。Ⅰ型或Ⅱ型重症初治阶段剂未明时为了摸索剂量和治疗方案，应采用短效类于餐前1/2小时注射，每日$3 \sim 4$次，剂量视病情轻重、尿糖、血糖而定，一般用皮下或肌肉注射法，以模仿餐后胰岛素释放所致的血浆峰值。②可采用长效制剂于早餐前注射或中效于晚10时睡前注射（同时进宵夜）以维持血浆胰岛素基础水平并使次晨血糖（黎明现象）较好控制。③为了减少注射次数可改用PZI及RI或NPH与CZI混合剂，每日早晚餐前两次，此种混合剂中短效与长（中）效者的比值可灵活掌握，视血糖、尿糖控制需要而定。在制备混合剂时为了避免鱼精蛋白锌进入RI瓶内，应先抽取RI，然后PZI。④如病情严重伴循环衰竭、皮下吸收不良者或有抗药性需极大剂量时，常使用正规胰岛素或CZI静脉滴注，⑤采用高纯度新制剂时剂量应稍减小20% ～ 30%左右。⑥Ⅰ型中血糖波动大不易控制者或Ⅱ型中伴胰岛素抵抗性者有时可试用与口服药联合治疗。

（四）胰岛素剂量　必须个别化。由于影响剂量的因素非常复杂；因此不能简化为公式计算。影响因素有①进食量；②体力活动、运动，多肌肉运动者可酌减胰岛素需要量；③精神情绪紧张状态使需要量增高；④胰岛素制剂，牛和猪胰岛素较人胰岛素易于产生抗体，有抗体时剂量常须加大；⑤许多药物有协同降血糖作用或拮抗性升血糖作用可影响剂量；⑥胰岛素保管情况，夏季高温季节须4 ～ 10℃冷藏；⑦各种并发症、如有高热、酮症酸中毒、化脓性感染、各种应激状态时受体亲和力下降，剂量须加大；⑧肥胖及体重，脂肪细胞等受体数与亲和力常与血浆胰岛素成反比，肥胖者较不敏感剂量往往偏大，消瘦者较敏感，剂量偏小；⑨其他内分泌病和妊娠，有腺脑垂体、肾上腺、甲状腺功能亢进者常须增加，妊娠末三个月时也常增加；⑩肝肾功能状态，胰岛素主要在肝肾中灭能降价，当肝肾功能衰竭时，灭能减弱，理论上胰岛素需要量可减少，但有时伴抵抗性而被抵消。

凡符合胰岛素应用适应证的Ⅰ型和Ⅱ型患者，应在饮食治疗的基础上使用胰岛素。对Ⅱ型糖尿病患者，可先选用中效胰岛素，每天早餐前皮下注射一次，初剂量0.2～0.3U/kg体重，或用速效和中效（1:2）混合使用或Monotard 30HM予混制剂。根据尿糖和血糖测定结果，每隔5～6d参考前1～2d的剂量进行调节，直至取得满意控制。如早晨空腹血糖偏高，可每天注射中效胰岛素二次，早餐前剂量占全日总量的2/3，晚餐前剂量占1/3。也可采用速效和中效(1:2)的混合剂早晚二次注射。对Ⅰ型糖尿病患者，如仍未能满意控制病情时，可采用强化胰岛素治疗方案：①早餐前注射速效与中效胰岛素，晚餐前注射速效胰岛素，夜宵前注射中效胰岛素。②早、午、晚餐前注射速效胰岛素，夜宵前注射中效胰岛素。③早餐与晚餐前注射速效和长效胰岛素，午餐前注射速效胰岛素，如3Am有高血糖，则可在夜宵前加一次速效胰岛素。

强化胰岛素治疗或在Ⅱ型中应用胰岛素时均要注意代血糖反应和低血糖后的反应性高血糖。夜间以血糖仪多次监测血糖有助于发现无症状的低血糖反应和高血糖的大原因。采用强化治疗须有自我血糖监测及密切观察，以便及时调整饮食和胰岛素剂量，严格控制高血糖，防止发生低血糖，以免因剂量过大发生肥胖。

胰岛素泵应用可调程序微型电子计算机控制速效胰岛素皮下输注，模拟胰岛素持续基础分泌和进食时的脉冲式释放，均可通过设置计算机程序来控制，使血糖较强化治疗更接近生理水平，对某些Ⅰ型患者可以使用。由于微型计算机的工艺以及专用的胰岛素制剂有待改进，在国内尚未广泛应用。

晚近，又有胰岛素注射笔进入临床应用，匹配专用的胰岛素制剂，定量正确，注射方便，对老年患者和视力差的患者尤为方便。

（五）胰岛素反应　有全身及局部反应两类。全身反应有：

(1)低血糖反应：最常见。多见于Ⅰ型中脆性型或Ⅱ型中重型，特别是消瘦者。一般由于体力活动运动太多，偶或饮食太少、减量、失时或剂量过大。症状有饥饿感、头晕、软弱、出汗、心悸，甚而出现神经症状，如定向失常、烦躁不安、语无伦次、哭笑无常，有时可更严重，甚而昏厥、帛搐、状似癫痫，昏迷不醒，以致死亡。治程中应教会病人熟知此反应而随时提高警惕，及早摄食糕饼糖食或糖水以缓解，较重者应立即静脉注射50%葡萄糖40ml以上，继以静脉滴注10%葡萄糖水直至清醒状态；有时可先注胰高血糖素，每次皮下或肌肉1mg，如低血糖反应历时较久而严重者还可采用氢化可的松，每次100～300mg于5%～10%葡萄糖水静滴。当低血糖反应恢复后必须谨慎估计下次剂量，分析病情，以防再发。在多次低血糖症后由于刺激胰岛α细胞及肾上腺可发生反应性高血糖，由此常导致脆性型，必须尽量避免。

(2)过敏反应：少数病人有过敏反应，如荨麻疹、血管神经性水肿、紫癜，极个别有过敏性休克。此种反应大致由于制剂中有杂质所致。轻者可治以抗组胺类药物，重者须调换高纯度制剂如单组分人胰岛素，由于其氨基酸序列与内源性胰岛素相同，且所含杂质极少，引起过敏极罕见，或可改用口服药。必需时还可采用小剂量多次胰岛素皮下注射脱敏处理。

(3)胰岛素性水肿：糖尿病未控制前常有失水失钠，细胞中葡萄糖减少，控制后4～6日可发生水钠滞留而水肿，可能与胰岛素促进肾小管回吸收钠有关，称为胰岛素水肿。

(4)屈光失常：胰岛素治程中有时病人感视力模糊，由于治疗时血糖迅速下降，影响晶状体及玻璃体内渗透压，使晶状体内水分逸出而屈光率下降，发生远视。但此属暂时性变化，一般随血糖浓度恢复正常而迅速消失，不致发生永久性改变。此种屈光突变多见于血糖波动较大的幼年型病者。

局部反应有：①注射局部皮肤红肿、发热及皮下有小结发生，多见于NPH或PZI初治期数周内，由于含有蛋白质等杂质所致，改变注射部位后可自行消失，不影响疗效。②皮下脂肪萎缩或增生，脂肪萎缩成凹陷性皮脂缺乏，多见于女青年及小儿大腿、腹壁等注射部位；皮下组织增生成硬块，多见于男性臀部等注射部位，有时呈麻木刺痛，可影响吸收，须更换注射部位而保证治疗。

（六）胰岛素抗药性　很少数病者有胰岛素抗药性，每日胰岛素需要量超过200U，历时48小时以上，同时无酮症酸中毒及其他内分泌病引起的继女性糖尿病者称为胰岛素抗药性。此组不包括肥胖、感染、肝病、血色病、白血病、类风湿性关节炎、脂肪萎缩性糖尿病等所致的抗药性。据近年来多方面研究，大多认为此种抗药性属胰岛素免疫反应，由于注射胰岛素后血液产生抗胰岛素抗体，一般属IgG类，尤以牛胰岛素易于产生。因而，此处的胰岛素抗药性不要与病理生理中的胰岛素抵抗相混淆。

处理方案：①改用单组分为胰岛素可明显减少抗体产生，缓解抗药性；②试改用口服抗糖尿病药物及其相互的联合；③在抗体浓度明显增高的患者，必要时可试服强的松，30mg～40mg/d，分3次服，大多也可于1～2周内使胰岛素剂量明显减少，见效后渐减，停强的松。治程中，须密切观察病情和血糖，以免在抗药性消退时发生反复严重的低血糖症。

胰腺部分移植及胰岛移植的研究书开展多年，前者国外开展较多，已试用于临床而初见成效；后者国外动物实验较多成就，国内已试用于临床，但每例约需8～10个活胎儿胰脏，大都仅能减少胰岛素注射量，长期疗效，尚待观察，排异反应等问题尚待解决。

十三、临床选用药物原则

临床选用抗糖尿病药物要合理。I型糖尿病患者于确诊后应立即应用以胰岛素为主的治疗，同时予以饮食疗法，口服药仅作辅助治疗。II型患者于确诊后，如无急性感染，大手术前，应先予以饮食治疗，特别在超重或肥胖患者。在病情允许下尚应鼓励开展体育活动。经过1个月的观察和复查，如血糖仍未达到控制目标时，才考虑加用抗糖尿病口服药，必要时胰岛素。

早期轻、中度II型患者，临床少有或无症状，常伴肥胖，一般仅有餐后高血糖或空腹高血糖。这类患者胰岛素分泌功能尚无障碍或障碍轻微，主要是呈现胰岛素抵抗，首选药物宜为甲福明或阿卡波糖。

中度患者除胰岛素抵抗外，已有一定的胰岛素分泌障碍，空腹血糖常超过10mmol/L，足量甲福明或（和）阿卡波糖不能满意控制高血糖时，可以联合应用磺酰脲类药中的一种。

重度患者已有明显的胰岛素分泌障碍，常伴有消瘦，葡萄糖刺激后的胰岛素或C-肽反应性低或无，足量的磺酰脲药和双胍类或阿卡波糖的联用，仍不能使血糖控制达标时，需在口服药基础上加用小剂量(12～20U/d)中效胰岛素睡前或早餐前。

在控制高血糖时，虽应避免出现高胰岛素血症，然而当口服药不能达到控制目标时，应以消除高血糖症的毒性作用为重，及时应用胰岛素，以免延误病情。

十四、糖尿病控制标准

症状好转，体重恢复至标准上的5%以内，劳动力恢复正常，要求化验等指标达到理想控制见表7-4-3。

表7-4-3 糖尿病控制标准

	理想控制	较好控制	控制差
1.血浆葡萄糖（真糖法）			
空腹（mmol/L）	< 6.0	6.0 ~ 7.8	> 7.8
餐后 2h（mmol/L）	< 8.0	8.0 ~ 10.0	> 10
2.HbAic（%）	< 7.0	7.0 ~ 9.0	> 9.0
3. 血脂			
总胆固醇（mmol/L）	< 5.2	< 6.0	> 6.0
HDL-Ch	> 1.1	< 1.1	< 0.9
甘油三酯（mmol/L）	< 1.3	< 1.7	> 1.7
4. 血压 kPa（mmHg）	< 18.7/12.0(< 140/90)	< 21.3/12.7(< 160/95)	< 21.3/12.7(< 160/95)
5.BM1（kg/m^2）	男 < 25 女 < 24	男 < 27 女 < 26	男 > 27 女 > 26

注：国内饮食条件下血胆固醇正常范围110 ~ 200，高限230mg/dl

血甘油三酯正常范围20 ~ 110，高限130mg/dl

从旧单位转化为法定单位：葡萄糖（mg/dl）/18.02，得mmol/L数；胆固醇（mg/dl）/38.67，得mmol/L数；甘油

三酯（mg/dl）/88.54，得mmol/L数

（一）慢性并发症防治原则 此系临床上重要而复杂问题，重点将处理原则概述如下：

1.**心血管病变** 除严格控制糖尿病且必须长期坚持贯彻外，应及早处理各种心血管问题。高血压颇常见，采用药物时应注意有否影响糖、脂肪、钾、钙、钠等代谢，如失钾性利尿剂（噻嗪类）和钙离子通道阻滞剂可减少钾和钙离子进入β细胞而抑制胰岛素释放，以致血糖升高；保钾利尿剂和血管紧张素转换酶抑制剂（ACE）可抑制醛固酮分泌而排钾减少，在肾功能不全伴高血压者易发生钾过高而影响心功能，有时可引起严重后果；β肾上腺素能阻滞剂不论选择性或非选择性者均可抑制低血糖症症状、提高血甘油三酯、降低HDL$_2$-ch，非选择性者还可延迟低血糖症恢复；不少降压药还可引起体位性低血压、阳痿，有此类并发症者尤须注意避免。有急性心肌梗塞、心力衰竭或脑血管意外者易诱发酮症，应采用短（快）效类胰岛素一日分次注射，剂量宜偏小，以免发生低血糖症时再诱发心肌梗塞，但酮症也可诱发上述心脑肾并发症，必须注意。近年来还发现糖尿病性心肌症在严重心力衰竭及心律不齐发生前仅有T波低平倒置，应及早严格控制糖尿病和高血压，应用辅酶Q10和第二代钙离子通道 阻滞剂等，1-肉碱可改善心肌功能，也可试用。

2.**肾脏病变** 及早控制糖尿病，早期病变可以逆转。对于肾脏病变早期阶段，微量白蛋白尿期，不论有无高血压，使用血管紧张素转换酶抑制剂（ACEI）第一代或第二代药物均可使尿白排泄量减少,根据血压,卡托普利12.5 ~ 25mg，2 ~ 3次/d或依那普利5mg，1 ~ 2次/d不等。除尿白蛋白外，尿转铁蛋白和尿内皮素认定量均有明显降低，这主要由于ACEI对肾小单位的循环有独特的作用，扩张出球小动脉甚于入球小动脉，以致减低小球内压力，减少蛋白滤出。目前ACEI已广泛应用于早期甚而肾功能正常的大量白蛋白尿的糖尿病肾脏病变的患者，尤其在前者获得满意的效果。必须同时严格控制高血压也有利于控制肾病。宜摄入低蛋白饮食在晚期肾功能衰竭时应采用透析疗法，以腹膜透析较安全，终末期可作肾移植。

3.**神经病变** 早期控制糖尿病运动神经传导速度减慢者可逆转恢复正常，但感觉神经疗效较差。以往试用维生素B族、B$_{12}$、B$_6$、B$_1$、B$_2$、NAA等疗效可疑。有神经痛者可试用卡马西平（carbamazepine, tegratol）片0.2g，3次/d，可暂时止痛。也可用阿米替林（amitriptyline）每晚30 ~ 50mg可有效，氟奋乃静（fluphenazine）0.5 ~ 2.0mg，2 ~ 3次/d，可与阿米替林合用。近年来还试用肌醇片，2g/d分2次口服，或用醛糖还原酶抑制

剂（aldose reductase inhibitor）索比尼尔（sorbinil），托瑞司他（tolrestat），statil等，或用甲基维生素B_{12}（methylcobalamine）治疗取得疗效，后二者尚在研究中。我院治糖尿病病人慢性腹泻，采用针刺肺、脾、肾、胰俞、太溪、公孙并炙天枢与足三里而获良效。近国外也有用地西泮汉肌痉挛、米帕明（imipramine）每晚50～100mg治疼痛，还可与氟奋乃静合用。

4.视网膜病变　基本治疗为及早控制糖尿病。出血时及有渗出者可试用氯贝特（clofibrate，atromids）2g/d，约有43.5%视力好转，15%胆固醇下降。有血小板凝聚者可试以阿司匹林，但疗效可疑。近年亦有试用醛糖还原酶抑制剂治白内障及眼底病变而获效者。除药物治疗外，近年来尚有光凝疗法（photocoagu-larion），采用激光烧灼糖尿病性微血管瘤，使视网膜出血者止血，玻璃体中新生血管破坏，消除视网膜水肿及毛细血管中微栓塞发生，从而减少出血及胶质纤维增生。激光疗法可分灶性及广泛性两种，视病情需要而先择。为了去除玻璃体血块、纤维蛋白及膜形成，可采用玻璃体切除术（vitrectomy）或分离术（vitreolysis）。

5.足溃疡　主要由下肢神经病变和血管病变加以局部受压甚而损伤所致。与其他慢性并发症一样预防重于治疗。患者要注意保护双足，每日以50°～60°C温水洗脚，用软毛由吸干趾缝间水份，防止发生嵌甲，如有胼胝及时处理以免局部受压，损伤，继发感染。袜子要软而无破损或补钉，鞋子要宽松，穿鞋前要检鞋内有无尖硬的异物等。也可采用特制鞋垫使局部突出部位减少受压。必要时采用抗生素、扩血管药和活血化瘀等疗法，溃疡局部可修剪坏死组织，敷以去腐生新的药物，尽量不截肢。

（二）**糖尿病人妊娠处理**　妊娠与糖尿病相互影响，糖尿病者妊娠后期，往往病情加重。自第二三月起胰岛素需要量渐增加。早期多小产、流产，晚期多羊水、妊娠毒血症增多可5倍于无糖尿病者（约25%），多巨婴、难产、死胎、新生儿死亡，特别有微血管病变及肾病变者更严重。因此糖尿病者不论有无症状，妊娠时应予特别严密观察，加强饮食控制，可予以高蛋白饮食，糖类不少于250g，在妊娠期允许孕妇体重正常增长，患者均应采用胰岛素治疗，原来用口服药者也应改为胰岛素。通常选用速效和中效制剂，控制餐前血糖在5.6mmol/L（100mg/dl）以下，尽量防止低血糖反应。整个妊娠过程中应密切监测血糖和调节胰岛素用量。在妊娠32～36周时宜住院处理和待产，最妥当的生产期为妊娠第36～37周，一般病者第35周后应入院待产，有难产史、脆性型糖尿病者或已有微血管病变并发症者应在第28周入院。分娩时应给足胰岛素以防酮症，也需给葡萄糖静滴以防低血糖反应。剖腹产时应静滴5%葡萄糖盐水并给相当于妊娠前胰岛素量。有高血压、肾脏、视网膜病变者或糖尿病已20年以上者，或病人已35岁以上者不宜妊娠。

（三）**手术前后糖尿病治疗**　糖尿病治疗常受外科疾病、手术治疗及麻醉的影响。如疾病轻微、手术较小，采用局麻、脊髓麻醉或针麻，则影响较少，特别是术后能进食者则糖尿病原来治疗方案可不必改变，仅需加强严密观察。如手术时需全身麻醉、病情重、手术大、时间长，术后不能进食者则可根据外科病情、手术治疗的迫切性及糖尿病严重性分别处理。可分下列两组概述：

1.非急诊大手术术前糖尿病者应有充分准备，查明各种并发症及伴随症。做好控制糖尿病、纠正酸碱及电解质平衡紊乱，改善一般营养条件，并于术前二三日给糖250g以上使肝糖原储藏充沛。术前一日减少胰岛素约一半，用口服药者改用胰岛素，如以甲苯磺丁脲为例，每g用8U左右胰岛素替代。

于手术日清晨起用速效胰岛素，剂量自一日量的1/4～1/2开始，术后给一日量的1/2～2/3，并同时静滴10%葡萄糖水，约1～2ml/min，手术日禁食者约需滴注10%葡萄糖水约2500ml。术后每4～6小时监测血糖后酌情给胰岛素。补液量须视病员具体情况而定，并须注意电解质和酸碱平衡和血酮。补充钾盐和$NaHCO_3$时宜谨慎。

术后次晨起再按病情给快效胰岛素及补液，随访血糖、血酮，使血糖维持在200mg/dl左右，如血糖在200mg/dl以上，每增高50mg/dl可酌给10u，每6～8小时一次，有酸中毒者受体较不敏感，有时需加大剂量。如有循环衰竭、皮下吸收不良者可给静滴法，一般酮症病例每h5～6U(即每kg体重每h0.1U)已可控制，有时每h仅需3U。为防止感染，最好不导尿，手术后2～3日应尽量争取早进流汁等饮食，及早过渡到平时糖尿病治疗方案。

2.急诊大手术 应首先考虑具体病情，分析手术迫切性与糖尿病酮症酸中毒等严重性，对比轻重缓急而采取措施。如手术能稍缓数小时者最好先控制酸中毒与休克，但手术急需进行(如大出血、呼吸道梗塞)且过去胰岛素需要量不明者，则于取血查糖、酮、pH或CO_2结合力、钠、钾、氯、非蛋白氮等后迅即给胰岛素加入葡萄糖水中静滴，约每2～3g糖用1U正规胰岛素，每小时约给6U，并每4～6小时随访尿糖、尿酮及血糖、血酮与CO_2结合力等，以便决定治疗方案。血糖过高者可单用盐水，低于250mg/dl者给5%葡萄糖水。有乳酸性酸中毒者不用乳酸钠，仅用$NaHCO_3$液。麻醉不用乙醚、环丙烷、甲氧氟烷、氯仿等，以氟烷(halothane)等为宜；如能局麻、脊髓麻醉及针麻者，则对糖代谢的影响较小。

（刘大联）

第八篇 肾内科疾病的诊断与治疗

第一章 尿路感染

尿路感染是由细菌(极少数可由真菌、原虫、病毒)直接侵袭所引起。尿路感染分为上尿路感染和下尿路感染，上尿路感染指的是肾盂肾炎，下尿路感染包括尿道炎和膀胱炎。肾盂肾炎又分为急性肾盂肾炎和慢性肾盂肾炎。好发于女性。

一、尿路感染病因

尿路感染是由细菌(极少数可由真菌、原虫、病毒)直接侵袭所引起。

二、尿路感染症状

尿路感染的临床表现比较广泛。尿路感染根据感染部位不同，可分为肾盂肾炎、膀胱炎、尿道炎；根据有无尿路功能或器质上的异常，又有复杂性和非复杂性尿路感染之别；根据炎症的性质不同，又可分为急性和慢性尿路感染。但尿路感染仍有它的共同临床表现：

（一）尿路刺激征，即尿频、尿急、尿痛、排尿不适等症状。这些症状，不同的病人表现为轻重程度不一。急性期炎症患者往往有明显的尿路刺激征；但在老年人、小儿及慢性尿路感染患者，则通常尿路刺激症状较轻，如轻度的尿频，或尿急，或排尿不适等。

（二）全身中毒症状，如发热、寒战、头痛等。主要见于上尿路感染病人，特别是急性尿路感染及伴有尿路梗阻的病人尤为多见。

（三）尿常规检查可有白细胞、红细胞甚或蛋白。

（四）血常规可能有白细胞升高。

（五）尿细菌培养阳性。

三、尿路感染检查

（一）肋腰点压痛、肾区叩击痛；

（二）尿常规检查，尿中白细胞增多、脓尿；

（三）尿沉渣涂片染色，找到细菌；

（四）尿细菌培养找到细菌；

（五）尿菌落计数>10的5次方/ml，有尿频等症状者，>10的2次方/ml也有意义；球菌10的3次方-10的4次方/ml也有诊断意义；

（六）一小时尿沉渣计数白细胞>20个；

（七）血常规示白细胞升高，中性粒细胞核左移；

（八）血沉增快。

四、尿路感染预防

（一）性生活后马上排尿：性交后马上去洗手间，即使细菌已经进入膀胱，也可以通过排尿将它排出体外。

（二）及时排尿：排尿时，尿液将尿道和阴道口的细菌冲刷掉，有天然的清洁作用。

（三）避免污染：引起感染的细菌最常见的是大肠杆菌。正常情况下，它寄生在肠道里，并不引起病症，但如果由肛门进入尿道口，就会导致尿道发炎。所以大便后用干净的卫生纸擦拭，要按从前往后的顺序，以免污染阴道口。如果洗手间有冲洗设备，最好认真地冲洗肛门部位。

（四）补充维生素C：维生素C能提高尿液的酸度，使各种诱发尿道感染的细菌不易生存。所以，多喝橙汁、柠檬酸、猕猴桃汁之类的富含维生素饮料对预防尿路感染有益。

（五）向医生咨询：有时候即使做到了所有应当做的事情，仍然会得感染。如果出现了上面的症状，尽快向医生求教。如果经常性的发生感染，像一年4—5次，那么千万不要忽视，有必要求助医生，制定一个预防或治疗计划，与医生一道查明是什么原因引起反复感染。

五、尿路感染治疗与用药

（一）对症支持治疗；

（二）针对病原体的治疗（头孢唑啉钠，诺氟沙星）；

（三）维持水电解质平衡；

（四）对所有病人均鼓励多喝水，喝水少的病人应给予输液，保证每日尿量2000ml以上。

（五）部分病人可配合服用中药。

六、尿路感染鉴别

具有典型尿路感染的临床表现和尿细菌学检查阳性者易于诊断，但不典型的尿路感染病例则容易误诊。造成误诊的主要原因是对本病的复杂性、多样性认识不足，未能及时进行实验室检查，或有时未准确了解实验室检查的意义。在临床上，不典型的尿路感染占有相当大的比例，因此，对于这类患者进行鉴别诊断是重要的。本病主要应与尿道综合征、肾结核、肾小球疾病、前列腺炎、尿路结石、发热性疾病、腹部器官炎症等鉴别。

（一）发热性疾病：有部分急性尿路感染的病人以发热为主症，尿路刺激症状不明显，易与发热性疾病，如流感、上呼吸道感染、疟疾、败血症等混淆。但若能详细询问病情，不疏漏尿路感染的局部症状，并及时查尿沉渣，甚至作尿细菌学检查，则鉴别诊断不难。

（二）腹部器官炎症：有些尿路感染病例主要表现为腹痛、恶心、呕吐、发热、血白细胞数增高，易误诊为急性胃肠炎、阑尾炎、附件炎等，若能及时查尿，易于鉴别。

（三）尿道综合征：在有尿道症状的妇女中，约70%的患者有脓尿和细菌尿，为真性尿路感染，而另外30%的患者，不是真正的尿路感染，而属于尿道综合征。这类病例在临床上常常容易被误诊为尿路感染。

（五）尿路感染还应与肾结核、肾小球肾炎、前列腺炎等疾病鉴别。

七、尿路感染并发症

尿路感染的并发症有肾乳头坏死、肾周围炎和肾周围脓肿、感染性肾结石和革兰氏阴性杆菌败血症。

（一）肾乳头坏死：肾乳头坏死可波及整个锥体，由乳头尖端至肾皮质和髓质交界处，有大块坏死组织脱落，小块组织可从尿中排出，大块组织阻塞尿路。因此肾盂肾炎合并肾乳头坏死时，除肾盂肾炎症状加重外，还可出现肾绞痛、血尿、高热、肾功能迅速变坏，并可并发革兰氏阴性杆菌败血症。如双肾均发生急性肾乳头坏死，病人可出现少尿或无尿，发生急性肾功能衰竭。本病的诊断主要依靠发病诱因和临床表现。确诊条件有二：①尿中找到脱落的肾乳头坏死组织，病理检查证实；②静脉肾盂造影发现环形征，和/或肾小盏边缘有虫蚀样改变，均有助于诊断。治疗应选用有效的抗生素控制全身和尿路感染；使用各种支持疗法改善病人的状态，积极治疗糖尿病、尿路梗阻等原发病。

（二）肾周围炎和肾周围脓肿：肾包膜与肾周围筋膜之间的脂肪组织发生感染性炎症称为肾周围炎，如果发生脓肿则称为肾周围脓肿。本病多由肾盂肾炎直接扩展而来（90%），小部分（10%）是血源性感染。本病起病隐袭，数周后出现明显临床症状，病人除肾盂肾炎症状加重外，常出现单侧明显腰痛和压痛，个别病人可在腹部触到肿块。炎症波及横膈时，呼吸及膈肌运动受到限制，呼吸时常有牵引痛，X线胸部透视，可见局部横膈隆起。由肾内病变引起者，尿中可有多量脓细胞及致病菌；病变仅在肾周围者只有少量白细胞。本病的诊断主要依靠临床表现，X线检查、肾盂造影、超声及CT有助确诊，治疗应尽早使用抗菌药物，促使炎症消退，若脓肿形成则切开引流。

（三）感染性肾结石：感染性肾结石由感染而成，是一种特殊类型的结石，约占肾结石的15%～20%,其主要成分是磷酸镁铵和磷酸磷灰石。感染性肾结石治疗困难，复发率高，如不妥善处理，则会使肾盂肾炎变为慢性，甚至导致肾功能衰竭。临床表现除有通常肾结石的表现外，还有它自己的特点。感染性结石生长快，常呈大鹿角状，X线平片上显影，常伴有持续的或反复发生变形杆菌等致病菌的尿感病史。本病可根据病史、体格检查、血尿化验和X线检查等作出诊断。病人常有变形杆菌尿路感染病史，尿pH>7,尿细菌培养阳性。治疗包括内科治疗、手术治疗和其他治疗方法。肾结石在0.7～1cm以下，表面光滑，可用内科治疗。目前尚无满意的溶石药物，通常需使用对细菌敏感的药物。其次，酸化尿液可用氯化铵等。手术治疗是重要的治疗措施，应劝病人尽早手术。其他治疗包括大量饮水、酸化尿液、利尿解痉等。

（四）革兰氏阴性杆菌败血症：革兰氏阴性杆菌败血症中，由尿路感染引起者占55%。主要表现，起病时大多数病人可有寒战、高热、全身出冷汗，另一些病人仅有轻度全身不适和中等度发热。稍后病势可变得凶险，病人血压很快下降，甚至可发生明显的休克，伴有心、脑、肾缺血的临床表现，如少尿、氮质血症、酸中毒及循环衰竭等。休克一般持续3～6天，严重者可因此而死亡。本病的确诊有赖于血细菌培养阳性，故在应用抗菌药之前宜抽血作细菌培养和药敏试验，并在病程中反复培养。革兰氏阴性杆菌败血症的病死率为20%～40%,除去感染源是处理败血症休克的重要措施，常用措施为抗感染，纠正水、电解质和酸碱平衡紊乱，使用大量皮质类固醇激素，以减轻毒血症状；试用肝素预防和治疗DIC,通畅尿路。

（高帆）

第二章 肾结石

肾结石(Renalcalculus)多数位于肾盂肾盏内，肾实质结石少见。平片显示肾区有单个或多个圆形、卵圆形或钝三角形致密影，密度高而均匀。边缘多光滑，但也有不光滑呈桑椹状。

一、肾结石病因

结石是由于机体内胶体和晶体代谢平衡失调所致，与感染、营养代谢紊乱、泌尿系统异物、尿郁积以及地理气候等因素有关。男性比女性容易患此症。年过30岁的人比年轻人更易患此病。儿童发生此病比较罕见。

二、肾结石的种类及特点

根据结石成分的不同，肾结石可分草酸钙结石、磷酸钙结石、尿酸(尿酸盐)结石、磷酸铵镁结石、胱氨酸结石及嘌呤结石六类。大多数结石可混合两种或两种以上的成分。各种结石的特点如下：

（一）草酸钙结石占结石中80%～84%，常呈黄褐或石铜色，表面平滑(单水草酸钙)、粗糙(双水草酸钙)，男性发病为多见，多有家庭史，在x线片上清晰可见。尿沉渣内常有草酸钙结晶。

（二）磷酸钙结石：占结石中6%～9%，结石为白色，表面粗糙，常呈鹿角状，质地较硬。常在碱性尿中形成。以青壮年男性为多见，多有家庭史，在x线片上清晰可见。

（三）尿酸(尿酸盐)结石：占结石中6%～10%，表面光滑，常呈鹿角形，色黄或棕褐色，质地较硬，在x线片上模糊不清或不能出现。以男性多见，尤以痛风病人更常见，通常有家庭史。尿沉渣内可见尿酸结晶。

（四）磷酸铵镁结石：占结石中6%～9%，结石色黄或污灰色，呈树枝状或鹿角状，质地较软。以女性为多见，尿路感染的病人较多，不能透过x线。尿沉渣内可见磷酸铵镁结晶。

（五）胱氨酸结石：占结石中不到2%，结石色黄或白，表面光滑，呈圆形，不易透过x光线，常在酸性尿中形成。尿沉渣内可见胱氨酸结晶。

（六）黄嘌呤结石：此类结石很少见到，色白或黄棕色，质地很脆，不能透过x光线，一般在酸性尿中形成。

三、肾结石症状

（一）临床表现个别差异很大，决定于结石的病因、成份、大小、数目、位置、活动度、有无梗阻感染以及肾实质病理损害的程度。轻者可以完全没有症状，严重的可发生无尿、肾功能衰竭、中毒性休克以及死亡。

（二）结石嵌顿在肾盂输尿管交界部或输尿管内下降时，可出现肾绞痛，为突然发作的阵发性刀割样疼痛，疼痛剧烈难忍，病人辗转不安，疼痛从腰部或侧腹部向下放射至膀胱区，外阴部及大腿内侧，有时有大汗、恶心呕吐。

（三）由于结石对粘膜损伤较重，故常有肉眼血尿。疼痛和血尿常在病人活动较多时诱发。结石并发感染时，尿中出现脓细胞，有尿频、尿痛症状。

（四）当继发急性肾盂肾炎或肾积脓时，可有发热、畏寒、寒颤等全身症状。双侧上尿路结石或肾结石完全梗阻时，可导致无尿。

四、肾结石检查

（一）化验检查：尿液常规检查可见红细胞、白细胞或结晶，尿pH在草酸盐及尿酸盐结石患者常为酸性；磷酸盐结石常为碱性。合并感染时尿中出现较多的脓细胞，感染较重时，血常规检查可见白细胞总数及嗜中性粒细胞升高。

（二）X线检查：X线检查是诊断肾及输尿管结石的重要方法，约95%以上的尿路结石可在X线平片上显影。辅以排泄性或逆行性肾盂输尿管造影，可确定结石的部位、有无梗阻及梗阻程度、对侧肾功能是否良好、区别来自尿路以外的钙化阴影、排除上尿路的其它病变、确定治疗方案以及治疗后结石部位、大小及数目的对比等都有重要价值。

（三）其它检查：B超在结石部位可探及密集光点或光团，合并肾积水时可探到液平段。同位素肾图检查可见患侧尿路呈梗阻型图形。CT扫描不及X平片和尿路造影片直观，且费用昂贵，一般不作常规检查。

肾盂造影可显示结石的确切部位，了解肾盂积水和肾功情况。造影还能发现少数平片不能发现的阴性结石，表现为边缘光滑的充盈缺损。阳性结石的密度与造影剂相近，易被遮盖，可造成漏诊或误诊，故诊断时一定要与平片对照。

五、肾结石预防

改变生活习惯可以预防和减少结石的生长和发病。肾结石有若干种类，一旦你的医师确认你的结石种类，下列方法有助于减少复发的机会。

（一）多喝水

不论你的结石属于哪一类，最重要的预防之道是提高水分的摄取量。水能稀释尿液，并防止高浓度的盐类及矿物质聚积成结石。合适的饮水量是达到一天排2升的尿液，就算足够。如果你一整天都在烈日下工作，你需要喝2加仑的水。

（二）补充纤维素

加食米糠，可以防止结石发生。

（三）控制钙的摄取量

结石中有兜%是由钙或含钙的产品形成的。如果你上一回的结石，主要是钙的成分，则你得注意钙质的摄取。如果你正服用营养补充晶，首先需要请教医师是否必要。其次是检查每天高钙食物的摄取量，包括牛奶、干酪、奶油及其他乳制品。牛奶及抗酸剂可能产生肾结石。

（四）检查你的胃药

某些常见的制酸剂含高量的钙。假使你患钙结石，同时你也正在服用制酸剂，则应查此药的成分说明，以确定是否含高钙。若含高钙，应改用别的药。

（五）勿吃富含草酸盐的食物

大约60%的结石属于草酸钙结石。因此，应限量摄取富含草酸的食物，包括豆类、甜菜、芹菜、巧克力、葡萄、青椒、香菜、菠菜、草莓及甘蓝菜科的蔬菜。也避免酒精、咖啡因、茶、巧克力、无花果干、羊肉、核果、青椒、红茶、罂粟子等。

（六）多活动

不爱活动的人容易使钙质淤积在血液中。运动帮助钙质流向它所属的骨头。勿整天坐等结石的形成，应该到户外走走或作运动。

（七）热敷

在肾区热敷、拔火罐、电疗，可以止痛。常洗热水澡，也有利于排石。

（八）吃富含维生素A的食物

维生素A是维持尿道内膜健康所必要的物质，它也有助于阻碍结石复发。健康的成年人，一天需摄取5,000单位（Iu）的维生素A。一杯胡萝卜便能提供10,055 Iu的维生素A。其他富含维生素A的食物尚有绿花椰菜、杏果、香瓜、南瓜、牛肝。（维生素A在高剂量时有毒故欲补充维生素A之前，应先经由医师同意。）

（九）注意蛋白质的摄取

肾结石与蛋白质的摄取量有直接的关联。蛋白质容易使尿液里出现尿酸、钙及磷，导致结石的形成。假使你曾患过钙结石，应特别注意是否摄取过量蛋白质，尤其假使你曾有尿酸过多或胱胺酸结石的病历。每天限吃180克的高蛋白食物，这包括肉类、干酪、鸡肉和鱼肉。

（十）少吃盐

如果你有钙结石，应该减少盐分的摄取。你应将每日的盐分摄取量减至2～3克。

（十一）补充营养素

1.氧化镁或氯化镁

每天500毫克。减少钙的吸收。研究发现每日服用镁，可减少90%的复发率。因为镁和钙一样，皆可与草酸结合。但与草酸钙不同的是，草酸镁较不会形成疼痛的结石。

2.维生素B$_6$

10毫克，每天2次。与镁并用时，B6能减少尿液中的草酸盐，这是肾结石中常见的矿物盐。

3.蛋白质分解酵素

用量依照产品指示，两餐之间使用。帮助消化正常。

4.维生素A乳剂或胶囊

25000IU。治疗受结石损坏的尿道衬膜。

（十二）避免L—胱胺酸

如果你有肾结石病历或目前正患肾结石.血避免L-胱胺酸。这种氨基酸的堆积可在肾内结晶，产生大型的结石，堵塞肾脏的内部。

（十三）多吃西瓜

西瓜是天然的利尿剂。要经常吃西瓜，且要单独吃，不与其他食物并用。西瓜有清净体内的作用，但勿与其他食物同时食用。

（十四）限制维生素C的用量

如果你容易形成草酸钙结石，应限制维生素c的用量。一天超过3～4公克，可能增加草酸的制造，因而提高结石的几率。勿摄取高效力的维生素C补充物。

（十五）勿服用过多维生素D

过量的维生素D可能导致身体各部堆积钙质。维生素D的每日摄取量最好勿超过RDA所定的400IU。

六、食疗注意事项

（一）摄取大量液体，一天最好能排出约1.14公升的尿液。

（二）控制钙的摄取量，避免摄入过多的钙质，但并非禁止。

（三）胃药常含有高量的钙，若罹患钙结石，则服用胃药时应选择含钙量较少的品牌。

（四）勿吃过多富含草酸盐的食物，包括豆类、甜菜、芹菜、巧克力、葡萄、青椒、香菜、菠菜、草莓及茶。

（五）服用镁及维生素B$_6$，可减少90%的复发率。

（六）吃富含维生素A的食物，可维持尿道内膜健康，也有助于避免结石复发，这类食物包括：胡萝卜、绿花椰菜、洋香瓜、番瓜、牛肝，但高剂量的维生素A有毒，服用前最好请教医生。

（七）保持活力，以免钙质沉积在血液中。

（八）减少蛋白质的摄取量，包括肉类、干酪、鱼和鸡。

（九）减少盐分的摄取，少吃各种高盐分的食物。

（十）限制维生素C的用量，特别是草酸钙的结石患者。

（十一）勿服用过多维生素D。

（十二）若曾为患者，之后又感到任何强烈疼痛或尿液带血，请尽速就医。

（十三）患者应了解本身结石的类型。

七、肾结石治疗与用药

一般治疗方法：

（一）对症治疗：解痉、止痛、补液、抗炎、中药治疗。

（二）排石治疗：结石直径<1.0厘米，肾功能好，无合并感染，病程短，能活动的患者选用。

（三）溶石治疗：服用药物，大量饮水，调节尿液ph值，控制饮食种类等方法。适合于尿酸盐及胱氨酸结石。

（四）体外震波碎石术。

（五）经皮肾镜取石，碎石术。

（六）手术治疗：根据不同病情选用肾盂切开取石术，肾实质切开取石术，肾部份切除术，肾切除术，肾造瘘术和体外肾切开取石术等。

自我护理要点：

（一）出现恶心呕吐者应及时就诊，按医嘱补液，注意电解质平衡。

（二）多饮水，至少每日饮水2000～3000ml，除白天大量饮水外，睡前也需饮水500ml，睡眠中起床排尿后再饮水200ml。

（三）增加体育活动，如跳跃等使结石易排出。

（四）适当调节饮食，可以预防结石的再生。含钙结石患者应少吃牛奶等含钙高的饮食，草酸盐结石患者应少吃菠菜、马铃薯、豆类和浓茶等。磷酸盐结石患者宜用低磷、低钙饮食，并口服氯化胺使尿液酸化。尿酸盐结石患者应少吃含嘌呤的食物，如动物内脏、肉类及豆类，口服碳酸氢钠使尿液碱化，亦利于尿酸盐结石的溶解。

八、肾结石鉴别

（一）肾结核及肾肿瘤

肾结核及肾肿瘤可有肾区疼痛及压痛、镜下血尿等临床症状，应与肾及输尿管结石相鉴别，前者很少有绞痛，B超及X线检查可助鉴别。

（二）急性阑尾炎

右侧输尿管结石时的右下腹部疼痛易与阑尾炎混淆，需鉴别。急性阑尾炎时腹痛有像结石那样严重且呈持续性，局部有压痛、反跳痛和肌紧张，可有发热及白细胞计数升高，尿液检查可无红细胞，B超和X线检查可无结石阴影。可与前者鉴别。

（三）胆石症

右肾结石需与胆石症相鉴别，胆结石主要是右上腹痛且向右肩和背部放射，B超及胆囊造影可发现结石阴影，可助鉴别。

（四）急性肾盂肾炎

急性肾盂肾炎可有血尿，应与肾及输尿管结石相鉴别，但前者有发热等中毒症状，B超及X线检查可助鉴别。

九、肾结石并发症

可出现肾积水、肾功能不全、胃肠道症状、贫血、感染等并发症。

（高帆）

第三章 尿毒症

尿毒症实际上是指人体不能通过肾脏产生尿液，将体内代谢产生的废物和过多的水分排出体外，引起的毒害。现代医学认为尿毒症是肾功能丧失后，机体内部生化过程紊乱而产生的一系列复杂的综合征。而不是一个独立的疾病，称为肾功能衰竭综合征或简称肾衰。这个术语是PIORRY和HERITER在1840年描述了肾功能衰竭以后提出的。

一、尿毒症病因

尿毒症的病因是由于肾功能丧失，体内代谢产生的氮质废物不能排出体外，在机体内蓄积和水电平衡失调、水潴留、电解质紊乱引起肾衰的常见原因是肾脏本身的疾病和损伤，称肾性肾衰。肾前性肾衰常常由于心力衰竭或其他原因引起血压下降、肾灌注不足引起的。肾后性肾衰的主要原因是尿路梗阻和尿液返流等。

二、尿毒症症状

尿毒症常见症状有食欲消失、感觉迟钝、情感淡漠、嗜睡、尿量减少、颜面和下肢水肿、贫血、皮肤瘙痒、肌肉痉挛，有时可以辗转不安，甚至出现癫痫。尿毒症症状可以缓慢发生，长期隐蔽而不被发现。急性肾功能衰竭可以在几天内发生，出现明显尿毒症症状。尿毒症综合征可以是多种多样的，也不一定是所有的症状均表现出来。

三、尿毒症检查

（一）**血液检查**：

1.尿素氮、肌酐增高。

2.血红蛋白一般在80g/L以下，终末期可降至20～30g/L，可伴有血小板降低或白细胞偏高。

3.动脉血液气体，酸碱测定；晚期常有PH值下降、AB、SB及BE均降低，$PaCO_2$呈代偿性降低。

4.血浆蛋白可正常或降低。⑤电解质测定可出现异常。

（二）**尿液检查**：

1.尿常规改变可因基础病因不同而有所差异，可有蛋白尿、红、白细胞或管型，也可以改变不明显。

2.尿比重多在1.018以下，尿毒症时固定在1.010～1.012之间，夜间尿量多于日间尿量。

（三）**肾功能测定** 1.肾小球滤过率、内生肌酐清除率降低。2.酚红排泄试验及尿浓缩稀释试验均减退。3.纯水清除率测定异常。4.核素肾图，肾扫描及闪烁照相亦有助于了解肾功能。

（四）**其它检查** 泌尿系X线平片或造影，肾穿刺活检，有助于病因诊断。

诊断根据慢性肾脏病史，有关临床表现及尿、血生化检查，可确诊。

肾功能异常程度可根据肾小球滤过率（GFR）、血尿素氮（BUN）及血肌酐（cr）水平分为三期：

1.肾功能不全代偿期GFR介于50～70ml/min之间，血BuN>7.14>8.93mmol/L血Cr>132<177umol/L，临床上除有原发疾病表现外，尚无其它症状。

2.肾功能失代偿期或氮质血症期GFR<50ml/min，血BuN>8.93mmol/L，血Cr>177umol/L，有轻度乏力，食欲减退和不同程度贫血等症状。

3.尿毒症期有GFR<25ml/min，血BuN>21.42mmol/L，血Cr>442umol/L，已有明显尿毒症临床症状。如GFR<10ml/min，为尿毒症晚期；GFR<5ml/min，则为尿毒症终末期。慢性肾功能衰竭一旦确诊，应明确原发病因及恶化的诱因，以便采取有效的治疗措施。

四、尿毒症预防

由于疾病造成肾脏严重损害时，肾脏发生病变并失去净化血液的功能，废物和液体就会在体内堆积。人体就会产生各种症状，即尿毒症。引起尿毒症的原因有：慢性肾小球肾炎、慢性肾盂肾炎、肾结核、肾小动脉硬化症、泌尿道结石、前列腺肥大、膀胱癌、红斑狼疮、糖尿病等。

尿毒症的胃肠道症状出现最早，带有纳差、恶心、呕吐和腹泻，口中有氨味，齿龈也常发炎，口腔粘膜溃烂出血等。神经系统可有失眠、烦躁、四肢麻木灼痛，晚期町出现嗜睡甚至抽搐、昏迷。心血管系统可出现高血压以及由心包炎及心力衰竭引起的心前区疼痛、心悸、气急、一卜腹胀痛、浮肿、不能平卧等。血液系统可出现贫血及粘膜出血现象。呼吸系统可有肺炎及胸膜炎引起的咳嗽、胸痛。尿毒症是一种非常危险的疾病，如不及时治疗常会危及生命。

五、家庭治疗措施

（一）积极治疗

尿毒症虽是致命的疾病，但也并不是无药可医。对无诱发因素的病例，肾功能不可逆转时，可考虑做透析治疗。透析疗法包括口服、腹膜、血液透析（人工肾）三种;口服透析治疗仅适用于轻的尿毒症患者。近年来，由于透析疗法的普遍应用，使晚期尿毒症病人有5年以卜存活并保持一定劳动力者不少。因此,透析疗法是治疗晚期尿毒症的有效方法之一。

（二）充分休息

尿毒症病人应保证充足的休息和良好的营养，不要从事力所不及的活动。

（三）避免有损肾脏的化学物质

要避免含有镉、氯仿、乙烯乙二醇和四氯乙烯的用品和环境。它们一般存在于杀虫剂、汽车尾气、涂料、建筑物和家用清洁剂中。

（四）限制含镉量高的食物

已经在一般家庭用品中发现一些化学元素与急性和慢性肾病有关联，只要仔细阅读产品的说明，多采取一些预防措施，是町以避免这些有害物质的。

镉：这种稀有金属用于生产杀虫剂、橡皮轮胎以及塑料、涂料和其他产品。由于镉的工业用途很广，已经大范围地在一些食品和水中发现。以下几点应引起注意

限制摄人含镉量高的食物，如由动物肝和肾制成的食物、比目鱼、蚌类、扇贝、牡蛎以及在污泥中长成的蔬菜。

确保用来喷涂和工艺用涂料、染料、瓷钠不含镉。

不要使用古董的烹调用具，因为这些器具上涂有含镉制成的色素。

勿抽烟

烟对肾脏有害无益。

采用低蛋白饮食

对尿毒症患者应给予低蛋白饮食，正常成人每公斤体重需要蛋白量1～1.5克，尿毒症病人只能进食0.5克/公斤以下，以减少体内氮质代谢产物的生成和潴留。

（五）选用蛋奶类食品

由于进食蛋白量少，因此应尽量选用营养价值较高的鸡蛋、牛奶等动物蛋白质食物，而少用豆制品等植物蛋白。

（六）补充水分

根据病情供给适量的水分。

（七）保健药膳

1.糯米黄芪茶

取糯米60克，生黄芪15克，淡竹叶30克，水煎服饮，约10剂后，即可见效。平时多多食用去皮的萝卜，对此症也大有裨益(参考肾炎的食疗方)。

2.危险讯警

如果你有下列症状，请尽快就医：

*纳差、恶心、呕吐和腹泻。

*口中有氨味，齿龈也常发炎，口腔粘膜溃烂出血等。

*失眠、烦躁、四肢麻木灼痛，出现嗜睡甚至抽搐、昏迷。

*出现高血压以及由心包炎及心力衰竭引起的心前区疼痛、心悸、气急、上腹胀痛、浮肿、不能平卧等症状。

六、尿毒症治疗与用药

（一）**保守疗法**：慢性肾功能衰竭失代偿期可以采用保守疗法以延缓病情进展。

1.饮食治疗。低蛋白饮食，避免含氮代谢废物及毒物在体内蓄积，使肾功能进一步恶化。低磷饮食，可使残存肾单位内钙的沉积减轻。供给足够热量，以减少蛋白质分解，有利于减轻氮质血症，一般饮食中碳水化合物应占40%，脂肪应占30%～40%。

2.治疗高血压。

3.应用钙离子拮抗剂，如心痛定等。

4.口服氧化淀粉等吸附剂，使血尿素氮下降。

5.口服钙剂和维生素口治疗肾性骨病。

6.增加铁剂和叶酸的摄入有利改善肾性贫血，必要时可应用促红细胞生成素。但是以上方法很难奏效。

（二）**氮质血症期** 病员已有明显氮质潴留，但临床上可仅有原发肾脏病的表现，或仅有头痛、乏力、食欲不佳等症状。

（三）**尿毒症期**

1.一般症状：面容苍白灰暗、全身乏力、消瘦。

2.胃肠道表现：为本症最早和最突出的表现。厌食、腹部不适，继之出现恶心、呕吐、腹泻、舌炎、口腔溃疡，呼气有尿味，后期可致消化道出血而出现黑粪和呕血。

3.精神、神经系表现：头痛、头昏、神志恍惚、表情淡漠、嗜睡、昏睡，甚至昏迷。烦躁不安、肌肉颤动、抽搐、惊厥在晚期亦常见。

4.心血管系表现：血压升高，心律失常多见；晚期尚可出现纤维素性心包炎和心力衰竭。

5.造血系表现：严重贫血，晚期尚可有出血症状。

6.呼吸系表现：酸中毒时呼吸深而长。晚期可致尿毒性支气管炎、肺炎和胸膜炎。

7.皮肤表现：皮肤无华、干燥脱屑。尿素从汗腺排出后，可凝成白色尿素霜，并可刺激皮肤而出现奇痒。

8.代谢性酸中毒和酸碱平衡失调所致的症状：（1）脱水或水肿；（2）代谢性酸中毒；（3）低钠血症和钠潴留；（4）低钙和高磷血症：高血磷和低血钙可刺激甲旁腺，引起继发性甲旁腺功能亢进，导致骨质脱钙，幼年患者可致肾性佝偻病，成年患者则可致尿毒症性骨病；（5）低钾和高钾血症；低钾和高钾血症是尿毒症发生心律失常和突然死亡的常见原因；（6）高镁血症。

七、尿毒症的诊断和鉴别

（一）**血液检查** 1.尿素氮、肌酐增高。2.血红蛋白一般在80g/L以下，终末期可降至

20～30g/L，可伴有血小板降低或白细胞偏高。3.动脉血液气体，酸碱测定；晚期常有PH值下降、AB、SB及BE均降低，$PaCO_2$呈代偿性降低。4.血浆蛋白可正常或降低。5.电解质测定可出现异常。

（二）**尿液检查**①尿常规改变可因基础病因不同而有所差异，可有蛋白尿、红、白细胞或管型，也可以改变不明显。②尿比重多在1.018以下，尿毒症时固定在1.010～1.012之间，夜间尿量多于日间尿量。

（三）**肾功能测定**①肾小球滤过率、内生肌酐清除率降低。②酚红排泄试验及尿浓缩稀释试验均减退。③纯水清除率测定异常。④核素肾图，肾扫描及闪烁照相亦有助于了解肾功能。四、其它检查泌尿系X线平片或造影，肾穿刺活检，有助于病因诊断。诊断根据慢性肾脏病史，有关临床表现及尿、血生化检查，可确诊。肾功能异常程度可根据肾小球滤过率(GFR)、血尿素氮(BUN)及血肌酐(cr)水平分为三期：一、肾功能不全代偿期GFR介于50～70ml/min之间，血BuN>7.14<8.93mmol/L，血Cr>132<177umol/L，临床上除有原发疾病表现外，尚无其它症状。二、肾功能失代偿期或氮质血症期GFR<50ml/min，血BuN>8.93mmol/L，血Cr>177umol/L，有轻度乏力，食欲减退和不同程度贫血等症状。

（四）**尿毒症期**有GFR<25ml/min，血BuN>21.42mmol/L，血Cr>442umol/L，已有明显尿毒症临床症状。如GFR<10ml/min，为尿毒症晚期；GFR<5ml/min，则为尿毒症终末期。

慢性肾功能衰竭一旦确诊，应明确原发病因及恶化的诱因，以便采取有效的治疗。

八、尿毒症并发症

尿毒症是肾功能衰竭晚期所发生的一系列症状的总称。慢性肾功能衰竭症状主要体现为有害物质积累引起的中毒和肾脏激素减少发生的贫血合骨病。早期最常见的是恶心、呕吐食欲减退等消化道症状。进入晚期尿毒症阶段后，全身系统都会受累，出现心力衰竭、精神异常、昏迷等严重情况，危及生命。过去认为尿毒症是不治之症，自本世纪0年代之后开展了透析方法及肾移植手术，使尿毒症病人的寿命的以明显延长。

在尿毒症期，除上述水、电解质、酸碱平衡紊乱、贫血、出血倾向、高血压等进一步加重外，还可出现各器官系统功能障碍以及物质代谢障碍所引起的临床表现，兹分述如下。

（一）**神经系统症状**

神经系统的症状是尿毒症的主要症状。在尿毒症早期，患者往往有头昏、头痛、乏力、理解力及记忆力减退等症状。随着病情的加重可出现烦躁不安、肌肉颤动、抽搐;最后可发展到表情淡漠、嗜睡和昏迷。这些症状的发生与下列因素有关：

1.某些毒性物质的蓄积可能引起神经细胞变性；

2.电解质和酸碱平衡紊乱；

3.肾性高血压所致的脑血管痉挛，缺氧和毛细血管通透性增高，可引起脑神经细胞变性和脑水肿。

（二）**消化系统症状**

尿毒症患者消化系统的最早症状是食欲不振或消化不良;病情加重时可出现厌食，恶心、呕吐或腹泻。这些症状的发生可能与肠道内细菌的尿素酶将尿素分解为氨，氨刺激胃肠道粘膜引起炎症和多发性表浅性小溃疡等有关。患者常并发胃肠道出血。此外恶心、呕吐也与中枢神经系统的功能障碍有关。

（三）**心血管系统症状**

慢性肾功能衰竭者由于肾性高血压、酸中毒、高钾血症、钠水潴留、贫血及毒性物质等的作用，可发生心力衰竭，心律失常和心肌受损等。由于尿素(可能还有尿酸)的刺激作用，还可发生无菌性心包炎，患者有心前区疼痛；体检时闻及心包摩擦音。严重时心包腔中有纤维素及血性渗出物出现。

（四）呼吸系统症状

酸中毒时患者呼吸慢而深，严重时可见到酸中毒的特殊性Kussmaul呼吸。患者呼出的气休有尿味，这是由于细菌分解睡液中的尿素形成氨的缘故。严重患者可出现肺水肿，纤维素性胸膜炎或肺钙化等病变，肺水肿与心力衰竭、低蛋白血症、钠水潴留等因素的作用有关。纤维素性胸膜炎是尿素刺激引起的炎症；肺钙化是磷酸钙在肺组织内沉积所致。

（五）皮肤症状

皮肤瘙痒是尿毒症患者常见的症状，可能是毒性产物对皮肤感受器的刺激引起的；有人则认为与继发性甲状旁腺功能亢进有关，因为切除甲状旁腺后，能立即解除这一痛苦的症状。此外，患者皮肤干燥、脱屑并呈黄褐色。皮肤颜色的改变，以前认为是尿色素增多之故，但用吸收分光光度计检查，证明皮肤色素主要为黑色素。在皮肤暴露部位，轻微挫伤即可引起皮肤淤斑。由于汗液中含有较高浓度的尿素，因此在汗腺开口处有尿素的白色结晶，称为尿素霜。

（六）物质代谢障碍

1.糖耐量降低　尿毒症患者对糖的耐量降低，其葡萄糖耐量曲线与轻度糖尿病患者相似，但这种变化对外源性胰岛素不敏感。造成糖耐量降低的机制可能为：

（1）胰岛素分泌减少；

（2）尿毒症时由于生长激素的分泌基础水平增高，故拮抗胰岛素的作用加强；

（3）胰岛素与靶细胞受体结合障碍，使胰岛素的作用有所减弱；

（4）有关肝糖原合成酶的活性降低而致肝糖原合成障碍。目前认为引起上述变化的主要原因可能是尿素、肌酐和中分子量毒物等的毒性作用。

2.负氮平衡　负氮平衡可造成病人消瘦、恶病质和低白蛋白血症。低白蛋白血症是引起肾性水肿的重要原因之一。引起负氮平衡的因素有：

（1）病人摄入蛋白质受限制或因厌食、恶心和呕吐而致蛋白质摄入减少；

（2）某些物质如甲基胍可使组织蛋白分解代谢加强；

（3）合并感染时可导致蛋白分解增强；

（4）因出血而致蛋白丢失；

（5）随尿丢失一定量的蛋白质等。

尿毒症时大量尿素可由血液渗入肠腔。肠腔细菌可将尿素分解而释放出氨，氨被血液运送到肝脏后，可再合成尿素，也可合成非必需氨基酸，后者对机体是有利的。因此有人认为，尿毒症病人蛋白质的摄入量可低于正常人，甚至低于每天20g即可维持氮平衡，但必须给予营养价值较高的蛋白质，即含必需氨基酸丰富的营养物质。近年来有人认为。

为了维持尿毒症病人的氮平衡，蛋白质摄入量应与正常人没有明显差异；而且认为，单纯为了追求血液尿素氮的降低而过分限制蛋白质的摄入量，可使自身蛋白质消耗过多，因而对病人有害而无益。

3.高脂血症　尿毒症病人主要由于肝脏合成甘油三酯所需的脂蛋白(前β-脂蛋白)增多，故甘油三酯的生成增加;同时还可能因脂蛋白脂肪酶(lipoprotein lipase)活性降低而引起甘油三酯的清除率降低，故易形成高甘油三酯血症。此种改变可能与甲基胍的蓄积有关。

（高帆）

第四章　肾病综合征

肾病综合征（nephrotic syndrome, NS）它不是一独立性疾病，而是肾小球疾病中的一组临床症候群。

一、肾病综合征病因

许多疾病可引起肾小球毛细血管滤过膜的损伤，导致肾病综合征。成人的2/3和大部分儿童的肾病综合征为原发性，包括原发性肾小球肾病急、慢性肾小球肾炎和急进性肾炎等。按病理诊断主要包括：微小病变性肾病，膜性肾小球肾炎（膜性肾病），系膜毛细血管增生性肾炎（膜增生性肾炎）和局灶节段性肾小球硬化症。它们的相对发病率和特征见表1。继发性肾病综合征的原因为：感染、药物（汞、有机金、青霉胺和海洛因等）、毒素及过敏、肿瘤（肺、胃、结肠、乳腺实体瘤和淋巴瘤等）、系统性红斑狼疮、过敏性紫癜淀粉样变及糖尿病等。成人肾病综合征的1/3和儿童的10%可由继发性因素引起。

二、肾病综合征症状

主要表现为大量持久的蛋白尿、水肿、高脂血症等，有血容量不足者血尿素氮常有轻度升高，此乃因肾小球滤过率降低而肾小管重吸收相对正常所致。因原发病变不同，肾产现综合征可合并有肾功能不全。

（一）蛋白尿　24h尿蛋白总量可在3.5g以上，有高达30g者，病程愈长，营养不良表现越明显，常有贫血、乏力、毛发稀疏、枯黄、肤色苍白失去润泽、指甲可见白色横行的宽带（Muchreke线）等。儿童患者可影响其生长发育。

（二）水肿　轻重不等，轻者可局限于眼睑部及足踝，重者波及全身，可有胸腹水。水肿常受摄入的钠量、病人的体位、组织的弹性、输入液量以及有无心肝疾患的影响，其严重程度与蛋白尿及低蛋白血症的程度不完全成线性比例。

（三）高脂血症血浆白蛋白降低时，血浆胆固醇一般明显增高，甘渍三酯和磷脂亦增加。

三、肾病综合征检查

（一）尿常规：尿中除有大量蛋白外，可有透明管型或颗粒管型，有时也可有脂肪管型，Ⅱ型：离心尿红细胞＜10个/HP；Ⅱ型＞10个/HP。

（二）选择性蛋白尿及尿中C3、FDP测定：Ⅰ型为选择性蛋白尿，尿C3及FDP值正常，Ⅱ型为非选择性蛋白尿，尿C3及FDP值往往超过正常。

（三）血生化检查：除血浆总蛋白降低外，白/球可倒置，血胆固醇Ⅰ型增高，Ⅱ型可不增高。

（四）血沉增速：常为40～80mm/h，血沉增速多与浮肿相平行。

（五）蛋白电泳：α2或β可明显增高，α1、γ球蛋白多数较低。

（六）肾功能检查：Ⅰ型正常，Ⅱ型有不同程度的异常。

（七）肾活体组织检查：可通过超微结构及免疫病理学观察，以提供组织形态学依据。

四、肾病综合征预防

加强身体锻炼，增强机体抗病能力，积极预防呼吸道、消化道感染及其他系统感染。一旦发现疾病，及早治疗，尽量避免使用对肾脏有损害的药物。

五、肾病综合征治疗与用药

（一）引起肾病综合征的原发疾病治疗

1.糖皮质激素治疗　糖皮质激素用于肾脏疾病，主要是其抗炎作用。它能减轻急性炎症时的渗出，稳定溶酶体膜，减少纤维蛋白的沉着，降低毛细血管通透性而减少蛋白漏出；此外，尚可抑制慢性炎症中的增生反应，降低成纤维细胞活性，减轻组织修复所致的纤维化。糖皮质激素对肾病综合征的疗效反应在很大程度上取决于其病理类型，一般认为只有微小病变肾病的疗效最为肯定。

激素的制剂有短效（半衰期6～12小时）：氢化泼尼松（20mg）；中效（12～36小时）：泼尼松（5mg）、泼尼松龙（5mg）、甲泼尼松龙（4mg）、氟羟泼尼松龙（4mg）；长效（48～72小时）：地塞米松（0.75mg）、倍他米松（0.60mg）。激素可经胃肠道迅速吸收，故片剂为最常用的剂型。首治剂量一般为泼尼松1mg/（kg.d），儿童1.5～2mg/（kg.d）。经治疗8周后，有效者应维持应用，然后逐渐减量，一般每1～2周减原剂量的10%～20%，剂量越少递减的量越少，速度越慢。激素的维持量和维持时间因病例不同而异，以不出现临床症状而采用的最小剂量为度，以低于15mg/d为满意。在维持阶段有体重变化、感染、手术和妊娠等情况时调整激素用量。经8周以上正规治疗无效病例，需排除影响疗效的因素，如感染、水肿所致的体重增加和肾静脉血栓形成等，应尽可能及时诊断与处理。对口服激素治疗反应不良，高度水肿影响胃肠道对激素的吸收，全身疾病（如系统性红斑狼疮）引起的严重肾病综合征；病理上有明显的肾间质病变，小球弥漫性增生，新月体形成和血管纤维素样坏死等改变的患者，可予以静脉激素冲击治疗。冲击疗法的剂量为甲泼尼松龙0.5～1g/d，疗程3～5天，但根据临床经验，一般选用中小剂量治疗，即泼尼松龙240～480mg/d，疗程3～5天，1周后改为口服剂量。这样既可减少因大剂量激素冲击而引起的感染等副作用，临床效果也不受影响。相应的地塞米松冲击剂量为30～70mg/d，但要注意加重水钠潴留和高血压等副作用。

长期应用激素可产生很多副作用，有时相当严重。激素导致的蛋白质高分解状态可加重氮质血症，促使血尿酸增高，诱发痛风和加剧肾功能减退。大剂量应用有时可加剧高血压、促发心衰。激素应用时的感染症状可不明显，特别容易延误诊断，使感染扩散。激素长期应用可加剧肾病综合征的骨病，甚至产生无菌性股骨颈缺血性坏死。

2.细胞毒性药物　激素治疗无效，或激素依赖型或反复发作型，因不能耐受激素的副作用而难以继续用药的肾病综合征可以试用细胞毒药物治疗。由于此类药物多有性腺毒性、降低人体抵抗力及诱发肿瘤的危险，因此，在用药指征及疗程上应慎重掌握。如局灶节段性肾小球肾炎对细胞毒药物反应很差，故不应选用。目前临床上常用的此类药物中，环磷酰胺（CTX）和苯丁酸氮介（CB1348）疗效最可靠。CTX的剂量为2～3mg/（kg.d），疗程8周，当累积总量超过300mg/kg时易发生性腺毒性。苯丁酸氮介0.1mg/（kg.d），分3次口服，疗程8周，累积总量达7～8mg/kg则易发生毒性副作用。对用药后缓解又重新复发者多不主张进行第二次用药，以免中毒。对狼疮性肾炎、膜性肾炎引起的肾病综合征，有人主张选用CTX冲击治疗，剂量为12mg～20mg/（kg.次），每周一次，连用5～6次，以后按病人的耐受情况延长用药间隙期，总用药剂量可达9～12g。冲击治疗目的为减少激素用量，降低感染并发症并提高疗效，但应根据肾小球滤过功能选择剂量或忌用。

3.环孢霉素A（CyA）　CyA是一种有效的细胞免疫抑制剂，近年已试用于各种自身免疫性疾病的治疗。目前临床上以微小病变、膜性肾病和膜增生性肾炎疗效较肯定。与激素和细胞毒药物相比，应用CyA最大优点是减少蛋白尿及改善低蛋白血症疗效可靠，不影响生长发育和抑制造血细胞功能。但此药亦有多种副作用，最严重的副作用为肾、肝毒性。其肾毒性发生率为20%～40%，长期应用可导致间质纤维化。个别病例在停药后易复发。故不宜长期用此药治疗肾病综合征，更不宜轻易将此药作为首选药物。CyA的治疗剂量为3～5mg/（kg.d），使药物血浓度的谷值在75～200μg/ml（全血，HPLC法），一般在用药后2～8周起效，但个体差异很大，个别病人则需更长的时间才有效，见效后应逐渐减量。用药过程中出现血肌酐升高应警惕CyA中毒的可能。疗程一般为3～6个月，复发者再用仍可有效。

4.中医中药综合治疗　由于某些肾病综合征对免疫抑制剂治疗反应不佳，持续地从尿中丢失大量蛋白。对于这些病人除对症治疗外，可试用中药治疗。肾病综合征按中医理论，在水肿期，主要表现为脾肾两虚与水津积聚于组织间质，呈本虚而标实的表现，因而治疗宜攻补兼施，即在温肾健脾的基础上利尿消肿。辨证论治为：①脾肾阳虚型，治则以温肾实脾，兼以利水。方药可用真武汤、济生肾气丸加减。②脾肾气虚型：治则为益气健脾温肾，方药可用实脾饮或防己茯苓汤合参苓白术散加减。③肾阴阳俱虚：治则为阴阳双补，方剂可用济生肾气丸、地黄饮子加减。

（二）对症治疗

1. 白蛋白血症治疗

（1）饮食疗法：肾病综合征患者通常是负氮平衡，如能摄入高蛋白饮食，则有可能转为正氮平衡。但肾病综合征患者摄入高蛋白会导致尿蛋白增加，加重肾小球损害，而血浆白蛋白水平没有增加。因此，建议每日蛋白摄入量为1g/kg，再加上每日尿内丢失的蛋白质量，每摄入1g蛋白质，必须同时摄入非蛋白热卡138kJ（33kcal）。供给的蛋白质应为优质蛋白，如牛奶、鸡蛋和鱼、肉类。

（2）静脉滴注白蛋白：由于静脉输入白蛋白在1～2天内即经肾脏从尿中丢失，而且费用昂贵。另外大量静脉应用白蛋白有免疫抑制、丙型肝炎、诱发心衰、延迟缓解和增加复发率等副作用，故在应用静脉白蛋白时应严格掌握适应证：①严重的全身水肿，而静脉注射速尿不能达到利尿效果的患者，在静脉滴注白蛋白以后，紧接着静脉滴注速尿（速尿120mg，加入葡萄糖溶液100～250ml中，缓慢滴注1小时），常可使原先对速尿无效者仍能获得良好的利尿效果。②使用速尿利尿后，出现血浆容量不足的临床表现者。③因肾间质水肿引起急性肾功能衰竭者。

2. 水肿的治疗

（1）限钠饮食：水肿本身提示体内钠过多，所以肾病综合征患者限制食盐摄入有重要意义。正常人每日食盐的摄入量为10g（含3.9g钠），但由于限钠后病人常因饮食无味而食欲不振，影响了蛋白质和热量的摄入。因此，限钠饮食应以病人能耐受，不影响其食欲为度，低盐饮食的食盐含量为3～5g/d。慢性患者，由于长期限钠饮食，可导致细胞内缺钠，应引起注意。

（2）利尿剂的应用：按不同的作用部位，利尿剂可分为：①袢利尿剂：主要作用机制是抑制髓袢升支对氯和钠的重吸收，如呋塞米（速尿）和布美他尼（丁脲胺）为最强有力的利尿剂。剂量为速尿20～120mg/d，丁脲胺1～5mg/d。②噻嗪类利尿剂：主要作用于髓袢升支厚壁段（皮质部）及远曲小管前段，通过抑制钠和氯的重吸收，增加钾的排泄而达到利尿效果。双氢氯噻嗪的常用剂量为75～100mg/d。③排钠潴钾利尿剂：主要作用于远端小管和集合管，为醛固酮拮抗剂。安体舒通常用剂量为60～120mg/d，单独使用此类药物效果较差，故常与排钾利尿剂合用。④渗透性利尿剂：可经肾小球自由滤过而不被肾小管重吸收，从而增加肾小管的渗透浓度，阻止近端小管和远端小管对水钠的重吸收，以达到利尿效果。低分子右旋糖酐的常用剂量500Ml/2～3d，甘露醇250Ml/d，注意肾功能损害者慎用。肾病综合征患者的利尿药物首选速尿，但剂量个体差异很大；静脉用药效果较好，方法：将100mg速尿加入100Ml葡萄糖溶液或100ml甘露醇中，缓慢静滴1小时；速尿为排钾利尿剂，故常与安体舒通合用。速尿长期应用（7～10天）后，利尿作用减弱，有时需加剂量，最好改为间隙用药，即停药3天后再用。建议对严重水肿者选择不同作用部位的利尿剂联合交替使用。

3. 高凝状态治疗

肾病综合征患者由于凝血因子改变处于血液高凝状态，尤其当血浆白蛋白低于20～25g/L时，即有静脉血栓形成可能。目前临床常用的抗凝药物有：

（1）肝素：主要通过激活抗凝血酶Ⅲ（ATⅢ）活性。常用剂量50～75mg/d静滴，使

ATIII活力单位在90％以上。有文献报道肝素可减少肾病综合征的蛋白尿和改善肾功能，但其作用机理不清楚。值得注意的是肝素（MW65600）可引起血小板聚集。目前尚有小分子量肝素皮下注射，每日一次。

（2）尿激酶（UK）：直接激活纤溶酶原，导致纤溶。常用剂量为2～8万U/d，使用时从小剂量开始，并可与肝素同时静滴。监测优球蛋白溶解时间，使其在90～120分钟之间。UK的主要副作用为过敏和出血。

（3）华法令：抑制肝细胞内维生素K依赖因子II、VII、IX、X的合成，常用剂量2.5mg/d，口服，监测凝血酶原时间，使其在正常人的50％～70％。

（4）潘生丁：为血小板拮抗剂，常用剂量为100～200mg/d。一般高凝状态的静脉抗凝时间为2～8周，以后改为华法令或潘生丁口服。

有静脉血栓形成者：①手术移去血栓。②介入溶栓。经介入放射在肾动脉端一次性注入UK24万U来溶解肾静脉血栓，此方法可重复应用。③全身静脉抗凝。即肝素加尿激酶，疗程2～3个月。④口服华法令至肾病综合征缓解以防血栓再形成。

4.高脂血症治疗

肾病综合征患者，尤其是多次复发者，其高脂血症持续时间很长，即使肾病综合征缓解后，高脂血症仍持续存在。近年来认识到高脂血症对肾脏疾病进展的影响，而一些治疗肾病综合征的药物如：肾上腺皮质激素及利尿药，均可加重高脂血症，故目前多主张对肾病综合征的高脂血症使用降脂药物。可选用的降脂药物有：①纤维酸类药物（fibric acids）：非诺贝特（fenofibrate）每日3次，每次100mg，吉非罗齐（gemfibrozil）每日2次，每次600mg，其降血油三酯作用强于降胆固醇。此药偶有胃肠道不适和血清转氨酶升高。②Hmg-CoA还原酶抑制剂：洛伐他汀（美降脂），20mgBid，辛伐他汀（舒降脂），5mg Bid；此类药物主要使细胞内Ch下降，降低血浆LDL-Ch浓度，减少肝细胞产生VLDL及LDL。③血管紧张素转换酶抑制剂（ACEI）：主要作用有降低血浆中Ch及TG浓度；使血浆中HDL升高，而且其主要的载脂蛋白ApoA-I和ApoA-II也升高，可以加速清除周围组织中的Ch；减少LDL对动脉内膜的浸润，保护动脉管壁。此外ACEI尚可有不同程度降低蛋白尿的作用。

5.急性肾衰治疗

肾病综合征合并急性肾衰时因病因不同则治疗方法各异。对于因血液动力学因素所致者，主要治疗原则包括：合理使用利尿剂、肾上腺皮质激素、纠正低血容量和透析疗法。血液透析不仅控制氮质血症、维持电解质酸碱平衡，且可较快清除体内水分潴留。因肾间质水肿所致的急性肾衰经上述处理后，肾功能恢复较快。使用利尿剂时需注意：①适时使用利尿剂：肾病综合征伴急性肾衰有严重低蛋白血症者，在未补充血浆蛋白就使用大剂量利尿剂时，会加重低蛋白血症和低血容量，肾功能衰竭更趋恶化。故应在补充血浆白蛋白后（每日静脉用10～50g人体白蛋白）再予以利尿剂。但一次过量补充血浆白蛋白又未及时用利尿剂时，又可能导致肺水肿。②适当使用利尿剂：由于肾病综合征患者有相对性血容量不足和低血压倾向，此时用利尿剂应以每日尿量2000～2500ml或体重每日下降在1kg左右为宜。③伴血浆肾素水平增高的患者，使用利尿剂血容量下降后使血浆肾素水平更高，利尿治疗不但无效反而加重病情。此类患者只有纠正低蛋白血症和低血容量后再用利尿剂才有利于肾功能恢复。

肾病综合征合并急性肾衰一般均为可逆性，大多数患者在治疗下，随着尿量增加，肾功能逐渐恢复。少数病人在病程中多次发生急性肾衰也均可恢复。预后与急性肾衰的病因有关，一般来说急进性肾小球肾炎、肾静脉血栓形成预后较差，而单纯与肾病综合征相关者预后较好。

六、肾病综合征鉴别

肾病综合征是一组临床表现相似的症候群，而不是独立的疾病。其主要临床表现为大量蛋白尿、低蛋白血症、水肿、高血脂症。引起肾病综合征的原因很多。概括起来可分为两大类。即：原发性和继发性。

原发性与继发性肾病综合征虽然有共同的临床表现，但在病因、发病机理及治疗等方面差异很大。因此两者必须作进一步的鉴别诊断。

（一）原发性肾病综合征

原发性肾病综合征。为原发性肾小球疾病所致，如微小病变性肾病、膜型肾病、膜增殖性肾病、系膜增生性肾炎、局灶性节段性肾小球硬化等。

1.微小病变肾病，多见于儿童及青少年。起病隐匿，肉眼血尿。

2.膜型肾病，一般发病于35岁以后，起病隐匿，病变发展缓慢，易发生肾静脉血栓，肉眼血尿罕见。

3.膜增殖性肾病，多发病于30岁以前，起病急，几乎所有的患者都有镜下血尿，肾功能呈进行性减退，约1/3患者伴有高血压。

4.系膜增生性肾炎，好发于青少年，隐匿起病，也可急性发作，多伴有血尿，以镜下血尿为主，及轻、中度高血压。

5.局灶性节段性肾小球硬化，多见于青少年，多数患者几乎都是隐匿发病，表现最多的是肾病综合征，其次是镜下血尿，肾功能进行性减退。

（二）继发性肾病综合征

继发性肾病综合征的发病原因有多种，比如系统性疾病，代谢性疾病，过敏性疾病、感染性疾病、肾毒性物质、恶性肿瘤、遗传性疾病、妊娠毒血症以及肾移植慢性排斥等等。但临床上常见的只有少数几种，如系统性红斑狼疮肾、糖尿病肾病、肾淀粉样变、过敏性紫癜性肾炎等为多见。

1.系统性红斑狼疮肾病常见于年轻女性，往往表现为多器官损害，如关节疼痛、发热、面部蝶形红斑、肝脏及心血管系统病变等。血中可找到红斑狼疮细胞，血浆球蛋白明显升高。

2.糖尿病肾病多发于病史较长的糖尿病患者，糖尿病视网膜病变，往往和肾脏损害相平行。

3.肾淀粉样变主要发生于中年以上男、女、往往有慢性炎症或慢性化脓性疾病病灶。

4.紫癜性肾炎多发于青少年、发病与呼吸道感染有关，冬季可多见，血尿是过敏性紫癜肾肾脏受损最常见的临床表现。

七、肾病综合征并发症

（一）感染　肾病综合征患者对感染抵抗力下降的原因最主要是由于：1.尿中丢失大量IgG。2.B因子（补体的替代途径成分）的缺乏导致对细菌免疫调理作用缺陷；3.营养不良时，机体非特异性免疫应答能力减弱，造成机体免疫功能受损。4.转铁蛋白和锌大量从尿中丢失。转铁蛋白为维持正常淋巴细胞功能所必需，锌离子浓度与胸腺素合成有关。5.局部因素。胸腔积液、腹水、皮肤高度水肿引起的皮肤破裂和严重水肿使局部体液因子稀释、防御功能减弱，均为肾病综合征患者的易感因素。在抗生素问世以前，细菌感染曾是肾病综合征患者的主要死因之一，严重的感染主要发生在儿童和老人，成年人较少见。临床上常见的感染有：原发性腹膜炎、蜂窝织炎、呼吸道感染和泌尿道感染。一旦感染诊断成立，应立即予以治疗。

（二）高凝状态和静脉血栓形成　肾病综合征存在高凝状态，主要是由于血中凝血因子的改变。包括Ⅸ、Ⅺ因子下降，Ⅴ、Ⅷ、Ⅹ因子、纤维蛋白原、β-血栓球蛋白和血小板水平增加。血小板的粘附和凝集力增强。抗凝血酶Ⅲ和抗纤溶酶活力降低。因此，促凝集和促凝血因子的增高，抗凝集和抗凝血因子的下降及纤维蛋白溶解机制的损害，是肾病综合征产生高凝状态原因。抗生素、激素和利尿剂的应用为静脉血栓形成的加重因素，激素经凝血蛋白发挥作用，而利尿剂则使血液浓缩，血液粘滞度增加。

肾病综合征时，当血浆白蛋白小于2.0g/dl时，肾静脉血栓形成的危险性增加。多数认为血栓先在小静脉内形成，然后延伸，最终累及肾静脉。肾静脉血栓形成，在膜性肾病患者中可高达50%，在其他病理类型中，其发生率为5%～16%。肾静脉血栓形成的急性型患者可表现为突然发作的腰痛、血尿、白细胞尿、尿蛋白增加和肾功能减退。慢性型患者则无任何症状，但血栓形成后的肾瘀血常使蛋白尿加重，或对治疗反应差。由于血栓脱落，肾外栓塞症状常见，可发生肺栓塞。也可伴有肾小管功能损害，如糖尿、氨基酸尿和肾小管性酸中毒。明确诊断需做肾静脉造影。Doppler超声、CT、IMR等无创伤性检查也有助于诊断。血浆β血栓蛋白增高提示潜在的血栓形成，血中α2-抗纤维蛋白溶酶增加也认为是肾静脉血栓形成的标志。外周深静脉血栓形成率约为6%，常见于小腿深静脉，仅12%有临床症状，25%可由Doppler超声发现。肺栓塞的发生率为7%，仍有12%无临床症状。其他静脉累及罕见。动脉血栓形成更为少见，但在儿童中，尽管血栓形成的发生率相当低，但动脉与静脉累及一样常见。

（三）**急性肾衰**　急性肾衰为肾病综合征最严重的并发症，常需透析治疗。常见的病因有：1.血液动力学改变：肾病综合征常有低蛋白血症及血管病变，特别是老年患者多伴肾小动脉硬化，对血容量及血压下降非常敏感，故当急性失血、呕吐、腹泻所致体液丢失、外科损伤、腹水、大量利尿及使用抗高血压药物后，都能使血压进一步下降，导致肾灌注骤然减少，进而使肾小球滤过率降低，并因急性缺血后小管上皮细胞肿胀、变性及坏死，导致急性肾衰。2.肾间质水肿：低蛋白血症可引起周围组织水肿，同样也会导致肾间质水肿，肾间质水肿压迫肾小管，使近端小管包曼囊静水压增高，GFR下降。3.药物引起的急性间质性肾炎。4.双侧肾静脉血栓形成。5.血管收缩：部分肾病综合征患者在低蛋白血症时见肾素浓度增高，肾素使肾小动脉收缩，GFR下降。此种情况在老年人存在血管病变者多见。6.浓缩的蛋白管型堵塞远端肾小管：可能参与肾病综合征急肾衰机制之一。7.肾病综合征时常伴有肾小球上皮足突广泛融合，裂隙孔消失，使有效滤过面积明显减少。8.急进性肾小球肾炎。9.尿路梗阻。

（四）**肾小管功能减退**　肾病综合征的肾小管功能减退，以儿童多见。其机制认为是肾小管对滤过蛋白的大量重吸收，使小管上皮细胞受到损害。常表现为糖尿、氨基酸尿、高磷酸盐尿、肾小管性失钾和高氯性酸中毒，凡出现多种肾小管功能缺陷者常提示预后不良。

（五）**骨和钙代谢异常**　肾病综合征时血循环中的VitD结合蛋白（Mw65000）和VitD复合物从尿中丢失，使血中1，25（OH）2VitD3水平下降，致使肠道钙吸收不良和骨质对PTH耐受，因而肾病综合征常表现有低钙血症，有时发生骨质软化和甲旁亢所致的纤维囊性骨炎。在肾病综合征进展的肾衰所并发的骨营养不良，一般较非肾病所致的尿毒症更为严重。

（六）**内分泌及代谢异常**　肾病综合征尿中丢失甲状腺结合蛋白（TBG）和皮质激素结合蛋白（CBG）。临床上甲状腺功能可正常，但血清TBG和T3常下降，游离T3和T4、TSH水平正常。由于血中CBG和17羟皮质醇都减低，游离和结合皮质醇比值可改变，组织对药理剂量的皮质醇反应也不同于正常。由于铜蓝蛋白（Mw151000）、转铁蛋白（Mw80000）和白蛋白从尿中丢失，肾病综合征常有血清铜、铁和锌浓度下降。锌缺乏可引起阳萎、味觉障碍、伤口难愈及细胞介导免疫受损等。持续转铁蛋白减少可引起临床上对铁剂治疗有抵抗性的小细胞低色素性贫血。此外，严重低蛋白血症可导致持续性的代谢性碱中毒，因血浆蛋白减少10g/L，则血浆重碳酸盐会相应减少3mmol/L。

（高帆）

第五章 尿道结石

尿道结石多为肾、输尿管或膀胱结石向下排出时堵塞于尿道而就诊。多发生于1～10岁的儿童。90％为男性，结石常嵌顿于尿道前列腺部、舟状窝或尿道外口。

一、尿道结石病因

尿道结石绝大多数来自膀胱和肾脏的结石，少数原发于尿道内的结石则常继发于尿道狭窄或尿道憩室。

二、尿道结石症状

主要症状有尿痛和排尿困难。排尿时出现疼痛，前尿道结石疼痛局限在结石停留处，后尿道结石疼痛可放散至阴茎头或会阴部。尿道结石常阻塞尿道引起排尿困难，尿线变细、滴沥、甚至急性尿潴留。有时出现血尿，合并感染时可出现膀胱刺激症状及脓尿。

男性前尿道结石可在阴茎、会阴部触及，后尿道结石可在直肠及，女性尿道结石可在阴道前壁触及。后尿道结石需摄X线片明确诊断。偶有病例需作尿道造影、金属尿道探子试触结石或尿道镜直接观察。

三、尿道结石检查

后尿道结石可经直肠指检触及，前尿道结石可直接沿尿道体表处扪及，用尿道探条经尿道探查时可有摩擦音及碰击感。X线平片可明确结石部位、大小及数目。尿道造影更能明确结石与尿道的关系，尤其对尿道憩室内的结石诊断更有帮助。

四、尿道结石预防

（一）改变尿石形成环境

根据分析，尿石以草酸钙为最多，约占 80％。有个别地区，尿酸盐结石也不少。这些结石多在酸性尿液环境中形成。磷酸钙结石（约占9％）则在碱性尿液环境中形成。所以，根据分析结石成分，确定其性质，从而有意识地改变尿液的酸碱环境，对于预防结石的形成及在治疗结石病中均有着重要意义。

（二）注意营养和膳食

不要大吃大喝，限制超量营养。因为大吃大喝多为高蛋白、高糖和高脂肪饮食，这样会增加形成的危险性。平时应多吃些粗粮和素食。如果是结石患者，结石治愈以后，对于草酸盐结石患者，为了预防结石复发，应避免吃含草酸较高的食物，如菠菜、香菇、土豆、栗子、浓红茶、咖啡、巧克力、西红柿、草莓、柿子、杨梅等。如果是尿酸盐的患者，应注意尽量少吃含尿酸较高的食物，如动物内脏海产品红茶、咖啡、巧克力和花生等。磷酸钙结石的患者，少食含钙较多的食物，如牛乳等。

（三）多饮水

养成饮水习惯。多饮水可增加尿量，稀释尿中的结晶，使其容易排出体外。同时，即使已形成的细小结石，也可及早把它从尿中冲刷出去。有学者指出，最好每天饮水2500毫升以上，维持尿色清淡。如果当地的水源含钙量较高的话，更应该注意先经软化后再饮用。最好饮用磁化水。

五、预防和治疗泌尿系统感染感染

泌尿系统感染感染是尿石形成的主要局部因素，并直接关系到尿石症的防治效果。由变形杆菌、葡萄球菌和链球菌造成的尿路感染最易诱发结石，这些细菌能将尿素分解为氨，使尿变为碱性，因而尿酸盐易于沉淀而形成结石。同时细菌及其引起的脓块、坏死组织也可做为结石的核心而慢慢形成结石。

六、治疗引起尿路结石形成的某些原发病

如甲状旁腺功能亢进（如甲状膀腺腺瘤、腺癌或发生增生变化）会引起钙磷代谢异常而诱发磷酸钙结石。为此，患者应首先治疗甲状旁腺疾患。

七、尿道结石治疗

靠近尿道口的小结石，可注入大量石蜡油试行挤出，或用蚊式钳、尖镊将其夹出，亦可将探针的前段弯成钩状，试行将结石勾出。但结石较大者不宜勉强反复试挤结石，避免造成尿道粘膜广泛损伤。嵌于尿路外口的或舟状窝的结石，有时需切开尿道外口取出结石。后尿道的结石可用尿道探将其推顶回膀胱，再用经尿道机械碎石钳将其夹碎或行耻骨上膀胱切开取石术。尿道憩室内有结石者应将憩室与结石一并切除。结石紧嵌于前尿道不能取出或推回膀胱者，在阴茎侧边作直切口，将切口拉向中央，再切开尿道摘取结石，并用肠线分层缝合，防止术后尿瘘形成。偶有在尿道前列腺部和膀胱顿的哑铃状大结石，需切开膀胱，缓慢松动结石完整取出。由于结石长期嵌于后尿道，结石取除后可能出现尿失禁。

（一）舟状窝内结石小的可用镊子取出，大的不能通过尿道外口者可将结石钳碎或经麻醉后切开尿道外口后取出。

（二）前尿道结石可在麻醉下于结石近侧压紧尿道，从尿道外口注入液体石腊，用钩针钩取，如不能取出，用金属探条将结石推回到尿道球部，行尿道切开取石，但应避免在阴茎部切开尿道取石，以免发生尿道狭窄或尿道瘘。

（三）后尿道结石需在麻醉下用金属探条将结石推回膀胱，再按膀胱结石处理。

（四）尿道憩室合并结石时，应将结石取出的同时切除憩室。

（五）尿道结石合并尿道及尿道周围感染时，应先行膀胱造瘘，尿流改道，待感染控制后再行尿道内取石术。

八、尿道结石鉴别

尿路结石形成急性尿路梗阻时，临床表现较为典型，其诊断并不困难。原发性尿路结石往往与某些疾病容易混淆。须与之鉴别的疾病有：

（一）**尿道狭窄**　尿道狭窄的主要症状为排尿困难、尿流变细无力、中断或滴沥，并发感染时亦可有尿频、尿急、尿痛及尿道分泌物。某些外伤性尿道狭窄亦可能扪及尿道硬结。

尿道狭窄往往无肾绞痛史及尿砂石史，而有其原发病因，如损伤、炎症或先天性、医源性等原因；其排尿困难非突发性；尿道探通术可于狭窄部位受阻；X线平片无结石阴影，尿道造影可显示狭窄段。

（二）**非特异性尿道炎**　非特异性尿道炎时，可有尿痛、尿频、尿急及尿道分泌物，慢性非特异性尿道炎可并发尿道狭窄而出现排尿困难。

非特异性尿道炎无肾绞痛或尿砂石史，无急性排尿困难，尿道扪诊不能触及硬结，X线检查无结石阴影。

（三）**尿道损伤**　尿道损伤可有尿道外口出血、尿道内疼痛及排尿困难，尿潴留，并发感染时可有尿道分泌物。

尿道损伤一般有明确损伤史，常伴尿外渗、局部皮肤肿胀、皮下瘀血，试插导尿管不易插入膀胱，并可由导尿管引出数滴鲜血，X线平片可见骨盆骨折等征象，无结石阴影。

（四）**尿道痉挛**　由于尿道括约肌痉挛，可有尿道疼痛和排尿困难等症状，往往由精神紧张、局部刺激等因素引起。

尿道痉挛无尿砂石史及尿频尿急等症状，不能扪及尿道硬结，尿道探通术可正常通过，X线检查无异常，用镇静剂后症状可缓解。

（五）尿道异物　尿道内异物引起尿道梗阻时，可出现排尿困难，甚至尿潴留。异物刺激或继发感染时，可有尿频、尿急、尿痛及血尿。

但有其病因可寻．X线检查可见尿道内充盈缺损，尿道镜检查可见异物。

九、尿道结石并发症

可出现急性尿潴留、尿道周围脓肿、尿外渗、尿道瘘等并发症。

（高帆）

第六章　尿失禁

尿失禁(incontinence of urine)是由于膀胱括约肌损伤或神经功能障碍而丧失排尿自控能力，使尿液不自主地流出。

一、尿失禁病因

（一）病因学　病史是诊断尿失禁的一个重要部分。尿失禁的病因可分为下列几项：1. 先天性疾患，如尿道上裂。2. 创伤，如妇女生产时的创伤，骨盆骨折等。3. 手术，在成人为前列腺手术、尿道狭窄修补术等；儿童为后尿道瓣膜手术等。4. 各种因引起的神经原性膀胱。

（二）发病机理　正常男性的尿液控制依靠尿道下列两部分：

1. 近侧尿道括约肌　包括膀胱颈部及精阜以上的前列腺部尿道。

2. 远侧尿道括约肌　可分为两部分：（1）精阜以下的后尿道。（2）尿道外括约肌。

不论男性或女性，膀胱颈部（交感神经所控制的尿道平滑肌）是制止尿液外流的主要力量。在男性，近侧尿道括约肌功能完全丧失（如前列腺增生手术后）而远侧尿道括约肌完好者，仍能控制排尿如常。如远侧尿道括约肌功能同时受到损害，则依损害的轻重可引起不同程度的尿失禁。在女性，当膀胱颈部功能完全丧失时会引起压力性尿失禁。受到体神经（阴部神经）控制的尿道外括约肌功能完全丧失时，在男性如尿道平滑肌功能的正常，不会引起尿失禁，在女性可引起压力性尿失禁。

3. 逼尿肌无反射　这类患者的逼尿肌收缩力及尿道闭合压力（即尿道阻力）都有不同程度的降低，逼尿肌不能完全主动地将尿液排出，排尿须依靠增加腹压。当残余尿量很多尿道阻力很低时可有压力性尿失禁；尿潴留时可发生充溢性尿失禁。

4. 逼尿肌反射亢进　逼尿肌反射亢进有时可发生三种不同类型的尿失禁：（1）完全的上运动神经元病变可出现反射性尿失禁；（2）不完全的上运动神经元病变有部分患者可出现急迫性尿失禁，这些患者常伴严重的尿频、尿急症状。（3）有些患者在咳嗽时可激发逼尿肌的无抑制性收缩而引起尿液外流，症状类似压力性尿失禁。患者无尿频、尿急和急迫性尿失禁，用压力性尿失禁的手术治疗效果不佳。用刑事处分检查方法不能与真正的压力性尿失禁相鉴别，采用膀胱压力-尿流率的同步检查能获得准确的诊断。Bates等称之为咳嗽-急迫性尿失禁（Coughurge incontinence）。

5. 逼尿肌括约肌功能协同失调　有时可发生两种不同类型的尿失禁。一类是在逼尿肌收缩过程中外括约肌出现持续性痉挛而导致尿潴留，随后引起充溢性尿失禁。另一类是由上运动神经元病变引起的尿道外括约肌突然发生无抑制性松弛（伴或不伴逼尿肌的收缩）而引起尿失禁。这类尿失禁患者常无残余尿。

二、尿失禁症状

尿失禁可分为充溢性尿失禁、无阻力性尿失禁、反射性尿失禁、急近性尿失禁及压力性尿失禁5类。

充溢性尿失禁是由于下尿路有较严重的机械性（如前列腺增生）或功能性梗阻引起尿潴留，当膀胱内压上升到一定程度并超过尿道阻力时，尿液不断地自尿道中滴出。这类患者的膀胱呈膨胀状态。

无阻力性尿失禁是由于尿道阻力完全丧失，膀胱内不能储存尿液，患者在站立时尿液全部由尿道流出。

反射性尿失禁是由完全的上运动神经元病变引起，排尿依靠脊髓反射，患者不自主地间歇排尿（间歇性尿失禁），排尿没有感觉。

急迫性尿失禁可由部分性上运动神经元病变或急性膀胱炎等强烈的局部刺激引起，患者有十分严重的尿频、尿急症状。由于强烈的逼尿肌无抑制性收缩而发生尿失禁。

压力性尿失禁是当腹压增加时（如咳嗽、打喷嚏、上楼梯或跑步时）即有尿液自尿道流出。引起这类尿失禁的病因很复杂，需要作详细检查。

三、尿失禁检查

尿失禁，特别由神经原性膀胱引起的尿失禁，应作下列检查：

（一）测定残余尿量，以区别因尿道阻力过高（下尿路梗阻）与阻力过低引起的尿失禁。

（二）如有残余尿，行排尿期膀胱尿道造影，观察梗阻部位在膀胱颈部还是尿道外括约肌。

（三）膀胱测压，观察有否无抑制性收缩，膀胱感觉及逼尿肌无反射。

（四）站立膀胱造影观察后尿道有无造影剂充盈。尿道功能正常者造影剂被膀胱颈部所阻止。如有关排尿的交感神经功能受到损害则后尿道平滑肌松弛，造影片上可见到后尿道的近侧1～2cm处有造影剂充盈，因这部分尿道无横纹肌。

（五）闭合尿道压力图。

（六）必要时行膀胱压力、尿流率、肌电图的同步检查，以诊断咳嗽-急迫性尿失禁、逼尿肌括约肌功能协同失调以及由括约肌无抑制性松弛引起的尿失禁。

（七）动力性尿道压力图：用一根特制的双腔管，末段有二孔。一孔置于膀胱内，另一孔在后尿道。尿道功能正常者在膀胱内压增加时（如咳嗽时）尿道压力也上升，以阻止尿液外流。有少数压力性尿失禁患者，膀胱内压增高时，尿道压力不上升，从而尿液外流。

四、尿失禁预防

（一）要有乐观、豁达的心情，以积极平和的心态，笑对生活和工作中的成功、失败、压力和烦恼，学会自己调节心境和情绪。

（二）防止尿道感染。养成大小便后由前往后擦手纸的习惯，避免尿道口感染。性生活前，夫妻先用温开水洗净外阴，性交后女方立即排空尿液，清洗外阴。若性交后发生尿痛、尿频，可服抗尿路感染药物3～5天，在炎症初期快速治愈。

（三）保持有规律的性生活。研究证明，更年期绝经后的妇女继续保持有规律的性生活，能明显延缓卵巢合成雌激素功能的生理性退变，降低压力性尿失禁发生率，同时可防止其它老年性疾病，提高健康水平。

（四）加强体育锻炼，积极治疗各种慢性疾病。肺气肿、哮喘、支气管炎、肥胖、腹腔内巨大肿瘤等，都可引起腹压增高而导致尿失禁，应积极治疗这些慢性疾病，改善全身营养状况。同时要进行适当的体育锻炼和盆底肌群锻炼。最简便的方法是每天晨醒下床前和晚上就寝平卧后，各做45～100次紧缩肛门和上提肛门活动，可以明显改善尿失禁症状。

（五）妇女生小孩后要注意休息，不要过早负重和劳累，每天应坚持收缩肛门5～10分钟。平时不要憋尿，还要注意减肥，如果有产伤要及时修复。

（六）饮食要清淡，多食含纤维素丰富的食物，防止因便秘而引起的腹压增高。

（七）早发现，早治疗。如果发现阴道有堵塞感，大小便或用力时有块状物突出外阴，阴道分泌物有异味或带血，排尿困难、不顺畅，尿频或失禁，腰酸、腹坠等症状，要及时就诊，防止盆腔器官脱垂。

五、尿失禁治疗

依据不同发病机理而进行相应的治疗：

（一）大量残余尿可引起压力性尿失禁或充溢性尿失禁。这类尿失禁的治疗原则是采用手术（膀胱颈部或尿道外括约肌切开）降低尿道阻力以减少残余尿。

（二）逼尿肌反射亢进或不稳定性膀胱可引起急迫性或反射性尿失禁，有时也可引起咳嗽急迫性尿失禁。治疗原则是用药物（如异搏定），骶神经阻滞、骶神经手术或膀胱神经剥脱术等方法抑制膀胱的无抑制性收缩。

（三）括约肌功能不足 这类患者残余尿。治疗原则是用药物（如麻黄碱、心得安等）或手术等方法增加悄道的阻力。无阻力性尿失禁患得可种植人工尿道括约肌装置、尿道延长术、尿道夹（女性）或阴茎夹。

六、尿失禁鉴别

（一）逼尿肌运动失调 症状与压力性尿失禁很相似。但逼尿肌运动失调是逼尿肌异常收缩，尿道外括约肌功能减退所引起尿失禁；膀胱颈抬高试验阴性；膀胱尿道造影示膀胱尿道后角正常膀胱颈位置正常；咳嗽时逼尿肌压力升高。

（二）膀胱膨出 有尿失禁的病史，但有下腹及会阴部坠感，测膀胱残余尿量多，用力时阴道前壁膨出。膀胱尿道造影的X线征象是尿道后角及尿道倾斜角均在正常范围内；膀胱膨出行阴道前壁修补后症状改善，但压力性尿失禁症状如故，甚至会加重。

（三）紧迫性尿失禁 常同时有压力性尿失禁。但紧迫性尿失禁时尿意感强烈；失禁流出的尿量较多。有的可完全排空；多伴有尿频、尿急等膀胱刺激症状；膀胱镜检查，可以发现粘膜充血、出血，肿瘤等病变；膀胱尿道造影示膀胱尿道后角及倾斜角均正常；尿道压力正常；膀胱测压逼尿肌异常收缩，反射亢进。

（高帆）

第七章 支原体尿路感染

泌尿及生殖道支原体感染称为支原体尿路感染。支原体(Mycoplasma)是一群介于细菌与病毒之间、目前所知能独立生活的最小微生物。近来，生殖器支原体(M.genitalium，MG)的致病性引起了重视。

一、支原体尿路感染病因

（一）发病原因

1937年Drsnes等从巴氏腺脓肿分离出支原体，这是支原体在人类致病的首例报道。从泌尿生殖道检出的支原体有7种之多，主要是人型支原体(M.hominis，MH)和尿素分解支原体(ureaplasma urealyticum，UU)。支原体的致病性，一般认为MH在NGU的发病过程中并不重要。对UU作为NGU的病因学的研究有以下几方面。

1.分离培养 近50%～60%的NGU病人中分离到UU(与或不与沙眼衣原体合并存在)。在沙眼衣原体检查阴性的NGU病人尿道中，UU的检出率显著高于衣原体阳性的NGU病人或无NGU的对照组。

2.抗生素治疗试验 磺胺药和利福平对衣原体有效，对UU无效。而大观霉素和链霉素对

UU有效，对衣原体无效。衣原体培养阴性但UU培养阳性的尿道炎病人对磺胺、利福平疗效差，但以大观霉素或链霉素治疗时，若UU被清除则临床症状改善，UU未被清除则临床无改善。

3.灵长类接种　人类尿道中接种UU后发生尿道炎和短暂的血清抗体反应，米诺环素(二甲胺四环素)治疗有效，说明某些支原体在自然条件下具有致病性。将UU接种于非人类的灵长类动物尿道中能够再分离出支原体，尿道拭子涂片见中性粒细胞增高。

（二）发病机制

本病发病机制不明。经血清型研究发现UU至少有14种血清型，从NGU病人中分离的UU以血清型4最常见，血清型4也与无症状性脓尿有关。UU可引起部分NGU(10%～30%)。但是UU常在无尿道炎人群的尿道中检出，推测仅某些血清型致病。病人可能为第一次接触该病原体，或存在某种促发因素，如黏膜免疫缺陷。此外，UU所致的尿道炎可以是亚临床性的和自限性的。另一种从人类生殖道分离出的支原体为MG，部分衣原体阴性、UU阴性患者可能由该支原体致病，尤其是某些经久不愈的NGU病例。有资料认为，人型支原体与卵巢脓肿、输卵管炎、脓肿、出血性膀胱炎有密切关系。UU还可引起前列腺炎、附睾炎和不孕症、尿路结石、肾盂肾炎等。临床上MH和UU引起生殖器以外的感染亦不少见，已发现在肾移植、创伤和泌尿生殖道器械操作后发生MH败血症者。

二、支原体尿路感染症状

支原体引起的尿感，其临床表现与一般的细菌性尿感相似。可有发热、腰痛、膀胱刺激症及尿沉渣白细胞增多等急性肾盂肾炎表现；也可表现为下尿路感染症状；典型表现为尿道刺痒及轻重不等的尿痛及烧灼感，尿道口轻度红肿，常有浆液性或浆液脓性尿道分泌物，较淋病性尿道炎分泌物稀薄而少，或仅在晨起时发现尿道口有白膜形成。有部分患者可完全无任何尿感的症状和体征，尿沉渣也可无白细胞增多，仅尿支原体培养阳性，因此，临床上常易漏诊。女性患者主要感染部位为子宫颈，尿道炎症状不明显，表现为急、慢性宫颈炎和宫颈糜烂、白带增多或者轻度排尿困难和尿频，亦可完全无症状。

本病的临床诊断较难，提高诊断率前提是对本病的警惕性。根据患者有不洁性接触史，尿道炎症状较淋病轻，分泌物检查找不到淋球菌，高倍镜下(400×)白细胞10～15个以上，油镜下(1000×)白细胞5个以上即可初步诊断，凡临床怀疑尿感、而反复尿细菌培养阴性者，均应及时作尿支原体检查。支原体尿感的诊断主要靠实验室检查。

三、支原体尿路感染检查

（一）支原体分离培养　取新鲜清洁中段尿液，接种于支原体培养基，在适宜的培养条件下，支原体易被分离。当发现有菌落生长时，应作同型特异性抗体抑制试验，以作支原体的分型。

（二）血清学诊断试验　是诊断支原体感染的实用方法。可用支原体制成抗原，与病人血清作补体结合试验，在疾病后期的血清补体结合抗体滴度比初期升高4倍或以上，有诊断意义。

分子生物学诊断方法　用于临床试验的有MG缺口翻译全基因组DNA探针、UU-rRNA特异的DNA探针及MH-rRNA基因探针等。利用DNA探针进行的核酸印迹试验诊断生殖道支原体感染，其敏感性稍差(56%～63%)，但特异性较高，可鉴别各种支原体甚或种间的生物型。为弥补敏感性的不足，现多开展多聚酶链式反应以帮助诊断。

四、支原体尿路感染预防

支原体对理化因子的抵抗力弱，在人体外仅存活很短时间，人与人之间的性传播是其主要的生存方式。预防支原体感染主要是避免性乱和积极治疗带菌者，对患者的配偶或性伴侣应双方同治，以防继续传播。

人们自身有很好的免疫系统，它们保护了身体不受各种各样的微生物的侵害，维护了我们的身体健康。即使是少数致病力很强的微生物(烈性传染病)，也并非所有人都会感染后发病的。这就是在一般的情况下，生活于相同环境下只有少数人会患病，往往，他们是同时出现身体素质的下降，抵抗力低下了。近年来，支原体尿路感染重要因素是，在性混乱群体，由于他们往往有较高的性交频率，性器官长期处于充血状态。这使得他们的性器官对病原体的抵抗力下降，他们就比正常人更容易出现支原体尿路感染。

如果真的可以"在它发病之前把它从体内清除出去"那当然很好，但在大多数的情况下，这是不可能的。寄生在人体的各种各样的微生物可以说是伴随着人的一生的。支原体和衣原体是可以在常人中寄生的，它们和众多其它寄生微生物相互制约(争取寄生环境的'资源')，达到一种平衡，使得相互的数量受到控制，不至于对人体造成影响，这就是医学上所说的"菌群平衡"。如果滥用抗生素，破坏了原有的"菌群平衡"，反而会出现让某些微生物的数量剧增，支原体尿路感染发生。

在一些医院，由于利益或专业知识水平的因素影响，滥用抗生素的情况时有发生。但一个有专业知识水平、有道德的医生是不应这样做的。如果出现支原体尿路感染症状，是一定要去正规医院治疗的；但如果你没有任何症状，是不需要治疗的。而这些所谓"治疗"往往只是加重你们的心理负担、增加你们不必要的支出，更为不幸的是，会破坏你们体内原有的"菌群平衡"，造成各种问题的出现。还是进行适当的体育运动，保持自己的身体健康，提高自身的抗病能力为实际而理想。

五、支原体尿路感染治疗与用药

（一）治疗　外实验发现，妨碍细胞壁合成的β内酰胺类药物、万古霉素和杆菌肽对MH无效，抑制蛋白合成的氨基甙类药物、氯霉素和利福平对支原体有中等疗效。MH、UU对四环素敏感，MH偶见耐四环素但对林可霉素敏感。临床上常用药物有：

1.四环素类　四环素0.5g，4次/d，口服，治疗共7天，再改为0.25g，4次/d，口服2周。或盐酸多西环素(强力霉素)0.1g或米诺环素(二甲胺四环素)0.1g，2次/d，口服2周。

2.其他抗生素　对以上药物不能耐受或疗效不佳者，可用红霉素0.5g，4次/d，共服7天。或阿奇霉素(azithromycin)1g，一次口服。亦可应用氧氟沙星(氟嗪酸)0.2g 2次/d，共服7～14天。

3.配偶接受相应治疗　疗程结束1周后重复检查，治愈标准是症状消失，无尿道分泌物，尿沉渣涂片白细胞数正常(<5个/高倍视野)。

（三）预后　本病是支原体感染引起的疾病，临床典型表现与淋病相似，如及时诊断和正确治疗，预后良好。

六、支原体尿路感染鉴别

注意与淋球菌尿路感染、衣原体尿路感染、艾滋病性尿路感染及其他细菌性尿路感染相鉴别，可借助实验室检查鉴别。

（高帆）

第八章　巴特综合征

巴特综合征是一种难治性疾病。是因肾小球球旁细胞增生，分泌大量的肾素引起的继发性醛固酮增多症候群。临床表现主要为肌无力，周期性麻痹，心律失常，肠麻痹等低钾症状及烦渴，夜尿增多，骨质疏松等。

一、巴特综合征病因

本综合征常见于儿童期，散发或家族性多为常染色体隐性遗传疾病。其病因是Henle袢的上升支粗段及远端肾小管NaCl的转运紊乱。钾，钠，氯的消耗刺激肾素释放并伴球旁细胞的增生。醛固酮水平增高，纠正醛固酮过多症并不能改善钾的丢失。钠的损耗引起长期血浆容量低，表现为虽有肾素和血管紧张素的增多，但血压正常，对注入血管紧张素的加压反应受损。常发生代谢性碱中毒。血小板聚集受到抑制。可有高尿酸血症及低镁血症。激肽-前列腺素轴受到刺激，尿中前列腺素及血管舒缓素排出增多。

二、巴特综合征症状

本征常因血钾低而误诊为其它疾病。作者提出诊断依据如下：

（一）有低钾表现；

（二）血钾、钠、氯、镁降低；

（三）碱中毒；

（四）尿钾、氯增高；

（五）尿比重低，碱性尿；

（六）血浆肾素、血管紧张素 、醛固酮增高；

（七）血压正常；

（八）肾活检有肾小球旁器增生、肥大；

（九）血管壁对内源性或外源 性AⅡ反应低下；

（十）前列腺素水平增高。

液体，电解质和激素同时异常，其特点是肾钾，钠及氯的消耗，低钾血症，醛固酮过多症，高肾素血症和血压正常。

三、巴特综合征检查

检查多见尿钾、氯排出增多，尿pH值升高，尿比重降低，血AⅡ，AⅠ和ALD均明显增高。应常规检查血镁，血镁低者于补钾同 时应补镁。

四、巴特综合征预防

提倡高钾高钠饮食，预防泌尿系感染。

五、巴特综合征治疗与用药

钾补充再加用安体舒通，氨苯蝶啶，阿米洛利，一种ACEI类药物或消炎痛可纠正大多数症状，但没一个药物能完全消除钾的丢失。服消炎痛每日1～2mg/kg常使血浆钾浓度保持在接近正常低限。

六、巴特综合征鉴别

Batter综合征与其他伴醛固酮增多症的疾病所不同处在于没有高血压(原发性醛固酮增多症有高血压)和水肿(继发性醛固酮增多症有水肿)。成人需排除：神经性贪食症，呕吐或私用利尿剂或轻泻药。这些情况下，尿氯常是低的($<$20mmol/L)。

七、巴特综合征并发症

严重低血钾时会危及生命。　　　　　　　　　　　　　　　　　　　（高帆）

第九章　非淋菌性尿道炎

非淋茵性尿道炎(nongonococcal urethritis, NGU)是指由淋菌以外的其它病原体，主要是沙眼衣原体、尿素分解支原体所引起的尿道炎。本病目前在欧美国家已超过淋病而跃居性传播疾病首位。我国病例亦日益增多，成为最常见的性传播病之一。

一、非淋茵性尿道炎病因

非淋茵性尿道炎(nongonococcal urethritis, NGU)是指由淋菌以外的其它病原体，主要是沙眼衣原体、尿素分解支原体所引起的尿道炎。目前，通常被称为非淋茵性尿道炎的是指衣原体(占40%-50%)、支原体(占20% ～ 30%)及一些尚不明致病病原体的尿道炎。

非特异性尿道炎与淋病一样，也多发生于青年性旺盛期，25岁以下占60%。60年代以来非特异性尿道炎发病率骤增，在欧美已超过淋病居性传播疾患发病率的首位。80年代美国每年新发生的病例达300 ～ 1000万人。

（一）衣原体

根据许多国家报告，NGU中30% ～ 50%，淋病病人中20%和性活动强但无尿道炎症状的人中0.5%，以目前常用的培养方法，尿道分泌物可培养出衣原体。女性病人因多数无症状或仅表现为白带增多等妇科症状，难以确定其发病率，有人估计女性病人可能为男性的4倍。衣原体是一种寄附于腺上皮细胞胞浆内的微生物。呈球型，有特殊的生长周期。每个生长周期有两种发育型。 感染型为原体(elementary body)呈球形，大小介于细菌与病毒之间(300 ～ 400mm)。原体可在细胞外生存，有感染性。当其附着在易感细胞表面时，被细胞吞饮，在细胞内原体变成另一种繁殖型。 繁殖型即始体(initial body)始体呈圆形或椭圆形。始体按二分裂方式繁殖，最后始体重新组织成原体，从细胞内释放出来，再感染其他健康易感细胞。整个生长周期为72h。衣原体分类：

1、鹦鹉热衣原体。

2、沙眼衣原体(Chlamydia trachomatis) 沙眼衣原体至少有15个血清型。D-K8种血清型与NGU有关。L1、L2、L33个型与性病性淋巴肉芽肿(第四性病)有关。

（二）支原体

1.分解尿素支原体(ureaplasma ure-alyticum)是一种原核微生物。能产生尿素分解酶分解尿素。呈球杆状。因其缺乏坚硬的细胞膜，故不为青霉素所抑制，四环素、红霉素、壮观霉素对之有效。现已从人类泌尿生殖道分离出来7种支原体，其中分离率较高而与泌尿生殖道疾病有关，是分解尿素支原体，其次是人型支原体。婴儿或无性交接触的女性生殖道内找不到分解尿素支原体。而性生活越乱，这种支原体阳性率也越高。Mc Donald 1982年报告587例急性尿道炎症状病人中，209例(36%)中段尿中分离出分解尿素支原体。

2.人型支原体(mycoplasma hominis)支原体对外界环境抵抗力弱，45℃ 15min即可被杀死。对肥皂、酒精、四环素、红霉素敏感。 衣原体除致成尿道炎、眼结膜炎外，还可致成其他生殖器官炎症，如附睾炎、前裂腺炎、宫颈炎、阴道炎、输卵管炎及盆腔炎等。新生儿通过感染的产道可诱发眼结膜炎、肺炎。男性同性恋者，可患直肠炎及咽炎。

二、非淋茵性尿道炎症状

（一）临床症状

1.非淋菌性尿道炎潜伏期为10 ～ 20天。

2.起病不如淋病急，症状拖延，时轻时重，但比淋病轻。约50%的病人有尿痛、尿道痒等症状。初诊时很易被漏诊。男性非淋菌性尿道炎表现为尿道不适、发痒、烧灼感或刺疼，尿道红肿，尿道分泌物多为浆液状、稀薄、晨起有"糊口"现象。女性非淋菌性尿道炎表现为宫颈的炎症和糜烂、分泌物增多，宫颈分泌物中有多数分叶型白细胞(高倍镜下每视野超过10个)，阴道及外阴瘙痒，下腹不适感。注意：有些病人可无症状或症状不典型，易被漏诊。宫颈分泌物中有多数分叶型白细胞(高倍镜下每视野超过10个)。

3.尿道分泌物少，稀薄，粘液性或粘膜脓性。较长时间不排尿(如晨起)尿道外口可溢出少量稀薄分泌物。有时仅表现为晨起痂膜封住尿道口或污染内裤。检查时，需由后向前按挤前尿道才可能有少许分泌物由尿道口溢出。有时病人有症状无分泌物，也可无症状而有分泌物。

4.常与淋病同时感染。前者先出现淋病症状，经抗淋病治疗后，淋球菌被青霉素杀死，而衣原体、支原体依然存在。在感染1～3周后发病。临床上很易被误认为淋病未治愈或复发。

5.处理不当或治疗不及时可引起并发症(1%)。如急性附睾炎、前列腺炎、结肠炎、咽炎。女性宫颈炎、宫颈糜烂、前庭大腺炎、阴道炎、输卵管炎、盆腔炎、异位妊娠、不育等。

6.新生儿通过感染的产道、生后3～13d可发生眼结膜炎，眼部有粘液脓性分泌物，也可无分泌物。但多不侵犯角膜。下生后2～3周可发生肺炎。症状不断加重，呼吸急促为其特点，但不发热。其中半数患儿有眼结膜炎。

7.极少数病人可伴发Reifer综合征：尿道炎、关节炎、角膜炎、结合膜炎及皮疹。

（二）诊断

1.不洁性交史、潜伏期及症状。

2.尿道分泌物涂片及培养排除淋球菌、念珠菌及其他细菌感染。涂片有大量白细胞，10～15个以上/400倍，5个以上/1000倍显微镜检。

3.尿道分泌物或宫颈刮片，单克隆衣原体荧光抗体检查或培养。标本取法：男性2h以上不排尿，棉拭子插入尿道2～4cm，轻轻旋转5s，放置2～3s，然后取出培养。女性用窥阴器充分露暴宫颈，第一根拭子将宫颈表面分泌物擦掉，第二根拭子插入宫颈1～2cm，旋转10s，停2～3s，取出拭子，不要碰阴道壁。

三、非淋菌性尿道炎检查

（一）分泌物涂片和培养淋球菌均为阴性，而涂片镜检，在油镜（1000倍）视野下多形核白细胞超过4个或者晨尿，前段尿15毫升沉淀，在高倍（400倍）视野下，每视野多形核白细胞超过15个，有诊断意义。

（二）有条件可作沙眼衣原体、解脲支原体等病原学检查。

四、非淋菌性尿道炎预防

患非淋菌性尿道炎后应注意问题

治疗期间禁饮酒、劳累、熬夜性生活。 夫妻双方有一方感染时，双方应同时检查治疗。不与别人共用洗阴部的毛巾、盆具，不混用内衣裤。家中有婴幼儿者，要严格物品及手的消毒，以防通过密切接触传播。 性生活时使用避孕套可减少非淋菌性尿道炎的传播。

五、非淋菌性尿道炎的护理方法

非淋菌性尿道炎的潜伏期一般为1～3周，发病较缓慢，而且相当部分的患者症状不明显，往往被忽略了，合并淋病时病情易被淋病的症状掩盖，给诊治上带来了很大的困难。

男性患者自觉尿道口刺痒、有烧灼感，尿道口红肿充血、尿频、尿急、有时有轻度排尿困难，如在较长时间不排尿，或晨起时尿道口有水样或稀薄粘液流出。有时尿道口有一层痂皮似的薄膜"封口"，或者内裤上有污秽物，有些病人无尿道分泌或者分泌量很少，需用力挤压阴茎才有分泌物从尿道口溢出。

女性患者表现为白带增多、阴道红肿、子宫颈糜烂或有子宫颈炎并有少量分泌物，有的患者有轻微尿痛而无分泌物，还有些患者伴有腰疼但无任何其他症状。

非淋菌性尿道炎虽然症状较淋病淋病轻，但危害并不比淋病轻。由于症状较轻，很多患者失去了治疗的最佳时期，从而使治疗非常困难，本病尤其在女性中症状极其轻微，而女性感染者由于症状轻微往往不予治疗，增加了本病传播的机会。本病除引起尿道炎外，在女性约一半以上的患者有合并症，如子宫内膜炎、输卵管炎、宫外孕、不育症和流产。

非淋菌性尿道炎的护理方法：

（一）提倡洁身自爱，根除性混乱现象。

（二）患者未治愈前不得与任何人发生性关系。

（三）个人预防感染与淋病类似。

（四）患者应专用浴盆、浴巾，连同内裤都要经常煮沸消毒。

（五）治疗性伴侣。

六、非淋菌性尿道炎治疗与用药

治疗原则：非淋菌性尿道炎确诊后，采用广谱抗生素疗法，并且强调要连续不间断用药，要规则、定量、彻底治疗。治疗后10-20天复查再次均为阴性，并用临床症状消失为治愈。本病治疗时所需的疗程较长。

（一）西药治疗

1.目前对四环素、强力霉素、红霉素已有不少菌株产生耐药。新一代合成抗菌药喹诺酮类，不但对衣原体、支原体有效，对淋球菌也高度敏感。

（1）氟哌酸200mg, 3/d 共用14d。

（2）氟嗪酸200mg, 2/d共用14d.

（3）环丙氟哌酸250mg, 2/d，共用14d。

2.磺胺、利福平对衣原体有效，对支原体无效。

3.庆大霉素、新霉素、多粘菌素对衣原体无效。

4.链霉素、壮观霉素对衣原体无效，对支原体有效。

5.四环素0.5g, 4/d，共用7d，改0.25g, 4/d，共用14d。

6.强力霉素0.1g, 2/d，共用7d。

7.红霉素硬脂酸盐0.5g, 4/d，共有7d。

8.红霉素琥珀酸乙酯0.8g, 4/d，共用7d。

9.美满霉素0.2g即刻，0.1g, 2/d，共用14d。

（二）中药治疗

针对非淋菌性尿道炎的病因、病机，中药治疗药物应该以清热解毒，利湿通淋为主，辅以补肾固本，活血化瘀，扶正祛邪，提高机体免疫力为组方之法，如选用地道优质中草药精制而成的银花泌炎灵片等。主治热淋下焦湿热证，对尿频、尿急、尿涩痛、尿短赤、尿淋沥、尿赤黄、腰痛、腹胀痛等疗效显著。非淋菌性尿道炎泌尿系感染常见致病菌有金葡菌，而由于金葡菌的耐药率高达62%，使得西药抗生素以及部分中药对该菌引起感染的治疗束手无策。纯天然植物道地取材大复方中成药，以"清热解毒之冠"而著称的道地药材金银花为君药配伍，主要成份共计十味名贵药材，利用金银花、半枝莲、扁蓄、瞿麦、石韦、川木通、车前子、淡竹叶、桑寄生、灯心草的多靶点协同作用，对金葡菌杀菌活性明显提高，对金葡菌敏感度及抑菌效果更强。其临床治疗金葡菌引起的非淋菌性尿道炎疗效更显著，作用更稳定。

六、判断治愈标准

治疗结束一周应随访复查。治愈标准：

（一）临床症状消失1周以上，尿道无分泌物，或分泌物中白红胞≤4个/100倍显微镜。

（二）尿液澄清，沉渣镜检阴性。

（三）尿道(宫颈)标本衣原体、支原体检查阴性(有条件时)。

七、非淋菌性尿道炎鉴别

本病主要应与淋菌性尿道炎相鉴别，后者潜伏期较短，平均3天～5天，尿痛比较严重，分泌物多为脓性，量多，淋球菌检查阳性，而NGU的分泌物多为浆液性或粘液脓性，较稀薄，量少。查不出淋球菌。

八、非淋菌性尿道炎和淋病有何不同

（一）病原体不同　非淋菌性尿道炎的病原体是沙眼衣原体和支原体、白色念珠菌、阴道毛滴虫等，而淋病的病原体是淋病双球菌。

（二）临床症状不同　非淋菌性尿道炎的临床症状是分泌物呈乳白色，以慢性尿道炎的形式表现出来;而淋病的开始症状是自尿道口流出大量黄色脓性分泌物，以急性尿道炎的形式表现出来。

九、非淋菌性尿道炎并发症

男性主要合并症为附睾丸炎，前列腺炎及Reiter综合征等；女性主要为输卵管炎、盆腔炎、异位妊娠及不育症等。

（高帆）

第十章　肾囊肿

单纯性肾囊肿通常为一侧单发，但也可是多发或呈小房性，极少发生于双侧，与多囊肾相比，在临床表现及病理表现都有所不同。

一、肾囊肿病因

单纯性肾囊肿究竟为先天性的还是后天性的，尚不明了。其起源可能与多囊肾相似，只不过是程度不同而已。从另一方面说，通过造成肾小管梗阻及局部缺血，可使动物患上单纯性肾囊肿。这又提示这种病损还可以是后天性的。随着囊肿的增大，基压迫可损坏肾实质，但还不至于使肾功能受损。一个孤立囊肿发生的部位可正好压迫到输尿管，从而引起进行性肾积水，这种情形出现后接着可并发感染。Feiner、Katz和Gallo 1980年注意到后天性肾囊肿疾病常见于长期透析患者。Kessel和Tynes1981年观察到2例肾囊肿自行消退。

二、肾囊肿症状

（一）腰、腹不适或疼痛：疼痛的特点为隐痛、钝痛，固定于一侧或两侧，向下部及腰背部放射。

（二）血尿：可表现为镜下血尿或肉眼血尿。

（三）腹部肿块:有时为患者就诊的主要原因，60～80%可触及肿大的肾脏。肾脏愈大，肾功能愈差。

（四）蛋白尿：一般量不多，24小时尿内不会超过2克，故不会发生肾病综合征。

（五）高血压：囊肿压迫肾脏，造成肾缺血，使肾素分泌增多，引起高血压。

三、肾囊肿检查

（一）基本检查

1.尿的检查　尿常规正常，若囊中压迫肾实质或合并有囊内感染，尿中可出现小量红细胞和白细胞。

2.B超 能了解囊肿的个数、大小、囊壁的情况。并可与肾实质性肿块相鉴别，为首选检查方法。典型的 B超表现为病变区无回声，囊壁光滑，边界清楚；当囊壁显示不规则回声或有局限性回声增强时，应警惕恶性变；继发感染时囊壁增厚，病变区有细回声，囊内有出血时回声增强。当显像提示有多个囊肿时，应与多房性囊肿，多囊肾相区别。

3.静脉肾盂造影(ivp)能显示囊肿压迫肾实质的程度，并可与肾积水相鉴别。

（二）进一步检查

CT，对 B超检查不能确定者有价值，囊肿伴出血、感染、恶变时，呈现不均质性，CT值增加，当 CT显示为囊肿特征时，可不必再作囊肿穿刺。

四、肾囊肿预防

（一）肝肾囊肿大多是先天性的，也有单发的，也可多发的，有时肝、肾囊肿同时存在，一般说肝肾囊肿对人体健康没有多大影响。

（二）过大的肝肾囊肿。对脏器其本身或周围的器官可形成压迫症状或有炎症，可用针吸治疗或手术减压治疗，炎症时要用抗菌药物治疗。

（三）不形成压迫的肝、肾囊肿可以不予治疗，亦无有效治疗措施。

（四）掌纹诊断肝、肾囊肿十分可靠，一般不必做更多的检查。

（五）可以正常工作和生活，较大的肝、肾囊肿，则应注意避免局部外伤。

（六）肝、肾囊肿一般发展缓慢，不会癌变，预后良好。

五、肾囊肿治疗与用药

（一）特殊治疗：

1.当排泄性尿路造影，肾断层X线摄影术，超声影象及CT仍未能做出最一诊断，可选择作血管造影，而经皮囊肿穿刺抽吸则作为下一步诊断手段，这既可在X线荧光屏监视下也可在超声影象监测下进行。发现清亮的囊液是令人鼓舞的征象，但抽吸液仍应做细胞学检查。还应测定其脂肪含量，脂肪含量增高则符合肿瘤的诊断。随后将囊液充分引流，并代这以造影剂。接着在不同体位下摄片，以显示囊壁光滑度，有无赘生物存在。抽出造影剂前，将3ml碘酯脂注入囊腔内，这将减少液体再积聚引起的改变。Bean 1981年介绍了将95%酒精注入空囊内，用这种方法，他在29例患者中只发现1例复发。若只单纯将囊肿抽空，则约大部分会复发。若抽吸液为血性，可考虑手术探查，因此时病变严重，甚至已发生癌变。

2.如明确诊断，可考虑保留囊肿，毕竟囊肿损害肾脏的情形罕见。

3.当诊断仍有疑问时，可考虑手术探查。Ambrose等1971年在大多数已确诊为囊肿时，仍宁愿手术探查。在他们所行55例手术中。5例被证实已有癌变，占9%。通常只将囊肿的肾外部分切除。若肾脏严重受损时，肾切除也是适应症，但这很少见。

（二）并发症的治疗：当囊肿并发感染时，应加强抗菌素治疗，尽管Muther和Bennett1980年发现囊液中抗菌素所能达到的浓度很低。因而常常需行经此穿刺引流。经此穿刺引流失败的话，采取手术切除囊肿壁的肾外部分并引流，也被证明疗效颇佳。发生肾积水时，切除引起梗阻的囊肿壁可以解除输尿管梗阻。累及肾脏的肾盂肾炎提示存在尿路梗阻，继而输尿管引流不通畅。切除囊肿后，自然就缓解了尿路压力从而使抗菌治疗更为有效。

六、肾囊肿鉴别

（一）肾脏癌肿：呈占位性病变，但易发于深部，从而引起更明显的肾盏弯曲。血尿常见，而囊肿则不见。当肾实质肿瘤压在腰大肌上面，在腹平片上就看不到肌肉的边缘，而囊肿则依旧可见。出现转移的证据（如体重减轻、乏力、触及锁骨上淋结肿大、胸片显示有转移性结节）、红细胞增多症、高钙血症及血沉加快都提示为癌肿。需记住的是，囊肿壁也会发生癌性变。若肾静脉被癌肿堵塞，排泄性尿路造影就不清楚甚或不显影。超声影象及CT总是最后用来做鉴别诊断。血管造影及肾断层X光摄影术可显示在含丰富血管的肿瘤中，有一造影剂密集的"池塘"，而囊肿密度则不受影响。在被证明是其他疾病前，将所有肾脏占位性病变都假定为癌肿是明智的。

（二）**多囊肾**：正如尿路造影所示，本病几乎总是双侧性的，弥漫的肾盏及肾盂发生扭曲已成其规律。单纯性肾囊肿则多为孤立性单发性。多囊肾往往伴有肾功能损害及高血压，而肾囊肿则没有。

（三）**肾痈**：本病罕见。采集病史时，可发现在突起发热及局部疼痛前数周有过皮肤感染史。尿路造影显示其病变与囊肿及肿瘤相似，但由于肾周围炎影响，使肾轮廓及腰大肌影模糊不清。此时，肾脏多较固定。将患者在仰卧及直立时肾脏位置加以比较即可证实。血管造影可显示一无血管的病损。镓-67扫描可显示病损的炎症性质，但感染的单纯性肾囊肿也可有相似的表现。

（四）**肾积水**：症状和体征可与单纯性肾囊肿的表现完全一致，但尿路造影则截然不同。囊肿引起肾脏变形，而肾积水则表现为由于梗阻所致的肾盏和肾盂的扩张。急性或亚急性肾盂积水由于肾盂内压的增高常产生更为局限的疼痛，并因感染而易于使其表现复杂化。

（五）**肾外肿瘤（如肾上腺、混合性后腹膜肉瘤）**：可使肾脏移位，但很少侵及肾脏并使肾盏变形。

（六）**能包虫病**：其囊肿未与肾盂相通时，难以和单纯性肾囊肿鉴别，因尿中尚不会有包虫及其幼虫。在X线检查中常发现肾包虫病囊肿壁上有钙化。皮肤敏感试验时诊断该病有所帮助。

七、肾囊肿并发症

自发性感染在单纯性肾囊肿中罕见，而一旦发生就难以同肾痈鉴别。有时囊肿内可出血，突然发生时，可引起剧痛，出血可来自囊肿壁上伴发的癌肿。囊肿位于肾下极并紧贴输尿管时，可加重肾盂积水，而尿液对肾盂的压迫可引起背痛。这种梗阻还可以使肾脏发生感染。

（高帆）

第十一章　肝肾综合征

肝肾综合征(hepatorenal syndrome, HRS)是严重肝病患者病程后期出现的以进行性少尿或无尿、血尿素氮及肌酐升高等为主要表现，但肾脏病理检查无明显器质性病变的一种进行性、功能性的肾功能不全。

一、肝肾综合征病因

（一）发病原因

患者多有诱因存在，最常见的诱因是上消化道大出血、大量放腹水、利尿过度、外科手术后、感染、腹泻、应激状态等。

HRS常见于各种类型的失代偿肝硬化(特别是肝炎后肝硬化、乙醇性肝硬化等)，也可见于其他严重肝病，如暴发性肝功能衰竭、重症病毒性肝炎、原发性和继发性肝癌，妊娠脂肪肝等严重肝实质病变过程中。

但也有部分病人可在无明显诱因下发生HRS。

（二）发病机制

HRS的确切发病机制目前尚未完全清楚。一般认为主要是由于严重的肝功能障碍导致肾脏的血流动力学改变。表现为肾血管收缩和肾内分流,致使肾血流量(RBF)减少,肾小球滤过率(GFR)下降,从而引起肾功能衰竭。而造成HRS肾脏血流动力学改变的发病环节可能与有效循环血容量减少、内毒素血症、血管活性物质及某些激素的失衡等因素有关。

1. 全身血容量控制障碍

(1)HRS严重时,会导致有效血浆容量减少,通过神经体液系统反射性地引起肾内血管收缩和肾性水钠潴留。如严重肝病时由于上消化道出血、大量放腹水、大量利尿及严重呕吐、腹泻中造成有效循环血容量急骤降低。

(2)在肝硬化时,容量控制的自稳性异常,容量调节的肝肾反射也发生障碍,通过容量调节的反射机制,引起支配肾脏的交感神经兴奋。醛固酮生成增多,肾小管水、钠重吸收增加,加上抗利尿激素分泌增多,造成严重的肾脏水、钠潴留,导致HRS发生。

2. 内毒素血症

(1)内毒素血症(endotoxemia, ETM)可能是严重的肝病患者发生HRS的重要因素。在肝硬化患者出现HRS时,血中及腹水中内毒素的阳性率非常高,而无HRS出现时,内毒素的检测大都为阴性。内毒素可对人体引起发热、血管舒缩障碍、血压降低、补体激活、schwartzman反应,引起DIC,影响机体免疫功能等。

(2)严重肝病时由于肠道功能紊乱,肠道内细菌大量繁殖,产生大量内毒素,肠道对内毒素的吸收明显增加。肝硬化时,由于患者的免疫状态相对低下,肝网状内皮系统功能降低,不能彻底灭活从胃肠道重吸收的内毒素。如合并感染时,此种状况更加严重。

(3)内毒素具有明显的肾脏毒性作用,可引起肾内血管的强烈收缩,肾内血液重新分布,肾皮质血流量减少,RBF及GFR降低,导致少尿和氮质血症。

3. 血管活性物质及激素失衡

(1)血管活性物质及某些激素的产生失衡,导致肾内血管收缩。这些物质主要包括肾素-血管紧张素-醛固酮系统(RAAS)、前列腺素(PG)、激肽释放酶-激肽系统(K-KS)、假性神经递质、心房利钠肽(心钠素,ANP)等。

(2)此外,具有扩张血管作用的血管活性肠肽(VIP)可能与HRS的发病有关。抗利尿激素(ADH)升高也与HRS少尿的发生有一定关系。

4. 其他因素 有报道肝硬化时血中胆红素升高可引起肾血管收缩。门脉高压和腹水形成,可使腹腔内压及肾静脉压力增高,可引起肾血流量及肾小球滤过率下降。

二、肝肾综合征症状

(一)临床特点:

1. 严重肝病表现 HRS多由肝病进一步发展而来,如急性重型肝炎、肝肿瘤晚期。严重肝病的表现大多发生于肝硬化末期,所有患者有均腹水,通常有不同程度的门脉高压、黄疸、低蛋白血症。实验室检查显示有不同程度的肝功能异常,可有低钠血症,低血压,严重时有肝性脑病存在。

2. 多种诱因的表现 HRS大多数都有不同的诱因,如强烈利尿、放腹水及消化道出血,病人可有轻度、中度血压下降,一般没有严重低血压与休克。

3. 肾功能受损表现

(1)患者一般无慢性肾病史,原先肾功能可完全正常,氮质血症和少尿一般进展较缓慢,肾衰可于短期内出现,表现为进行性及严重的少尿或无尿及氮质血症,并有低钠血症和低钾血症,严重无尿或少尿者亦可呈高钾血症,甚至可因高血钾而致心脏骤停发生猝死;一般肝病先加重,然后出现肾衰,但也可同时出现,随肾衰出现,肝损害日益加重。

(2)HRS时尿PH为酸性,尿蛋白阴性或微量。尿沉渣正常或可有少量红、白细胞,透明、颗粒管型或胆汁性肾小管细胞管型。肾小球滤过率及肾血浆流量明显减少，尿钠常<10mmo1/L，尿渗透压/血浆渗透压>1.5，肾脏浓缩功能常维持正常，尿比重>1.020，血肌酐浓度轻度增高，尿肌酐/血肌酐>20。

（二）病情发展：

肝肾综合征的病程分为3期：

1.氮质血症前期：除有肝硬化失代偿期的临床表现外，肾功能方面如肌酐清除率，对氨马尿酸排泄率和水负荷排泄能力均已受损，血尿素氮一般尚正常，或有短时偏高，血肌酐正常，血钠偏低。

2.氮质血症期：一旦进入氮质血症期，肝肾综合征的所有症状变得明显。

早期：平均3～7天，尿素氮中度升高，血肌酐尚正常，临床表现为食欲不振、全身乏力、消瘦、嗜睡，常伴有难治性腹水，肝功能可有进行性恶化。

晚期：几天内氮质血症明显加重，血尿素氮和肌酐进行性增高。并出现口渴、恶心、厌食、淡漠、嗜睡及扑翼样震颤等肝性脑病的表现。有明显低血钠，可有高血钾，少尿，每天尿量少于400m1，并逐天减少。尿比重正常或增高。

3.氮质血症终末期：尿量明显减少或无尿，深度昏迷及低血压，最后多死于肝功能衰竭、消化道出血，感染及高血钾等并发症。

（三）诊断：

根据病因、病史及临床及实验室检查，HRS的诊断一般不难。诊断的主要标准为：

1.性或急性肝病伴进行性肝功能衰竭和门静脉高压。

2.肾小球滤过率减低，血清肌酐水平>132.6μmo1/L或24h肌酐清除率<40m1/min。

3.无休克、进行性细菌感染和当前或最近使用肾毒性药物的证据。无胃肠道丢失（反复呕吐或剧烈腹泻）或肾性体液丢失（外周水肿的腹水患者体重下降>500g/d，持续数天，外周水肿的患者体重减轻>100g/d。

4.在停用利尿剂和以1.5L等渗盐水扩容后肾功能无持续性改善（血清肌酐下降至132.6μmo1/L以下，或肌酐清除率升至40m1/min以上）。

5.尿蛋白<500mg/d1和无尿路阻塞或肾实质病变的超声检查证据。

附加标准为：尿量<500m1/d；尿钠<10mEq/L；尿渗透压>血浆渗透压；尿红细胞数目高倍视野<50；血清钠浓度<130mEq/L。

6.另外要学会区分不同的病症，以确诊肝肾综合征。

（1）应确定是肾前性氮质血症还是肾功能衰竭，两者本质截然不同，但临床表现很相似，需加以区别。

（2）要确定肝病肾功能衰竭的类型是急性肾小管坏死还是肝肾综合征，两者的处理方法截然不同。

（3）进一步明确肝肾综合征是真性还是假性，引起假性肝肾综合征的各种疾病均具有特有的病史和临床表现，故不难诊断。但其中肝硬化与慢性肾实质疾病并存者较难与肝肾综合征区别，应仔细鉴别。

解决了上述三点，则肝肾综合征的诊断可以确立。肝肾综合征与其他两种病的鉴别。

三、肝肾综合征检查

（一）实验室检查：

1.少尿 这一表现常较严重，偶尔轻微。每天尿量<400～50m1（无尿）。

2.低尿钠 在大多数患者中，尿钠水平不到10mEq/L，尿几乎无钠的。

3.低钠血症 肝肾综合征患者不能有效清除水负荷，特别是缺乏利尿治疗给予水负荷时，低钠血症将逐渐加重。

4.滤过Na 排泄分数低于1%，即肾小管功能是正常的，可以重吸收Na 。

5.尿pH值常呈酸性，除非在碱中毒患者。

6.尿中可有微量蛋白存在，蛋白尿的出现并不提示肾损加剧。

7.血肌酐浓度升高 血肌酐浓度呈进行性升高，但很少达到高水平，在肌肉明显消耗的患者，血肌酐是反应肾小球滤过率较差的一种检测手段。随着时间推移，血肌酐浓度进行性上升，患者常在血肌酐达到10mg/dl前死亡。

8.酸碱失衡 肝硬化伴腹水者最常见的是呼吸性碱中毒。有时为控制腹水而使用利尿剂，可导致低氯性碱中毒，严重的碱中毒持续进展，可损害肾脏氨分泌机制，使氨返回肝脏，诱发肝性脑病。

（二）免疫荧光 肾活检标本免疫荧光检查发现IgA伴和不伴补体沉积，IgA主要在肾小球系膜区沉积，特别是在酒精性肝硬化患者。除IgA系膜沉积外，肾小球毛细血管壁也发现有抗体沉积。

（三）超微结构 少数超微结构检查的研究报道显示，肝硬化患者电镜下肾脏异常改变有基底膜增厚、肾小球基质的增加，毛细血管基底膜和肾小球系膜均可见电子致密物沉积，主要在肾小球系膜区可见被清晰带包绕的不规则黑色颗粒。

（四）光镜检查 光镜改变主要是肾小球硬化、基底膜增厚、毛细血管壁增厚，偶有细胞增多，即肝硬化性肾小球硬化症。肾小球光镜改变是多变的，包括肾小球系膜增生、膜性肾小球肾炎、膜增生性肾小球肾炎、弥漫增生性肾小球肾炎和新月体性肾小球肾炎，病变程度从无到硬化性改变。

四、肝肾综合征预防

（一）积极治疗原发肝脏疾病，防止进一步发展成肝肾综合征。

（二）改善肝脏的损害，加强营养支持疗法，禁止饮酒及应用对肝脏有害的药物，适当应用保肝药物。

（三）在治疗中要防止为达到某一目的而导致体循环血液动力学的紊乱。如利尿治疗时要防止有效循环血容量的下降;腹腔穿刺放液时应注意扩容治疗;发现电解质紊乱应及时给予纠正;一旦发现合并感染时，及早使用抗生素。

（四）在肝硬化的治疗中，应防止任何原因引起的有效血容量下降，纠正肾脏血液动力学的异常，这对于防止肝肾综合征的发生，具有积极的意义。

五、肝肾综合征治疗与用药

（一）治疗

HRS本身无特殊治疗，但因为HRS是肝病进一步发展而来的，所以要想肝肾综合征恢复，应先治疗肝病。对照症状积极选择有效改善肝功能的治疗措施进行治疗，这对预防和治疗功能性肾衰竭也有很大意义。

肾衰治疗：

1.防治肾衰的诱因

(1)防治消化道出血，避免过量利尿和大量多次的放腹水。

(2)预防感染，慎用肾毒性药物如卡那霉素、庆大霉素等。

(3)防治电解质紊乱、肝性脑病、低血压等诱因及并发症。

2.一般疗法 适当限制液体，纠正电解质紊乱、低蛋白质和高糖，给高热量饮食。避免使用减低肾血流量的药物如去甲肾上腺素等。

3.特异性治疗

(1)扩容治疗：对低排高阻型者，应用扩容治疗后，可暂时改善肾功能，增加尿量，但不一定都能延长存活时间。因此，对有过量利尿、大量或多次放腹水、出血、脱水等引起血容量减低的因素，或血流动力学是低排高阻型的患者，可用扩容治疗。一般可用右旋糖酐、清蛋白、血浆、全血或腹水过滤浓缩回输等扩容。

(2)使用改善肾血流量的血管活性药物，如八肽加压素(或苯赖加压素)、间羟胺、多巴胺、前列腺素A1、前列腺素E1等。

(3)防治内毒素血症药物：

①乳果糖：60%乳果糖糖浆，30ml/次，3次/d，口服，4周为一疗程。

②血小板活化因子特异性拮抗剂：如CV-3988，WEB2170，BN52063，都已开始用于临床。

(4)钙通道阻滞药：适用于进行性肝硬化，特别有少尿性肾衰时。常用药维拉帕米40mg/次，3次/d，口服，可迅速改善微循环，显著减少肝内分流，使肝功能和肾功能都得到改善。

(5)肾上腺皮质激素：有应用肾上腺皮质激素治疗功能性肾衰竭而获得显著疗效的报告。这可能由于改善了肝功能，继而使肾功能也得到了改善。但由于观察病例尚少，可在其他治疗均无效时作试验性治疗。

(6)静脉回输浓缩腹水：腹水回输可补充人血白蛋白，增加血浆胶体渗透压，增加有效循环容量，对治疗顽固性腹水有一定疗效。腹水回输疗法可在短时间内回收大量蛋白质，不仅费用低于药用白蛋白，而且还能避免许多放腹水的并发症。腹水回输提高了血浆渗透压，起到扩容作用，可明显改善症状。

①常用腹水回输方法有体外浓缩法、体内浓缩法和腹水透析。

②腹水回输注意事项：

A.回输腹水必须为无菌性漏出液，除外感染性、血性或癌性腹水。

B.严格执行无菌操作。

C.腹水输入静脉回路时，必须通过滤网，防止栓塞。

D.腹水容器内加入适量肝素，防止凝固。

E.注意容量平衡。

(7)液净化：选择病例早期应用，对纠正体液负荷过多、高钾血症、氮质血症、酸中毒有一定疗效。血液透析应注意并发症，如出血、低血压等。对肝功能可望好转者，也应及时给予透析治疗，以延长生命，等待肝功能恢复，如中毒性肝病时。

(8)新型人工肝：以血浆置换与血液透析相结合的新型人工肝装置，提高存活率明显，此装置适用于等待作肝移植的患者。

(9)外科手术治疗：有门腔或脾肾静脉吻合术、腹腔-颈静脉分流术和肝移植。

（二）预后

HRS多合并于失代偿性肝硬化和严重肝病，故常先有肝功能衰竭。HRS一旦出现，预后极差，死亡率极高，氮质血症发生后平均寿命少于6周。HRS出现少尿、氮质血症、低血钠、高血钾、低血压、深度昏迷者，罕有存活者。多数死于肝功能衰竭、上消化道出血或严重感染，少数死于肾衰。

少数存活者先有肝功能的改善，然后肾功能才逐渐得以恢复。如经治疗后肝病能够迅速改善，或能找出肾衰的诱因并能及时去除者，预后较好。

六、肝肾综合征鉴别

根据临床表现和实验室检查，肝肾综合征的诊断一般并不困难，但需与肾前性氮质血症、急性肾小管坏死、肝病合并慢性肾炎、肝肾同时受累的疾病相鉴。

（一）肾前性氮质血症

1.常有诱因，如心力衰竭和各种原因引起的血浆容量降低等。

2.由于肾血容量灌注不足，可表现为少尿、尿浓缩、比重较高，但尿素氮增高一般较轻，强心药或扩容治疗有明显疗效。

3.肝肾综合征者多有肝病的临床表现和特点，对扩容治疗效果不显著。

（二）急性肾小管坏死

1.正常肾小管功能表现为：对水和钠的重吸收，因此尿钠含量低和尿浓缩;尿溶菌酶的回吸收作用。

2.正常时尿溶菌酶在近端肾小管几乎全部被重吸收，因此尿溶菌酶试验阴性。急性肾小管坏死时，尿比重低，固定于1.010～1.015，尿钠浓度高，一般为40～60mmol/L，尿溶菌酶试验阳性，尿常规检查有明显的蛋白及管型等。

3.肝肾综合征者，少尿伴有尿比重高，而尿钠反低，有助于二者的鉴别。

（三）肝病合并慢性肾炎

慢性肾炎既往有浮肿、高血压等病史，氮质血症病程长，尿常规有蛋白、管型及红细胞，尿比重高而固定，尿钠显著增高。这些特点与肝肾综合征有明显差别。

（四）肝肾同时受累的疾病

有些疾病可引起肝肾两个脏器同时受损，有学者称之为假性肝肾综合征，以便与真性肝肾综合征相区别。这些疾病包括：

1.全身性疾病：

（1）结缔组织病：系统性红斑狼疮、结节性动脉周围炎。

（2）代谢性疾病：淀粉样变性。

（3）感染性疾病：急性或慢性病毒性肝炎、脓毒败血症、钩端螺旋体病、黄热病。

（4）其他：休克、妊娠毒血症、阻塞性黄疸、结节病。

2.中毒　如四氯化碳、毒蕈、甲氧氟烷(Methoxyflurane)、四环素、链霉素、磺胺类、硫酸铜、铬等引起的中毒性肝炎。

3.遗传性疾病　如多囊病、先天性肝纤维化、镰形细胞病。

4.肿瘤　转移性肝、肾及肾上腺肿瘤。

这些疾病都有各自的特点，临床上只要稍作分析，是不难和肝肾综合征相鉴别。

七、肝肾综合征并发症

并发症为肝功能衰竭、消化道出血，感染及高血钾等。

（一）肝功能衰竭

1.肝细胞受到广泛、严重损害，机体代谢功能发生严重紊乱而出现的临床综合征，简称肝衰竭。肝衰竭发生于许多严重的肝脏疾病过程中，症候险恶，预后多不良。

2.患者有肝性脑病、黄疸、出血、脑水肿、腹水等症状。

（二）消化道出血

临床症状有呕血(呈暗红色或鲜红色)、黑便。肝硬化时，因肝组织纤维化和结缔组织增生，肝脏内血管受到损害，发生闭塞，引起门静脉血流受阻。更因血液循环，使静脉血管淤血、扩张、静脉血管管壁变薄，此时若进食粗糙食物，化学性刺激及腹腔内压力增高等因素会引起破裂而出血。

（三）感染

肝肾综合征患者由于抵抗力降低,机体免疫功能减退，容易受到细菌和毒素的侵袭。

（四）高血钾

血清钾离子>5 mEq/L称为高钾血症，6～7 mEq/L为中度高钾血症，大于7 mEq/L为严重高钾血症。高血钾最常见的原因是肾衰,主要表现为乏力、心律失常等。

（高帆）

第十二章 烧伤后急性肾功能衰竭

烧伤后低血容量性休克是引起急性肾功能衰竭的主要原因。休克时入球动脉血压降低或血清钠减少，刺激肾球旁装置，产生大量肾素、血管紧张素Ⅱ，使肾血管收缩，肾脏缺血缺氧，肾小球滤过率降低，出现少尿甚至无尿。

一、烧伤后急性肾功能衰竭病因

（一）休克

烧伤后低血容量性休克是引起急性肾功能衰竭的主要原因。休克时入球动脉血压降低或血清钠减少，刺激肾球旁装置，产生大量肾素、血管紧张素Ⅱ，使肾血管收缩，肾脏缺血缺氧，肾小球滤过率降低，出现少尿甚至无尿。

（二）毒性物质

严重的深度烧伤及败血症时产生有毒物质，包括游离的血红蛋白、肌红蛋白、细菌霉素均可直接或单位地加重肾损害。

（三）抗生素

氨基糖甙类抗生素、多粘菌素B、磺胺类药物对肾脏有霉性反应。

（四）其他原因

严重腹泻、热风疗法及应激性糖尿病等原因造成的脱水未及时纠正。休克期血容量补足前大剂量应用血管收缩剂或利尿可预发肾功不全。老年病人及伤前有肾脏病患者容量发生肾衰。

二、烧伤后急性肾功能衰竭症状

肾功能衰竭主要是一个尿量的改变，按其病程的演变可以分为少尿期，多尿期及恢复期三个阶段。对本病的诊断主要有以下几点：

（一）少尿

补足血容量及水分后仍少尿，少尿应鉴别肾前性及肾后性。

（二）尿比重低

固定在1.010～1.018，尿沉渣有粒管型、上皮细胞碎片、红细胞和白细胞。

（三）氮质血症

尿尿素氮/血尿素氮<14∶1，尿肌酐/血肌酐<10∶1，血尿素氮/血肌酐<10∶1

（四）自由水清除率的测定

自由水清除率正常值是负值，越接近零值，说明肾功能损害越严重。自由水清除率比血液化学测定（BUN，Cr）敏感，有助于早期诊断。

（五）滤过钠排泄分数FENa

肾功不全为功能性改变时，肾小管能大量地重吸收钠离子，FENa减少；而肾小管器质性改变时，对钠离子的重吸收能力明显下降，FENa增大，因而可通过FENa来推测肾小管对钠重吸入的能力，从而判断肾功不全的性质和程度。

注：UNa尿钠（mmol）；Pna血钠（mmol）；

Cr肌酐清除率；PCr血肌酐（mg/dl）；

V尿量（L）；GFR肾小球滤过率；

UCr尿肌酐（mg/dl）；

FENa正常值1～3。

FENa<1提示肾功能不全为肾前性或功能性的。FENa>3提示急性肾小管损害，肾功不全为肾性的或器质性的。

三、烧伤后急性肾功能衰竭检查

对于中重度烧伤的病人，应适当地进行下列检查：

（一）尿液检查 尿少、尿量≤17ml/h或<400ml/d，尿比重低，<1.014甚至固定在1.010左右，尿呈酸性，尿蛋白定性+～+++，尿沉渣镜检可见粗大颗粒管型，少数红、白细胞。

（二）氮质血症 血尿素氮和肌酐升高。但氮质血症不能单独作为诊断依据，因肾功能正常时消化道大出血病人尿素氮亦可升高。血肌酐增高，血尿素氮/血肌酐≤10是重要诊断指标。此外，尿/血尿素〈15(正常尿中尿素200～600mmol/24h，尿/血尿素>20)，尿/血肌酐≤10也有诊断意义。

（三）血液检查 红细胞及血红蛋白均下降，白细胞增多，血小板减少。血中钾、镁、磷增高，血钠正常或略降低，血钙降低，二氧化碳结合力亦降低。

（四）尿钠定量 >30mmol/L。

滤过钠排泄分数(FENa)测定，该法对病因有一定意义。其值>1者为急性肾小管坏死，非少尿型急性肾小管坏死及尿路梗阻。其值<1者，为肾前性氮质血症及急性肾小球肾炎。

（五）纯水清除率测定 该法有助于早期诊断。

纯水清除率=尿量(1小时)(1-尿渗透压/血渗透压)

其正常值为-30，负值越大，肾功能超好;越接近0，肾功能越严重。

-25～-30说明肾功能已开始有变化。

-25～-15说明肾功能轻、中度损害。

-15～0说明肾功能严重损害。

四、烧伤后急性肾功能衰竭预防

烧伤后急性肾功能衰竭的病死率较高，预防的重点在于防止并发症的产生：

（一）注意高危因素 感染是本病最常见的并发症，应严格监查并采取预防感染的措施。

（二）积极纠正水、电解质和酸碱平衡失调，及时正确的抗休克治疗，防止有效血容量不足，解除肾血管收缩，可避免肾性ARF发生。

（三）对严重软组织挤压伤及误输异型血，在处理原发病同时用碳酸氢钠溶液250ml碱化尿液，并应用甘露醇防止血红蛋白、肌红蛋白阻塞肾小管或其他肾毒素损害肾小管上皮细胞。

（四）在进行影响肾血流的手术前，应扩充血容量，术中及术后应用甘露醇或呋塞米(速尿)，以保护肾功能。甘露醇用量不宜超过100g。呋塞米1～3g/d，可使少尿型ARF转变为非少尿型。多巴胺0.5～2ug/(kg.min)可使肾血管扩张，以增加肾小球滤过率和肾血浆流量。

（五）出现少尿时可应用补液试验，既能鉴别肾前性和肾性ARF，又可能预防肾前性ARF发展为肾性ARF。

五、烧伤后急性肾功能衰竭治疗与用药

（一）积极有效的抗休克、抗感染和创面处理

是防止发生急性肾衰的关键。早期切除坏死组织同时覆盖创面,可避免霉素释放和感染。

（二）能量供应

烧伤后急性肾衰每日需供应5000KCal热量，必须通过口服联合静脉供给营养的方法来达到。为减少液体入量，可应用浓缩的高热量静脉营养。对急性肾衰患者使用一定量的必需氨基酸并不会使尿素氮升高，相反有了充足的必需氨基酸及热量供应，促使利用内源性尿素，以减少内源性蛋白质的分解，使血尿素氮下降，财时也降低血钾，但对肌酐清除率明显下降的病人，应适当控制蛋白质的供应量。

（三）控制液体入量

在治疗过程中要严防输液过多，每天测体重，准确估计病人的液体入量。

成人烧伤合并ARF的液体需要量=500ml+24小时尿量+胃肠丢失量+体表蒸发失水量+额外失水量。

额外丢失量包括气管切开失水量1000ml、使用热吹风时增加的失水量2000～3000ml。

（四）透析治疗

常用的有腹膜透析和血液透析两种方法。腹膜透析方法简便，使用高渗透析液较易控制体液过多，不必限制饮食。但腹膜透析时间长，不便于翻身和创面处理；白蛋白和氨基酸丢失较多；易并发腹腔和胸腔的感染。

血液透析需要作动静脉瘘手术；血液通过透析器时必须进行肝素化，操作相对复杂些，但血液透析每次透析时间短有利于创面处理，无腹腔和胸腔感染的危险，而且血液透析效果好，速度快。

透析的指征：1.血清钾高于6.5mEq/L；2.水中毒、充血性心力衰竭、肺水肿、脑水肿、软组织水肿；3.血尿素氮大于100mg/dl或每日上升30mg/dl；4.进行性酸中毒，CO2-CP＜15mmol/L或血pH＜7.15者。

六、烧伤后急性肾功能衰竭鉴别

（一）肾前性与肾性　为避免治疗失误,必须鉴别肾前性和肾性肾衰,二者的区别见表8-12-1。

表8-12-1　肾前性及肾性功能衰竭的区别

项　目	肾前性	肾　性
尿常规	基本正常	蛋白阳性、沉渣异常
尿比重	>1.020	<1.016
尿渗透压 (mOsm/L)	>500	<350
尿钠 (mmol/L)	<20	>50
尿／血肌酐	>40	<20
钠排泄分数 (FENa) * (%)	<1	>1
肾衰指数 (RFI)　**	<1	>1

（二）肾后性与肾性　X线腹部平片、B型超声、肾图可检查有无先天畸形或梗阻积水。疑有肾实质病变者，必要时可作肾活检。

（三）非少尿型急性肾衰　约10%～30%患儿为非少尿型急性肾衰，病因多为氨基苷类药物中毒，创伤或烧伤后，宜定期监测血液生化改变。

七、烧伤后急性肾功能衰竭并发症

烧伤后急性肾功能衰竭的并发症与急性肾功能衰竭类似，主要有以下几种：

（一）感染　是最常见、最严重的并发症之一，在本病中尤为常见。

（二）心血管系统并发症，包括心律紊乱、心力衰竭、心包炎、高血压等。

（三）神经系统并发症　表现有头痛、嗜睡、肌肉抽搐、昏迷、癫痫等。神经系统并发症与毒素在体内潴留以及水中毒、电解质紊乱和酸碱平衡失调有关。

（四）消化系统并发症　表现为厌食、恶心、呕吐、腹胀、呕血或便血等，出血多是由于胃肠粘膜糜烂或应激性溃疡所引起。

（五）血液系统并发症　由于肾功能急剧减退，可使促红细胞生成素减少，从而引起贫血，但多数不严重。少数病例由于凝血因子减少，可有出血倾向。

（六）电解质紊乱、代谢性酸中毒，可出现高血钾症、低钠血症和严重的酸中毒，是急性肾功能衰竭最危险的并发症之一。

在多尿期，患者每日尿量可达3000～5000ml，因大量水分和电解质的排出，可出现脱水、低钾、低钠血症等，，如果不及时补充，患者可死于严重的脱水和电解质紊乱。

进入恢复期血清尿素氮、肌酐水平恢复至正常，尿毒症症状消退，肾小管上皮细胞进行再生和修复，多数患者肾功能可完全恢复，少数患者可遗留下不同程度的肾功能损害。

（高帆）

第十三章 膀胱与尿道结石

泌尿系结石是中医称其为"石淋"或"砂淋"。膀胱及尿道结石属于下尿路结石，大部分是由继发性因素引起。

一、膀胱与尿道结石病因

（一）发病原因

1.膀胱结石形成的原因 除营养不良的因素外，下尿路梗阻、感染、膀胱异物、代谢性疾病均可继发膀胱结石。下尿路梗阻如前列腺增生、尿道狭窄、膀胱颈部肿瘤等，均因尿液滞留容易诱发膀胱结石形成。膀胱异物如导管、缝线等，可作为核心，继发膀胱结石形成。另外，在埃及血吸虫病流行区，可见以虫卵为核心的膀胱结石。

2.尿道结石分为原发性和继发性两类，其病因如下：

(1)原发性尿道结石：指开始就在尿道内生成的结石，尿道狭窄、感染、潴留性囊肿、黏膜损伤、憩室及异物等为其病因。

(2)继发性尿道结石：指结石先在尿道上方的泌尿系统中形成，后排入尿道并停留在尿道内，多停留在尿道生理膨大部位及狭窄部的近侧，故尿道结石多见于尿道前列腺部、球部、阴茎部、舟状窝及尿道外口处。

（二）发病机制

上尿路与下尿路结石的形成机制虽有一定差异但也有共同之处。结石形成的基本学说有数种，如肾的局部病损;过多尿石成分排泄沉淀学说；抑制因素缺乏学说；游离颗粒和固定颗粒成石学说；结石基质成分和基质的作用；取向附生和免疫机制学说等等。上尿路结石大多数为草酸钙结石。膀胱结石中磷酸镁铵结石较上尿路多见。感染性结石是由于产生脲素酶的细菌分解尿液中的尿素而产生氨，使尿液碱化，尿中磷酸盐及尿酸铵等处于相对过饱和状态，发生沉积所致。细菌、感染产物及坏死组织亦为形成结石之核心。总之，尿液过饱和是结石形成的能量来源，其形成的化学动力学大致为成核、生长、聚集和固相转化等几个阶段。继发性尿道结石是先在尿道上方的泌尿系统中形成，后排入尿道并停留在尿道内的生理膨大部位及狭窄部位，并引起梗阻性改变的一系列临床症状。

二、膀胱与尿道结石症状

（一）症状表现

1.膀胱结石的临床表现

(1)排尿突然中断：为其典型症状，因排尿时结石移动堵塞膀胱出口而致尿线突然中断，改变体位后又能继续排尿。

(2)尿痛：由排尿时结石对膀胱局部的刺激和损伤引起，可放射至阴茎头部和远端尿道。有时可伴有尿频、尿急等尿路刺激症状。

(3)排尿困难：结石位于膀胱三角区，紧贴膀胱颈部，增加了排尿阻力。结石嵌于膀胱颈口，可出现明显排尿困难。

(4)血尿：因结石摩擦膀胱黏膜或合并尿路感染所致，可出现肉眼血尿。

(5)尿路感染：可表现尿频、尿急、尿痛和脓尿。

2.尿道结石 临床表现主要症状为排尿困难，费力，点滴状排尿及疼痛。结石完全堵塞尿道则发生急性尿潴留。

（二）诊断

1.膀胱结石的诊断可根据病史中有排尿时尿流中断，尿末剧痛和血尿等典型症状。查体双手触诊有时可触及到结石。结合实验室检查和其他辅助检查协助，不难诊断。

2.尿道结石的诊断

(1)尿道仔细触诊可触及前尿道结石，直肠指诊可触及后尿道结石。

(2)金属尿道探子检查受阻并有特殊的感觉和声响。

(3)X线及B超检查能显示直肠指诊不能发现的后尿道结石。

三、膀胱与尿道结石检查

（一）尿常规检查 排出新鲜尿立即离心，在沉淀中找结晶。不要用冷藏方法保存尿液，因冷却本身可使正常尿形成结晶。镜检可见红细胞、晶体，如合并感染，可见大量白细胞或脓细胞。运动前后尿常规检查对比有诊断意义。

（二）连续2天24h尿测钙、磷、氯、钠、钾、镁、枸橼酸盐、草酸盐、pH、尿酸、尿肌酐、尿量。留24h尿观察是否有结石排出，并分析其成分。

（三）低钙、低钠饮食(钙：400mg，钠：100mmol)1周，结束后即留空腹尿测钙，以发现肾漏钙。钙负荷(服1g钙)后留尿以发现肠吸收钙量。尿测胱氨酸、黄嘌呤、氨苯喋呤、腺苷酸。

（四）尿液细菌培养及药物敏感试验 留中间尿作细菌培养，有助于对感染细菌的鉴定和选择有效的抗生素。

（五）测定血钙、磷、氯、钠、钾、碱性磷酸酶、甲状旁腺激素水平、尿酸、肌酐和蛋白，结合24h尿的尿钙、尿酸、肌酐、草酸含量分析了解代谢状态，判明有无内分泌紊乱。

（六）肾功能测定 测血肌酐、尿素氮以了解肾功能状态。

（七）B超检查 能显示结石声影，可同时发现前列腺增生。

（八）X线检查 腹部平片绝大多数结石可显影，并同时注意有否肾输尿管结石。必要时可做尿路造影以了解尿路情况。

（九）膀胱镜检查 用以上方法不能确诊时可行膀胱镜检查确诊。

（十）CT检查 对膀胱憩室中的结石有定位诊断价值。

四、膀胱与尿道结石预防

结石的形成与饮食有关。它是由饮食中可形成结石的有关成分摄入过多引起的。要预防结石病的发生，就必须注意食物的搭配，各种食物都适量进食，即使是检查出身体缺乏某种营养素需要某种食物来补充时，也不宜一次大量进食，因为人体的消化、吸收功能是有限的。消化、吸收不了的养分就要通过排泄器官排泄出去，这样也会增加泌尿系统的负担，即便不患肾结石病，也对健康不利。特别是当检查确认是泌尿系结石症时，在患病期间，要限制病人吃那些易促使结石形成的食物。

五、膀胱与尿道结石治疗与用药

膀胱与尿道结石中医治疗方法：

中药治疗：清热利水、消炎化石，并配用解痉药为宜。

组成及服法:金银花、连翘、黄柏、金钱草、石韦、海金沙、鱼腥草、鸡内金各100克，木通、瞿麦、扁蓄、郁金、枳壳各150克，滑石180克、甘草30克等研末浓缩制成为1个疗程的冲剂。每日3次，每次3～5克，用温开水冲服。同时服用解痉药，使平滑肌松弛，输尿管扩张后解除疼痛，让结石更易畅通排出。服用解痉药后，患者会口干舌燥，因此要多喝开水，多喝开水也可起到化石排石的作用。

服药期间注意事项：

（一）结石处于输尿管上中下三个狭窄部位者必须同时大量服用解痉药，促使输尿管充分扩张，结石较易通过排出。

（二）巨型结石(结石直径为1.0～1.5厘米以上者)，最好先碎石后再及时服用药物治疗，见效更快。

六、膀胱与尿道结石西医治疗方法

（一）治疗

1.膀胱结石的治疗以手术治疗为主，并同时进行病因治疗及抗感染、对症治疗。

(1)膀胱碎石钳：适宜直径<2cm的结石。

(2)超声、液电或激光碎石：此手术为经尿道在硬膜外麻或局麻下进行的治疗方法。共分为4种：①超声碎石。②液电碎石。③微爆碎石。④经尿道机械碎石(直视下膀胱碎石和盲目碎石术)。

(3)耻骨上膀胱切开取石术：适用于较大的坚硬结石或有梗阻因素引起的结石，应同时给予对症处理。若病程较长，手术时应注意膀胱有无病变，及时进行活检排除癌变的可能。

2.尿道结石的治疗

(1)前尿道结石：在麻醉下注入液状石蜡后，由近端轻轻推挤、钩取、钳出或钳碎取出，尽量不作尿道切开取石。若结石嵌于舟状窝而无法取出，则需作尿道外口切开取石。

(2)后尿道结石：先用尿道探子将结石推入膀胱，再按膀胱结石处理。

（二）预后

尿路结石病人早期确诊并用药治疗，结石可自行排出，必要时经手术摘除患者在结石排出后临床症状当即解除，如梗阻时间不长又无并发症，一般疗效满意，预后良好。

七、膀胱与尿道结石鉴别

下尿路结石应与盆腔静脉结石、骨岛、肠内容物、妇科疾病等相鉴别。

八、膀胱与尿道结石并发症

（一）感染 尿液淤滞易致感染，结石作为异物促进感染的发生、病菌的侵入和繁殖。如上行引起肾内的感染，可出现肾盂肾炎、肾实质脓肿、肾积脓及肾周围炎。梗阻与感染均可使结石迅速增大。故结石、梗阻、感染三者互为因果，加重泌尿系损害。

（二）合并息肉或恶性肿瘤 结石长期嵌顿于尿管，对局部黏膜产生损害和慢性机械性刺激，使尿管产生局限的炎性增生，部分病人形成良性息肉，息肉包括炎症性息肉和纤维性息肉，部分息肉具有肿瘤结构特征，称为息肉样肿瘤。结石长期在膀胱内偶可引起恶变。

（高帆）

第十四章 肾气不固

肾气不固指肾气亏虚，失于封藏、固摄，以腰膝酸软，小便、精液、经带、胎气不固等为主要表现的虚弱证候。

一、肾气不固病因

本证多因先天禀赋不足，年幼肾气未充;老年体弱，肾气衰退；早婚、房劳过度，损伤肾气；久病劳损，耗伤肾气，以致精关、膀胱、经带、胎气不固所致。

二、肾气不固症状

腰膝酸软，神疲乏力，耳鸣失聪；小便频数而清，或尿后余沥不尽，或遗尿，或夜尿频多，或小便失禁；男子滑精、早泄；女子月经淋漓不尽，或带下清稀量多，或胎动易滑。舌淡，苔白，脉弱。

三、肾气不固预防

（一）补骨肥煲羊脬：补骨脂15克、羊小肚(羊脬)150～200克，切成小块，加水煲汤，食盐调味，饮汤食羊脬。本方用于肾虚小便颔频清长、遗尿、遗精等症。

（二）米酒炒鸡肠：每次用鸡肠2～3付，剪开洗净后，切成小段，用花生油炒至将热时加入米酒1～2汤匙，食此少许调味，佐膳。本方适用于肾虚而小便频数或遗尿者。

施治要点：

1.本证的基本治法是补肾固涩。由于形成本证或因年幼肾气不充，或成年耗伤肾气，乃久虚慢性之疾，当行缓补之法.所谓"王道无近功，久服自有益"。此外，补者贵在恰当，应选用性味平和，偏性不大而副作用小的丸药，较为适宜。

2.肾气亏损，固藏失职，单以补精而不加固涩，则不易恢复，叶天士说："非涩无以固精"。故肾气不固者，固涩肾气尤为重要。龙骨、牡蛎、芡实、莲子、金樱子之类为常用之品。再者因虚而不固者，以补为涩，于大队补益药中稍加收摄药；若因不固而致虚者，应以固为补，于大队固涩药中稍加补益药。临床上补益与涩固，权衡而用之，可以互为促进功效。此外，冯楚瞻所创之接行敛纳法，凡肾虚而不摄者，于八味、六味类的补肾方中，加入牛膝下趋接行，五味敛纳收藏，可以增强涩固之效。

3.肾气乃肾精化生之气，而肾精得以化气，又全赖下焦之阳气的温煦，所以肾气充足与否，同肾精、肾阳密切有关。故在治疗本证之时，尚须注意补肾益气填精法的使用。

肾气不固，是肾气虚固摄无权所表现的证候。多因年高肾气亏虚，或年幼肾气未充，或房事过度，或久病伤肾所致。肾气亏虚则机能活动减退，气血不能上充于耳，听力逐渐减退；骨骼失肾气之温养，所以腰膝酸软。肾与膀胱相表里，肾气虚膀胱失约，以致小便次数频繁，量多而清长，甚则小便失禁，排尿无力，尿液不能全部排出，使尿后余沥不尽。若肾气未充，脑髓不足，元神不能自主，故致小儿遗尿。夜间阴气盛，阳气衰，故肾气不足者见夜尿频多。肾气不足，则精关失固，常见带下量多而清稀；任脉失养，胎元不固，容易造成流产，舌淡白，脉沉弱，是肾气虚弱之象。

四、肾气不固治疗与用药

（一）内服方药

1.基本方药：(1) 金琐固精丸：沙苑、蒺藜、芡实、莲须各60克，酥炙龙骨、煅牡蛎各30克，莲肉煮粉糊为丸，或按用量比例做汤剂服用。本方适用于肾气虚衰，精关不固者。(2) 巩堤丸加减：熟地黄60克、菟丝子(酒煮)60克、白术(炒) 60克、北五味子、益智仁(酒炒)、破故纸(酒炒)、制附子、茯苓、炒家韭子各30克，以山药糊为丸。每日3次，每次6克。或按原方用量比例减量水煎服用。本方适用于肾气不固，水泉不止者。(3) 寿胎丸：桑寄生15克、续断10克、菟丝子15克、阿胶10克，以水煎汤服用。本方适用于肾虚而胎动不固者。

2.加减变化：肾亏滑精而兼见大便干结，可在方(1)的基础上，加肉苁蓉10克、当归10克；兼见大便溏泄者，可加补骨脂10克、五味子10克以固肾止泻；腰瘀痛甚者，可加入杜仲、续断各10克壮腰固肾；兼贝阳痿者，可加锁阳12克、淫羊藿15克壮阳补肾。小便频数而浊者，于方(2)中加用桑螵蛸、补骨脂。月经淋漓不尽者，可于方(3)中加黄芪30克、赤石脂

15克、禹余粮20克以益气温肾，固涩止血;带下清稀色白量多者，可于方(1)中去沙苑蒺藜，改煅牡蛎，炙龙骨为生龙牡.加海螵蛸、茜草各15克以收敛止带;胎动易沿，久治不愈者，于方(3)中加用鹿角胶15克、巴戟大10克、杜仲12克、枸杞10克、党参12克等。

（二）外敷药物

1.甘草50克、白芍20克、白术20克水煎浓缩后，加白矾粉10克、硫磺粉50克，烘干研细末。每次用5克，以大蒜盐水调糊敷脐，2～5天换药一次。

2.葱白7个、硫磺10克共捣成泥，每晚睡的敷脐部，次晨取下。以上两力适用于小儿遗尿证。

3.艾叶、鲜葱各一斤，捣烂炒热装入布袋内，放置于患处，其上再用热水袋热熨1～2小时。

4.先用1∶5000高锰酸钾溶液冲洗阴道.再用鲜垂盆草洗净捣烂绞汁，用清洁纱布 浸透后塞入阴道，每日换1次，5～7大为1疗程。以上两方用于白带较多各为宜。

五、肾气不固鉴别

肾气亏虚，腰膝、脑神、耳窍失养，则腰膝酸软，耳鸣失聪，神疲乏力;肾气亏虚，固摄无权，膀胱失约，则小便频数清长，尿后余沥不尽，夜尿频多，遗尿，小便失禁;肾气亏虚，失于封藏，精关不固，精液外泄，则滑精、早泄;肾气亏虚，带脉失固，则带下清稀量多;冲任之本在肾，肾气不足，冲任失约，则月经淋漓不尽;肾气亏虚，胎气不固，以致胎动不安，滑胎、小产;舌淡，脉弱，为肾气亏虚，失于充养所致。

本证以腰膝酸软，小便、精液、经带、胎气不固与气虚症状共见为辨证的主要依据。

六、肾气不固并发症

小便频数而清，夜间尤甚，或尿后余沥不尽，或遗尿，或小便失禁。男子滑精、早泄;女子月经淋漓不尽，或带下清稀而多，或胎动易沿。兼有腰膝痿软，头晕耳鸣;舌淡苔白，脉沉细无力。

（高帆）

第十五章 丙型肝炎病毒感染与肾小球肾炎

丙型肝炎病毒(hepatitis C virus, HCV)是一单链RNA病毒，首先发现于1989年，现估计全球约有100×106感染者，主要经血制品传播及使用静脉毒品传播。近10年对HCV感染与肾小球疾患间的关系认识逐渐增多，现认为HCV相关的肾损害主要包括：冷球蛋白血症性膜增生性肾小球肾炎(cryoglobulinemic MPGN)，非冷球蛋白血症性膜增生性肾小球肾炎(noncryoglobulinemic MPGN)以及膜性肾病(membranous nephropathy, MN)。

一、丙型肝炎病毒感染与肾小球肾炎病因

（一）发病原因

1.冷球蛋白血症患者HCV感染的证据：

（1）血清中存在循环抗HCV抗体；

（2）冷沉淀物内含多克隆IgG抗HCV抗体；

（3）血浆及冷沉淀物中存在HCV-RNA。

2.现认为HCV的冷球蛋白血症性MPGN为HCV免疫复合物介导所致，HCV抗原抗体免疫复合物沉积于内皮下及系膜，激活补体而继发细胞增殖及炎症细胞浸润。但HCV抗原是否独立于冷球蛋白而介导肾小球损害尚不明确。

（二）发病机制

与HCV相关的冷球蛋白血症性MPGN于1994年首先报道，后用针对特异性HCV抗原的单克隆抗体在冷球蛋白症性MPGN患者肾组织切片上检测到HCV相关蛋白，在12例HCV阳性的冷球

蛋白血症性MPGN患者中有8例于肾小球毛细血管壁及系膜区测及HCV抗原沉积，而在8例HCV阴性的冷球蛋白血症性MPGN患者没有检测到HCV抗原。

HCV感染性肾小球肾炎分类如下：

1.冷球蛋白血症性膜增生性肾小球肾炎 冷球蛋白血症指血清中存在4℃时呈可逆性沉淀的γ-蛋白，因组分不同而分为3型：

Ⅰ型冷球蛋白为继发于多发性骨髓瘤等单克隆γ-球蛋白病变而产生的单克隆免疫球蛋白。

Ⅱ型冷球蛋白为混合性冷球蛋白，由多克隆IgG及针对IgG Fc段的单克隆IgM组成，其中IgM具有类风湿因子活性。

Ⅲ型冷球蛋白为混合性多克隆免疫球蛋白，多见于炎症和自身免疫性疾病如系统性红斑狼疮等。约50%Ⅱ型冷球蛋白血症患者发生肾病，而在Ⅲ型冷球蛋白血症患者则少有发生。

2.非冷球蛋白血症性膜增生肾小球肾炎 非冷球蛋白血症性MPGN病理、临床经过与冷球蛋白血症性MPGN相似。对HCV在非冷球蛋白血症性MPGN发病机制上的作用则尚有争论。

3.膜性肾病 少数HCV患者的肾损害为MN，患者临床表现为肾病综合征，血清补体多正常，冷球蛋白及类风湿因子阴性。在患者肾组织切片上亦检测到HCV相关性蛋白。

二、丙型肝炎病毒感染与肾小球肾炎症状

（一）临床特征：

1.丙型肝炎的临床表现

(1)本病潜伏期为2～26周，平均7.4周。血制品引起的丙型肝炎潜伏期短，一般为7～33天，平均19天。

(2)症状一般较乙型肝炎为轻，多为亚临床无黄疸型，常见单项ALT升高，长期持续不降或反复波动，患者ALT和血清胆红素平均值较低，黄疸持续时间较短。但也有病情较重，临床难与乙型肝炎区别。

(3)丙型肝炎病毒感染较乙型肝炎病毒感染更易慢性化。急性丙型肝炎发展成慢性者多为无黄疸型，ALT长期波动不降，血清抗-HCV持续高滴度阳性。因此，临床上应注意观察ALT及抗-HCV的变化。虽一般丙型肝炎临床表现较轻，但亦可见重型肝炎的发生。HCV致重型肝炎中又以慢性乙型肝炎合并HCV感染者居多。

2.HCV冷球蛋白血症性肾炎的表现 冷球蛋白血症为系统性血管炎病变，HCV冷球蛋白血症性MPGN患者可有多种非特异性临床表现，如紫癜、关节痛、周围神经病变、低补体血症等。肾脏表现包括：血尿、蛋白尿(多在肾病综合征范围内)、明显的高血压及不同程度的肾功能不全。常有轻度转氨酶升高，一些患者转氨酶正常，而且可无急性肝炎病史。

丙型肝炎的血清学检查仅在最近才渐完善，但是丙型肝炎与冷球蛋白血症肾小球肾炎有关。除自身免疫性活动性肝炎外，冷球蛋白和循环免疫复合物可在各种急性、慢性肝脏疾病中出现，除常见的紫癜、虚弱、关节痛、肝炎、肾炎、以及血管炎可出现在混合型冷球蛋白血症中之外，丙肝抗原血症也是常见的。

（二）症状诊断：

目前对与丙型肝炎相关的肾炎尚无统一诊断标准。该病的诊断，除符合丙型肝炎的诊断外，在临床上确诊应具备以下四条：

1.有蛋白尿或血尿。

2.血清丙肝病毒RNA(HCV-RNA)阳性，抗-HCVAg阳性。

3.肯定有冷球蛋白和免疫复合物存在，即冷沉淀物阳性，在冷沉淀物中有HCV-RNA病毒核心抗原和IgG抗HCV抗体。

4.肾活检示严重单核细胞浸润及大量肾小球免疫复合物沉积，因HCV-RNA免疫沉积物

不一定定位沉积在肾小球，故肾活检也可呈阴性。肾活检证实为肾小球肾炎，并可除外其他继发性肾小球疾病。

鉴于我国为肝病高流行区，且HBV与HCV常重叠感染。由于HCV与HBV有相似的传播途径，因此同时感染这两种病毒的可能性是存在的，但更多见的是在HBV持续性感染的基础上又感染了HCV。为避免漏诊，在肾小球肾炎病人中，应常规做HBV与HCV两种抗原的检查。

三、丙型肝炎病毒感染与肾小球肾炎检查

（一）尿液检查 可出现血尿及蛋白尿、管型尿，尿蛋白主要为白蛋白。且多为肾病综合征范围内蛋白尿。急性黄疸型肝炎病人在黄疸出现前尿胆红素及尿胆原可阳性。

（二）血液检查 白细胞总数正常或稍低，分类计数中性粒细胞可减少，淋巴细胞相对增多。伴肾功能不全时，可见尿素氮、肌酐升高及低补体血症。

（三）肝功能试验 对有急性肝炎症状者可进行以下检查：

1.血清胆红素：病人在黄疸期血清胆红素逐天升高，多在1～2周内达高峰。

2.血清酶测定：

（1）血清丙氨酸转氨酶(ALT)在黄疸出现之前开始上升，在病极期达峰值，急性肝炎可有极高的酶活性，恢复期随血清胆红素缓慢下降。慢性肝炎时ALT可反复波动，重型肝炎在胆红素急剧上升时ALT反而下降，称为"酶疸分离"，这是病情重笃之征象。

（2）谷草转氨酶(AST)约4/5存在于细胞线粒体(ASTm)、1/5在细胞液(ASTs)中，线粒体损伤时，血清AST明显升高，反映肝细胞病变的严重性。

（3）在急性病毒性肝炎病例中ALT值高于AST值，慢性病毒性肝炎病变持续活动时ALT/AST比例接近1，肝硬化时AST增高常较ALT显著。

（4）ALT、AST除在病毒性肝炎活动期可增高外，其他肝脏疾病(如肝癌、毒物、药物或酒精性肝损害等)、胆道疾患、胰腺炎、心肌病变、心力衰竭等多种疾病时亦可升高，应注意鉴别。

（5）血清乳酸脱氢酶(LDH)、胆碱脂酶(ChE)、r谷氨酰转肽酶(rGT)等在急慢性肝损害时都可有改变，但灵敏度及改变幅度均远不及转氨酶。血清碱性磷酸酶(ALP)在肝内外胆管梗阻、肝占位性病变时可明显升高。rGT在胆汁淤积和肝细胞损害时可增高，可用其来鉴别ALP增高是否与肝胆疾病相关。酗酒也可引起rGT增高。慢性肝炎在排除胆道疾病后，rGT增高表示病变仍活动，肝衰竭时肝细胞微粒体严重损坏，rGT合成减少，血rGT也下降。

3.蛋白代谢功能试验：低蛋白(A1b)血症是肝脏疾病的一个重要指标，低A1b血症和高球蛋白血症是诊断肝硬化的特征性血清学指标。血清前A1b因其半衰期仅1.9天，故在肝实质损害时，变化更为敏感，下降幅度与肝细胞损害程度相一致，其变化机制与A1b相似。

（1）甲胎蛋白(AFP)：在急性病毒性肝炎、慢性肝炎和肝硬化(活动性)时可有短期低、中度升高，AFP的增高标志肝细胞的再生活跃，在有广泛肝细胞坏死的病人中，AFP增高可能预后较好。病人出现极高的血清AFP水平，以肝细胞性肝癌可能性最大。

（2）血氨测定：重型肝炎肝衰竭时不能将氨合成为尿素排泄;肝硬化门一体侧支循环良好病人血氨均可增高。

4.凝血酶原时间(Pt)及活动度(PTA)：肝病时相关凝血因子合成减少，可引起Pt延长，Pt延长程度标志着肝细胞坏死和肝功能衰竭的程度，且其相关凝血因子半寿期很短，如Ⅶ(4～6h)、Ⅹ(48～60h)、Ⅱ(72～96h)，因而能较迅速反映肝衰竭情况。重型肝炎PTA多在40%以下，PTA降至20%以下，常常预示预后不良。

5.脂质代谢有关试验：血清总胆固醇(TC)在重型肝炎时明显降低，有人认为TC<2.6mmol/L时预后甚差。血清三酰甘油 (TG)在肝细胞损伤和肝内外阻塞性黄疸时可增高。

4、肝纤维化的血清学诊断 慢性肝病时细胞外基质(ECM)的形成与基质的降解失衡，致ECM过度沉积而形成纤维化。检测血清中的基质成分、其降解产物和参与代谢的酶，可作为诊断肝纤维化的血清标志物。

四、丙型肝炎病毒感染与肾小球肾炎预防

（一）HCV 感染的主要来源是输血和应用血液制品，因此对献血员进行抗-HCV 筛查是目前预防HCV 感染的主要措施。

（二）血液制品中HCV 的污染也是HCV 感染的重要来源。减少血液制品的污染除应严格筛查献血员外，血液制品生产过程中，如何有效的灭活HCV，又能保持生物制品活性，尚待进一步研究。

（三）疫苗的研制。HCV 分子克隆成功，为丙型肝炎的疫苗研制提供了可能性。但是由于HCV 存在不同型，且易发生变异，目前HCV 疫苗的研制任务仍十分艰巨。

（四）HCV 肾损害的预防依赖于丙肝的预防和有效治疗。

五、丙型肝炎病毒感染与肾小球肾炎治疗与用药

（一）治疗：

1.一般治疗 HCV肾损害的治疗与其他表现为蛋白尿性肾小球疾患的治疗相似。

(1)低盐饮食、适量优质蛋白饮食；

(2)有高血压时应积极控制高血压及高胆固醇血症，应予硝苯地平(nifedipine，心痛定)0.25 ～ 0.5mg/(kg.次)，3 ～ 4次/d次；

(3)必要时应予血管紧张素转化酶抑制剂或血管紧张素受体拮抗剂减轻蛋白尿，可给ACEI类药物口服治疗，如卡托普利(captopril，巯甲丙脯酸)1 ～ 2mg/(kg.d)，2 ～ 3次/d。

2.抗病毒治疗 HCV肾损害的特异性治疗包括干扰素α及利巴韦林的抗病毒治疗。干扰素α(IFN-α)的主要副作为流感性症状、失眠及不适感，在某些HCV感染患者干扰素α(IFN-α)可能诱导或加重肾脏病变，使用干扰素α(IFN-α)时应注意对某些患者的肾损害。

(1)在14例伴或不伴冷球蛋白血症的HCV MPGN患者，干扰素α(IFN-α)300万U皮下注射，每周3次，治疗6 ～ 12个月后约50%患者血清HCV RNA阴性，尿蛋白下降60%。若治疗后无反应，可增加干扰素α(IFN-α)剂量。

(2)而在另一前瞻性研究中，60%HCV冷球蛋白血症性MPGN患者在干扰素α(IFN-α)300万U皮下注射，每周3次，治疗6个月后HCV RNA阴性，冷球蛋白滴度下降，肾功能改善。但均发现停止干扰素α(IFN-α)治疗后大多数患者会有病毒血症、冷球蛋白血症及肾脏病的复发。对常规剂量干扰素α(IFN-α)治疗失败的患者，更大剂量的干扰素α(IFN-α)治疗可能有效。

(3)目前对HCV肾损害患者，干扰素α(IFN-α)300万U皮下注射，每周3次，使用至少12个月的疗程认为是标准治疗方案。延长至18个月的治疗方案也有尝试。

3.对急性重症HCV肾损害患者(如出现急性肾功能衰竭、神经病变)的治疗 应先使用血浆置换联合免疫抑制治疗，以去除循环冷球蛋白及阻止新的抗体生成。

治疗方法：血浆置换每次3L置换量，3次/周治疗2 ～ 3周；甲泼尼龙0.5 ～ 1g/d静脉滴注，连用3天后续以常规口服泼尼松；环磷酰胺2mg/kg，治疗2 ～ 4个月。在泼尼松剂量减至20mg/d时方可开始干扰素α(IFN-α)抗病毒治疗。

4.利巴韦林(三氮核苷，病毒唑，ribavirin) 是抗病毒的核苷类似物，与干扰素α(IFN-α)联合治疗HCV感染，较单独干扰素α(IFN-α)治疗可获得更好的病毒血症的持续缓解。

治疗方法：利巴韦林1～1.2g/d口服及干扰素α（IFN-α）300万U皮下注射，每周3次，治疗6个月。但尚未见利巴韦林及干扰素α（IFN-α）联合用药治疗HCV肾损害的研究。

（二）**预后**：HCV肾损害患者临床经过多变，但一般预后尚好。患者如有严重蛋白尿、肾功能不全、高病毒滴度及肾活检示严重单核细胞浸润及大量肾小球免疫复合物沉积，则提示肾病进展的危险性增大。

六、丙型肝炎病毒感染与肾小球肾炎鉴别

HCV相关肾炎需与其他病因如乙肝相关肾炎、冷球蛋白所致肾炎、自身免疫性疾病如系统性红斑狼疮等相鉴别。

（一）**乙肝相关肾炎**：是乙肝病毒与机体产生相应的抗体结合形成的免疫复合物，在肾小球内沉积而引起的一系列肾脏疾病，多发于儿童和青少年。有血尿、水肿、高血压等肾炎表现或表现为肾病综合征。症状不典型，常伴肝脏肿大，病情多变，起病时以肾炎表现为主，一段时间后又转为以肾病表现为主，无一定规律可循。

（二）**冷球蛋白所致肾炎**：可分为原发性、继发性和家族性三种。其对肾损害占8%～57%，表现为继发于免疫复合物沉淀的肾小球肾炎。

（三）**系统性红斑狼疮**：诊断HCV相关性肾炎首先必须排除狼疮性肾炎。较多的狼疮性肾炎患者肾组织活检中可见有HBsAg沉积物，与HCV相关性肾炎的病理相似，但狼疮性肾炎等无乙型肝炎的临床依据。狼疮性肾炎的临床与病理表现复杂，常表现为多系统的广泛损害，可综合其临床表现，以及检测狼疮细胞、抗核抗体、Smith抗体和肾组织活检加以鉴别。

七、丙型肝炎病毒感染与肾小球肾炎并发症

丙型肝炎病毒感染与肾小球肾炎并发症有肾功能不全、慢性肝炎、肝功能衰竭等。

（一）**肾功能不全**：由多种原因引起的，肾小球严重破坏，使身体在排泄代谢废物和调节水电解质、酸碱平衡等方面出现紊乱的临床综合症后群。分为急性肾功能不全和慢性肾功能不全。预后严重，是威胁生命的主要病症之一。肾功能不全可分为肾功能储备代偿期、肾功能不全期、肾功能衰竭期和尿毒症期四期。

（二）**慢性肝炎**：由急性乙型肝炎、急性丙型肝炎久治不愈，病程超过半年，而转为慢性的肝炎。常见症状有纳呆、疲倦、腹胀、腹痛、胁痛等。

（三）**肝功能衰竭**：肝细胞受到广泛、严重损害，机体代谢功能发生严重紊乱而出现的临床综合征，简称肝衰竭。肝衰竭发生于许多严重的肝脏疾病过程中，症候险恶，预后多不良。患者通常有黄疸、肝性脑病、出血、脑水肿、肺水肺、腹水等症状。

（高帆）

第十六章 肝硬化性肾损害

引起肾损害的肝硬化有多种原因，肝炎后肝硬化、乙醇性肝硬化、门脉性肝硬化、胆汁性肝硬化及血吸虫病性肝硬化等均可引起肾损害，而其中门脉性肝硬化是一种常见的肝硬化类型，约占所有肝硬化的半数。

引起门脉性肝硬化的原因也有很多，主要是病毒性肝炎、慢性酒精中毒、营养缺乏、肠道感染、药物或工业物中毒及慢性心功能不全等。

一、肝硬化性肾损害病因

（一）**发病原因**

引起肝硬化的原因很多，主要是病毒性肝炎、慢性酒精中毒、营养缺乏、肠道感染、药物或工业毒物中毒及慢性心功能不全等。

肝硬化时引起肾小球弥漫性硬化病变使肾脏解剖和功能发生异常。

（二）发病机制

肝性肾小球硬化的发病机制还不清楚。目前多认为与以下因素有关：

1.与免疫复合体有关 在肾小球沉积物有显著的IgA沉积，抗原可能来自于消化道的细菌、病毒或食物成分。

由于肝硬化肝细胞库普弗细胞功能障碍，病变肝脏不能清除来自肠道的外源性抗原，再由于侧支循环形成等，抗原物质未经处理直接进入血循环而激发抗体的产生。

有报告肝硬化患者血清中常有较高的大肠埃希杆菌抗体和免疫球蛋白，肝小叶结构的破坏和纤维化程度越严重，其水平越高。由于不少肝硬化患者是由病毒性肝炎演变而来，也有不少肝硬化患者血清中长期携带HBsAg，因此乙型肝炎抗原所形成的免疫复合体可导致肾小球损伤，而自身免疫机制在本病的发生发展过程中起一定的作用。

2.肾血流动力学的改变

在失代偿性肝硬化中，肾小球滤过率和肾血浆流量变化范围广泛，从超正常值到严重的肾功能衰竭。许多病例肾小球滤过率正常，但重病患者的肾小球滤过率(GFR)和肾血浆流量大都减低。

肝硬化时总血浆容量增加，但由于它的分布集中于门脉和内脏的血管床，使有效血浆容量减低。失代偿性肝硬化患者的肾皮质缺血，肾血浆流量降低。给失代偿性肝硬化患者以前列腺素A，肾小球滤过率、肾血浆流量和尿钠排泄均增高。

给肝硬化伴有腹水的患者以血管紧张素，则引起利钠和利尿。腹水引起的腹内压力增高，可影响肾小球滤过率和肾血浆流量。随腹腔穿刺放液，连续测定肾小球滤过率和有效肾血浆流量，发现在行穿刺术后的1h内均有明显的上升。采取俯卧位躺着，肾小球滤过率有暂时的改善。移去少量腹水，心脏输出可暂时增高，而移去大量腹水则心输出量下降，因腹水重新产生造成血浆容量减少所致。

3.钠排泄受损 许多研究证明失代偿的门脉性肝硬化患者常有显著的钠潴留，排出的尿液几乎不含钠。钠负荷时形成腹水和水肿，并有晚上钠排出增加的颠倒情况。尿中氯化钠的排出取决于肾小球滤过和肾小管重吸收。从肝硬化患者和动物实验中证明所有肾单位节段都增加氯化钠的重吸收。

肝硬化时肾小管对氯化钠重吸收增加的机制还不清楚。可能有以下几个因素：肾血流动力学，肾小管周围物理因素，醛固酮和利钠激素。

有证据强力支持肝硬化中钠潴留的机制为有效循环血浆容量的减少。将钠潴留的肝硬化患者放在水缸里浸到头颈可引起利钠和利尿。这是由于血容量重新分配，中央血容量增高，而总血容量和血浆成分没有改变。进一步研究发现与盐皮质激素有关，肝硬化患者的血浆醛固酮增高，由于肾上腺分泌增加，乃肾素-血管紧张素刺激的结果，使激素降解代谢降低。但有证据认为醛固酮在肝硬化氯化钠潴留中仅起有限的作用，因为抑制醛固酮不能发生利钠，而钠瞩潴留、水肿和腹水能发生在醛固酮分泌过多的肝硬化中。以上说明盐潴留尚有其他机制参与，认为可能有一种抑制近端肾单位重吸收钠的因素。

肾小管性酸中毒可以是一种全身性免疫疾病的肾脏表现，从这些患者(慢活肝、原发性胆汁性肝硬化、隐原性肝硬化)的肾活检中可显示远曲小管和间质组织被致敏的单核细胞或自身抗体所损害，其特点相似于尸体供肾移植后，因免疫学损害而发生的肾小管性酸中毒。

原发性胆汁性肝硬化发生肾小管性酸中毒的另一个发病机制可能与铜代谢紊乱有关。铜主要通过胆汁排泄，当疾病进展引起胆道阻塞，铜不能从肝排泄，则主要依靠血浆铜蓝蛋白的产生，但肝病中铜蓝蛋白合成速率降低，因此发生全身性铜潴留，铜毒性损害肾小管。在肝豆状核变性，全身组织(肝、肾、脑和角膜)有铜沉积，血清铜降低而尿中铜排泄增加，损害肾小管尿酸化作用，表现为近端型和远端型，归因于铜毒性的直接损害，并认为是可逆的。

二、肝硬化性肾损害症状

（一）临床特征

肝硬化的临床表现可分为肝功能代偿期及肝功能失代偿期两期，有的可长期停留在代偿期，不一定进入失代偿期。

1.肝功能代偿期

(1)是肝硬化的早期，症状较轻。常见有食欲不振、乏力、恶心呕吐、腹胀、上腹部不适或隐痛，大便正常或稀便等症状。面色萎黄，在面、颈、上胸、背部、两肩及上肢可见蜘蛛痣或毛细血管扩张。

(2)肝掌，肝脏轻度肿大、表面光滑、质地偏硬、有轻度压痛，脾脏轻度至中度肿大，肝功能检查在正常范围或轻度异常。

2.肝功能失代偿期

(1)会出现消瘦、乏力、不规则低热、面色黝黑灰暗、色素沉着、贫血等肝功能减退的临床表现。有恶心、呕吐、稀便、腹胀等症状及鼻、齿龈、胃肠道等出血及紫癜等各种消化道症状，有轻度至中度黄疸。

(2)男性病人有性欲减退、睾丸萎缩、毛发脱落、乳房发育；女性患者有闭经、不孕。

(3)有门脉高压的表现，脾大，伴有白细胞、红细胞及血小板计数减少，食管下段和胃底静脉曲张，常因破裂出现呕血、黑便及休克，腹壁和脐周静脉曲张，痔核形成破裂时引起便血。腹水是肝硬化最突出的表现。

(4)肝脏大小不一，一般是先大后小，质地较硬，呈结节状，有时有压痛。

(5)约半数以上病人血清胆红素含量轻度增高，总胆固醇特别是胆固醇常低于正常，清蛋白/球蛋白比例降低或倒置，凝血酶原时间延长，血免疫球蛋白IgG、IgA、IgM均增加，以IgG为最显著。HBsAg可呈阳性反应，部分患者血清自身抗体反应阳性。

3.肝硬化继发肾损害时

(1)患者可发生肝硬化性肾小球肾炎和肾小管酸中毒，早期患者往往无明显临床症状，仅有少量蛋白尿。

(2)肝硬化继发IgA肾病患者肾功能恶化转为缓慢，呈良性过程。部分病人有系膜细胞、内皮细胞和(或)上皮细胞增殖，伴有系膜区及内皮下免疫复合物沉积，这些病人常有蛋白尿及血尿，也可出现水肿、高血压及肾功能减退。

（二）病理诊断

首先应明确肝硬化的诊断，临床可根据病史，明显的肝、脾大后期肝萎缩、变硬，肝功能试验阳性，食管X线吞钡检查显示食管或胃底静脉曲张，肝穿刺活体组织检查发现假小叶形成等典型症状可作出明确诊断。

1.当肝硬化患者出现血尿、蛋白尿和管型尿时应考虑肝硬化伴有肾小球损害的可能。患者做肾活检可帮助确诊。本病组织学检查主要有肾小球内免疫球蛋白沉积，以IgA为主和少量的IgG、IgM和(或)C3。某些患者有系膜沉积物而无细胞增殖。

2.肾小球增殖包括系膜、内皮或上皮细胞，伴有系膜和内皮下沉积物。其免疫形态学特点为：

（1）电镜下肾小球系膜基质有颗粒状沉积物。

（2）肾小球硬化。

（3）基膜及某些沉积物中出现圆形稀疏区。

（4）免疫球蛋白，特别是IgA及C3沉积。

以上若四项俱全，则认为是肝性肾小球硬化的特殊改变。肝性肾小球硬化在不同时期可有不同改变，在早期只有肾小球硬化，而无沉积物，至晚期则出现上述典型病变。化验检查患者可有肾小球肾炎，肾小管酸中毒的实验室改变，如蛋白尿、血尿、碱性尿、高钙尿及鸟路结石等，并有低钠钾血症及有多种免疫球蛋白升高，血IgA升高尤为突出，血清C3水平下降时，则诊断可成立。

三、肝硬化性肾损害检查

（一）尿液检查　有蛋白尿、血尿和管型尿，常为肉眼血尿。一般认为肾衰不是肾小球病变所致，肝病性肾小管性酸中毒可表现为持续性碱性尿、高钙尿、低枸橼酸尿，可合并尿路结石等。

（二）血清检查　血清检查可见多种免疫球蛋白增生，尤以IgA最为突出。IgA浓度增高，冷球蛋白血症和血清C3浓度减低。肝病性肾小管酸中毒时除肾脏排泌H$^+$的能力减低外，还常伴有明显的低钾血症。

（三）肾活检　电镜下肾小球系膜基质有颗粒状沉积物如肾小球硬化；基膜及某些沉积物中出现圆形稀疏区；免疫球蛋白，特别是IgA及C3沉积。若四项俱全，则为肝性肾小球硬化的特殊改变。肝性肾小球硬化在不同时期可有不同改变，在早期只有肾小球硬化，而无沉积物，至晚期则出现上述典型病变。

（四）其他检查　常规做肝、胆、脾、肾B超、X线检查，可发现典型的肝脾肿大或萎缩硬化的表现。以及肾脏形状改变及尿路结石等。

（五）病理改变

1.肝硬化的病理改变：

（1）肝脏明显缩小，硬度增加，重量减轻，肝表面呈弥漫性细结节。

（2）组织学改变，正常肝小叶结构消失，被假小叶替代，假小叶内的肝细胞可呈现不同程度的变性、坏死和再生。

（3）汇管区因结缔组织增生而显著增宽，其中可见程度不等的炎性细胞浸润，并见多数呈小胆管样结构（假胆管）。电镜观察证明，这些假胆管实际上是由新生的肝细胞构成，可能是肝细胞再生的一种表现和肾钙质沉着引起的肾结石。

2.肝硬化肾损害病理改变：

（1）系膜基质增宽，并可插入GBM与内皮细胞间呈双轨征，产生类似GBM增厚样变化。

（2）系膜区有弥漫性以IgA为主的沉积，伴IgG和（或）IgM和（或）C3沉积。

（3）在肾小球系膜区和（或）毛细血管壁有电子致密物沉积。

（4）基底膜样物质和某些沉积物中可见圆形疏松区。

（5）肾小球硬化。

此外，肝硬化患者可表现为膜性肾病、毛细血管内增生性肾炎、膜增生性肾炎、新月体性肾炎及局灶性肾小球硬化等类型。也有报道胆汁性肝硬化患者可表现为IgM相关性膜性肾病和皮肤血管炎。

四、肝硬化性肾损害预防

（一）找到肝硬化伴有肾小球损害的较明确诱因，去除诱因，以预防肾小球损害。

（二）注意保护肝脏，避免有害刺激，防止肝功能进一步损害以预防对肾脏的进行性损害。

五、肝硬化性肾损害治疗与用药

肝硬化性肾损害中医治疗方法：

（一）**处方**：菌陈、大腹皮各30克，山栀、知母各10克，生大黄5克，泽泻、猪苓各15克，防己、茯苓、滑石、葶苈子各12克，甘草3克。

用法：水煎分3次服，每日1剂。

功效主治：清热利湿，攻下逐水。用于治疗肝硬化，中医辨证属湿热蕴结型。症见腹大坚满，烦热口苦，渴不欲饮，小便黄赤，大便秘结或溏垢，舌苔黄腻，脉滑数。

（二）**处方**：制附子8克，党参、猪苓、茯苓、泽泻各15克，黄芪20克，白术、白芍各12克，干姜、甘草各6克，车前子(包)10克。

用法：水煎分3次服，每日1剂。

功效主治：温阳化气行水。　用于治疗肝硬化，中医辨证属脾肾阳虚型。症见腹大胀满，脘闷纳呆，畏寒肢冷，面浮肢肿，小便不利而量少，大便溏泻，舌淡胖、苔白腻，脉沉迟细弱。

（三）**处方**：柴胡、猪苓各10克，茯苓、赤芍各15克，枳壳、香附各12克，甘草、苍术各6克，陈皮、白术各9克，大腹皮30克。

用法：水煎分3次服，每日1剂。

功效主治：疏肝理气，健脾化湿。用于治疗肝硬化，中医辨证属气滞湿阻型。症见胁下胀满，腹胀，饮食减少，嗳气不适，小便短少，大便可，舌苔白腻，脉弦。

（四）**处方**：茯苓、大腹皮各30克，猪苓、车前子(包)各15克，山药、山萸萸、生地、熟地各12克，泽泻、丹皮各10克。

用法：水煎分3次服，每日1剂。

功效主治：攻逐水邪，滋养肝肾。用于治疗肝硬化，中医辨证属肝肾阴虚型。症见腹大胀满，面色晦滞，牙龈出血，小便不通，大便秘结，舌红少津，脉细数。

六、肝硬化性肾损害西医治疗方法

（一）肝硬化患者的治疗

1.注意休息，晚期应以卧床休息为主，给予营养丰富的饮食。

2.使用保肝药物及针对腹水进行治疗，对门脉高压症作脾肾静脉吻合术等，脾肿大且有脾功能亢进者可作脾切除术。

（二）肝硬化伴有肾小球损害治疗　本病虽无特殊治疗，但由于本病是由病毒性肝炎、肝硬化、HBsAg携带者转化而来的，可选择针对肝病本身的治疗。而对于肾炎的治疗可参照原发性肾小球肾炎的治疗，但若肝功能损害时忌用激素和细胞毒药物。

1.肝病性不完全性肾小管酸中毒时，如无低血钾及代谢性酸中毒时可不治疗。但这些病人使用利尿剂或静脉滴注葡萄糖过程中易诱发低钾血症，治疗中应引起注意。

2.针对病因，保肝治疗：给适量的蛋白质、碳水化合物，保证能量供应，给予多种维生素，特别是B族维生素，应注意微量元素的补充。

3.肾上腺皮质激素：以泼尼松龙为首选。可合并使用小剂量免疫抑制剂如硫唑嘌呤或环磷酰胺。

4.纠酸补钾：纠酸用枸橼酸钠合剂(枸橼酸140g、枸橼酸钠98g，加水至1000ml)，每次口服20～30ml，3次/d。若低钾明显者可加入枸橼酸钾98g于上述枸橼酸钠合剂中，或口服10%枸橼酸钾溶液10～20ml，3次/d。

5.治疗骨病：可补充钙剂，常用碳酸钙1g，3次/d口服，亦可应用乳酸钙或葡萄糖酸钙，但忌用氯化钙以免增加酸中毒。同时可用维生素D 20万～60万U/d口服或肌注。严重者可应用骨化三醇(罗钙全)0.25～0.5μg/d口服。用药期间应定期检测血钙，以调整剂量或减少维持量。并应用丙酸睾酮25mg，每天或隔天肌注，或苯丙酸诺龙25mg，每周1～2次肌注，但要视肝功能情况而定。

七、肝硬化性肾损害鉴别

肝硬化继发肾小管酸中毒的临床表现与非肝病者相似，应与此相鉴别。另外肝大者需与慢性活动性肝炎及原发性肝癌鉴别，腹水需与结核性腹膜炎、缩窄性心包炎鉴别。

（一）肝硬化继发肾小管酸中毒

1.绝大多数为不完全性远端肾小管酸中毒，少数病人有多尿、多饮夜尿尿浓缩不良及低血钾肌无力等表现，病人多有严重肝病症状和体征，同时也有持续性碱性尿、高钙尿、低枸橼酸尿等，可合并尿路结石及继发性甲状旁腺功能亢进等。

2.肝病性肾小管酸中毒时除肾脏排泌H^+的能力减低外还常伴有明显的低钾血症。此外由于肾脏排泄氨的能力降低，故可诱发或加重肝性脑病。

（二）慢性活动性肝炎

此病病程长，超过一年，可持续几年至几十年不愈。患者乏力，肝区疼痛，食欲不振等症状持续存在，更会出现肝脾肿大、阳痿、女子月经不调等现象。

（三）原发性肝癌

是我国常见恶性肿瘤之一，死亡率高，分为原发性肝癌和继发性肝癌两大类。

（四）结核性腹膜炎

绝大多数继发于其它器官的结核病变，本病的感染途径可由腹腔内结核直接蔓延或血行播散。多数起病较缓，患者常有乏力、发热、腹胀腹痛、畏寒、高热等症状。

（五）缩窄性心包炎

常见病因有结核和化脓性感染其次为霉菌或病毒感染等，常见症状为呼吸困难、疲乏、食欲不振、上腹胀或疼痛；呼吸困难为劳力性，主要与心搏量降低有关。

八、肝硬化性肾损害并发症

肝硬化性肾损害常并发上消化道出血、肝性脑病、细菌性感染和肝肾综合征。

（一）上消化道出血 此病为肝硬化的主要并发症，50%表现为大出血，出血后72h再出血率高达40%。临床症状有呕血（呈暗红色或鲜红色）、黑便。肝硬化时，因肝组织纤维化和结缔组织增生，肝脏内血管受到损害，发生闭塞，引起门静脉血流受阻。更因血液循环，使静脉血管淤血、扩张、静脉血管管壁变薄，此时若进食粗糙食物，化学性刺激及腹腔内压力增高等因素会引起破裂而出血。

（二）肝性脑病 蛋白质体内代谢后的产物是含有氮元素的物质。这些含氮物质在血中滞留超过一定水平时，若来自肠道的有害物质进入脑部，会引起以神经精神异常和昏迷为主要症状的中枢神经系统功能失调。

（三）细菌性感染 肝硬化患者由于抵抗力降低，机体免疫功能减退，容易受到肠道细菌和毒素的侵袭，并发如支气管炎、肺炎、泌尿系感染、结核性腹膜炎、原发性腹膜炎等各种感染。

（四）肝肾综合征 其是肝硬化肾功能异常的晚期阶段，非常危险。失代偿期肝硬化出现大量腹水时，由于有效循环血量不足等因素，可发生功能性肾功能衰竭，即肝肾综合征。表现为少尿（尿量少于400ml/d）、氮质血症、低血钠、尿钠排出量减少。此时尿常规检查常无明显异常，肾组织学检查也显示正常或病变轻微。

（五）肾结石 肾小管性酸中毒的严重并发症是肾钙质沉着和肾结石。持续碱性尿、高钙尿和低枸橼酸尿环境，使钙盐容易沉着于肾脏和尿路中，继发甲状旁腺亢进，血中钙、磷水平降低可引起骨软化症和自发性骨折；H-Na 交换减少，K-Na 交换增加，尿中丢钾，可引起低血钾；由于肾脏排泄氨的能力降低，可诱发或加重肝性脑病。

（高帆）

第十七章 膀胱炎

膀胱炎是一种常见的尿路感染性疾病，约占尿路感染总数的50%～70%。因细菌感染而引起。其致病菌多数为大肠杆菌。通常多发生于女性，因为女性的尿道比男性的尿道短，又接近肛门，大肠杆菌易侵人。膀胱炎最典型的症状是即尿频、尿急、尿痛甚至有急迫性尿失禁，可以有血尿和脓尿。

一、膀胱炎病因

膀胱炎的病因很多，但大多数为化脓菌的感染。诱因有结石、异物、肿瘤或阻塞性病变，包括由于神经系统疾产生的排尿功能障碍等。膀胱炎的急性炎症的病理变化有粘膜充血、水肿、出血和溃疡形成，并有脓液或坏死组织。慢性炎症主要有粘膜增生或萎缩、肉芽组织形成，并有纤维组织增生，膀胱容量减少；或并发阻塞所引起的肌肉肥大，膀胱容量增大甚至有憩室形成等改变。还有一种特殊的炎症变化是坏疽性膀胱炎，为梭形杆菌、产气荚膜杆菌等引起的严重膀胱炎症。

二、膀胱炎症状

急性膀胱炎的诊断，除根据病史及体征外，需做中段尿液检查。尿液中有脓细胞和红细胞。为及时治疗，可先将尿涂片行革兰氏染色检查，初步明确细菌的性质，同时行细菌培养、菌落计数和抗生素敏感试验，为以后治疗提供更准确的依据。血液中白细胞升高。在急性膀胱炎时，忌行膀胱镜检查。

对慢性膀胱炎的诊断，需详细进行全面的泌尿生殖系统检查，以明确有无慢性肾脏感染，男性病人需除外阴茎头包皮炎、前列腺精囊炎；女性病人应排除尿道炎、尿道憩室、膀胱膨出、阴道炎和尿道口处女膜伞或融合等情况。

三、膀胱炎检查

（一）尿路造影：慢性膀胱炎表现膀胱容积缩小，膀胱边缘毛糙或不规则。

（二）B超表现：膀胱腔缩小，膀胱壁普遍增厚。

（三）CT表现：慢性膀胱炎表现为膀胱壁广泛不规则增厚、膀胱缩小和内外缘不光滑，坏疽性膀胱炎还可见膀胱内气体、盆腔内炎性渗出液。

（四）MR表现：膀胱壁增厚常不光滑，信号不均，以低信号为主。

四、膀胱炎预防

（一）平日保持自身的清洁。

（二）做爱前後若能排尿尽量排掉，不要有憋尿情况。

（三）可尝试喝蔓越莓果汁，因为它具有减少细菌黏在泌尿道上的功效。

（四）也可以大量喝水，以有效避免细菌入侵的可能性。

（五）平时活动期间因保持每2～3个小时有一次的排尿习惯，此外更要注意添加维他命B群和乳酸菌等等，预防胜於治疗，只要平日多注意些，就可以减少得到膀胱炎的机会了。

五、膀胱炎治疗与用药

首先需要卧床休息，多饮水，避免刺激性食物，热水坐浴可改善会阴部血液循环，减轻症状。碳酸氢钠或枸橼酸钾等碱性药物，能降低尿液酸度，缓解膀胱痉挛，黄酮哌酯盐(泌尿灵)可解除痉挛，减轻尿路刺激症状。传统的10～14日的抗菌疗法对无并发症的膀胱炎并无必要，国内外提倡单次大剂量或3日短疗程治疗。

许多报道单次大剂量抗菌药物治疗单纯性膀胱炎能取得满意疗效，且与14日疗法无差异。单次大剂量给药有如下几个优点：

（一）方法简单，病人乐于接受；

（二）医疗费用低；

（三）治愈率高，疗效显著；

（四）极少发生药物毒副作用；

（五）极少产生耐药菌株。

具体用药方法为：磺胺甲基异口恶唑(SMZ)2.0g，甲氧苄氨嘧啶(TMP)0.4g，碳酸氢钠1.0g，一次顿服;或复方新诺明5片，或羟氨苄青霉素3.0g，或甲氧苄氨嘧啶400mg顿服。

为了彻底灭菌，有作者认为其常规疗程仍以3天为宜。复方新诺明2片加碳酸氢钠1.0g，每日2次；或羟氨苄青霉素0.5g，每日4次；氟嗪酸0.2g，每日2次。均连续服用3天，对膀胱炎的治愈率与传统的14日疗法相似，且副作用少。其适应症与禁忌症同单程疗法。至于老年人的下尿路感染，Mccne认为：老年人不论是症状性或无症状性，都应采用5～7天疗程，因为老年人多存在膀胱功能异常，膀胱流出道不全梗阻及阴道、尿道粘膜萎缩等，使治疗增加困难。

单剂疗法和3日疗法避免了不必要的长期服药而产生的耐药细菌和副作用的增加，但要加强预防复发的措施。若症状不消失，尿脓细胞继续存在，细菌培养仍为阳性，应考虑细菌耐药或有感染的诱因，要及时调整更适合的抗菌药物，延长应用时间以期达到早日治愈的目的。对于久治不愈或反复发作的慢性膀胱炎，要做详细全面的泌尿系检查，要解除梗阻因素，控制原发病灶，使尿路通畅。对神经系统疾患所引起的尿潴留和膀胱炎，根据其功能障碍类型进行治疗。

慢性膀胱炎常伴有结石、畸形或其它梗阻因素，为非单纯性膀胱炎。因此，慢性膀胱炎治疗的首要问题是纠正尿路的复杂因素。尿路复杂因素纠正后可予以较长时间的抗菌疗法，具体内容可参考慢性肾盂肾炎的治疗。有人建议，患慢性膀胱炎时要配合局部治疗，可采用抗菌膀胱灌洗术。常用的灌洗液是生理盐水100mL内含1：20000青霉素或1%呋喃西林或40万单位庆大霉素，将灌洗液灌入膀胱内，留置30分钟后放出，如此反复4～6次。灌洗后可灌注5%弱蛋白银30mL及2%奴佛卡因2mL以保护膀胱粘膜。

六、膀胱炎鉴别

急性肾盂肾炎与急性膀胱炎区别，前者除有膀胱刺激症状外，还有寒战、高热和肾区叩痛。结核性膀胱炎发展缓慢，呈慢性膀胱炎症状，对药物治疗的反应不佳，尿液中可找到抗酸杆菌，尿路造影显示患侧肾有结核病变。膀胱炎与间质性膀胱炎的区别，后者尿液清晰，极少脓细胞，无细菌，膀胱充盈时有剧痛，耻骨上膀胱区可触及饱满而有压痛的膀胱。嗜酸性膀胱炎的临床表现与一般膀胱炎相似，区别在于前者尿中有嗜酸粒细胞，并大量浸润膀胱粘膜。膀胱炎与腺性膀胱炎的鉴别诊断，主要依靠膀胱镜检查和活体组织检查。

慢性膀胱炎症状长期存在且逐渐加重，一般培养无细菌生长，又找不到原发病时，要考虑肾结核。肾结核病人半数以上有肺与生殖器等肾外结核病史，血尿多与尿路刺激症状同时出现，抗痨治疗有效。膀胱炎时，血尿为"终末血尿"，且抗菌治疗有效。结核杆菌培养、尿沉渣找结核杆菌、肾盂造影及膀胱镜检查有助于诊断。有时肾结核常与普通尿路感染并存。如患者经过积极抗菌治疗后，仍有尿路刺激症状或尿沉渣异常，应高度注意肾结核存在的可能性，宜作相应检查。

慢性膀胱炎需与膀胱癌鉴别。

七、膀胱炎并发症

可并发输尿管进行性狭窄、返流及随之发展的肾积水表现。

（高帆）

第十八章　血尿

正常的尿液含有极少量的红细胞。未经离心的尿液在显微镜下每个高倍视野可有红细胞0～2个，如果超过此数，即为血尿。

一、血尿病因

血尿95%以上是由于泌尿系本身疾病所致，其中以肾小球疾病（急性肾炎、急进性肾炎、膜增殖性肾炎、系膜增生性肾炎、局灶性肾小球硬化症等）、肾囊肿、结石（肾、输尿管、膀胱、尿道结石）、前列腺增生、尿路感染性疾病（结核、肾盂肾炎、膀胱尿道炎、前列腺炎）及肿瘤（肾、输尿管、膀胱、前列腺肿瘤）最为多见。其他如凝血异常的疾病（特发性或药物性血小板减少、血友病、坏血病等）、全身性疾病（再障、白血病、系统性红斑狼疮、皮肌炎、钩端螺旋体病、流行性出血热等）也可引起血尿。

二、血尿症状

正常的尿液含有极少量的红细胞。未经离心的尿液在显微镜下每个高倍视野可有红细胞0～2个，如果超过此数，即为血尿。

三、血尿检查

血尿的定位分析：
（一）初血尿：血尿仅见于排尿的开始，病变多在尿道。
（二）终末血尿：排尿行将结束时出现血尿，病变多在膀胱三角区、膀胱颈部或后尿道。
（三）全程血尿：血尿出现在排尿的全过程，出血部位多在膀胱、输尿管或肾脏。
以上三种血尿，可用尿三杯试验加以区别。

四、血尿预防

发现血尿时首先应确定是否为真性血尿，即排除某些原因引起的假性血尿和红颜色尿，前者如由于月经、痔出血或尿道口附近疾患产生出血混到尿液中所致；后者如接触某些颜料或内服利福平等药物以及某些毒物（酚、一氧化碳、氯仿、蛇毒）、药物（磺胺、奎宁），挤压伤、烧伤、疟疾、错型输血等原因所致的血红蛋白尿或肌红蛋白尿。而一过性血尿可由花粉、化学物质或药物过敏引起，月经期、剧烈运动后、病毒感染亦可发生，一般无重要意义，当排除上述各种情况，并作多次检查均为血尿时才应重视，通过病史、体检、化验室检查和其他辅助检查作出诊断。确定了为真性血尿后，应进行血尿的定位诊断，区分血尿来自肾实质还是来自尿路：
（一）如在尿沉渣中发现管型，特别是红细胞管型，表示出血来自肾实质；
（二）血尿伴有较严重的蛋白尿几乎都是肾小球性血尿的征象；
（三）如尿中能发现含有免疫球蛋白的管型则多为肾实质性出血；
（四）肾小球疾患导致的血尿，其红细胞绝大部分是畸形的，其形态各异，大小明显差异，而非肾小球性血尿，其红细胞绝大多数大小正常，仅少部分为畸形红细胞。非肾小球性血尿的病因十分复杂，应特别警惕泌尿生殖系统的恶性肿瘤。两类血尿对症治疗原则也是相反的，肾小球性血尿常须抗凝、抗栓、抗血小板聚集或活血化瘀治疗，而非肾小球性血尿常须应用止血疗法。

五、血尿治疗和用药

（一）卧床休息，尽量减少剧烈的活动。必要时可服用苯巴比妥、安定等镇静安眠药。

（二）大量饮水，减少尿中盐类结晶，加快药物和结石排泄。肾炎已发生浮肿者应少饮水。

（三）应用止血药物，如安络血、止血敏、维生素K，还可合用维生素C。

（四）慎用导致血尿的药物，尤其是已经有肾脏病的人。

（五）血尿是由泌尿系感染引起，可口服和注射抗生素和尿路清洁剂，如氟哌酸、呋喃嘧啶、氨苄青霉素、青霉素、灭滴灵等药。

（六）泌尿系结石常有剧烈腹痛，可口服颠茄片、654-2、阿托品以解痉止痛。

（七）血尿病因复杂，有的病情很严重，应尽早去医院检查确诊，进行彻底治疗。肾结核和肾肿瘤在明确诊断后可做一侧肾脏切除手术，以达到根治的目的。

七、血尿鉴别

首先根据血尿的伴随症状来区别不同血尿，若血尿伴有尿频、尿急、尿痛，尤伴尿痛者，多为泌尿系感染、结石等，称为有痛性血尿；若血尿不伴尿痛，称为无痛性血尿，在肾炎、肾结核、泌尿系肿瘤中很常见，尤其年龄大的患者，出现肉眼血尿，呈无痛性，应当注意进行各方面检查，以排除恶性病变。

血尿伴随的其它全身性症状，也可以据此分析区别血尿的原因。目前采用尿红细胞形态的检查，来判断血尿的来源，符合率达90%左右。具体办法是取离心后尿沉渣，置于玻片上，用相差显微镜来观察尿中红细胞的形态。肾小球源性血尿，其尿中红细胞为变形红细胞，即红细胞呈现多种形态，如面包圈样、草莓样、水滴样，甚至为破碎红细胞，提示血尿是因肾小球的病变所导致。非肾小球源性血尿，尿中红细胞多呈正常或大致正常形态。

此外，肉眼血尿还应与血红蛋白尿相鉴别。血红蛋白尿的产生是由于溶血性疾病，血浆中游离血红蛋白含量增加，越过了肾阈值，从肾小球滤过，而进入尿中。血红蛋白尿的颜色可呈红色、棕色，甚至呈黑色。与血尿鉴别主要依靠显微镜检查，血尿的尿中含有大量红细胞，而血红蛋白尿中无红细胞，这是两者根本的不同之处。

八、血尿并发症

多作为其它疾病的症状出现，常见引起血尿的疾病有各种肾炎、泌尿系统感染、出血性膀胱炎、泌尿系结石、肾结核、肾肿瘤、肾及尿道损伤等等。血尿是以上这些疾病的主要症状之一。

（高帆）

第十九章　急性肾炎

原发性急性肾小球肾炎是肾脏首次发生免疫性损伤，并以突发血尿、蛋白尿、水肿、高血压和/或有少尿及氮质血症为主要表现的一种疾病，又称急性肾炎综合征。病因多种多样，以链球菌感染后发病最常见。

一、急性肾炎病因

急性肾炎属于免疫性疾病。人们最早认识到肾炎的发生与某些感染有关。自从20世纪以来，已证实与急性肾炎发病有关的是B型溶血性链球菌甲组中若干型。其中最常见的是第12型。其它尚有第4、1、49、41、6、23、25、18型。这些都与呼吸道感染后急性肾炎有关。第49、2、55、57、60型与脓皮病后急性肾炎有关。除链球菌感染能引起急性肾炎外，后来还发现了肺炎双球菌后肾炎，金葡萄球菌后肾炎，伤寒、白喉后肾炎等，它们的临床表现基本上与链球菌后肾炎相同。

近年来发现病毒感染后也可导致急性肾炎，包括：传染性肝炎、腮腺炎、水痘、流感、传染性单核细胞增多症、麻疹及腺病毒等。此外还有疟原虫感染后肾炎。

综上所述，急性肾炎的病因主要是链球菌感染，包括扁桃体炎、脓皮病及丹毒等。其次为葡萄球菌感染、肺炎双球菌感染和病毒感染。

二、急性肾炎症状

（一）病史及症状　　大多数发病前1～3周有上呼吸道或皮肤感染史，突然出现血尿或水肿，轻者晨起眼睑水肿，重者水肿波及全身并伴有尿量减少、体重增加。部分患者有头晕、视力模糊、食欲减退、疲乏、恶心、呕吐及腰部钝痛。应注意发病时有无高热、尿路刺激症状，既往有无皮疹、关节疼痛、血尿及水肿史。

（二）体检发现　　轻者为眼睑水肿或伴下肢轻度水肿，重者可出现胸、腹水，全身水肿。多伴轻、中度血压增高。

（三）辅助检查　　蛋白尿轻重不一（1～3g/d），都有镜下血尿，红细胞呈多形性、多样性，有时可见红细胞管型、颗粒管型及肾小管上皮细胞。尿纤维蛋白降解产物（FDP）可阳性。血尿素氮及肌酐可有一过性升高，血清总补体（CH50）及C3下降，多于8周内恢复正常，可有血清抗链球菌溶血素"O"滴度升高。

三、急性肾炎检查

蛋白尿轻重不一（1～3g/d），都有镜下血尿，红细胞呈多形性、多样性，有时可见红细胞管型、颗粒管型及肾小管上皮细胞。尿纤维蛋白降解产物（FDP）可阳性。血尿素氮及肌酐可有一过性升高，血清总补体（CH50）及C3下降，多于8周内恢复正常，可有血清抗链球菌溶血素"O"滴度升高。

四、急性肾炎预防

主要防治能引起肾炎的其他有关的疾病(亦称肾炎的前驱病)，尤其是防治溶血性链球菌感染所引起的一些疾病，如上呼吸道感染、急性扁桃体炎、咽炎、猩红热、丹毒脓疮等，人体感染上述疾病要经过一段时间才能引起肾炎，叫潜伏期。如上呼吸道感染、急性扁桃体炎，其潜伏期约一至二周；猩红热约二至三周；脓疮病约二至四周。潜伏期是机体发生反应的过程，在感染上述前驱病时，如能及时治疗则可阻止免疫反应的发生。据临床观察，扁桃体炎、咽炎及其他慢性感染病灶反复发病者，可引起急性肾炎并使其转为慢性肾炎。因此如果证实急性肾炎是由扁桃体炎引起，在适当时作扁桃体摘除，有助于治愈及预防复发。其他细菌、病毒、原虫等都能引起肾炎，因此，对引起肾炎前驱疾病的积极及时的防治，对预防急性肾炎的发生以及防止急性肾炎转为慢性肾炎均有重要意义。

五、急性肾炎治疗与用药

（一）一般治疗

1.起病后应卧床休息至肉眼血尿消失、水肿消退及血压恢复正常，以后仍要防止剧烈活动和感冒，一般休息至少半年。

2.应给高糖及富有维生素的低盐（<3g/d）饮食，出现氮质血症者应限制蛋白质摄入量。

3.尿量明显减少者应限制液体入量及钾的入量。

（二）药物治疗

1.利尿　经限水及盐后，水肿仍明显者，可应用利尿剂，如速尿20mg，3/d或双氢克尿塞25mg，3/d，严重少尿者可静推速速尿200～400mg/d，一般不宜用渗透性利尿剂及保钾利尿剂。

2.降压 经利尿治疗后血压仍高者应加用降压药物，如硝苯地平10mg，3/d次或卡托普利25mg，3/d（严重少尿者慎用）。严重高血压者可静滴硝普钠。

3.抗感染 有感染病灶或伴发热者需用抗生素治疗，如青霉素80万u，肌注，2/d共2周。对反复发作的慢性扁桃体炎，待尿蛋白少于(+)，尿红细胞少于10个/HP时，可做扁桃体摘除。

4.尿蛋白超过3.5g/d者仍可用糖皮质激素或合并用雷公藤多甙。

5.持续血尿者可用大量维生素C及雷公藤多甙口服；血尿明显者加用清热利湿、消炎通便中药，如越婢汤、八正散。根据辨证施治用六味地黄丸、桂附地黄丸、知柏地黄丸等。

（三）血液净化治疗

对合并急性肾功能衰竭者及时做血液透析或腹膜透析治疗。

六、急性肾炎鉴别

应与急性热性蛋白尿、急进性肾炎、狼疮性肾炎、过敏性紫癜性肾炎、慢性肾炎（急性发作型）、急性过敏性间质性肾炎等疾病相鉴别。

七、急性肾炎并发症

（一）急性充血性心力衰竭：在小儿急性左心衰竭可成为急性肾炎的首发症状，如不及时鉴别和抢救，则可迅速致死。急性肾炎时，由于水钠潴留，全身水肿及血容量增加，肺循环瘀血很常见。因而在没有急性心衰的情况下，病人常有气促、咳嗽及肺底少许湿罗音等肺循环瘀血的症状，因病人同时存在呼吸道感染，故肺循环瘀血的存在易被忽视。反之，亦有将这种循环瘀血现象误认为急性心衰已经发生。因此，正确认识水钠潴留所引起的肺瘀血或急性肾炎并发急性心力衰竭是十分重要的。

（二）高血压脑病：以往高血压脑病在急性肾炎时的发病率为5%～10%，近年来和急性心力衰竭一样，其并发率明显降低，且较急性心力衰竭更少见，此可能与及时合理的治疗有关。常见症状是剧烈头痛及呕吐，继之出现视力障碍，意识模糊，嗜睡，并可发生阵发性惊厥或癫痫样发作，血压控制之后上述症状迅速好转或消失，无后遗症。

（三）急性肾功能衰竭：急性肾炎的急性期，肾小球内系膜细胞及内皮细胞大量增殖，毛细血管狭窄及毛细血管内凝血，病人尿量进一步减少(少尿或无尿)。蛋白质分解代谢产物大量滞留，则在急性期即可出现尿毒症综合征。

（四）继发细菌感染：急性肾炎由于全身抵抗力降低，易继发感染，最常见的是肺部和尿路感染，一旦发生继发感染，则应积极对症处理，以免引起原有病加重。

（高帆）

第二十章 多囊肾

多囊肾为肾实质中有无数的大小不等的囊肿，大者可很大，小者可肉眼仅能可见，使肾体积整个增大，表面呈高低不平的囊性突起，囊内为淡黄色浆液，有时因出血而呈深褐色或红褐色。

一、多囊肾病因

病因学：关于发生多囊肾真正之原因，并不十分明确，可有以下几种学说：

（一）代谢性学说：认为在胚胎期由于盐类在肾小管内沉淀阻塞肾小管腔，使液体积聚于近侧段而导致囊肿形成。

（二）感染学说：以Virchow为代表的学者，认为胚胎期肾盂肾炎引起肾小管纤维化，造成阻塞，因而囊肿形成。

（三）赘生物学说：由于多囊肾常表现为有活力生长的肿块，因而有人认为它是一个真正的赘生物。有人（Staemnier）曾称之为"囊腺瘤纤维病变"。

（四）发育缺陷：认为在胚胎发育期，肾曲细管与肾集合管或肾直细管与肾盏，在全部或部分连接前，肾脏发育中止，使尿液排泄受到障碍，肾小球和肾细管产生潴留性的囊肿。目前多数学者，支持后一种学说。

二、多囊肾症状

（一）家族史

（二）临床表现

1.泌尿系表现：大多数患者在40岁左右才出现症状。

（1）腰背部或上腹部胀痛、钝痛或肾绞痛；

（2）血尿；

（3）上尿路感染；

（4）合并肾结石；

（5）头痛、恶心呕吐、软弱、体重下降等慢性肾功能衰竭症状。

2.心血管系统表现：高血压，有时为首发症状；可伴发左心室肥大、二尖瓣脱垂、主动脉瓣闭锁不全、；颅内动脉瘤等疾病。

3.消化系统表现：30%～40%患者伴肝囊肿，10%患者有胰腺囊肿，5%左右有脾囊肿。

（三）体检

体格检查时可触及一侧或双侧肾脏，呈结节状。伴感染时有压痛。50%患者腰围增大。

三、多囊肾检查

（一）尿常规，早期无异常，中晚期时有镜下血尿，部分患者出现蛋白尿。伴结石和感染时有白细胞和脓细胞。

（二）尿渗透压测定。病变早期仅几个囊肿时，就可出现肾浓缩功能受损表现，提示该变化不完全与肾结构破坏相关，可能与肾脏对抗利尿激素反应不良有关。肾浓缩功能下降先于肾小球滤过率降低。

（三）血肌酐随肾代偿能力的丧失呈进行性升高。肌酐清除率为较敏感的指标。

（四）KUB平片显示肾影增大，外形不规则。

（五）IVP显示肾盂肾盏受压变形征象，肾盂肾盏形态奇特呈蜘蛛状，肾盏扁平而宽，盏颈拉长变细，常呈弯曲状。

（六）B超显示双肾有为数众多之暗区。

（七）CT显示双肾增大，外形呈分叶状，有多数充满液体的薄壁囊肿。

四、多囊肾预防

本病之预后不佳，过去在成年病例发现本病后，一般平均存活年限在10年在右，而出现尿毒症后生存年限，常不超过5年。

五、多囊肾治疗

过去对本病不用积极治疗措施，仅支持治疗包括低盐低蛋白饮食，避免过分的剧烈活动，避免任何感染及外伤，上述措施对保护肾功虽有好处，但终少积极意义。近年来，对已经确诊之早期病例，常积极采取减压手术，收到一定的效果。当有梗阻、结石、感染、严重 的挤压症状时，外科手术更是必须考虑的，如解除梗阻、取出结石、引流感染、切开过大囊肿的减压手术等。本病之预后不佳，过去在成年病例发现本病后，一般平均存活年限在10年在右，而出现尿毒症后生存年限，常不超过5年。现在对早期病例，积极采用减压手术，对晚期病例采用透析治疗或肾移植，预后较过去大有改观。

六、多囊肾鉴别

肾多发性囊肿、双肾积水、双肾肿瘤、遗传性斑痣性错构瘤。

常染色体隐性遗传型多囊肾（ARPKD）

双肾积水、多囊性肾发育异常、先天性肝纤维增殖症。

七、多囊肾并发症

可并发顽固性疼痛、肾动脉受压、肾盂输尿管梗阻及结石、积脓等并发症。

（高帆）

第二十一章　肾积水

由于泌尿系统的梗阻导致肾盂与肾盏扩张，其中潴留尿液，统称为肾积水。肾盂积水是由于尿路阻塞而引起的肾盂肾盏扩大伴有肾组织萎缩。尿路阻塞可发生于泌尿道的任何部位，可为单侧或双侧。阻塞的程度可为完全性或不完全性，持续一定时间后都可引起肾盂积水。尿路任何部位的管道狭窄或阻塞以及神经肌肉的正常功能紊乱，尿液通过即可出现障碍，造成尿流梗阻，梗阻以上部位因尿液排出不畅而压力逐渐增高，管腔扩大，最终导致肾脏积水，扩张，肾实质变薄、肾功能减退，若双侧梗阻，则出现尿毒症后果严重。

一、肾积水病因

肾积水的原因分先天性与后天性两种，以及泌尿系外与下尿路病因造成的肾积水。

（一）先天性的梗阻病因

1.节段性的无功能：由于肾盂输尿管交界处或上段输尿管有节段性的肌肉缺如、发育不全或解剖结构紊乱，影响了此段输尿管的正常蠕动，造成动力性的梗阻。此种病变如发生在输尿管膀胱入口处，则形成先天性巨输尿管，后果为肾、输尿管扩张与积水。

2.内在性输尿管狭窄：大多发生在肾盂输尿管交界处，狭窄段通常为1～2mm，也可长达1～3cm，产生不完全的梗阻和继发性扭曲。在电子显微镜下可见在梗阻段的肌细胞周围及细胞中间有过度的胶原纤维，久之肌肉细胞被损害，形成以胶原纤维为主的无弹性的狭窄段阻碍了尿液的传送而形成肾积水。

3.输尿管扭曲、粘连、束带或瓣膜栅结构，此可为先天性也可能为后天获得，常发生在肾盂输尿管交界处、输尿管腰段，儿童与婴儿几乎占2/3。

4.异位血管压迫约1/3，为异位的肾门血管，位于肾盂输尿管交界处的前方。其他有蹄铁形肾和胚胎发育时肾脏旋转受阻等。

5.输尿管高位开口：可以是先天性的，也可因肾盂周围纤维化或膀胱输尿管回流等引起无症状肾盂扩张，导致肾盂输尿管交界部位相对向上迁移，在术中不能发现狭窄。

6.先天性输尿管异位、囊肿、双输尿管等。

（二）后天获得性梗阻

1.炎症后或缺血性的疤痕导致局部固定。

2.膀胱输尿管回流造成输尿管扭曲，加之输尿管周围纤维化后最终形成肾盂输尿管交界处或输尿管的梗阻。

3.肾盂与输尿管的肿瘤、息肉等新生物，可为原发也可能为转移性。

4.异位肾脏(游走肾)。

5.结石和外伤及外伤后的疤痕狭窄。

（三）外来病因造成的梗阻 外来病变造成的梗阻包括动脉、静脉的病灶;女性生殖系统病变；盆腔的肿瘤、炎症;胃肠道病变；腹膜后病变(包括腹膜后纤维化、脓肿、出血、肿瘤等)。

(四)下尿路的各种疾病造成的梗阻 如前列腺增生、膀胱颈部挛缩、尿道狭窄、肿瘤、结石甚至于包茎等，也都会造成上尿路排空困难而形成肾积水。

二、肾积水症状

（一）病史 由于其临床表现与梗阻部位、时间、发生快慢、有无继发感染及原发病变的性质有关，为此在诊断时应注意：

1.在早期或隐性慢性的梗阻可能无症状；

2.病人的敏感程度与其症状的发现有密切关系。对于腹块、慢性腰背酸胀、难治性顽固性的尿路感染、不明原因的低热等患者均应考虑有上尿路梗阻存在的可能，应进一步检查。对于儿童间歇性腹块与多尿者更应重视。

（二）体征 可从肾区叩痛、肿块、腹块等体征中进一步检查确定是否有上尿路梗阻存在。

症状体征 多数病人在20～40岁，前列腺精囊结核无明显症状，偶感会阴和直肠内不适。严重的精囊、前列腺结核往往表现为精液减少、脓精、血精、久婚不育。 附睾结核一般开始为硬结，无痛，生长缓慢，病变发展肿大形成寒性脓肿，与阴囊皮肤粘连，溃破形成窦道经久不愈，流出稀黄色脓液。双侧附睾结核约占一半.双侧病变精液无精子。

三、临床表现

（一）原发病的症状，如结石有疼痛，肿瘤有血尿，尿道狭窄有排尿困难等。

（二）积水侧腰部胀痛。

（三）并发感染有畏寒、发热、脓尿。

（四）患侧腰部囊性包块。

（五）双侧梗阻出现慢性肾功能不全，尿毒症。

四、肾积水检查

（一）尿常规，尿检查细菌。

（二）X线尿路平片：可显示增大的肾影和结石。

（三）静脉尿路造影，可显示梗阻部位原因，肾实质变化，及全尿路变化。

（四）逆行肾盂造影:比静脉尿路造影显示更清晰并可测定分肾功能，留尿作细菌培养。

（五）B超导引下经皮穿刺进行顺行肾盂造影，可同时测肾盂压，抽出尿液作检查。

（六）肾动脉造影：对肾实质损害程度诊断有一定的价值。

（七）超声波检查，方法简便且准确。

（八）放射性同位素检查，同位素肾图：判断肾脏血运及其分泌，排泄功能十分重要，肾扫描和闪烁显像：了解肾脏功能，形态。

（九）CT检查可诊断肾脏大小，形态及实质的厚度。

（十）磁共振成像(MRI)检查：显示敏感肾盂积水而输尿管梗阻的病因一般难以在MRI上得到证实。

（十一）肾盂灌注试验：用于诊断尿路梗阻难以确定的病例，是近年来认为有价值的检查方法。

五、肾积水预防

（一）药物保健 肾积水状况一般不能通过药物治愈，但为了防止继发感染和保护肾功能，在未作出解除尿路梗阻治疗之前，可采用：

1.抗菌药物：例如红霉素、先锋霉素等。

2.中药治疗：可用清热解毒的抗菌中药，例如柴胡、黄柏、黄芩、车前子等。

（二）饮食保健

1.增加能量摄入，但为了避免增加积水肾脏的负担，不宜过多进食含蛋白质丰富的食物。能量的摄入主要依靠碳水化合物及脂肪类食物。

2.如单侧性肾积水，不必限止饮水量，如果双侧肾积水，有肾功能障碍现象，要限止每日的进水量。

六、肾积水治疗

（一）治疗目标　在针对病因的消除基础上解除梗阻，改善肾功能，缓解症状，消灭感染，尽可能修复其正常的解剖结构。

（二）治疗的估计

1.年龄：婴幼儿应尽早处理，青壮年可适当观察，如有进展应及时手术，50～60岁以上宜早期考虑手术治疗以保留健全的肾功能。

2.对肾功能与梗阻的估计：（1）至少保留1/5的正常肾组织才能维持生命的最低限度功能，如非必要，尽量不作肾脏引流，以防感染的产生。（2）对于无症状无感染的肾积水患者，可每6～12个月用B超、CT及静脉肾盂造影复查观察，如无进展可暂不手术。（3）肾盂输尿管交界处梗阻可能造成结石，因此在取除结石的同时，必须探查是否存在形成结石的病因。如有狭窄，应同时纠正。

3.对肾内与肾外肾盂手术的估计：肾内型肾盂处理较困难。

4.双侧积水的手术时机：在双侧肾盂积水无感染时，可先处理功能差的一侧，使对侧持续处于功能负荷的代偿肥大下。对整形手术一侧肾脏在一定的刺激下恢复较好。对于伴有感染者，则宜选择严重一侧先行手术，并应尽快作对侧。如果仅为功能较好的一侧感染，则应优先考虑手术，以最大限度保留肾功能，控制感染，另一侧在稳定病情后再考虑手术。

在一侧功能较好的肾脏有肾盂积水，但尚可以整形手术力争挽回肾功能，应首先考虑手术。若对侧肾已毁损而无功能，则必需待手术侧的肾脏功能恢复，病情稳定后方可决定是否即行截除。

（三）治疗的方式

1.局部处理：对于梗阻部位的病变可用局部处理解决者，如粘连分离，纤维索带切断，血管移位再吻合，结石摘除等。对于局部压迫过长已造成输尿管局部发育严重受损时，应将此段输尿管切除再吻合。

2.对于梗阻已造成肾脏严重积水时，需先作造瘘引流。

3.整形手术：必须掌握整形手术的要点：（1）使肾盂输尿管吻合处在肾盂的最低点。（2）肾盂输尿管吻合口应构成漏斗状。（3）修复时应切除周围纤维、粘连、疤痕组织，但勿损伤血供。（4）切除多余的肾盂壁，保持一定的肾盂张力。如肾积水过大，则可将较薄的肾皮质处内翻摺叠后固定，以缩小肾内容积。（5）为减少吻合口漏尿，可置双猪尾巴导管。为避免由于漏尿及溶血郁结而形成吻合口周围疤痕纤维化，可在吻合口外放置负压吸引管充分引流。（6）整形手术方式很多，但目前从病因病理学角度出发认为以将病段切除再吻合为佳。

七、肾积水鉴别

（一）单纯性肾囊肿　体积增大时常可触及囊性肿块。但发生于任何年龄;尿路造影示肾盂肾盏受压、变形或移位;囊肿穿刺液不含尿液成分;超声检查在肾区出现边缘整齐的圆形透声暗区。

(二)肾周围囊肿 腰部可出现边界不清的囊性肿块。往往有外伤史;肿块活动度差,波动感不明显;尿路造影示肾脏缩小、移位,肾盂肾盏无扩张;超声检查肾周围出现边缘整齐的透声暗区。

(三)肾上腺囊肿 腰部可发现巨大囊性肿块。X线平片可见环状钙化;尿路造影示肾脏下移及旋转不良,肾盂肾盏无扩张;腹膜后充气造影、超声检查、放射性核素肾上腺扫描及CT均显示肾上腺区肿块影像。

(四)肝囊肿 右上腹部或剑突下可触及囊性肿块。但囊肿位置表浅,易于触及,压痛较明显;不伴有泌尿系统症状;超声检查及放射性核索肝扫描显示囊肿征象。

(五)胰腺囊肿 左上腹可触及边缘不清的囊性肿块。但常伴有腹部外伤或急性胰腺炎史;多见于成人;无泌尿系统表现;尿糖试验阳性;胃肠道钡餐X线检查有受压征象。

(六)肠系膜囊肿 腹部可触及边缘清楚的囊性肿物。但肿块较表浅并向左右移动;有肠梗阻症状;胃肠道钡餐X线检查有受压征象。

(七)多囊肾 一侧或两侧上腹部可触及囊性肿块。但肿块表面呈多发囊性结节浃,无波动感;尿路造影示肾盂肾盏受压伸长或变形而无扩张;超声检查及放射性核素肾扫描示两侧肾脏增大,肾区有多发圆形囊肿影像。

(八)蹄铁形肾 伴发积水时可触及不规则的囊性肿块。但尿路造影示肾轴呈倒八字形,两侧肾盂位置较低并向中线靠近,肾盏向内侧伸出。

八、肾积水并发症

肾积水一旦并发感染,若梗阻不及时解除,感染难以治愈,感染又加速肾脏的破坏,形成恶性循环,甚至形成脓肾。

(高帆)

第二十二章 良性前列腺增生

良性前列腺增生(BPH)主要是由于老年人性激素代谢障碍导致的不同程度腺体和(或)纤维、肌肉组织增生而造成前列腺体积增大,正常结构破坏并引起一系列功能障碍的疾病。

一、良性前列腺增生病因

病因不明,可能与随年龄引起的激素改变有关。前列腺尿道周围区域内出现的多发性纤维腺瘤样结节可能源自尿道周围腺体,而不是发生在真正的纤维肌性前列腺(外科包膜),后者被不断生长的结节挤到一旁。增生可累及前列腺侧壁(侧叶增生)或膀胱颈下缘组织(中叶增生)。组织学上该组织是腺体,间有不同比例的纤维基质。

当前列腺部的尿道管腔受损时,尿液流出逐渐受阻,同时有膀胱逼尿肌肥大,小梁形成,小房形成和憩室。膀胱排空不完全引起尿淤积,易发生感染,膀胱和上尿路有继发性炎症变化。尿淤积易形成结石。长期梗阻,即使是不完全性梗阻,亦能引起肾盂积水并损害肾功能。

二、良性前列腺增生症状

(一)尿频常是前列腺增生病人最初出现的症状。早期是因前列腺充血刺激所引起,夜间较显著。梗阻加重,膀胱残余尿 量增多时,尿频亦逐渐加重,这是由于膀胱经常在部分充盈状态,而使有效容量缩小所致。

(二)排尿困难进行性排尿困难是前列腺增生最重要的症状,发展常很缓慢,有时被认为足老年人的自然现象而不引起注意。就诊时除询问病史外应直接观察排尿,了解排尿困难的程度。轻度梗阻时，排尿迟缓、断续，尿后滴沥。梗阻加重后排尿费力，射程缩短，尿线细而无力，终呈滴沥状。

（三）尿潴留 梗阻加重达一定程度，排尿时不能排尽膀胱内全部尿液，出现膀胱残余尿。残余尿量愈大，梗阻程度愈重。过多的残余尿可使膀胱失去收缩能力，遂渐发生尿潴留，并可出现尿失禁，是由于膀胱过度充胀而使少量尿从尿道口溢出，称为充溢性尿失禁。前列腺增生的任何阶段中都可能发生急性尿潴留，多数因气候变化、饮酒、劳累等使前列腺突然充血，水肿所致。

（四）其它症状前列腺增生合并感染时，亦可有尿频、尿急、尿痛膀胱炎现象。有结石时症状更为明显，并可伴有血尿；前列腺增生因局部充血可以发生无痛血尿。晚期可出现肾积水和肾功能不全病象。长期排尿困难导致腹压增高，发生腹股沟疝、脱肛或内痔等，偶尔可掩盖前列腺增生的症状，造成诊断和治疗上的错误。

三、良性前列腺增生检查

（一）体格检查：如患者虚弱、苍白、嗜睡、血压高、脉搏快、呼吸深应想到尿毒症的可能性。腹部检查可能发现增大的肾脏伴脊肋角压痛，说明已继发肾积水。耻骨上应检查有无充胀的膀胱，尿潴留的膀胱表面光滑、较软、无结节状。病史较长的病人必须注意是否有合并癌、痔疮、包皮口狭窄、尿道是否正常。

直肠指诊：首先了解肛管括约肌张力，肛管松弛应想到神经原性膀胱。前列腺增大，中间沟消失，表面光滑，组织学所见的增生结节因外覆外周带形成的假包膜，指诊一般无结节状改变。前列腺两侧增大可以不对称，如果增大部分突入膀胱，直肠指诊可能达不到前列腺上缘。前列腺质地可以比较软，也可以比较硬，确定于腺体成分和纤维平滑肌所占的比例。如果前列腺增大不规则，有结节甚至坚硬如石，则应想到前列腺癌的可能性。

体检时应监察球海绵体肌反射、下肢运动和知觉是否正常，发现可能存在的神经病变。

（二）进行血液和尿液检查，以评估患者的肾脏功能，并排除泌尿系感染的可能。因为男性生殖系统或泌尿系统内任何部位的感染都可能会导致排尿困难，所以良性前列腺增生的一些症状酷似前列腺炎，很容易引起误诊。

（三）超声波检查(也可用于前列腺癌的诊断)可以为患者监测前列腺的大小。另外，通过一种压力敏感性感应装置，医生可以测量出患者用力排尿时的尿流力量，尿流力量降低常常提示患者存在良性前列腺增生的可能。

（四）肾脏造影检查(静脉内注射造影剂后进行泌尿系X—线检查)主要用于肾脏和输尿管疾病的诊断，不过它对良性前列腺增生也具有一定的诊断价值。通过肾盂造影检查，医生可以发现患者整个泌尿道内有无堵塞或异常狭窄，前列腺水平的尿道狭窄将高度提示良性前列腺增生的存在可能。

（五）通过膀胱镜检查，我们可以直接发现患者尿道内的狭窄或堵塞情况。在进行膀胱镜检查之前，首先我们应该通过尿道口向尿道内注射一定量的麻醉剂，然后将装有探灯的探头插入患者尿道内，这样我们就可以通过监视器来搜寻患者尿道内的狭窄部位。

四、良性前列腺增生预防

一旦发现夜尿增多等症状，就应及时到国家开办的、具有泌尿专科的正规医院泌尿外科就诊，进行相关检查；一旦确诊，专业泌尿外科医生就需遵循正规治疗原则，制定适合患者具体情况的治疗方案。

五、良性前列腺增生治疗

（一）等待观察。良性前列腺增生症的病状有时长时间内变化不大，甚至改善。因此，症状比较轻的病人，可以等待观察，不予治疗，但必须密切随访，如病情加重，再选择适宜的治疗方法。

（二）药物治疗。

1. α肾上腺受体阻滞剂

2.5α-还原酶抑制剂：目前应用最广的是非那甾胺，商品名保列治、爱普列特。在前列腺内阻止睾酮转化为双氢睾酮，可以在一定程度上缩小前列腺体积。该药作用时间缓慢，3～6个月见效。

3.植物制剂：包括国外的植物药及中草药。目前有舍尼通，通尿灵，泊泌松，癃闭舒，花粉口服液，作用机制有待进一步研究。

4.联合用药。

（三）手术治疗：

1.经尿道前列腺切除术（TURP）。被西方国家称为前列腺增生治疗的金标准。TURP对人体创伤小，术后恢复较快，可明显缩短住院时间。

2.开放手术：包括耻骨上经膀胱前列腺切除术，包括耻骨后前列腺切除术，耻骨后保留尿道前列腺切除术。

3.经尿道前列腺气化术（TVP）。TVP既有气化去除组织的能力，又有类似激光的凝固效应，因此是TURP的改良和发展。

4.经尿道绿激光前列腺汽化术：按对组织的作用可将激光治疗分为汽化和凝固两大类。激光治疗治疗前列腺增生安全、止血效果突出，尤其适用于凝血功能障碍的患者。近年来钬激光前列腺剜除术、绿激光前列腺汽化术的应用愈来愈多。

（四）其他微创治疗：主要用于药物治疗效果不好，但患者情况不适宜手术治疗或不愿接受手术治疗者。

1.热疗：利用微波的热效应和非热效应治疗前列腺增生。根据治疗途径分为经尿道微波热疗（TUMT）和经直肠微波热疗（TRMT）。

2.经尿道前列腺针消融（TUNA）。是治疗前列腺增生的一种微创手术方法。这种方法具有操作简便，病人不用麻醉，手术时间短及不破坏尿道粘膜等优点。

3.高能聚焦超声（HIFU）：使用具有B超定位及HIFU治疗功能的双功能的直肠超声探头，破坏增生的前列腺组织，使之随尿液排出。创伤痛苦小，安全易耐受，并发症少的特点。

4.尿道内支架：利用各种生物相容性材料制成的管状支架支撑开受增生前列腺组织压迫的尿道，解除梗阻。对于不能耐受TURP或开放手术的高危病人，已成为首选治疗之一。

六、良性前列腺增生鉴别

临床上有许多疾病和前列腺增生症状相似，如神经原性膀胱功能障碍、膀胱颈挛缩、前列腺炎、前列腺癌、糖尿病和酒精中毒导致的周围神经病变、包茎、尿道狭窄（炎症、损伤、手术并发症、肿瘤）等，通过以上的详尽检查，均能一一鉴别。

七、良性前列腺增生并发症

因不及时治疗或治疗不当引起急性尿潴留、泌尿道感染、膀胱憩室、结石、肾积水、血尿、肾功能衰竭等并发症。

（高帆）

第二十三章 肾动脉栓塞

肾动脉栓塞包括肾动脉栓子和肾动脉血栓形成。由于其相当罕见，症状无特异性，故容易误诊或延误诊断。肾动脉栓塞可引起高血压及急性肾功能衰竭。

一、肾动脉栓塞病因

（一）发病原因

肾动脉栓塞的发生原因往往是栓子来自心脏或主动脉如风湿病赘生物脱落或手术后血块栓塞。半数以上患者同时伴有其他脏器动脉的栓塞。导致肾动脉血栓及栓塞的主要病因包括：

1. 血栓

（1）自发发生：肾动脉硬化；主动脉或肾动脉瘤；肾动脉纤维肌性发育不良；肾动脉炎症（结节性多动脉炎，多发性大动脉炎，闭塞性血栓性脉管炎及梅毒）；血液病（抗凝血酶Ⅲ缺陷，镰状细胞病）；代谢病（家族性高胆固醇血症，高胱氨酸尿症）。

（2）创伤继发：肾蒂部钝伤；主动脉或肾动脉造影；经皮经腔肾动脉球囊扩张；肾动脉重建术；肾移植栓塞。

2. 栓塞

（1）心脏栓子：心房纤颤；人工心脏瓣膜；心肌梗死后附壁血栓；左心房黏液瘤。

（2）心外栓子：脂肪栓子；肿瘤栓子；静脉栓子经房或室间隔缺损进入动脉。

（二）发病机制

肾动脉血栓可因血管病变或血液凝固性增高而自发产生，也可由血管创伤而继发形成。

在某些特定条件下，肾动脉或其分支可局部形成血栓或被循环栓子栓塞，较大动脉被血栓或栓子堵塞后将造成肾缺血，甚至诱发肾梗死。

二、肾动脉栓塞症状

（一）急性肾梗死的病人一般先前有冠状动脉心脏病、瓣膜性疾病、心律不齐、心房纤维性颤动、周围血管病的病史。

（二）急性肾绞痛　可无明显诱因地突然出现剧烈的腰痛。疼痛呈持续性、伴有低热、恶心、呕吐及全身不适。有些病人有创伤史、医源性肾动脉操作、可卡因注射史等。

（三）病人常可以有高热。

（四）血尿　可为肉眼血尿，也可为镜下血尿。这是由于肾梗死时红细胞进入集合系统所致。

（五）高血压　一般在发病后数天内发生，数周后可恢复正常。

存在肾动脉血栓或栓塞危险因素的病人，出现可疑症状和体征时，就要疑及此病，作进一步检查。虽然血清酶学（血清谷草转氨酶GOT、LDH及血清碱性磷酸酶AKP）化验对诊断有帮助，但无特异性，确诊仍需肾脏影像学检查，尤其是选择性肾动脉造影。

三、肾动脉栓塞检查

（一）尿液检查　镜检可发现红细胞及少量蛋白。尿LD（乳酸脱氢酶）H1、LDH2及碱性磷酸酶活性会升高。

（二）血液检查　血常规可见白细胞计数及中性粒细胞升高。LDH（可升高至2000U/ml以上，并持续14天）、谷草转氨酶及碱性磷酸酶升高。

（三）肾功能检查　极少数病人会出现急性肾功能衰竭。

1. 尿路平片　在发病后3～4周肾梗死区发生钙盐沉着时，平片上可见钙化阴影。肾影有所缩小。

2. IVU　患侧上尿路显影时间延迟，甚至不显影。

3. 逆行性尿路造影　显示肾盂、肾盏形态大致正常。

4. 选择性肾动脉造影　可见肾动脉及其分支突然中断，也可表现为充盈缺损。还应仔细检查对侧肾脏的功能。造影导管还可以继续用于溶栓治疗。

5. CT检查　平扫及增强都可见1处或多处梗死区，并可了解梗死的范围，还可显示肾被膜下血肿。

6.MRI 可显示肾动脉栓塞的部位、范围及程度。

7.放射性核素检查 表现为血管段及分泌段下降乃至低平;肾扫描可见到肾梗死的充盈缺损区域及范围。

四、肾动脉栓塞治疗与用药

（一）治疗 肾动脉急性梗阻：如血块栓塞等一旦诊断明确，应立即手术，可以在双功能多普勒超声引导下，采用PTA经皮穿腔血管成形术插管至肾动脉栓塞处注射抗血栓形成剂(antithrombotics drug)或纤维溶解剂(fibrinolyticagent)如藻酸双脂钠(polysaccharide sulphate)，阿替普酶(重组组织型纤溶酶原激活剂)或尿激酶(urokinase)等，稀释后直接注入，希望能溶解血栓，如果失败则立即手术，切开动脉壁取出血栓。术后服阿司匹林等抗凝药物。

（二）预后 预后与致病病因、肾动脉堵塞范围及有效治疗开始早晚有关。一般认为，年青人外伤后肾动脉血栓若不及时手术取出，肾功能很难恢复;而老年人动脉硬化基础上发生的肾动脉血栓，预后较好，肾功能多能不同程度自发恢复，其原因是血栓发生前由于动脉硬化及狭窄已形成许多侧支循环，它们减轻了血栓发生后的肾缺血。

五、肾动脉栓塞鉴别

（一）肾输尿管结石 在结石排出的过程中，可与肾动脉栓塞一样出现剧烈的绞痛发作，也可有镜下或肉眼血尿。但KUB平片及IVU一般可发现结石的阴影并显示造影剂排泄受阻的表现。B超检查也可显示结石的部位及其肾输尿管积水的情况。

（二）急性阑尾炎 主要表现为转移性右下腹痛症状，有时可出现发热、恶心、呕吐。右下腹可有压痛及反跳痛。病人一般没有血尿及肾区的叩击痛。

（三）自发性肾破裂 也可以表现为突发性的腰部疼痛，疼痛剧烈，可伴有恶心、呕吐。患侧腰部可触及肿块、肌紧张，可有压痛。合并严重出血时还可出现休克症状。可以出现镜下血尿乃至肉眼血尿。主要通过B超、CT来确定诊断。

六、肾动脉栓塞并发症

肾功能不全：双侧肾脏同时发生梗死时，可因肾脏的缺血性坏死导致急性肾功能衰竭。

（高帆）

第二十四章 急性肾功能衰竭

急性肾功能衰竭是继发于休克、创伤、严重感染，溶血和中毒等病因的急性肾实质损害的总称，是一个综合症。它的主要病理改变是肾小管坏死，临床上出现少尿或尿闭，并伴有严重的水、电解质和体内代谢紊乱及尿毒症。近年来有另一种尿量正常或尿量较多的急性肾功能衰竭，其特点是尿量正常或较多，但氮质血症逐日加重乃至尿毒症，称为非少尿型急性肾功能衰竭。

一、急性肾功能衰竭病因

急性肾功能衰竭的病因很多，现根据病因将急性肾功能衰竭分成以下五种临床类型。

（一）休克型急性肾功能衰竭：各种病因引起的休克均可导致急性肾功能衰竭。常见的病因有出血、水电解质平衡失调、心源性循环衰竭等。

（二）感染型急性肾功能衰竭：细菌、病毒、霉菌的感染都可并发急性肾功能衰竭。好发急性肾功能衰竭的病毒感染主要有病毒性肺炎、脑炎、肝炎和流行性出血热等。细菌性感染特别是革兰氏阴性感染容易引起急性肾衰。

（三）挤压型急性肾功能衰竭：是由于严重挤压伤引起的。其致病因素及临床过程极为复杂。它是临床上常见和重要的一种类型。

（四）溶血型急性肾功能衰竭：血型不配合的输血，大量输陈旧血，机械性溶血都可并发急性肾功能衰竭。主要发病原理是弥漫性血管内凝血。

（五）中毒型急性肾功能衰竭：引起急性肾衰的毒物种类很多，可归纳为以下四类：1.重金属化合物如汞。2.有机化合物如DDT、敌敌畏等。3.生物毒物如蛇毒和毒蕈等。4.肾毒性药物如肾毒性抗菌素。

二、发病机理

急性肾功能衰竭中，肾微循环障碍，肾缺血和弥漫性血管内凝血是发病过程的三个中心环节。兹分述如下：

（一）肾微循环障碍

1.儿茶酚胺在发病上的作用：有人在抢救流行性脑脊髓膜炎，细菌性肺炎，中毒性痢疾以及药物过敏性休克的过程中，观察到眼底的微血管痉挛和血内儿茶酚胺值升高。因此，微循环障碍引起功能性少尿是通过儿茶酚胺起作用这一点是肯定的。

2.肾素——血管紧张素系统在发病上的作用：肾缺血或毒素可致肾小管损伤，使近端肾小管钠再吸收降低，致密斑的钠浓度升高，引起肾释放及血管紧张素Ⅱ增多，使肾小球前小动脉收缩，肾血流量降低，肾小球滤过率下降，引起急性肾功能衰竭。

（二）肾缺血

1.肾血管收缩所致的肾缺血：正常情况下肾脏的血液供应很丰富，肾血流量占心输出量的20%～25%。在各种原因引起的休克情况下，机体为了保证心、脑等重要器官的血液供应，末梢动脉包括肾动脉即行收缩，因而肾血流量减少而发生肾缺血。

2.肾脏短路循环所致的缺血：肾脏的血液循环有两条循环径路。一条是经肾动脉、弓状动脉、小叶间动脉、入、出球动脉、再汇集为滋养肾小管动脉，然后进入肾内静脉系统。另一条是血液流入小叶间动脉后不经入球动脉进入直血管直接汇入静脉系统的短路循环。在正常情况下90%的血液经第一循环，仅10%血液经短路循环。当机体受到各种强烈激惹如创伤、休克、感染等，机体以肾血管收缩作为机体的保护性措施，使肾血循环出现反常的短路循环现象即90%以上的血液经短路循环，导致肾皮质和肾小管的供血量大减，从而引起急性肾功能衰竭。

（三）弥漫性血管内凝血在发病上的作用

各种原因所致的休克时血压下降，组织血流量减少，毛细血管内血流缓慢，细胞缺氧，释放凝血活酶及乳酸聚积，使血液呈高凝状态，加上创伤，细菌等生物毒素，酸中毒，缺氧等所致的血管内皮细胞损伤，使血小板和红细胞聚集和破坏，释出促凝物质，激活凝血系统，导致微血管内发生血凝固和血栓形成。肾内微血管发生的凝血和血栓必然加重肾脏的缺血而最终导致急性肾功能衰竭。

三、急性肾功能衰竭症状

手术、创伤、休克、出血等病因的基础上发生少尿与无尿是诊断急性肾功能衰竭的线索。若每小时尿量低于17毫升或24小时内尿量少于400毫升；或低血压经抗休克治疗，补足血容量达3小时以上，尿量仍在每小时17毫升以下，甚至24小时内尿量少于100毫升，均可以认为已出现急性肾功能衰竭，应立即进一步检查，进行鉴别及明确诊断。

（一）开始期

1.血容量不足的诊断：（1）有失血、休克、脱水等病史。（2）血压低或正常，脉压小，脉搏增快。(3)尿量少,但比重在1.020以上,尿常规检查正常。(4)中心静脉压低于6厘米水柱。(5)行液体补充试验后尿量增加。

2.肾血管痉挛的诊断:(1)纠正血容量不足后,脱水和休克的体征消失,但尿量仍少。(2)尿比重在1.020以上,尿常规正常,或出现少数玻璃样及细颗粒管型。(3)对液体补充试验无反应。(4)静脉滴注利尿合剂后,由于解除肾血管痉挛,尿量可增多。利尿合剂的组成如下8-24-1:

普鲁卡因	1克
氨茶碱	0.25-0.5克
苯甲酸钠咖啡因	0.25-0.5克
维生素丙	1-3克
罂粟碱	30毫克
10%-25%葡萄糖	200-500毫升

四、急性肾功能衰竭检查

(一)尿液检查:尿少、尿量≤17ml/h或<400ml/d,尿比重低,<1.014甚至固定在1.010左右,尿呈酸性,尿蛋白定性+~+++。

(二)氮质血症:血尿素氮和肌酐升高。

(三)血液检查:红细胞及血红蛋白均下降,白细胞增多,血小板减少。血中钾、镁、磷增高,血钠正常或略降低,血钙降低,二氧化碳结合力亦降低。

(四)尿钠定量>30mmol/L。

(五)纯水清除率测定:该法有助于早期诊断。

五、急性肾功能衰竭预防

急性肾功能衰竭的预防主要是积极防治原发病,避免和祛除诱发因素是预防之根本。因此,要注意以下三点:

(一)调养五脏:平素起居、饮食有节,讲究卫生,避免外邪侵袭,尤其在传染病流行的季节和地区更应加强预防措施;不过食辛辣炙皇厚味,以免滋生湿热;调畅情志,保持精神愉快,使气血畅达而避免产生气滞血瘀;加强体育锻炼,提高机体防御能力。

(二)防止中毒:有关资料表明,20%—50%的急性肾功能衰竭是由药物引起,还有部分因接触有害物质所致。因此,应尽量避免使用和接触对肾脏有毒害的药物或毒物。若属意外服用或接触应及时发现和及早治疗。

(三)防治及时:一旦有诱发急性肾功能衰竭的原发病发生,应及早治疗,注意扩充血容量,纠正水、电解质紊乱及酸碱失衡,恢复循环功能。若发现本病将要发生,应早期采取措施,补充血容量,增加心排血量,恢复肾灌流量及肾小球滤过率,排除肾小管内梗阻物,防治感染,防止DIC、肾缺血引起的肾实质的损害。同时尽早应用活血化瘀药物,对预防本病发生有积极作用。

六、急性肾功能衰竭治疗与用药

(一)开始期的治疗

1.病因治疗:由于急性肾功能衰竭的病因繁多,故只能择要说明。

(1)积极防治休克,纠正血容量不足:对各种原因引起的休克都要积极采取一切措施,尽快补充血容量,使血压回升,保证肾脏血流量。在抗休克治疗过程中,对于升压药物的使用必须倍加注意,凡是引起肾血管强烈收缩的升压药物,特别是去甲肾上腺素,应避免应用。

（2）溶血型急性肾衰应采取下列措施：①静脉输注碳酸氢钠液以硷化尿液，防止正铁血红蛋白堵塞肾小管，并纠正代谢性酸中毒。②静注甘露醇籍以渗透性利尿。③应用氢化考的松以缓解抗原扩抗体反应，减轻溶血症状，增加肾血流量。④必要时可考虑换血疗法。

（3）药物中毒时应及时排除胃肠道内余毒，并使用拮抗剂。如口服活性炭、牛奶、蛋白水及二巯基丙醇等。

2.消除肾血管痉挛，改善肾血循环

（1）654-2的应用：654-2能解除微血管的痉挛，同时有抗血小板聚集作用，有助于微循环的改善，因此大剂量应用654-2对防治急性肾功衰竭有显著作用。

（2）血管扩张的应用：如氨茶硷、罂粟硷、普鲁卡因、苯甲酸钠咖啡因、酚苄明、酚妥拉明等。

3.利尿剂的应用：有渗透性利尿剂如甘露醇及山梨醇等。强力利尿剂有利尿酸及速尿等。

（二）少尿期的治疗

1.饮食控制：给予高碳水化合物低蛋白质饮食。要求蛋白质摄入量要低，每日每公斤在0.3～0.4克，摄入蛋白质的质量要高，含有必需的氨基酸，同时必须供给足够的热量1000～2000卡/日。

2.液体控制：液体入量应掌握"宁略少而勿多"的原则。可根据下列方法计算日高量：

（1）每日需要量等于显性失水量加非显性失水量减去内生水量。一般成人内生水量为400毫升，非显性失水量800毫升，故实际应用上可用400毫升为基数加上前一天的尿量及其他排出。

（2）按体重计算：如每日体重减轻0.2～0.5公斤，血钠无显著变化，说明补液适当。

3.纠正电解质平衡紊乱：高钾血症的防治：此期病员易发生高钾血症，早期常无明显症状，严重时可突然致死，故应严密观察，积极防治。

（1）钙剂的应用：钙离子不能使血钾降低，但能对抗钾离子对心脏的抑制有加强心肌收缩的作用。可用10％葡萄糖酸钙50～100毫升或5％氯化钙50毫升分次静注或静脉滴注。注意一次用量勿过大，注意速度勿过快。

（2）钠溶液的应用：钠是钾的对抗剂。一般应用乳酸钠或碳酸氢钠溶液，因其除对抗钾离子的作用外，能同时纠正代谢性酸中毒，有利于高钾血症的治疗。

（3）高渗葡萄糖和胰岛素的应用：使用高渗葡萄糖和胰岛素可使细胞外钾离子转入细胞内以减轻高钾血症。一般比例为每3克葡萄糖加1单位胰岛素。

（4）钠型/钙型磺酸聚苯乙烯树脂浣肠：每克树脂可交换3毫当量钾。用20～60克树脂加于150～400毫升水中保留灌肠可脱钾60～180毫当量。

（5）透析疗法

低钠血症的治疗主要是限制水分，一般不予处理。

低血钙引起抽搐症状时应补钙。一般可用10％葡萄糖酸钙静注。

高镁血症引起症状时可用镁的对抗剂钙剂治疗。

代谢性酸中毒的危害性很大，严重时应予纠正。一般应用碳酸氢钠液或乳酸钠液。

4.氮质血症及尿毒症的防治

（1）供给足够的热量：每天不少2000卡，其中葡萄糖应在150克以上。控制蛋白质的摄入。

（2）使用促进蛋白质合成代谢的药物：如丙酸睾丸酮及苯丙酸若龙等。

（3）中药浣肠：生桂枝30克，生大黄30克，槐花30克水煎150～200毫升浣肠每六小时一次。

（4）如血尿素氮高于100毫克％应用采用透析疗法。

5.控制感染：急性肾衰时一般不用磺胺药。抗菌素中四环素族、链霉素、卡那霉素、多粘菌素等都从肾脏排泄，可短期内导致蓄积中毒，应尽量不用。一般可用氨苄青霉素、羧苄青霉素、氯霉素、红霉素、青霉素等。

6.中医中药治疗：临证时须先辨明肾的阴阳偏衰，辩证论治。由于阴阳互根，阴损及阳，阳损及阴，故单纯的肾阳衰或肾阴衰均属少见。一般分为肾阳偏衰与肾阴偏衰两型。

（1）肾阴偏衰型

主证：腰脊酸育、口鼻出血、五心烦热、血压偏高。升火烘热、大便干结、舌红少苔或裂或剥、脉细而数或弦数。

治则：育阴扶阳。

方药：六味地黄汤加减。

炙枯大生地15克，净萸肉6克，炒山药15克，炒丹皮6皮，茯苓15克，炒泽泻15克，枸杞9克，杜仲9克。

（2）肾阳偏衰型

主证：神疲乏力、恶心呕吐、食欲不振面黄唇白、嗜睡昏迷、畏寒肢冷、溺清、夜尿频多、舌质胖嫩、苔白、脉沉虚或虚大。

治则：温肾阳，育肾阴。

方药：金匮肾气汤加减。上方加熟附子3克，肉桂2克。

7.其他治疗

（1）理疗：肾区透热

（2）封闭疗法：肾周围脂肪囊封闭疗法

（3）辅酶A和三磷酸腺甙的应用对促进肾脏修复和恢复功能有一定作用。

（三）多尿期的治疗

当24小时尿量超过400毫升时即进入多尿期，表示肾实质开始修复。多尿期分为两个阶段即从24小时尿量超过400毫升至血非蛋白氮开始下降为多尿期早期。此期由于肾机能恢复比较差，排出的溶质少，水的回吸收也少，故血化学的改变不仅没有好转，有时血非蛋白氮的浓度反而上升，因此在处理上与少尿期基本相同。其后从非蛋白氮开始下降起至降至正常值为多尿期后期。此期患者一般情况开始逐渐好转，食欲增进，但由于水和电解质的大量丢失，如不及时补充也会带来一系列并发症。为此，此期的治疗主要为：

1.维持水的平衡：患者在少尿期内大多处于程序不同的水过多状态，因此随着多尿期的到来，让其自行排出过量的水分，以达到新的平衡。液体的补充应按尿量的1/3 ～ 2/3量即可，若按尿量等量补充，将使多尿期延长。

2.维持电解质平衡：随着水分的排出，必有大量电解质的丢失，因此必须及时补充。一般每升尿需补充生理盐水500毫升，24小时尿量超过1500毫升时应酌情补充钾盐。

3.防治感染：　此期患者往往十分虚弱，抵抗力极低，容易发生感染，必须积极予以防治。

4.加强营养：逐渐增加高质量的蛋白质的摄入，贫血严重者可输血。

（四）康复期的治疗

由于急性肾功能衰竭后蛋白质的负平衡相当严重，故此期主要的治疗方针是积极补充营养，给予高蛋白、高糖、高维生素饮食。此外应逐步增加活动量，以促进全身各器官功能的恢复。肾功能的恢复常需一年以上。

七、急性肾功能衰竭鉴别

（一）急性肾功能衰竭与脱水所致的少尿的鉴别见下表：

表8-24-2 急性肾功衰竭与脱水的鉴别

项目	急性肾功衰竭	0脱水
病史	休克、中毒、创伤、手术等	体液丧失，摄入不足
尿比重	低固定于1.010上下	在1.020以上
尿常规	蛋白＋，可有红细胞及颗粒管型等	正常
尿钠	高于40毫当量/升，至少不低于30毫当量/升	多低于15毫当量/升
红细胞压积	正常或下降	上升
血浆蛋白	正常或下降	上升
血钠	下降	不定
血钾	上升较快	轻度上升或下降
氮质血症	明显	轻度
中心静脉压	正常或偏高	低于正常
尿、血浆尿素比值	<5	>5
液体补充试验	尿量不增加	尿量增加

（二）急性肾功能衰竭与肾后性尿闭的鉴别

1.病史：肾后性尿闭无休克、创伤、溶血、脱水等病史。如有手术史常为妇科手术或盆腔手术等，与急性肾功能衰竭不同。此外肾后性尿闭常突然发生，其24小时尿量多在50毫升上下，甚至完全无尿。

2.病象：肾后性尿闭往往在发生尿闭前或发病后即出现单侧或双侧肾区胀痛，扣之有时可扣及肾下极，有压痛或叩击痛。如上述体征限于一侧，则肾后性尿闭的诊断意义更大。

3.化验及其他检查：肾后性尿闭如有尿液可供检查时，其比重一般均正常，尿内无管型。如为结石、结核则尿内可有红细胞及脓细胞。肾后性尿闭如行膀胱镜检查及输尿管插管，则多在输尿管某段受阻，有时导管可越过梗阻处进入肾盂，导出大量尿液。急性肾功能衰竭时导管虽能插入肾盂也不能导出多量尿液。X线尿路平片上肾后性尿闭时，梗阻侧肾影可增大，有时可发现原发病的线索，如肾区结核钙化点，结石的阳性阴影等。同位素肾图检查时，肾后性尿闭可见排泄段持续升高，呈梗阻性肾图。急性肾功能衰竭则肾实质相异常。

（三）功能性急性肾功能衰竭（肾前性少尿）与器质性急性肾功能衰竭（肾性少尿）的鉴别。

1.尿沉淀物检查：功能性急性肾衰时往往只出现透明和细小颗粒管型，而器质性急性肾衰时则出现上皮细胞管型、变性细胞管型和大量粗颗粒细胞管型，还可出现大量游离的肾小管上皮细胞。

2.尿液——血浆渗透压的比值：功能性急性肾衰时尿渗透压正常或偏高（大于600毫渗量/升），尿液——血浆渗透压比值大于2：1，而器质性急性肾衰时尿渗透压接近血浆渗透压（300毫渗量/升），两者比值小于1：1。

3.尿钠浓度：功能性急性肾衰时，尿钠的再吸收机能未破坏，因而钠得以保留，尿钠浓度小于20毫当量/升。器质性急性肾衰时钠的再吸收降低，使尿钠上升常超过40毫当量/升。

4.尿液——血浆肌酐比值：功能性急性肾衰时尿浓度机能尚未破坏，故尿液——血浆肌酐比值常大于40：1。器质性急性肾衰时肾小管变性坏死。尿浓度机能被破坏，尿液——血浆肌酐比值常小于10：1。

5.血尿素氮——肌酐比值：功能性急性肾衰时肾小管内流速下降，肾小管对滤过的尿素重吸收增加，而肌酐的排泄保持恒定不变，因此，血尿素氮——肌酐比值大于20：1。器质性急性肾衰时两者比值常为10：1。

6.一小时酚红排泄试验：用常规方法作酚红试验，但仅收集一小时的尿液标本，用生理盐水冲洗膀胱以减少残尿造成的误差。酚红的排泄需要有足够的肾血流量和肾小管的分泌功能，因此排泄量极微时常表示有器质性急性肾衰，如酚红排泄量在5%以上，则可能存在功能性急性肾衰，而肾小管功能未全受损。

表8-24-3　功能性和器质性急性肾功衰竭的诊断指标

	功能性	部分器质性	完全器质性
尿－血浆渗透压比值	>2：1	1.9：1～1.1:1	<1.1:1
尿钠浓度	<20毫当量/升	20～40毫当量/升	>40毫当量/升
尿－血浆的肌酐比值	>40：1	40：1～10：1	<10：1
血尿素氮－肌酐比值	>20:1	40：1～10：1	<10：1
一小时酚红排出率	>50%	1～5%	0～微量

八、急性肾功能衰竭并发症

急性肾功能衰竭大多经过少尿期(或无尿期)、多尿期和恢复期三个发展阶段，在急性肾衰的少尿期可能会出现的并发症主要有：

（一）**感染**　是最常见、最严重的并发症之一，多见于严重外伤、烧伤等所致的高分解型急性肾功能衰竭；

（二）**心血管系统并发症**　包括心律紊乱、心力衰竭、心包炎、高血压等；

（三）**神经系统并发症**　表现有头痛、嗜睡、肌肉抽搐、昏迷、癫痫等。神经系统并发症与毒素在体内潴留以及水中毒、电解质紊乱和酸碱平衡失调有关；

（四）**消化系统并发症**　表现为厌食、恶心、呕吐、腹胀、呕血或便血等，出血多是由于胃肠粘膜糜烂或应激性溃疡所引起；

（五）**血液系统并发症**　由于肾功能急剧减退，可使促红细胞生成素减少，从而引起贫血，但多数不严重。少数病例由于凝血因子减少，可有出血倾向；

（六）**电解质紊乱、代谢性酸中毒**　可出现高血钾症、低钠血症和严重的酸中毒，是急性肾功能衰竭最危险的并发症之一。

在多尿期，患者每日尿量可达3000～5000ml，因大量水分和电解质的排出，可出现脱水、低钾、低钠血症等，，如果不及时补充，患者可死于严重的脱水和电解质紊乱。

进入恢复期血清尿素氮、肌酐水平恢复至正常，尿毒症症状消退，肾小管上皮细胞进行再生和修复，多数患者肾功能可完全恢复，少数患者可遗留下不同程度的肾功能损害。

（高帆）

第二十五章　肾结核

泌尿系结核是继发于全身其他部位的结核病灶，其中最主要的是肾结核。在泌尿系结核中肾结核是最为常见、最先发生，以后由肾脏蔓延至整个泌尿系统。因此肾结核实际上具有代表着泌尿系结核的意义。

一、肾结核病因

肾结核多起源于肺结核，少数起源于骨、关节结核。原发病灶的结核杆菌经血行进入肾，在肾皮质形成多发性微结核灶，如人体免疫力较低，则发展为肾髓质结核，即临床结核。

二、肾结核症状

肾结核在早期往往无明显症状，只在尿液检查时可发现异常，如尿液酸性、含少量蛋白、有红、白细胞，可查到结核杆菌。

（一）**尿频、尿急和尿痛**：肾结核的尿频的症状具有发生最早，进行性加重和消退最晚的特点。少数病例可由于输尿管病变导致早期闭塞，结核病变不能延及膀胱而不出现尿频、尿急、尿痛等症状。

（二）**血尿和脓尿**：较为常见。血尿可为肉眼或显微镜下血尿，常与尿频症状并发，多为终末血尿，多由膀胱结核所致。少数病例可由于肾内病变而引起全程肉眼血尿。

（三）**肾区疼痛和肿块**：肾结核一般无明显腰痛。患侧腰痛常在晚期形成结核性脓肾或病变延及肾周围时出现。并发对侧肾积水时可出现对侧腰痛。

（四）**全身症状**：多不明显。晚期肾结核或合并其他脏器活动性结核时可出现低热、盗汗、消瘦及贫血等症状。

三、肾结核检查

尿液检查：尿常规为酸性，有少量蛋白及红、白细胞。24小时尿结核杆菌检查是诊断肾结核的重要方法。尿中确实查到结核杆菌对诊断肾结核有决定性意义。

膀胱镜检查：膀胱粘膜可见充血、水肿、结核结节及溃疡等以三角区及患例输尿管口附近为明显。晚期膀胱结核使整个膀胱充血、水肿、呈一片通红。

X线检查：X线检查在确定肾结核的诊断，明确病变的部位、范围、程度及对侧肾脏情况等方面有决定性意义。

B型超声检查：早期无异常发现。肾组织明显破坏时，多出现异常波型并伴有肾体积增大。结核性脓肾则在肾区出现液平段。

同位素肾图检查：患肾功能减退时表现为排泄延缓，甚至无功能。对侧肾积水时出现梗阻性图形。

四、肾结核预防

（一）有肺结核或其他结核之患者，应进行尿检查，以早期发现肾结核，早期治疗。注意休息和情志的调适。

（二）肾结核患者要补充高热量及高质量蛋白质，且需乳类；需大量补充维生素A、B、C、D；多食新鲜蔬菜、水果及各种清淡富含水分食品，以保持大小便通畅，加强利尿作用。久病体虚患者宜进食滋补品。

忌温热、香燥的饮食，亦忌烟酒。

（三）肾结核如早期诊断，积极正确的治疗，都能治愈；若发现过晚，肾脏已严重受损或有输尿管狭窄，可能需行手术治疗，预后较差。

五、肾结核治疗与用药

肾结核继发于全身性结核病，因此在治疗上必须重视全身治疗并结合局部病变情况全面考虑，才能收到比较满意的效果。

（一）**全身治疗** 全身治疗包括适当的休息和医疗体育活动以及充分的营养和必要的药物治疗（包括肾结核以外的全身其他结核病灶的治疗措施）。

（二）**药物治疗** 由于肾结核局部病变的范围和破坏的程度有很大差别，因此针对局部病变的治疗在各个病例亦有所不同。在链霉素等抗结核药发现之前，临床上一旦肾结核之诊断确立，其唯一的治疗方法就是肾切除。在40年代以后，链霉素、对氨柳酸相继问世，很多临床肾结核病例单用药物治疗可以得到痊愈。50年代以后，高效、低毒而价廉的异烟肼出现，采取了联合用药，使肾结核的疗效又有很大提高，几乎可以治愈全部早期结核病变。至1966年利福平临床应用，因其效果显著，副作用又少，与其他药物共同使用，肾结核的疗效更加提高。目前因肾结核而需行肾切除术的病例已大为减少。但在某些卫生环境较差、医疗条件不足的地区，仍然有肾结核的发生，甚至有一些晚期病人发现。对于确诊为肾结核的病人，无论其病变程度如何，无论是否需行外科手术，抗结核药必须按一定方案进行服用。

1.应用抗结核药的适应证

（1）临床前期肾结核。

（2）局限在一组大肾盏以内的单侧或双侧肾结核。

（3）孤立肾肾结核。

（4）伴有身体其他部位的活动性结核暂时不宜肾结核手术者。

（5）双侧重度肾结核而不宜手术者。

（6）肾结核兼有其他部位的严重疾病暂时不宜手术者。

（7）配合手术治疗，作为手术前用药。

（8）肾结核手术后的常规用药。

2.常用的抗结核药物种类 由于各种抗结核药物有其药理特点，药物应用的要求和注意点也各有不同。现简要介绍常用的抗结核药物如下：

（1）链霉素：对结核杆菌有杀菌作用，浓度在$1.0\mu g/ml$时有效。肌肉注射后1小时血清浓度最大，3小时后下降50%，约$60\sim 90\%$经肾脏自尿内排出。制菌作用在pH7.7～7.8时最强，低于$5.5\sim 6.0$时作用明显减弱。如同时服用碳酸氢钠碱化尿液可增强其疗效。成人普通剂量每日1.0g，分2次肌肉注射；与其他抗结核药物联合应用时，每周注射2g，或每3日注射1g。经链霉素治疗可使结核病灶纤维化。若病变位于泌尿系排泄系统，如输尿管等处，则易造成局部纤维化收缩，形成梗阻，应予注意。注射链霉素后可出现口周麻木，如不严重可继续应用，常在使用中逐渐消失。主要的副作用是对第八对脑神经前庭支的影响。少数病例可出现过敏性休克。

（2）异菸肼（1NH，雷米封）：对结核杆菌有抑制和杀灭作用。每日服200～300mg即可达到满意的杀菌浓度。口服后1～2小时血清浓度达最高峰。半衰期为6小时，24小时血中仍可测到有效抑菌浓度。一般用药剂量以每日300mg，一次服用为宜。此剂量很少引起不良反应，故可长期服用，甚至数年。服用异烟肼后迅速吸收渗入组织，对纤维化及干酪化病变亦易渗入透过，对结核病灶有促进血管再生，能促使抗结核药物更易进入病灶。其主要副作用为精神兴奋和多发性末梢神经炎，据认为与维生素B6排出增加或干扰吡哆醇代谢有关，因此服异烟肼时应加服维生素B65～10mg，可防止副作用的发生。服药时血清转氨酶可升高，但不造成肝脏损害。

（3）对氨柳酸（PAS，对氨水杨酸）：对结核杆菌有抑菌作用。服药后1～2小时血浆浓度可达高峰，4～6小时后血中仅存微量。每日剂量为8～12g，分3～4次服用。此药单独应用效果较差，但能加强链霉素及异烟肼的抗结核杆菌作用，并能使抗药性延迟发生。因此在临床上采用两种或三种抗结核药物联合应用有利于发挥其治疗作用。主要副作用有恶心、呕吐、腹泻等胃肠道反应，故目前有被利福平、乙胺丁醇取代的趋势。本品不宜与利福平合用。

（4）利福平（RifamPin，RFP）：为半合成的口服广谱抗生素，对细胞内外旺盛生长的结核杆菌有强力杀灭作用，比链霉素，对氨柳酸，乙胺丁醇的作用更强，对耐药的结核杆菌亦有效。服药后2～4小时药浓度出现高峰，12小时后血清浓度仍较高。每日用量600～900mg，分1～2次空腹服用。与其他抗结核药物无交叉抗药性，同异烟肼或乙胺丁醇合用可相互增强作用。副作用很少，偶有消化道反应及皮疹。近年来发现少数病例有肝功能损害，血清转氨酶升高、黄疸等。

（5）乙胺丁醇（Ethambutol，EMB）：对各型结核杆菌均有抑菌作用。 口服2～4小时后血浆浓度出现高峰，24小时后由肾脏排出50%，少部分由粪便排出。肾功能正常者无蓄积作用。该药吸收及组织渗透性较好，对干酪纤维病灶也能透入。其毒性作用主要是球后视神经炎，出现视力模糊，不能辨别颜色（尤其对绿色）或有视野缩小等，严重者可致失明。视神经炎是可逆性的，停药后多能恢复。毒性反应的发生率与剂量有关。一般用量为每日600mg，分3次或1次口服，在此范围内产生毒性反应者较少。在治疗过程中应定期检查视力与辨色力。

（6）卡那霉素：系广谱抗生素，对结核杆菌主要是抑菌作用。口服不为胃肠道所吸收，一般用量为每天0.75～1.0g肌肉注射。注射后30～60分钟血内浓度达最高峰，能维持6小时左右，24小时内从尿液排出约90%。对链霉素、异烟肼和对氨柳酸耐药的结核杆菌应用卡那霉素仍有抑制作用。单独使用易产生耐药性。与链霉素之间有单向交叉耐药性，即耐链霉素的菌株可以对卡那霉素敏感，而耐卡那霉素的菌株对链霉素却不敏感。因此，只能在不可用链霉素或结核杆菌已耐药时方可考虑应用。 其毒性反应主要是对第八对脑神经的损害，可致永久性耳聋，也可使细胞神经纤维退行性变。 对肾脏有轻度损害，尿中可出现管型蛋白等。

（7）环丝氨酸（Cycloserine, Seromycim）：抗菌谱较广，对结核杆菌有制菌作用。但只对人类结核病有效，对动物结核病和试管中的结核菌作用不大。对异烟肼、链霉素、对氨柳酸耐药的结核杆菌用环丝氨酸有效。其作用相当于对氨柳酸，较链霉素为差。口服剂量每日不超过500mg，一般与异烟肼、链霉素合用。副作用较严重，主要影响中枢神经系统，如头晕、抑郁、惊厥、癫痫样发作等。

（8）吡嗪酰胺（Pyrazinamide, PZA）：是一种新用的老药。70年代后发现口服吸收后产生吡嗪酸，对人型结核菌有效，可杀死深藏在细胞内的顽固细菌。耐药性表现很快，一般在用药后1～3个月即可发生。与利福平、异烟肼合用可缩短疗程。副作用为对肝脏有毒性，严重时可引起急性黄色肝萎缩。常用剂量每天1.5～2.0g。

除上述药物外，还有紫霉素（viomycin），乙硫异烟胺（ethionamide, 1314）的用量为每日0.5～0.8g，分2～3次服用。氨硫脲（P-acetyl aminobenzalde byde, thiosemica-rbazone，TB1）的每日用量为500mg，分2次口服。卷须霉素（capromycin）。结核菌放线菌素等抗结核药物，在必要时可考虑选用。

3.抗结核药的使用方法 在临床应用抗结核药的早期，一般都采用单药治疗，现在则主张两种或两种以上抗结核药联合应用。单药治疗的最大缺点是容易产生耐药，也容易出现毒性反应。若联合应用两种药物，耐药的出现时间可延长1倍，并用三种药物可延长3～4倍。

（1）抗结核药的选择与联合应用：抗结核药种类繁多，最理想的应该是对结核杆菌敏感，在血液中达到足以制菌或杀菌的浓度，并能为机体所忍受。以往将链霉素、异烟肼作为第一线药物，对氨柳酸作为第二线药物，其他则作为第三线药物。用药时首选的是第一、第二线药物，而三线药物只有在一线、二线药物无效或对其中某种药产生耐药性时，才考虑使用。但是现在对各种抗结核药的深入研究疗效观察，认为异烟肼、利福平、吡嗪酰胺及链霉素是抗结核的第一线药物。异烟肼杀结核杆菌力强，对细胞内外繁殖的结核杆菌均有杀灭作用，并能透进干酪性病灶及巨噬细胞内。利福平能在短期内杀灭分裂中的结核杆菌，并能进入肾空洞及巨噬细胞内。吡嗪酰胺在酸性环境中有更强的杀菌作用，能透入巨噬细胞内。巨噬细胞内的pH低，这正是吡嗪酸胺发挥杀灭细菌作用的场所。链霉素对分裂旺盛的结核菌有很好的杀灭作用，它能透进结核脓腔。

关于抗结核药的具体应用，现在均采用两种或三种抗结核药物的联合应用。在国外应用链霉素、异烟肼、对氨柳酸这三种重要的抗结核药的时代已逐步过去，代之以新的药物、新的联合。在国内这三种药物仍常被采用，但亦有被利福平取代之趋势，然而异烟肼在抗结核药中的地位并未变动。现在一般采用异烟肼和利福平两者联合，或利福平与乙胺丁醇联用。而链霉素、利福平、吡嗪酰胺或异烟肼、链霉素、利福平，或异烟肼、链霉素、乙胺丁醇或异烟肼、利福平、乙胺丁醇等三者联合应用亦常为临床所选用。

（2）抗结核药应用的疗程：随着新的有效抗结核药的不断出现，临床上抗结核药的治疗方法也有了明显改变。在治疗时必须坚持早期、联合、足量、足期和规律用药五项原则，才能取得最好的治疗效果。现在采用的治疗方案有以下几种：

长程疗法：关于抗结核药应用的时间，国内外大都采用长程疗法，持续服用18～24个月。最少要在1年以上。公认此法的疗效可靠，复发机会少。按照Lattimer肾结核分类的抗结核药治疗，在临床前期肾结核用药疗程1年，在单个肾小盏有典型的结核病灶需用药2年，而三个肾小盏或更广泛的结核病变者则需用药3年以上。Petkovio主张单侧肾结核的治疗期应为2年，在双侧肾结核用药时间越长疗效越好，故建议需持续4～5年，甚至6年以上。而现在Toman认为有利福平和乙胺丁醇组成的"两期疗法方案"，为前期开始强化阶段1～3个月，应用异烟肼、利福平及乙胺丁醇或链霉素三种抗结核药联合服用，后期为继续阶段每4～12个月异烟肼及利福乎或乙胺丁醇两种抗结核药联合服用，如此使用，其疗效可显著提高，即使给药期在12个月以内亦可取得很好疗效。长程疗法的主要缺点是服药时间过长，致使患者不能坚持规则服用药物，常有漏服、加服、乱服等现象，致使细菌出现耐药，药物疗效降低，尿结核杆菌持续阳性或结核控制后又有复发。据国内报道规则抗结核治疗的成功率为90.3%，而不规则治疗的成功率为43.7%。

短程疗法：短疗程的基本目的是尽快杀灭结核病灶中的结核杆菌，使病变组织修复取得持久的临床治愈。近些年来出现了新的抗结核杀菌药物，因此抗结核的短程治疗才有可能。短疗程药物治疗肾结核的研究始于1970年，至1977年Gow等的研究为确定短疗程药物治疗方案奠定了基础。现在短疗程为4个月，初两个月为吡嗪酰胺25mg/（kg.d）（每日最大剂量为2g），异烟肼300mg/d，利福平450mg/d，如肾脏和膀胱病变严重则可加用链霉素肌肉注射，每日1g；后两个月为异烟肼600mg每周3次，利福平900mg每周3次。Gow报告140例中除1例未按时服药而复发外，均获治愈，在服药2个月时尿结核菌均转为阴性，药物毒性反应轻微。但应注意异烟肼、利福平及吡嗪酰胺均有肝毒作用，当有黄疸及转氨酶升高时应停药，直至恢复正常后可再给药。Dutt和Sfead应用的短疗程为9月方案，使用异烟肼及利福平。第一个月为异烟肼300mg，利福平600mg为每日1次；以后8个月给异烟肼900mg和利福平600mg，每周2次，可取得很好效果。总之短程疗法要取得成功，至少需要应用两个杀菌单元的药物，如异烟肼、利福平，再加上一种半杀菌单元药物，如吡嗪酰胺、链霉素等。概括短程疗法有以下优点：①治疗时间较长程疗法缩短一半或更多时间。②减少用药总量。③减少慢性药物中毒机会。④节约费用。⑤易取得病人合作，可规则服药。

由于结核杆菌生长繁殖有一定的规律性，需13/4～31/2天，同时结核杆菌在接触抗结核药后其生长受到抑制，如接触链霉素，吡嗪酰胺、利福平等，以后可使生长期延缓分别为8～10天、5～10天，及2～3天，因此抗结核药的应用可根据这些特点间歇用药，将给药时间间歇在1天以上，也可取得与连续长程疗法相同的效果。在国内一般在最初3个月内按长程疗法用药，以后再改用间歇用药治疗，但药物的用量与长程疗法相同，因此副作用较少，疗效也较好。

（3）抗结核药的停药标准 在抗结核药治疗过程中，必须密切注意病情的变化，定期进行各种有关检查，达到病变已经痊愈，则可考虑停止用药。目前认为可以停药的标准如下：

①全身情况明显改善，血沉正常，体温正常。

②排尿症状完全消失。

③反复多次尿液常规检查正常。

④24小时尿浓缩查抗酸杆菌，长期多次检查皆阴性。

⑤尿结核菌培养、尿动物接种查找结核杆菌皆为阴性。

⑥X线泌尿系造影检查病灶稳定或已愈合。

⑦全身检查无其他结核病灶。

在停止用药后，病员仍需强调继续长期随访观察，定期作尿液检查及泌尿系造影检查至少3～5年。

（三）手术治疗　虽然抗结核药治疗在目前可以使大部分肾结核病人得以控制治愈，但是仍有一部分病人药物不能奏效，而仍需进行手术治疗。手术包括全肾切除、部分肾切除、肾病灶清除等几种方式，需视病变的范围、破坏程度和药物治疗的效应而选定。

1. 全肾切除术

（1）全肾切除术适应证：①单侧肾结核病灶破坏范围较大在50%以上。②全肾结核性破坏肾功能已丧失。③结核性脓肾。④双侧肾结核，一侧破坏严重，而另一侧为极轻度结核，需将严重侧切除，轻度病变侧采用药物治疗。⑤自截钙化灰泥肾。

（2）肾切除术前、后的抗结核药应用：由于肾结核是全身结核病的一部分，是继发性的结核，更是泌尿系结核中的一部分，当肾切除术期间，可因手术的损伤使机体的抵抗力降低，致使肾结核以外的结核病灶造成活动或播散，因此在肾切除术前、后必须应用抗结核药予以控制。

①肾切除术前抗结核药的术前准备：抗结核药在手术前准备所选用的品种和药用剂量，同一般抗结核治疗相同。但在使用方法和使用时间上有所不同。如异烟肼100mg每日3次口服，链霉素0.5g，每天2次肌肉注射，利福平300mg每天2次口服，应用方法为每天应用，持续2周，而再手术。如果患者全身情况较差，或有其他器官结核，应酌情延长术前抗结核药的准备，有时术前用药可延长至3～4个月之久。术后仍需如此应用，直至术后体力恢复，约2周左右以后转入常规的抗结核治疗。

②肾切除术后抗结核药的应用：就泌尿系结核而言，肾结核是其原发病灶，当病肾切除后，仅为将泌尿系的原发病灶切除，术后仍有残留的结核病变存在，这些残留的输尿管结核和膀胱结核或全身其他器官结核仍需要参照抗结核药的选择和长程或短程治疗方案按期应用，直至泌尿系结核彻底控制而停药。

2. 部分肾切除术

（1）部份肾切除术适应证：①为局限在肾一极的1～2个小肾盏的破坏性病变，经长期的抗结核药物治疗而未能奏效。②1，2个小肾盏结核漏斗部有狭窄引流不畅者。③双侧肾结核破坏均轻而长期药物治疗无效。如果唯一的有功能肾脏需作部分肾切除手术时，则至少应保留2/3的肾组织，以免术后引起肾功能不全。

（2）部分肾切除术前后的抗结核药应用：由于抗结核药治疗往往收到良好效果，因此部分肾切除术较少进行，对于适合此项手术的病人应在较长时间的抗结核药准备后才能施行。一般术前准备用药需3～6个月。术前尚需再次造影检查，确立病变情况后再决定手术。

手术后因余留有部分肾脏和泌尿系器官的结核，故仍需继续使用抗结核药至少1年，以巩固疗效。

3. 肾病灶清除术

（1）肾病灶清除术的适应证：为肾脏的实质中存在密闭的肾盏所形成的结核性空洞，常充满干酪样物质。抗结核药不能进入空洞，而空洞中仍有活动结核杆菌存在。因此须切开空洞，清除干酪样结核组织，腔内再用抗结核药。

（2）手术前后亦需较长时期的抗结核药应用，以防结核播散和术后巩固治疗。

（四）膀胱挛缩的处理　膀胱挛缩是结核性膀胱炎的严重后果，往往是在严重的膀胱结核愈合过程中逐步形成。治疗的方法有以下几种：

1. 经肾切除或抗结核药治疗，结核病变控制后，设法扩大膀胱。在极个别挛缩较轻的病例，训练病人逐渐延长排尿相隔时间，使膀胱容量逐渐增大。能使用这方法的病例较少，挛缩严重者即不能采用。

2.药物治疗　由于严重膀胱结核的炎症与愈合过程交替进行，因此在泌尿系原发病灶处理后，应着手进行治疗。有作者介绍了愈创薁（guaiazulene）、吡嗪酰胺（ZA）、氧氯苯磺酸（clorpactin XCB）等治疗膀胱结核，扩大了膀胱容量，阻止挛缩的发生。氧氯苯磺酸是一种有效的杀菌剂，为冲洗膀胱利用其在水中能释放出次氯酸（hypochlorous acid）达到杀菌目的，清除膀胱病灶内坏死组织，起扩创作用，对正常粘膜无任何损害，因此可使病灶痊愈，膀胱容量增加。但若膀胱已成疤痕收缩，虽经冲洗亦无法增大容量。Lattimer 着重指出在局部冲洗时，尚需同时应用全身抗结核药治疗。

3.手术治疗　诊断明确的膀胱挛缩，容量在50ml以下，而不能应用保守治疗使膀胱容量扩大，则应考虑扩大膀胱的手术治疗。扩大膀胱的办法是采用游离的肠曲与膀胱吻合，以往是应用游离的回肠段，虽然游离回肠段的活动度较大，易于与挛缩膀胱进行吻合，但由于回肠扩大膀胱后不少病人会出现回肠段的扩张，失去张力，使尿液潴溜在扩大的膀胱内，不能排空，因此现在基本已不采用。目前一般均应用游离结肠段扩大膀胱。结肠的优点为收缩力较强。结肠应用的长度在12cm以内。与膀胱吻合的方法均采用猫尾式的吻合。若是患者在膀胱挛缩的同时有结核性输尿管口狭窄或输尿管下段结核狭窄，则应在扩大膀胱时将狭窄以上的输尿管切断，上端输尿管重新与游离结肠进行吻合。若膀胱挛缩的同时有结核性尿道狭窄存在，除非其狭窄能用尿道扩张等办法得以解决，否则挛缩膀胱不宜进行扩大手术，只能放弃应用膀胱而施行尿流改道为宜。

（五）对侧肾盂积水的处理　对侧肾盂积水需要处理时，必需对泌尿系统有一全面的了解，如肾盂积水的程度，输尿管扩张的状态，输尿管下端、输尿管口有无狭窄，膀胱有无挛缩，以及挛缩的程度等。最后选择正确的处理方案。一般的处理方案有下列几种：

1.对侧肾输尿管轻、中度扩张积水而合并膀胱挛缩：在处理上按照膀胱挛缩的手术治疗，应用乙状结肠段扩大膀胱并将输尿管与结肠进行吻合。

2.对侧肾输尿管轻、中度扩张积水而无膀胱挛缩（积水是由输尿管口或输尿管下段狭窄所致）：在治疗上争取进行输尿管口扩张或切开术或输尿管下端狭窄部扩张。若扩张不能取得成功，则可考虑进行输尿管切断后与膀胱重新吻合术。

3.对侧肾输尿管重度扩张积水而致肾功能减退者：应行积水肾脏的引流手术。手术的方式有两种：

（1）暂时性肾造口手术：肾输尿管重度积水时可作肾造口手术。在造口引流尿液相当一段时间后，若扩张缩小，积水改变或消失，肾功能恢复正常，只可再作膀胱扩大手术输尿管移植于扩大膀胱的肠壁中。以后再拔除肾脏造口导管。

（2）永久性引流：若肾造口后积水并无改变，肾盂输尿管扩张亦不缩小，则可将肾造口的导管永久保留在肾盂内，长时期引流。若肾盂输尿管扩张积水严重而根本没有机会修复原来泌尿系的通道，则可直接进行永久性肾造口术，或者施行扩张输尿管的皮肤移植术或回肠膀胱术（Bricker手术）。考虑永久性引流而难以恢复正常的尿路排尿有以下几种病情：①并发严重尿道结核，估计难以修复使尿流通畅者。②膀胱挛缩极度严重，估计难以进行膀胱扩大者。③合并肠道结核、腹膜结核或其他肠道疾病者。④积水肾功能严重障碍，估计手术后难以恢复到能胜任轻微的电解质紊乱者。⑤患者一般情况很差而不可能再施行成型手术者。

（六）结核性膀胱自发破裂的处理　因为结核性膀胱自发破裂是肾结核晚期的严重并发症。往往在膀胱破裂以前患者有泌尿系结核的症状，而破裂后常为急腹症情况。如诊断不能明确则应及早剖腹探查以免贻误抢救时机。对于结核性膀胱自发破裂应尽早施行手术，修补膀胱的穿孔处，并作膀胱造口术。手术前后应常规服用抗结核药物。以后再根据肾结核的病变作进一步处理。

六、肾结核鉴别

主要是膀胱炎和血尿的鉴别诊断。

（一）非特异性膀胱炎常突然发生，反复发作，时轻时重，血尿常与膀胱刺激症同时发生。而肾结核引起的结核性膀胱炎从尿频开始，逐渐并持续加剧。血尿都是膀胱刺激症状后一段时间出现，但有时也可合并非特异性感染，约占20%～60%。其中最多见的是大肠杆菌感染。

（二）尿道梗阻性病变引起的膀胱刺激症状均在排尿困难症状以后发生，多数伴有非特异性感染。膀胱结石的膀胱炎在排尿时可有尿线突然中断，伴有尿道内剧烈疼痛。膀胱肿瘤的膀胱刺激症状都在长期无痛血尿以后出现，此时肿瘤已有浸润波及邻近三角区。而肾结核血尿多在长时间尿频以后，以终末血尿为其特点。

七、肾结核并发症

（一）膀胱挛缩

1.膀胱挛缩产生的原因与病理变化　从肾结核而来的结核杆菌经常反复侵袭膀胱，造成严重的结核性膀胱炎，在膀胱的粘膜膀胱肌层产生充血水肿、结核结节、结核溃疡、结核性肉芽，有大量淋巴细胞浸润和纤维组织形成，最后造成膀胱挛缩。在膀胱挛缩后，膀胱壁失去正常弹性，容量显著缩小。一般认为挛缩膀胱的容量在50ml以下。严重者膀胱可缩到数毫升容量。由于膀胱反复经常受到结核杆菌的感染，因此膀胱内的病理变化是急性与慢性，炎症与纤维化反复交杂的并存过程。膀胱挛缩的发病率据上海中山医院837例肾结核的统计为9.67%。

2.膀胱挛缩的症状　膀胱挛缩引起膀胱的容量显著缩小，病人出现尿频现象。由于挛缩的过程是逐渐发生，因此尿频亦逐渐增加。排尿次数可以从每天十余次到数十次，甚至数分钟即排尿1次，使病人感到极度痛苦。由于挛缩膀胱经常夹杂急性结核性炎症，甚至合并混合性非特异性细菌感染，所以在尿频明显的病人，应该将非特异性感染和急性结核性炎症在抗炎和抗结核药物控制后才是真实的膀胱容量和排尿症状。另外膀胱挛缩常可由输尿管口周围的结核变化影响壁间段输尿管，使输尿管口的括约作用破坏，出现"闭合不全"现象，造成排尿时的输尿管逆流而致输尿管扩张、肾盂积水。在这时期的病人排尿，可以出现膀胱内尿液排空后输尿管肾盂内尿液立刻又充盈膀胱而再次排尿，故有一次尿液分次排出或断续排尿现象，亦应考虑是膀胱挛缩的症状，必须进一步明确检查。膀胱挛缩另可产生输尿管口或/和壁间段输尿管梗阻而引起同侧输尿管和肾盂积水。

3.膀胱挛缩的诊断　在上述的症状以外，必需依靠X线检查。进行膀胱造影可以显示膀胱的外貌显著缩小。特别是延迟性膀胱造影还可观察到输尿管口的反流和对侧输尿管和肾盂的扩张积水。在检查的当时应注意膀胱有无急性炎症存在。膀胱有急性炎症存在时，一方面不适宜作膀胱造影，另一方面可以受到造影剂的刺激使膀胱收缩，造成膀胱挛缩的假象，故应予重视，以免误诊。

（二）对侧肾积水
对侧肾积水是肾结核的晚期并发症，由膀胱结核所引起。根据吴阶平（1954）报告，其发病率为13%；1963年综合4748例肾结核病例中，继发对侧肾积水者占13.4%。

1.对侧肾积水的产生原因与病理　膀胱结核造成的以下各种病理改变，影响对侧肾脏尿液的引流，致使对侧输尿管和肾盂扩张积水。

（1）对侧输尿管口狭窄：结核性的膀胱炎从病侧输尿管口周围向整个膀胱蔓延而侵犯到对侧输尿管口，如果病变的程度由炎症、溃疡而至纤维化，则可使对侧输尿管口发生狭窄，影响尿液排出，使对侧输尿管和肾盂发生扩张积水。

（2）对侧输尿管口闭锁不全：正常输尿管在通过膀胱的壁间段输尿管到开口虽然没有正式的括约肌存在，但具有与括约肌相同的括约作用。若一侧尿路结核蔓延到膀胱并且影响到对侧输尿管口，则造成括约作用的损害，形成对侧输尿管口的闭锁不全，因此当膀光收缩排尿时膀胱内的压力、尿液可从对侧闭锁不全的输尿管口中反流至输尿管和肾盂，导致对侧肾、输尿管扩张积水。

（3）对侧输尿管下段狭窄：一侧尿路患结核后，结核菌由下尿路回流向上，感染另一侧尿路的下段输尿管或膀胱及对侧输尿管口附近的结核病变经粘膜表面直接蔓延或粘膜下层的浸润，使输尿管口以上的一段输尿管产生结核病变，尔后因疤痕形成发生狭窄，引起对侧肾和输尿管扩张积水。

（4）膀胱挛缩：严重的结核性膀胱炎最后造成膀胱挛缩，尿液在挛缩的膀胱中充盈，使膀胱内压升高。膀胱内的长期高压状态可阻碍对侧肾盂和输尿管内尿液的排出。或者在挛缩膀胱排尿时尿液向对侧输尿管反流，引起对侧输尿管和肾盂扩张积水。

2. 对侧肾积水的症状　对侧肾积水是肾结核的晚期并发症，因此病人陈诉一般肾结核的临床症状。而对侧肾积水的症状需视肾积水的程度而定，较轻的积水可无症状、体征，积水明显而严重时可出现腹部饱满胀痛，或腰部胀痛，以及腹部或腰部有肿块存在。

3. 对侧肾积水的诊断

（1）病史分析：肾结核而有对侧肾积水的病人，基本上结核侧的肾脏破坏严重，功能损失殆尽，病人的生命维持依赖于对侧肾脏。若对侧肾积水程度较轻，则临床症状并不明显；如对侧肾积水严重，则可出现肾功能减退、尿毒症的症状。往往对侧肾积水的发生是在抗结核药物应用相当一段时间后出现。膀胱和输尿管结核病灶在得到抗结核药物的控制，在结核病灶愈合纤维化的过程中逐步出现输尿管下端或输尿管口的狭窄而继发肾输尿管积水，若狭窄逐渐加重，则积水程度亦逐步发展。因此总肾功能减退的肾结核患者提示有对侧肾积水可能，应予进一步检查。

（2）酚红（PSP）试验：常规酚红试验：测定其在四个尿标本（15、30、60、120分钟）的酚红浓度。当患侧肾积水轻度时，酚红排出延迟，在前两个标本排出很少，后两个标本排出较高。若患侧肾积水严重则酚红不易排出，因此四个标本都很少有酚红排出。

（3）放射性核素肾图：可见对侧肾积水的肾图曲线呈排泄延缓曲线或无功能低平曲线。

（4）超声检查：超声检查方法简单，病人无痛苦，可探察到对侧肾的大小、积水的程度和肾脏实质的厚薄，可提供参考性的资料。

（5）X线检查：X线检查颇为重要，对诊　断对侧肾积水有决定性的作用，常用的方法有下列几种：

①延迟静脉肾盂造影：一般的静脉肾盂造影方法对肾盂扩张积水肾功能减退的病人不能满意地显示肾盂的形态。如疑有对侧肾积水，应将静脉肾盂造影的摄片时间按照酚红排泄时间延长至45分钟、90分钟甚至120分钟，使肾盂内的造影剂积聚更多的数量时摄取X线片，可以使肾盂肾盏及输尿管的形态显示清晰。若肾功能尚佳，则在注入造影剂时采用大剂量静脉肾盂造影方法，则图像的显示更为清楚。

②延迟膀胱造影：膀胱造影可以显示膀胱的形态。若输尿管有闭锁不全，造影剂可从膀胱中反流至输尿管甚至到肾盂，而显示输尿管与肾盂的形态。若在膀胱造影时使注入膀胱的造影剂在膀胱中延迟一个短时间，使造影剂反流到肾脏的量更多一些后摄片，则可使肾盂输尿管的积水形态显示更为清楚。为预防造影剂反流造成逆行感染，需要在造影剂中

加入适量的抗生素。

③肾穿刺造影（顺行肾盂造影）：如肾功能不佳，静脉肾盂造影不能显示，而膀胱病变严重，逆行肾盂造影不能成功，膀胱造影又无反流，则肾穿刺造影是唯一了解肾盂情况的可靠方法。在超声指引下于第12肋骨下骶脊肌外侧缘作肾盂穿刺，穿刺成功后可吸取尿液标本进行各种必要的检查，并从穿刺针注入适量的造影剂后摄取X线片，明确肾脏病变的性质。

（三）结核性膀胱自发破裂　膀胱自发破裂较少见，但在破裂的病例中以结核为最多。国外文献报道80例中有10例（12.5%），国内报道23例中有15例为结核性膀胱自发破裂，因此临床上应予重视。

1.结核性膀胱自发破裂的病因与病理　膀胱结核发生自发破裂的原因主要是膀胱内的结核病变广泛严重，结核性炎症溃疡深入肌层累及膀胱壁的全层，此时如有下尿路梗阻、膀胱收缩或腹内压突然增高等因素，即可引起自发破裂。破裂的部位多在顶部或后壁，几乎均为腹膜内型。

2.结核性膀胱自发破裂的症状　膀胱自发破裂常常是一个急性发病过程。病人在无外伤的情况下突然发生下腹疼痛，发作后无排尿或排出少量血尿，腹部有腹膜刺激症。但由于是结核性膀胱的患者，因此在发生破裂以前，存在结核病的历史，泌尿系结核的症状，以及泌尿系结核的诊断依据。

3.结核性膀胱自发破裂的诊断　泌尿系结核病人而突发急腹症症状，且以下腹部为明显。由于膀胱破裂后，尿液不断流入腹腔，故常有腹水症。诊断性腹腔穿刺能抽出较多黄色液体。导尿检查常无尿液流出，或仅有少量血性尿液。若在导管中行膀胱灌注试验，则注入的液体量与抽回的液体量相比可有显著差别，或明显减少（液体进入腹腔），或明显增多（腹腔内尿液被抽出）。若导尿管从破裂口进入腹腔则可有多量尿液导出。在必要时可行X线膀胱造影明确诊断。

（高帆）

第二十六章　高血压肾病

系原发性高血压引起的良性小动脉肾硬化（又称高血压肾小动脉硬化）和恶性小动脉肾硬化，并伴有相应临床表现的疾病。

一、高血压肾病病因

由原发性高血压引起的良性小动脉肾硬化（又称高血压肾小动脉硬化）和恶性小动脉肾硬化。

二、高血压肾病症状

（一）病史及症状

年龄多在40～50岁以上，高血压病史5～10年以上。早期仅有夜尿增多，继之出现蛋白尿，个别病例可因毛细血管破裂而发生短暂性肉眼血尿，但不伴明显腰痛。常合并动脉硬化性视网膜病变、左心室肥厚、冠心病、心力衰竭、脑动脉硬化和（或）脑血管意外史。病程进展缓慢，少部分渐发展成肾功能衰竭，多数肾功能常年轻度损害和尿常规异常。恶性高血压者舒张压需超过16Kpa(120mmHg)，伴有明显心脑合并症且迅速发展，大量蛋白尿，常伴有血尿，肾功能进行性减退。

（二）体检发现

一般血压持续性增高（20.0/13Kpa,150/100mmHg以上)；有的眼睑和/或下肢浮肿、心界扩大等；多数动脉硬化性视网膜病变，当眼底有条纹状、火焰状出血和棉絮状的软性渗出，支持恶性肾小动脉硬化症诊断。伴有高血压脑病者可有相应的神经系统定位体征。

（三）辅助检查

1.多为轻中度蛋白尿，24小时定量多在1.5～2.0g；镜检有形成分（红细胞、白细胞、透明管型）少，可有血尿；早期血尿酸升高，尿NAG酶、β2-MG增高，尿浓缩-稀释功能障碍；Ccr多缓慢下降，血尿素氮、肌酐升高。肾小管功能损害多先于肾小球功能损害。

2.影像学检查肾脏多无变化，发展致肾功能衰竭时可出现肾脏不同程度缩小；核素检查早期即出现肾功损害；心电图常提示左心室高电压；胸部X线或超声心动图常提示主动脉硬化、左心室肥厚或扩大。

3.临床诊断困难者在早期应作肾活检。

三、高血压肾病检查

（一）多为轻中度蛋白尿，24小时定量多在1.5～2.0g；镜检有形成分（红细胞、白细胞、透明管型）少，可有血尿；早期血尿酸升高，尿NAG酶、β2-MG增高，尿浓缩-稀释功能障碍；Ccr多缓慢下降，血尿素氮、肌酐升高。肾小管功能损害多先于肾小球功能损害。

（二）影像学检查肾脏多无变化，发展致肾功能衰竭时可出现肾脏不同程度缩小；核素检查早期即出现肾功损害；心电图常提示左心室高电压；胸部X线或超声心动图常提示主动脉硬化、左心室肥厚或扩大。

（三）临床诊断困难者在早期应作肾活检。

四、高血压肾病预防

高血压肾病的早期预防十分重要，常见的预防措施有以下几点：

（一）年龄在40～50岁以上，高血压病史5～10年以上。如果确定为微量白蛋白增加，应高度警惕。

（二）夜尿增多，出现蛋白尿或短暂性血尿，要常查肾功能，尿蛋白定性。24小时尿蛋白定量，注意测量血压，做眼底检查。

（三）保持大便通畅。

（四）避免接触重金属，有毒物及可能损害肾的药物。

五、高血压肾病治疗与用药

（一）早期、轻度高血压和尿常规大致正常者可予非药物治疗，保持良好的情绪、减肥、限盐、限酒、练气功及太极拳、适当的体育锻炼等。

（二）可供选用的降压药物：①利尿剂；②β受体阻滞剂；③钙拮抗剂；④血管紧张素转换酶抑制剂（ACEI）。其中钙拮抗剂、ACEI对肾脏的血流动力学更有利，ACEI降低尿蛋白优于其它的降血压药物。使血压有效地控制到正常或接近正常（18.7/12kPa，140/90mmHg）能够预防、稳定或延缓高血压肾损害。

（三）恶性肾小动脉硬化症患者短期内肾功能迅速恶化，在合并有高血压脑病、视力迅速下降、颅内出血等以及不能口服药物时，可静脉给药，常用硝普钠，力争在12～24小时控制血压。长压定能够迅速降低血压，适合恶性高血压的最初治疗。

（四）伴发高脂血症、糖尿病及高尿酸血症者，应给予相应的治疗。同时应用抗血小板聚集和粘附的药物，如潘生丁、阿司匹林等，可能有阻止肾小动脉硬化的作用。

（五）有肾功能不全时还应给予非透析治疗和替代治疗，见"慢性肾功能不全"章节。

（六）保持大便通畅，宜用清宁丸、莫家清宁丸。中药宜用柴胡枳桔汤、天麻钩藤饮等。

六、高血压肾病鉴别

应除外各种继发高血压，尤其是慢性肾炎高血压型。恶性肾小动脉硬化症应与急进性肾炎、系统性血管炎等病相鉴别。

七、高血压肾病并发症

容易并发症中风、心脏病等心血管疾病。

（高帆）

第九篇　血液系统疾病的诊断与治疗

第一章　总　论

血液病学(hematology)是以血液和造血组织为主要研究对象的医学科学的一个独立分支学科。血液系统主要由造血组织和血液组成。

一、血液系统结构

（一）造血组织与造血功能

造血组织是指生成血细胞的组织，包括骨髓、胸腺、淋巴结、肝脏、脾脏、胚胎及胎儿的造血组织。

不同时期的造血部位不同，可分为胚胎期、胎儿期及出生后三个阶段的造血期：即中胚叶造血期、肝脾造血期及骨髓造血期。卵黄囊是胚胎期最早出现的造血场所。卵黄囊退化后，由肝、脾代替其造血功能。胎儿第4～5个月起，肝、脾造血功能逐渐减退，骨髓、胸腺及淋巴结开始出现造血活动，出生后仍保持此功能。此后，血细胞几乎都在骨髓内形成。青春期后胸腺逐渐萎缩，淋巴结生成淋巴细胞和浆细胞。骨髓成为出生后造血的主要器官，当骨髓没有储备力量时，一旦有需要额外造血，即由骨髓以外的器官（如肝、脾）来参与造血，发生所谓髓外造血(extr-amedullary hemapoiesis)。

（二）造血细胞生成与造血调节

现已公认各种血液细胞与免疫细胞均起源于共同的骨髓造血干细胞(hemapoietic stem cell，HSC)，自我更新与多向分化是HSC的两大特征。

血细胞生成除需要HSC外，尚需正常造血微环境及正、负造血调控因子的存在。造血组织中的非造血细胞成分，包括微血管系统、神经成分、网状细胞、基质及其他结缔组织，统称为造血微环境。造血微环境可直接与造血细胞接触或释放某些因子，影响或诱导造血细胞的生成。

调控造血功能的体液因子，包括刺激各种祖细胞增殖的正调控因子，如促红细胞生成素(erythropoietin，EPO)、集落刺激因子(colony-stimulating factor，CSF)及白细胞介素3(IL-3)等，同时亦有各系的负调控因子，两者互相制约，维持体内造血功能的恒定。

可以根据表面抗原的特征来识别HSC。髓系的祖细胞有CD34、CD33等抗原，淋巴系的祖细胞除CD34外，还有CD38和HLA-DR等抗原。多潜能HSC的表面有CD34抗原，但缺乏属于各系细胞特有的抗原（Lin抗原）。现在了解到CD34+细胞占骨髓有核细胞的1%，在外周血中大约是0.05%。

二、血液系统疾病的分类

血液系统疾病指原发（如白血病）或主要累及血液和造血器官的疾病（如缺铁性贫血）。血液系统疾病分类如下。

（一）红细胞疾病

如各类贫血和红细胞增多症等。

（二）粒细胞疾病

如粒细胞缺乏症、中性粒细胞分叶功能不全（Pelger-Huet畸形）、惰性白细胞综合征及类白血病反应等。

（三）单核细胞和巨噬细胞疾病

如炎症性组织细胞增多症、恶性组织细胞病等。

（四）淋巴细胞和浆细胞疾病

如各类淋巴瘤，急、慢性淋巴细胞白血病，多发性骨髓瘤等。

（五）造血干细胞疾病

如再生障碍性贫血、阵发性睡眠性血红蛋白尿、骨髓增生异常综合征、骨髓增殖性肿瘤以及急性非淋巴细胞白血病等。

（六）脾功能亢进

（七）出血性及血栓性疾病

如血管性紫癜、血小板减少性紫癜、凝血障碍性疾病、弥散性血管内凝血以及血栓性疾病等。

血液病学除了血液系统疾病外还包括输血医学(transfusion medicine)。

三、血液系统疾病的诊断

血液病具有许多与其他疾病不同的特点，这是由血液和造血组织本身的特点所决定的。由于血液以液体状态存在，不停地在体内循环，灌注着每一个器官的微循环，因此血液病的表现多为全身性。同时由于血液是执行不同生理功能的血细胞和血浆成分的综合体，并且与造血组织共同构造一个完整的动态平衡系统，血液病的症状与体征多种多样，往往缺乏特异性；实验室检查在血液病诊断中占有突出地位；继发性血液学异常比原发性血液病更多见，几乎全身所有器官和组织的病变都可引起血象的改变，甚至有些还可引起严重或持久的血象异常，酷似原发性血液病。

（一）病史采集

血液病的常见症状有贫血，出血倾向，发热，肿块，肝、脾、淋巴结肿大，骨痛等。对每一个患者应了解这些症状的有无及其特点。还应询问有无药物、毒物或放射性物质接触史，营养及饮食习惯，手术史，月经孕产史及家族史等。

（二）体格检查

皮肤黏膜颜色有无改变、有无黄疸、出血点及结节或斑块；舌乳头是否正常；胸骨有无压痛；浅表淋巴结、肝、脾有无肿大，腹部有无肿块等。

（三）实验室检查

1.正确的血细胞计数、血红蛋白测定以及血涂片细胞形态学的详细观察是最基本的诊断方法，常可反映骨髓造血病理变化。

2.网织红细胞计数　反映骨髓红细胞的生成功能。

3.骨髓检查及细胞化学染色　包括骨髓穿刺液涂片及骨髓活体组织检查，对某些血液病有确诊价值（如白血病、骨髓瘤、骨髓纤维化等）及参考价值（如增生性贫血）。细胞化学染色对急性白血病的鉴别诊断是必不可少的，如过氧化物酶、碱性磷酸酶、非特异性酯酶等。

4.出血性疾病检查　出血时间、凝血时间、凝血酶原时间、白陶土部分凝血活酶时间、纤维蛋白原定量为基本的检查。尚可做血块回缩试验、血小板聚集和黏附试验以了解血小板功能。

5.溶血性疾病检查　常用的试验有游离血红蛋白测定、血浆结合珠蛋白测定、Rous试验、尿潜血（血管内溶血）；酸溶血试验、蔗糖水试验（阵发性睡眠性血红蛋白尿）；渗透脆性试验（遗传性球形红细胞增多症）；高铁血红蛋白还原试验（G6PD酶缺乏）；抗人球蛋白试验（自身免疫性溶血性贫血）等以确定溶血原因。

6.生化及免疫学检查　如缺铁性贫血的铁代谢检查，自身免疫性血液疾病及淋巴系统疾病常伴有免疫球蛋白的异常、细胞免疫功能的异常及抗血细胞抗体异常。近年来已应用单克隆抗体对急性白血病进行免疫学分型。

7.细胞遗传学及分子生物学检查　如急性白血病染色体检查及基因诊断。

8.造血细胞的培养与测试技术

9.器械检查　如超声波、电子计算机体层显像(CT)、磁共振显像(MRI)及正电子发射计算机体层显像(PET/CT)等对血液病的诊断有很大帮助。

10.放射性核素　应用于红细胞寿命或红细胞破坏部位测定、骨髓显像、淋巴瘤显像等。

11.组织病理学检查　如淋巴结或浸润包块的活检、脾脏活检以及体液细胞学病理检查。淋巴结活检对诊断淋巴瘤及其与淋巴结炎、转移癌的鉴别有意义；脾脏活检主要用于脾脏显著增大的疾病；体液细胞学检查包括胸水、腹水和脑脊液中瘤细胞（或白血病细胞）的检查，对诊断、治疗和预后判断有价值。

血液病的实验室检查项目繁多，如何从中选择恰当的检查来达到确诊的目的，应综合分析，全面考虑。

四、血液系统疾病的治疗

（一）一般治疗
包括饮食与营养及精神与心理治疗。

（二）去除病因
使患者脱离致病因素的作用。

（三）保持正常血液成分及其功能
1.补充造血所需营养　巨幼细胞性贫血时，补充叶酸和（或）维生素B12；缺铁性贫血时补充铁剂。

2.刺激造血　如慢性再生障碍性贫血时应用雄激素刺激造血。

3.脾切除　切脾去除体内最大的单核一巨噬细胞系统的器官，减少血细胞的破坏与潴留，从而延长血细胞的寿命。切脾对遗传性球形红细胞增多症所致的溶血性贫血有确切疗效。

4.过继免疫　如给予干扰素或在异基因造血干细胞移植后的供者淋巴细胞输注(DLI)。

5.成分输血及抗生素的使用　严重贫血或失血时输注红细胞，血小板减少有出血危险时补充血小板。白细胞减少有感染时予以有效的抗感染药物治疗。

（四）去除异常血液成分和抑制异常功能
1.化疗　联合使用作用于不同周期的化疗药物可杀灭病变细胞。

2.放疗　1射线、X射线等电离辐射杀灭白血病或淋巴瘤细胞。

3. 诱导分化 我国科学家发现全反式维A酸(all-trans retinoic acid, ATRA)、三氧化二砷通过诱导分化,可使异常早幼粒细胞加速凋亡或使其分化为正常成熟的粒细胞,是特异性去除白血病细胞的新途径。

4. 治疗性血液成分单采 通过血细胞分离器选择性地去除血液中某一成分,可用于治疗骨髓增殖性疾病、白血病等。血浆置换术可治疗巨球蛋白血症、某些自身免疫病、同种免疫性疾病及血栓性血小板减少性紫癜等。

5. 免疫抑制 使用糖皮质激素、环孢素及抗淋巴细胞球蛋白等,减少淋巴细胞数量,抑制其异常功能以治疗自身免疫性溶血性贫血、再生障碍性贫血及异基因造血干细胞移植时发生的移植物抗宿主病等。

6. 抗凝及溶栓治疗 如弥散性血管内凝血时为防止凝血因子进一步消耗,采用肝素抗凝。血小板过多时为防止血小板异常聚集,可使用双嘧达莫等药物。一旦血栓形成,可使用尿激酶等溶栓,以恢复血流通畅。

(五)靶向治疗

如酪氨酸激酶抑制剂治疗慢性粒细胞白血病(CML)。

(六)造血干细胞移植(hernopoietic stem cell transplantation,HSCT)

通过预处理,去除异常的骨髓造血组织,然后植入健康的HSC,重建造血与免疫系统。是一种可能根治血液系统恶性肿瘤和遗传性疾病等的综合性治疗方法。

五、血液病学的进展与展望

近10年来,血液学,特别是血液恶性肿瘤学,是当今世界医学研究中最引人注目的学科之一。从18世纪发现血细胞以来,近200年的基础与临床的结合使血液病的研究进入了崭新的纪元;自18世纪发现白血病以来,到21世纪已可使儿童急性淋巴细胞白血病(ALL)和成人急性早幼粒细胞白血病(APL)获得75%治愈的临床疗效;血液系统恶性肿瘤的诊断已从形态学发展到分子生物学、基因学的高水平阶段;治疗已从既往的化疗进展到诱导分化、靶基因治疗、HSCT治疗,成为治疗恶性肿瘤的新典范。

未来血液病学的发展方向是探索新的治疗靶点、生物效应治疗、基因治疗等领域,血液学的发展必将带动其他医学领域的发展。

(韩琼玫)

第二章 贫血概述

贫血是指人体外周血红细胞容量减少,低于正常范围下限,不能运输足够的氧至组织而产生的综合征。由于红细胞容量测定较复杂,临床上常以血红蛋白(Hb)浓度来代替。我国血液病学家认为在我国海平面地区,成年男性Hb<120g/L,成年女性(非妊娠)Hb<110g/L,孕妇Hb<100g/L就有贫血。

国外一般都以1972年WHO制订的诊断标准为基础,即在海平面地区,Hb低于下述水平诊断为贫血:6个月到<6岁儿童110g/L,6~14岁儿童120g/L,成年男性130g/L,成年女性120g/L,孕妇110g/L。应注意,婴儿、儿童及妊娠妇女的血红蛋白浓度较成人低,久居高原地区居民的血红蛋白正常值较海平面居民为高。同时在妊娠、低蛋白血症、充血性心力衰竭、脾大及巨球蛋白血症时,血浆容量增加,此时即使红细胞容量是正常的,但因血液被稀释,血红蛋白浓度降低,容易被误诊为贫血;在脱水或失血等循环血容量减少时,由于血液浓缩,血红蛋白浓度增高,即使红细胞容量减少,有贫血也不容易表现出来,容易漏诊。因此,在判定有无贫血时,应考虑上述影响因素。

一、分类

基于不同的临床特点，贫血有不同的分类。如：按贫血进展速度分急、慢性贫血；按红细胞形态分大细胞性贫血、正常细胞性贫血和小细胞低色素性贫血（表9-2-1）；按血红蛋白浓度分轻度、中度、重度和极重度贫血（表9-2-2）；按骨髓红系增生情况分增生不良性贫血（如再生障碍性贫血）和增生性贫血（除再生障碍性贫血以外的贫血）等。诸种分类虽对辅助诊断和指导治疗有一定意义，但下列依据发病机制或（和）病因的分类更能反映贫血的病理本质。

表9-2-1 贫血的细胞学分类

类　　型	MCV（fl）	MCHC（%）	常见疾病
大细胞性贫血	> 100	32 ~ 35	巨幼细胞贫血、伴网织红细胞大量增生的溶血性贫血、骨髓增生异常综合征、肝疾病
正常细胞性贫血	80 ~ 100	32 ~ 35	再生障碍贫血、纯红细胞再生障碍性贫血、溶血性贫血、骨髓病性贫血、急性失血性贫血
小细胞低色素性贫血	< 80	< 32	缺铁性贫血 铁粒幼细胞性贫血 珠蛋白生成障碍性贫血

注：MCV，红细胞平均体积；MCHC，红细胞平均血红蛋白浓度

表9-2-2 贫血的严重度划分标准

血红蛋白浓度	< 30g/L	30 ~ 59g/L	60 ~ 90g/L	> 90g/L
贫血严重程度	极重度	重度	中度	轻度

（一）红细胞生成减少性贫血

红细胞生成主要取决于三大因素：造血细胞、造血调节、造血原料。造血细胞包括多能造血干细胞、髓系干祖细胞及各期红系细胞。造血调节包括细胞调节如骨髓基质细胞、淋巴细胞的影响和造血细胞本身的凋亡（程序化死亡）；因子调节如干细胞因子（stem cell factor，SCF）、白细胞介素（IL）、粒-单系集落刺激因子（GM-CSF）、粒系集落刺激因子（G-CSF）、红细胞生成素(EPO)、血小板生成素(TPO)、血小板生长因子(TGF)、肿瘤坏死因子(TNF)和干扰素(IFN)等正、负调控因子。造血原料是指造血细胞增殖、分化、代谢以及细胞构建必需的物质，如蛋白质、脂类、维生素（叶酸、维生素B_{12}等）、微量元素（铁、铜、锌等）等。这些因素中的任一种发生异常都可能导致红细胞生成减少，进而发生贫血。

1.造血干祖细胞异常所致贫血

(1)再生障碍性贫血（aplastic anemia，AA）：AA的发病与原发和继发的造血干祖细胞缺陷有关，是一种骨髓造血功能衰竭症。

(2)纯红细胞再生障碍性贫血(pure red cell anemia，PRCA)：PRCA是指骨髓红系造血干祖细胞受到不同的病理因子影响发生改变，进而引起的单纯红细胞减少性贫血。依据病因，该病可分为先天性和后天性两类。先天性PRCA即Diamond-Blackfan综合征，系遗传所致；后天性PRCA包括原发、继发两亚类。20世纪70年代以来，有学者发现部分原发性PRCA患者血清中有自身EPO或幼红细胞抗体。继发性PRCA主要有药物相关型、感染相关型(细菌和病毒，如微小病毒B19、肝炎病毒等)、自身免疫病相关型、淋巴细胞增殖性疾病相关型（如胸腺瘤、淋巴瘤、浆细胞病和淋巴细胞白血病等）、部分髓系恶性克隆性疾病相关型（如白血病前期）以及急性再生障碍危象等。根据疾病进程和患者年龄，可将PRCA分为急性型、慢性幼儿型（先天性）和慢性成人型。

(3)先天性红细胞生成异常性贫血(congenital dyserythropoietic anemia，CDA)：CDA是一类遗传性红系干祖细胞良性克隆异常所致的、以红系无效造血和形态异常为特征

的难治性贫血。根据遗传方式，该病可分为常染色体隐性遗传型和显性遗传型。

(4)造血系统恶性克隆性疾病：包括骨髓增生异常综合征及各类造血系统肿瘤性疾病。这些疾病由于多能造血干细胞或髓系干祖细胞发生了质的异常，高增生、低分化，甚至造血调节也受到影响，从而使正常成熟红细胞减少而发生贫血。

2.造血调节异常所致贫血

(1)骨髓基质细胞受损所致贫血：骨髓坏死、骨髓纤维化、骨髓硬化症、大理石病、各种髓外肿瘤性疾病的骨髓转移以及各种感染或非感染性骨髓炎，均可因损伤骨髓基质细胞及造血微环境（也可损伤造血细胞）而影响血细胞生成，导致贫血。

(2)淋巴细胞功能亢进所致贫血：T细胞功能亢进可通过细胞毒性T细胞直接杀伤（穿孔素），或（和）T细胞因子介导造血细胞凋亡而使造血功能衰竭(AA)。B细胞功能亢进可产生抗骨髓细胞自身抗体，进而破坏或抑制造血细胞导致造血功能衰竭（免疫相关性全血细胞减少）。

(3)造血调节因子水平异常所致贫血：肾功能不全、垂体或甲状腺功能低下、肝病等均可因产生EPO不足而导致贫血。肿瘤性疾病或某些病毒感染会诱导机体产生较多的TNF、IFN、炎症因子等造血负调控因子，故也会抑制造血，导致贫血。近年发现hepcidin是调节饮食中铁吸收和巨噬细胞中铁释放的主要激素，贫血和低氧时其分泌减少，促进红细胞对铁的利用，然而，感染和炎症细胞因子诱导hepcidin分泌，使血浆中游离铁浓度减低，导致铁利用障碍。慢性病性贫血（anemia of chronic disease，ACD）即属此类。

(4)造血细胞凋亡亢进所致贫血：有学者提出阵发性睡眠性血红蛋白尿(PNH)有"双重发病机制"：一为PNH异常造血克隆扩增，二为T细胞介导的正常造血细胞凋亡。AA的髓系造血功能衰竭主要是凋亡所致。

3.造血原料不足或利用障碍所致贫血

(1)叶酸或维生素B$_{12}$缺乏或利用障碍所致贫血：由于各种生理或病理因素导致机体叶酸或维生素B$_{12}$绝对或相对缺乏或利用障碍所引起的巨幼细胞贫血，是临床上常见的贫血之一。

(2)缺铁和铁利用障碍性贫血：这是临床上最常见的贫血。缺铁和铁利用障碍影响血红素合成，故有学者称该类贫血为血红素合成异常性贫血。该类贫血的红细胞形态变小，中央淡染区扩大，属于小细胞低色素性贫血。

（二）红细胞破坏过多性贫血

红细胞破坏过多性贫血即溶血性贫血(HA)。

（三）失血性贫血

失血性贫血根据失血速度分急性和慢性，根据失血量分轻、中、重度，根据失血的病因分出凝血性疾病（如特发性血小板减少性紫癜、血友病和严重肝病等）和非出凝血性疾病（如外伤、肿瘤、结核、支气管扩张、消化性溃疡、肝病、痔疮、泌尿生殖系统疾病等）。慢性失血性贫血往往合并缺铁性贫血。

二、临床表现

贫血的临床表现与5个因素有关：贫血的病因（包括引起贫血的相关疾病），贫血导致血液携氧能力下降的程度，贫血时血容量下降的程度，发生贫血的速度和血液、循环、呼吸等系统对贫血的代偿和耐受能力。贫血的主要临床表现如下。

（一）神经系统

头痛、眩晕、萎靡、晕厥、失眠、多梦、耳鸣、眼花、记忆力减退、注意力不集中是贫血常见的症状。其中有些是贫血导致脑组织缺氧所致，有些是急性失血性贫血引起血容量不足或血压降低所致，有些是严重的溶血引起高胆红素血症或高游离血红蛋白血症所致，有些是引起贫血的原发病（如白血病中枢神经系统浸润）所致，甚至可能是贫血并发颅内或眼底出血所致（如AA）。肢端麻木可由贫血并发的末梢神经炎所致，特别多见于维生素 B_{12} 缺乏性巨幼细胞贫血。小儿患缺铁性贫血时可哭闹不安、躁动甚至影响智力发育。

（二）皮肤黏膜

苍白是贫血时皮肤、黏膜的主要表现，其机制主要是贫血通过神经体液调节引起有效血容量重新分布，为保障重要脏器（如脑、心、肾、肝、肺等）供血，相对次要脏器（如皮肤、黏膜）则供血减少；另外，由于单位容积血液内红细胞和血红蛋白含量减少，也会引起皮肤、黏膜颜色变淡。粗糙、缺少光泽甚至形成溃疡是贫血时皮肤、黏膜的另一类表现，这除了与贫血导致皮肤、黏膜供血减少和营养不足有关外，还可能与贫血的原发病（如叶酸、维生素 B_{12} 缺乏、缺铁以及自身免疫病等）有关。溶血性贫血（特别是血管外溶血性贫血）可引起皮肤、黏膜黄染，某些造血系统肿瘤性疾病引起的贫血可并发皮肤损害（如绿色瘤等）。

（三）呼吸系统

轻度贫血，由于机体有一定的代偿和适应能力，平静时呼吸次数可能不增加；活动后机体处于低氧和高二氧化碳状态，刺激呼吸中枢，进而引起呼吸加快加深。重度贫血时，即使平静状态也可能有气短甚至端坐呼吸。另外，贫血的并发症和引起贫血的原发病也可能影响呼吸系统，如AA合并呼吸道感染、白血病性贫血引起呼吸系统浸润、红斑狼疮性贫血并发"狼疮肺"、长期贫血后多次输血导致"含铁血黄素肺"等，均可引起相应的肺部症状、体征和X线表现。

（四）循环系统

急性失血性贫血时循环系统的主要表现是对低血容量的反应，如外周血管的收缩、心率的加快、主观感觉的心悸等。非失血性贫血由于血容量不低，故循环系统的主要表现是心脏对组织缺氧的反应：轻度贫血时，安静状态下可无明显表现，仅活动后有心悸、心率加快；中、重度贫血时，无论何种状态均可出现心悸和心率加快，且贫血愈重，活动量愈大，心脏负荷愈重，症状愈明显；长期贫血，心脏超负荷工作且供血不足，会导致贫血性心脏病，此时不仅有心率变化，还可有心律失常、心脏结构异常，甚至心功能不全。贫血后多次输血导致"血色病"，也会引起心功能不全和心率、心律的改变。某些引起贫血的原发病累及心脏和血管，也会出现相应的改变。

（五）消化系统

凡能引起贫血的消化系统疾病，在贫血前或贫血同时有原发病的表现。某些消化系统以外的疾病可引起贫血，也可同时累及消化系统。贫血本身可影响消化系统，出现功能甚至结构的改变，如消化腺分泌减少甚至腺体萎缩，进而导致消化功能减低、消化不良，出现腹部胀满、食欲减低、大便规律和性状的改变等。长期慢性溶血可合并胆道结石或（和）炎症。缺铁性贫血可有吞咽异物感。钩虫病引起的缺铁性贫血可合并异嗜症。巨幼细胞贫血或恶性贫血可引起舌炎、舌萎缩、牛肉舌、镜面舌等。

（六）泌尿系统

肾性贫血在贫血前和贫血同时有原发肾疾病的临床表现。胶原病可同时影响造血系统和肾。血管外溶血出现胆红素尿和高尿胆原尿；血管内溶血出现游离血红蛋白和含铁血黄素尿，重者甚至可发生游离血红蛋白堵塞肾小管，进而引起少尿、无尿、急性肾衰竭。急性重度失血性贫血可因血容量不足而致肾血流量减少，进而引起少尿甚至无尿，持续时间过长可致肾功能不全。

（七）内分泌系统

孕妇分娩时，因大出血，贫血可导致垂体缺血坏死而发生席汉综合征。长期贫血会影响甲状腺、性腺、肾上腺、胰腺的功能，会改变红细胞生成素和胃肠激素的分泌。某些自身免疫病不仅可影响造血系统，且可同时累及一个甚至数个内分泌器官，导致激素分泌异常。

（八）生殖系统

长期贫血会使睾丸的生精细胞缺血、坏死，进而影响睾酮的分泌，减弱男性特征；对女性，贫血除影响女性激素的分泌外，还可因合并凝血因子及血小板量或质的异常而导致月经过多。临床上常用雄激素治疗低增生性贫血，故这些贫血患者可出现男性特征亢进的表现，如毛发增多、声音变粗、男性性欲增强、女性男性化等。

（九）免疫系统

所有继发于免疫系统疾病的贫血患者，均有原发免疫系统疾病的临床表现。贫血本身也会引起免疫系统的改变，如红细胞减少会降低红细胞在抵御病原微生物感染过程中的调理素作用，红细胞膜上C3的减少会影响机体的非特异性免疫功能。贫血患者反复输血会影响T细胞亚群。某些治疗贫血的药物能改变患者的免疫功能。

（十）血液系统

外周血的改变主要表现在血细胞量、形态和生化成分上，某些情况下还可合并血浆或血清成分的异常。血细胞量的改变首先是红细胞减少，相应的血红蛋白、血细胞比容减低以及网织红细胞量的改变，其次是有时合并白细胞或血小板量的异常（包括白细胞分类的异常）。血细胞形态的改变包括大、小、正细胞性贫血以及异形红细胞和异形白细胞、血小板。红细胞生化成分的异常有两方面：一是红细胞内合成较多的2,3-二磷酸甘油酸(2,3-DPG)，以降低血红蛋白对氧的亲和力，使氧解离曲线右移，组织获得更多的氧；二是因贫血种类不同而异的改变，如红细胞膜、酶、血红蛋白的异常以及某些贫血时并发的白细胞和血小板质的改变。血浆或血清成分的改变多见于浆细胞病性贫血（M蛋白增多及钙、磷水平变化等）、溶血性贫血（游离血红蛋白增高、结合珠蛋白降低、血钾增高、间接或直接胆红素增高等）、合并弥散性血管内凝血的贫血（血浆各类凝血因子、纤溶成分均发生量的异常）、肝病性贫血和肾性贫血（低蛋白血症和代谢产物累积）等。造血器官的改变主要在骨髓，不同类型的贫血，骨髓有核细胞的多寡（即增生度）不同，不同病因或不同发病机制的贫血，其骨髓粒、红、单核、巨核、淋巴细胞系各阶段的形态、比例、位置、超微结构、组化反应、抗原表达、染色体核型、癌基因重排、过度表达以及体外干祖细胞集落培养等情况可能千差万别；造血系统肿瘤性疾病所致的贫血可能还会合并肝、脾、淋巴结肿大；溶血性贫血可能合并肝或脾大；骨髓纤维化症和脾功能亢进性贫血合并脾大。

三、诊断

应详细询问现病史和既往史、家族史、营养史、月经生育史及危险因素暴露史等。从现病史了解贫血发生的时间、速度、程度、并发症、可能诱因、干预治疗的反应等。既往史可提供贫血的原发病线索。家族史提供发生贫血的遗传背景。营养史和月经生育史对缺铁、缺叶酸或维生素B_{12}等造血原料所致的贫血、失血性贫血有辅助诊断价值。危险因素（射线、化学毒物或药物、疫区或病原微生物等）暴露史对造血组织受损和感染相关性贫血的诊断至关重要。

全面体检有助于了解：①贫血对各系统的影响：皮肤、黏膜苍白程度，心率或心律改变，呼吸姿势或频度异常等；②贫血的伴随表现：溶血（如皮肤、黏膜、巩膜黄染，胆道炎症体征、肝大或脾大等）、出血（如皮肤、黏膜紫癜或瘀斑，眼底、中枢神经系统、泌尿生殖道或消化道出血体征等）、浸润（如皮肤绿色瘤、皮下肿物、淋巴结肿大、肝大或脾大等）、感染（如发热及全身反应、感染灶体征等）、营养不良（如皮肤、黏膜或毛发干燥、黏膜溃疡、舌乳头萎缩、匙状甲或神经系统深层感觉障碍等）、自身免疫（如皮肤、黏膜损害、关节损害）等。

贫血的实验室检查分为血常规、骨髓和贫血发病机制检查。

1.血常规检查 血常规检查可以确定有无贫血，贫血是否伴白细胞或血小板数量的变化。红细胞参数（MCV、MCH及MCHC）反映红细胞大小及血红蛋白改变，为贫血的病理机制诊断提供相关线索（表6-2-1）。血红蛋白测定为贫血严重程度的判定提供依据（表6-2-2）。网织红细胞计数间接反映骨髓红系增生（或对贫血的代偿）情况。外周血涂片可观察红细胞、白细胞、血小板数量或形态改变，有否疟原虫和异常细胞等。

2.骨髓检查 包括骨髓细胞涂片分类和骨髓活检。涂片分类反映骨髓细胞的增生程度、细胞成分、比例和形态变化。活检反映骨髓造血组织的结构、增生程度、细胞成分和形态变化。骨髓检查提示贫血时注意造血功能高低及造血组织是否出现肿瘤性改变，是否有坏死、纤维化或大理石变，是否有髓外肿瘤浸润等。凭骨髓检查评价患者造血功能时，必须注意骨髓取样的局限性，一个部位骨髓增生减低或与血常规结果矛盾时，应做多部位骨髓检查。

3.贫血的发病机制检查 包括缺铁性贫血的铁代谢及引起缺铁的原发病检查；巨幼细胞贫血的血清叶酸和维生素B_{12}水平测定及导致此类造血原料缺乏的原发病检查；失血性贫血的原发病检查；溶血性贫血的红细胞膜、酶、珠蛋白、血红素、自身抗体、同种抗体或PNH克隆等检查；骨髓造血功能衰竭性贫血的造血细胞质异常（如染色体、抗原表达、细胞周期、功能、基因等）、T细胞调控（T细胞亚群及其分泌的因子）、B细胞调控（骨髓细胞自身抗体）检查，以及造血系统肿瘤性疾病和其他系统继发贫血的原发病检查。

分析从采集病史、体格检查和实验室检查获得的有关贫血的临床资料，通常可以查明贫血的发病机制或病因，做出贫血的疾病诊断。

四、治疗

贫血性疾病的治疗分"对症"和"对因"两类。

（一）对症治疗

目的是减轻重度血细胞减少对患者的致命影响，为对因治疗发挥作用赢得时间。具体内容包括：重度贫血患者、老年人或合并心肺功能不全的贫血患者应输红细胞，纠正贫血，改善体内缺氧状态；急性大量失血患者应及时输血或红细胞及血浆，迅速恢复血容量并纠正贫血；对贫血合并出血者，应根据出血机制的不同采取不同的止血治疗（如重度血小板减少应输血小板）；对贫血合并感染者，应酌情予抗感染治疗；对贫血合并其他脏器功能不全者，应根据脏器的不同及功能不全的程度而施予不同的支持治疗；先天性溶血性贫血多次输血并发血色病者应予去铁治疗。

（二）对因治疗

实乃针对贫血发病机制的治疗。如缺铁性贫血补铁及治疗导致缺铁的原发病；巨幼细胞贫血补充叶酸或维生素B_{12}；溶血性贫血采用糖皮质激素或脾切除术；遗传性球形细胞增多症脾切除有肯定疗效；造血干细胞质异常性贫血采用干细胞移植；AA采用抗淋巴（胸腺）细胞球蛋白、环孢素及造血正调控因子（如雄激素、G-CSF、GM-CSF或EPO等）；ACD及肾性贫血采用EPO；肿瘤性贫血采用化疗或放疗；免疫相关性贫血采用免疫抑制剂；各类继发性贫血治疗原发病等。

（韩琼玫）

第三章 缺铁性贫血

当机体对铁的需求与供给失衡，导致体内贮存铁耗尽(iron depletion, ID)，继之红细胞内铁缺乏（iron deficient erythropoiesis, IDE），最终引起缺铁性贫血(iron deficiency anemia, IDA)。IDA是铁缺乏症（包括ID、IDE和IDA）的最终阶段，表现为缺铁引起的小细胞低色素性贫血及其他异常。缺铁和铁利用障碍影响血红素合成,故有学者称该类贫血为血红素合成异常性贫血。

根据病因可将其分为铁摄入不足(食物缺铁)、供不应求(孕妇)、吸收不良(胃肠道疾病)、转运障碍(无转铁蛋白血症、肝病、慢性炎症)、丢失过多(各种失血)及利用障碍(铁粒幼细胞性贫血、铅中毒、慢性病性贫血)等类型。

一、流行病学

IDA是最常见的贫血。其发病率在发展中国家、经济不发达地区、婴幼儿、育龄妇女明显增高。上海地区人群调查显示:铁缺乏症的年发病率在6个月~2岁婴幼儿为75.0%~82.5%、妊娠3个月以上妇女为66.7%、育龄妇女为43.3%、10岁~17岁青少年为13.2%;以上人群IDA患病率分别为33.8%~45.7%、19.3%、11.4%和9.8%。

二、铁代谢

人体内铁分两部分:其一为功能状态铁,包括血红蛋白铁(占体内铁的67%)、肌红蛋白铁(占体内铁的15%)、转铁蛋白铁(3~4mg)、乳铁蛋白、酶和辅因子结合的铁;其二为贮存铁(男性1000mg,女性300~400mg),包括铁蛋白和含铁血黄素。铁总量在正常成年男性约50~55mg/kg,女性35~40mg/kg。正常人每天造血约需20~25mg铁,主要来自衰老破坏的红细胞。正常人维持体内铁平衡需每天从食物摄铁1~1.5 mg,孕、乳妇2~4mg。动物食品铁吸收率高(可达20%),植物食品铁吸收率低(1%~7%)。铁吸收部位主要在十二指肠及空肠上段。食物铁状态(三价、二价铁)、胃肠功能(酸碱度等)、体内铁贮量、骨髓造血状态及某些药物(如维生素C)均会影响铁吸收。吸收入血的二价铁经铜蓝蛋白氧化成三价铁,与转铁蛋白结合后转运到组织或通过幼红细胞膜转铁蛋白受体胞饮入细胞内,再与转铁蛋白分离并还原成二价铁,参与形成血红蛋白。多余的铁以铁蛋白和含铁血黄素形式贮存于肝、脾、骨髓等器官的单核巨噬细胞系统,待铁需要增加时动用。人体每天排铁不超过1mg,主要通过肠黏膜脱落细胞随粪便排出,少量通过尿、汗液排出,哺乳妇女还通过乳汁排出。

三、病因和发病机制

(一)病因

1.需铁量增加而铁摄入不足 多见于婴幼儿、青少年、妊娠和哺乳期妇女。婴幼儿需铁量较大,若不补充蛋类、肉类等含铁量较高的辅食,易造成缺铁。青少年偏食易缺铁。女性月经过多、妊娠或哺乳,需铁量增加,若不补充高铁食物,易造成IDA。

2.铁吸收障碍 常见于胃大部切除术后,胃酸分泌不足且食物快速进入空肠,绕过铁的主要吸收部位(十二指肠),使铁吸收减少。此外,多种原因造成的胃肠道功能紊乱,如长期不明原因腹泻、慢性肠炎、Crohn病等均可因铁吸收障碍而发生IDA。

3.铁丢失过多 长期慢性铁丢失而得不到纠正则造成IDA,如慢性肠道失血(包括痔疮、胃十二指肠溃疡、食管裂孔疝、消化道息肉、胃肠道肿瘤、寄生虫感染、食管或胃底静脉曲张破裂等)、月经过多(如宫内放置节育环、子宫肌瘤及月经失调等妇科疾病)、咯血和肺泡出血(如肺含铁血黄素沉着症、肺出血肾炎综合征、肺结核、支气管扩张、肺癌等)、血红蛋白尿(如阵发性睡眠陷血红蛋白尿、冷抗体型自身免疫性溶血、人工心脏瓣膜、行军性血红蛋白尿等)及其他(如遗传性出血性毛细血管扩张症、慢性肾衰竭行血液透析、多次献血等)。

（二）发病机制

1.缺铁对铁代谢的影响　当体内贮铁减少到不足以补偿功能状态的铁时，铁代谢指标发生异常：贮铁指标（铁蛋白、含铁血黄素）减低、血清铁和转铁蛋白饱和度减低、总铁结合力和未结合铁的转铁蛋白升高、组织缺铁、红细胞内缺铁。转铁蛋白受体表达于红系造血细胞膜表面，其表达量与红细胞内Hb合成所需的铁代谢密切相关，当红细胞内铁缺乏时，转铁蛋白受体脱落进入血液成为血清可溶性转铁蛋白受体(sTfR)。

2.缺铁对造血系统的影响　红细胞内缺铁，血红素合成障碍，大量原卟啉不能与铁结合成为血红素，以游离原卟啉(FEP)的形式积累在红细胞内或与锌原子结合成为锌原卟啉(ZPP)，血红蛋白生成减少，红细胞胞质少、体积小，发生小细胞低色素性贫血；严重时粒细胞、血小板的生成也受影响。

3.缺铁对组织细胞代谢的影响　组织缺铁，细胞中含铁酶和铁依赖酶的活性降低，进而影响患者的精神、行为、体力、免疫功能及患儿的生长发育和智力；缺铁可引起黏膜组织病变和外胚叶组织营养障碍。

四、临床表现

（一）缺铁原发病表现

如消化性溃疡、肿瘤或痔疮导致的黑便、血便或腹部不适；肠道寄生虫感染导致的腹痛或大便性状改变；妇女月经过多；肿瘤性疾病的消瘦；血管内溶血的血红蛋白尿等。

（二）贫血表现

常见症状为乏力、易倦、头晕、头痛、眼花、耳鸣、心悸、气短、纳差等；有苍白、心率增快。

（三）组织缺铁表现

精神行为异常，如烦躁、易怒、注意力不集中、异食癖；体力、耐力下降；易感染；儿童生长发育迟缓、智力低下；口腔炎、舌炎、舌乳头萎缩、口角皲裂、吞咽困难；毛发干枯、脱落；皮肤干燥、皱缩；指（趾）甲缺乏光泽、脆薄易裂，重者指（趾）甲变平，甚至凹下呈勺状（匙状甲）。

五、实验室检查

（一）血象

呈小细胞低色素性贫血。平均红细胞体积(MCV)低于80fl，平均红细胞血红蛋白量(MCH)小于27pg，平均红细胞血红蛋白浓度(MCHC)小于32%。血片中可见红细胞体积小、中央淡染区扩大。网织红细胞计数多正常或轻度增高。白细胞和血小板计数可正常或减低，也有部分患者血小板计数升高。

（二）骨髓象

增生活跃或明显活跃；以红系增生为主，粒系、巨核系无明显异常；红系中以中、晚幼红细胞为主，其体积小、核染色质致密、胞质少、边缘不整齐，有血红蛋白形成不良的表现，即所谓的"核老浆幼"现象。

（三）铁代谢

血清铁低于8.95μmol/L，总铁结合力升高，大于64.44μmol/L；转铁蛋白饱和度降低，小于15%，sTfR浓度超过8mg/L。血清铁蛋白低于12μg/L。骨髓涂片用亚铁氰化钾（普鲁士蓝反应）染色后，在骨髓小粒中无深蓝色的含铁血黄素颗粒；在幼红细胞内铁小粒减少或消失，铁粒幼细胞少于15%。

（四）红细胞内卟啉代谢

FEP>0.9μmol/L（全血），ZPP>0.96μmol/L（全血），FEP/Hb>4.5μg/gHb。

（五）血清转铁蛋白受体测定

血清可溶性转铁蛋白受体(sTfR)测定是迄今反映缺铁性红细胞生成的最佳指标，一般 sTfR浓度>26.5nmol/L(2.25μg/ml)可诊断缺铁。

六、诊断与鉴别诊断

（一）诊断

1.ID　①血清铁蛋白<12μg/L；②骨髓铁染色显示骨髓小粒可染铁消失，铁粒幼细胞少于15%；③血红蛋白及血清铁等指标尚正常。

2.IDE　①ID的①+②；②转铁蛋白饱和度<15%；③FEP/Hb >45μg/gHb；④血红蛋白尚正常。

3.IDA　①IDE的①+②+③；②小细胞低色素性贫血：男性Hb <120g/L，女性Hb<110g/L，孕妇Hb<100g/L；MCV<80fl，MCH<27pg，MCHC<32%。

4.病因诊断　只有明确病因，IDA才可能根治；有时缺铁的病因比贫血本身更为严重。例如胃肠道恶性肿瘤伴慢性失血或胃癌术后残胃癌所致的IDA，应多次检查大便潜血，必要时做胃肠道X线或内镜检查；月经过多的妇女应检查有无妇科疾病。

（二）鉴别诊断

应与下列小细胞性贫血鉴别：

1.铁粒幼细胞性贫血　遗传或不明原因导致的红细胞铁利用障碍性贫血。表现为小细胞性贫血，但血清铁蛋白浓度增高、骨髓小粒含铁血黄素颗粒增多、铁粒幼细胞增多，并出现环形铁粒幼细胞。血清铁和铁饱和度增高，总铁结合力不低。

2.海洋性贫血　有家族史，有溶血表现。血片中可见多量靶形红细胞，并有珠蛋白肽链合成数量异常的证据，如胎儿血红蛋白或血红蛋白A_2增高，出现血红蛋白H包涵体等。血清铁蛋白、骨髓可染铁、血清铁和铁饱和度不低且常增高。

3.慢性病性贫血　慢性炎症、感染或肿瘤等引起的铁代谢异常性贫血。贫血为小细胞性。贮铁（血清铁蛋白和骨髓小粒含铁血黄素）增多。血清铁、血清铁饱和度、总铁结合力减低。

4.转铁蛋白缺乏症　系常染色体隐性遗传所致（先天性）或严重肝病、肿瘤继发（获得性）。表现为小细胞低色素性贫血。血清铁、总铁结合力、血清铁蛋白及骨髓含铁血黄素均明显降低。先天性者幼儿时发病，伴发育不良和多脏器功能受累。获得性者有原发病的表现。

七、治疗

治疗IDA的原则是：根除病因；补足贮铁。

（一）病因治疗

应尽可能地去除导致缺铁的病因。如婴幼儿、青少年和妊娠妇女营养不足引起的IDA，应改善饮食；月经过多引起的IDA应调理月经；寄生虫感染者应驱虫治疗；恶性肿瘤者应手术或放、化疗；消化性溃疡引起者应抑酸治疗等。

（二）补铁治疗

治疗性铁剂有无机铁和有机铁两类。无机铁以硫酸亚铁为代表，有机铁则包括右旋糖酐铁、葡萄糖酸亚铁、山梨醇铁、富马酸亚铁、琥珀酸亚铁和多糖铁复合物等。无机铁剂的不良反应较有机铁剂明显。首选口服铁剂。如硫酸亚铁0.3g，每日3次；或右旋糖酐铁50mg，每日2～3次。餐后服用胃肠道反应小且易耐受。应注意，进食谷类、乳类和茶等会抑制铁剂的吸收，鱼、肉类、维生素C可加强铁剂的吸收。口服铁剂有效的表现先是外周血网织红细胞增多，高峰在开始服药后5～10天，2周后血红蛋白浓度上升，一般2个月左右恢复正常。铁剂治疗应在血红蛋白恢复正常后至少持续4～6个月，待铁蛋白正常后停药。若口服铁剂不能耐受或胃肠道正常解剖部位发生改变而影响铁的吸收，可用铁剂肌肉注射。右旋糖酐铁是最常用的注射铁剂，首次给药须用0.5ml作为试验剂量，1小时后无过敏反应可给足量治疗，注射用铁的总需量按公式计算：（需达到的血红蛋白浓度一患者的血红蛋白浓度）×0.33×患者体重(kg)。

八、预防

重点是婴幼儿、青少年和妇女的营养保健。对婴幼儿应及早添加富含铁的食品，如蛋类、肝等；对青少年应纠正偏食，定期查、治寄生虫感染；对孕妇、哺乳期妇女可补充铁剂；对月经期妇女应防治月经过多。做好肿瘤性疾病和慢性出血性疾病的人群防治。

九、预后

单纯营养不足者，易恢复正常。继发于其他疾病者，取决于原发病能否根治。

（韩琼玫）

第四章 巨幼细胞贫血

叶酸或维生素B_{12}(Vit B_{12})缺乏或某些影响核苷酸代谢的药物导致细胞核脱氧核糖核酸(DNA)合成障碍所致的贫血称巨幼细胞贫血(megaloblastic anemia, MA)。本病的特点是呈大红细胞性贫血，骨髓内出现巨幼红细胞、粒细胞及巨核细胞系列。此类贫血的幼红细胞DNA合成障碍，故又有学者称之为幼红细胞增殖异常性贫血。

根据缺乏物质的种类，该病可分为单纯叶酸缺乏性贫血、单纯维生素B_{12}缺乏性贫血及叶酸和维生素B_{12}同时缺乏性贫血。根据病因可分为：①食物营养不够：叶酸或维生素B_{12}摄入不足；②吸收不良：胃肠道疾病、药物干扰和内因子抗体形成（恶性贫血）；③代谢异常：肝病、某些抗肿瘤药物的影响；④需要量增加：哺乳期、孕妇；⑤利用障碍：嘌呤、嘧啶自身合成异常或化疗药物影响等。

一、流行病学

该病在经济不发达地区或进食新鲜蔬菜、肉类较少的人群多见。在我国，叶酸缺乏者多见于陕西、山西、河南等地。而在欧美，Vit B_{12}缺乏或有内因子抗体者多见。

二、病因和发病机制

（一）叶酸代谢及缺乏的原因

1.叶酸代谢和生理作用　叶酸由蝶啶、对氨基苯甲酸及L-谷氨酸组成，属维生素B族，富含于新鲜水果、蔬菜、肉类食品中。食物中的叶酸经长时间烹煮，可损失0%～90%。叶酸主要在十二指肠及近端空肠吸收。每日需从食物中摄入叶酸200μg。食物中多聚谷氨酸型叶酸经肠黏膜细胞产生的解聚酶作用，转变为单谷氨酸或双谷氨酸型叶酸后进入小肠黏膜上皮细胞，再经叶酸还原酶催化及还原型烟酰胺腺嘌呤二核苷酸磷酸(NADPH)作用还原为二氢叶酸(FH_2)和四氢叶酸(FH_4)，后者再转变为有生理活性的N5-甲基四氢叶酸(N5-FH_4)，经门静脉入肝。其中一部分N5-FH_4经胆汁排泄到小肠后重新吸收，即叶酸的肠肝循环。血浆中N5-FH_4与白蛋白结合后转运到组织细胞（经叶酸受体）。在细胞内，经Vit B_{12}依赖性甲硫氨酸合成酶的作用，N5-FH_4转变为FH_4，一方面为DNA合成提供一碳基团如甲基（-CH_3）、烯基(-CH_2-)和甲酰基（-CHO）等；另一方面，FH_4经多聚谷氨酸叶酸合成酶的作用再转变为多聚谷氨酸型叶酸，并成为细胞内辅酶。人体内叶酸储存量为5～20mg，近1/2在肝。叶酸主要经尿和粪便排出体外，每日排出2～5μg。

2.叶酸缺乏的原因 ①摄入减少：主要原因是食物加工不当，如烹调时间过长或温度过高，破坏大量叶酸；其次是偏食，食物中蔬菜、肉蛋类减少。②需要量增加：婴幼儿、青少年、妊娠和哺乳妇女需要量增加而未及时补充；甲状腺功能亢进症、慢性感染、肿瘤等消耗性疾病患者，叶酸的需要量也增加。③吸收障碍：腹泻、小肠炎症、肿瘤和手术及某些药物（抗癫痫药物、柳氮磺吡啶、乙醇等）影响叶酸的吸收。④利用障碍：抗核苷酸合成药物如甲氨蝶呤、甲氧苄啶、氨苯蝶啶、氨基蝶呤和乙胺嘧啶等均可干扰叶酸的利用；一些先天性酶缺陷（甲基FH_4转移酶、N^5，N^{10}-甲烯基FH_4还原酶、FH_2还原酶和亚氨甲基转移酶）可影响叶酸的利用。⑤叶酸排出增加：血液透析、酗酒可增加叶酸排出。

（二）维生素B_{12}代谢及缺乏的原因

1.维生素B_{12}代谢和生理作用 Vit B_{12}在人体内以甲基钴胺素形式存在于血浆，以5-脱氧腺苷钴胺素形式存于肝及其他组织。正常人每日需Vit B_{12} 1μg，主要来源于动物肝、肾、肉、鱼、蛋及乳品类等食品。食物中的Vit B_{12}与蛋白结合，经胃酸和胃蛋白酶消化，与蛋白分离，再与胃黏膜壁细胞合成的R蛋白结合成R-Vit B_{12}复合物（R-B_{12}）。RB_{12}进入十二指肠经胰蛋白酶作用，R蛋白被降解。两分子Vit B_{12}又与同样来自胃黏膜上皮细胞的内因子（intrinsic factor，IF）结合形成IF-B_{12}复合物。IF保护Vit B_{12}不受胃肠道分泌液破坏，到达回肠末端与该处肠黏膜上皮细胞刷状缘的IF-B_{12}受体结合并进入肠上皮细胞，继而经门静脉入肝。人体内Vit B_{12}的储存量约为2～5mg，其中50%～90%在肝。Vit B_{12}主要经粪便、尿排出体外。

2.维生素B_{12}缺乏的原因

(1)摄入减少：完全素食者因摄入减少导致Vit B_{12}缺乏，常需较长时间才出现。

(2)吸收障碍：这是Vit B_{12}缺乏最常见的原因，可见于：①内因子缺乏，如恶性贫血、胃切除、胃黏膜萎缩等；②胃酸和胃蛋白酶缺乏；③胰蛋白酶缺乏；④肠道疾病；⑤先天性内因子缺乏或Vit B_{12}吸收障碍；⑥药物（对氨基水杨酸、新霉素、二甲双胍、秋水仙碱和苯乙双胍等）影响；⑦肠道寄生虫（如阔节裂头绦虫病）或细菌大量繁殖消耗Vit B_{12}。

(3)利用障碍：先天性TCⅡ缺乏引起Vit B_{12}输送障碍；麻醉药氧化亚氮可将钴胺氧化而抑制甲硫氨酸合成酶。

（三）发病机制

叶酸的各种活性形式，包括N^5-甲基FH_4和N^5，N^{10}-甲烯基FH_4作为辅酶为DNA合成提供一碳基团。其中最重要的是胸苷酸合成酶催化dUMP甲基化形成dTMP，继而形成dTTP。由于叶酸缺乏，dTTP形成减少，DNA合成障碍，DNA复制延迟。RNA合成所受影响不大，细胞内RNA/DNA比值增大，造成细胞体积增大，胞核发育滞后于胞质，形成巨幼变。骨髓中红系、粒系和巨核系细胞发生巨幼变，分化成熟异常，在骨髓中过早死亡，导致全血细胞减少。DNA合成障碍也累及黏膜上皮组织，影响口腔和胃肠道功能。Vit B_{12}缺乏导致甲硫氨酸合成酶催化高半胱氨酸转变为甲硫氨酸障碍，这一反应由N^5-FH_4提供甲基。因此，N^5-FH_4转化为甲基FH_4障碍，继而引起N^5，N^{10}-甲烯基FH_4合成减少。后者是dUMP形成dTTP的甲基供体，故dTTP合成和DNA合成障碍。Vit B_{12}缺乏还可引起神经精神异常，其机制与两个Vit B_{12}依赖性酶（L-甲基丙二酰-CoA变位酶和甲硫氨酸合成酶）的催化反应发生障碍有关。前者催化反应障碍导致神经髓鞘合成障碍，并有奇数碳链脂肪酸或支链脂肪酸掺入髓鞘中；后者催化反应障碍引起神经细胞甲基化反应受损。

药物干扰核苷酸合成也可引起巨幼细胞贫血。

三、临床表现

（一）血液系统表现

起病缓慢，常有面色苍白、乏力、耐力下降、头晕、头昏、心悸等贫血症状。重者全血细胞减少，反复感染和出血。少数患者可出现轻度黄疸。

（二）消化系统表现

口腔黏膜、舌乳头萎缩，舌面呈"牛肉样舌"，可伴舌痛。胃肠道黏膜萎缩可引起食欲不振、恶心、腹胀、腹泻或便秘。

（三）神经系统表现和精神症状

对称性远端肢体麻木、深感觉障碍；共济失调或步态不稳；味觉、嗅觉降低；锥体束征阳性、肌张力增加、腱反射亢进；视力下降、黑蒙征；重者可有大、小便失禁。叶酸缺乏者有易怒、妄想等精神症状。Vit B_{12}缺乏者有抑郁、失眠、记忆力下降、谵妄、幻觉、妄想甚至精神错乱、人格变态等。

四、实验室检查

（一）血象

呈大细胞性贫血，MCV、MCH均增高，MCHC正常。网织红细胞计数可正常。重者全血细胞减少。血片中可见红细胞大小不等、中央淡染区消失，有大椭圆形红细胞、点彩红细胞等；中性粒细胞核分叶过多（5叶核占5%以上或出现6叶以上核），亦可见巨型杆状核粒细胞。

（二）骨髓象

增生活跃或明显活跃。红系增生显著、巨幼变（胞体大，胞质较胞核成熟，"核幼浆老"）；粒系也有巨幼变，成熟粒细胞多分叶；巨核细胞体积增大，分叶过多。骨髓铁染色常增多。

（三）血清维生素B_{12}叶酸及红细胞叶酸含量测定

血清Vit B_{12}低于74pmol/L（100ng/ml）（Vit B_{12}缺乏）。血清叶酸低于6.8nmol/L（3ng/ml），红细胞叶酸低于227nmol/L（100ng/ml）（叶酸缺乏）。

（四）其他

1.胃酸降低、内因子抗体及Schilling试验（测定放射性核素标记的Vit B_{12}吸收情况）阳性（恶性贫血）；

2.尿高半胱氨酸24小时排泄量增加（Vit B_{12}缺乏）；③血清间接胆红素可稍增高。

五、诊断

根据营养史或特殊用药史、贫血表现、消化道及神经系统症状、体征，结合特征性血象、骨髓象改变和血清Vit B_{12}及叶酸水平等测定可做出诊断。若无条件测血清Vit B_{12}和叶酸水平，可予诊断性治疗。叶酸或Vit B_{12}治疗一周左右网织红细胞上升者，应考虑叶酸或Vit B_{12}缺乏。

六、鉴别诊断

应与下列疾病鉴别。

（一）造血系统肿瘤性疾病

如急性非淋巴细胞白血病M_6型、红血病、骨髓增生异常综合征，骨髓可见巨幼样改变等病态造血现象，叶酸、Vit B_{12}水平不低且补之无效。

（二）有红细胞自身抗体的疾病

如温抗体型自身免疫性溶血性贫血、Evans综合征、免疫相关性全血细胞减少，不同阶段的红细胞可因抗体附着而"变大"，又有间接胆红素增高，少数患者尚合并内因子抗体，故极易与单纯叶酸、Vit B_{12}缺乏引起的MA混淆。其鉴别点是此类患者有自身免疫病的特征，用免疫抑制剂方能显著纠正贫血。

（三）合并高黏滞血症的贫血

如多发性骨髓瘤，因M蛋白成分黏附红细胞而使之呈"缗钱状"（成串状），血细胞自动计数仪测出的MCV偏大，但骨髓瘤的特异表现是MA所没有的。

（四）非造血系统疾病

甲状腺功能减退症、肿瘤化疗后等。

七、治疗

（一）原发病的治疗

有原发病（如胃肠道疾病、自身免疫病等）的MA，应积极治疗原发病；用药后继发的MA，应酌情停药。

（二）补充缺乏的营养物质

1.叶酸缺乏　口服叶酸，每次5～10mg，每日3次。用至贫血表现完全消失；若无原发病，不需维持治疗；如同时有Vit B_{12}缺乏，则需同时注射Vit B_{12}，否则可加重神经系统损伤。

2.维生素B_{12}缺乏　肌注Vit B_{12}，每次500μg，每周2次，无Vit B_{12}吸收障碍者可口服Vit B_{12}片剂500μg，每日1次，直至血象恢复正常。若有神经系统表现，治疗维持半年到1年；恶性贫血患者，治疗维持终生。

八、预防

纠正偏食及不良烹调习惯。对高危人群可予适当干预措施，如婴幼儿及时添加辅食；青少年和妊娠妇女多补充新鲜蔬菜，亦可口服小剂量叶酸或Vit B_{12}预防；应用干扰核苷酸合成药物治疗的患者，应同时补充叶酸和Vit B_{12}。

九、预后

多数患者预后良好；原发病不同，疗程不一。

（韩琼玫）

第五章　再生障碍性贫血

再生障碍性贫血(aplastic anemia, AA)简称再障，是一种可能由不同病因和机制引起的骨髓造血功能衰竭症。主要表现为骨髓造血功能低下、全血细胞减少和贫血、出血、感染综合征，免疫抑制治疗有效。

根据患者的病情、血象、骨髓象及预后，通常将该病分为重型(SAA)和非重型(NSAA)，也有学者进一步将非重型分为中间型和轻型，还有学者从重型中分出极重型(VSAA)。从病因上AA可分为先天性（遗传性）和后天性（获得性）。获得性AA根据是否有明确诱因分为继发性和原发性，原发性AA即无明确诱因者。近年多数学者认为T细胞功能异常亢进通过细胞毒性T细胞直接杀伤或（和）淋巴因子介导的造血干细胞过度凋亡引起的骨髓衰竭是获得性AA的主要发病机制。

一、流行病学

AA的年发病率在欧美为0.47～1.37/10万人，日本为1.47～2.4/10万人，我国为0.74/10万人；可发生于各年龄段，老年人发病率较高；男、女发病率无明显差别。

二、病因和发病机制

发病原因不明确，可能为：①病毒感染，特别是肝炎病毒、微小病毒B19等。②化学因素，特别是氯霉素类抗生素、磺胺类药物、抗肿瘤化疗药物以及苯等。抗肿瘤药与苯对骨髓的抑制与剂量相关，但抗生素、磺胺类药物及杀虫剂引起的再障与剂量关系不大，但与个人敏感有关。③长期接触X射线、镭及放射性核素等可影响DNA的复制，抑制细胞有丝分裂，干扰骨髓细胞生成，造血干细胞数量减少。传统学说认为，在一定遗传背景下，AA作为一组后天暴露于某些致病因子后获得的异质性"综合征"，可能通过三种机制发病：原发和继发性造血干祖细胞（"种子"）缺陷、造血微环境（"土壤"）及免疫（"虫子"）异常。

（一）造血干祖细胞缺陷

包括量和质的异常。AA患者骨髓CD34$^+$细胞较正常人明显减少，减少程度与病情相关；其CD34$^+$细胞中具有自我更新及长期培养启动能力的"类原始细胞(blast-like)"明显减少。有学者报道，AA造血干祖细胞集落形成能力显著降低，体外对造血生长因子(HGFs)反应差，免疫抑制治疗后恢复造血不完整，部分AA有单克隆造血证据且可向具有造血干细胞质异常性的阵发性睡眠性血红蛋白尿症(PNH)、骨髓增生异常综合征(MDS)甚至白血病转化。

（二）造血微环境异常

AA患者骨髓活检除发现造血细胞减少外，还有骨髓"脂肪化"、静脉窦壁水肿、出血、毛细血管坏死；部分AA骨髓基质细胞体外培养生长情况差，其分泌的各类造血调控因子明显不同于正常人；骨髓基质细胞受损的AA做造血干细胞移植不易成功。

（三）免疫异常

AA患者外周血及骨髓淋巴细胞比例增高，T细胞亚群失衡，T辅助细胞I型(Th1)、CD8$^+$T抑制细胞和8TCR$^+$T细胞比例增高，T细胞分泌的造血负调控因子（IL2、IFN-、NF）明显增多，髓系细胞凋亡亢进，多数患者用免疫抑制治疗有效。

近年来，多数学者认为AA的主要发病机制是免疫异常；造血微环境与造血干祖细胞量的改变是异常免疫损伤所致；造血干祖细胞质异常性"AA"实乃部分与AA相似的PNH、MDS、Fanconi贫血。该观点倾向于将AA由初级研究阶段归纳在一起的、不同质的"综合征"净化为同质的独立疾病体系。

三、临床表现

（一）重型再生障碍性贫血(SAA)

起病急，进展快，病情重；少数可由非重型进展而来。

1.贫血　多呈进行性加重，苍白、乏力、头昏、心悸和气短等症状明显。

2.感染　多数患者有发热，体温在39℃以上，个别患者自发病到死亡均处于难以控制的高热之中。以呼吸道感染最常见，感染菌种以革兰阴性杆菌、金黄色葡萄球菌和真菌为主，常合并败血症。

3.出血　均有不同程度的皮肤、黏膜及内脏出血。皮肤表现为出血点或大片瘀斑，口腔黏膜有血泡，有鼻出血、牙龈出血、眼结膜出血等。深部脏器出血时可见呕血、咯血、便血、血尿、阴道出血、眼底出血和颅内出血，后者常危及患者的生命。

（二）非重型再生障碍性贫血(NSAA)

起病和进展较缓慢，病情较重型轻。

1.贫血　慢性过程，常见苍白、乏力、头昏、心悸、活动后气短等。输血后症状改善，但不持久。

2.感染　高热比重型少见，感染相对易控制，很少持续1周以上。上呼吸道感染常见，其次为牙龈炎、支气管炎、扁桃腺炎，而肺炎、败血症等重症感染少见。常见感染菌种为革兰阴性杆菌和各类球菌。

3.出血　出血倾向较轻，以皮肤、黏膜出血为主，内脏出血少见。多表现为皮肤出血点、牙龈出血，女性患者有阴道出血。出血较易控制。久治无效者可发生颅内出血。

四、实验室检查

（一）血象

SAA呈重度全血细胞减少：重度正细胞正色素性贫血，网织红细胞百分数多在0.005以下，且绝对值<15x10^9/L；白细胞计数多<2x10^9/L，中性粒细胞<0.5x10^9/L，淋巴细胞比例明显增高；血小板计数<20x10^9/L。NSAA也呈全血细胞减少，但达不到SAA的程度。

（二）骨髓象

SAA多部位骨髓增生重度减低，粒、红系及巨核细胞明显减少且形态大致正常，淋巴细胞及非造血细胞比例明显增高，骨髓小粒皆空虚。NSAA多部位骨髓增生减低，可见较多脂肪滴，粒、红系及巨核细胞减少，淋巴细胞及网状细胞、浆细胞比例增高，多数骨髓小粒空虚。骨髓活检显示造血组织均匀减少。

（三）发病机制检查

CD4$^+$细胞：CD8$^+$细胞比值减低，Th1：Th2型细胞比值增高，CD8$^+$T抑制细胞和8TCR$^+$T细胞比例增高，血清IL-2、IFN-、TNF水平增高；骨髓细胞染色体核型正常，骨髓铁染色示贮铁增多，中性粒细胞碱性磷酸酶染色强阳性；溶血检查均阴性。

五、诊断与鉴别诊断

（一）诊断

1.AA诊断标准　①全血细胞减少，网织红细胞百分数<0.01，淋巴细胞比例增高；②一般无肝、脾大；③骨髓多部位增生减低（<正常50%）或重度减低（<正常25%），造血细胞减少，非造血细胞比例增高，骨髓小粒空虚（有条件者作骨髓活检可见造血组织均匀减少）；④除外引起全血细胞减少的其他疾病，如PNH、Fanconi贫血、Evans综合征、免疫相关性全血细胞减少等。

2.AA分型诊断标准　①SAA-I：又称AAA，发病急，贫血进行性加重，常伴严重感染或（和）出血。血象具备下述三项中两项：网织红细胞绝对值<15 x10^9/L，中性粒细胞<0.5 x10^9/L和血小板<20x10^9/L。骨髓增生广泛重度减低。如SAA-I的中性粒细胞<0.2x10^9/L，则为极重型再障（VSAA）。②NSAA：又称CAA，指达不到SAA-I型诊断标准的AA。如NSAA病情恶化，临床、血象及骨髓象达SAA-I型诊断标准时，称SAA-II型。

（二）鉴别诊断

1.阵发性睡眠性血红蛋白尿(PNH)　典型患者有血红蛋白尿发作，易鉴别。不典型者无血红蛋白尿发作，全血细胞减少，骨髓可增生减低，易误诊为AA，PNH患者骨髓或外周血可发现CD55$^-$、CD59$^-$的各系血细胞。

2.骨髓增生异常综合征(MDS)　MDS中的难治性贫血(RA)有全血细胞减少，网织红细胞有时不高甚至降低，骨髓也可低增生，这些易与AA混淆。但RA有病态造血现象，早期髓系细胞相关抗原(CD34)表达增多，可有染色体核型异常等。

3.自身抗体介导的全血细胞减少　包括Evans综合征和免疫相关性全血细胞减少。前者可测及外周成熟血细胞的自身抗体，后者可测及骨髓未成熟血细胞的自身抗体。这两类患者可有全血细胞减少并骨髓增生减低，但外周血网织红细胞或中性粒细胞比例往往不低甚或偏高，骨髓红系细胞比例不低且易见"红系造血岛"，Th1:Th2降低（Th2细胞比例增高）、CD5$^+$B细胞比例增高，血清IL-4和IL-10水平增高，对糖皮质激素、大剂量静脉滴注丙种球蛋白、CD20单克隆抗体或环磷酰胺的治疗反应较好。

4.急性白血病(AL)　特别是白细胞减少和低增生性AL，早期肝、脾、淋巴结不肿大，外周两系或三系细胞减少，易与AA混淆。仔细观察血象及多部位骨髓，可发现原始粒、单、或原（幼）淋巴细胞明显增多。部分急性早幼粒细胞白血病可全血细胞减少，但骨髓细胞形态学检查、染色体易位t(15；17)和PML-RARα基因存在可帮助鉴别。

5.恶性组织细胞病　常有非感染性高热，进行性衰竭，肝、脾、淋巴结肿大，黄疸、出血较重，全血细胞减少。多部位骨髓检查可找到异常组织细胞。

六、治疗

（一）支持治疗

1.保护措施　预防感染（注意饮食及环境卫生，SAA保护性隔离）；避免出血（防止外伤及剧烈活动）；杜绝接触各类危险因素（包括对骨髓有损伤作用和抑制血小板功能的药物）；酌情预防性给予抗真菌治疗；必要的心理护理。

2.对症治疗

(1)纠正贫血：通常认为血红蛋白低于60g/L且患者对贫血耐受较差时，可输血，但应防止输血过多。

(2)控制出血：用促凝血药（止血药），如酚磺乙胺（止血敏）等。合并血浆纤溶酶活性增高者可用抗纤溶药，如氨基己酸（泌尿生殖系统出血患者禁用）。女性子宫出血可肌注丙酸睾酮。输浓缩血小板对血小板减少引起的严重出血有效。当任意供者的血小板输注无效时，改输HLA配型相配的血小板。凝血因子不足（如肝炎）时，应予纠正。

(3)控制感染：感染性发热，应取可疑感染部位的分泌物或尿、大便、血液等作细菌培养和药敏试验，并用广谱抗生素治疗；待细菌培养和药敏试验有结果后再换用敏感窄谱的抗生素。长期广谱抗生素治疗可诱发真菌感染和肠道菌群失调，真菌感染可用两性霉素B等。

(4)护肝治疗：AA常合并肝功能损害，应酌情选用护肝药物。

（二）针对发病机制的治疗

1.免疫抑制治疗

(1)抗淋巴/胸腺细胞球蛋白(ALG/ATG)：主要用于SAA。马ALG 10～15mg/(kg.d)连用5天，兔ATG 3～5mg/(kg.d)连用5天；用药前需做过敏试验；用药过程中用糖皮质激素防治过敏反应；静脉滴注ATG不宜过快，每日剂量应维持点滴12～16小时；可与环孢素(CsA)组成强化免疫抑制方案。

(2)环孢素：适用于全部AA。3～5mg/(kg.d)左右，疗程一般长于1年。使用时应个体化，应参照患者造血功能和T细胞免疫恢复情况、药物不良反应（如肝、肾功能损害、牙龈增生及消化道反应）、血药浓度等调整用药剂量和疗程。

(3)其他：有学者使用CD3单克隆抗体、麦考酚吗乙酯(MMF)、环磷酰胺、甲泼尼龙等治疗SAA。

2.促造血治疗

(1)雄激素：适用于全部AA。常用四种：司坦唑醇（康力龙）2mg，每日三次；十一酸睾酮（安雄）40～80mg，每日三次；达那唑0.2g，每日三次；丙酸睾酮100mg/d肌注。疗程及剂量应视药物的作用效果和不良反应（如男性化、肝功能损害等）调整。

(2)造血生长因子：适用于全部AA，特别是SAA。常用粒.单系集落刺激因子(GM-CSF)或粒系集落刺激因子(G-CSF)，剂量为5μg/(kg.d)；红细胞生成素(EPO)，常用50～100U/(kg.d)。一般在免疫抑制治疗SAA后使用，剂量可酌减，维持3个月以上为宜。

3.造血干细胞移植　对40岁以下、无感染及其他并发症、有合适供体的SAA患者，可考虑造血干细胞移植。

七、AA的疗效标准

（一）基本治愈　贫血和出血症状消失，血红蛋白男性达120g/L、女性达110g/L，白细胞达4x10^9/L，血小板达100x10^9/L，随访1年以上未复发。

（二）**缓解** 贫血和出血症状消失，血红蛋白男性达120g/L、女性达100g/L，白细胞达$3.5×10^9$/L左右，血小板也有一定程度增加，随访3个月病情稳定或继续进步。

（三）**明显进步** 贫血和出血症状明显好转，不输血，血红蛋白较治疗前1个月内常见值增长30g/L以上，并能维持3个月。判定以上三项疗效标准者，均应3个月内不输血。

（四）**无效** 经充分治疗后，症状、血常规未达明显进步。

八、预防

加强劳动和生活环境保护，避免暴露于各类射线，不过量接触有毒化学物质（如苯类化合物等），尽量少用、不用可能损伤骨髓的药物。

九、预后

如治疗得当，NSAA患者多数可缓解甚至治愈，仅少数进展为SAA II型。SAA发病急、病情重、以往病死率极高(>90%)；近10年来，随着治疗方法的改进，SAA的预后明显改善，但仍约1/3的患者死于感染和出血。

（韩琼玫）

第六章 溶血性贫血
第一节 概 述

一、定义

溶血(hemolysis)是红细胞遭到破坏，寿命缩短的过程。骨髓具有正常造血6～8倍的代偿能力，当溶血超过骨髓的代偿能力，引起的贫血即为溶血性贫血(hemolytic anemia, HA)；当溶血发生而骨髓能够代偿时，可无贫血，称为溶血状态(hemolytic state)。

二、HA的临床分类

溶血性贫血有多种临床分类方法，按发病和病情可分为急性溶血和慢性溶血（详见临床表现）；按溶血的部位可分为血管内溶血和血管外溶血（详见发病机制）；按病因可分为红细胞自身异常和红细胞外部异常所致的HA，如下所述。

（一）**红细胞自身异常所致的HA**

1.红细胞膜异常

(1)遗传性红细胞膜缺陷：如遗传性球形细胞增多症、遗传性椭圆形细胞增多症、遗传性棘形细胞增多症、遗传性口形细胞增多症等。

(2)获得性血细胞膜糖化肌醇磷脂(GPI)锚连膜蛋白异常：如阵发性睡眠性血红蛋白尿(PNH)。

2.遗传性红细胞酶缺乏

(1)磷酸戊糖途径酶缺陷：如葡萄糖-6-磷酸脱氢酶(C6PD)缺乏症等。

(2)无氧糖酵解途径酶缺陷：如丙酮酸激酶缺乏症等。

此外，核苷代谢酶系、氧化还原酶系等缺陷也可导致HA。

3.遗传性珠蛋白生成障碍

(1)珠蛋白肽链结构异常：不稳定血红蛋白病，血红蛋白病S、D、E等。

(2)珠蛋白肽链数量异常：地中海贫血。

4.血红素异常

(1)先天性红细胞卟啉代谢异常：如红细胞生成性血卟啉病，根据生成的卟啉种类，又分为原卟啉型、尿卟啉型和粪卟啉型。

(2)铅中毒：影响血红素合成可发生HA。

（二）红细胞外部异常所致的HA

1.免疫性HA

(1)自身免疫性HA:温抗体型或冷抗体型（冷凝集素型、D-L抗体型）HA；原发性或继发性（如SLE、病毒或药物等）HA。

(2)同种免疫性HA:如血型不符的输血反应、新生儿HA等。

2.血管性HA

(1)微血管病性HA:如血栓性血小板减少性紫癜/溶血尿毒症综合征(TTP/HUS)、弥散性血管内凝血(DIC)、败血症等。

(2)瓣膜病：如钙化性主动脉瓣狭窄及人工心瓣膜、血管炎等。

(3)血管壁受到反复挤压：如行军性血红蛋白尿。

3.生物因素　蛇毒、疟疾、黑热病等。

4.理化因素　大面积烧伤、血浆中渗透压改变和化学因素如苯肼、亚硝酸盐类等中毒，因引起获得性高铁血红蛋白血症而溶血。

三、发病机制

不同病因导致的HA其红细胞破坏的机制不同。但红细胞被破坏的部位或为血管内或为血管外，并产生相应的临床表现及实验室改变。

（一）红细胞破坏增加

1.血管内溶血　指红细胞在血液循环中被破坏，释放游离血红蛋白形成血红蛋白血症。游离的血红蛋白能与血液中的结合珠蛋白结合。结合体分子量大，不能通过肾小球排出，需经肝细胞摄取并在肝内进行胆红素代谢。未被结合的游离血红蛋白从肾小球滤出，形成血红蛋白尿排出体外；其中部分血红蛋白被近曲小管上皮细胞重吸收并分解为卟啉、珠蛋白及铁。反复血管内溶血时，铁以铁蛋白或含铁血黄素的形式沉积在上皮细胞内并可随尿排出，形成含铁血黄素尿。

2.血管外溶血　指红细胞被脾脏等单核-巨噬细胞系统吞噬消化，释出的血红蛋白分解为珠蛋白和血红素。后者被分解为铁和卟啉，卟啉进一步分解为游离胆红素。游离胆红素入血后经肝细胞摄取，与葡萄糖醛酸结合形成结合胆红素随胆汁排入肠道，经肠道细菌作用还原为粪胆原并随粪便排出。少量粪胆原又被肠道重吸收入血并通过肝细胞重新随胆汁排泄到肠道中，即"粪胆原的肠肝循环"；其中小部分粪胆原通过肾脏随尿排出，称为尿胆原。当溶血程度超过肝脏处理胆红素的能力时，会发生溶血性黄疸。慢性血管外溶血由于长期高胆红素血症导致肝功能损害，可并发肝细胞性黄疸。

无效性红细胞生成(ineffective erythropoiesis)或原位溶血，指骨髓内的幼红细胞在释入血液循环之前已在骨髓内破坏，可伴有黄疸，其本质是一种血管外溶血。常见于巨幼细胞贫血等。

（二）红系代偿性增生

溶血后可引起骨髓红系代偿性增生，此时外周血网织红细胞比例增加，可达0.05～0.20。血涂片检查可见有核红细胞，严重溶血时尚可见到幼稚粒细胞。骨髓涂片检查显示骨髓增生活跃，红系比例增高，以中幼和晚幼红细胞为主，粒红比例可倒置。部分红细胞内含有核碎片，如Howell-Jolly小体和Cabot环。

四、临床表现

急性HA多为血管内溶血，起病急骤，临床表现为严重的腰背及四肢酸痛，伴头痛、呕吐、寒战，随后出现高热、面色苍白和血红蛋白尿、黄疸。严重者出现周围循环衰竭和急性肾衰竭。慢性HA多为血管外溶血，临床表现有贫血、黄疸、脾大。长期高胆红素血症可并发胆石症和肝功能损害。慢性溶血病程中，感染等诱因可使溶血加重，发生溶血危象及再障危象。慢性重度溶血性贫血时，长骨的部分黄髓可变成红髓，骨髓腔扩大，骨皮质变薄，骨骼变形。髓外造血可致肝、脾大。

五、实验室检查

除血常规等贫血的一般实验室检查外，HA的实验室检查可根据上述发病机制分为三个方面：

（一）红细胞破坏增加的检查；

（二）红系代偿性增生的检查；

（三）针对红细胞自身缺陷和外部异常的检查。前两者属于HA的筛查试验（表9-6-1），用于确定是否存在溶血及溶血部位。后者为HA的特殊检查，用于确立病因和鉴别诊断，将在各论中讨论。

六、诊断和鉴别诊断

1.诊断　根据HA的临床表现，实验室检查有贫血、红细胞破坏增多、骨髓红系代偿性增生的证据，可确定HA的诊断及溶血部位。通过详细询问病史及HA的特殊检查可确定HA的病因和类型。

表9-6-1　溶血性贫血的筛查试验

红细胞破坏增加的检查		红系代偿性增生的检查	
血清结合珠蛋白 *	降低	网织红细胞计数	升高
血浆游离血红蛋白 *	升高	外周血涂片	可见有核红细胞
尿血红蛋白 *	阳性	骨髓检查	红系增生旺盛
			粒红比例降低或倒置
尿含铁血黄素 *	阳性		
胆红素代谢	游离胆红素升高		
	胆原升高		
	尿胆红素阴性		
外周血涂片	破碎和畸形红细胞升高		
红细胞寿命测定（51Cr标记）	缩短（临床较少应用）		

*为血管内溶血的实验室检查

2.鉴别诊断　以下几类临床表现易与HA混淆：①贫血伴网织红细胞增多：如失血性、缺铁性或巨幼细胞贫血的恢复早期；②非胆红素尿性黄疸：如家族性非溶血性黄疸（Gilbert综合征等）；③幼粒幼红细胞性贫血伴轻度网织红细胞增多：如骨髓转移瘤等。以上情况虽类似HA，但本质不是溶血，缺乏实验室诊断溶血的三方面的证据，故容易鉴别。

七、治疗

（一）病因治疗

针对HA发病机制的治疗。如药物诱发的溶血性贫血，应立即停药并避免再次用药；自身免疫性溶血性贫血采用糖皮质激素或脾切除术治疗等。

（二）对症治疗

针对贫血及HA引起的并发症等的治疗。如输注红细胞，纠正急性肾衰竭、休克、电解质紊乱，抗血栓形成，补充造血原料等。

（韩琼玫）

第二节　遗传性球形红细胞增多症

遗传性球形红细胞增多症(hereditary spherocytosis, HS)是一种遗传性红细胞膜缺陷导致的溶血性贫血。

一、病因和发病机制

本病多数为常染色体显性遗传，少数为常染色体隐性遗传，无家族史的散发病例可能为当代基因突变所致。

病理基础为红细胞膜骨架蛋白基因异常，致膜骨架蛋白缺陷，细胞膜脂质丢失，细胞表面积减少，细胞球形变；红细胞膜骨架蛋白缺陷还可引起若干继发性代谢变化。以上原因导致红细胞变形性和柔韧性降低，当通过脾脏时容易被破坏，出现血管外溶血性贫血。

二、临床表现

任何年龄均可发病。反复发生的溶血性贫血，间歇性黄疸和不同程度的脾大为常见临床表现。半数有阳性家族史，由于遗传方式和蛋白质异常程度不同，病情异质性很大。

常见的并发症有胆囊结石(50%)。少见的并发症有下肢复发性溃疡、慢性红斑性皮炎、痛风、髓外造血性肿块。严重者常因感染诱发各种危象，如溶血危象、再障危象、巨幼细胞贫血危象。

三、诊断

有HS的临床表现和血管外溶血为主的实验室依据，外周血小球形红细胞增多（大于10%），红细胞渗透脆性增加，结合阳性家族史，本病诊断成立。若家族史阴性，需排除自身免疫性溶血性贫血等原因造成的继发性球形红细胞增多；部分不典型患者诊断需要借助更多实验，如红细胞膜蛋白组分分析、基因分析。

四、治疗

脾切除对本病有显著疗效。术后90%的患者贫血及黄疸可改善，但球形细胞依然存在。年龄在10岁以上，贫血症状影响生活质量，无手术禁忌证，可考虑脾切除。贫血严重时输注红细胞，注意补充叶酸以防叶酸缺乏而加重贫血或诱发危象。本病预后良好，少数死于溶血危象或脾切除后并发症。

（韩琼玫）

第三节　红细胞葡萄糖-6-磷酸脱氢酶缺乏症

红细胞葡萄糖-6-磷酸脱氢酶(G6PD)缺乏症(erythrocyte glucose-6-phosphate dehydrogenase deficiency)是指参与红细胞磷酸戊糖旁路代谢的G6PD活性降低和（或）酶性质改变导致的以溶血为主要表现的一种遗传性疾病。是已发现的二十余种遗传性红细胞酶病中最常见的一种。本病是一种全球性疾病，以东半球热带和亚热带多见。我国以广西某些地区(15.7%)、海南岛黎族(13.7%)和云南省傣族多见，淮河以北较少见。

一、发病机制

G6PD突变基因位于X染色体(Xq28)，呈X连锁不完全显性遗传，男多于女。G6PD缺乏的红细胞内还原型烟酰胺腺嘌呤二核苷酸磷酸(NADPH)和还原型谷胱甘肽(GSH)减少，故接触氧化剂后，可造成细胞膜巯基的直接氧化损伤，并生成高铁血红素和变性珠蛋白即海因小体(Heinz body)。上述改变可使红细胞易于被脾脏巨噬细胞吞噬发生血管外溶血，也可发生血管内溶血。

二、临床表现

共同的主要表现为溶血，但轻重不一。根据诱发溶血的原因分为5种临床类型，分别为药物性溶血、蚕豆病、新生儿高胆红素血症、先天性非球形细胞性溶血性贫血及其他诱因（感染、糖尿病酸中毒等）所致溶血，以前两者多见。

（一）药物性溶血

典型表现为服药后2～3天急性血管内溶血发作，程度与酶缺陷程度及药物剂量有关。停药后7～10天溶血逐渐停止。由于骨髓代偿增生，大量新生红细胞具有较强的G6PD酶活性，故常为自限性，20天后即使继续用药，溶血也有缓解趋势。

常见的药物包括：抗疟药（伯氨喹、奎宁等），解热镇痛药（阿司匹林、对氨基水杨酸等），硝基呋喃类（呋喃妥因、呋喃唑酮），磺胺类，酮类（噻唑酮），砜类（硫砜、噻唑砜），其他（维生素K、樟脑、丙磺舒、萘、苯胺、奎尼丁等）。

（二）蚕豆病(favism)

多见于10岁以下儿童，男性多于女性。40%的患者有家族史。发病集中于每年蚕豆成熟季节（3月～5月）。起病急，一般食新鲜蚕豆或其制品后2小时至几天（一般1～2天，最长15天）突然发生急性血管内溶血。溶血程度与食蚕豆的量无关。为自限性过程，溶血持续1周左右停止。

三、实验室检查

分为G6PD活性筛选试验和定量测定两类。

（一）G6PD活性筛选试验
国内常用者为高铁血红蛋白还原试验、荧光斑点试验、硝基四氮唑蓝纸片法。可半定量判定G6PD活性，分为正常、中度及严重异常。高铁血红蛋白还原试验敏感性最高，荧光斑点试验特异性最高。

（二）红细胞G6PD活性测定
最可靠，是主要的诊断依据。方法有多种，但对本病各种测定结果均应低于正常平均值的40%。溶血高峰期及恢复期酶的活性可正常或接近正常，通常在急性溶血后2～3个月后复查能较为准确反映患者的G6PD活性。

（三）红细胞海因小体(Heinz body)生成试验
G6PD缺乏的红细胞内可见海因小体，计数>5%有诊断意义。但该试验缺乏特异性，也可见于其他原因引起的溶血。

诊断G6PD缺乏症的诊断主要依靠实验室证据。对于有阳性家族史，病史中有急性溶血特征，有食蚕豆或服药等诱因者，应考虑本病并进行相关检查。如筛选试验中有两项中度异常或一项严重异常，或定量测定异常即可确立诊断。

四、治疗

对急性溶血者，应去除诱因，注意纠正水、电解质、酸碱失衡和肾功能不全等。输红细胞（避免亲属血）及使用糖皮质激素可改善病情。慢性患者可使用叶酸。切脾一般无效。患本病的新生儿发生溶血伴核黄疸，可应用换血、光疗或苯巴比妥注射。

（韩琼玫）

第四节　血红蛋白病

血红蛋白病(hemoglobinopathy)是一组遗传性溶血性贫血。分为珠蛋白肽链合成数量异常（地中海贫血）和异常血红蛋白病两大类。血红蛋白由血红素和珠蛋白组成。珠蛋白有两种肽链，包括α链和非α链（β、及&链）。每一条肽链和一个血红素连接，构成一个血红蛋白单体。人类血红蛋白由2对（4条）血红蛋白单体聚合而成。正常人出生后有三种血红蛋白：①血红蛋白A（HbA，$\alpha_2\beta_2$，占95%以上）；②血红蛋白A_2（HbA_2，$\alpha_2\&_2$，占2%～3%）；③胎儿血红蛋白（HbF，α_{22}，约占1%）。

一、珠蛋白肽链合成数量异常（地中海贫血）

地中海贫血（thalassemia）亦译为海洋性贫血，是因某个或多个珠蛋白基因异常引起一种或一种以上珠蛋白链合成减少或缺乏，导致珠蛋白链比例失衡所引起的HA，以溶血、无效红细胞生成及不同程度的小细胞低色素性贫血为特征。主要有α和β地中海贫血两类，分别累及仅和β珠蛋白基因。还有少见类型是由其他珠蛋白基因异常所致。本病呈世界性分布，多见于东南亚、地中海区域，我国西南、华南一带为高发地区。

（一）α地中海贫血

仅珠蛋白基因缺失或缺陷导致仅珠蛋白链合成受抑制，称为α地中海贫血。正常人自父母双方各继承2个α珠蛋白基因（αα／αα）。患者临床表现的严重程度取决于遗传有缺陷α基因的数目。仅链合成减少使含有此链的三种血红蛋白（HbA，HbA2，HbF）合成减少。在胎儿及新生儿导致链过剩，聚合形成Hb Balt（y_4）；在成人导致β链过剩，形成血红蛋白H（HbH，β_4）。此类血红蛋白氧亲和力高，不能为组织充分供氧，造成组织缺氧。HbH不稳定，易发生沉淀，形成包涵体（靶形红细胞），造成红细胞僵硬和膜损伤，导致红细胞在脾内被破坏，引起溶血。根据仅基因缺失的数目和临床表现分为以下几类：

1. 静止型（1个α基因异常）、标准型（2个α基因异常）α地中海贫血　静止型为携带者，α／β合成比为0.9，接近正常1.0，无临床症状。标准型患者，α／β链合成比约0.6，无明显临床表现，红细胞呈小细胞低色素性。经煌焦油蓝温育后，少数红细胞内有HbH包涵体。血红蛋白电泳无异常发现。

2. HbH病（3个α基因异常）α／β链合成比0.3～0.6，贫血轻到中度，伴肝脾大和黄疸，少数贫血可达重度。感染或服用氧化剂药物后，贫血加重。红细胞低色素性明显，靶形细胞可见，红细胞渗透脆性降低。可见大量HbH包涵体，血红蛋白电泳分析HbH占5%～40%。

3. Hb Bart胎儿水肿综合征（4个α基因异常）　是α海洋性贫血中最严重的类型。α链绝对缺乏，1链自相聚合成Hb Bart（y_4），其氧亲和力高，致使组织严重缺氧。临床上表现为HbBart胎儿水肿综合征，胎儿苍白，全身水肿伴腹水，肝、脾显著肿大，多在妊娠30～40周宫内死亡或产后数小时死亡。血红蛋白电泳见Hb Bart占80%～100%。

（二）β地中海贫血

β珠蛋白基因缺陷导致β珠蛋白链合成受抑，称为β地中海贫血。正常人自父母双方各继承一个β珠蛋白基因，若继承了异常的β基因，则β链合成减少或缺乏，α链相对增多，未结合的α链自聚成不稳定的α聚合体，在幼红细胞及成熟红细胞内沉淀，形成包涵体，导致无效造血（骨髓内破坏）及溶血。y和&链代偿合成，致HbA_2（$\alpha_2\&_2$）和HbF（α_2y_2）增多。HbF的氧亲和力高，加重组织缺氧。

1. 轻型　临床可无症状或轻度贫血，偶有轻度脾大。血红蛋白电泳HbA2大于3.5%（4%～8%），HbF正常或轻度增加（小于5%）。

2. 中间型　贫血中度，脾大。少数有轻度骨骼改变，性发育延迟。可见靶形细胞，红细胞呈小细胞低色素性。HbF可达10%。

3. 重型（Cooley贫血）　父母均有地中海贫血。患儿出生后半年逐渐苍白，贫血进行性加重，有黄疸及肝、脾大。生长发育迟缓，骨质疏松，甚至发生病理性骨折；额部隆起，鼻梁凹陷，眼距增宽，呈特殊面容。血红蛋白低于60g/L，呈小细胞低色素性贫血。靶形细胞在10%～35%。骨髓红系造血显著增生，细胞外铁及内铁增多。血红蛋白电泳HbF高达

30%～90%，HbA多低于40%甚至0%。红细胞渗透脆性明显减低。X线检查见颅骨板障增厚，皮质变薄，骨小梁条纹清晰，似短发直立状。

地中海贫血是遗传性疾病，根据家族史、临床表现和实验室检查结果，临床诊断不难。采用限制性内切酶酶谱法、聚合酶链反应(PCR)及寡核苷酸探针杂交法等进行基因分析，可进一步作出基因诊断。 （韩琼玫）

二、异常血红蛋白病

异常血红蛋白病是一组遗传性珠蛋白链结构异常的血红蛋白病，珠蛋白肽链出现单个或双氨基酸替代、缺失、插入、链延伸、链融合等肽链结构改变导致血红蛋白功能和理化性质的变化或异常，表现为珠蛋白链多聚体形成（镰状细胞贫血）、氧亲和力变化、形成不稳定血红蛋白或高铁血红蛋白等，以溶血、发绀、血管阻塞为主要临床表现，绝大多数为常染色体显性遗传病。

（一）镰状细胞贫血

又称血红蛋白S(HbS)病，主要见于黑人。因β珠蛋白链第6位谷氨酸被缬氨酸替代所致。

HbS在缺氧情况下形成溶解度很低的螺旋形多聚体，使红细胞扭曲成镰状细胞（镰变）。这类细胞机械脆性增高，变形性差，易发生血管外和血管内溶血。僵硬的红细胞在微循环中淤滞，也可造成血管阻塞。临床表现为黄疸、贫血及肝、脾大。病情可急剧加重或出现危象，血管阻塞危象最为常见，可造成肢体或脏器的疼痛或功能障碍甚至坏死，其他急性事件包括再障危象、巨幼细胞危象和脾扣留危象等，可出现病情急剧恶化，甚至危及生命。杂合子一般不发生镰变和贫血。红细胞镰变试验时可见大量镰状红细胞、血红蛋白电泳发现HbS将有助于诊断。本病治疗主要是对症治疗，包括各种急性事件、危象的预防和处理，抗感染、补液和输血等，羟基脲能够诱导HbF合成，HbF有抗镰变作用，可以在一定程度上缓解病情和疼痛。

（二）不稳定血红蛋白病

本病是由于珠蛋白链氨基酸替换或缺失导致血红蛋白空间构象改变，形成不稳定血红蛋白，约有120余种。不稳定的珠蛋白链在细胞内发生沉淀，形成海因小体，使红细胞变形性降低和膜通透性增加，易于在脾脏内被破坏。轻者无贫血，发热或氧化性药物可诱发溶血。患者海因小体生成试验阳性，异丙醇试验及热变性试验阳性。本病一般不需特殊治疗，控制感染和避免服用磺胺类及其他氧化药物。

（三）血红蛋白M(HbM)病

HbM是由于珠蛋白链氨基酸替代，使血红素的铁易于氧化为高铁(Fe^{3+})状态，至今共发现7种变异类型。本病的发病率很低，仅发现杂合子。患者可有发绀，溶血多不明显。实验室检查可见高铁血红蛋白增高，但一般不超过30%，有异常血红蛋白吸收光谱。本病不需治疗。

（四）氧亲和力增高的血红蛋白病

本病是由于珠蛋白肽链发生氨基酸替代，改变了血红蛋白的立体空间构象，造成其氧亲和力增高，氧解离曲线左移，引起动脉血氧饱和度下降和组织缺氧，可出现代偿性红细胞增多症，测定氧解离曲线有助于与真性红细胞增多症相区别，如出现明显的血液高黏滞征象应予对症治疗。

（五）其他

HbE病是由于珠蛋白β链第26位谷氨酸被赖氨酸替代，为我国最常见的异常血红蛋白病，广东及云南省多见。纯合子仅有轻度溶血性贫血，呈小细胞低色素性，靶形细胞可达25%～75%。 （韩琼玫）

第五节 自身免疫性溶血性贫血

自身免疫性溶血性贫血(autoimmune hemolytic anemia, AIHA)系因免疫调节功能发生异常，产生抗自身红细胞抗体致使红细胞破坏的一种HA。根据有无病因分为原发性和继发性AIHA；根据致病抗体最佳活性温度分为温抗体型和冷抗体型AIHA。

一、温抗体型 AIHA 病因发病机制

约占AIHA的80%～90%，抗体主要为IgG，其次为C3，少数为IgA和IgM，37℃最活跃，为不完全抗体，吸附于红细胞表面。致敏的红细胞主要在单核-巨噬细胞系统内被破坏，发生血管外溶血。最常见为IgG和C3抗体同时存在，引起的溶血最重；其次为IgG或C3抗体单独存在，引起的溶血最轻。

约50%的温抗体型AIHA原因不明，常见的继发性病因有：①感染，特别是病毒感染；②自身免疫性疾病，如SLE等；③恶性淋巴增殖性疾病，如淋巴瘤等；④药物，如青霉素、头孢菌素等。

二、临床表现

多为慢性血管外溶血，起病缓慢，成年女性多见，以贫血、黄疸和脾大为特征，1/3的患者有贫血及黄疸，半数以上有轻、中度脾大，1/3有肝大。长期高胆红素血症可并发胆石症和肝功能损害。可并发血栓栓塞性疾病，以抗磷脂抗体阳性者多见。感染等诱因可使溶血加重，发生溶血危象及再障危象。10%～20%的患者可合并免疫性血小板减少，称为Evans综合征。

继发性患者有原发病的表现。

三、实验室检查

（一）**血象及骨髓象** 贫血轻重不一，多呈正细胞正色素性；网织红细胞比例增高，溶血危象时可高达0.50；白细胞及血小板多正常，急性溶血阶段白细胞可增多。外周血涂片可见数量不等的球形红细胞及幼红细胞；骨髓呈代偿性增生，以幼红细胞增生为主，可达80%。再障危象时全血细胞减少，网织红细胞减低，甚至缺如；骨髓增生减低。

（二）**抗人球蛋白试验（Coombs试验）** 直接抗人球蛋白试验(DAT)阳性是本病最具诊断意义的实验室检查，主要为抗IgG及抗补体C3型。间接抗人球蛋白试验(IAT)可为阳性或阴性。

（三）**溶血相关的其他实验室检查。**

四、诊断

有溶血性贫血的临床表现和实验室证据，DAT阳性，冷凝集素效价在正常范围，近4个月内无输血和特殊药物应用史,可诊断本病。少数Coombs试验阴性者需与其他溶血性贫血(特别是遗传性球形细胞增多症)鉴别。另外，依据能否查到病因诊断为继发性或原发性AIHA。

五、治疗

（一）**病因治疗**
积极寻找病因，治疗原发病。
（二）**控制溶血发作**
1.糖皮质激素 首选治疗，有效率80%以上。常用泼尼松1～1.5mg/（kg.d）口服，急性溶血者可用甲泼尼龙静脉滴注。贫血纠正后，治疗剂量维持1个月后缓慢减量

（5～10mg/w），小剂量泼尼松（5～10mg/d）持续至少3～6个月。足量糖皮质激素治疗3周无反应则视为激素治疗无效。

2.脾切除　二线治疗，有效率约60%。指征：①糖皮质激素无效；②泼尼松维持量大于10mg/d；③有激素应用禁忌证或不能耐受。术后复发病例再用糖皮质激素治疗，仍可有效。

3.其他免疫抑制剂　指征：①糖皮质激素和脾切除都不缓解者；②有脾切除禁忌证；③泼尼松维持量大于10mg/d。常用环磷酰胺、硫唑嘌呤或霉酚酸酯（MMF）等，可与激素同用，总疗程需半年左右。利妥昔单抗（rituximab）作用机制复杂，用法375mg/（m2.w），连续4周，有效率40%～100%不等。

4.其他　大剂量免疫球蛋白静脉注射或血浆置换术可有一定疗效，但作用不持久。

（三）输血

贫血较重者应输洗涤红细胞，且速度应缓慢。　　　　　　　　　　　　　　　　（韩琼玫）

二、冷抗体型 AIHA

相对少见，约占AIHA的10%～20%。

1.冷凝集素综合征（cold agglutinin syndrome, CAS）　常继发于支原体肺炎、传染性单核细胞增多症及血液系统恶性肿瘤。抗体多为冷凝集素性IgM，是完全抗体，在28～31℃即可与红细胞反应，0～5℃表现为最大的反应活性。遇冷时IgM可直接在血液循环中使红细胞发生凝集反应并激活补体，发生血管内溶血。临床表现为末梢部位发绀，受暖后消失，伴贫血、血红蛋白尿等。冷凝集素实验阳性。DAT阳性者多为C3型。

2.阵发性冷性血红蛋白尿（paroxysmal cold hemoglobinuria, PCH）　多继发于病毒或梅毒感染。抗体是IgG型双相溶血素，又称D-L抗体（即Donath-Landsteiner antibody），20℃以下时其吸附于红细胞上并固定补体，当复温至37℃时补体被迅速激活导致血管内溶血。临床表现为遇冷后出现血红蛋白尿，伴发热、腰背痛、恶心、呕吐等；反复发作者可有脾大、黄疸、含铁血黄素尿等。冷热溶血试验（D-L试验）阳性是诊断本病的重要实验室依据，发作时DAT C3可呈强阳性，但IgG阴性。

治疗：保暖是冷抗体型AIHA最重要的治疗措施，输血时血制品应预热至37℃。激素疗效不佳，切脾无效；免疫抑制治疗是主要的治疗选择，如CTX、苯丁酸氮芥；研究显示利妥昔单抗有效率约为50%。

（韩琼玫）

第六节　阵发性睡眠性血红蛋白尿

阵发性睡眠性血红蛋白尿（paroxysmal noctumal hemoglobinuria. PNH）是一种后天获得性造血干细胞基因突变所致的红细胞膜缺陷性溶血病，是良性克隆性疾病。临床主要表现为与睡眠有关、间歇发作的慢性血管内溶血和血红蛋白尿，可伴有全血细胞减少和反复静脉血栓形成。发病高峰年龄在20～40岁之间，国内男性多于女性。

一、病因和发病机制

由于造血干细胞基因突变，使血细胞膜上糖化磷脂酰肌醇（glycosyl phosphatidyl inosital，GPI）锚合成障碍，从而造成GPI锚连蛋白（包括具有抑制补体激活功能的GPI锚连膜蛋白）缺失，导致红细胞易被补体破坏，发生血管内溶血。CD55和CD59是最重要的GPI锚连膜蛋白，CD55在补体激活的C3、C5转化酶水平起抑制作用，CD59可阻止液相的补体C9转变成膜攻击复合物。由于基因突变发生于造血干细胞水平，故PNH患者的红细胞、粒细胞、单核及淋巴细胞上GPI锚连膜蛋白均可部分或全部丢失。患者体内对补体敏感的PNH细胞与正常血细胞并存，前者的数量与血红蛋白尿发作的频度和血细胞减少的程度有关。

二、临床表现

（一）血红蛋白尿

血红蛋白尿为首发症状者占1/4，重者尿液外观呈酱油或红葡萄酒样，伴乏力、胸骨后及腰腹疼痛、发热等；轻者仅为尿隐血试验阳性。因为补体作用最适宜的pH是6.8～7.0，而睡眠时酸性代谢产物积聚，pH值下降，所以血红蛋白尿常与睡眠有关，早晨较重，下午较轻。此外，感染、月经、输血、手术、情绪波动、饮酒、疲劳或服用铁剂、维生素C、阿司匹林、氯化铵等都可诱发血红蛋白尿。

（二）血细胞减少的表现

可有不同程度的贫血。贫血原因除血管内溶血外，少部分患者可转为再障-PNH综合征，因骨髓衰竭导致贫血；若溶血频繁发作，尿铁丢失过多，可出现小细胞低色素性贫血。中性粒细胞减少及功能缺陷可致各种感染。血小板减少可有出血倾向。

（三）血栓形成

患者有血栓形成倾向，常发生于肝静脉（Budd-Chiari综合征），其次为肠系膜、脑静脉和下肢深静脉等，并引起相应临床表现。我国患者血栓形成相对少见。

三、实验室检查

（一）血象

贫血常呈正细胞或大细胞性，也可出现小细胞低色素性贫血；网织红细胞增多，但不如其他HA明显；粒细胞通常减少；血小板多为中到重度减少。约半数患者全血细胞减少。血涂片可见有核红细胞和红细胞碎片。

（二）骨髓象

骨髓增生活跃或明显活跃，尤以红系明显，有时可呈增生低下骨髓象。长期尿铁丢失过多，铁染色示骨髓内、外铁减少。

（三）血管内溶血检查

（四）诊断性试验

针对PNH红细胞的补体敏感性及血细胞膜上GPI锚连膜蛋白缺乏的相关检查。

1.特异性血清学试验　酸溶血试验（Ham试验）是本病经典的确诊试验，特异性较高，敏感性差。此外，还有蛇毒因子溶血试验、热溶血试验和蔗糖溶血试验等。

2.流式细胞术检测CD55和CD59　PNH时，粒细胞、单核细胞、红细胞、淋巴细胞膜上的CD55和CD59表达下降。

3.流式细胞术检测FLAER　FLAER(fluorescent aerolysin)是PNH检测的新方法，更敏感、更特异，特别是对检测微小PNH克隆敏感性较高，且不受输血和溶血的影响。

四、诊断与鉴别诊断

有PNH临床表现，有肯定的血管内溶血实验室根据；酸溶血、蛇毒因子溶血或尿含铁血黄素试验中有任两项实验室检查阳性，或流式细胞术发现粒细胞或红细胞的CD55或CD59表达下降>10%即可诊断。本病需与自身免疫性HA(尤其是阵发性冷性血红蛋白尿或冷凝集素综合征)、骨髓增生异常综合征及AA等鉴别。

五、治疗

（一）支持对症治疗

1.输血　必要时输注红细胞，宜采用去白红细胞。

2.雄激素　可用十一酸睾酮、达那唑、司坦唑醇等刺激红细胞生成。

3.铁剂　如有缺铁证据，小剂量（常规量的1/3～1/10）铁剂治疗，如有溶血应停用。

（二）控制溶血发作

1.糖皮质激素　对部分患者有效。可给予泼尼松0.25～1mg/(kg.d)，为避免长期应用的副作用，应酌情短周期应用。

2.碳酸氢钠　口服或静脉滴注5%碳酸氢钠，碱化血液、尿液。

3.抗氧化药物　对细胞膜有保护作用，如大剂量维生素E，效果并不肯定。

4.抗补体单克隆抗体　Eculizumab是抗补体C5的单克隆抗体，阻止膜攻击复合物的形成。国外已用于治疗PNH，并取得良好效果。

（三）血栓形成的防治

对于发生血栓者应给予抗凝治疗。对是否采取预防性抗凝治疗尚无定论。

（四）异基因造血干细胞移植

是目前唯一可能治愈本病的方法。但PNH并非恶性病，部分患者还有可能自愈，且移植有一定风险，故应权衡利弊，慎重选择。

六、预后

PNH患者中位生存期10～15年。部分病程较长的患者病情逐渐减轻，出现不同程度的自发缓解。主要死亡原因是感染、血栓形成和出血。PNH除可转变成AA外，少数患者转化为骨髓增生异常综合征或急性白血病，预后不良。

（韩琼玫）

第七章　白细胞减少和粒细胞缺乏症

白细胞减少(leukopenia)指外周血白细胞绝对计数持续低于4.0×10^9/L。中性粒细胞减少(neutropenia)指外周血中性粒细胞绝对计数，在成人低于2.0×10^9/L，在儿童≥10岁低于1.8×10^9/L或<10岁低于1.5×10^9/L；严重者低于0.5×10^9/L时，称为粒细胞缺乏症(agranulocytosis)。

一、病因和发病机制

从中性粒细胞发生的过程看，在骨髓中可为干细胞池（多能造血干细胞→粒系定向祖细胞）、分裂池（原始粒细胞→中幼粒细胞）、贮存池（晚幼粒细胞→成熟粒细胞）。成熟的中性粒细胞多贮存于骨髓，是血液中的8～10倍，可随时释放入血。中性粒细胞至血液后，约一半附于小血管壁，称为边缘池；另一半在血液循环中，称为循环池。结合中性粒细胞的细胞动力学，根据病因和发病机制可大致分为三类：中性粒细胞生成缺陷，破坏或消耗过多，分布异常（表9-7-1）。

表9-7-1　中性粒细胞减少的病因及发病机制

发病机制	病　　因
生成缺陷	
生成减少	1.电离辐射、化学毒物、细胞毒类药物可破坏、损伤或抑制造血干/祖细胞及早期分裂细胞；某些药物可引起剂量依赖性骨髓抑制或特异性免疫反应 * 2.影响造血干细胞的疾病，如再生障碍性贫血、周期性中性粒细胞减少症等 3.骨髓造血组织被白血病、骨髓瘤及转移瘤细胞等浸润，可影响骨髓正常造血细胞增生 4.异常免疫和感染，通过综合机制起作用
成熟障碍	维生素 B_{12}、叶酸缺乏或代谢障碍，骨髓增生异常综合征等可引起造血细胞分化成熟障碍，粒细胞在骨髓原位或释放入血后不久被破坏，出现无效造血
破坏或消耗过多	
免疫性因素	1.药物：与药物的种类有关，与剂量无关 2.见于各种自身免疫性疾病（如系统性红斑狼疮、类风湿关节炎、Felty综合征）及同种免疫性新生儿中性粒细胞减少。某些肝炎病例也由于自身免疫机制导致中性粒细胞减少
非免疫性因素	病毒感染或败血症时，中性粒细胞在血液或炎症部位消耗增多；脾大导致脾功能亢进，中性粒细胞在脾内滞留、破坏增多
分布异常	1.假性粒细胞减少：中性粒细胞转移至边缘池导致循环池的粒细胞相对减少，但粒细胞总数并不减少。见于异体蛋白反应、内毒素血症等 2.粒细胞滞留循环池其他部位，如血液透析开始后 2~15 分钟滞留于肺血管内；脾大，滞留于脾脏

注：*可导致白细胞减少的常用药物包括：细胞毒类抗肿瘤药物（烷化剂、抗代谢药等），解热镇痛药（吲哚美辛、布洛芬等），抗生素（氯霉素、青霉素、磺胺类药物等），抗结核药（异烟肼、对氨基水杨酸、利福平、乙胺丁醇等），抗疟药（氯喹、伯氨喹等），抗甲状腺药（甲基/丙基硫氧嘧啶、甲巯咪唑等），降血糖药（甲苯磺丁脲、氯磺丙脲等），抗惊厥/癫痫药（苯妥英钠、苯巴比妥、卡马西平等），降压药（卡托普利、甲基多巴等），免疫调节药（硫唑嘌呤、左旋咪唑、吗替麦考酚酯等），抗精神病药（氯丙嗪、三环类抗抑郁药等）等

二、临床表现

根据中性粒细胞减少的程度可分为轻度 $\geq 1.0 \times 10^9/L$、中度 $(0.5 \sim 1.0) \times 10^9/L$ 和重度 $< 0.5 \times 10^9/L$。轻度减少的患者临床上不出现特殊症状，多表现为原发病症状。中度和重度减少者易发生感染和出现疲乏、无力、头晕、食欲减退等非特异性症状。常见的感染部位是呼吸道、消化道及泌尿生殖道，可出现高热、黏膜坏死性溃疡及严重的败血症、脓毒血症或感染性休克。粒细胞严重缺乏时，感染部位不能形成有效的炎症反应，常无脓液，X线检查可无炎症浸润阴影，脓肿穿刺可无脓液。

三、实验室检查

（一）常规检查

血常规检查发现白细胞减少，中性粒细胞减少，淋巴细胞百分比增加。骨髓涂片因粒细胞减少原因不同，骨髓象各异。

（二）特殊检查

中性粒细胞特异性抗体测定：包括白细胞聚集反应、免疫荧光粒细胞抗体测定法，用以判断是否存在抗粒细胞自身抗体。肾上腺素试验：肾上腺素促使边缘池中性粒细胞进入循环池，从而鉴别假性粒细胞减少。

四、诊断和鉴别诊断

根据血常规检查的结果即可作出白细胞减少、中性粒细胞减少或粒细胞缺乏症的诊断。为排除检查方法上的误差，必要时要反复检查。

中性粒细胞减少可以作为很多疾病的征象出现。注意从以下几方面鉴别。

（一）病史

有药物、毒物或放射线的接触史或放化疗史者应考虑相关疾病诊断。有感染史，随访血常规检查数周后白细胞恢复正常，骨髓检查无特殊发现者要考虑感染引起的反应性白细胞减少。有自身免疫性疾病者可考虑是其在血液系统的表现。

（二）家族史

检查家族成员中有无相似患者。如有家族史怀疑周期性中性粒细胞减少，应定期检查血象，以明确中性粒细胞减少的发生速度、持续时间和周期性。

（三）查体

伴脾大，骨髓粒系增生者有脾功能亢进的可能。淋巴结、肝、脾肿大，胸骨压痛者要注意外周血象和骨髓象有无白血病、转移瘤等细胞浸润。

（四）实验室检查

如伴有红细胞和血小板减少，应考虑各种全血细胞减少疾病的可能。肾上腺素试验阳性者提示有粒细胞分布异常的假性粒细胞减少的可能。如存在中性粒细胞特异性抗体，应考虑自身免疫性疾病等。

五、治疗

（一）病因治疗

对可疑的药物或其他致病因素，应立即停止接触。继发性减少者应积极治疗原发病，病情缓解或控制后，粒细胞可恢复正常。

（二）感染防治

轻度减少者一般不需特殊的预防措施。中度减少者感染率增加，应注意预防，减少公共场所出入，保持卫生，去除慢性感染灶。粒细胞缺乏者极易发生严重感染，应采取无菌隔离措施。感染者应行病原学检查，以明确感染类型和部位。在致病菌尚未明确之前，可经验性地应用覆盖革兰阴性菌和革兰阳性菌的广谱抗生素治疗，之后再根据病原学检查和药敏试验结果调整用药。若3～5天无效，可加用抗真菌药物治疗。病毒感染可加用抗病毒药物。静脉用免疫球蛋白有助于重症感染的治疗。

（三）促进粒细胞生成

可应用B族维生素（维生素B_4、B_6）、鲨肝醇、利血生等药物，疗效不确切。重组人粒细胞集落刺激因子（thG-CSF）和重组人粒细胞-巨噬细胞集落刺激因子（thGM-CSF）疗效明确，可缩短粒细胞缺乏的病程，促进中性粒细胞增生和释放，并增强其吞噬杀菌及趋化功能。常用剂量为2～10μg/（kg.d），常见的副作用有发热、肌肉骨骼酸痛、皮疹等。

（四）免疫抑制剂

自身免疫性粒细胞减少和免疫机制所致的粒细胞缺乏可用糖皮质激素等免疫抑制剂治疗。

六、预后

预后与粒细胞减少的病因、程度、持续时间、进展情况、能否及时去除以及控制感染、恢复中性粒细胞数量的治疗措施有关。轻、中度者，若不进展则预后较好。粒细胞缺乏症者病死率较高。

（韩琼玫）

第八章 骨髓增生异常综合征

骨髓增生异常综合征(myelodysplastic syndromes, MDS)是一组起源于造血干细胞，以血细胞病态造血，高风险向急性髓系白血病(AML)转化为特征的难治性血细胞质、量异常的异质性疾病。任何年龄的男、女均可发病，约80%患者大于60岁。

一、病因和发病机制

原发性MDS的病因尚不明确，继发性MDS见于烷化剂、放射线、有机毒物等密切接触者。

MDS是起源于造血干细胞的克隆性疾病，异常克隆细胞在骨髓中分化、成熟障碍，出现病态造血，在骨髓原位或释放入血后不久被破坏，导致无效造血。部分MDS患者可发现有原癌基因突变（如N-ras基因突变）或染色体异常（如+8、-7），这些基因的异常可能也参与MDS的发生和发展。MDS终末细胞的功能，如中性粒细胞超氧阴离子水平、碱性磷酸酶也较正常低下。

二、分型及临床表现

FAB协作组主要根据MDS患者外周血、骨髓中的原始细胞比例、形态学改变及单核细胞数量，将MDS分为5型：难治性贫血(refractory anemia, RA)、环形铁粒幼细胞性难治性贫血(RA with ringed sideroblasts, RAS)、难治性贫血伴原始细胞增多(RA with excess blasts，RAEB)、难治性贫血伴原始细胞增多转变型(RAEB in transformation, RAEB-t)、慢性粒-单核细胞性白血病(chronic myelomonocytic leukemia, CMML)。MDS的分型见表9-8-1。

表9-8-1 MDS的FAB分型

FAB 类型	外 周 血	骨 髓
RA	原始细胞 < 1%	原始细胞 < 5%
RAS	原始细胞 < 1%	原始细胞 < 5%，环形铁粒细胞 > 有核红细胞15%
RAEB	原始细胞 < 5%	原始细胞 5% ~ 20%
RAEB-t	原始细胞 ≥ 5%	原始细胞 > 20% 而 < 30%；或幼粒细胞出现 Auer 小体
CMML	原始细胞 < 5%，单核细胞绝对值 > 1×109/L	原始细胞 5% ~ 20%

WHO提出了新的MDS分型标准，认为骨髓原始细胞达20%即为急性白血病，将RAEB-t归为AML，并将CMML归为MDS/MPN（骨髓增生异常综合征/骨髓增殖性肿瘤）。WHO标准保留了FAB的RA、RAS/RARS、RAEB；增加了难治性血细胞减少伴单系病态造血(refractory cytopenia with uilineage dysplasia, RCUD)；将RA或RARS中伴有2系或3系增生异常者单独列为难治性血细胞减少伴多系病态造血（refractory cytopenia with multilineage dysplasia, RCMD），将仅有5号染色体长臂缺失的RA独立为5q-综合征；还新增加了MDS未能分类(u-MDS)。

几乎所有的MDS患者都有贫血症状，如乏力、疲倦。约60%的MDS患者有中性粒细胞减少。由于同时存在中性粒细胞功能低下，使得MDS患者容易发生感染，约有20%的MDS患者死于感染。40% ~ 60%的MDS患者有血小板减少，随着疾病进展可出现进行性血小板减少。

RA和RARS患者多以贫血为主，临床进展缓慢，中位生存期3 ~ 6年，白血病转化率约5% ~ 15%。RAEB和RAEB-t多以全血细胞减少为主，贫血、出血及感染易见，可伴有脾大，病情进展快，中位生存时间分别为12个月和5个月，RAEB的白血病转化率高达40%以上。

CMML以贫血为主，可有感染和（或）出血，脾大常见，中位生存期约20个月，约30%转变为AML。

三、实验室检查

（一）血象和骨髓象

持续性（≥6月）一系或多系血细胞减少：血红蛋白<110g/L、中性粒细胞<1.5×10^9/L、血小板<100×10^9/L。骨髓增生度多在活跃以上，少部分呈增生减低。MDS患者的病态造血见表9-8-2。

（二）细胞遗传学改变

40%～70%的MDS有克隆性染色体核型异常，多为缺失性改变，以+8、-5/5q⁻、-7/7q⁻、20q⁻最为常见。

（三）病理检查

正常人原粒和早幼粒细胞沿骨小梁内膜分布，MDS患者在骨小梁旁区和间区出现3～5或更多的呈簇状分布的原粒和早幼粒细胞，称为不成熟前体细胞异常定位(abnormal localization of immature precursor, ALIP)。

表9-8-2 MDS的常见病态造血

红系	粒系	巨核素
细胞核		
核出芽	核分叶减少	小巨核细胞
核间桥	（假 Pelger-Huet; elgeriod）	核少分叶
核碎裂	不规则核分叶增多	多核（正常巨核细胞为单核分叶）
多核		
核多分叶		
巨幼样变		
细胞质		
球状铁粒幼细胞	胞体小或异常增大	
空泡	颗粒减少或无颗粒	
PAS 染色阳性	假 Chediak-Higashi 颗粒 Auer 小体	

（四）造血祖细胞体外集落培养

MDS患者的体外集落培养常出现集落"流产"，形成的集落少或不能形成集落。粒·单核祖细胞培养常出现集落减少而集簇增多，集簇/集落比值增高。

四、诊断

根据患者血细胞减少和相应的症状及病态造血、细胞遗传学异常、病理学改变，MDS的诊断不难确立。虽然病态造血是MDS的特征，但有病态造血不等于就是MDS。MDS的诊断尚无"金标准"，是一个除外性诊断，常应与以下疾病鉴别。

（一）慢性再生障碍性贫血(CAA)

常须与RCMD鉴别。RCMD的网织红细胞可正常或升高，外周血可见到有核红细胞，骨髓病态造血明显，早期细胞比例不低或增加，染色体异常，而CAA无上述异常。

（二）阵发性睡眠性血红蛋白尿症(PNH)

也可出现全血细胞减少和病态造血，但PNH检测可发现CD55+、CD59+细胞减少，Ham试验阳性及血管内溶血的改变。

（三）巨幼细胞性贫血

MDS患者细胞病态造血可见巨幼样变，易与巨幼细胞性贫血混淆，但后者是由于叶酸、维生素B_{12}缺乏所致，补充后可纠正贫血；而MDS的叶酸、维生素B_{12}不低，用叶酸、维生素B_{12}治疗无效。

（四）慢性粒细胞性白血病(CML)

CML的Ph染色体、BCR-ABL融合基因检测为阳性，而CMML则无。

五、治疗

MDS国际预后积分系统(IPSS)是依据患者血细胞减少的数量、骨髓中原始细胞比例及染色体核型评价预后，指导治疗。预后非常良好组（very good，VG）：0～2分；良好组（good，G）：>2～3.5分；中危组(inter，Int)：>3.5～5分；不良组(Poor，P)：>5～6分；极度不良组(very poor，VP)：>6分。对于低危MDS治疗主要是改善生活质量，采用支持治疗、促造血、去甲基化药物和生物反应调节剂等治疗，而中高危MDS主要是改善自然病程，采用去甲基化药物、化疗和造血干细胞移植。

（一）支持治疗

严重贫血和有出血症状者可输注红细胞和血小板。粒细胞减少和缺乏者应注意防治感染。长期输血致铁超负荷者应行除铁治疗。

（二）促造血治疗

可使用雄激素，如司坦唑醇、十一酸睾酮等；造血生长因子，如粒细胞集落刺激因子(G-CSF)、促红细胞生成素(EPO)等，能改善部分患者的造血功能。

（三）诱导分化治疗

可使用全反式维A酸和1，25-$(OH)_2D_3$，少部分患者会出现血象的改善。也有以造血生长因子（如G-CSF联合EPO）作为诱导分化剂使用。

（四）生物反应调节剂

沙利度胺及来那度胺对5q-综合征有较好疗效。免疫抑制剂可用于部分低危组MDS。

（五）去甲基化药物

5-氮杂-2'-脱氧胞苷能逆转MDS抑癌基因启动子DNA甲基化，改变基因表达，从而减少输血量，提高生活质量，延迟向AML转化。

（六）联合化疗

对于脏器功能良好的MDS患者可考虑使用联合化疗，如蒽环类抗生素联合阿糖胞苷、预激化疗，部分患者能获一段缓解期。MDS化疗后骨髓抑制期长，要注意加强支持治疗和隔离保护。

（七）异基因造血干细胞移植

是目前唯一可能治愈MDS的疗法。IPSS中、高危者第一步考虑是否适合移植，尤其是年轻、原始细胞增多和伴有预后不良染色体核型者。低危患者伴严重输血依赖，应在脏器功能受损前及早移植。

（韩琼玫）

第九章　白血病

第一节　概　述

白血病(leukemia)是一类造血干祖细胞的恶性克隆性疾病，因白血病细胞自我更新增强、增殖失控、分化障碍、凋亡受阻，而停滞在细胞发育的不同阶段。在骨髓和其他造血组织中，白血病细胞大量增生累积，使正常造血受抑制并浸润其他器官和组织。

根据白血病细胞的分化成熟程度和自然病程，将白血病分为急性和慢性两大类。急性白血病(acute leukemia，AL)的细胞分化停滞在较早阶段，多为原始细胞及早期幼稚细胞，病情发展迅速，自然病程仅几个月。慢性白血病(chronic leukemia，CL)的细胞分化停滞在较晚的阶段，多为较成熟幼稚细胞和成熟细胞，病情发展缓慢，自然病程为数年。其次，根据主要受累的细胞系列可将AL分为急性淋巴细胞白血病(acute lymphocytic leukemia，ALL)和急性髓系白血病(acutemyelogenous leukemia，AML)。CL则分为慢性髓系白血病(chronic myelogenous leukemia，CML)、慢性淋巴细胞白血病(chronic lymphocytic leukemia，CLL)及少见类型的白血病，如毛细胞白血病、幼淋巴细胞白血病等。

一、发病情况

我国白血病发病率约为3～4/10万。在恶性肿瘤所致的死亡率中,白血病居第6位(男)和第7位(女);儿童及35岁以下成人中则居第1位。

我国AL比CL多见(约5.5:1),其中AML最多(1.62/10万),其次为ALL(0.69/10万),CML(0.39/10万),CLL少见(0.05/10万)。男性发病率略高于女性(1.81:1)。成人AL中以AML多见,儿童以ALL多见。CML随年龄增长而发病率逐渐升高。CLL在50岁以后发病才明显增多。

我国白血病发病率与亚洲其他国家相近,低于欧美国家。尤其是CLL不足白血病的5%,而在欧美国家则占25%～30%。

二、病因和发病机制

人类白血病的病因尚不完全清楚。

(一)生物因素

主要是病毒感染和免疫功能异常。成人T细胞白血病/淋巴瘤(ATL)可由人类T淋巴细胞病毒I型(human T lymphocytotrophic virus-I, HTLV-I)所致。病毒感染机体后,作为内源性病毒整合并潜伏在宿主细胞内,一旦在某些理化因素作用下,即被激活表达而诱发白血病;或作为外源性病毒由外界以横向方式传播感染,直接致病。部分免疫功能异常者,如某些自身免疫性疾病患者白血病危险度会增加。

(二)物理因素

包括X射线、γ射线等电离辐射。早在1911年首次报道了放射工作者发生白血病的病例。日本广岛及长崎受原子弹袭击后,幸存者中白血病发病率比未受照射的人群高30倍和17倍,患者多为AL和CML。研究表明,大面积和大剂量照射可使骨髓抑制和机体免疫力下降,DNA突变、断裂和重组,导致白血病的发生。

(三)化学因素

多年接触苯以及含有苯的有机溶剂与白血病发生有关。乙双吗啉是乙亚胺的衍生物,具有极强的致染色体畸变和致白血病作用。抗肿瘤药物中烷化剂和拓扑异构酶Ⅱ抑制剂有致白血病的作用。化学物质所致的白血病以AML为多。

(四)遗传因素

家族性白血病约占白血病的0.7%。单卵孪生子,如果一个人发生白血病,另一个人的发病率为1/5,比双卵孪生者高12倍。Down综合征(唐氏综合征)有21号染色体三体改变,其白血病发病率达50/10万,比正常人群高20倍。先天性再生障碍性贫血(Fanconi贫血)、Bloom综合征(侏儒面部毛细血管扩张)、共济失调. 毛细血管扩张症及先天性免疫球蛋白缺乏症等患者的白血病发病率均较高,表明白血病与遗传因素有关。

(五)其他血液病

某些血液病最终可能发展为白血病,如骨髓增生异常综合征、淋巴瘤、多发性骨髓瘤、阵发性睡眠性血红蛋白尿症等。

白血病的发生可能是多步骤的,目前认为至少有两类分子事件共同参与发病,即所谓的"二次打击"学说。其一,各种原因所致的造血细胞内一些基因的决定性突变(如ras、myc等基因突变),激活某种信号通路,导致克隆性异常造血细胞生成,此类细胞获得增殖和(或)生存优势、多有凋亡受阻;其二,一些遗传学改变(如形成PML/RARA等融合基因)可能会涉及某些转录因子,导致造血细胞分化阻滞或分化紊乱。

(韩琼玫)

第二节 急性白血病

AL是造血干祖细胞的恶性克隆性疾病，发病时骨髓中异常的原始细胞及幼稚细胞（白血病细胞）大量增殖并抑制正常造血，可广泛浸润肝、脾、淋巴结等各种脏器。表现为贫血、出血、感染和浸润等征象。

一、分类

对AL，目前临床并行使用法英美(FAB)分型和世界卫生组织(WHO)分型。

AL的FAB分型如下。

（一）AML的FAB分型

M_0（急性髓细胞白血病微分化型，minimally differentiated AML）：骨髓原始细胞>30%，无嗜天青颗粒及Auer小体，核仁明显，光镜下髓过氧化物酶(MPO)及苏丹黑B阳性细胞<3%；在电镜下，MPO阳性；CD33或CD13等髓系抗原可呈阳性，淋系抗原通常为阴性。血小板抗原阴性。

M_1（急性粒细胞白血病未分化型，AML without maturation）：原粒细胞（I型＋II型，原粒细胞质中无颗粒为I型，出现少数颗粒为II型）占骨髓非红系有核细胞（NEC，指不包括浆细胞、淋巴细胞、组织嗜碱细胞、巨噬细胞及所有红系有核细胞的骨髓有核细胞计数）的90%以上，其中至少3%以上细胞为MPO阳性。

M_2（急性粒细胞白血病部分分化型，AML with maturation）：原粒细胞占骨髓NEC的30%～89%，其他粒细胞≥10%，单核细胞<20%。

M_3（急性早幼粒细胞白血病，acute promyelocytic leukemia, APL）：骨髓中以颗粒增多的早幼粒细胞为主，此类细胞在NEC中≥30%。

M_4（急性粒-单核细胞白血病，acute myelomonocytic leukemia, AMMoL）：骨髓中原始细胞占NEC的30%以上，各阶段粒细胞≥20%，各阶段单核细胞≥20%。

M_4Eo(AML with eosinophilia)：除上述M4型各特点外，嗜酸性粒细胞在NEC中≥5%。

M_5（急性单核细胞白血病，acute monocytic leukemia, AMoL）：骨髓NEC中原单核、幼单核≥30%，且原单核、幼单核及单核细胞≥80%。如果原单核细胞≥80%为M_{5a}，<80%为M_{5b}。

M_6(红白血病，erythroleukemia, EL)：骨髓中幼红细胞≥50%，NEC中原始细胞（I型＋II型）≥30%。

M_7（急性巨核细胞白血病，acute megakaryoblastic leukemia, AMeL）：骨髓中原始巨核细胞≥30%。血小板抗原阳性，血小板过氧化酶阳性。

（二）ALL的FAB分型

L1：原始和幼淋巴细胞以小细胞(直径≤12 μm)为主。

L2：原始和幼淋巴细胞以大细胞(直径>12 μm)为主。

L3:(Burkitt型):原始和幼淋巴细胞以大细胞为主，大小较一致，细胞内有明显空泡，胞质嗜碱性，染色深。

二、临床表现

AL起病急缓不一。急者可以是突然高热,类似"感冒",也可以是严重的出血。缓慢者常为脸色苍白、皮肤紫癜,月经过多或拔牙后出血难止而就医时被发现。

（一）正常骨髓造血功能受抑制表现

1.贫血 部分患者因病程短，可无贫血。半数患者就诊时已有重度贫血，尤其是继发于MDS者。

2.发热 半数患者以发热为早期表现。可低热，亦可高达39～40℃以上，伴有畏寒、出汗等。

虽然白血病本身可以发热，但高热往往提示有继发感染。感染可发生在各个部位，以口腔炎、牙龈炎、咽峡炎最常见，可发生溃疡或坏死；肺部感染、肛周炎、肛旁脓肿亦常见，严重时可有血液感染。最常见的致病菌为革兰阴性杆菌，如肺炎克雷伯杆菌、铜绿假单胞菌、大肠杆菌、硝酸盐不动杆菌等；革兰阳性球菌的发病率有所上升，如金黄色葡萄球菌、表皮葡萄球菌、肠球菌等。长期应用抗生素及粒细胞缺乏者，可出现真菌感染，如念珠菌、曲霉菌、隐球菌等。因患者伴有免疫功能缺陷，可发生病毒感染，如单纯疱疹病毒、带状疱疹病毒、巨细胞病毒感染等。偶见卡氏肺孢子菌病。

3. 出血　以出血为早期表现者近40%。出血可发生在全身各部位，以皮肤瘀点、瘀斑、鼻出血、牙龈出血、月经过多为多见。眼底出血可致视力障碍。APL易并发凝血异常而出现全身广泛性出血。颅内出血时会发生头痛、呕吐、瞳孔大小不对称，甚至昏迷、死亡。有资料表明AL死于出血者占62.24%，其中87%为颅内出血。大量白血病细胞在血管中淤滞及浸润、血小板减少、凝血异常以及感染是出血的主要原因。

（二）白血病细胞增殖浸润的表现

1. 淋巴结和肝脾肿大　淋巴结肿大以ALL较多见。纵隔淋巴结肿大常见于T-ALL。肝脾肿大多为轻至中度，除CML急性变外，巨脾罕见。

2. 骨骼和关节　常有胸骨下段局部压痛。可出现关节、骨骼疼痛，尤以儿童多见。发生骨髓坏死时，可引起骨骼剧痛。

3. 眼部　部分AML可伴粒细胞肉瘤，或称绿色瘤(chloroma)。常累及骨膜，以眼眶部位最常见，可引起眼球突出、复视或失明。

4. 口腔和皮肤　AL尤其是M_4和M_5，由于白血病细胞浸润可使牙龈增生、肿胀；皮肤可出现蓝灰色斑丘疹，局部皮肤隆起、变硬，呈紫蓝色结节。

5. 中枢神经系统　是白血病最常见的髓外浸润部位。多数化疗药物难以通过血脑屏障，不能有效杀灭隐藏在中枢神经系统的白血病细胞，因而引起中枢神经系统白血病(CNSL)。轻者表现为头痛、头晕，重者有呕吐、颈项强直，甚至抽搐、昏迷。CNSL可发生在疾病各个时期，尤其是治疗后缓解期，以ALL最常见，儿童尤甚，其次为M_4、M_5和M_2。

6. 睾丸　多为一侧睾丸无痛性肿大，另一侧虽无肿大，但在活检时往往也发现有白血病细胞浸润。睾丸白血病多见于ALL化疗缓解后的幼儿和青年，是仅次于CNSL的白血病髓外复发的部位。

此外，白血病可浸润其他组织器官。肺、心、消化道、泌尿生殖系统等均可受累。

三、实验室检查

（一）血象

大多数患者白细胞增多，$>10 \times 10^9/L$者称为白细胞增多性白血病。也有白细胞计数正常或减少，低者可$<1.0 \times 10^9/L$，称为白细胞不增多性白血病。血涂片分类检查可见数量不等的原始和幼稚细胞，但白细胞不增多型病例血片上很难找到原始细胞。患者常有不同程度的正常细胞性贫血，少数患者血片上红细胞大小不等，可找到幼红细胞。约50%的患者血小板低于$60 \times 10^9/L$，晚期血小板往往极度减少。

（二）骨髓象

是诊断AL的主要依据和必做检查。FAB分型将原始细胞≥骨髓有核细胞(ANC)的30%定义为AL的诊断标准，WHO分型则将这一比例下降至≥20%，并提出原始细胞比例<20%但伴有t(15；17)、t(8；21)或inv(16)/t(16；16)者亦应诊断为AML。多数AL骨髓象有核细胞显著增生，以原始细胞为主；少数AL骨髓象增生低下，称为低增生性AL。

（三）细胞化学

主要用于协助形态鉴别各类白血病。常见白血病的细胞化学反应见表9-9-1。

表9-9-1　常见AL的细胞化学鉴别

	急淋白血病	急粒白血病	急单白血病
髓过氧化物酶（MPO）	（－）	分化差的原始细胞（－）～（＋） 分化好的原始细胞（＋）～（＋＋＋）	（－）～（＋）
糖原染色（PAS）	（＋）成块或 粗颗粒状	（－）或（＋） 弥漫性淡红色或细颗粒状	（－）或（＋），弥漫性淡 红色或细颗粒状
非特异性酯酶（NSE）	（－）	（－）～（＋）NaF抑制＜50%	（＋），NaF抑制≥50%

（四）免疫学

根据白血病细胞表达的系列相关抗原，确定其来源。造血干/祖细胞表达CD34，APL细胞通常表达CD13、CD33和CD117，不表达HLA-DR和CD34，还可表达CD9。其他常用的免疫分型标志见表9-9-2。急性混合细胞白血病包括急性双表型（白血病细胞同时表达髓系和淋系抗原）和双克隆（两群来源于各自干细胞的白血病细胞分别表达髓系和淋系抗原）白血病，其髓系和一个淋系积分均>2（表9-9-2）。

表9-9-2　白血病免疫学积分系统(EGIL.1998)

分值	B系	T系	髓系
2	CyCD79a	CD3	CyMPO
	CyCD22	TCRα/β	
	CyIgM	TCRy/&	
1	CD19	CD2	CD117
	CD20	CD5	CD13
	CD10	CD8	CD33
		CD10	CD65
0.5	TdT	TdT	CD14
	CD24	CD7	CD15
		CD1a	CD64

（五）染色体和分子生物学

白血病常伴有特异的染色体和基因改变。例如99%的M3有t(15;17)（q22;q12），该易位使15号染色体上的PML（早幼粒白血病基因）与17号染色体上RARA（维A酸受体基因）形成PML-RARA融合基因。这是M_3发病及用全反式维A酸及砷剂治疗有效的分子基础。

（六）血液生化改变

血清尿酸浓度增高，特别在化疗期间。尿酸排泄量增加，甚至出现尿酸结晶。患者发生DIC时可出现凝血象异常。血清乳酸脱氢酶(LDH)可增高。

出现CNSL时，脑脊液压力升高，白细胞数增加，蛋白质增多，而糖定量减少。涂片中可找到白血病细胞。

四、诊断和鉴别诊断

根据临床表现、血象和骨髓象特点，诊断白血病一般不难。但因白血病细胞类型、染色体改变、免疫表型和融合基因的不同，治疗方案及预后亦随之改变，故初诊患者应尽力获得全面的 MICM资料，以便评价预后，指导治疗，并应注意排除下述疾病。

（一）骨髓增生异常综合征

该病的RAEB型除病态造血外，外周血中有原始和幼稚细胞，全血细胞减少和染色体异常，易与白血病相混淆。但骨髓中原始细胞小于20%。

（二）某些感染引起的白细胞异常

如传染性单核细胞增多症，血象中出现异形淋巴细胞，但形态与原始细胞不同，血清中嗜异性抗体效价逐步上升，病程短，可自愈。百日咳、传染性淋巴细胞增多症、风疹等病毒感染时,血象中淋巴细胞增多,但淋巴细胞形态正常,病程良性。骨髓原幼细胞不增多。

(三)巨幼细胞贫血

巨幼细胞贫血有时可与红白血病混淆。但前者骨髓中原始细胞不增多,幼红细胞PAS反应常为阴性,予以叶酸、Vit B_{12}治疗有效。

(四)急性粒细胞缺乏症恢复期

在药物或某些感染引起的粒细胞缺乏症的恢复期,骨髓中原、幼粒细胞增多。但该病多有明确病因,血小板正常,原、幼粒细胞中无Auer小体及染色体异常。短期内骨髓粒细胞成熟恢复正常。

五、治疗

根据患者的MICM结果及临床特点进行预后危险分层,按照患方意愿、经济能力,选择并设计最佳完整、系统的治疗方案。考虑治疗需要及减少患者反复穿刺的痛苦,建议留置深静脉导管。适合行异基因造血干细胞移植(allo-HSCT)者应抽血做HLA配型。

(一)一般治疗

1.紧急处理高白细胞血症 当循环血液中白细胞数>200×10^9/L,患者可产生白细胞淤滞(leukostasis),表现为呼吸困难、低氧血症、反应迟钝、言语不清、颅内出血等。病理学显示白血病血栓栓塞与出血并存。高白细胞不仅会增加患者早期死亡率,也增加髓外白血病的发病率和复发率。因此当血中白细胞>100×10^9/L时,就应紧急使用血细胞分离机,单采清除过高的白细胞(M_3型一般不推荐),同时给以水化和化疗。可根据白血病类型给予相应的方案化疗,也可先用所谓化疗前短期预处理:ALL用地塞米松10mg/m2,静脉注射;AML用羟基脲$1.5\sim2.5$g/6h(总量$6\sim10$g/d)约36小时,然后进行联合化疗。需预防白血病细胞溶解诱发的高尿酸血症、酸中毒、电解质紊乱、凝血异常等并发症。

2.防治感染 白血病患者常伴有粒细胞减少或缺乏,特别在化疗、放疗后粒细胞缺乏将持续相当长时间,此时患者宜住层流病房或消毒隔离病房。G-CSF可缩短粒细胞缺乏期,用于ALL,老年、强化疗或伴感染的AML。发热应做细菌培养和药敏试验,并迅速进行经验性抗生素治疗。

3.成分输血支持 严重贫血可吸氧、输浓缩红细胞,维持Hb>80g/L,但白细胞淤滞时不宜马上输红细胞以免进一步增加血黏度。血小板计数过低会引起出血,需输注单采血小板悬液。为防止异体免疫反应所致无效输注和发热反应,输血时可采用白细胞滤器去除成分血中的白细胞。为预防输血相关移植物抗宿主病(TA-GVHD),输血前应将含细胞成分的血液辐照$25\sim30$Gy,以灭活其中的淋巴细胞。

4.防治高尿酸血症肾病 由于白血病细胞大量破坏,特别在化疗时更甚,血清和尿中尿酸浓度增高,积聚在肾小管,引起阻塞而发生高尿酸血症肾病。因此应鼓励患者多饮水。最好24小时持续静脉补液,使每小时尿量>150ml/m^2并保持碱性尿。在化疗同时给予别嘌醇每次100mg,每日3次,以抑制尿酸合成。少数患者对别嘌醇会出现严重皮肤过敏,应予注意。当患者出现少尿、无尿、肾功能不全时,应按急性肾衰竭处理。

5.维持营养 白血病系严重消耗性疾病,特别是化疗、放疗引起患者消化道黏膜炎及功能紊乱时。应注意补充营养,维持水、电解质平衡,给患者高蛋白、高热量、易消化食物,必要时经静脉补充营养。

(二)抗白血病治疗

抗白血病治疗的第一阶段是诱导缓解治疗,主要方法是联合化疗,目标是使患者迅速获得完全缓解(complete remlssion, CR)。所谓CR,即白血病的症状和体征消失,外周血中性粒细胞绝对值≥1.5×10^9/L,血小板≥100×10^9/L,白细胞分类中无白血病细胞;骨髓中原始粒I型+II型（原单+幼单或原淋+幼淋）≤5%，M3型原粒+早幼粒≤5%，无Auer小体，红细胞及巨核细胞系正常；无髓外白血病。理想的CR为初诊时免疫学、细胞遗传学和分子生物学异常标志均消失。

达到CR后进入抗白血病治疗的第二阶段，即缓解后治疗，主要方法为化疗和HSCT。诱导缓解获CR后，体内的白血病细胞由发病时的$10^{10} \sim 10^{12}$降至$10^{8} \sim 10^{9}$，这些残留的白血病细胞称为微小残留病灶(MRD)。必须进一步降低MRD，以防止复发、争取长期无病生存(DFS)甚至治愈（DFS持续10年以上）。

1. ALL治疗　经过化疗方案的不断优化，目前儿童ALL的长期DFS已经达到80%以上；青少年ALL宜采用儿童方案治疗。随着支持治疗的加强、多药联合和高剂量化疗方案以及HSCT的应用，成人ALL的CR率可达80%～90%，预后亦有很大改善。ALL治疗方案的选择需要考虑患者年龄、ALL亚型、治疗后的MRD、是否有干细胞供体和靶向治疗药物等多重因素。

(1)诱导缓解治疗：长春新碱(VCR)和泼尼松(P)组成的VP方案是ALL的基础用药。VP方案能使50%的成人ALL获CR，CR期3～8个月。VCR主要毒副作用为末梢神经炎和便秘。

VP加蒽环类药物（如柔红霉素，DNR）组成DVP方案，CR率可提高至70%以上，但需要警惕蒽环类药物的心脏毒性。DVP再加左旋门冬酰胺酶(L-ASP)即为DVLP方案，是目前ALL常采用的诱导方案。L-ASP可提高患者无病生存(DFS)，主要副作用为肝功能损害、胰腺炎、凝血因子及清蛋白合成减少和过敏反应。在DVLP基础上加用其他药物，包括环磷酰胺(CTX)或阿糖胞(Ara-C)，可提高部分ALL的CR率和DFS。

(2)缓解后治疗：缓解后的治疗一般分强化巩固和维持治疗两个阶段。强化巩固治疗主要有化疗和HSCT两种方式，目前化疗多数采用间歇重复原诱导方案，定期给予其他强化方案的治疗。强化治疗时化疗药物剂量宜大，不同种类要交替轮换使用以避免蓄积毒性，如高剂量甲氨蝶呤(HD MTX)、Ara-C、6-巯基嘌呤(6-MP)和L-ASP。HD MTX的主要副作用为黏膜炎，肝肾功能损害，故在治疗时需要充分水化、碱化和及时甲酰四氢叶酸钙解救。对于ALL（除成熟B-ALL外），即使经过强烈诱导和巩固治疗，仍必须给予维持治疗。口服6-MP和MTX的同时间断给予VP方案化疗是普遍采用的有效维持治疗方案。如未行异基因HSCT，ALL在缓解后的巩固维持治疗一般需持续2～3年，定期检测MRD并根据ALL亚型决定巩固和维持治疗的强度和时间。成熟B-ALL采用含HD CTX和HD MTX的方案反复短程强化治疗，长期DFS率已由过去不足10%达现在的50%以上，且缓解期超过1年者复发率很低，故对其进行维持治疗的价值有限。

另外，Ph+ ALL在化疗时可以联用酪氨酸激酶抑制剂(TKIs，如伊马替尼或达沙替尼)进行靶向治疗。采用化疗联合TKIs对Ph+ ALL进行诱导治疗，CR率可以提高至90%～95%。异基因HSCT联合TKIs的治疗也可使无事件生存率(EFS)进一步提高。

"庇护所"白血病的预防是AL治疗必不可少的环节，对ALL尤为重要。CNSL的预防要贯穿于ALL治疗的整个过程。CNSL的防治措施包括颅脊椎照射、鞘内注射化疗药（如MTX、Ara-C、糖皮质激素）和（或）高剂量的全身化疗药（如HD MTX、Ara-C）。颅脊椎照射疗效确切，但其不良反应如认知障碍、继发肿瘤、内分泌受损和神经毒性（如白质脑病）限制了其应用。现在多采用早期强化全身治疗和鞘注化疗预防CNSL发生，而颅脊椎照射仅作为CNSL发生时的挽救治疗。对于睾丸白血病患者，即使仅有单侧睾丸白血病也要进行双侧照射和全身化疗。

复发指CR后在外周血重新出现白血病细胞或骨髓原始细胞>5%（除外其他原因如巩固化疗后骨髓重建等）或髓外出现白血病细胞浸润，多在CR后两年内发生，以骨髓复发最常见，此时可选择原诱导化疗方案或含HD Ara-C的联合方案或者新药进行再诱导治疗。但ALL一旦复发，不管采用何种化疗方案，总的二次缓解期通常短暂，长期生存率低。髓外复发以

CNSL最常见。单纯髓外复发者多能同时检出骨髓MRD，血液学复发会随之出现。因此在进行髓外局部治疗的同时，需行全身化疗。

HSCT对治愈成人ALL至关重要。allo-HSCT可使40% ～ 65%的患者长期存活。主要适应证为：①复发难治ALL；②CR2期ALL；③CR1期高危ALL：如细胞遗传学分析为Ph$^+$、亚二倍体者；MLL基因重排阳性者；WBC≥30x10^9/L的前B-ALL和WBC≥100x10^9/L的T-ALL；获CR时间>4 ～ 6周；CR后在巩固维持治疗期间MRD持续存在或仍不断升高者。

2.AML治疗 近年来，由于强化疗、HSCT及有力的支持治疗，60岁以下AML患者的预后有很大改善，约30% ～ 50%的患者可望长期生存。

(1)诱导缓解治疗：①AML（非APL）：采用蒽环类药物联合标准剂量Ara-C（即3+7方案）化疗，最常用的是IA方案（I为IDA，即去甲氧柔红霉素）和DA方案，60岁以下患者的总CR率为50% ～ 80%。在好的支持治疗下，IDA 12mg/（m2.d）的IA方案与DNR 90mg/（m2.d）的DA方案均取得较高的CR率。我国学者率先以高三尖杉酯碱（HHT）替代IDA或DNR组成的HA方案诱导治疗AML，CR率为60% ～ 65%。HA与DNR、阿克拉霉素（Acla）等蒽环类药物联合组成HAD、HAA等方案，可进一步CR率。剂量增加的诱导化疗能提高1疗程CR率和缓解质量，但治疗相关毒性亦随之增加。中、大剂量Ara-c联合蒽环类的方案不能提高CR率，但可延长年轻患者的DFS。1疗程获CR者DFS长，2个标准疗程仍未获CR者提示存在原发耐药，需换化疗方案或行allo-HSCT。②APL：多采用全反式维A酸(ATRA)+蒽环类药物。ATRA作用于RARA可诱导带有t(15;17)（q22;q12)/PM/-RARA的APL细胞分化成熟，剂量为20 ～ 45mg/（m2.d）。小剂量砷剂作用于PML能诱导APL细胞分化，大剂量能诱导其凋亡。ATRA+蒽环类的基础上加用砷剂（如三氧化二砷，ATO）能缩短达CR时间。不能耐受蒽环类药物者采用ATRA+ATO双诱导。治疗过程中需警惕出现分化综合征(differential syndrome)，初诊时白细胞较高及治疗后迅速上升者易发生，其机制可能与细胞因子大量释放和黏附分子表达增加有关。临床表现为发热、肌肉骨骼疼痛、呼吸窘迫、肺间质浸润、胸腔积液、心包积液、体重增加、低血压、急性肾衰竭甚至死亡。一旦出现上述任一表现，应给予糖皮质激素治疗，并予吸氧、利尿，可暂停ATRA。除分化综合征外，ATRA的其他不良反应有头痛、颅内压增高、肝功能损害等；ATO的其他不良反应有肝功能损害、心电图QT间期延长等。APL合并凝血功能障碍和出血者可输注血小板、新鲜冰冻血浆和冷沉淀。

(2)缓解后治疗：其特点如下：①AML的CNSL发生率不到3%，对初诊WBC≥100 x10^9/L、伴髓外病变、M$_4$/M$_5$、伴t(8;21)或inv(16)的患者，应在CR后做脑脊液检查并鞘内预防性用药至少1次，以进行CNSL筛查。而APL患者CR后至少预防性鞘内用药3次。②AML（非APL）比ALL治疗时间明显缩短。③APL在获得分子学缓解后可采用化疗、ATRA以及砷剂等药物交替维持治疗近2年。

年龄小于60岁的AML患者，根据表6-9.3的危险度分组选择相应的治疗方案。预后不良组首选allo-HSCT；预后良好组（非APL）首选大剂量Ara-C为基础的化疗，复发后再行allo-HSCT；预后中等组，配型相合的allo-HSCT和大剂量Ara-C为主的化疗均可采用。无法行allo-HSCT的预后不良组、部分预后良好组以及预后中等组患者均可考虑行自体HSCT。无法进行危险度分组者参照预后中等组治疗，若初诊时白细胞≥100 x10^9/L，则按预后不良组治疗。因年龄、并发症等原因无法采用上述治疗者，也可用常规剂量的不同药物组成的化疗方案轮换巩固维持，但仅约10% ～ 15%患者能长期生存。

HD Ara-C的最严重并发症是小脑共济失调，发生后必须停药。皮疹、发热、眼结膜炎也常见，可用糖皮质激素常规预防。

(3)复发和难治AML的治疗：可选用：①无交叉耐药的新药组成联合化疗方案；②中、大剂量阿糖胞苷组成的联合方案；③HSCT；④临床试验：如耐药逆转剂、新的靶向药物、生物治疗等。再诱导达CR后应尽快行HSCT。复发的APL选用ATOtATRA再诱导，CR后融合基因转阴者行自体HSCT或砷剂（不适合移植者）巩固治疗，融合基因仍阳性者考虑allo-HSCT或临床试验。

3.老年AL的治疗　多数大于60岁的AL患者化疗需减量用药，以降低治疗相关死亡率。少数体质好、支持条件佳者可采用类似年轻患者的方案治疗，有HLA相合同胞供体者可行减低剂量预处理的allo-HSCT。由MDS转化而来、继发于某些理化因素、耐药、重要器官功能不全、不良核型者，更应强调个体化治疗。

六、预后

AL若不经特殊治疗，平均生存期仅3个月左右，短者甚至在诊断数天后即死亡。经过现代治疗，不少患者可长期存活。对于ALL，1～9岁且白细胞<50x10^9/L并伴有超二倍体或t(12；21)者预后最好，80%以上患者能够获得长期DFS甚至治愈。APL若能避免早期死亡则预后良好，多可治愈。老年、高白细胞的AL预后不良。染色体及一些分子标志能提供独立预后信息。继发性AL、复发、多药耐药、需多疗程化疗方能缓解以及合并髓外白血病的AL预后较差。需要指出的是，某些指标的预后意义随治疗方法的改进而变化，如L3型B-ALL的预后经有效的强化治疗已大为改观，约50%～60%的成人患者可以长期存活，加用抗CD20单克隆抗体后生存率进一步提高。

（韩琼玫）

第三节　慢性髓系白血病

慢性髓系白血病(chronic myelogenous leukemia, CML)简称慢粒，是一种发生在多能造血干细胞的恶性骨髓增生性肿瘤（获得性造血干细胞恶性克隆性疾病），主要涉及髓系。外周血粒细胞显著增多并有不成熟性，在受累的细胞系中，可找到Ph染色体和（或）BCR-ABL融合基因。病程发展缓慢，脾大。CML分为慢性期(chronic phase, CP)、加速期(accelerated phase, AP)和最终急变期(blastic phase or blast crisis, BP/BC)。

一、临床表现和实验室检查

CML在我国年发病率为0.39～0.99/10万。在各年龄组均可发病，国内中位发病年龄45～50岁，男性多于女性。起病缓慢，早期常无自觉症状。患者可因健康检查或因其他疾病就医时才发现血象异常或脾大而被确诊。

（一）慢性期(CP)

CP一般持续1～4年。患者有乏力、低热、多汗或盗汗、体重减轻等代谢亢进的症状，由于脾大而自觉有左上腹坠胀感。常以脾脏肿大为最显著体征，往往就医时已达脐或脐以下，质地坚实，平滑，无压痛。如果发生脾梗死，则脾区压痛明显，并有摩擦音。肝脏明显肿大较少见。部分患者胸骨中下段压痛。当白细胞显著增高时，可有眼底充血及出血。白细胞极度增高时，可发生"白细胞淤滞症"。

1.血象　白细胞数明显增高，常超过20x10^9/L，可达100x10^9/L以上，血片中粒细胞显著增多，可见各阶段粒细胞，以中性中幼、晚幼和杆状核粒细胞居多；原始（Ⅰ+Ⅱ）细胞<10%；嗜酸、嗜碱性粒细胞增多，后者有助于诊断。血小板多在正常水平，部分患者增多；晚期血小板渐减少，并出现贫血。

2.中性粒细胞碱性磷酸酶(NAP)　活性减低或呈阴性反应。治疗有效时NAP活性可以恢复，疾病复发时又下降，合并细菌性感染时可略升高。

3.骨髓　骨髓增生明显至极度活跃，以粒细胞为主，粒红比例明显增高，其中中性中幼、晚幼及杆状核粒细胞明显增多，原始细胞<10%。嗜酸、嗜碱性粒细胞增多。红细胞相对减少。巨核细胞正常或增多，晚期减少。偶见Gaucher样细胞。

4.细胞遗传学及分子生物学改变　95%以上的CML细胞中出现Ph染色体（小的22号染色体），显带分析为t(9;22)(q34；q11)。9号染色体长臂上C-ABL原癌基因易位至22号染色体长臂的断裂点簇集区（BCR）形成BCR-ABL融合基因。其编码的蛋白主要为P_{210}，P_{210}具有酪氨酸激酶活性，导致CML发生。Ph染色体可见于粒、红、单核、巨核及淋巴细胞中。5%的CML有BCR-ABL融合基因阳性而Ph染色体阴性。

5.血液生化　血清及尿中尿酸浓度增高。血清乳酸脱氢酶增高。

（二）加速期(AP)

常有发热、虚弱、进行性体重下降、骨骼疼痛，逐渐出现贫血和出血。脾持续或进行性肿大。原来治疗有效的药物无效。AP可维持几个月到数年。外周血或骨髓原始细胞≥10%，外周血嗜碱性粒细胞>20%，不明原因的血小板进行性减少或增加。除Ph染色体以外又出现其他染色体异常，如+8、双Ph染色体、17号染色体长臂的等臂(i17q)等。粒一单系祖细胞(CFU-GM)培养，集簇增加而集落减少，骨髓活检显示胶原纤维显著增生。

（三）急变期(BC)

为CML的终末期，临床与AL类似。多数急粒变，少数为急淋变或急单变，偶有巨核细胞及红细胞等类型的急性变。急性变预后极差，往往在数月内死亡。外周血中原粒+早幼粒细胞> 30%，骨髓中原始细胞或原淋+幼淋或原单+幼单>20%，原粒+早幼粒细胞>50%，出现髓外原始细胞浸润。

二、诊断和鉴别诊断

凡有不明原因的持续性白细胞数增高，根据典型的血象、骨髓象改变，脾大，Ph染色体阳性或BCR-ABL融合基因阳性即可作出诊断。Ph染色体尚可见于2% AML、5%儿童ALL及25%成人ALL，应注意鉴别。不具有Ph染色体和BCR-ABL融合基因而临床特征类似于CML的疾病归入骨髓增生异常综合征/骨髓增生性肿瘤。其他需要鉴别的疾病如下。

（一）其他原因引起的脾大

血吸虫病、慢性疟疾、黑热病、肝硬化、脾功能亢进等均有脾大。但各病均有各自原发病的临床特点，并且血象及骨髓象无CML的典型改变。Ph染色体及BCR-ABL融合基因均阴性。

（二）类白血病反应

常并发于严重感染、恶性肿瘤等基础疾病，并有相应原发病的临床表现。粒细胞胞质中常有中毒颗粒和空泡。嗜酸性粒细胞和嗜碱性粒细胞不增多。NAP反应强阳性。Ph染色体及BCR-ABL融合基因阴性。血小板和血红蛋白大多正常。原发病控制后，白细胞恢复正常。

（三）骨髓纤维化

原发性骨髓纤维化脾大显著，血象中白细胞增多，并出现幼粒细胞等，易与CML混淆。但骨髓纤维化外周血白细胞数一般比CML少，多不超过30×10^9/L。NAP阳性。此外，幼红细胞持续出现于外周血中，红细胞形态异常，特别是泪滴状红细胞易见。Ph染色体及BCR-ABL融合基因阴性。部分患者存在JAK2 V617F基因突变。多次多部位骨髓穿刺干抽。骨髓活检网状纤维染色阳性。

三、治疗

CML治疗应着重于慢性期早期，避免疾病转化，力争细胞遗传学和分子生物学水平的缓解，一旦进入加速期或急变期（统称进展期）则预后不良。

CML CP的治疗如下。

（一）细胞淤滞症的紧急处理

对于白细胞计数极高或有淤滞综合征表现的CP患者，可以行治疗性白细胞单采。明确诊断后，首选伊马替尼。

（二）分子靶向治疗

第一代酪氨酸激酶抑制剂(tyrosine kinase inhibitor，TKI)甲磺酸伊马替尼(imatinib esylate，IM)为2-苯胺嘧啶衍生物，能特异性阻断ATP在abl激酶上的结合位置，使酪氨酸残基不能磷酸化，从而抑制BCR-ABL阳性细胞的增殖。IM也能抑制另外两种酪氨酸激酶：c-kit和PDCF-R(血小板衍生的生长因子受体)的活性。8年无事件生存率达81%，总体生存率(overall survival，OS)可达85%。完全细胞遗传学缓解率83%，且随治疗时间延长疗效提高。IM需要终身服用，治疗剂量400mg/d。治疗期间应定期检测血液学、细胞遗传学、分子生物学反应，据此调整治疗方案。可发生白细胞、血小板减少和贫血的血液学毒性以及水肿、肌痉挛、腹泻、恶心、肌肉骨骼痛、皮疹、腹痛、肝酶升高、疲劳、关节痛和头痛等非血液学毒性。随意减、停药物容易产生BCR-ABL激酶区的突变，发生继发性耐药。使用IM的患者约10%～15%出现疾病进展。IM耐药与基因点突变、BCR-ABL基因扩增和表达增加、P糖蛋白过度表达有关。针对IM治疗的评价和调整需要根据患者对药物的反应作出。CML治疗反应定义及疗效标准详见表9-9-3和表9-9-4。治疗目标为18个月内获得完全细胞遗传学反应(CCyR)。服药的依从性以及严密监测对于获得最佳疗效非常关键。

表9-9-3　CML CP的治疗反应定义

血液学缓解（HR）	完全血液学反应（CHR）	外周血细胞计数和分类恢复正常，血小板计数＜450×10⁹/L，CML所有症状和体征（包括脾大在内）消失
	部分血液学反应（PHR）	类似于完全缓解，但仍然存在少数幼稚细胞（原始细胞、早幼粒细胞、中幼粒细胞），或仍然存有脾大，但较基线相比，缩小50%以上，存在轻度血小板增多
细胞遗传学缓解(CyR)	完全细胞遗传学反应（CCyR）	至少检查20个有丝分裂中期相见不到Ph染色体
	部分细胞遗传学反应（PCyR）	分裂相中Ph阳性细胞占1%～35%
	微小细胞遗传学反应（minor CyR）	分裂相中Ph阳性细胞占36%～90%
分子学缓解（MR）	完全分子学反应（CMR）	无法检测到BCR-ABL转录本
	主要分子学反应（MMR）	BCR-ABL的mRNA转录本较基线下降3个数量级或以上

表9-9-4　我国IM疗效标准

	满3个月	满6个月	满12个月	满18个月	任意时间
治疗失败	＜CHR	无CyR	＜PCyR	＜CCyR	丧失HR；丧失CyR；出现高水平的IM耐药突变；Ph+克隆演变
治疗有效	CHR	Minor CyR	PCyR	CCyR	

IM治疗失败时需进行BCR-ABL基因突变的分析，治疗失败的患者可以选用第二代TKI，也可以进行异基因造血干细胞移植，对于具有T3151突变的CML患者，不适合TKI治疗，宜立即行异基因造血干细胞移植或参加临床试验。

（三）干扰素

干扰素（interferon-a，IFN-a）是分子靶向药物出现之前的首选药物。目前用于不适合TKI和allo-HSCT的患者。常用剂量300万～500万U/(m2.d)皮下或者肌肉注射，每周3～7次，坚持使用，推荐和小剂量阿糖胞苷合用，阿糖胞苷常用剂量10～20mg/(m2.d)，每个月连用10天。CCyR率约为13%，但有效者10年生存率可达70%，约50%的有效者可以获得长期生存。主要副作用包括乏力、发热、头痛、纳差、肌肉骨骼酸痛等流感样症状和体重下降、肝功能异常等，可引起轻到中度的血细胞减少。预防性使用对乙酰氨基酚等能够减轻流感样症状。

（四）其他药物治疗

1.羟基脲(hydroxyurea，HU) 细胞周期特异性化疗药，起效快，用药后两三天白细胞即下降，停药后又很快回升。常用剂量为3g/d，分2次口服，待白细胞减至20×10^9/L左右时，剂量减半。降至10×10^9/L时，改为小剂量(0.5～1g/d)维持治疗。需经常检查血象，以便调节药物剂量。耐受性好，单独应用HU的CP患者中位生存期约为5年。单独应用HU目前限于高龄、具有并发症、TKI和IFN-α均不耐受的患者以及用于高白细胞淤滞时的降白细胞处理。

2.其他药物 包括阿糖胞苷(cytarabine，Ara-C)、高三尖杉酯碱（homohamngtonine，HHT)、砷剂、白消安等。

（五）异基因造血干细胞移植(allo-HSCT)

是唯一可治愈CML的方法。随着移植技术的进步，CP患者全相合allo-HSCT术后5年OS可达80%，allo-HSCT治疗CML CP的治疗相关死亡率已经下降到10%以下。但由于allo-HSCT相关毒性，自IM应用以来，患者如有移植意愿以及具备以下条件，方考虑选择allo-HSCT:新诊断的儿童和青年；依据年龄、脾脏大小、血小板计数和原始细胞数等综合的疾病进展风险预测可能性高者，并具有全相合供者的年轻患者；TKI治疗失败或者不耐受的患者。

进展期CML的治疗如下：

AP和BC统称为CML的进展期。CML进入进展期之后，需要评估患者的细胞遗传学、分子学BCR-ABL水平以及BCR-ABL的突变。AP患者，如果既往未使用过TKI治疗，可以采用加量的一代或者二代TKI（IM 600～800mg/d或尼洛替尼800mg/d或达沙替尼140mg/d）使患者回到CP，立即行allo-HSCT治疗。BC患者，明确急变类型后，可以在加量的TKI基础上，加以联合化疗方案使患者回到CP后，立即行allo-HSCT治疗。Allo-HSCT干细胞来源不再受限于全相合供体，可以考虑行亲缘单倍体移植。移植后需辅以TKI治疗以减少复发，并可以行预防性供体淋巴细胞输注以增加疗效。移植后的复发可以通过供体淋巴细胞输注联合或不联合TKI治疗重新获得缓解。

进展期CML总体预后不佳，明显不如CP的移植效果，TKI可以改善移植预后。有报道称TKI联合allo-HSCT治疗进展期CML，3年OS达59%。

除allo-HSCT外，进展期CML还可采用单用TKI，联合化疗，干扰素治疗或其他治疗，疗效有限且不能持久。

四、预后

TKI出现前CML CP患者中位生存期约39～47个月，3～5年内进入BC终末期，少数患者CP可延续10～20年。影响CML预后的因素包括：患者初诊时的风险评估；疾病治疗的方式；病情的演变。干扰素治疗的OS较化疗有所提高，对干扰素的反应对预后有预示作用。TKI应用以来，生存期显著延长。随着移植技术的进步，allo-HSCT治疗CML CP的患者生存率明显提高；治疗进展期患者疗效不如CP患者，但联合TKI后疗效提高。

（韩琼玫）

第四节 慢性淋巴细胞白血病

慢性淋巴细胞白血病(CLL)是一种进展缓慢的B淋巴细胞增殖性肿瘤,以外周血、骨髓、脾脏和淋巴结等淋巴组织中出现大量克隆性B淋巴细胞为特征。这类细胞形态上类似成熟淋巴细胞,但是一种免疫学不成熟的、功能异常的细胞。CLL均起源于B细胞,病因及发病机制尚未明确。本病在西方国家是最常见的成人白血病,而在我国、日本及东南亚国家较少见。

一、临床表现

本病多见于50岁以上患者,男女比例约为2:1。起病缓慢,多无自觉症状。许多患者在常规体检或因其他疾病就诊时才被发现。有症状者早期可表现为乏力、疲倦,而后出现食欲减退、消瘦、低热、盗汗等。60%～80%的患者有淋巴结肿大,多见于头颈部、锁骨上、腋窝及腹股沟。肿大淋巴结一般为无痛性,中等硬度,无粘连,随病程进展可逐渐增大或融合。CT扫描可发现纵隔、腹膜后、肠系膜淋巴结肿大。肿大的淋巴结可压迫气管、上腔静脉、胆道或输尿管而出现相应症状。半数以上患者有轻至中度的脾大,肝大多为轻度,胸骨压痛少见。晚期患者可出现贫血、血小板减少和粒细胞减少,常易并发感染。由于免疫功能失调,常并发自身免疫性疾病,如自身免疫性溶血性贫血(AIHA)、免疫性血小板减少性紫癜(ITP)等。部分患者可转化为幼淋巴细胞白血病(PLL)、Richter综合征(转化为弥漫大B细胞淋巴瘤等),或继发第二肿瘤。

二、实验室检查

(一)血象

以淋巴细胞持续性增多为主要特征。白细胞>10x10⁹/L,淋巴细胞比例≥50%,淋巴细胞绝对值≥5x10⁹/L(至少持续3个月)。大多数患者的白血病细胞形态与成熟小淋巴细胞类同,胞质少,胞核染色质呈凝块状。少数患者细胞形态异常,胞体较大,不成熟,胞核有深切迹(Reider细胞)。偶可见原始淋巴细胞。中性粒细胞比值降低。随病情进展,可出现血小板减少和贫血。

(二)骨髓象

有核细胞增生明显活跃或极度活跃,淋巴细胞≥40%,以成熟淋巴细胞为主。红系、粒系及巨核系细胞增生受抑,至晚期可明显减少。伴有溶血时,幼红细胞可代偿性增生。

(三)免疫学检查

淋巴细胞具有单克隆性,呈现B细胞免疫表型特征。细胞膜表面免疫球蛋白(slg)为弱阳性表达,多为IgM或IgM和IgD型,呈K或入单克隆轻链型;小鼠玫瑰花结试验阳性;CD5、CD19、CD79α、CD23阳性;CD20、CD22、CD11c弱阳性;FMC7、CD79β阴性或弱阳性;CD10、cyclinD1阴性。CLL缺乏特异性标记,可应用免疫表型的积分系统来进行鉴别。患者中60%有低y球蛋白血症,20%抗人球蛋白试验阳性,8%出现AIHA。

(四)染色体

常规显带1/3～1/2的患者有克隆性核型异常。由于CLL细胞有丝分裂相较少,染色体异常检出率低,间期荧光原位杂交(FISH)技术能明显提高检出率,可检测到>80%的患者存在染色体异常。如13 q14缺失(50%)、12号染色体三体(20%)、11q22～23缺失、17p13缺失和6q缺失等。单纯13 q14缺失提示预后良好,12号染色体三体和正常核型预后中等,17p13及11q22～23缺失预后差。

（五）基因突变

50%～60%的CLL发生免疫球蛋白重链可变区（IgVH）基因体细胞突变，IgVH突变发生于经历了抗原选择的记忆B细胞（后生发中心），此类病例生存期长；无IgVH突变者，起源于未经抗原选择的原始B细胞（前生发中心）。无IgVH突变的CLL细胞多数高表达CD38、ZAP70，均与不良预后相关。约10%～15%的CLL存在p53基因突变（该基因位于17p13），与疾病进展有关，对治疗有抵抗，生存期短。

三、诊断与鉴别诊断

结合临床表现，外周血中单克隆性淋巴细胞持续性>5x10^9/L，骨髓中成熟小淋巴细胞≥40%以及免疫学表型特征，可以作出诊断。但需与下列疾病相鉴别。

（一）病毒感染引起的反应性淋巴细胞增多症

淋巴细胞增多呈多克隆性和暂时性，淋巴细胞计数随感染控制可逐步恢复正常。

（二）淋巴瘤细胞白血病

侵犯骨髓的小B细胞淋巴瘤（如滤泡淋巴瘤，套细胞淋巴瘤，脾边缘区淋巴瘤等）与CLL易混淆，前者除具有原发病淋巴瘤的病史外，细胞形态学、淋巴结及骨髓病理、免疫表型特征及细胞遗传学与CLL不同。

（三）幼淋巴细胞白血病(PLL)

多见老年患者，白细胞数增高，脾大明显，淋巴结肿大较少，外周血和骨髓涂片可见较多的(>55%)带核仁的幼稚淋巴细胞。PLL细胞高表达FMC7、CD22和Smlg，CD5阴性。小鼠玫瑰花结试验阴性。幼稚淋巴细胞<55%、>10%的CLL称为CLL伴幼淋细胞增多(CLL/PL)。

（四）毛细胞白血病(HCL)

多数为全血细胞减少伴脾大，淋巴结肿大不常见，易于鉴别。但少数患者白细胞升高达(10～30)x10^9/L。外周血及骨髓中可见"毛细胞"，即有纤毛状胞质突出物的HCL细胞，抗酒石酸的酸性磷酸酶染色反应阳性，CD5阴性、高表达CD25、CD11c和CD103。

四、临床分期

分期的目的在于帮助选择治疗方案及估计预后。常用分期标准包括Rai和Binet分期(表9-9-5)。

表9-9-5 Rai和Binet分期

分期	标准	中位存活期
Rai 分期		
0	血和骨髓中淋巴细胞增多	> 150 月
I	0+ 淋巴结肿大	101 月
II	I + 脾脏肿大、肝脏肿大或肝脾均大	> 71 月
III	II + 贫血（Hb < 110g/L）	19 月
IV	III + 血小板减少	19 月
Binet 分期		
A	血和骨髓中淋巴细胞增多，< 3个区域的淋巴组织肿大 *	> 10 年
B	血和骨髓中淋巴细胞增多≥3个区域的淋巴组织肿大	7 年
C	与B期相同外，尚有贫血（Hb：男性 < 110g/L，女性 < 100g/L）或血小板减少（< 100×10^9/L）	2 年

注：*5个区域包括头颈部、腋下、腹股沟、脾、肝；肝、脾肿大专指体检阳性

五、治疗

根据临床分期、症状和疾病活动情况而定。CLL为慢性惰性病程，随访结果表明早期

治疗并不能延长患者生存期，早期（Rai 0～Ⅱ期或Binet A期）患者无需治疗，定期复查即可。出现下列情况之一说明疾病高度活动，应开始治疗：①体重减少≥10%、极度疲劳、发热(38℃)2周、盗汗；②进行性脾肿大或脾区疼痛；③淋巴结进行性肿大或直径>10cm;④进行性外周血淋巴细胞增多，2个月内增加>50%，或倍增时间<6个月；⑤出现自身免疫性血细胞减少，糖皮质激素治疗无效；⑥骨髓进行性衰竭；贫血和（或）血小板减少进行性加重。在疾病进展期（Ⅲ、Ⅳ期或C期），却无疾病进展表现者，有时也可"观察和等待"。

既往CLL治疗多为姑息性，以减轻肿瘤负荷、改善症状为主要目的。近来发现，治疗后获得完全缓解(CR)的患者生存期较部分缓解和无效者长，因此治疗应致力于提高CR率，并尽可能清除微小残留病。

（一）化学治疗

1.烷化剂　苯丁酸氮芥(chlorambucil, CLB)有连续和间断两种用法。连续用药剂量为4～8mg/(m2.d)，连用4～8周。根据血象调整剂量，以防骨髓过度抑制。间断用药总量0.4～0.8mg/kg，1天或分4天口服，根据骨髓恢复情况，每2～4周重复一次。对初治CLL，该药CR率不足10%，总治疗反应率50%～60%。目前多用于年龄较大、不能耐受其他药物化疗或有并发症的患者以及维持治疗。另一种烷化剂环磷酰胺，疗效与CLB相当，组成COP或CHOP方案并不优于单药。苯达莫司汀(bendamustine)是一种新型烷化剂，兼具有抗代谢功能和烷化剂作用，单药治疗CLL，不论是初治或复发难治性患者，均显示了较高的CR率和治疗反应率。

2.嘌呤类似物　氟达拉滨(fludarabine, Flu)用量一般为25～30mg/(m2.d)，连续3天或5天，每4周重复一次。CR率达20%～30%，总反应率约60～80%，中位缓解期约是CLB的2倍，但两者总生存期无差异。烷化剂耐药者换用Flu仍有效。嘌呤类似物联合烷化剂，如Flu联合环磷酰胺（FC方案），优于单用Flu，能有效延长初治CLL的无进展生存期，也可用于治疗难治复发CLL。

3.糖皮质激素　主要用于合并自身免疫性血细胞减少时的治疗，一般不单独应用，但大剂量甲泼尼龙对难治性CLL，尤其是17p缺失患者有较高的治疗反应率。

（二）免疫治疗

利妥昔单抗(rituximab)是人鼠嵌合型抗CD20单克隆抗体，因CLL细胞表面CD20表达较少、血浆中存在可溶性CD20分子，利妥昔单抗在CLL患者体内清除过快，需加大剂量或密度才能有效。与阿仑单抗相比，利妥昔单抗潜在的免疫抑制作用较弱。

（三）化学免疫治疗

利妥昔单抗可以增强嘌呤类似物的抗肿瘤活性，其联合Flu的CR率和生存率高于单用Flu。FC联合利妥昔单抗（FCR方案）治疗初治CLL，CR率可高达70%，总治疗反应率>90%，40%以上CR患者经PCR检测未发现微小残留病，是目前初治CLL获得的最佳治疗反应。

（四）造血干细胞移植

CLL患者年龄较大，多数不适合移植治疗。预后较差的年轻患者可作为二线治疗。在缓解期行自体干细胞移植(auto-SCT)，效果优于传统化疗，部分患者微小残留病可转阴，但易复发。异基因造血干细胞移植(allo-HSCT)可使部分患者长期存活甚至治愈。常规移植的相关并发症多，非清髓性移植(NST)可降低CLL移植相关死亡率，延长生存期。

（五）并发症治疗

因低γ球蛋白血症、中性粒细胞缺乏及老龄,CLL患者极易感染，严重感染常为致死原因，应积极治疗。反复感染者可静脉输注免疫球蛋白。并发AIHA或ITP者可用糖皮质激素治疗，无效且脾大明显者，可考虑切脾。有明显淋巴结肿大或巨脾、局部压迫症状明显者，在化疗效果不理想时，也可考虑放射治疗。

六、预后

CLL是一种异质性疾病，病程长短不一，有的长达十余年，有的不足2～3年，多死于骨髓衰竭导致的严重贫血、出血或感染。CLL临床尚可发生转化，预后更为不良，如Richter综合征、幼淋巴细胞白血病等。不到1%的CLL向ALL转化。

（韩琼玫）

第十章 淋巴瘤

淋巴瘤（lymphoma）起源于淋巴结和淋巴组织，其发生大多与免疫应答过程中淋巴细胞增殖分化产生的某种免疫细胞恶变有关，是免疫系统的恶性肿瘤。

按组织病理学改变，淋巴瘤可分为霍奇金淋巴瘤（Hodgkin lymphoma, HL）和非霍奇金淋巴瘤（non-Hodgkin lymphoma, NHL）两大类。淋巴瘤是最早发现的血液系统恶性肿瘤之一。1832年Thomas Hodgkin报告了一种淋巴结肿大合并脾大的疾病，33年后Wilks以霍奇金病（HD）命名此种疾病。1898年发现Reed-Sternberg细胞（R-S细胞），明确了HD病理组织学特点。HD现称为霍奇金淋巴瘤（HL）。1846年Virchow从白血病中区分出一种称为淋巴瘤或淋巴肉瘤（lym-phosarcoma）的疾病，1871年Billroth又将此病称为恶性淋巴瘤（malignant lymphoma），现在将此种疾病称之为非霍奇金淋巴瘤（NHL）。

我国淋巴瘤的总发病率男性为1.39/10万，女性为0.84/10万，发病率明显低于欧美各国及日本。我国淋巴瘤的死亡率为1.5/10万，排在恶性肿瘤死亡原因的第11～13位。

病因和发病机制 一般认为感染及免疫因素起重要作用，理化因素及遗传因素等也有不可忽视的作用。病毒学说颇受重视。

用荧光免疫法检查HL患者的血清，可发现部分患者有高效价抗Epstein-Barr(EB)病毒抗体。HL患者的淋巴结在电镜下可见EB病毒颗粒。在20% HL的R-S细胞中也可找到EB病毒。EB病毒也可能是移植后淋巴瘤和AIDS相关淋巴瘤的病因。Burkitt淋巴瘤有明显的地方流行性。非洲儿童Burkitt淋巴瘤组织传代培养中分离出EB病毒；80%以上的患者血清中EB病毒抗体滴定度明显增高，而非Burkitt淋巴瘤患者滴定度增高者仅占14%；普通人群中滴定度高者发生Burkitt淋巴瘤的机会也明显增多，提示EB病毒可能是Burkitt淋巴瘤的病因。

日本的成人T细胞白血病/淋巴瘤有明显的家族集中趋势，且呈地区性流行。20世纪70年代后期，一种反转录病毒——人类T淋巴细胞病毒I型（HTLV-I）被证明是成人T细胞白血病/淋巴瘤的病因。另一种反转录病毒HTLV-II近来被认为与T细胞皮肤淋巴瘤（蕈样肉芽肿）的发病有关。Kaposi肉瘤病毒（human herpes virus-8）也被认为是原发于体腔淋巴瘤的病因。边缘区淋巴瘤合并HCV感染，经干扰素和利巴韦林治疗HCV RNA转阴时，淋巴瘤可获得部分或完全缓解。

幽门螺杆菌抗原的存在与胃黏膜相关性淋巴样组织结外边缘区淋巴瘤（胃MALT淋巴瘤）发病有密切的关系，抗幽门螺杆菌治疗可改善其病情，幽门螺杆菌可能是该类淋巴瘤的病因。

免疫功能低下也与淋巴瘤的发病有关。遗传性或获得性免疫缺陷患者伴发淋巴瘤者较正常人为多，器官移植后长期应用免疫抑制剂而发生恶性肿瘤者，其中1/3为淋巴瘤。干燥综合征患者中淋巴瘤的发病率比一般人高。

（韩琼玫）

第一节 霍奇金淋巴瘤

HL主要原发于淋巴结，特点是淋巴结进行性肿大，典型的病理特征是R-S细胞存在于不同类型反应性炎细胞的特征背景中，并伴有不同程度纤维化。我国患者的发病率明显低于欧美国家，约占淋巴瘤的8%～11%，而后者占25%。欧美国家HL发病年龄呈双峰：第一个发病高峰年龄在15～30岁的青壮年，第二个峰在55岁以上。

一、病理和分型

目前采用2001年世界卫生组织(WHO)的淋巴造血系统肿瘤分类，分为结节性淋巴细胞为主型HL和经典HL两大类。结节性淋巴细胞为主型占HL的5%，经典型占HL的95%。显微镜下的特点是在炎症细胞背景下散在肿瘤细胞，即R-S细胞及其变异型细胞，R-S细胞的典型表现为巨大双核和多核细胞，直径为25～30ym，核仁巨大而明显，可伴毛细血管增生和不同程度的纤维化。在国内，经典HL中混合细胞型(MCHL)最为常见，其次为结节硬化型(NSHL)、富于淋巴细胞型(LRHL)和淋巴细胞削减型(LDHL)。几乎所有的HL细胞均来源于B细胞，仅少数来源于T细胞。

（一）结节性淋巴细胞为主型霍奇金淋巴瘤(NLPHL)

95%以上为结节性，镜下以单一小淋巴细胞增生为主，其内散在大瘤细胞（呈爆米花样）。

免疫学表型为大量CD20$^+$的小B细胞，形成结节或结节样结构。结节中有CD20$^+$的肿瘤性大B细胞称作淋巴和组织细胞（L/H型R-S细胞），几乎所有病例中UH细胞呈CD20$^+$、CD79a$^+$、bc16$^+$、CD45$^+$、CD75$^+$，约一半病例上皮细胞膜抗原阳性(EMA$^+$)，免疫球蛋白轻链和重链常呈阳性，不表达CD15和CD30。

（二）经典霍奇金淋巴瘤(CHL)

1.结节硬化型 约20%～40%的R-S细胞通常表达CD20，CD15和CD30。光镜下具有双折光胶原纤维束分隔，病变组织呈结节状和"腔隙型"R-S细胞三大特点。

2.富于淋巴细胞型 大量成熟淋巴细胞，R-S细胞少见。

3.混合细胞型 可见嗜酸粒细胞、淋巴细胞、浆细胞、原纤维细胞等，在多种细胞成分中出现多个R-S细胞伴坏死。免疫组化瘤细胞CD30、CD15、PAX-5呈阳性，可有IgH或TCR基因重排。

4.淋巴细胞消减型 淋巴细胞显著减少，大量R-S细胞，可有弥漫性纤维化及坏死灶。

二、临床表现及分期

（一）临床表现

多见于青年，儿童少见。

1.淋巴结肿大 首发症状常是无痛性颈部或锁骨上淋巴结进行性肿大（占60%～80%），其次为腋下淋巴结肿大。肿大的淋巴结可以活动，也可互相粘连，融合成块，触诊有软骨样感觉。

2.淋巴结外器官受累 表现为少数HL患者可浸润器官组织或因深部淋巴结肿大压迫，引起各种相应症状(见NHL)。

3.全身症状 发热、盗汗、瘙痒及消瘦等全身症状较多见。30%～40%的HL患者以原因不明的持续发热为起病症状。这类患者一般年龄稍大，男性较多，常有腹膜后淋巴结累及。周期性发热（Pel-Ebstein热）约见于1/6的患者。可有局部及全身皮肤瘙痒，多为年轻女性。瘙痒可为HL的唯一全身症状。

4.其他 5%～16%的HL患者发生带状疱疹。饮酒后引起的淋巴结疼痛是HL患者所特有，但并非每一个HL患者都是如此。

（二）临床分期

目前广泛应用的分期方法是在Rye会议（1965）的基础上，经Ann Arbor会议（1971）修订后确定的。Ann Arbor分期系统经过Cotswold修订（1989）后将霍奇金淋巴瘤分为Ⅰ～Ⅳ期。其中Ⅰ～Ⅳ期按淋巴结病变范围区分，脾和韦氏环淋巴组织分别记为一个淋巴结区域。结外病变定为Ⅳ期，包括骨髓、肺、骨或肝脏受侵犯。此分期方案NHL也参照使用。

Ⅰ期：单个淋巴结区域（Ⅰ）或局灶性单个结外器官（ⅠE）受侵犯。

Ⅱ期：在膈肌同侧的两组或多组淋巴结受侵犯（Ⅱ）或局灶性单个结外器官及其区域淋巴结受侵犯，伴或不伴横膈同侧其他淋巴结区域受侵犯（ⅡE）。

注：受侵淋巴结区域数目应以脚注的形式标明（如Ⅱ。）。

Ⅲ期：横膈上下淋巴结区域同时受侵犯（Ⅲ），可伴有局灶性相关结外器官（ⅢE）、脾受侵犯（ⅢS）或两者皆有（ⅢE+S）。

Ⅳ期：弥漫性（多灶性）单个或多个结外器官受侵犯，伴或不伴相关淋巴结肿大，或孤立性结外器官受侵犯伴远处（非区域性）淋巴结肿大。如肝或骨髓受累，即使局限也属Ⅳ期。

全身症状分组：分为A、B两组。凡无以下症状者为A组，有以下症状之一者为B组：

1. 不明原因发热大于38℃；
2. 盗汗；
3. 半年内体重下降10%以上。

累及的部位可采用下列记录符号：E，结外；X，直径10cm以上的巨块；M，骨髓；S，脾；H，肝；O，骨骼；D，皮肤；P，胸膜；L，肺。

三、实验室检查

（一）血液和骨髓检查

HL常有轻或中度贫血，部分患者嗜酸性粒细胞升高。骨髓被广泛浸润或发生脾功能亢进时，血细胞减少。骨髓涂片找到R-S细胞是HL骨髓浸润的依据，活检可提高阳性率。

（二）影像学及病理学检查

四、治疗

HL是一种相对少见但治愈率较高的恶性肿瘤。治疗上主要采用化疗加放疗的综合治疗。HL一般从原发部位向邻近淋巴结依次转移。20世纪70年代开始，扩大野照射成为早期HL的主要治疗方法，病变在膈上采用斗篷式，膈下采用倒"Y"字。1963年DeVita用MOPP方案化疗完全缓解率为80%，5年生存率达75%，长期无病生存率达50%，HL是第一种用化疗能治愈的恶性肿瘤。但是MOPP治疗延续3个月以上的患者第二肿瘤的发生率为3%～5%，不孕率高达50%。20世纪70年代提出了ABVD方案，对比研究表明其缓解率和5年无病生存率均优于MOPP方案，所以ABVD已替代MOPP方案成为HL的首选化疗方案。

（一）结节性淋巴细胞为主型

此型淋巴瘤多为ⅠA期，预后多良好。ⅠA期可单纯淋巴结切除等待观察或累及野照射20～30Gy，Ⅱ期以上同早期霍奇金淋巴瘤治疗。

（二）早期（Ⅰ、Ⅱ期）霍奇金淋巴瘤的治疗

给予适量全身化疗，而放疗趋向于降低放疗的总剂量，缩小照射野的范围。化疗采用ABVD方案。预后良好组2～4个疗程ABVD+累及野放疗30～40Gy；预后差组4～6个疗程ABVD+累及野放疗30～40Gy。

（三）晚期（Ⅲ、Ⅳ期）霍奇金淋巴瘤的治疗

6～8个周期化疗，化疗前有大肿块或化疗后肿瘤残存应做放疗。ABVD仍是首选治疗方案。化疗中进展或早期复发，应考虑挽救性高剂量化疗及造血干细胞移植。

（四）复发难治性霍奇金淋巴瘤的治疗

首程放疗后复发可采取常规化疗；化疗抵抗或不能耐受化疗，再分期为临床Ⅰ、Ⅱ期行放射治疗；常规化疗缓解后复发可行二线化疗或高剂量化疗及自体造血干细胞移植。

（韩琼玫）

第二节　非霍奇金淋巴瘤

NHL是一组具有不同的组织学特点和起病部位的淋巴瘤，易发生早期远处扩散。WHO新分类将每一种淋巴瘤类型确定为独立疾病，2008年提出了淋巴组织肿瘤分型新方案，该方案既考虑了形态学特点，也反映了应用单克隆抗体、细胞遗传学和分子生物学等新技术对淋巴瘤的新认识和确定的新病种，该方案包含了各种淋巴瘤和急性淋巴细胞白血病。

以下是WHO(2008)分型方案中较常见的淋巴瘤亚型：

弥漫性大B细胞淋巴瘤(diffuse large B cell lymphoma，DLBCL)　是非霍奇金淋巴瘤中最常见的一种类型，约占35%～40%。DLBCL分为三大类：非特指型、可确定的亚型和其他大B细胞型。多数为原发DLBCL，也可以由惰性淋巴瘤进展或转化而来。经过以蒽环类药物为基础的化疗，有超过70%的DLBCL获得缓解，但最终只有50%～60%的患者获得长期无病生存。近年来，应用新的药物，如抗CD20单克隆抗体，或对预后不良的患者给予强化疗，明显改善了这类患者的预后。

边缘区淋巴瘤(marginal zone lymphoma，MZL)　边缘区指淋巴滤泡及滤泡外套之间的结构，从此部位发生的淋巴瘤系B细胞来源，属于"惰性淋巴瘤"的范畴。按累及部位不同，可分为3种亚型：①结外黏膜相关淋巴组织边缘区淋巴瘤(MALT)：是发生在结外淋巴组织边缘区的淋巴瘤，可有t(11；18)，进一步可分为胃MALT和非胃MALT淋巴瘤；②脾B细胞边缘区淋巴瘤：临床表现为贫血和脾大，淋巴细胞增多，伴或不伴绒毛状淋巴细胞；③淋巴结边缘区淋巴瘤：是发生在淋巴边缘区的淋巴瘤，由于其细胞形态类似单核细胞，亦称为"单核细胞样B细胞淋巴瘤"。

滤泡性淋巴瘤(follicular lymphoma，FL)　系生发中心淋巴瘤，为B细胞来源，$CD10^+$，$bcl-6^+$，$bcl-2^+$，伴t(14；18)。多见老年发病，常有脾和骨髓累及，属于"惰性淋巴瘤"，化疗反应好，但不能治愈，病程长，反复复发或转成侵袭性。

套细胞淋巴瘤(mantle cell lymphoma，MCL)　来源于滤泡外套$CD5^+$的B细胞，常有t(11；14)，表达bcl-1。临床上老年男性多见，占NHL的5%。本型发展迅速，中位存活期2～3年，属侵袭性淋巴瘤，化疗完全缓解率较低。

Burkitt淋巴瘤/白血病(Burkitt lymphoma/Leukemia，BL)　由形态一致的小无裂细胞组成。细胞大小介于大淋巴B细胞和小淋巴B细胞之间，胞质有空泡，核仁圆，侵犯血液和骨髓时即为急性淋巴细胞白血病L3型。$CD20^+$，$CD22^+$，$CD5^-$。t(8；14)与myc基因重排有诊断意义，增生极快，是严重的侵袭性NHL。在流行区儿童多见，颌骨累及是其特点；在非流行区，病变主要累及回肠末端和腹部脏器。

血管免疫母细胞性T细胞淋巴瘤(angi-immmunoblastic T cell lymphoma，AITL)是一种侵袭性T细胞淋巴瘤，占非霍奇金淋巴瘤的2%。好发于老年人，临床表现为发热，淋巴结肿大，Coombs试验阳性，伴多株高免疫球蛋白症。预后较差，传统化疗和大剂量化疗加造血干细胞移植等治疗方法对于AITL预后改善的价值有限。

间变性大细胞淋巴瘤(anaplastic large cell lymphoma，ALCL)　属于侵袭性非霍奇

金淋巴瘤，占非霍奇金淋巴瘤的2%～7%。好发于儿童。瘤细胞形态大小不一，可类似R-S细胞，有时可与霍奇金淋巴瘤和恶性组织细胞病混淆。细胞呈CD30⁺，常有t(2；5)染色体异常，ALK基因阳性。免疫表型可为T细胞型，临床发展迅速。

外周T细胞淋巴瘤（非特指型）（peripheral T-cell lymphoma, PTCL）　是指起源于成熟的（胸腺后）T细胞和NK细胞的一组异质性较大的恶性肿瘤。呈侵袭性，预后不良。

蕈样肉芽肿/Sezary综合征（mycosis fungoides/S6zary syndrome，MF/SS）　常见为蕈样肉芽肿，侵及末梢血液者称为Sezar综合征。临床属惰性淋巴瘤类型。增生的细胞为成熟的辅助性T细胞，呈CD3⁺、CD4⁺、CD8⁻。

一、临床表现

无痛性进行性的淋巴结肿大或局部肿块是淋巴瘤共同的临床表现，NHL具有以下特点：

（一）全身性。淋巴结和淋巴组织遍布全身且与单核.巨噬细胞系统、血液系统相互沟通，故淋巴瘤可发生在身体的任何部位。其中淋巴结、扁桃体、脾及骨髓是最易受到累及的部位。常伴全身症状。

（二）多样性。组织器官不同，受压迫或浸润的范围和程度不同，引起的症状也不同。

（三）随年龄增长而发病增多，男较女为多；除惰性淋巴瘤外，一般发展迅速。

（四）NHL对各器官的压迫和浸润较HL多见，常以高热或各器官、系统症状为主要临床表现：咽淋巴环病变可有吞咽困难、鼻塞、鼻出血及颌下淋巴结肿大。胸部以肺门及纵隔受累最多，半数有肺部浸润或胸腔积液，可致咳嗽、胸闷、气促、肺不张及上腔静脉压迫综合征等。累及胃肠道的部位以回肠为多，其次为胃，临床表现有腹痛、腹泻和腹部包块，常因肠梗阻或大量出血施行手术而确诊。肝大、黄疸仅见于较晚期病例，原发于脾的NHL较少见。腹膜后淋巴结肿大可压迫输尿管，引起肾盂积水。肾损害主要为肾肿大、高血压、肾功能不全及肾病综合征。中枢神经系统病变累及脑膜、脊髓为主。硬膜外肿块可导致脊髓压迫症。骨骼损害以胸椎、腰椎最常见。表现为骨痛，腰椎或胸椎破坏，脊髓压迫症等。约20%的NHL患者在晚期累及骨髓，发展成淋巴瘤白血病。皮肤受累表现为肿块、皮下结节、浸润性斑块、溃疡等。

二、实验室检查和特殊检查

（一）血液和骨髓检查

NHL白细胞数多正常，伴有淋巴细胞绝对或相对增多。部分患者的骨髓涂片中可找到淋巴瘤细胞。晚期发生淋巴瘤细胞白血病时，可呈现白血病样血象和骨髓象。

（二）化验检查

疾病活动期有血沉增速，血清乳酸脱氢酶升高提示预后不良。如血清碱性磷酸酶活力或血钙增加，提示病变累及骨骼。B细胞NHL可并发抗人球蛋白试验阳性或阴性的溶血性贫血，少数可出现单株IgG或IgM，中枢神经系统累及时脑脊液中蛋白升高。

（三）影像学检查

诊断淋巴瘤不可缺少的影像学检查包括B超、CT、MRI及PET/CT。

1.浅表淋巴结的检查　B超检查和放射性核素显像，可以发现体检时触诊的遗漏。

2.纵隔与肺的检查　胸部摄片可了解纵隔增宽、肺门增大、胸水及肺部病灶等情况，胸部CT可确定纵隔与肺门淋巴结肿大。

3.腹腔、盆腔淋巴结的检查　CT是腹部检查的首选方法，CT阴性而临床上怀疑淋巴结肿大时，可考虑做下肢淋巴造影。B超检查的准确性不及CT，重复性差，受肠气干扰较严重，但在无CT设备时仍不失为一种较好的检查方法。

4.肝、脾的检查　CT、B超、放射性核素显像及MRI只能查出单发或多发结节，对弥漫性浸润或粟粒样小病灶难以发现。一般认为有两种以上影像学诊断同时显示实质性占位病变时，才能确定肝、脾受累。

5.正电子发射计算机体层显像CT(PET/CT)　可以显示淋巴瘤病灶及部位。是一种根据生化影像来进行肿瘤定性定位的诊断方法。目前已把PET/CT作为评价淋巴瘤疗效的重要指标。

（四）病理学检查

选取较大的淋巴结，完整地取出，避免挤压，切开后在玻片上作淋巴结印片，然后置固定液中。淋巴结印片Wright染色后做细胞病理形态学检查，固定的淋巴结经切片和HE染色后做组织病理学检查。深部淋巴结可依靠B超或CT引导下穿刺活检，做细胞病理形态学检查。对切片进行免疫组化染色进一步确定淋巴瘤亚型。

免疫酶标和流式细胞仪测定淋巴瘤细胞的分化抗原，对NHL的细胞表型分析，可为淋巴瘤进一步分型诊断提供依据。细胞分裂中期的染色体显带检查对NHL某些类型的亚型诊断有帮助。

三、诊断与鉴别诊断

（一）诊断

进行性、无痛性淋巴结肿大者，应做淋巴结印片及病理切片或淋巴结穿刺物涂片检查。疑诊皮肤淋巴瘤时可做皮肤活检及印片。伴有血细胞数量异常、血清碱性磷酸酶增高或有骨骼病变时，可做骨髓活检和涂片寻找R-S细胞或NHL细胞，了解骨髓受累的情况。根据组织病理学检查结果，作出淋巴瘤的诊断和分类分型诊断。应采用单克隆抗体、细胞遗传学和分子生物学技术，按WHO(2008)的淋巴组织肿瘤分型标准分型。

（二）分期诊断

根据组织病理学作出淋巴瘤的诊断和分类分型诊断后，还需根据淋巴瘤的分布范围，按照Ann Arbor(1971年)提出的HL临床分期方案分期。

（三）鉴别诊断

1.与其他淋巴结肿大疾病相区别　局部淋巴结肿大需排除淋巴结炎和恶性肿瘤转移。结核性淋巴结炎多局限于颈的两侧，可彼此融合，与周围组织粘连，晚期由于软化、溃破而形成窦道。

2.以发热为主要表现的淋巴瘤　与结核病、败血症、结缔组织病、坏死性淋巴结炎和恶性组织细胞病等鉴别。

3.结外淋巴瘤　与相应器官的其他恶性肿瘤相鉴别。

4.R-S细胞　对HL的病理组织学诊断有重要价值，但近年报道R-S细胞可见于传染性单核细胞增多症、结缔组织病及其他恶性肿瘤。因此在缺乏HL的其他组织学改变时，单独见到R-S细胞不能确诊HL。

四、治疗

非霍奇金淋巴瘤多中心发生的倾向使其临床分期的价值和扩大照射的治疗作用不如HL，决定了其治疗策略应以化疗为主。

（一）以化疗为主的化、放疗结合的综合治疗

1.惰性淋巴瘤　B细胞惰性淋巴瘤包括小淋巴细胞淋巴瘤、淋巴浆细胞淋巴瘤、边缘区淋巴瘤和滤泡性淋巴瘤等。T细胞惰性淋巴瘤指蕈样肉芽肿/Sezar综合征。惰性淋巴瘤发展较慢，化、放疗有效，但不易缓解。I期和II期放疗或化疗后存活可达10年，部分患者有自发性肿瘤消退，故主张观察和等待的姑息治疗原则。如病情有所进展，可用苯丁酸氮芥或环磷酰胺口服单药治疗。

　　Ⅲ期和Ⅳ期患者化疗后虽会多次复发，但中位生存时间也可达10年，联合化疗可用COP方案或CHOP方案。进展不能控制者可试用FC（氟达拉滨、环磷酰胺）方案。

　　2.侵袭性淋巴瘤　　B细胞侵袭性淋巴瘤包括原始B淋巴细胞淋巴瘤、原始免疫细胞淋巴瘤、套细胞淋巴瘤、弥漫性大B细胞淋巴瘤和Burkitt淋巴瘤等。T细胞侵袭性淋巴瘤包括原始T淋巴细胞淋巴瘤，血管免疫母细胞性T细胞淋巴瘤、间变性大细胞淋巴瘤和周围性T细胞淋巴瘤等。

　　侵袭性淋巴瘤不论分期均应以化疗为主，对化疗残留肿块、局部巨大肿块或中枢神经系统累及者，可行局部放疗扩大照射(25Gy)作为化疗的补充。

　　CHOP方案为侵袭性NHL的标准治疗方案。CHOP方案每2～3周为1个疗程，4个疗程不能缓解，则应改变化疗方案。完全缓解后巩固2个疗程，但化疗不应少于6个疗程。长期维持治疗并无益处。本方案的5年无病生存率(PFS)达41%～80%。

　　R-CHOP方案，即化疗前加用利妥昔单抗(375mg/m2)，可获得更好的疗效，是DLBCL治疗的经典方案。近10年随访结果表明，8xR-CHOP使DLBCL患者的总生存时间延长达4.9年。

　　血管免疫母细胞T细胞淋巴瘤及Burkitt淋巴瘤进展较快，如不积极治疗，几周或几个月内即会死亡，应采用强烈的化疗方案予以治疗。大剂量环磷酰胺组成的化疗方案对Burkitt淋巴瘤有治愈作用，应考虑使用。

　　全身广泛播散的淋巴瘤有白血病倾向或已转化成白血病的患者，可试用治疗淋巴细胞白血病的化疗方案，如VDLP方案。

　　难治复发者的解救方案：可选用ICE（异环磷酰胺、卡铂、依托泊苷）、DHAP（地塞米松、卡铂、高剂量阿糖胞苷）、MINE（异环磷酰胺、米托蒽醌、依托泊苷）、HyperCVAD/MTX-Ara-C等方案进行解救治疗。

　　（二）生物治疗

　　1.单克隆抗体　　NHL大部分为B细胞性，90%表达CD20。HL的淋巴细胞为主型也高密度表达CD20。凡CD20阳性的B细胞淋巴瘤，均可用CD20单抗（利妥昔单抗）治疗。每一周期化疗前应用可明显提高惰性或侵袭性B细胞淋巴瘤的完全缓解率及无病生存时间。B细胞淋巴瘤在造血干细胞移植前用利妥昔单抗做体内净化，可以提高移植治疗的疗效。

　　2.干扰素　　对蕈样肉芽肿等有部分缓解作用。

　　3.抗幽门螺杆菌的药物　　胃MALT淋巴瘤经抗幽门螺杆菌治疗后部分患者症状改善，淋巴瘤消失。

　　（三）HSCT

　　55岁以下、重要脏器功能正常、缓解期短、难治易复发的侵袭性淋巴瘤、4个CHOP方案能使淋巴结缩小超过3/4者，可行大剂量联合化疗后进行自体或异基因造血干细胞移植，以期最大限度地杀灭肿瘤细胞，取得较长期缓解和无病存活。

　　自体外周血干细胞移植用于淋巴瘤治疗时，移植物受淋巴瘤细胞污染的机会小，造血功能恢复快，并适用于骨髓受累或经过盆腔照射的患者。

　　（四）手术治疗

　　合并脾功能亢进者如有切脾指征，可行脾切除术以提高血象，为以后化疗创造有利条件。

五、预后

　　淋巴瘤的治疗已取得了很大进步，HL已成为化疗可治愈的肿瘤之一。

　　HL　Ⅰ期与Ⅱ期5年生存率在90%以上，Ⅳ期为31.9%；有全身症状者较无全身症状者差；儿童及老年人的预后一般比中青年差；女性治疗的预后较男性好。

1993年ShiPP等提出了NHL的国际预后指数（inteniational prognostic index，IPI），将预后分为低危、低中危、高中危、高危四类（表9-10-1）。年龄大于60岁、分期为Ⅲ期或Ⅳ期、结外病变1处以上、需要卧床或生活需要别人照顾、血清LDH升高是5个预后不良的IPI，根据病例具有的IPI数来判断NHL的预后。

表9-10-1　非霍奇金淋巴瘤的预后

预后	IPI 数	CR 率	2 年生存率	5 年生存率
低危	0～1	87%	84%	73%
低中危	2	67%	66%	50%
高中危	3	55%	54%	43%
高危	4～5	44%	34%	26%

（韩琼玫）

第十一章　浆细胞病

浆细胞病(plasma cell dyscrasia)系指浆细胞或产生免疫球蛋白的B淋巴细胞过度增殖所引起的一组疾病，血清或尿中出现过量的单克隆免疫球蛋白或其轻链或重链片段为其特征。

本组疾病包括：①浆细胞骨髓瘤/浆细胞瘤（孤立性浆细胞瘤、髓外浆细胞瘤、多发性骨髓瘤、浆细胞性白血病），原发性巨球蛋白血症，重链病（γ、α及μ），原发性淀粉样变性；②意义未明的单克隆免疫球蛋白血症。

本章将主要介绍意义未明的单克隆免疫球蛋白血症、多发性骨髓瘤。

第一节　意义未明的单克隆免疫球蛋白血症

意义未明的单克隆免疫球蛋白血症(monoclonal gammopathy of undetermined ignificance, MGUS)是一种良性的单克隆免疫球蛋白病，约1/3患者可进展为骨髓瘤、巨球蛋白血症、淀粉样变性或B细胞淋巴瘤。

本病特点是血中出现与多发性骨髓瘤相似的单克隆免疫球蛋白（M蛋白），但没有其他骨髓瘤相关的表现。50岁以上老年人多见，发病率随年龄增长而增高，男女无明显差别，病因不明。通常患者无明显临床症状，偶见神经损伤导致的麻木感或针刺样感觉。

实验室检查血清球蛋白可轻度增高，骨髓象可见浆细胞增高，一般<10%。影像学检查无骨质破坏。

本病一般无需治疗，但需对患者长期跟踪随访，观察临床症状及血清球蛋白水平。如果病情出现变化，需及时进行相关检查。本病需与结缔组织病、淋巴瘤、淀粉样变性、慢性淋巴细胞白血病和某些实体肿瘤鉴别。

（韩琼玫）

第二节　多发性骨髓瘤

多发性骨髓瘤(multiple myeloma, MM)是浆细胞恶性增殖性疾病。骨髓中克隆性浆细胞异常增生，并分泌单克隆免疫球蛋白或其片段（M蛋白），导致相关器官或组织损伤。

一、常见临床表现

为骨痛、贫血、肾功能不全、感染和高钙血症等。我国MM发病率约为1/10万，低于西方工业发达国家（约4/10万）。发病年龄大多在50～60岁之间，40岁以下者较少见，男女之比为3:2。

二、病因和发病机制

病因尚不明确。遗传、环境因素、化学物质、病毒感染、慢性炎症及抗原刺激等可能与骨髓瘤的发病有关。有学者认为人类8型疱疹病毒（human herpesvirus-8，HHV-8）参与了MM的发生。细胞因子白介素-6（IL-6）是促进B细胞分化成浆细胞的调节因子。进展性MM患者骨髓中IL-6异常升高，提示以IL-6为中心的细胞因子网络失调导致骨髓瘤细胞增生。

三、临床表现

（一）骨髓损害

骨髓瘤细胞在骨髓中增生，刺激由基质细胞衍变而来的成骨细胞过度表达IL-6，激活破骨细胞，导致骨质疏松及溶骨性破坏。骨痛为常见症状，以腰骶部最多见，其次为胸背部、肋骨和下肢骨骼。活动或扭伤后剧痛者有自发性骨折的可能。单个骨骼损害称为孤立性浆细胞瘤。

（二）感染

正常多克隆免疫球蛋白及中性粒细胞减少，免疫力下降，容易发生各种感染，如细菌性肺炎和尿路感染，甚至败血症。病毒感染以带状疱疹多见。

（三）贫血

90%以上患者出现程度不一的贫血，部分患者以贫血为首发症状。贫血的发生与骨髓瘤细胞浸润抑制造血、肾功不全等有关。

（四）高钙血症

呕吐、乏力、意识模糊、多尿或便秘等。发生机制主要包括破骨细胞引起的骨再吸收和肾小球滤过率下降致钙的清除能力下降。

（五）肾功能损害

蛋白尿、管型尿和急、慢性肾衰竭。急性肾衰竭多因脱水、感染、静脉肾盂造影等引起。慢性肾衰竭的发病机制：①游离轻链（本周蛋白）被近曲小管吸收后沉积在上皮细胞胞质内，使肾小管细胞变性，功能受损，如蛋白管型阻塞，则导致肾小管扩张；②高血钙引起多尿以及少尿；③尿酸过多，沉积在肾小管，导致尿酸性肾病。

（六）高黏滞综合征

头昏、眩晕、眼花、耳鸣、手指麻木、冠状动脉供血不足、慢性心力衰竭、意识障碍甚至昏迷。血清中M蛋白增多，尤以IgA易聚合成多聚体，可使血液黏滞性过高，引起血流缓慢、组织淤血和缺氧。在视网膜、中枢神经和心血管系统尤为显著。

（七）出血倾向

鼻出血、牙龈出血和皮肤紫癜多见。出血的机制：①血小板减少，且M蛋白包在血小板表面，影响血小板的功能；②凝血障碍：M蛋白与纤维蛋白单体结合，影响纤维蛋白多聚化，M蛋白尚可直接影响因子Ⅷ的活性；③血管壁因素：高免疫球蛋白血症和淀粉样变性损伤血管壁。

（八）淀粉样变性和雷诺现象

少数患者，尤其是IgD型，可发生淀粉样变性，常见舌、腮腺肿大，心脏扩大，腹泻或便秘，皮肤苔藓样变，外周神经病变以及肝、肾功能损害等。如M蛋白为冷球蛋白，则引起雷诺现象。

（九）髓外浸润

1.器官肿大：如淋巴结、肾、肝和脾肿大。

2.神经损害：胸、腰椎破坏压迫脊髓所致截瘫较常见，其次为神经根受累、脑神经瘫痪较少见；若出现多发性神经病变，则表现为双侧对称性远端感觉和运动障碍。如同时有多发性神经病变、器官肿大、内分泌病、单株免疫球蛋白血症和皮肤改变者，称为POEMS综合征。

3.髓外浆细胞瘤：孤立性病变位于口腔及呼吸道等软组织中。

4.浆细胞白血病：系骨髓瘤细胞浸润外周血所致，浆细胞超过$2.0 \times 10^9/L$时即可诊断，大多属IgA型，其症状和治疗同其他急性白血病。

四、实验室和其他检查

（一）血象

多为正常细胞性贫血。血片中红细胞呈缗钱状（成串状）排列。白细胞总数正常或减少。晚期可见大量浆细胞。血小板计数多数正常，有时可减少。

（二）骨髓

骨髓中浆细胞异常增生，并伴有质的改变。骨髓瘤细胞大小形态不一，成堆出现，核内可见核仁1～4个，并可见双核或多核浆细胞。骨髓瘤细胞免疫表型CD38$^+$、CD56$^+$。

（三）血液生化检查

1.单株免疫球蛋白血症的检查

(1)蛋白电泳：血清或尿液在蛋白电泳时可见一浓而密集的染色带，扫描呈现基底较窄单峰突起的M蛋白。

(2)免疫固定电泳：可确定M蛋白的种类并对骨髓瘤进行分型：①IgG型骨髓瘤约占52%，IgA型约占21%，轻链型约占15%，IgD型少见，IgE型及IgM型极罕见；②伴随单株免疫球蛋白的轻链，不是K链即为入链；③约1%的患者血清或尿中无M蛋白，称为不分泌型骨髓瘤。少数患者血中存在冷球蛋白。

(3)血清免疫球蛋白定量测定：显示M蛋白增多，正常免疫球蛋白减少。

(4)血清游离轻链检测：结合蛋白电泳和免疫固定电泳能提高多发性骨髓瘤和其他相关浆细胞疾病检测的敏感性。

2.血钙、磷测定　因骨质破坏，出现高钙血症，血磷正常。本病的溶骨不伴成骨过程，通常血清碱性磷酸酶正常。

3.血清β$_2$微球蛋白和血清白蛋白　β$_2$微球蛋白由浆细胞分泌，与全身骨髓瘤细胞总数有显著相关性。血清白蛋白量与骨髓瘤生长因子IL-6的活性呈负相关。均可用于评估肿瘤负荷及预后。

4.C-反应蛋白(CRP)和血清乳酸脱氢酶(LDH)　LDH与肿瘤细胞活动有关，CRP和血清IL-6呈正相关，故可反映疾病的严重程度。

5.尿和肾功能　90%患者有蛋白尿，血清尿素氮和肌酐可增高。约半数患者尿中出现本周蛋白(Bence Jones protein)。本周蛋白的特点：①由游离轻链K或入构成，分子量小，可在尿中大量排出；②当尿液逐渐加温至45～˜60℃时，本周蛋白开始凝固，继续加热至沸点时重新溶解，再冷至60℃以下，又出现沉淀；③尿蛋白电泳时出现浓集区带。

（四）细胞遗传学

染色体的异常通常为免疫球蛋白重链区基因的重排。染色体异常包括del(13)、del(17)、t(4；14)、t(11；14)及1q21扩增。

（五）影像学检查

骨病变X线表现：①典型为圆形、边缘清楚如凿孔样的多个大小不等的溶骨性损害，常见于颅骨、盆骨、脊柱、股骨、肱骨等处；②病理性骨折；③骨质疏松，多在脊柱、肋骨和盆骨。为避免急性肾衰竭，应禁止对骨髓瘤患者进行X线静脉肾盂造影检查。CT和MRI对本病的诊断也有一定的价值。

五、诊断标准、分型、分期与鉴别诊断

（一）诊断标准

诊断MM主要指标为：①骨髓中浆细胞>30%；②活组织检查证实为骨髓瘤；③血清中有M蛋白：IgG>35g/L，IgA>20g/L或尿本周蛋白>1g/24h。次要指标为：①骨髓中浆细胞10%～30%；②血清中有M蛋白，但未达上述标准；③出现溶骨性病变；④其他正常的免疫球蛋白低于正常值的50%。诊断MM至少要有一个主要指标和一个次要指标，或者至少包括次要指标①和②在内的三条次要指标。有症状MM最重要的标准是终末器官的损害，包括贫血、高钙血症、溶骨损害、肾功能不全、高黏血症、淀粉样变性或者反复感染。

（二）分型

根据血清M成分的特点可把本病分为IgG、IgA、IgD、IgM、IgE型、轻链型、非分泌型以及双克隆或多克隆免疫球蛋白型8种类型，其中IgG型最常见，其次为IgA型。

（三）分期

确立多发性骨髓瘤的诊断和免疫球蛋白分型诊断后，应按国际分期系统(ISS)进行分期（表9-11-1），为判断预后和指导治疗提供依据。有肾功能损害者归入B组，肾功能正常者为A组。

96-11-1　国际分期系统(international staging system, ISS)

分期	分期的依据	中位生存时间
I	血清 β_2 微球蛋白 < 3.5mg/L，白蛋白 ≥ 35g/L	62个月
II	介于 I 期和 III 期之间	44个月
III	血清 β_2 微球蛋白 ≥ 5.5g/L	29个月

（四）鉴别诊断

MM须与下列疾病鉴别：

1.MM以外的其他浆细胞病

(1)巨球蛋白血症：因骨髓中浆细胞样淋巴细胞克隆性增生所致，M蛋白为IgM，无骨质破坏。

(2)意义未明的单株免疫球蛋白血症(MGUS)：单株免疫球蛋白一般少于10g/L，且历经数年而无变化，即无骨骼病变，骨髓中浆细胞不增多。血清 β_2 微球蛋白正常。个别在多年后转化为骨髓瘤或巨球蛋白血症。

(3)继发性单株免疫球蛋白增多症：偶见于慢性肝炎、自身免疫病、B细胞淋巴瘤和白血病等，这些疾病均无克隆性骨髓瘤细胞增生。

(4)重链病：免疫电泳发现 α、γ或μ重链。

(5)原发性淀粉样变性：病理组织学检查时刚果红染色阳性。

2.反应性浆细胞增多症　可由慢性炎症、伤寒、系统性红斑狼疮、肝硬化、转移癌等引起。反应性浆细胞一般不超过15%且无形态异常，免疫表型为CD38+、CD56-且不伴有M蛋白，IgH基因重排阴性。

3.引起骨痛和骨质破坏的疾病　如骨转移癌、老年性骨质疏松症、肾小管性酸中毒及甲状旁腺功能亢进症等，因成骨过程活跃，常伴血清碱性磷酸酶升高。如查到原发病变或骨髓涂片找到成堆的癌细胞将有助于鉴别。

六、治疗

（一）治疗原则

无症状或无进展的MM患者可以观察，每3个月复查1次。有症状的MM患者应积极治疗。

（二）有症状MM患者的治疗

1.化学治疗　有症状MM的初治为诱导化疗。来那度胺是一种有效的沙利度胺类似物，与地塞米松联合用于治疗复发/难治性MM。

2.干细胞移植　自体干细胞移植可提高缓解率，改善患者总生存期和无事件生存率，是适合移植患者的标准治疗。清髓性异基因干细胞移植可在年轻患者中进行，常用于难治复发患者。

3.骨病的治疗　二膦酸盐有抑制破骨细胞的作用，如唑来膦酸钠每月4mg静脉滴注，可减少疼痛，部分患者出现骨质修复。放射性核素内照射有控制骨损害、减轻疼痛的疗效。

4.高钙血症

(1)水化、利尿：日补液2000～3000ml，保持尿量>1500ml/d；

(2)使用二膦酸盐；

(3)糖皮质激素和（或）降钙素。

5.贫血　可考虑促红细胞生成素治疗。

6.肾功能不全

(1)水化、利尿，减少尿酸形成和促进尿酸排泄；

(2)有肾衰竭者，应积极透析；

(3)慎用非甾体类抗炎镇痛药；

(4)避免使用静脉造影剂。

7.高黏滞血症　血浆置换可用于有症状的高黏滞综合征患者。

8.感染　若出现感染症状应用抗生素治疗。对粒细胞减少的患者可给予G-CSF。

七、预后

MM自然病程具有高度异质性，中位生存期约3～4年，有些患者可存活10年以上。影响预后的因素有年龄、C-反应蛋白水平、血清乳酸脱氢酶水平、骨髓浆细胞浸润程度、肾功能、ISS分期及细胞遗传学异常等。

（韩琼玫）

第十二章　骨髓增生性疾病

骨髓增生性疾病(myeloproliferative diseases，MPD)指分化相对成熟的一系或多系骨髓细胞不断地克隆性增殖所致的一组肿瘤性疾病，故也称"骨髓增殖性肿瘤"(myeloproliferative neo-plasms，MPNs)。临床有一种或多种血细胞增生，伴肝、脾或淋巴结肿大。典型MPD可分为慢性粒细胞白血病(CML)、真性红细胞增多症(polycythemia vera，PV)、原发性血小板增多症(essential thrombocythemia，ET)、原发性骨髓纤维化（primary myelofibrosis，PMF)，随病程进展部分可转化为其他疾病或各亚型之间相互转化。

本章着重介绍真性红细胞增多症(PV)、原发性血小板增多症(ET)、原发性骨髓纤维化(PMF)，它们又称为Ph染色体阴性的慢性骨髓增殖性肿瘤(myelo-proliferative neoplasms，MPNs)。多数患者可见JAK2基因的点突变。

第一节　真性红细胞增多症

真性红细胞增多症(polycytherma vera，PV)简称真红，是一种以克隆性红细胞异常增多为主的慢性骨髓增生性疾病。其外周血红细胞比容增加，血液黏稠度增高，常伴有白细胞和血小板增高、脾大，病程中可出现血栓和出血等并发症。

一、发病机制

为克隆性造血干细胞疾病，90% ～ 95%的患者都可发现JAK2/ V617F基因突变。

二、临床表现

中老年发病，男性稍多于女性。起病缓慢，病变若干年后才出现症状，或偶然查血时发现。

患者呈多血质面容，皮肤和黏膜红紫，尤以面颊、唇、舌、耳、鼻尖、颈部和四肢末端指、趾及大小鱼际）为甚，眼结膜显著充血。因血容量增加，约半数患者合并高血压病。血液黏滞度增高可致血流缓慢和组织缺氧，表现为头痛、眩晕、多汗、疲乏、健忘、耳鸣、眼花、视力障碍、肢端麻木与刺痛等症状。

伴血小板增多时，可有血栓形成和梗死，常见于脑、周围血管、冠状动脉、门静脉、肠系膜等。出血仅见于少数患者，与血管内膜损伤、血小板功能异常等因素有关。

嗜碱性粒细胞增多，释放组胺刺激胃腺壁细胞，可致消化性溃疡；刺激皮肤有明显瘙痒症。骨髓细胞过度增殖可导致高尿酸血症，少数患者出现继发性痛风、肾结石及肾功能损害。

患者约40% ～ 50%有肝大、70% ～ 90%有脾大，是本病的重要体征，脾大多为中、重度肿大，表面平坦，质硬，引起腹胀、纳差、便秘。若发生脾梗死，引起脾区疼痛。

本病病程进展可分为三期：①红细胞及血红蛋白增多期：可持续数年；②骨髓纤维化期：血象处于正常代偿范围，通常在诊断后5 ～ 13年发生；③贫血期：有巨脾、髓外化生和全血细胞减少，大多在2 ～ 3年内死亡，个别演变为急性白血病。

三、实验室检查

（一）血液

红细胞计数增高至$(6 ～ 10) \times 10^{12}/L$，血红蛋白增高至$(170 ～ 240) g/L$，红细胞比容增高至0.6 ～ 0.8。部分患者由于缺铁，红细胞呈小细胞低色素性。网织红细胞计数正常，当脾大伴髓外造血时，外周血可有少数幼红细胞。白细胞增多至$(10 ～ 30) \times 10^{9}/L$，常有核左移，可见中幼及晚幼粒细胞，中性粒细胞碱性磷酸酶积分增高。可有血小板增多，可达$(300 ～ 1000) \times 10^{9}/L$。血　液黏滞性约为正常的5 ～ 8倍，放射性核素测定血容量增多。

（二）骨髓

各系造血细胞都显著增生，脂肪组织减少，粒红比例常下降，巨核细胞增生常较明显。铁染色显示贮存铁减少。

（三）血液生化

多数患者血尿酸增加。可有高组胺血症和高组胺尿症。血清维生素B_{12}及维生素B_{12}结合力增加，血清铁降低，促红细胞生成素（EPO）减少。

四、诊断和鉴别诊断

（一）诊断

1.主要诊断指标　①红细胞容量大于正常预期值的25%以上，或男性HCT>0.60、女性HCT>0.56；②无引起继发性红细胞增多症的病因（正常动脉血氧饱和度，无EPO水平升高）；③可触及的脾大；④造血细胞存在JAK2/V617F突变或其他细胞遗传学异常（BCR/ABL除外）。

2.次要诊断指标　①血小板大于$400 \times 10^{9}/L$；②中性粒细胞$>10 \times 10^{9}/L$，吸烟者$>12.5 \times 10^{9}/L$；　③影像学证实的脾大；④内生性红细胞集落形成或血清EPO水平降低。当存在主要诊断指标①+②+任一条次要诊断指标或主要诊断标准①+②+任两条次要诊断指标时，即可诊断真性红细胞增多症。

（二）鉴别诊断

1.继发性红细胞增多症　①慢性缺氧状态,如高原居住、肺气肿、发绀性先天性心脏病、肺源性心脏病、慢性风湿性心脏瓣膜病等；②大量吸烟使碳氧血红蛋白增高和异常血红蛋白病引起组织缺氧；③分泌EPO增多的情况,如肾囊肿、肾盂积水、肾动脉狭窄等或患肝癌、肺癌、小脑血管母细胞瘤、子宫平滑肌瘤等肿瘤时。

2.相对性红细胞增多症　见于脱水、烧伤和慢性肾上腺皮质功能减退而致的血液浓缩。

五、治疗

（一）静脉放血

每隔2～3天放血200～400ml,直至血细胞比容在0.50以下。应注意：①放血后红细胞及血小板可能会反跳性增高,需用药物；②反复放血可加重缺铁；③老年及有心血管病者,放血后有诱发血栓形成的可能。

（二）血栓形成的预防

若无禁忌证存在,口服小剂量阿司匹林50～100mg/d长期预防治疗。

（三）细胞减少性治疗

羟基脲10～20mg/(kg.d),维持白细胞(3.5～5)x10^9/L;干扰素300万U/m2,每周3次,皮下注射。

六、预后

可生存10～15年以上。出血、血栓形成和栓塞是主要死因,个别可演变为急性白血病。

（韩琼玫）

第二节　原发性血小板增多症

原发性血小板增多症(essential thrombocythemia, ET)为造血干细胞克隆性疾病,外周血血小板计数明显增高,骨髓中巨核细胞增殖旺盛,约50%～70%的患者有JAK2/V617F基因突变。也称为出血性血小板增多症。

一、临床表现

起病缓慢,患者早期可能无任何临床症状,仅在做血细胞计数时偶然发现。出血或血栓形成为主要临床表现,可有疲劳、乏力,脾大。

二、实验室检查

（一）血液

血小板(1000～3000)x10^9/L,涂片中血小板聚集成堆,大小不一,偶见巨核细胞碎片。聚集试验中血小板对胶原、ADP及花生四烯酸诱导的聚集反应下降,对肾上腺素的反应消失是本病的特征之一。白细胞增多(10～30)x10^9/L之间,中性粒细胞碱性磷酸酶活性增高。如半固体细胞培养有自发性巨核细胞集落形成单位(CFU-Meg)形成,则有利于本病的诊断。

（二）骨髓象

各系明显增生,以巨核细胞和血小板增生为主,巨核细胞体积较大,多为成熟型。

三、诊断与鉴别诊断

1.诊断　①血小板持续大于450x10^9/L;②骨髓以成熟的大巨核细胞增生为主；③除外骨髓增生异常综合征(MDS)与其他骨髓增生性疾病（PV、PMF、CML等）；④JAK2/ V617F基因或其他克隆标记的表达,或除外继发性血小板增多症。

2.鉴别诊断　继发性血小板增多症见于慢性炎症疾病、急性感染恢复期、肿瘤、大量出血后、缺铁性贫血、脾切除术后或使用肾上腺素后。

四、治疗

年龄<60岁，无心血管疾病史的低危无症状患者无需治疗；而年龄>60岁和（或）有心血管疾病史的高危患者则需积极治疗。

（一）抗血小板，防治血栓并发症

小剂量阿司匹林50～100mg/d；ADP受体拮抗剂（噻氯匹啶与氯吡格雷）；阿那格雷。

（二）降低血小板数

血小板大于1000x10⁹/L，骨髓抑制药首选羟基脲每日15mg/kg，可长期间歇用药。干扰素300万U/m2，每周3次，皮下注射，可用于孕妇。血小板单采术(plateletpheresis)可迅速减少血小板量，常用于妊娠、手术前准备以及骨髓抑制药不能奏效时。

五、预后

进展缓慢，多年保持良性过程。约10%的患者有可能转化为其他类型的骨髓增生性疾病。

（韩琼玫）

第三节　原发性骨髓纤维化

原发性骨髓纤维化(primary myelofibrosis, PMF)是一种造血干细胞克隆性增殖所致的骨髓增殖性肿瘤，表现为不同程度的血细胞减少和（或）增多，外周血出现幼红、幼粒细胞、泪滴形红细胞，骨髓纤维化和髓外造血，常导致肝脾肿大。

一、发病机制

骨髓纤维化是骨髓造血干细胞异常克隆而引起的成纤维细胞反应性增生。增生的血细胞异常释放血小板衍化生长因子(PDGF)及转化生长因子(TGF-p)等，刺激骨髓内成纤维细胞分裂和增殖及胶原合成增多，并在骨髓基质中过度积聚，形成骨髓纤维化。肝、脾、淋巴结内的髓样化生是异常造血细胞累及髓外脏器的表现，不是骨髓纤维化的代偿作用。约50%的纤维化期PMF患者存在JAK2/ V617F点突变。

二、临床表现

中位发病年龄为60岁，起病隐匿，偶然发现脾大而就诊。常见症状包括贫血和脾大压迫引起的各种症状：乏力、食欲减退、左上腹疼痛。代谢增高所致的低热、盗汗、体重下降等。少数有骨骼疼痛和出血。严重贫血和出血为本症的晚期表现。少数病例可因高尿酸血症并发痛风及肾结石。

90%的患者存在不同程度的脾大，巨脾是本病的特征性表现，质硬、表面光滑、无触痛。肝大占50%～80%，因肝及门静脉血栓形成，可致门静脉高压症。

三、实验室和其他检查

（一）血液

正常细胞性贫血，外周血有少量幼红细胞。成熟红细胞形态大小不一，常发现泪滴形红细胞，有辅助诊断价值。白细胞数增多或正常，可见中幼及晚幼粒细胞，甚至出现少数原粒及早幼粒细胞，中性粒细胞碱性磷酸酶活性增高。晚期白细胞和血小板减少。血尿酸增高。

（二）骨髓

穿刺常呈干抽。疾病早期骨髓有核细胞增生，特别是粒系和巨核细胞，但后期显示增生低下。骨髓活检可见大量网状纤维组织，根据活检结果可将PMF分为3期：全血细胞增生期、骨髓萎缩与纤维化期、骨髓纤维化与骨质硬化期。

（三）染色体

无Ph染色体。

（四）脾穿刺

表现类似骨髓穿刺涂片，提示髓外造血，巨核细胞增多最为明显且纤维组织增生。

（五）肝穿刺

有髓外造血，肝窦中有巨核细胞及幼稚细胞增生。

（六）X线检查

部分患者X线检查平片早期可见骨小梁模糊或磨玻璃样改变，中期呈现骨硬化现象，晚期在骨密度增高的基础上出现颗粒状透亮区。磁共振成像对PMF的早期诊断敏感度很高，有多个斑点、斑片状低信号灶。

四、诊断与鉴别诊断

（一）诊断

诊断符合所有的3个主要标准和2个次要标准。主要标准包括：①骨髓活检可见巨核细胞增生及异型性表现，通常伴随网硬蛋白和（或）胶原纤维化。②Ph染色体阴性，不符合PV、CML、MDS或其他髓系肿瘤表现。③存在JAK2/ V617F或其他克隆性标记如MPL、W515K/L；或不存在克隆性标记，也不存在继发性骨髓纤维化的疾病。

次要标准包括：①外周血出现幼红、幼粒细胞；②血清乳酸脱氢酶(LDH)水平增高；③贫血；④脾大。

（二）鉴别诊断

本病必须与各种原因引起的脾大相鉴别。此外，血液系统肿瘤如慢性粒细胞白细胞、淋巴瘤、骨髓瘤等以及恶性肿瘤骨髓转移，均有可能引起继发性骨髓纤维组织局部增生，也应与本病鉴别。

五、治疗

对于无临床症状、病情稳定、可持续数年的患者不需要特殊治疗。

（一）支持治疗

贫血和低血小板需要输红细胞和血小板，长期红细胞输注应注意铁负荷过重，配合铁螯合剂治疗。

（二）纠正血细胞减少、缩小脾脏和抑制髓外造血

可使用司坦唑醇、促红细胞生成素、沙利度胺、来那度胺、阿那格雷、羟基脲、美法仑、活性维生素D₃等。部分患者可以改善症状，但不能改变自然病程。

（三）脾切除

指征：1.脾大引起压迫和（或）脾梗死疼痛难以忍受；2.无法控制的溶血、脾相关性血小板减少；3.门静脉高压并发食管静脉曲张破裂出血。但是，脾切除后可使肝迅速增大，应慎重考虑。

（四）HSCT

是目前唯一有可能根治本病的方法，但因年龄过高和相关并发症失败率高，近年采用减低剂量预处理(RIC)方案提高了成功率。

六、预后

确定诊断后中位生存期为5年。近20%的患者最后演变为急性白血病。死因多为严重贫血、心力衰竭、出血或反复感染。

（韩琼玫）

第十三章 脾功能亢进

脾功能亢进(hypersplenism)简称脾亢，是一种综合征，临床表现为脾大，一种或多种血细胞减少而骨髓造血细胞相应增生；脾切除后血象可基本恢复，症状缓解。根据病因明确与否，脾亢分为原发性和继发性。

一、病因

原发性脾亢病因未明，较为少见。继发性脾亢常见病因有如下几类。

（一）感染性疾病

传染性单核细胞增多症、亚急性感染性心内膜炎、粟粒型肺结核、布鲁菌病、血吸虫病、黑热病及疟疾等。

（二）免疫性疾病

类风湿关节炎的Felty综合征、系统性红斑狼疮及结节病等。

（三）淤血性疾病

充血性心力衰竭、缩窄性心包炎、Budd-Chiari综合征、肝硬化、门静脉或脾静脉血栓形成等。

（四）血液系统疾病

1.溶血性贫血：遗传性球形细胞增多症、自身免疫性溶血性贫血、地中海贫血及镰状细胞贫血等。

2.浸润性脾大：各类急慢性白血病、淋巴瘤、骨髓增生性疾病及脂质贮积病、恶性组织细胞病及淀粉样变性等。

（五）脾的疾病

脾淋巴瘤、脾囊肿及脾血管瘤等。

二、发病机制

通过吞噬与阻留机制过滤血液是脾的主要功能。脾是单核-巨噬细胞系统的组成部分，红髓中有较多的巨噬细胞，形成网状过滤床。脾血流的5%～10%缓慢地流经红髓，含有细菌、异物或表面覆盖了抗体及补体的细胞，可与巨噬细胞接触并被其吞噬。脾血流从小动脉经微血管进入静脉窦。血液需通过由静脉窦内皮细胞形成的1～3μm的裂孔回流到小静脉。红细胞与白细胞的直径约7～12μm，需变形后才能通过裂孔。血流中衰老、受损、变形能力差的细胞因不能通过裂孔被阻留下来。各种原因引起脾大时，经过红髓的血流比例增加，脾的滤血功能亢进，正常或异常的血细胞在脾中阻留或破坏增加，使循环血细胞减少，并可引起骨髓造血代偿性加强。

其次，脾有储血功能。循环中大部分中性粒细胞及1/3左右的血小板储存在脾中。脾大时90%的血小板可阻留在脾。另外，脾大常伴随血浆容量增加，脾血流量增加，使脾静脉超负荷，从而引起门静脉压增高。后者又可使脾进一步肿大，脾血流量增加，形成恶性循环。

三、临床表现

血细胞减少可出现贫血，有感染和出血倾向。脾大多为轻至中度增大，少数为巨脾。通常无症状，明显增大时可产生腹部症状，如饱胀感、牵拉感及因胃肠受压而出现的消化系统症状。如有左季肋部与呼吸相关的疼痛及摩擦感，常提示脾梗死。

各种原因引起的脾大，其脾功能亢进引起血细胞减少的程度不一致。通常淤血性脾大时血细胞减少较为明显。浸润所致的脾大时，脾亢常不明显。临床上脾大的程度与脾功能亢进也不一定平行。

四、实验室检查

（一）血象　血细胞可一系、两系乃至三系同时减少，但细胞形态正常。早期以白细胞或（和）血小板减少为主，晚期常发生全血细胞减少。

（二）骨髓象　增生活跃或明显活跃，外周血中减少的血细胞系列在骨髓常呈显著的增生。部分患者可出现血细胞成熟障碍，这与外周血细胞大量破坏，促使细胞过度释放有关。

五、诊断

（一）脾大，肋下未触及脾者，脾区超声检查可供临床参考；

（二）红细胞、白细胞或血小板可单一或同时减少；

（三）增生性骨髓象；

（四）脾切除后可以使血细胞数接近或恢复正常。诊断以前3条依据最重要。

六、治疗

应治疗原发病，若无效且原发病允许，可以考虑脾部分栓塞术或脾切除，以后者最常用。脾切除指征：

（一）脾大造成明显压迫症状；

（二）严重溶血性贫血；

（三）显著血小板减少引起出血；、

（四）粒细胞极度减少并有反复感染史。

脾切除后继发性血小板增多症对于卧床或老年患者有引起血栓并发症的危险。去除了保护性滤血器官，幼年患者易发生血源性感染。所以对幼年、老年及长期卧床的患者切脾要慎重。

（韩琼玫）

第十四章　出血性疾病概述

人体血管受到损伤时，血液可自血管外流或渗出。此时，机体将通过一系列生理性反应使出血停止，此即止血。止血过程有多种因素参与，并包含一系列复杂的生理、生化反应。因先天性或遗传性及获得性因素导致血管、血小板、凝血、抗凝及纤维蛋白溶解等止血机制的缺陷或异常而引起的以自发性或轻度损伤后过度出血为特征的疾病，称为出血性疾病。

一、正常止血机制

（一）血管因素

血管收缩是人体对出血最早的生理性反应。当血管受损时，局部血管发生收缩，导致管腔变窄、破损伤口缩小或闭合。血管收缩通过神经反射及多种介质调控完成。

血管内皮细胞受损后在止血过程中有下列作用：

1.表达并释放血管性血友病因子(vWF)，导致血小板在损伤部位黏附和聚集；

2.表达并释放组织因子(TF)，启动外源性凝血途径；

3.基底胶原暴露，激活因子ⅫI(FⅫ)，启动内源性凝血途径；

4.表达并释放凝血酶调节蛋白(TM)，调节抗凝系统。

（二）血小板因素

血管受损时，血小板通过黏附、聚集及释放反应参与止血过程：①血小板膜糖蛋白 Ib(GPIb)作为受体，通过vWF的桥梁作用，使血小板黏附于受损内皮下的胶原纤维，形成血小板血栓，机械性修复受损血管；②血小板膜糖蛋白Ⅱb/Ⅲa复合物(GPⅡb/Ⅲa)通过纤维蛋白原互相连接而致血小板聚集；③聚集后的血小板活化，分泌或释放一系列活性物质，如血栓烷A_2(TXA$_2$)、5-羟色胺(5-HT)等。

（三）凝血因素

上述血管内皮损伤，启动外源及内源性凝血途径，在磷脂等的参与下，经过一系列酶解反应形成纤维蛋白血栓。血栓填塞于血管损伤部位，使出血得以停止。同时，凝血过程中形成的凝血酶等还具有多种促进血液凝固及止血的重要作用。

二、凝血机制

血液凝固是无活性的凝血因子（酶原）被有序地、逐级放大地激活，转变为有蛋白降解活性的凝血因子的过程，即所谓"瀑布学说"的一系列酶促反应。凝血的最终产物是血浆中的纤维蛋白原转变为纤维蛋白。

（一）凝血因子

目前已知直接参与人体凝血过程的凝血因子有14个，其命名、生成部位、主要生物学特征及正常血浆浓度等见表9-14-1。

表9-14-1　血浆凝血因子的名称及特性

凝血因子	同义名	合成部位	与维生素K的关系	血浆中浓度（mg/L）	被硫酸钡吸附	血清中	储存稳定性	半衰期（h）
I	纤维蛋白原	肝、巨核细胞	−	2000～4000		无	稳定	72～120
II	凝血酶原	肝	+	100～150	+	无	稳定	60～70
III	组织因子，组织凝血活酶	组织、内皮细胞、单核细胞	−	0				
IV	钙离子			90～110			稳定	稳定
V	易变因子（前加速素）	肝	−	5～10	−	无	不稳定	12
VII	稳定因子（前转变素）	肝	+	0.5	+	有	不稳定	3～6
VIII	抗血友病球蛋白（AHG）	肝、脾、巨核细胞	−	0.1～0.2	−	无	不稳定(冷冻稳定)	8～12
IX	血浆凝血活酶成分（PTC），christmas因子	肝	+	4～5	+	有	稳定	18～24
X	Stuart-Prowe因子	肝	+	8～10	+	有	尚稳定	30～40
XI	血浆凝血活酶前质（PTA）	肝	−	5	+	有	稳定	52
XII	接触因子，Hageman因子	肝	−	30	−	有	稳定	60
VIII	纤维蛋白稳定因子	肝、巨核细胞	−	10～22	−	无	稳定	240
PK	激肽释放酶原（前激肽释放酶）	肝	−	50	−	有	稳定	35
HMWK	高分子量激肽原	肝	−	70	−	有	稳定	150

（二）凝血过程

经典凝血学说认为，凝血过程依其启动环节不同分为外源性（以血液与TF接触为起点，也称TF途径）和内源性（以FXII激活为起点）两种途径，在活化因子X(FXa)之后直至纤维蛋白形成是共同通路。

1. 凝血活酶生成

(1)外源性凝血途径：血管损伤时，内皮细胞表达TF并释入血流。TF与因子VII(FVII)或活化的因子VII(FVIIa)在钙离子(Ca^{2+})存在的条件下，形成TF/FVII或TF/FVIIa复合物，这两种复合物均可激活因子X(FX)，后者的激活作用远远大于前者,并还有激活因子IX(FIX)的作用。

(2)内源性凝血途径：血管损伤时，内皮完整性破坏，内皮下胶原暴露，FXII与带负电荷的胶原接触而激活，转变为活化的因子XII(FXIIa)。FXIIa激活因子XI(FXI)。在Ca^{2+}存在的条件下，活化的因子XI(FXIa)激活FIX。活化的因子IX(FIXa)、因子VIII：C(FVIII：C)及磷脂在Ca^{2+}的参与下形成复合物，激活FX。

上述两种途径激活FX后，凝血过程即进入共同途径。在Ca^{2+}存在的条件下，FXa、因子V(FV)与磷脂形成复合物，此即凝血活酶。

2. 凝血酶生成　血浆中无活性的凝血酶原在凝血活酶的作用下，转变为蛋白分解活性极强的凝血酶。凝血酶形成是凝血连锁反应中的关键，它除参与凝血反应外，还有如下多种作用：①反馈性加速凝血酶原向凝血酶的转变，此种作用远远强于凝血活酶；②诱导血小板的不可逆性聚集，加速其活化及释放反应；③激活FXII；④激活因子XII(FXII)，加速稳定性纤维蛋白形成；⑤激活纤溶酶原，增强纤维蛋白溶解（简称纤溶）活性。

3. 纤维蛋白生成　在凝血酶作用下，纤维蛋白原依次裂解，释出肽A、肽B，形成纤维蛋白单体，单体自动聚合，形成不稳定性纤维蛋白，再经活化的因子XII(F)ff11a)的作用，形成稳定性交联纤维蛋白。

现代凝血学说认为凝血过程分为二个阶段，首先是启动阶段，这是通过外源性凝血途径(TF途径)实现的，由此生成少量凝血酶。然后是放大阶段，即少量凝血酶发挥正反馈作用：激活血小板，磷脂酰丝氨酸由膜内移向膜外发挥磷脂作用；激活FV；激活FVIII；在磷脂与凝血酶原存在条件下激活FXI(FXI作为TF途径与内在途径连接点)。从而生成足量凝血酶，以完成正常的凝血过程。

三、抗凝与纤维蛋白溶解机制

除凝血系统外，人体还存在完善的抗凝及纤溶系统。体内凝血与抗凝、纤维蛋白形成与纤溶维持着动态平衡，以保持血流的通畅。

（一）抗凝系统的组成及作用

1. 抗凝血酶(AT)　AT是人体内最重要的抗凝物质，约占血浆生理性抗凝活性的75%。

AT生成于肝及血管内皮细胞，主要功能是灭活FXa及凝血酶，对其他丝氨酸蛋白酶如FIXa、FXIa、FXIIa等亦有一定灭活作用，其抗凝活性与肝素密切相关。

2. 蛋白C系统　蛋白C系统由蛋白C(PC)、蛋白S(PS)、血栓调节蛋白(TM)等组成。PC、PS为维生素K依赖性因子，在肝内合成。TM则主要存在于血管内皮细胞表面，是内皮细胞表面的凝血酶受体。凝血酶与TM以1:1形成复合物，裂解PC，形成活化的PC(APC)，APC以PS为辅助因子，通过灭活FV及FVIII而发挥抗凝作用。

3. 组织因子途径抑制物(TFPI)　为一种对热稳定的糖蛋白。内皮细胞可能是其主要生成部位。TFPI的抗凝机制为：①直接对抗FXa；②在Ca^{2+}存在的条件下，有抗TF/FVIIa复合物的作用。

4. 肝素　为硫酸黏多糖类物质，主要由肺或肠黏膜肥大细胞合成，抗凝作用主要表现为抗FXa及凝血酶。其作用与AT密切相关：肝素与AT结合，致AT构型变化，活性中心暴露，变构的AT与因子Xa或凝血酶以1∶1结合成复合物,致上述两种丝氨酸蛋白酶灭活。近年研究发现,低分子肝素的抗FXa作用明显强于肝素钠。此外,肝素还有促进内皮细胞释放组织型纤溶酶原活化剂(t-PA)、增强纤溶活性等作用。

(二)纤维蛋白溶解系统的组成与激活

1.组成 纤溶系统主要由纤溶酶原及其激活剂、纤溶酶激活剂抑制物等组成。

(1)纤溶酶原(PLG):一种单链糖蛋白,主要在脾、嗜酸性粒细胞及肾等部位生成,血管内皮细胞也有纤溶酶原表达。

(2)组织型纤溶酶原激活剂(t-PA):人体内主要的纤溶酶原激活剂,主要在内皮细胞合成。

(3)尿激酶型纤溶酶原激活剂(u-PA):最先由尿中分离而得名,亦称尿激酶(UK)。主要存在形式为前尿激酶(pro-UK)和双链尿激酶型纤溶酶原激活剂。

(4)纤溶酶相关抑制物:主要包括 α_2-纤溶酶抑制剂(α_2-PI)、α_2-抗胰蛋白酶(α_2-AP)及 α_2-抗纤溶酶(α_2-AP)等数种。有抑制t-PA、纤溶酶等作用。

2.纤溶系统激活

(1)内源性途径:这一激活途径与内源性凝血过程密切相关。当FXII被激活时,前激肽释放酶经FXIIa作用转化为激肽释放酶,后者使纤溶酶原转变为纤溶酶,致纤溶过程启动。

(2)外源性途径:血管内皮及组织受损伤时,t-PA或u-PA释入血流,裂解纤溶酶原,使之转变为纤溶酶,导致纤溶系统激活。

作为一种丝氨酸蛋白酶,纤溶酶作用于纤维蛋白(原),使之降解为小分子多肽A、B、C及一系列碎片,称之为纤维蛋白(原)降解产物(FDP)。

四、出血性疾病分类

按病因及发病机制,可分为以下几种主要类型。

(一)血管壁异常

1.先天性或遗传性 ①遗传性出血性毛细血管扩张症;②家族性单纯性紫癜;③先天性结缔组织病(血管及其支持组织异常)。

2.获得性 ①感染:如败血症;②过敏:如过敏性紫癜;③化学物质及药物:如药物性紫癜;④营养不良:如维生素C及维生素PP缺乏症;⑤代谢及内分泌障碍:如糖尿病、Cushing病;⑥其他:如结缔组织病、动脉硬化、机械性紫癜、体位性紫癜等。

(二)血小板异常

1.血小板数量异常

(1)血小板减少:①血小板生成减少:如再生障碍性贫血、白血病、放疗及化疗后的骨髓抑制;②血小板破坏过多:发病多与免疫反应等有关,如特发性血小板减少性紫癜(1TP);③血小板消耗过度:如弥散性血管内凝血(DIC);④血小板分布异常:如脾功能亢进等。

(2)血小板增多:原发性血小板增多症。

2.血小板质量异常

(1)先天性或遗传性:血小板无力症,巨大血小板综合征,血小板颗粒性疾病。

(2)获得性:由抗血小板药物、感染、尿毒症、异常球蛋白血症等引起。获得性血小板质量异常较多见,但未引起临床上重视。

(三)凝血异常

1.先天性或遗传性

(1)血友病A、B及遗传性FXI缺乏症。

(2)遗传性凝血酶原、FV、FVII、FX缺乏症、遗传性纤维蛋白原缺乏及减少症、遗传性FXII缺乏及减少症。

2. 获得性

(1)肝病性凝血障碍；

(2)维生素K缺乏症；

(3)抗因子Ⅷ、Ⅸ抗体形成；

(4)尿毒症性凝血异常等。

（四）抗凝及纤维蛋白溶解异常

主要为获得性疾病：

1. 肝素使用过量；

2. 香豆素类药物过量及敌鼠钠中毒；

3. 免疫相关性抗凝物增多；

4. 蛇咬伤、水蛭咬伤；

5. 溶栓药物过量。

（五）复合性止血机制异常

1. 先天性或遗传性　血管性血友病(vWD)。

2. 获得性　弥散性血管内凝血(DIC)。

五、出血性疾病诊断

患者的病史和临床表现常可提示出血的原因和诊断。

（一）病史

1. 出血特征　包括出血发生的年龄、部位、持续时间、出血量、有否出生时脐带出血及迟发性出血、有否同一部位反复出血等。一般认为，皮肤、黏膜出血点、紫癜等多为血管、血小板异常所致，而深部血肿、关节出血等则提示可能与凝血障碍等有关。

2. 出血诱因　是否为自发性，与手术、创伤及接触或使用药物的关系等。

3. 基础疾病　如肝病、肾病、消化系统疾病、糖尿病、免疫性疾病及某些特殊感染等。

4. 家族史　父系、母系及近亲家族有否类似疾病或出血病史。

5. 其他　饮食、营养状况、职业及环境等。

（二）体格检查

1. 出血体征　出血范围、部位，有无血肿等深部出血、伤口渗血，分布是否对称等。

2. 相关疾病体征　贫血，肝、脾、淋巴结肿大，黄疸，蜘蛛痣，腹水，水肿等。关节畸形、皮肤异常扩张的毛细血管团等。

3. 一般体征　如心率、呼吸、血压、末梢循环状况等。

病史及体检对出血性疾病的诊断意义见表9-14-2。

表9-14-2　常见出血性疾病的临床鉴别

项　目	血管性疾病	血小板疾病	凝血障碍性疾病
性别	女性多见	女性多见	80%～90%发生于男性
阳性家族史	较少见	罕见	多见
出生后脐带出血	罕见	罕见	常见
皮肤紫癜	常见	多见	罕见
皮肤大块瘀斑	罕见	多见	可见
血肿	罕见	可见	常见
关节腔出血	罕见	罕见	多见
内脏出血	偶见	常见	常见
眼底出血	罕见	常见	少见
月经过多	少见	多见	少见
手术或外伤后渗后不止	少见	可见	多见

（三）实验室检查

出血性疾病的临床特点仅有相对的意义，大多数出血性疾病都需要经过实验室检查才能确定诊断。实验室检查应根据筛选、确诊及特殊试验的顺序进行。

1.筛选试验　出血过筛试验简单易行，可大体估计止血障碍的部位和机理。

(1)血管或血小板异常：出血时间(BT)，血小板计数等。

(2)凝血异常：活化部分凝血活酶时间(APTT)，凝血酶原时间(PT)，凝血酶时间(TT)等。

2.确诊试验　出血过筛试验的敏感性与特异性较差，此外，某些出血性疾病的过筛试验结果正常，如因子xm缺乏、纤溶抑制物缺乏和某些血管性出血疾病等。出血过筛试验异常还可能由于基础疾病或因素所致，在严重的肝功能损伤、尿毒症、口服抗凝药时，也可发生血管、血小板及凝血异常。在出血过筛试验异常且临床上怀疑有出血性疾病时，应进一步选择特殊的或更精确的实验检查以确定诊断。

(1)血管异常：血vWF、内皮素-1(ET-1)及TM测定等。

(2)血小板异常：血小板数量、形态，血小板黏附、聚集功能，血小板表面P-选择素(CD62)、直接血小板抗原（GPⅡb/Ⅲa和Ib/Ⅸ）单克隆抗体固相检测等。

(3)凝血异常

①凝血第一阶段：测定FXⅡ、Ⅺ、Ⅹ、Ⅸ、Ⅷ、Ⅶ、Ⅴ及TF等抗原及活性。

②凝血第二阶段：凝血酶原抗原及活性等。

③凝血第三阶段：纤维蛋白原、异常纤维蛋白原、纤维蛋白单体、FXⅢ抗原及活性测定等。

④抗凝异常：a）AT抗原及活性或凝血酶、抗凝血酶复合物(TAT)测定；b）PC、PS及TM测定；c）FⅧ：C抗体测定；d）狼疮抗凝物或心磷脂类抗体测定。

⑤纤溶异常：a）鱼精蛋白副凝(3P)试验、FDP、D-二聚体测定；b）纤溶酶原测定；c）t-PA、纤溶酶原激活物抑制物(PAI)及纤溶酶·抗纤溶酶复合物(P1C)测定等。

一些常用的出、凝血试验在出血性疾病诊断中的意义见表9-14-3。

表9-14-3　常用的出、凝血试验在出血性疾病诊断中的意义

项　目	血管性疾病	血小板疾病	凝血异常性疾病		
			凝固异常	纤溶亢进	抗凝物增多
BT	±	±	±	—	—
血小板计数	—	±	—	—	—
PT	—	—	±	—	±
APTT	—	—	+	+	+
TT	—	—	±	+	+
纤维蛋白原	—	—	±	+	—
FDP	—	—	—	+	—

（四）诊断步骤

按照先常见病、后少见病及罕见病、先易后难、先普通后特殊的原则，逐层深入进行程序性诊断。

（一）确定是否属出血性疾病范畴；

（二）大致区分是血管、血小板异常，抑或为凝血障碍或其他疾病；

（三）判断是数量异常或质量缺陷；

（四）通过病史、家系调查及某些特殊检查，初步确定为先天性、遗传性或获得性；

（五）如为先天或遗传性疾病，应进行基因及其他分子生物学检测，以确定其病因的准确性质及发病机制。

六、出血性疾病的防治

（一）病因防治

主要适用于获得性出血性疾病。

1.防治基础疾病　如控制感染，积极治疗肝、胆疾病、肾病，抑制异常免疫反应等。

2.避免接触、使用可加重出血的物质及药物　如血管性血友病、血小板功能缺陷症等，应避免使用阿司匹林、吲哚美辛（消炎痛）、噻氯匹定等抗血小板药物。凝血障碍所致如血友病等，应慎用抗凝药，如华法林、肝素等。

（二）止血治疗

1.补充血小板和（或）相关凝血因子　在紧急情况下，输入新鲜血浆或新鲜冷冻血浆是一种可靠的补充或替代疗法，因其含有除TF、Ca^{2+}以外的全部凝血因子。此外，如血小板悬液、纤维蛋白原、凝血酶原复合物、冷沉淀物、因子Ⅷ等，亦可根据病情予以补充。

2.止血药物　目前广泛应用于临床的止血药物有以下几类：

（1）收缩血管、增加毛细血管致密度、改善其通透性的药物：如卡巴克络、曲克芦丁、垂体后叶素、维生素C及糖皮质激素等。

（2）合成凝血相关成分所需的药物：如维生素K等。

（3）抗纤溶药物：如氨基己酸(EACA)、氨甲苯酸(PAMBA)等。

（4）促进止血因子释放的药物：如去氨加压素（1-脱氨-8-右旋精氨酸加压素，DDAVP）促进血管内皮细胞释放vWF，从而改善血小板黏附、聚集功能，并有稳定血浆FⅧ：C和提高FⅧ：C水平的作用。

（5）重组活化因子Ⅶ(rFⅦa)：rFⅦa是一种新的凝血制剂。rFⅦa直接或者与组织因子组成复合物促使FX的活化与凝血酶的形成。

（6）局部止血药物：如凝血酶、巴曲酶及吸收性明胶海绵等。

3.促血小板生成的药物　多种细胞因子调节各阶段巨核细胞的增殖、分化和血小板的生成，目前已用于临床的此类药物包括血小板生成素、白介素-11(IL-11)等。

4.局部处理　局部加压包扎、固定及手术结扎局部血管等。

（三）其他治疗

1.疫治疗　对某些免疫因素相关的出血性疾病，如ITP、有高滴度抗体的重型血友病A和血友病B等，可应用抗CD20单抗等免疫治疗。

2.血浆置换　TTP等，通过血浆置换去除抗体或相关致病因素。

3.手术治疗　包括脾切除、血肿清除、关节成型及置换等。

4.中医中药　传统医学称出血性疾病为"血证"。现代医学研究表明，中药中有止血作用的药物相当多，如蒲黄、柿子叶粉、赤石脂等，在临床上时有应用。

5.基因治疗　基因治疗有望为遗传性出血性疾病患者带来新的希望。

（韩琼玫）

第十五章　紫癜性疾病

紫癜(purpura)性疾病约占出血性疾病总数的1/3，包括血管性紫癜(vascular purpura)和血小板性紫癜(thrombocytic purpura)。前者由血管壁结构或功能异常所致，多见于内皮细胞或内皮下基底膜及胶原纤维等内皮下组织的病变。如遗传性出血性毛细血管扩张症，获得性的过敏性紫癜，单纯性紫癜，老年性紫癜，感染性紫癜，坏血病等。血小板性紫癜由血小板疾病所致，如血小板减少，包括再生障碍性贫血、白血病、脾功能亢进、免疫性血小板减少性紫癜和血栓性血小板减少性紫癜等；血小板功能异常，包括血小板病、血小板无力症、原发性血小板增多症以及尿毒症、异常球蛋白血症、阿司匹林和双嘧达莫等引起的继发性血小板功能异常。临床上以皮肤、黏膜出血为主要表现。

第一节 过敏性紫癜

过敏性紫癜(allergic purpura)又称Schonlein-Henoch综合征，为一种常见的血管变态反应性疾病，因机体对某些致敏物质产生变态反应，导致毛细血管脆性及通透性增加，血液外渗，产生紫癜、黏膜及某些器官出血。可同时伴发血管神经性水肿、荨麻疹等其他过敏表现。

本病多见于青少年，男性发病略多于女性，春、秋季发病较多。

一、病因

致敏因素甚多，与本病发生密切相关的主要因素如下。

（一）感染

1.细菌 主要为B溶血性链球菌，以呼吸道感染最为多见。

2.病毒 多见于发疹性病毒感染，如麻疹、水痘、风疹等。

3.其他 寄生虫感染。

（二）食物

是人体对异性蛋白过敏所致。如鱼、虾、蟹、蛋、鸡、牛奶等。

（三）药物

1.抗生素类 青霉素（包括半合成青霉素如氨苄西林等）及头孢菌素类抗生素等。

2.解热镇痛药 水杨酸类、保泰松、吲哚美辛及奎宁类等。

3.其他药物 磺胺类、阿托品、异烟肼及噻嗪类利尿药等。

（四）其他

花粉、尘埃、疫苗接种、虫咬及寒冷刺激等。

二、发病机制

目前认为是免疫因素介导的一种全身血管炎症。

（一）蛋白质及其他大分子致敏原作为抗原

刺激人体产生抗体（主要为IgG），后者与抗原结合成抗原抗体复合物，沉积于血管内膜，激活补体，导致中性粒细胞游走、趋化及一系列炎症介质的释放，引起血管炎症反应。此种炎症反应除见于皮肤、黏膜小动脉及毛细血管外，尚可累及肠道、肾及关节腔等部位小血管。

（二）小分子致敏原作为半抗原

与人体内某些蛋白质结合构成抗原，刺激机体产生抗体，此类抗体吸附于血管及其周围的肥大细胞，当上述半抗原再度进入体内时，即与肥大细胞上的抗体产生免疫反应，致肥大细胞释放一系列炎症介质，引起血管炎症反应。

三、临床表现

多数患者发病前1～3周有全身不适、低热、乏力及上呼吸道感染等前驱症状，随之出现典型临床表现。

（一）单纯型过敏性紫癜（紫癜型）

为最常见的类型。主要表现为皮肤紫癜，局限于四肢，尤其是下肢及臀部，躯干极少累及。紫癜常成批反复发生、对称分布，可同时伴发皮肤水肿、荨麻疹。紫癜大小不等，初呈深红色，按之不褪色，可融合成片形成瘀斑，数日内渐变成紫色、黄褐色、淡黄色，经7～14日逐渐消退。

（二）腹型过敏性紫癜(Henoch purpura)

除皮肤紫癜外，因消化道黏膜及腹膜脏层毛细血管受累而产生一系列消化道症状及体征，如恶心、呕吐、呕血、腹泻及黏液便、便血等。其中腹痛最为常见，常为阵发性绞痛，多位于脐周、下腹或全腹，发作时可因腹肌紧张及明显压痛、肠鸣音亢进而误诊为外科急腹症。在幼儿可因肠壁水肿、蠕动增强等而致肠套叠。腹部症状、体征多与皮肤紫癜同时出现，偶可发生于紫癜之前。

（三）关节型过敏性紫癜(Schonlein purpura)

除皮肤紫癜外，因关节部位血管受累出现关节肿胀、疼痛、压痛及功能障碍等表现。多发生于膝、踝、肘、腕等大关节，呈游走性、反复性发作，经数日而愈，不遗留关节畸形。

（四）肾型过敏性紫癜

过敏性紫癜肾炎的病情最为严重。在皮肤紫癜的基础上，因肾小球毛细血管衬炎症反应而出现血尿、蛋白尿及管型尿，偶见水肿、高血压及肾衰竭等表现。肾损害多发生于紫癜出现后周，亦可延迟出现。多在3～4周内恢复，少数病例因反复发作而演变为慢性肾炎或肾病综合征。

（五）混合型过敏性紫癜

皮肤紫癜合并上述两种以上临床表现。

（六）其他

少数本病患者还可因病变累及眼部、脑及脑膜血管而出现视神经萎缩、虹膜炎、视网膜出血及水肿，以及中枢神经系统相关症状、体征。

四、实验室检查

（一）尿常规检查

肾型或混合型可有血尿、蛋白尿、管型尿。

（二）血小板计数、功能及凝血相关检查

除出血时间(BT)可能延长外，其他均为正常。

（三）肾功能检查

肾型及合并肾型表现的混合型，可有程度不等的肾功能受损，如血尿素氮升高、内生肌酐清除率下降等。

五、诊断与鉴别诊断

（一）诊断要点

1.发病前1～3周有低热、咽痛、全身乏力或上呼吸道感染史；

2.典型四肢皮肤紫癜，可伴腹痛、关节肿痛及血尿；

3.血小板计数、功能及凝血相关检查正常；

4.排除其他原因所致的血管炎及紫癜。

（二）鉴别诊断

本病需与下列疾病进行鉴别：

1.遗传性出血性毛细血管扩张症；

2.单纯性紫癜；

3.血小板减少性紫癜；

4.风湿性关节炎；

5.肾小球肾炎、系统性红斑狼疮；

6.外科急腹症等。由于本病的特殊临床表现及绝大多数实验室检查正常,鉴别一般无困难。

六、防治

（一）消除致病因素

防治感染，清除局部病灶（如扁桃体炎等），驱除肠道寄生虫，避免可能致敏的食物及药物等。

（二）一般治疗

1.抗组胺药 盐酸异丙嗪、氯苯那敏（扑尔敏）、阿司咪唑（息斯敏）、去氯羟嗪（克敏嗪）、西咪替丁及静脉注射钙剂等。

2.改善血管通透性药物 维生素C、曲克芦丁、卡巴克络等。

（三）糖皮质激素

糖皮质激素有抑制抗原抗体反应、减轻炎症渗出、改善血管通透性等作用。一般用泼尼松30mg/d，顿服或分次口服。重症者可用氢化可的松100～200mg/d，或地塞米松5～15mg/d，静脉滴注，症状减轻后改口服。糖皮质激素疗程一般不超过30天，肾型者可酌情延长。

（四）对症治疗

腹痛较重者可予阿托品或山莨菪碱(654-2)口服或皮下注射；关节痛可酌情用止痛药；呕吐严重者可用止吐药；伴发呕血、血便者，可用奥美拉唑等治疗。

（五）其他

如上述治疗效果不佳或近期内反复发作者，可酌情使用：

1.免疫抑制剂：如硫唑嘌呤、环孢素、环磷酰胺等；

2.抗凝疗法：适用于肾型患者，初以肝素钠100～200U/(kg.d)静脉滴注或低分子肝素皮下注射，4周后改用华法林4～15mg/d，2周后改用维持量2～5mg/d，2～3个月；

3.中医中药：以凉血、解毒、活血化瘀为主，适用于慢性反复发作或肾型患者。

七、病程及预后

本病病程一般在2周左右。多数预后良好，少数肾型患者预后较差，可转为慢性肾炎或肾病综合征。 （韩琼玫）

第二节 特发性血小板减少性紫癜

特发性血小板减少性紫癜(idiopathic thrombocytopenic purpura, ITP)是一种复杂的多种机制共同参与的获得性自身免疫性疾病。2007年ITP国际工作组将本病更名为原发免疫性血小板减少症(immune thrombocytopenia, ITP)。该病的发生是由于患者对自身血小板抗原的免疫失耐受，产生体液免疫和细胞免疫介导的血小板过度破坏和血小板生成受抑，出现血小板减少，伴或不伴皮肤黏膜出血的临床表现。本节主要讲述成人ITP。

ITP的发病率约为5～10/10万人口。男女发病率相近，育龄期女性发病率高于同年龄段男性，60岁以上人群的发病率为60岁以下人群的2倍。

一、病因与发病机制

ITP的病因迄今未明。发病机制如下。

（一）体液免疫和细胞免疫介导的血小板过度破坏

将ITP患者血浆输给健康受试者可造成后者一过性血小板减少。50%～70%的ITP患者血浆和血小板表面可检测到血小板膜糖蛋白特异性自身抗体。自身抗体致敏的血小板被单核巨噬细胞系统过度破坏。另外，ITP患者的细胞毒T细胞可直接破坏血小板。

（二）体液免疫和细胞免疫介导的巨核细胞数量和质量异常，血小板生成不足

自身抗体还可损伤巨核细胞或抑制巨核细胞释放血小板，造成ITP患者血小板生成不足；另外，$CD8^+$细胞毒T细胞可通过抑制巨核细胞凋亡，使血小板生成障碍。血小板生成不足是ITP发病的另一重要机制。

二、临床表现

1. 起病　成人ITP一般起病隐匿。

2. 出血倾向　多数较轻而局限，但易反复发生。可表现为皮肤、黏膜出血，如瘀点、紫癜、瘀斑及外伤后止血不易等，鼻出血、牙龈出血亦很常见。严重内脏出血较少见，但月经过多较常见，在部分患者可为唯一的临床症状。患者病情可因感染等而骤然加重，出现广泛、严重的皮肤黏膜及内脏出血。部分患者通过偶然的血常规检查发现血小板减少，无出血症状。

3. 乏力　乏力是ITP的临床症状之一，部分患者表现得更为明显。

4. 血栓形成倾向　ITP不仅是一种出血性疾病，也是一种血栓前疾病。

5. 其他　长期月经过多可出现失血性贫血。

三、实验室检查

（一）血小板

1. 血小板计数减少；2. 血小板平均体积偏大；3. 出血时间延长，血小板的功能一般正常。

（二）骨髓象

1. 骨髓巨核细胞数量正常或增加；2. 巨核细胞发育成熟障碍，表现为巨核细胞体积变小，胞质内颗粒减少，幼稚巨核细胞增加；3. 有血小板形成的巨核细胞显著减少（<30%）；4. 红系及粒、单核系正常。

（三）血小板动力学

超过2/3的患者动力学无明显加速。

（四）血浆血小板生成素(thrombopoietin，TPO)水平

与正常人无统计学差异。

（五）其他

可有程度不等的正常细胞或小细胞低色素性贫血。少数可发现自身免疫性溶血的证据（Evans综合征）。

四、诊断与鉴别诊断

（一）诊断要点

1. 至少2次化验血小板计数减少，血细胞形态无异常；2. 体检脾脏一般不增大；3. 骨髓检查巨核细胞数正常或增多，有成熟障碍；4. 排除其他继发性血小板减少症。

（二）鉴别诊断

本病的确诊需排除继发性血小板减少症，如再生障碍性贫血、脾功能亢进、骨髓增生异常综合征、白血病、系统性红斑狼疮、药物性免疫性血小板减少等。本病与过敏性紫癜不难鉴别。

（三）分型与分期

1. 新诊断的ITP　指确诊后3个月以内的ITP患者。

2. 持续性ITP　指确诊后3～12个月血小板持续减少的ITP患者。

3. 慢性ITP　指血小板减少持续超过12个月的ITP患者。

4. 重症ITP　指血小板<10×10^9/L，且就诊时存在需要治疗的出血症状或常规治疗中发生了新的出血症状，需要用其他升高血小板药物治疗或增加现有治疗的药物剂量。

5. 难治性ITP　指满足以下所有三个条件的患者：脾切除后无效或者复发；仍需要治疗以降低出血的危险；除外了其他引起血小板减少症的原因，确诊为ITP。

五、治疗

（一）一般治疗

出血严重者应注意休息。血小板低于$20×10^9$/L者，应严格卧床，避免外伤。

（二）观察

ITP患者如无明显出血倾向，血小板计数高于$30×10^9$/L，无手术、创伤，且不从事增加患者出血危险的工作或活动，发生出血的风险较小，可嘱临床观察暂不进行药物治疗。

（三）首次诊断ITP的一线治疗

1.糖皮质激素 一般情况下为首选治疗，近期有效率约为80%。

(1)作用机制：①减少自身抗体生成及减轻抗原抗体反应；②抑制单核-巨噬细胞系统对血小板的破坏；③改善毛细血管通透性；④刺激骨髓造血及血小板向外周血的释放等。

(2)剂量与用法：常用泼尼松1mg/(kg.d)，分次或顿服，待血小板升至正常或接近正常后，1个月内快速减至最小维持量5～10mg/d，无效者4周后停药。也可使用口服大剂量地塞米松(HD-DXM)，剂量40mg/d×4天，口服用药，无效患者可在半月后重复一次。应用时，注意监测血压、血糖的变化，预防感染，保护胃黏膜。

2.静脉输注丙种球蛋白(IV1g) 主要用于：(1)rIP的急症处理；(2)不能耐受糖皮质激素或者脾切除前准备；(3)合并妊娠或分娩前，常用剂量400mg/(kg.d)×5天；或1.0g/(kg.d)×2天。

（四）ITP的二线治疗

1.脾切除

(1)适应证：①正规糖皮质激素治疗无效，病程迁延6个月以上；②糖皮质激素维持量需大于30mg/d；③有糖皮质激素使用禁忌证。

(2)禁忌证：①年龄小于2岁；②妊娠期；③因其他疾病不能耐受手术。脾切除治疗的近期有效率约为70%～90%,长期有效率40%～50%。无效者对糖皮质激素的需要量亦可减少。

2.药物治疗

(1)抗CD20单克隆抗体：抗CD20的人鼠嵌合抗体，$375mg/m^2$静注，每周一次，连用4周。可有效清除体内B淋巴细胞，减少自身抗体生成。

(2)血小板生成药物：此类药物的耐受性良好，副作用轻微，但骨髓纤维化、中和性抗体的产生以及血栓形成的风险等尚待进一步观察。一般用于糖皮质激素治疗无效或难治性ITP患者。主要包括：重组人血小板生成素(thTPO)、TPO拟肽罗米司亭(romiplostim)以及非肽类TPO类似物艾曲波帕(eltrombopag)。

(3)长春新碱：每次1mg，每周一次，静脉注射，4～6周为一疗程。

(4)环孢素A：主要用于难治性ITP的治疗。250～500mg/d，口服，维持量50～100mg/d，可持续半年以上。

(5)其他：如硫唑嘌呤、环磷酰胺、霉酚酸酯等免疫抑制剂，以及达那唑等药物。

（五）急症的处理

适用于：1.血小板低于$20×10^9$/L者；2.出血严重、广泛者；3.疑有或已发生颅内出血者；4.近期将实施手术或分娩者。

(1)血小板输注 成人按10～20单位/次给予，根据病情可重复使用（从200ml循环血中单采所得的血小板为1单位血小板）。有条件的地方尽量使用单采血小板。

(2)静脉输注丙种球蛋白(IV1g) 剂量及用法同上。作用机制与单核巨噬细胞Fc受体封闭、抗体中和及免疫调节等有关。

(3)大剂量甲泼尼龙1g/d，静脉注射，3～5次为一疗程，可通过抑制单核-巨噬细胞系统而发挥治疗作用。

（韩琼玫）

第三节 血栓性血小板减少性紫癜

血栓性血小板减少性紫癜(thrombotic thrombocytopenic purpura，TTP)是一种较少见的弥散性微血管血栓-出血综合征。临床以血小板减少性紫癜、微血管病性溶血、神经精神症状、肾损害和发热典型五联征表现为特征。

一、病因与发病机制

多数获得性TTP病因不明，少数继发于妊娠、药物、自身免疫性疾病、严重感染、肿瘤、造血干细胞移植等。

现已证实TTP患者血管性血友病因子裂解酶（vWF-cp）缺乏或活性降低，不能正常降解超大分子vWF(UL-vWF)，聚集的UL-vWF促进血小板黏附与聚集，在微血管内形成血小板血栓，血小板消耗性减少，继发出血，微血管管腔狭窄，红细胞破坏，受累组织器官损伤或功能障碍。

遗传性TTP患者多为基因突变所致的vWF-cp缺乏和活性降低；获得性TTP患者存在抗vWF-cp自身抗体；或存在抗CD36自身抗体，刺激内皮细胞释放过多UL-vWF。

二、临床表现

TTP可发生于任何年龄，多为15～50岁，女性多见。出血和神经精神症状为该病最常见的表现。以皮肤黏膜和视网膜出血为主，严重者可发生内脏及颅内出血。神经精神症状可表现为头痛、意识紊乱、淡漠、失语、惊厥、视力障碍、谵妄和偏瘫等，变化多端。微血管病性溶血表现为皮肤、巩膜黄染，尿色加深。肾脏表现有蛋白尿、血尿和不同程度的肾功能损害。发热见于半数患者。并非所有患者均具有五联征表现。

TTP可根据有无明确的病因分为原发性TTP和继发性TTP；根据有无遗传背景分为遗传性TTP和获得性TTP；也可根据起病急缓和病程分为急性和慢性。

三、实验室检查

（一）血象

可见不同程度贫血，网织红细胞升高，破碎红细胞大于2%；血小板低于50×10^9/L。

（二）溶血检查

可见结合珠蛋白降低，血清胆红素升高，LDH升高，血红蛋白尿等血管内溶血表现。

（三）出凝血检查

出血时间延长。一般无典型DIC实验室改变。vWF多聚体分析可见UL-vWF。

（四）血管性血友病因子裂解酶活性分析

遗传性TTP患者vWF-cp活性低于5%，部分获得性TTP患者也可显著降低，同时血浆中可测得该酶的抑制物。

四、诊断与鉴别诊断

（一）诊断要点

临床主要根据特征性的五联征表现作为诊断依据。血小板减少伴神经精神症状时应高度怀疑本病。血涂片镜检发现破碎红细胞、vWF多聚体分析发现UL-vWF、vWF-cp活性降低均有助于诊断。

（二）鉴别诊断

1.溶血尿毒综合征(hemolytic uremic syndromes，HUS)是一种主要累及肾脏的微血管病，儿童发病率高，常有前驱感染史，神经精神症状少见；2.DIC；3.Evans综合征；4.SLE；5.PNH；6.妊娠高血压综合征。

五、治疗

（一）血浆置换和输注新鲜冷冻血浆

血浆置换为首选治疗，置换液应选用新鲜血浆或冷冻血浆(FFP)。

由于TIP病情凶险，诊断明确或高度怀疑本病时，应即刻开始治疗。遗传性TIP患者可输注FFP。

（二）其他疗法

糖皮质激素，大剂量静脉输注丙种球蛋白、长春新碱、环孢素A、环磷酰胺、抗CD20单抗等对获得性TTP可能有效。

六、病程及预后

80%以上的患者通过血浆置换治疗可以长期存活。

（韩琼玫）

第十六章 凝血障碍性疾病

凝血障碍性疾病是凝血因子缺乏或功能异常所致的出血性疾病。凝血障碍性疾病大致可分为先天性或遗传性和获得性两类。前者与生俱来，多为单一性凝血因子缺乏，如血友病等；后者发病于出生后，常存在明显的基础疾病，多为复合性凝血因子减少，如维生素K依赖凝血因子缺乏症等。

第一节 血 友 病

血友病（hemophilia）是一组因遗传性凝血活酶生成障碍引起的出血性疾病，包括血友病A和血友病B，其中以血友病A较为常见。血友病以阳性家族史、幼年发病、自发或轻度外伤后出血不止、血肿形成及关节出血为特征。血友病的社会人群发病率为 $5 \sim 10/10$ 万。我国血友病登记信息管理系统数据显示，国内血友病A患者约占85%，血友病B约占12%。

一、病因与遗传规律

（一）病因

血友病A又称FⅧ缺乏症，是临床上最常见的遗传性出血性疾病。FⅧ在循环中与vWF以复合物形式存在。前者被激活后参与FX的内源性激活；后者作为一种黏附分子参与血小板与受损血管内皮的黏附，并有稳定及保护FⅧ的作用。

FⅧ基因位于X染色体长臂末端(Xq28)，当其因遗传或突变而出现缺陷时，人体不能合成足量的FⅧ，导致内源性途径凝血障碍及出血倾向的发生。

血友病B又称遗传性FIX缺乏症。FIX为一种单链糖蛋白，被FXIa等激活后参与内源性FX的激活。FIX基因位于X染色体长臂末端(Xq26-q)。遗传或突变使之缺陷时，不能合成足够量的FIX，造成内源性途径凝血障碍及出血倾向。

（二）遗传规律

血友病A、B均属X连锁隐性遗传性疾病。

二、临床表现

（一）出血

出血的轻重与血友病类型及相关因子缺乏程度有关。血友病A出血较重，血友病B则较轻。按血浆FⅧ：C的活性，可将血友病A分为3型：

1.重型：FⅧ：C活性低于1%；

2.中型：FⅧ：C活性为1%～5%；

3.轻型：FⅧ：C活性为6%～30%。

血友病的出血多为自发性或轻度外伤、小手术后（如拔牙、扁桃体切除）出血不止，且具备下列特征：

1.与生俱来，伴随终身；

2.常表现为软组织或深部肌肉内血肿；

3.负重关节如膝、踝关节等反复出血甚为突出，最终可致关节肿胀、僵硬、畸形，可伴骨质疏松、关节骨化及相应肌肉萎缩。

（二）血肿压迫症状及体征

血肿压迫周围神经可致局部疼痛、麻木及肌肉萎缩；压迫血管可致相应供血部位缺血性坏死或淤血、水肿；口腔底部、咽后壁、喉及颈部出血可致呼吸困难甚至窒息；压迫输尿管致排尿障碍；腹膜后出血可引起麻痹性肠梗阻。

三、实验室检查

（一）筛选试验

出血时间、凝血酶原时间、血小板计数、血小板聚集功能正常，APTT延长，但APTT不能鉴别血友病的类型。

（二）临床确诊试验

FⅧ活性测定辅以FⅧ：Ag测定和FⅨ活性测定辅以FⅨ：Ag测定可以确诊血友病A和血友病B，同时根据结果对血友病进行临床分型；同时应行vWF：Ag测定（血友病患者正常），可与血管性血友病鉴别。

（三）基因诊断试验

主要用于携带者检测和产前诊断，目前用于基因分析的方法主要有DNA印迹法、限制性内切酶片段长度多态性等。产前诊断可在妊娠第10周左右进行绒毛膜活检确定胎儿的性别及通过胎儿的DNA检测致病基因；在妊娠的第16周左右行羊水穿刺。

四、诊断与鉴别诊断

（一）诊断参考标准

1.血友病A

(1)临床表现：①男性患者，有或无家族史，有家族史者符合X连锁隐性遗传规律；②关节、肌肉、深部组织出血，可呈自发性，或发生于轻度损伤、小型手术后，易引起血肿及关节畸形。

(2)实验室检查：①出血时间、血小板计数及PT正常；②APTT重型明显延长；③FⅧ：C水平明显低下；④vWF:Ag正常。

2.血友病B

(1)临床表现：基本同血友病A，但程度较轻。

(2)实验室检查：①出血时间、血小板计数及PT正常；②APTT重型延长，轻型可正常；③FⅨ抗原及活性减低或缺乏。

（二）鉴别诊断

主要应与血管性血友病鉴别。

五、治疗与预防

治疗原则是以替代治疗为主的综合治疗：①加强自我保护，预防损伤出血极为重要；

②尽早有效地处理患者出血，避免并发症的发生和发展；③禁用阿司匹林、非甾体类抗炎药及其他可能干扰血小板聚集的药物；④家庭治疗及综合性血友病诊治中心的定期随访；⑤出血严重患者提倡预防治疗。

（一）一般治疗

止血处理。

（二）替代疗法

目前血友病的治疗仍以替代疗法为主，即补充缺失的凝血因子，它是防治血友病出血最重要的措施。主要制剂有基因重组的纯化FⅧ、FⅧ浓缩制剂、新鲜冰冻血浆、冷沉淀物（FⅧ浓B较血浆高5～10倍）以及凝血酶原复合物等。

FⅧ及FⅨ的半衰期分别为8～12小时及18～24小时，故补充FⅧ需连续静脉滴注或每日次；FⅨ每日1次即可。

FⅧ及FⅨ剂量：每千克体重输注1U FⅧ能使体内FⅧ：C水平提高2%；每千克体重输注1UFⅨ能使体内FⅨ：C水平提高1%。最低止血要求FⅧ：C或FⅨ水平达20%以上，出血严重或欲　行中型以上手术者，应使FⅧ或FⅨ活性水平达40%以上。

凝血因子的补充一般可采取下列公式计算：

FⅧ剂量(IU)=体重(kg)×所需提高的活性水平(%)÷2。

FⅨ剂量(IU)=体重(kg)×所需提高的活性水平(%)。

血友病患者反复输注血液制品后会产生FⅧ或FⅨ抑制物，其发生率大约为10%。通过检测患者血浆FⅧ或FⅨ抑制物滴度可确定，主要通过免疫抑制治疗（包括糖皮质激素、静脉注射人免疫球蛋白等）及旁路治疗来改善出血，后者包括使用凝血酶原复合物及重组人活化因子v（rFⅦa）。rFⅦa具有很好的安全性，常用剂量是90μg/kg，每2～3小时静脉注射，直至出血停止。

（三）其他药物治疗

1.去氨加压素(desmopressin, DDAVP)　是一种半合成的抗利尿激素，可促进内皮细胞释放储存的vWF和FⅧ。常用剂量为0.3μg/kg，置于30～50ml生理盐水内快速滴入，每12小时1次。

2.抗纤溶药物　通过保护已形成的纤维蛋白凝块不被溶解而发挥止血作用。常用的有氨基己酸和氨甲环酸等。但有泌尿系出血和休克、肾功能不全时慎用或禁用纤溶抑制品。

（四）家庭治疗

血友病患者的家庭治疗在国外已广泛应用。除有抗FⅧ：C抗体、病情不稳定、小于3岁的患儿外，均可安排家庭治疗。血友病患者及其家属应接受有关疾病的病理、生理、诊断及治疗知识的教育，家庭治疗最初应在专业医师的指导下进行。除传授注射技术外，还包括血液病学、矫形外科、精神、心理学、物理治疗以及艾滋病和病毒性肝炎的预防知识等。

（五）外科治疗

有关节出血者应在替代治疗的同时，进行固定及理疗等处理。对反复关节出血而致关节强直及畸形的患者，可在补充足量FⅧ或FⅨ的前提下，行关节成型或人工关节置换术。

（六）基因疗法

已有实验研究成功将FⅧ及FⅨ合成的正常基因，通过载体以直接或间接方式转导入动物模型体内，以纠正血友病的基因缺陷，生成具有生物活性的FⅧ或FⅨ。但应用于临床有待进一步的探索和研究。

（七）预防

由于本病目前尚无根治方法，因此预防更为重要。血友病的出血多数与损伤有关，预防损伤是防止出血的重要措施之一，医务人员应向患者家属、学校、工作单位及本人介绍有关血友病出血的预防知识。对活动性出血的患者，应限制其活动范围和活动强度。一般血友病患者，应避免剧烈或易致损伤的活动、运动及工作，减少出血的危险；建立遗传咨询，严格婚前检查，加强产前诊断，是减少血友病发生的重要方法。

（韩琼玫）

第二节 血管性血友病

血管性血友病(von Willebrand disease，vWD)亦称为von Willebrand病，是临床上常见的一种常染色体遗传性出血性疾病，多为显性遗传。以自幼发生的出血倾向、出血时间延长、血小板黏附性降低、瑞斯托霉素诱导的血小板聚集缺陷，及血浆vWF抗原缺乏或结构异常为特点。其发病率约1～10/1000人。获得性血管性血友病可在多种疾病的基础上发生，少数患者可无基础疾病。

一、病因与发病机制

vWF主要存在于内皮细胞、巨核细胞及血小板，其主用生理功能是：

（一）与FⅧ：C以非共价键结合成vWF-FⅧ：C复合物，vWF增加FⅧ：C稳定性、防止其降解，并促进其生成及释放；

（二）vWF在血小板与血管壁的结合中起着重要的桥梁作用。血小板活化时，vWF的一端与血小板糖蛋白Ib结合，另一端则与受损伤血管壁的纤维结合蛋白及胶原结合，使血小板能牢固地黏附于血管内皮。根据vWD发病机制，vWD可分为三种类型：1型和3型vWD为vWF量的缺陷，2型vWD为vWF质的缺陷。2型vWD又可分为2A、2B、2M和2N四种亚型。

vWF基因位于12号染色体短臂末端，当其缺陷时，vWF生成减少或功能异常，伴随FⅧ：C中度减低，血小板黏附、聚集功能障碍。

获得性血管性血友病涉及多种发病机制。最常见的是产生具有抗vWF活性的抑制物，主要为IgG；其次为肿瘤细胞吸附vWF，使血浆vWF减少；另外，抑制物可与vWF的非活性部位结合形成复合物，加速其在单核-巨噬细胞系统的破坏。

二、临床表现

出血倾向是本病的突出表现。与血友病比较，其出血在临床上有以下特征：

（一）出血以皮肤黏膜为主，如鼻出血、牙龈出血、瘀斑等，外伤或小手术（如拔牙）后的出血也较常见；

（二）男女均可发病，女性青春期患者可有月经过多及分娩后大出血；

（三）出血可随年龄增长而减轻，此可能与随着年龄增长而vWF活性增高有关；

（四）自发性关节、肌肉出血相对少见，由此致残者亦少。

三、实验室检查

（一）出血筛选检查 包括全血细胞计数、APTT/PT、血浆纤维蛋白原测定。筛选检查结果多正常或仅有APTT延长且可被正常血浆纠正。

（二）诊断实验 血浆vWF抗原测定(vWF：Ag)，血浆vWF瑞斯托霉素辅因子活性(vWF：RCo)以及血浆FⅧ凝血活性(FⅧ：C)测定。有一项或一项以上诊断实验结果异常者，需进行以下分型诊断实验。

（三）vWD分型诊断实验 包括：1.血浆vWF多聚体分析；2.瑞斯托霉素诱导的血小板聚集(RIPA)；3.血浆vWF胶原结合试验(vWF：CB)；4.血浆vWF因子Ⅷ结合活性(vWF：FⅧB)。

对有明确出血史或出血性疾病家族史患者，建议分步进行上述实验室检查，以明确vWD诊断并排除其他出血相关疾病。

四、诊断与分型

（一）诊断要点

1. 有或无家族史，有家族史者多数符合常染色体显性或隐性遗传规律；
2. 有自发性出血或外伤、手术后出血增多史，并符合vWD临床表现特征；
3. 血浆vWF:Ag<30%和（或）vWF:RCo<30%；FⅧ:C<30%见于2N型和3型vWD；
4. 排除血友病、获得性vWD、血小板型vWD、遗传性血小板病等。

（二）鉴别诊断

本病根据vWF:Ag测定可与血友病A、B鉴别，根据血小板形态可与巨血小板综合征鉴别。

（三）分型

vWD分型诊断见表9-16-1。

表9-16-1　血管性血友病的常见分型

类型	特点
1型	vWF量的部分缺乏
2型	vWF质的异常
2A型	缺乏高-中分子量vWF多聚体，导致血小板依赖性的功能减弱
2B型	对血小板模GPIb亲和性增加，使高分子量vWF多聚体缺乏
2M型	vWF依赖性血小板黏附能力降低，vWF多聚体分析正常
2N型	vWF对因子Ⅷ亲和力明显降低
3型	vWF几个人完全缺乏

五、治疗

在出血发作时或围术期，通过提升血浆vWF水平发挥止血效果，并辅以其他止血药物。应根据vWD类型和出血发作特征选择治疗方法。反复严重关节、内脏出血者，可以采用预防治疗。

（一）去氨加压素(DDAVP)

通过刺激血管内皮细胞释放储备的vWF，提升血浆vWF水平。适用于1型vWD；对2A、2M、2N型vWD部分有效；对3型vWD无效；对2B型vWD慎用。推荐剂量：0.3μg/kg，稀释于30～50ml生理盐水中，缓慢静脉注射（至少30分钟）。间隔12～24小时可重复使用，但多次使用后疗效下降。DDAVP的副作用有面部潮红、头痛、心率加快等，反复使用可发生水潴留和低钠血症，需限制液体摄入；对有心脑血管疾病的老年患者慎用。

（二）替代治疗

适用于出血发作或围术期的各型vWD患者，以及DDAVP治疗无效患者。选用血源性含vWF浓缩制剂或重组vWF制剂，如条件限制可使用冷沉淀物或新鲜血浆，存在输血相关疾病传播风险。使用剂量以vWD类型和出血发作特征而定。剂量标定以制剂的vWF:RCo单位数或FⅧ:C单位数为准。

（三）其他治疗

抗纤溶药物：6-氨基己酸首剂4～5g，静脉滴注；后每小时1g至出血控制；24小时总量不超过24g。氨甲环酸10mg/kg静脉滴注，每8小时一次。抗纤溶药物偶有血栓形成危险，肾实质出血或上尿路出血者禁用。牙龈出血时可局部使用。此外，局部使用凝血酶或纤维蛋白凝胶对皮肤、黏膜出血治疗有辅助作用。

（韩琼玫）

第十七章　弥散性血管内凝血

弥散性血管内凝血(disseminated intravascular coagulation, DIC)是在许多疾病基础上，以微血管体系损伤为病理基础，凝血及纤溶系统被激活，导致全身微血管血栓形成，凝血因子大量消耗并继发纤溶亢进，引起全身出血及微循环衰竭的临床综合征。

一、病因

（一）严重感染

是诱发DIC的主要病因之一。

1.细菌感染 革兰阴性菌感染如脑膜炎球菌、大肠杆菌、铜绿假单胞菌感染等，革兰阳性菌如金黄色葡萄球菌感染等。

2.病毒感染 流行性出血热、重症肝炎等。

3.立克次体感染 斑疹伤寒等。

4.其他感染 脑型疟疾、钩端螺旋体病、组织胞浆菌病等。

（二）恶性肿瘤

是诱发DIC的主要病因之一，近年来有上升趋势。常见者如急性早幼粒白血病、淋巴瘤、前列腺癌、胰腺癌及其他实体瘤。

（三）病理产科

见于羊水栓塞、感染性流产、死胎滞留、重度妊娠高血压综合征、子宫破裂、胎盘早剥、前置胎盘等。

（四）手术及创伤

富含组织因子的器官如脑、前列腺、胰腺、子宫及胎盘等，可因手术及创伤等释放组织因子(TF)，诱发DIC。大面积烧伤、严重挤压伤、骨折也易致DIC。

（五）严重中毒或免疫反应

毒蛇咬伤、输血反应、移植排斥等也易致DI

（六）其他

如恶性高血压、巨大血管瘤、急性胰腺炎、重症肝炎、溶血性贫血、急进型肾炎、糖尿病酮症酸中毒、系统性红斑狼疮、中暑等。

二、发病机制

（一）组织损伤
感染、肿瘤溶解、严重或广泛创伤、大型手术等因素导致TF或组织因子类物质释放入血，激活外源性凝血系统。蛇毒等外源性物质亦可激活此途径，或直接激活FX及凝血酶原。

（二）血管内皮损伤
感染、炎症及变态反应、缺氧等引起血管内皮损伤，导致TF释放进而启动凝血系统。

（三）血小板活化
各种炎症反应、药物、缺氧等可诱发血小板聚集及释放反应，通过多种途径激活凝血。

（四）纤溶系统激活
上述致病因素亦可同时通过直接或间接方式激活纤溶系统，致凝血-纤溶平衡进一步失调。

研究表明，由炎症等导致的单核细胞、血管内皮TF过度表达及释放，某些病态细胞（如恶性肿瘤细胞）及受损伤组织TF的异常表达及释放，是DIC最重要的始动机制。凝血酶与纤溶酶的形成是DIC发生过程中导致血管内微血栓、凝血因子减少及纤溶亢进的两个关键机制。炎症和凝血系统相互作用，炎症因子加重凝血异常，而凝血异常又可加剧炎症反应，形成恶性循环。感染时蛋白C系统严重受损，蛋白C水平降低且激活受抑，使活化蛋白C水平降低，导致抗凝系统活性降低，加剧了DIC的发病过程。

下列因素可促进DIC的发生：1.单核-巨噬系统受抑，见于重症肝炎、大剂量使用糖皮质激素等；2.纤溶系统活性降低；3.高凝状态，如妊娠等；4.其他因素如缺氧、酸中毒、脱水、休克等。

三、病理及病理生理

（一）微血栓形成

微血栓形成是DIC的基本和特异性病理变化。其发生部位广泛，多见于肺、肾、脑、肝、心、肾上腺、胃肠道及皮肤、黏膜等部位。主要为纤维蛋白血栓及纤维蛋白，血小板血栓。

（二）凝血功能异常

1.高凝状态：为DIC的早期改变。

2.消耗性低凝状态：出血倾向，PT显著延长，血小板及多种凝血因子水平低下。此期持续时间较长，常构成DIC的主要临床特点及实验检测异常。

3.继发性纤溶亢进状态：多出现在DIC后期，但亦可在凝血激活的同时，甚至成为某些DIC的主要病理过程。

（三）微循环障碍

毛细血管微血栓形成、血容量减少、血管舒缩功能失调、心功能受损等因素造成微循环障碍。

四、临床表现

DIC的临床表现可因原发病、DIC类型、分期不同而有较大差异。

（一）出血倾向

特点为自发性、多发性出血，部位可遍及全身，多见于皮肤、黏膜、伤口及穿刺部位；其次为某些内脏出血，严重者可发生颅内出血。

（二）休克或微循环衰竭

为一过性或持续性血压下降，早期即出现肾、肺、大脑等器官功能不全，表现为肢体湿冷、少尿、呼吸困难、发绀及神志改变等。休克程度与出血量常不成比例。顽固性休克是DIC病情严重、预后不良的征兆。

（三）微血管栓塞

可发生在浅层的皮肤、消化道黏膜的微血管，但临床上较少出现局部坏死和溃疡。而由于深部器官微血管栓塞导致的器官衰竭在临床上却更为常见，可表现为顽固性的休克、呼吸衰竭、意识障碍、颅内高压和肾衰竭等。

（四）微血管病性溶血

表现为进行性贫血，贫血程度与出血量不成比例，偶见皮肤、巩膜黄染。

（五）原发病临床表现

五、诊断与鉴别诊断

（一）国内诊断标准

1.临床表现

(1)存在易引起DIC的基础疾病。

(2)有下列两项以上临床表现：①多发性出血倾向；②不易用原发病解释的微循环衰竭或休克；③多发性微血管栓塞的症状、体征，如皮肤、皮下、黏膜栓塞性坏死及早期出现的肺、肾、脑等脏器衰竭；④抗凝治疗有效。

2.实验检查指标　同时有下列三项以上异常：

(1)血小板$<100\times10^9$/L或进行性下降，肝病、白血病患者血小板$<50\times10^9$/L。

(2)血浆纤维蛋白原含量<1.5g/L或进行性下降，或>4g/L，白血病及其他恶性肿瘤<1.8g/L，肝病<1.0g/L。

(3)3P试验阳性或血浆FDP>20mg/L，肝病、白血病FDP>60mg/L，或D-二聚体水平升高或阳性。

(4)PT缩短或延长3秒以上，肝病、白血病延长5秒以上，或APTT缩短或延长10秒以上。

（二）国际血栓和止血协会(ISTH)标准

该标准应用简单易行的检测项目（包括血小板计数，凝血酶原时间，纤维蛋白原浓度，纤维蛋白相关标记物）对DIC进行积分，较为规范和标准。

（三）鉴别诊断

1.重症肝炎　鉴别要点见表9-17-1。

表9-17-1　DIC与重症肝炎的鉴别要点

	DIC	重症肝炎
微循环衰竭	早、多见	晚、少见
黄疸	轻、少见	重、极常见
肾功能损伤	早、多见	晚、少见
红细胞破坏	多见（50%～90%）	罕见
F Ⅷ：C	降低	正常
D-二聚体	增加	正常或轻度增加

2.血栓性血小板减少性紫癜(TTP)　鉴别要点见表9-17-2。

表9-17-2　DIC与血栓性血小板减少性紫癜的鉴别要点

	DIC	TTP
起病及病程	多数急骤、病程短	可包可缓、病程长
微循环衰竭	多见	少见
黄疸	轻、少见	极常见，较重
F Ⅷ：C	降低	正常
vWF裂解酶	多为正常	多为显著降低
血栓性质	纤维蛋白血栓为主	血小板血栓为主

3.原发性纤维蛋白溶解亢进症　鉴别要点见表9-17-3。

表9-17-3　DIC与原发性纤溶亢进症的鉴别要点

	DIC	原发性纤溶亢进症
病因或基础疾病	种类繁多	多为手术、产科意外
微循环衰竭	多见	少见
微血管栓塞	多见	罕见
微血管病性溶血	多见	罕见
血小板计数	降低	正常
血小板活化产物	增高	正常
D-二聚体	增高或阳性	正常或阴性
红细胞形态	破碎或畸形	正常

六、治疗

（一）治疗基础疾病及消除诱因

如控制感染，治疗肿瘤，产科及外伤；纠正缺氧、缺血及酸中毒等。是终止DIC病理过程的最为关键和根本的治疗措施。

（二）抗凝治疗

抗凝治疗是终止DIC病理过程，减轻器官损伤，重建凝血，抗凝平衡的重要措施。一般认为，DIC的抗凝治疗应在处理基础疾病的前提下，与凝血因子补充同步进行。临床上常用的抗凝药物为肝素，主要包括普通肝素和低分子量肝素。

1.使用方法

(1)普通肝素：急性DIC每日10000～30000U/d，一般12500U/d左右，每6小时用量不超过5000U，静脉点滴，根据病情可连续使用3～5天。

(2)低分子量肝素：与肝素钠相比'其抑制FXa作用较强，较少依赖AT，较少引起血小板减少，出血并发症较少，半衰期较长，生物利用度较高。常用剂量为75～150IUAXa（抗活化f X国际单位）/(kg.d)，一次或分两次皮下注射，连用3～5天。

2.适应证与禁忌证

(1)适应证：①DIC早期（高凝期）；②血小板及凝血因子呈进行性下降，微血管栓塞表现（如器官衰竭）明显的患者；③消耗性低凝期但病因短期内不能去除者，在补充凝血因子情况下使用。

(2)禁忌证：①手术后或损伤创面未经良好止血者；②近期有大咯血或有大量出血的活动性消化性溃疡；③蛇毒所致DIC；④DIC晚期，患者有多种凝血因子缺乏及明显纤溶亢进。

3.监测　普通肝素使用的血液学监测最常用者为APTT，肝素治疗使其延长为正常值的1.5～2.0倍时即为合适剂量。普通肝素过量可用鱼精蛋白中和，鱼精蛋白1mg可中和肝素100U。低分子肝素常规剂量下无需严格血液学监测。

（三）替代治疗

适用于有明显血小板或凝血因子减少证据，已进行病因及抗凝治疗，DIC未能得到良好控制，有明显出血表现者。

1.新鲜冷冻血浆等血液制品　每次10～15ml/kg。

2.血小板悬液　未出血的患者血小板计数低于20×10^9/L，或者存在活动性出血且血小板计数低于50×10^9/L的DIC患者，需紧急输入血小板悬液。

3.纤维蛋白原　首次剂量2.0～4.0g，静脉滴注。24小时内给予8.0～12.0g，可使血浆纤维蛋白原升至1.0g/L。由于纤维蛋白原半减期较长，一般每3天用药一次。

4.FVⅡ及凝血酶原复合物　偶在严重肝病合并DIC时考虑应用。

（四）纤溶抑制药物

临床上一般不使用，仅适用于DIC的基础病因及诱发因素已经去除或控制，并有明显纤溶亢进的临床及实验证据，继发性纤溶亢进已成为迟发性出血主要或唯一原因的患者。

（五）溶栓疗法

由于DIC主要形成微血管血栓，并多伴有纤溶亢进，因此原则上不使用溶栓剂。

（六）其他治疗

糖皮质激素不作常规应用，但下列情况可予以考虑：1.基础疾病需糖皮质激素治疗者；2.感染-中毒休克并且DIC已经有效抗感染治疗者；3.并发肾上腺皮质功能不全者。

（韩琼玫）

第十八章　血栓性疾病

血栓形成(thrombosis)是指在一定条件下，血液有形成分在血管内（多数为小血管）形成栓子，造成血管部分或完全堵塞、相应部位血供障碍的病理过程。依血栓组成成分可分为血小板血栓、红细胞血栓、纤维蛋白血栓、混合血栓等。按发生血栓形成的血管类型可分为动脉血栓、静脉血栓及微血管血栓。

血栓栓塞(thromboembolism)是血栓由形成部位脱落，在随血流移动的过程中部分或全部堵塞某些血管，引起相应组织和（或）器官缺血、缺氧、坏死（动脉血栓）及淤血、水肿（静脉血栓）的病理过程。

以上两种病理过程所引起的疾病，临床上称为血栓性疾病。

一、病因与发病机制

本类疾病的病因及发病机制十分复杂，迄今尚未完全阐明，但有关血栓形成的基本条件及机制，Virchow提出的血栓形成"三要素"即血管壁异常、血液成分改变、血流异常的理论至今仍适用。下列是近年来围绕"三要素"对血栓形成发病机制研究的一些认识。

（一）血管壁损伤

血管内皮细胞能生成和释放一些生物活性物质，分别具有抗血栓形成和促血栓形成作用。

当血管内皮细胞因机械（如动脉粥样硬化）、化学（如药物）、生物（如内毒素）、免疫及血管自身病变等因素受损伤时，其抗栓和促栓机制失衡，如血小板活化因子释放增多促进血小板的黏附、聚集和活化；内皮素-1增多，前列环素I减少导致血管壁痉挛；组织因子表达增高使促凝活性增强；抗凝活性下降；纤溶机制异常。上述因素均促进血栓的形成。

（二）血液成分的改变

1.血小板数量增加，活性增强　凡是血管内皮损伤、血流切变应力改变、某些药物和各种疾病（如系统性红斑狼疮）都可导致血小板功能亢进，活性增强，从而形成血栓；临床上，血小板数量增多，特别是超过800×10^9/L时可有血栓形成倾向。

2.凝血因子异常　包括疾病引起的纤维蛋白原增加，不良生活习惯等原因引起的因子Ⅶ活性增高，手术、创伤使凝血因子Ⅷ、Ⅸ、Ⅹ升高等均促使血栓形成。

3.抗凝系统减弱　包括遗传性或获得性的抗凝蛋白含量及活性异常：①抗凝血酶(AT)减少或缺乏；②蛋白C(PC)及蛋白S(PS)缺乏症；③由FV等结构异常引起的活化蛋白C抵抗(APC-R)现象。

4.纤溶活力降低　临床常见有：①纤溶酶原结构或功能异常，如异常纤溶酶原血症等；②纤溶酶原激活剂(PA)释放障碍；③纤溶酶活化剂抑制物过多。这些因素导致人体对纤维蛋白的清除能力下降，有利于血栓形成及增大。

（三）血液流变学异常

各种原因引起的血液黏滞度增高、红细胞变形能力下降等，均可导致全身或局部血流淤滞、缓慢，为血栓形成创造条件。如高纤维蛋白原血症、高脂血症、脱水、红细胞增多症等。

此外，临床中使用的多种药物亦与血栓形成有密切关系，如肝素、避孕药、抗纤溶药物、天冬酰胺酶等。

二、临床表现

（一）易栓症(thrombophilia)

是指存在易发生血栓的遗传性或获得性缺陷。遗传性易栓症的特点是有血栓家族史，无明显诱因的多发性、反复的血栓形成，年轻时（<45岁）发病，对常规抗血栓治疗效果不佳，较常见的是遗传性Pc缺陷症。获得性易栓症可见于肝病、肾病综合征、系统性红斑狼疮及抗磷脂抗体综合征。

（二）不同类型血栓形成的临床特点

1.静脉血栓　最为多见。常见于深静脉如腘静脉、股静脉等。主要表现有：

(1)血栓形成的局部肿胀、疼痛。

(2)血栓远端血液回流障碍，如远端水肿、胀痛、皮肤颜色改变等。

(3)血栓脱落后栓塞血管引起相关脏器功能障碍，如肺栓塞等。循环系统疾病篇第十二章亦有论述。

2.动脉血栓　多见于冠状动脉、脑动脉、肠系膜动脉及肢体动脉等。临床表现有：

(1)发病多较突然，可有局部剧烈疼痛，如心绞痛、腹痛、肢体剧烈疼痛等。

(2)相关供血部位组织缺血、缺氧所致的器官、组织结构及功能异常，如心肌梗死、心力衰竭、心源性休克、心律失常、意识障碍及偏瘫等。

（3）血栓脱落引起脑栓塞、肾栓塞、脾栓塞等相关症状及体征。

（4）供血组织缺血性坏死引发的临床表现，如发热等。

3.微血管血栓 多见于DIC、血栓性血小板减少性紫癜等。临床表现往往缺乏特异性，主要为皮肤黏膜栓塞性坏死、微循环衰竭及器官功能障碍。

三、诊断

本病的诊断要点如下。

（一）存在血栓形成的高危因素

如动脉粥样硬化、糖尿病、肾病、恶性肿瘤、妊娠、肥胖、易栓症、近期手术及创伤、长期使用避孕药等。

（二）各种血栓形成及栓塞的症状、体征

（三）影像学检查

临床上以彩色多普勒血流成像最为常用，是安全、无创、可重复的血栓筛查手段；血管造影术以往一直是诊断血栓形成的"金标准"；近年来，CT血管成像(CTA)及MR血管成像(MRA)也能直接显示全身大部分血管的栓子，一定程度上可取代血管造影术，尤其对于病情严重、老年患者和有动、静脉插管禁忌证者更为合适；此外，放射性核素显像也是检测血栓的方法之一。

（四）血液学检查

可根据上述血栓形成机制的三大要素，结合患者病情择项进行检查。对于反复及多发血栓形成的患者，如实验室凝血功能检查有异常，还应进行家系调查，考虑做相关蛋白的分子诊断。

三、治疗

（一）去除血栓形成诱因，治疗基础疾病

如防治动脉粥样硬化，控制糖尿病、感染，治疗肿瘤等。

（二）抗血栓治疗

临床上，根据血栓形成发生的部位和时程，采取不同的治疗措施：

1.溶栓治疗和介入溶栓 主要用于新近的血栓形成或血栓栓塞。应选择性应用于有肢体坏疽风险的DVT患者、血流动力学不稳定的肺栓塞等。动脉血栓最好在发病3小时之内进行，最晚不超过6小时；静脉血栓应在发病72小时内实施，最晚不超过6日。通过静脉注射溶栓药物或应用导管将溶栓药物注入局部，以溶解血栓，恢复正常血供。常用溶栓药物有尿激酶(UK)、链激酶(SK)、组织型纤溶酶原激活剂(t-PA)等。

溶栓治疗的监测指标有二：(1)血纤维蛋白原(Fbg)，维持在$1.2 \sim 1.5$g/L水平以上；(2)血FDP检测，其在$400 \sim 600$mg/L为宜。

2.静脉血栓治疗原则 抗凝以普通肝素(unfractionated heparin, UH)和低分子量肝素治疗为首选，对肝素过敏或肝素诱导血小板减少症（heparin-induced thrombocytopenia, HIT）患者，则选用其他抗凝药物如阿加曲班等，总疗程一般不宜超过10日；长期抗凝以华法林治疗为主，也可考虑戊聚糖类及直接因子Xa抑制剂等。抗凝治疗使用剂量应谨慎、个体化，一般以APTT值监测肝素治疗值，以INR监测华法林的治疗剂量。深静脉血栓形成抗凝治疗的疗程可参考经典的ACCP方案及近年学者们提出的改进方案。

3.动脉血栓治疗原则 需持续抗血小板治疗。临床上，阿司匹林、氯吡格雷和血小板膜糖蛋白Ⅱb/Ⅲa(GPⅡb/Ⅲa)拮抗剂是当前抗血小板药物的主体，阿司匹林和氯吡格雷可以口服，而GPⅡb/Ⅲa拮抗剂只能静脉注射，仅适用于疾病急性期。

4.对陈旧性血栓经内科治疗效果不佳而侧支循环形成不良者，可考虑手术治疗，即手术取出血栓或切除栓塞血管段并重新吻合或行血管搭桥术。

5.易栓症治疗原则　急性期治疗与一般血栓形成相似；急性期后6个月内应连续抗凝6个月，INR维持在2.0～3.0；急性期后6个月后，应注意长期用药的不良反应，酌情考虑停药；易栓症妇女妊娠期及易栓症患者的亲属应考虑预防性抗凝治疗。

（三）对症和一般治疗

包括止痛、纠正器官衰竭、扩张血管、改善循环等，肢体静脉血栓形成者应抬高患肢。可应用降黏药物、钙通道阻滞剂、血管扩张剂及中草药制剂等几类辅助药物。

（韩琼玫）

第十九章　输血和输血反应

输血是一种治疗方法,广泛用于临床各科,对改善病情、提高疗效、减少死亡意义重大。

一、输血种类

（一）按血源分类

分自体、异体输血两种。

1.自体输血　当患者需要时,安全输入自己预先贮存或失血回收的血液,称为自体输血。自体输血有三种形式：

(1)稀释式自体输血：为减少手术中的血细胞丢失,在手术前采出患者一定量的血液,同时补充晶体液和胶体液,使血液处于稀释状态,采出的血液于手术后期回输给患者。

(2)保存式自体输血：把自己的血液预先贮存起来,待将来自己需要时回输。

(3)回收式自体输血：采用自体血回收装置,回收自己在外伤、手术中或手术后的失血,并将之安全回输。

自体输血适应证：

(1)拟择期手术而预期术中需输血者（术前无贫血）。

(2)避免分娩时异体输血的孕妇。

(3)有严重异体输血反应病史者。

(4)稀有血型或曾配血发生困难者。

(5)边远地区供血困难而可能需要输血者。

(6)预存自体血以备急需时用的健康人。

自体输血禁忌证：

(1)可能患败血症或正在使用抗生素者。

(2)肝、肾功能异常者。

(3)有严重心、肺疾病者。

(4)贫血、出血和血压偏低者。

(5)曾在献血中或献血后12小时内发生虚脱或意识丧失者。

(6)采血可能诱发自身疾病发作或加重者。

自体输血有下列优点：

(1)可避免血液传播疾病。

(2)避免同种异体输血引起的同种免疫反应及可能的差错。

(3)可节约血源,缓解血液供需矛盾。

2.异体输血　当患者需要时,安全输入与患者血型相同的他人（多数为献血员）提供的血液或血液成分,称为异体输血,即通常泛指的"输血"。本章以后讨论的内容主要基于此类输血。

异体输血适用于多种临床需血状态。

（二）按血液成分分类

可分为输全血及成分血两大类。

1.输全血　安全输入定量源于异体或自体的全部血液成分，即输全血。全血制品包括新鲜血和库存血。此种输血主要为患者补充红细胞和血浆，特别是库存全血几乎不含或微含血小板、粒细胞（库存时间愈长，含量愈微），某些凝血因子也会因库存而降解。因要顾及起效速度和节约血源，输全血不是被提倡的输血形式。

2.成分输血　分离或单采合适供体的某种（或某些）血液成分并将其安全地输给患者，称为成分血输注。成分血制品包括：红细胞（浓缩红细胞、洗涤红细胞、冰冻保存的红细胞、红细胞悬液）、血小板、浓缩粒细胞悬液、血浆、血浆冷沉淀物及各类血浆成分（白蛋白、球蛋白、纤维蛋白原、因子Ⅷ、凝血酶原复合物）等。成分输血的有效成分含量高、治疗针对性强、效率高、节约血源，是今后发展的方向。

（三）按输血方式分类

出于治疗的需要，输血可采用非常规方式，如加压输血、加氧输血和置换输血等。

1.加压输血　当患者发生急性大出血时，可采用加压输血，即通过物理方法（适度挤压输血袋、抬高输血袋距患者的垂直距离、注射器加压等）加压，快速输血。

2.加氧输血　贫血患者合并急性呼吸窘迫综合征时，为改善体内缺氧状态，可采用加氧输血。必须保证体外氧合红细胞的加氧过程不污染、不损伤红细胞。氧合红细胞通过静脉输给患者，即所谓的加氧输血。

3.置换输血　当患者血浆内出现某些异常物质（如抗凝物、溶血素、胆红素、M蛋白、外源性有害物质等），且其量远超过患者的自体净化能力时，应予血浆置换。即用血浆单采设备单采出患者一定量的血浆（成人每次2000～3000ml），并同时补充相应量的正常人血浆（可予1/4晶体液）；血浆置换往往需要每日一次，连续数日。该方法在血栓性血小板减少性紫癜(TTP)/溶血尿毒症综合征(HUS)时列为首选。

某些新生儿溶血可行换血治疗。

4.常规输血　相对于上述非常规输血方式，不加压、不加氧、不置换式输血或血液成分，即常规输血。

二、输血程序

完成一次输血治疗，程序上至少包含申请输血、供血、核血、输血、输血后评价。

（一）申请输血

申请输血主要由医护人员完成。主管医师应严格掌握输血适应证，并向患者或家属说明输血可能发生的不良反应及经血传播疾病的可能性，患者或家属同意后在《输血治疗同意书》上签字（入病历）；无家属签字的无自主意识患者的紧急输血，应报医院职能部门或主管领导同意备案并记入病历；主管医师逐项填写《临床输血申请单》，主治医师核准签字。护理人员持《临床输血申请单》和贴好标签的试管，当面核对患者姓名、年龄、病案号、病室、床号、血型和诊断后采集血样。再由医护人员或专门人员将受血者血样与《临床输血申请单》送交输血科（血库），双方逐项核对后完成科室输血申请。

（二）供血

地方血站(血液中心)根据当地医疗需血情况,依据国家相关法规,制定有关血源、采血、贮血、检血、供血计划并完成之。对所供血必须严格质检,保证各项指标符合国家有关规定。

（三）核血

医院输血科(血库)接受当地血站或血液中心供血后,应及时核对所供血的质、量、包装、血袋封闭、标签填写、贮存时间、运送方式等是否符合国家有关规定；并进一步核检供血是否符合《临床输血申请单》的要求，如成分（全血或何种成分血）、量、血型、处理方式（洗涤、冻存、浓缩……）等。供、受者血型鉴定是医院输血科的一项重要任务。常见的血型系统包括ABO血型、Rh血型和其他血型系统（如Lewis、Kell、Duffy、Kidd、I/i、MNSsU等），需要进行正定、反定技术鉴别。为防止供、受者罕见血型失配，还应做"交叉配血"：直接交叉相容配血实验（供者红细胞+受者血清）、间接交叉相容配血实验（受者红细胞+供者血清），观察是否发生凝集反应，并填写交叉配血实验报告单。当确信供血各项指标均符合要求且全部棱血记录完整无误时，方可向科室发血。

（四）输血

科室医护人员到输血科领血时，应与输血科人员共同查对《临床输血申请单》、交叉配血实验报告单、血袋标签和血液外观等，双方确信无误并办好签字手续后方能发血、领血。血到科室后，由2名医护人员再次逐项核对供血是否符合相应的《临床输血申请单》要求，确定各项指标符合要求且记录完整；治疗班护士到受血者床头再次核实受血者姓名、年龄、性别、血型、疾病诊断、科室床号、住院号等项目后，采用标准输血器和严格无菌技术执行输血医嘱。输血过程中，医护人员均应密切观察受血者反应（包括神志、体温、呼吸、脉搏、血压等）和病情变化，若有异常，严重者应立即停止输血，迅速查明原因并作相应处理，同时妥善保管原袋余血、记录异常反应情况并报输血科和医务科。

（五）输血后评价

输血结束后，护士应认真检查受血者静脉穿刺部位有无血肿或渗血，并做相应处理，应将输血有关化验单存入病历。主管医师要对输血疗效做出评价，还要防止可能出现的迟发性溶血性输血反应等。

三、输血适应证

基于不同的治疗目的，输血可作为不同的治疗手段，也就有不同的适应证。

（一）替代治疗

这是输血在临床上最早、最主要的用途。其适应证为原发性、继发性血液成分（包括各种血细胞成分和血浆成分）减少性或缺乏性疾病，如各类贫血、血小板减少、血浆凝血因子缺乏（包括各类血友病等）、低白蛋白血症、低转铁蛋白血症、低丙种球蛋白血症等。当这些血液成分减少到一定的程度时，机体将无法代偿，进而影响脏器的功能乃至生命，故不得不"缺什么补什么"，即"替代"性输血（血液成分）治疗。

（二）免疫治疗

自20世纪80年代以来，人们发现自身抗体介导的组织损伤性疾病（如自身免疫性血小板减少性紫癜、自身免疫性溶血性贫血、免疫相关性全血细胞减少等）用静脉输注入血丙种球蛋白治疗有效。

近年来，白血病患者经同种异基因骨髓移植后，定期输注一定量的供者外周血淋巴细胞(DLI)，可发挥供者淋巴细胞抗宿主残留白血病细胞的作用。

（三）置换治疗

凡血液中某些成分（如M蛋白、胆红素、尿素氮等）过多或出现异常成分（如溶血素、毒物等），使内环境紊乱，进而危及患者生命时，均可采用"边去除、边输注"的置换输血治疗。这仅是一种"救急疗法"．意在治"标"，应结合针对病因的治疗措施方能取得较好疗效。

（四）移植治疗

广义地讲，造血干细胞移植受者在完成预处理（放/化疗）后所接受的造血干细胞（源于异体或自体骨髓、外周血等）移植，即在特定条件下的"成分输血"。

四、输血不良反应

输血不良反应是指在输血过程中或之后，受血者发生了与输血相关的新的异常表现或疾病，包括溶血性和非溶血性两大类。

（一）溶血性不良反应

输血中或输血后，输入的红细胞或受血者本身的红细胞被过量破坏，即发生输血相关性溶血。

输血相关性溶血分急、慢性两类。

1. 急性输血相关性溶血　指在输血中或输血后数分钟至数小时内发生的溶血。常出现高热、寒战、心悸、气短、腰背痛、血红蛋白尿甚至尿闭、急性肾衰竭和DIC表现等，严重者可导致死亡。实验室检查提示血管内溶血。该类溶血的原因有：①供、受血者血型不合（ABO血型或其亚型不合、Rh血型不合）；②血液保存、运输或处理不当；③受血者患溶血性疾病等。处理该类溶血应及时、周全，如：立即终止输血，应用大剂量糖皮质激素、碱化尿液、利尿，保证血容量和水、电解质平衡，纠正低血压，防治肾衰竭和DIC，必要时行透析、血浆置换或换血疗法等。

2. 慢性输血相关性溶血　又称迟发性输血相关性溶血，常表现为输血数日后出现黄疸、网织红细胞升高等。多见于稀有血型不合、首次输血后致敏产生同种抗体、再次输该供者红细胞后发生同种免疫性溶血。处理基本同急性输血相关性溶血。

（二）非溶血性不良反应

1. 发热　非溶血性发热是最常见的输血反应，发生率可达40%以上。其主要表现是输血过程中发热、寒战。暂时终止输血，用解热镇痛药或糖皮质激素处理有效。造成该不良反应的原因有：①血液或血制品中有致热原；②受血者多次受血后产生同种白细胞或（和）血小板抗体。预防该不良反应的常用方法是：输血前过滤去除血液中所含致热原、白细胞及其碎片。

2. 过敏反应　输血过程中或之后，受血者出现荨麻疹、血管神经性水肿，重者为全身皮疹、喉头水肿、支气管痉挛、过敏性休克等。处理该不良反应时，一要减慢甚至停止输血，二要抗过敏治疗，发生支气管痉挛时需解痉治疗、喉头水肿伴有严重呼吸困难者需做气管切开、有循环衰竭时应用抗休克处理。

3. 传播疾病　经输血传播的感染性疾病主要有各型病毒性肝炎、获得性免疫缺陷综合征(AIDS)、巨细胞病毒感染、梅毒感染、疟原虫感染，及污染血导致的各种可能的病原微生物感染。该类不良反应的预防主要是：控制献血员资质及血液采集、贮存、运送、质检、输注等环节的无菌化。

4. 其他　一次过量输血可引起急性心功能不全、左心衰、肺淤血等。多次输血或红细胞，可致受血者铁负荷过量。反复异体输血，可使受血者产生同种血细胞（如血小板、白细胞等）抗体，继之发生无效输注、发热、过敏甚至溶血反应。异体输新鲜全血（富含白细胞），可发生输血相关性移植物抗宿主病。大量输入枸橼酸钠(ACD)抗凝血或血浆，会螯合受血者的血浆游离钙，若不及时补钙，则可加重出血。大量输注库存血时尚可出现酸碱失衡、枸橼酸中毒、高血钾等，需引起注意。

五、输血规范

应严格执行《中华人民共和国献血法》和卫生部颁布的《医疗机构临床用血管理办法》、《临床输血技术规范》。

（韩琼玫）

第二十章 造血干细胞移植

造血干细胞移植(hemopoietic stem cell transplantation，HSCT)是指对患者进行全身照射、化疗和免疫抑制预处理后，将正常供体或自体的造血细胞(hematopoietic cell，HC)注入患者体内，使之重建正常的造血和免疫功能。HC包括造血干细胞(hematopoietic stem cell，HSC)和祖细胞(progenitor)。HSC具有增殖、分化为各系成熟血细胞的功能和自我更新能力，维持终身持续造血。HC表达CD34抗原。

经过五十余年的不断发展，HSCT已成为临床重要的有效治疗方法，全世界每年移植病例数都在增加，移植患者无病生存最长的已超过30年。1990年，美国E.D.Thomas医生因在骨髓移植方面的卓越贡献而获诺贝尔医学奖。

一、造血干细胞移植的分类

按HC取自健康供体还是患者本身，HSCT被分为异体HSCT和自体HSCT(auto-HSCT)。异体HSCT又分为异基因移植(allo-HSCT)和同基因移植。后者指遗传基因完全相同的同卵孪生者间的移植，供、受者间不存在移植物被排斥和移植物抗宿主病(graft-versus-host disease，GVHD)等免疫学问题，此种移植几率不足1%。按HSC取自骨髓、外周血或脐带血，又区分为骨髓移植(bone marrow transplantation，BMT)、外周血干细胞移植(peripheral blood stem cell transplantation，PBSCT)和脐血移植(cord blood transplantation，CBT)。按供、受者有无血缘关系而分为血缘移植(related transplantation)和无血缘移植(unrelated donor transplantation，UDT)。按人白细胞抗原(human leukocyte antigen，HLA)配型相合的程度，分为HLA相合、部分相合和单倍型相合(hap-loidentical)移植。

二、人白细胞抗原(HLA)配型

HLA基因复合体，又称主要组织相容性复合体，定位于人6号染色体短臂(6p21)，在基因数量和结构上具有高度多样性。与HSCT密切相关的是HLA-I类抗原HLA-A、B、C和HLA-II类抗原DR、DQ、DP。如HLA不合，GVHD和宿主抗移植物反应(host versus graft reaction，HVGR)风险显著增加。遗传过程中，HLA单倍型作为一个遗传单位直接传给子代，因此，同胞间HLA相合几率为25%。过去HLA分型用血清学方法，现多采用DNA基因学分型。无血缘关系间的配型，必须用高分辨分子生物学方法。HIA基因高分辨至少以4位数字来表达，如A*0101与A*0102。前两位表示血清学方法检出的A1抗原（HLA的免疫特异性），称低分辨;后两位表示等位基因，DNA序列不一样，称高分辨。过去无血缘供者先做低分辨存档，需要时再做高分辨，现在中华骨髓库入库高分辨资料比例明显增加;受者应同时做低分辨和高分辨。

三、供体选择

Auto-HSCT的供体是患者自己，应能承受大剂量化放疗，能动员采集到未被肿瘤细胞污染的足量造血干细胞。Allo-HSCT的供体首选HLA相合同胞(identical siblings)，次选HLA相合无血缘供体(matched unrelated donor，MUD)、脐带血干细胞或HLA部分相合的亲缘供体。若有多个HLA相合者，则选择年轻、健康、男性、巨细胞病毒(cytomegalovirus，CMV)阴性和红细胞血型相合者。

我国实行独生子女政策，同胞供者日益减少，MUD等替代供体将逐步成为移植的主要干细胞来源，具体供体的选择应充分考虑患者的病情和移植风险，权衡利弊。中国造血干细胞捐献者资料库建立于1992年，截至2011年底，库容量已突破146万人份，累计捐献2500余例。随着HLA配型等移植相关技术的提高，无血缘PBSCT的疗效已接近HLA相合同胞供体，但目前能找到相合供体的患者比例仍不足50%，且一般需耗时2～3个月。脐带血中的HC和免疫细胞均相对不成熟，故CBT对HLA配型要求较低，术后GVHD发生几率和严重程度也较低，但因细胞总数有限，造血重建速度较慢，不植活者相对多，对大体重儿童和成人进行CBT尚有问题。HLA部分相合的亲缘供体移植为几乎每一位需要allo-HSCT的患者均提供了干细胞来源，近年来也获得了重大进展，在一定程度上解决了HLA屏障对供体的限制。我国造血干细胞移植工作者在这一技术体系的发展中做出了令人瞩目的成绩，但此类移植并发症仍相对较多，主要适用于中高危患者。

四、造血细胞的采集

Allo-HSCT的供体应是健康人，需检查除外感染性、慢性系统性疾病等不适于捐献情况并签署知情同意书。造血干细胞捐献过程是安全的，不会降低供者的抵抗力，不影响供体健康，采集管道等医疗材料不重复使用，不会传播疾病。

（一）骨髓

骨髓采集已是常规成熟的技术。多采用连续硬膜外麻醉或全身麻醉，以双侧髂后上棘区域为抽吸点。按患者体重，$(4～6) \times 10^8/kg$有核细胞数为一般采集的目标值。为维持供髓者血流动力学稳定、确保其安全，一般在抽髓日前14天预先保存供者自身血．在手术中回输。少数情况下供者需输异基因血液时，则须将血液辐照25～30Gy，灭活淋巴细胞后输注。供、受者红细胞血型不一致时，为防范急性溶血反应，需先去除骨髓血中的红细胞和（或）血浆。对自体BMT，采集的骨髓血需加入冷冻保护剂，液氮保存或-80℃深低温冰箱保存，待移植时复温后迅速回输。

（二）外周血

在通常情况下，外周血液中的HC很少。采集前需用G-CSF动员（mobilization），使血中CD34$^+$HC升高。常用剂量为G-CSF（5～10）μg/(kg.d)，分1～2次，皮下注射4天，第5天开始用血细胞分离机采集。采集CD34$^+$细胞至少$2 \times 10^6/kg$（受者体重）以保证快速而稳定的造血重建，一般采集1～2次即可。Auto-PBSCT患者采集前可予化疗（CTX，VP-16等）进一步清除病灶并促使干细胞增殖，当白细胞开始恢复时，按前述健康供体的方法动员采集造血干细胞。自体外周造血干细胞的保存方法同骨髓。

（三）脐带血

脐带血干细胞由特定的脐血库负责采集和保存。采集前需确定新生儿无遗传性疾病。应留取标本进行血型、HLA配型、有核细胞和CD34$^+$细胞计数，及各类病原体检测等检查，以确保质量。

五、预处理方案

（一）预处理的目的为：

1. 最大限度清除基础疾病。

2. 抑制受体免疫功能以免排斥移植物。预处理主要采用全身照射（total-body irradiation，TBI）、细胞毒药物和免疫抑制剂。根据预处理的强度，移植又分为传统的清髓性HSCT和非清髓性HSCT（nonmyeloablative HSCT，NST）。介于两者之间的为降低预处理强度（RIC）的HSCT。在NST中，预处理对肿瘤细胞的直接杀伤作用减弱，主要依靠免疫抑制诱导受者对供者的免疫耐受，使供者细胞能顺利植入，形成稳定嵌合体（chim-erism），继而通过移植物中输入的或由HSC增殖分化而来的免疫活性细胞，以及以后供体淋巴细胞输注（donor lymphocytes infusion，DLI）发挥移植物抗白血病（graft-versus-leukemia，GVL）作用，从而达到治愈肿瘤的目的。NST主要适用于疾病进展缓慢、肿瘤负荷相对小，且对GVL较敏感、不适合常规移植、年龄较大（>50岁）的患者。NST预处理方案常含有氟达拉滨(fludarabine)。对大多数患者，尤其是年轻的恶性肿瘤患者仍以传统清髓性预处理为主。

（二）常用的预处理方案有：

1. TBI分次照射，总剂量为12Gy，并用CTX 60mg/(kg.d)连续2天。

2. 静脉用白消安0.8mg/(kg.6h)连用4天，联合CTX 60mg/(kg.d)连用2天。

3. BEAM方案(BCNU+VP-16+Ara-C+Mel)，用于淋巴瘤。

4. HD-Mel方案(Mel 200mg/m^2)，用于多发性骨髓瘤。自体移植和同基因移植治疗恶性病因无GVL作用，预处理剂量应尽量大些，且选择药理作用协同而不良反应不重叠的药物。

六、植活证据和成分输血

从BMT日起，中性粒细胞多在4周内回升至>0.5x10^9/L，而血小板回升至≥50x10^9/L的时间多长于4周。应用G-CSF 5μg/(kg.d)，可缩短粒细胞缺乏时间5～8天。PBSCT造血重建。中性粒细胞和血小板恢复的时间分别为移植后8～10天和10～12天。CBT造血恢复慢，中性粒细胞恢复时间多大于一个月，血小板重建需时更长，约有10%的CBT不能植活。而HIA相合的BMT或PBSCT，植活率高达97%～99%。GVHD的出现是临床植活证据；另可根据供、受者间性别，红细胞血型和HLA的不同，分别通过细胞学和分子遗传学（FISH技术）方法、红细胞及白细胞抗原转化的实验方法取得植活的实验室证据。对于上述三者均相合者，则可采用短串联重复序列(STR)、单核苷酸序列多态性(SNP)结合PCR技术分析取证。

HSCT在造血重建前需输成分血支持。血细胞比容≤0.30或Hb≤70g/L时需输红细胞；有出血且血小板小于正常或无出血但血小板≤20 x109/L（也有相当多单位定为≤10x10^9/L）时需输血小板。为预防输血相关性GVHD，所有含细胞成分的血制品均须照射25～30Gy，以灭活淋巴细胞。使用白细胞滤器可预防发热反应、血小板无效输注、GVHD和HVGR、输血相关急性肺损伤，并可减少CMV、EBV及HTLV-I的血源传播。

七、并发症

HSCT的并发症及其防治，是关系移植成败的重要部分。并发症的发生与大剂量放化疗的毒副作用及移植后患者免疫功能抑制、紊乱有关。虽然多数并发症病因明确，但在某些并发症，多种因素均参与疾病发病过程。此外，患者可同时存在多种并发症表现。Allo-HSCT的并发症发生概率和严重程度显著高于auto-HSCT。

（一）预处理毒性

不同的预处理产生不同的毒副作用。早期毒副作用通常有恶心、呕吐、黏膜炎等消化道反应，急性肝肾功能受损、心血管系统毒性作用也不少见。糖皮质激素可减轻放射性胃肠道损伤。口腔黏膜炎常出现在移植后5～7天，严重者需阿片类药物镇痛，继发疱疹感染者应用阿昔洛韦和静脉营养支持，一般7～12天"自愈"。移植后5～6天开始脱发。氯硝西泮或苯妥英钠能有效预防白消安所致的药物性惊厥。美司钠(mesna)、充分水化、碱化尿液、膀胱冲洗和输血支持可以防治高剂量CTX导致的出血性膀胱炎。

移植后长期存活的患者也可因预处理发生晚期并发症，主要包括：

1. 白内障：主要与TBI有关，糖皮质激素可促进其发生。

2. 白质脑病：主要见于合并CNSL而又接受反复鞘内化疗和全身高剂量放、化疗者。

3. 内分泌紊乱：甲状腺和性腺功能降低、闭经、无精子生成、不育、儿童生长延迟。

4. 继发肿瘤：少数患者几年后继发淋巴瘤或其他实体瘤，也可继发白血病或MDS。

（二）感染

移植后由于全血细胞减少、粒细胞缺乏、留置导管、黏膜屏障受损、免疫功能低下，感染相当常见。常采取以下措施预防感染：①保护性隔离，住层流净化室；②无菌饮食；③胃肠道除菌；④免疫球蛋白输注支持；⑤患者、家属及医护人员注意勤洗手、戴口罩等个人卫生。移植后感染一般分为3期，早期为移植后一个月内，中期为移植后1个月到100天，晚期为移植100天后，各期感染的特点和致病菌有所差别。后期患者的感染风险取决于免疫功能的恢复水平。

1.细菌感染 移植早期患者易感因素最多，发热可能是感染的唯一表现，通常没有典型的炎症症状和体征。治疗应依照高危粒细胞缺乏患者感染治疗指南尽早进行广谱、足量的静脉抗生素治疗，并及时实施血培养或疑似感染部位的病原学检查，根据感染部位或类型、病原学检查结果和所在医疗单位细菌定植和耐药情况进行调整。移植中后期患者骨髓造血功能虽基本恢复但免疫功能仍有缺陷，尤其是存在GVHD、低免疫球蛋白血症的患者仍有较高感染风险。

2.病毒感染 移植后疱疹类病毒感染最为常见。单纯疱疹病毒感染采用阿昔洛韦5mg/kg，每8小时1次静脉滴注治疗有效。预防时减量口服。为预防晚期带状疱疹病毒激活（激活率为40%～60%），阿昔洛韦可延长使用至术后1年。EBV和HHV-6感染也不少见，并分别与移植后淋巴细胞增殖性疾病和脑炎密切相关。

CMV感染是最严重的移植后病毒性感染并发症，多发生于移植后中晚期。CMV感染的原因是患者体内病毒的激活或是输入了CMV阳性的血液制品。对供受体CMV均阴性的患者，必须只输CMV阴性的血液。CMV病可表现为间质性肺炎(interstitial pneumonia，IP)、CMV肠炎、CMV肝炎和CMV视网膜炎。对其治疗除支持治疗外，还需抗CMV病毒治疗，可选药物有更昔洛韦、膦甲酸钠。

3.真菌感染 氟康唑400mg/d口服预防用药大大降低了白色念珠菌的感染。但近年来其他类型真菌感染的发生率有明显增多趋势，侵袭性真菌感染，尤其是曲霉菌、毛霉菌感染的治疗仍相当有挑战性。根据诊断结果可选择两性霉素B、伊曲康唑、伏立康唑、卡泊芬净、米卡芬净等药物。

4.卡氏肺囊虫肺炎 移植前一周起即预防性服用复方磺胺甲噁唑(SMZco)，每天4片，每周用2天至免疫抑制剂停用，可显著预防肺孢子虫病。

（三）肝静脉闭塞病(veno-occlusive disease of the liver，VOD)

因血管内皮细胞损伤，移植可导致VOD、植入综合征、毛细血管渗漏综合征、弥漫性肺泡出血和血栓性微血管病等各类临床综合征。VOD其临床特征为不明原因的体重增加、黄疸、右上腹痛、肝大和腹水。发病率约10%，确诊需肝活检。主要因肝血管和窦状隙内皮的细胞毒损伤并在局部呈现高凝状态所致。高峰发病时间为移植后2周，一般都在1个月内发病。高强度预处理、移植时肝功能异常，接受了HBV或HCV阳性供体的干细胞是VOD的危险因素。低剂量肝素100U/（kg.d）持续静滴30天和前列腺素E_2、熊去氧胆酸预防VOD有效。VOD的治疗以支持为主，包括限制钠盐摄入，改善微循环和利尿治疗，轻、中型VOD可自行缓解且无后遗症，重型患者预后恶劣，多因进行性急性肝衰竭、肝肾综合征和多器官衰竭而死亡。

（四）移植物抗宿主病(GVHD)

GVHD是allo-HSCT后特有的并发症，是移植治疗相关死亡主要原因之一，由供体T细胞攻击受者同种异型抗原所致。产生GVHD需三个要素：①移植物中含免疫活性细胞；②受体表达供体没有的组织抗原；③受体处于免疫抑制状态不能将移植物排斥掉。即使供、受者间HLA完全相合，还存在次要组织相容性抗原不相合的情况，仍有30%的机会发生严重GVHD。产生GVHD的危险因素包括：供、受体间HLA相合程度，有无血缘关系，性别差异，年龄，基础疾病及其所处状态，预处理方式，GVHD预防方案，移植物特性，感染，组织损伤等。

GVHD可分为急性GVHD（acute GVHD，aGVHD）和慢性GVHD（chronic GVHD，cGVHD）两类，经典aGVHD发生于移植后100天内，cGVHD发生于100天后，但单纯以时间区分对NST和DLI后发生的GVHD并不适用（表9-20-1）。aGVHD主要累及皮肤、消化道和肝脏这3个器官，表现为皮肤红斑和斑丘疹、持续性厌食和（或）腹泻、肝功能异常（胆红素、ALT、AST、ALP和GGT升高）等。组织活检虽有助于确诊，但临床诊断更为重要，不能因等待辅助检查而延迟治疗。

表9-20-1 移植物抗宿主病的分类

分 类	HSCT 或 DLI 后症状出现时间	aGVHD 特征	cGVHD 特征
aGVHD			
典型 aGVHD	≤ 100 天	有	无
持续性、复发性可迟发性 aGVHD	> 100 天	有	无
cGVHD			
典型 cGVHD	无时间限制	无	有
重叠综合征	无时间限制	有	有

aGVHD的临床严重程度分Ⅰ～Ⅳ度（表9-20-2，表9-20-3）。Ⅰ度不需全身治疗，Ⅱ～Ⅳ度影响生存及预后，需迅速积极干预。aGVHD的治疗效果不理想，因此，aGVHD的预防就显得更为重要，主要方法有两种：免疫抑制剂和T细胞去除。常用的药物预防方案为环孢素(CsA)联合甲氨蝶呤(MTX)。MTX 15mg/m^{2}于移植后1天，10mg/m^{2}于移植后3、6和11天共静脉滴注4次。CsA先用2～4mg/（kg.d）静脉点滴，待消化道反应过去后改为口服，维持血浓度在150～250ng/ml。血清肌酐大于177μmol/L(2mg/dl)时需停药；移植40天后每周减少CsA剂量5%，一般至少应用6个月。CsA通过对钙调磷酸酶的作用而阻断IL-2的转录，从而阻断IL-2依赖性的T细胞增殖和分化。CsA的不良反应有：肾功能损害、胆红素升高、高血压、高血糖、头痛、多毛、牙龈增生、脆甲、痤疮、恶心、呕吐、低镁血症、癫痫等。此外，他克莫司(tacrolimu。FK-506)、糖皮质激素、麦考酚吗乙酯(mycophenolate mofelil，MMF)、抗胸腺细胞球蛋白(ATG)等也可作为预防用药。从移植物中直接去除T细胞也是有效预防GVHD的方法，如密度梯度离心、T细胞单抗、CD34$^+$细胞选择等。

表9-20-2 急性移植物抗宿主病时组织器官的受累程度

受累程度	皮肤 （体表面积计算按烧伤面积表计算）	肝 血总胆红素 μmol/L（mg/dl）	消化道 （成人每天腹泻量 ml）
+	斑丘疹 < 25% 体表面积	34 ～ 51（2 ～ 3）	500 ～ 1000
+ +	斑丘疹占 25% ～ 50% 体表面积	51 ～ 103（3 ～ 6）	1000 ～ 1500
+ + +	全身红皮病	103 ～ 257（6 ～ 15）	> 1500
+ + + +	水疱和皮肤剥脱	> 257（> 15）	严重腹痛和（或）肠梗阻

表9-20-3 急性移植物抗宿主病的临床分级

临床分级	（度）	皮肤	肝	消化道	ECOG 体能
Ⅰ	（轻）	+ ～ + +	0	0	0
Ⅱ	（中）	+ ～ + + +	+	+	+
Ⅲ	（重）	+ + ～ + + +	+ + ～ + + +	+ + ～ + + +	+ + ～ + + +
Ⅳ	（极重）	+ + ～ + + + +	+ ～ + + + +	+ ～ + + + +	+ + ～ + + + +

重度aGVHD的治疗较困难。首选药物为甲泼尼龙1～2mg/（kg.d）。其他二线药物有ATG、抗T细胞或IL-2受体的单克隆抗体、抗肿瘤坏死因子抗体、MMF、FK-506、西罗莫司等。

移植后生存期超过6个月的患者，约20%～50%合并cGVHD。cGVHD好发于年龄大、HLA不全相合、无血缘移植、PBSCT和有aGVHD者。cGVHD可累及全身所有器官和组织，临床表现类似自身免疫病。治疗以免疫抑制为主，但需预防感染。

八、移植后复发

部分患者移植后复发，复发概率与疾病危险度分层、移植时本病状态和移植类型等因素有关。多数复发发生于移植后3年内，复发者治疗较困难，预后也较差。移植后监测患者微小残留病水平，对持续较高水平或有增高的高危患者及时调整免疫治疗强度、联合DLI等治疗有可能降低复发率。二次移植对少数复发病例适合。DLI对CML等复发有效。

九、主要适应证

HSCT的适应证随HSCT技术的日益成熟和相关疾病治疗的发展进步在不断调整中。目前，患者年龄上限逐渐放宽，NST几乎不受年龄限制。患者具体移植时机和类型的选择需参照治疗指南和实际病情权衡。

（一）非恶性病

1.重型再生障碍性贫血(SAA)：对年龄<50岁的重或极重型再障有HLA相合同胞者，宜首选HSCT。

2.阵发性睡眠性血红蛋白尿症，尤其是合并AA特征的患者。

3.其他疾病：从理论上讲，HSCT能够治疗所有先天性造血系统疾病和酶缺乏所致的代谢性疾病，如Fanconi贫血、镰形细胞贫血、重型海洋性贫血、重型联合免疫缺陷病、戈谢病等；对严重获得性自身免疫病的治疗也在探索中。

（二）恶性病

1.造血系统恶性疾病：HSCT尤其是allo-HSCT，是血液系统恶性肿瘤的有效治疗手段，具体详见各病的有关章节。一般而言，AML、ALL、CML、CLL、MDS多采用异体移植；淋巴瘤、骨髓瘤多采用自体移植，但也可进行异体移植。

2.其他对放、化疗敏感实体肿瘤也可考虑做自体HSCT。

十、生存质量及展望

HSCT的成功开展使很多患者长期存活。大多数存活者身体、心理状况良好，多能恢复正常工作、学习和生活。约10% ～ 15%的存活者存在社会心理问题，cGVHD是影响生存质量的主要因素。由于我国独生子女家庭增多，因此研究开展无血缘关系移植及有血缘的HLA不全相合移植（如单倍型相合移植）意义重大。随着移植技术的不断改进及相关学科的不断发展，HSCT必将能治愈更多的患者。

（韩琼玫）

第十篇　循环系统疾病的诊断与治疗

第一章　总　论

第一节　心脏的解剖和生理

一、心脏的解剖

（一）心脏结构

心脏是一个中空的器官，其内部分为左、右心房和心室四个腔。全身的静脉血由上、下腔静脉口入右心房，而心壁本身的静脉血由冠状窦口入右心房。右心房的血液经三尖瓣口流入右心室。静脉血由右心室前上方肺动脉瓣流入肺动脉，由肺进行气体交换后的氧合血液，再经左右各两个肺静脉口流入左心房。左心房的血液经二尖瓣流入左心室，再由左心室上方主动脉瓣口射入主动脉。

（二）心脏传导系统

心脏有节律地跳动，是由于心脏本身含有一种特殊的心肌纤维，具有自动节律性兴奋的能力。心脏传导系统包括窦房结、房室结、房室束和普肯耶纤维。窦房结是心脏正常的起搏点，位于右心房壁内，窦房结内的起搏细胞发生的兴奋通过过渡细胞传至心房肌，使心房肌收缩。同时兴奋可经结间束下传至房室结。房室结位于房间隔下部，由房室结发出房室束进入心室。房室结将窦房结发出的冲动传至心室引起心室收缩。房室束进入室间隔分成左、右束支，分别沿心室内膜下行，最后以细小分支即为普肯耶纤维分布于心室肌。了解心脏传导系统对心电图和心律失常的诊治有重要意义。

（三）冠状动脉

冠状动脉是供应心脏本身血液的血管，分为左、右冠状动脉，了解冠脉结构对冠心病的诊断和治疗非常重要。

1.左冠状动脉

(1)左主干：起源于主动脉根部左冠窦，然后分为左前降支和左回旋支，有时亦发出第三支血管，即中间支。

(2)左前降支：沿肺动脉前行至前室间沟，下行至心尖或绕过心尖。其主要分支包括间隔支动脉和对角支。

(3)左回旋支：绕向后于左心耳下到达左房室沟。其主要分支为钝缘支。

2.右冠状动脉

大部分起源于主动脉根部右冠窦。下行至右房室沟，绝大多数延续至后室间沟。其分支包括：圆锥支、窦房结动脉、锐缘支，远端分为后降支和左室后支。

二、心脏的生理

（一）心肌动作电位

心肌动作电位分为：

1.除极过程（0相）

2.复极过程 (1)1期（快速复极初期）；(2)2期（平台期）；(3)3期（快速复极末期）；(4)4期（静息期）。

了解动作电位对各类抗心律失常药物及离子通道疾病有重要意义。

（二）压力容积曲线变化

通过对心房、心室、主动脉压力和容积曲线的认识可以很好地理解整个收缩舒张过程。

1.心室收缩期

(1)等容收缩期：室内压大幅度升高，心室容积不变。

(2)快速射血期：由于大量血液进入主动脉，主动脉压相应增高。约占总射血量的70%，心室容积迅速缩小。

(3)减慢射血期：心室内压和主动脉压都相应由峰值逐步下降。约占总射血量的30%，心室容积继续缩小。

2.心室舒张期

(1)等容舒张期：心室内压急剧下降，心室容积不变。

(2)快速充盈期：血液由心房快速流入心室，心室容积增大。

（吴涛）

第二节　心血管疾病的诊断

一、症状、体征和实验室检查

诊断心血管病应根据病史、临床症状和体征、实验室检查和器械检查等资料作出综合分析。

（一）症状

心血管病的症状常见的有：发绀、呼吸困难、胸痛、心悸、水肿、晕厥，其他症状还包括咳嗽、头痛、头昏或眩晕、上腹胀痛、恶心、呕吐、声音嘶哑等。多数症状也见于一些其他系统的疾病，因此分析时要作出仔细的鉴别。

（二）体征

体征对诊断心血管病多数具特异性，尤其有助于诊断心脏瓣膜病、先天性心脏病、心包炎、心力衰竭和心律失常。心血管病常见体征有：

1.望诊　主要观察一般情况、呼吸状况（是否存在端坐呼吸等）、是否存在发绀、贫血、颈静脉怒张、水肿等。此外，环形红斑、皮下结节等有助于诊断风湿热，两颧呈紫红色有助于诊断二尖瓣狭窄和肺动脉高压，皮肤黏膜的瘀点、Osler结节、Janeway点等有助于诊断感染性心内膜炎，杵状指（趾）有助于诊断右至左分流的先天性心脏病。

2.触诊　主要观察是否存在心尖搏动异常、毛细血管搏动、静脉充盈或异常搏动、脉搏的异常变化、肝颈反流征、肝脾大、下肢水肿等。

3.叩诊　主要观察是否存在心界增大等。

4.听诊　主要观察是否存在心音的异常变化、额外心音、心脏杂音和心包摩擦音、心律失常、肺部啰音、周围动脉的杂音和"枪击声"等。

（三）实验室检查

实验室检查主要包括常规血、尿、多种生化检查，包括动脉粥样硬化时血液中各种脂质检查；急性心肌梗死时血肌钙蛋白、肌红蛋白和心肌酶的测定；心力衰竭时脑钠肽的测定等。此外微生物和免疫学检查有助于诊断，如感染性心脏病时体液的微生物培养、血液细菌、病毒核酸及抗体等检查；风湿性心脏病时有关链球菌抗体和炎症反应（如抗"O"、血沉、C反应蛋白）的血液检查。

二、辅助检查

（一）非侵入性检查

1.血压测定　包括诊所血压、家庭自测血压和动态血压监测。24小时动态血压监测有助于早期高血压病的诊断，可协助鉴别原发性、继发性和难治性高血压，指导合理用药，更好地预防心脑血管并发症的发生，预测高血压的并发症和死亡的发生。

2.心电图检查　包括常规心电图、24小时动态心电图、心电图运动负荷试验、遥测心电图、心室晚电位和心率变异性分析等。

(1)常规心电图：分析内容主要包括心率、节律、各传导时间、波形振幅、波形形态等，了解是否存在各种心律失常、心肌缺血/梗死、房室肥大或电解质紊乱等。

(2)运动负荷试验：是目前诊断冠心病最常用的一种辅助手段。通过运动增加心脏负荷而诱发心肌缺血，从而出现缺血性心电图改变的试验方法，常用活动平板运动试验。其优点是运动中即可观察心电图和血压的变化，运动量可按预计目标逐步增加。

(3)动态心电图：又称Holter监测，可连续记录24-72小时心电信号，这样可以提高对非持续性心律失常，尤其是对一过性心律失常及短暂的心肌缺血发作的检出率，对于诊断各种心律失常、晕厥原因、了解起搏器工作情况和采取措施预防猝死有重要意义。

3.心脏超声检查

(1)M型超声心动图：它把心脏各层的解剖结构回声以运动曲线的形式予以显示，有助于深入分析心脏的活动。目前主要用于重点检测主动脉根部、二尖瓣和左室的功能活动。

(2)二维超声心动图（又称心脏超声断层显像法）：是各种心脏超声检查技术中最重要和最基本的方法，也是临床上应用最广泛的检查。它具有良好的空间方位性，直观且能显示心脏的结构和运动状态。常用的切面包括胸骨旁左室长轴切面、胸骨旁主动脉短轴切面、心尖四腔切面等。

(3)多普勒超声心动图：包括彩色多普勒血流显像(CDFI)和频谱多普勒，后者又分为脉冲多普勒(PW)和连续波多普勒(CW)，可分析血流发生的时间、方向、流速以及血流性质。在二维超声基础上应用多普勒技术可很好地观察心脏各瓣膜的功能。另外，近年来组织多普勒超声心动图(TDI)技术快速进步，日益成为评价心脏收缩、舒张功能以及左心室充盈血流动力学的主要定量手段。

(4)经食道超声：由于食道位置接近心脏，因此提高了许多心脏结构，尤其是后方心内结构，如房间隔、左侧心瓣膜及左侧心腔病变的可视性。此外，探头与心脏距离的缩短，允许使用更高频率的超声探头，进一步提高了图像的分辨率。

(5)心脏声学造影：声学造影是将含有微小气泡的溶液经血管注入体内，把对比剂微气泡作为载体，对特定的靶器官进行造影，使靶器官显影，从而为临床诊断提供重要依据。右心系统声学造影在发绀型先天性心脏病诊断上仍具有重要价值。而左心系统与冠状动脉声学造影则有助于确定心肌灌注面积，了解冠状动脉血液状态及储备能力，判定存活心肌，了解侧支循环情况，评价血运重建的效果。

(6)实时三维心脏超声：可以更好地对心脏大小、形状及功能进行定量，尤其是为手术计划中异常病变进行定位，为手术预后提供重要信息，还可指导某些心导管操作包括右心室心肌活检等。

4.X线胸片　能显示出心脏大血管的大小、形态、位置和轮廓，能观察心脏与毗邻器官的关系和肺内血管的变化，可用于心脏及其径线的测量。左前斜位片显示主动脉的全貌和左右心室及右心房增大的情况。右前斜位片有助于观察左心房增大、肺动脉段突出和右心室漏斗部增大的变化。左侧位片能观察心、胸的前后径和胸廓畸形等情况，对主动脉瘤与纵隔肿物的鉴别及定位尤为重要。

5.心脏CT　以往心脏CT主要用于观察心脏结构、心肌、心包和大血管改变，而近几年，冠状动脉CT造影(CTA)发展迅速，逐渐成为评估冠状动脉粥样硬化的有效的无创成像方法，是筛查和诊断冠心病的重要手段。

6.心脏MRI　心脏MRI除可以观察心脏结构、功能、心肌心包病变外，随技术进步，近年来MRI可用于识别急性心肌梗死后冠状动脉再灌注后的微血管阻塞；采用延迟增强技术可定量测定心肌瘢痕大小，识别存活的心肌。

7.心脏核医学　正常或有功能的心肌细胞可选择性摄取某些显像药物，摄取量与该部位冠状动脉灌注血流量成正比，也与局部心肌细胞的功能或活性密切相关。利用正常或有功能的心肌显影而坏死和缺血的心肌不显影（缺损）或影像变淡（稀疏），可以定量分析心肌灌注、心肌存活和心脏功能。显像技术包括心血池显像、心肌灌注显像、心肌代谢显像等。临床上常用的显像剂包括^{201}T1、^{99m}Tc-MIBI及^{18}FDG等。常用的成像技术包括单光子发射计算机断层显像(SPECT)和正电子发射计算机断层显像(positron emission tomography，PET)。与SPECT相比，PET特异性、敏感性更高。

（二）侵入性检查

1.右心导管检查　是一种有创介入技术。将心导管经周围静脉送入上、下腔静脉、右心房、右心室、肺动脉及其分支，在腔静脉及右侧心腔进行血流动力学、血氧和心排血量测定，经导管内注射对比剂进行腔静脉、右心房、右心室或肺动脉造影，可以了解血流动力学改变，用于诊断简单（房间隔缺损、室间隔缺损、动脉导管未闭）和复杂（法洛四联症、右心室双出口）的先天性心脏病、判断手术适应证和评估心功能状态。

临床上可应用漂浮导管在床旁经静脉（多为股静脉或颈内静脉）利用压力变化将气囊导管送至肺动脉的远端，可持续床旁血流动力学测定，主要用于急性心肌梗死、心力衰竭、休克等有明显血流动力学改变的危重患者的监测。

2. 左心导管检查

(1) 左心导管检查：经周围动脉插入导管，逆行至主动脉、左心室等处进行压力测定和心血管造影，可了解左心室功能、室壁运动及心腔大小、主动脉瓣和二尖瓣功能，并可发现主动脉、颈动脉、锁骨下动脉、肾动脉及髂总动脉的血管病变。

(2) 选择性冠状动脉造影：是目前诊断冠心病的"金标准"。将造影导管插到冠状动脉开口内，注入少量对比剂用以显示冠状动脉情况，动态观察冠状动脉血流及解剖情况，了解冠状动脉病变的性质、部位、范围、程度等，观察冠状动脉有无畸形、钙化及有无侧支循环形成。

3. 心脏电生理检查　心脏电生理检查是以整体心脏或心脏的一部分为对象，记录心内心电图、标测心电图和应用各种特定的电脉冲刺激，借以诊断和研究心律失常的一种方法。对于窦房结、房室结功能评价，预激综合征旁路定位，室上性心动过速和室性心动过速的机制研究以及筛选抗心律失常药物和拟定最佳治疗方案，均有实际重要意义。对埋藏式心脏起搏器、植入型自动心律转复除颤器(ICD)和抗心动过速起搏器适应证的选择和临床功能参数的选定也是必不可少的。对导管射频消融治疗心动过速更是必需的。

4. 腔内成像技术

(1) 心腔内超声：将带超声探头的导管经周围静脉插入右心系统，显示的心脏结构图像清晰，对瓣膜介入及房间隔穿刺等有较大帮助。

(2) 血管内超声(IVUS)：将小型超声换能器安装于心导管顶端，送入血管腔内，可显示血管的横截面图像，并进行三维重建，可评价冠状动脉病变的性质，定量测定其最小管径、面积、斑块大小及血管狭窄百分比等，对估计冠脉病变严重程度、指导介入治疗等有重要价值。

(3) 光学相干断层扫描(OCT)：将利用红外光的成像导丝送入血管内，可显示血管的横截面图像，并进行三维重建，其成像分辨率较血管内超声提高约10倍。

5. 心内膜和心肌活检　利用活检钳夹取心脏内壁组织，以了解心脏组织结构及其病理变化。一般多采用经静脉右心室途径，偶用经动脉左心室途径。对于心肌炎、心肌病、心脏淀粉样变性、心肌纤维化等疾病具有确诊意义。对心脏移植后排异反应的判断及疗效评价具有重要意义。

6. 心包穿刺　是借助穿刺针直接刺入心包腔的诊疗技术。其目的是：

(1) 引流心包腔内积液，降低心包腔内压，是急性心脏压塞的急救措施。

(2) 通过穿刺抽取心包积液，做生化测定，涂片寻找细菌和病理细胞，做结核分枝杆菌或其他细菌培养，以鉴别诊断各种性质的心包疾病。

(3) 通过心包穿刺，注射抗生素等药物进行治疗。

（吴涛）

第三节 心血管疾病的治疗

一、药物治疗

虽然目前治疗心血管疾病的方法越来越多，但是药物治疗仍然是基础，是最为重要和首选的方法之一。治疗心血管疾病的常用药物常按作用机制进行分类，如血管紧张素转换酶抑制剂（ACEI）类、血管紧张素受体拮抗剂（ARB）类、p受体拮抗剂、扩血管药、利尿剂、o-受体拮抗剂、正性肌力药物、调脂类药物、抗心律失常药、钙通道阻滞剂等。也有按具体疾病的治疗药物选择进行分类，如降血压药物、治疗冠心病药物、治疗心功能不全药物、抗凝抗栓药物等。药物的药理作用、适应证、禁忌证、毒副作用及应用注意事项对临床实践都非常重要。同时个体化治疗也是药物治疗成功的关键。

（二）介入治疗

介入治疗已经成为心脏疾病非常重要的治疗手段，其技术不断发展，适应证不断扩大，极大地改善了患者的预后和生活质量。

1. 经皮冠状动脉介入术（percutaneous coronar intervention，PCI）　经皮冠状动脉介入治疗自1977年问世以来，历经三十多年的迅猛发展，已经成为治疗冠心病的一种最常用、最成熟和最有前途的技术，它是在血管造影仪的引导下，通过特制的导管、导丝、球囊、支架等，对狭窄或阻塞的冠状动脉进行疏通的治疗方法。操作器械的改进，尤其是药物支架的出现大大改善了患者的预后和生活质量。

2. 射频消融术（catheter radiofrequency ablation）　射频消融术是将电极导管经静脉或动脉送入心腔特定部位，释放射频电流导致局部心内膜及心内膜下心肌凝固性坏死，达到阻断快速心律失常异常传导束和起源点的介入性技术。这种方法创伤小，成功率极高，已成为根治快速性心律失常的首选方法，除已成熟应用于治疗房室旁道及房室结双径路引起的折返性心动过速、房性心动过速、心房扑动、室性心动过速外，随着三维标测系统的出现，它已经成为治疗心房颤动非常有效的方法。

3. 埋藏式心脏起搏器（pacemaker）植入术

（1）治疗缓慢型心律失常的埋藏式起搏器：心脏起搏器在临床的应用已有四十余年的历史，已经成为现代心脏病学的重要组成部分。主要用于病态窦房结综合征和高度房室传导阻滞患者。埋藏式起搏器主要分单腔、双腔起搏器。单腔起搏器在右心房或右心室内放置一根电极导线，仅能起到使心脏跳动的作用。双腔起搏器是指在右心房和右心室内放置两根导线，它能按照正常的顺序依次起搏心房和心室，故又称为生理性起搏，可使患者有更好的生活质量。

（2）心脏再同步化治疗（cardiac resynchronization therapy，CRT）：近年来，CRT治疗在临床的应用越来越广泛。CRT即三腔起搏器，需要将三根电极分别植入右心室、右心房和左心室（通过冠状窦进入靠近左室侧壁或者后壁的静脉，在心外膜起搏），主要通过双心室起搏纠正室间或心室内不同步，增加心室排血和充盈，减少二尖瓣反流，提高射血分数，从而改善患者心功能。

（3）埋藏式心脏复律除颤器（implantable cardioverter defibrillator，ICD）：心脏性猝死（suddencardiac death，SCD）的发病率较高，在所有心脏原因引起的死亡中约占63%。发生心脏猝死的心律失常中，心动过缓所致仅占17%，其余均为心室颤动或室性心动过速引起。ICD能明显降低SCD高危患者的病死率，是目前防止SCD最有效的方法。近年来，ICD的研究取得了迅速的发展，适应证不断扩大。

4. 先天性心脏病经皮封堵术　1997年美国开始经皮应用封堵器进行房间隔缺损和动脉管未闭的介入治疗，从而开创了不必开胸就可以治愈先天性心脏病的历史，并且创伤小、康复快，效果可以和外科修补手术相媲美。我国先天性心脏病的介入治疗水平处于世界领先地位。

5. 心脏瓣膜的介入治疗　从20世纪80年代开始的瓣膜病球囊扩张成形技术，到本世纪初的经皮瓣膜植入或修补技术，瓣膜病的介入治疗技术进展迅速。目前发展最迅速的是针对高危主动脉瓣狭窄患者的经皮主动脉瓣植入术和二尖瓣关闭不全患者的经皮修补术。

（三）外科治疗

包括冠状动脉搭桥手术、心脏各瓣膜修补及置换手术、先天性心脏病矫治手术、心包剥离术、心脏移植等。

（四）其他治疗

筛选致病基因对于遗传性或家族倾向性心脏病的防治具有重要意义，干细胞移植和血管新生治疗在动物实验取得许多进展，具有良好的应用前景。分子心脏病学也终将为临床实践带来更多更新的诊疗方案。

此外，基因治疗是治疗心血管疾病的又一新途径，其主要步骤包括目的基因的制备，用适当的载体将目的基因导入靶细胞以及目的基因在靶细胞内的表达与调控等，随着分子克隆技术的日益完善，这一新的方法有可能使心血管疾病的治疗产生重大变革。

（吴涛）

第二章　心力衰竭

心力衰竭(heart failure，HF)是各种心脏结构或功能性疾病导致心室充盈和（或）射血功能受损，心排血量不能满足机体组织代谢需要，以肺循环和（或）体循环淤血，器官、组织血液灌注不足为临床表现的一组综合征，主要表现为呼吸困难、体力活动受限和体液潴留。心功能不全(cardiac dysfunction)或心功能障碍理论上是一个更广泛的概念，伴有临床症状的心功能不全称之为心力衰竭（简称心衰）。

一、类型

（一）左心衰竭、右心衰竭和全心衰竭

左心衰竭由左心室代偿功能不全所致，以肺循环淤血为特征，临床上较为常见。单纯的右心衰竭主要见于肺源性心脏病及某些先天性心脏病，以体循环淤血为主要表现。左心衰竭后肺动脉压力增高，使右心负荷加重，右心衰竭继之出现，即为全心衰竭。心肌炎、心肌病患者左、右心同时受损，左、右心衰可同时出现而表现为全心衰竭。

单纯二尖瓣狭窄引起的是一种特殊类型的心衰，不涉及左心室的收缩功能，而直接因左心房压力升高而导致肺循环高压，有明显的肺淤血和相继出现的右心功能不全。

（二）急性和慢性心力衰竭

急性心衰系因急性的严重心肌损害、心律失常或突然加重的心脏负荷，使心功能正常或处于代偿期的心脏在短时间内发生衰竭或慢性心衰急剧恶化。临床上以急性左心衰常见，表现为急性肺水肿或心源性休克。

慢性心衰有一个缓慢的发展过程，一般均有代偿性心脏扩大或肥厚及其他代偿机制的参与。

（三）收缩性和舒张性心力衰竭

心脏以其收缩射血为主要功能。收缩功能障碍，心排血量下降并有循环淤血的表现即为收缩性心力衰竭，临床常见。心脏正常的舒张功能是为了保证收缩期的有效泵血，心脏的收缩功能不全常同时存在舒张功能障碍。舒张性心力衰竭是由心室主动舒张功能障碍或心室肌顺应性减退及充盈障碍所导致，单纯的舒张性心衰可见于冠心病和高血压心脏病心功能不全早期，收缩期射血功能尚未明显降低，但因舒张功能障碍而致左心室充盈压增高，肺循环淤血。严重的舒张性心衰见于限制型心肌病、肥厚型心肌病等。

（四）心力衰竭的分期与分级

1.心力衰竭分期

(1)前心衰阶段(pre-heart failure)：患者存在心衰高危因素，但目前尚无心脏结构或功能异常，也无心衰的症状和（或）体征。包括高血压病、冠心病、糖尿病和肥胖、代谢综合征等最终可累及心脏的疾病以及应用心脏毒性药物史、酗酒史、风湿热史或心肌病家族史等。

(2)前临床心衰阶段(pre-clinical heart failure)：患者无心衰的症状和（或）体征，但已发展为结构性心脏病，如左心室肥厚、无症状瓣膜性心脏病、既往心肌梗死史等。

(3)临床心衰阶段(clinical heart failure)：患者已有基础结构性心脏病，既往或目前有心衰的症状和（或）体征。

(4)难治性终末期心衰阶段(refractory end-stage heart failure)：患者虽经严格优化内科治疗，但休息时仍有症状，常伴心源性恶病质，须反复长期住院。

心衰分期全面评价了病情进展阶段，提出对不同阶段进行相应的治疗。通过治疗只能延缓而不可能逆转病情进展。

2.心力衰竭分级　心力衰竭的严重程度通常采用美国纽约心脏病学会(New York Heart Association, NYHA)的心功能分级方法。

(1)Ⅰ级：心脏病患者日常活动量不受限制，一般活动不引起乏力、呼吸困难等心衰症状。

(2)Ⅱ级：心脏病患者体力活动轻度受限，休息时无自觉症状，一般活动下可出现心衰症状。

(3)Ⅲ级：心脏病患者体力活动明显受限，低于平时一般活动即引起心衰症状。

(4)Ⅳ级：心脏病患者不能从事任何体力活动，休息状态下也存在心衰症状，活动后加重。

这种分级方案的优点是简便易行，但缺点是仅凭患者的主观感受和（或）医生的主观评价，短时间内变化的可能性较大，患者个体间的差异也较大。

3.6分钟步行试验　简单易行、安全方便，通过评定慢性心衰患者的运动耐力评价心衰严重程度和疗效。要求患者在平直走廊里尽快行走，测定6分钟的步行距离，根据US Carvedilol研究设定的标准，6分钟步行距离<150m为重度心衰；150-450m和>450m分别为中度和轻度心衰。

二、病因

（一）基本病因

主要由原发性心肌损害和心脏长期容量和（或）压力负荷过重导致心肌功能由代偿最终发展为失代偿两大类：

1.原发性心肌损害

(1)缺血性心肌损害：冠心病心肌缺血、心肌梗死是引起心衰最常见的原因之一。

(2)心肌炎和心肌病：各种类型的心肌炎及心肌病均可导致心力衰竭，以病毒性心肌炎及原发性扩张型心肌病最为常见。

(3)心肌代谢障碍性疾病：以糖尿病心肌病最为常见，其他如继发于甲状腺功能亢进或减低的心肌病、心肌淀粉样变性等。

2.心脏负荷过重

(1)压力负荷（后负荷）过重：见于高血压、主动脉瓣狭窄、肺动脉高压、肺动脉瓣狭窄等左、右心室收缩期射血阻力增加的疾病。心肌代偿性肥厚以克服增高的阻力，保证射血量，久之终致心肌结构、功能发生改变而失代偿。

(2)容量负荷（前负荷）过重：见于心脏瓣膜关闭不全，血液反流及左、右心或动、静脉分流性先天性心血管病。此外，伴有全身循环血量增多的疾病如慢性贫血、甲状腺功能亢进症、围生期心肌病等，心脏的容量负荷增加。早期心室腔代偿性扩大，心肌收缩功能尚能代偿，但心脏结构和功能发生改变超过一定限度后即出现失代偿表现。

（二）诱因

有基础心脏病的患者，其心力衰竭症状往往由一些增加心脏负荷的因素所诱发。

1.感染 呼吸道感染是最常见、最重要的诱因，感染性心内膜炎也不少见，常因其发病隐匿而易漏诊。

2.心律失常 心房颤动是器质性心脏病最常见的心律失常之一，也是诱发心力衰竭最重要的因素。其他各种类型的快速性心律失常以及严重缓慢性心律失常均可诱发心力衰竭。

3.血容量增加 如钠盐摄入过多，静脉液体输入过多、过快等。

4.过度体力消耗或情绪激动 如妊娠后期及分娩过程、暴怒等。

5.治疗不当 如不恰当停用利尿药物或降血压药等。

6.原有心脏病变加重或并发其他疾病 如冠心病发生心肌梗死，风湿性心瓣膜病出现风湿活动，合并甲状腺功能亢进或贫血等。

三、病理生理

心力衰竭是心脏不能或仅在提高充盈压后方能泵出组织代谢所需相应血量的一种病理生理状态。心衰时最重要的病理生理变化可归纳为以下4个方面。

（一）代偿机制

当心肌收缩力受损和（或）心室超负荷血流动力学因素存在时，机体通过以下代偿机制使心功能在短期内维持相对正常的水平。

1.Frank-Starling机制 增加心脏前负荷，回心血量增多，心室舒张末期容积增加，从而增加心排血量及心脏作功量，但同时也导致心室舒张末压力增高，心房压、静脉压随之升高，达到一定程度时可出现肺循环和（或）体循环静脉淤血。

2.神经体液机制 当心脏排血量不足，心腔压力升高时，机体全面启动神经体液机制进行代偿，包括：

(1)交感神经兴奋性增强：心力衰竭患者血中去甲肾上腺素(NE)水平升高，作用于心肌 β_1 肾上腺素能受体，增强心肌收缩力并提高心率，从而提高心排血量。但同时周围血管收缩，心脏后负荷增加及心率加快，均使心肌耗氧量增加。NE还对心肌细胞有直接毒性作用，促使心肌细胞凋亡，参与心室重塑的病理过程。此外，交感神经兴奋还可使心肌应激性增强而有促心律失常作用。

(2)肾素-血管紧张素-醛固酮系统（renin-angiotensin-aldosterone system，RAAS）激活：心排血量降低致肾血流量减低，RAAS激活，心肌收缩力增强，周围血管收缩维持血压，调节血液再分配，保证心、脑等重要脏器的血供，并促进醛固酮分泌，水、钠潴留，增加体液量及心脏前负荷，起到代偿作用。但同时RAAS激活促进心脏和血管重塑，加重心肌损伤和心功能恶化。

3.心肌肥厚 当心脏后负荷增高时常以心肌肥厚作为主要的代偿机制，可伴或不伴心室扩张。心肌肥厚以心肌细胞肥大、心肌纤维化为主，但心肌细胞数量并不增多。细胞核及线粒体的增大、增多均落后于心肌的纤维化，致心肌供能不足，继续发展终至心肌细胞死亡。心肌肥厚心肌收缩力增强，克服后负荷阻力，使心排血量在相当长时间内维持正常，但心肌顺应性差，舒张功能降低，心室舒张末压升高。

前两种代偿机制启动迅速，在严重心功能不全发生的数个心脏周期内即可发生并相互作用，使心功能维持相对正常的水平。心肌肥厚进展缓慢，在心脏后负荷增高的长期代偿中起到重要作用。但任何一种代偿机制均作用有限，最终导致失代偿。

（二）心室重塑

在心脏功能受损，心腔扩大、心肌肥厚的代偿过程中，心肌细胞、胞外基质、胶原纤维网等均发生相应变化，即心室重塑(ventricular remodeling)，是心力衰竭发生发展的基本病理机制。除了因为代偿能力有限、代偿机制的负面影响外，心肌细胞的能量供应不足及利用障碍导致心肌细胞坏死、纤维化也是失代偿发生的一个重要因素。心肌细胞减少使心肌整体收缩力下降；纤维化的增加又使心室顺应性下降，重塑更趋明显，心肌收缩力不能发挥其应有的射血效应，形成恶性循环，最终导致不可逆转的终末阶段。

（三）舒张功能不全

心脏舒张功能不全的机制，大体上可分为两大类：一是能量供应不足时钙离子回摄入肌浆网及泵出胞外的耗能过程受损，导致主动舒张功能障碍，如冠心病明显心肌缺血时，在出现收缩功能障碍前即可出现舒张功能障碍。二是心室肌顺应性减退及充盈障碍，主要见于心室肥厚如高血压及肥厚型心肌病，心室充盈压明显增高，当左心室舒张末压过高时，肺循环出现高压和淤血，即舒张性心功能不全，此时心肌的收缩功能尚可保持，心脏射血分数正常，故又称为左心室射血分数(LVEF)正常（代偿）的心力衰竭。但当有容量负荷增加，心室扩大时，心室顺应性增加，即使有心室肥厚也不致出现单纯的舒张性心功能不全。舒张与收缩功能不全的心腔压力与容量的变化。

（四）体液因子的改变

心力衰竭时可引起一系列复杂的神经体液变化，除了上述两个主要神经内分泌系统的代偿机制外，另有众多体液调节因子参与心血管系统调节，并在心肌和血管重塑中起重要作用。

1.精氨酸加压素（arginine vasopressln, AVP） 由垂体分泌，具有抗利尿和促周围血管收缩作用。其释放受心房牵张感受器（atrial stretch receptors）调控，心力衰竭时心房牵张感受器敏感性下降，不能抑制AVP释放而使血浆AVP水平升高。AVP通过V_1受体引起全身血管收缩，通过V_2受体减少游离水清除，致水潴留增加，同时增加心脏前、后负荷。心衰早期，AVP的效应有一定的代偿作用，而长期的AVP增加将使心衰进一步恶化。

2.利钠肽类 人类有三种利钠肽类：心钠肽（atrial natriuretic peptide, ANP）、脑钠肽(brainnatriuretic peptide, BNP)和C型利钠肽(C-type natriuretic peptide, CNP)。ANP主要由心房分泌，心室肌也有少量表达，心房压力增高时释放，其生理作用为扩张血管和利尿排钠，对抗肾上腺素、肾素一血管紧张素和AVP系统的水、钠潴留效应。BNP主要由心室肌细胞分泌，生理作用与ANP相似但较弱，BNP水平随心室壁张力而变化并对心室充盈压具有负反馈调节作用。CNP主要位于血管系统内，生理作用尚不明确，可能参与或协同RAAS的调节作用。

心力衰竭时，心室壁张力增加，BNP及ANP分泌明显增加，其增高的程度与心衰的严重程度呈正相关，可作为评定心衰进程和判断预后的指标。

3.内皮素(endothelin) 是由循环系统内皮细胞释放的强效血管收缩肽。心力衰竭时，血管活性物质及细胞因子促进内皮素分泌，且血浆内皮素水平直接与肺动脉压特别是肺血管阻力与全身血管阻力的比值相关。除血流动力学效应外，内皮素还可导致细胞肥大增生,参与心脏重塑过程。临床应用内皮素受体拮抗剂初步显示其在心力衰竭的急、慢性治疗中具有一定疗效。

4.细胞因子 心肌细胞和成纤维细胞等能表达肽类生长因子如转化生长因子-β，在心力衰竭时能诱导心肌细胞、血管平滑肌细胞、内皮细胞、成纤维细胞的生长并调节基因的表达，血流动力学超负荷和去甲肾上腺素能促进该类细胞因子表达。它们在调节心力衰竭的心肌结构和功能改变中可能起着重要作用。

心力衰竭时，血液循环中的炎性细胞因子、肿瘤坏死因子-α（tumor necrosis factor, TNF-a）水平升高，均可能参与慢性心力衰竭的病理生理过程。

（吴涛）

第一节 慢性心力衰竭

一、流行病学

慢性心力衰竭（chronic heart failure，CHF）是心血管疾病的终末期表现和最主要的死因，是21世纪心血管领域的两大挑战之一。据我国2003年的抽样调查，成人心衰患病率为0.9%；发达国家心衰患病率约为1%～2%，每年发病率约为0.5%～1%。随着年龄的增加，心衰患病率迅速增加，70岁以上人群患病率更上升至10%以上。心力衰竭患者4年死亡率达50%，严重心衰患者1年死亡率高达50%，而年龄校正的心衰死亡率亦呈上升趋势。尽管心力衰竭治疗有了很大进展，心衰患者死亡数仍在不断增加。

冠心病、高血压已成为慢性心力衰竭的最主要病因，据2005年对我国17个地区的CHF病因调查，冠心病占57.1%居首位，高血压病占30.4%。风湿性心脏病虽在病因构成中的比例已趋下降，但瓣膜性心脏病仍不可忽视。同时，慢性肺心病和高原性心脏病在我国也具有一定的地域高发性。

二、临床表现

临床上左心衰竭较为常见，尤其是左心衰竭后继发右心衰竭而致的全心衰竭，由于严重广泛的心肌疾病同时波及左、右心而发生全心衰竭者在住院患者中更为多见。

（一）左心衰竭

以肺循环淤血及心排血量降低为主要表现。

1. 症状

(1) 不同程度的呼吸困难：①劳力性呼吸困难：是左心衰竭最早出现的症状。因运动使回心血量增加，左心房压力升高，加重肺淤血。引起呼吸困难的运动量随心衰程度加重而减少。②端坐呼吸：肺淤血达到一定程度时，患者不能平卧，因平卧时回心血量增多且横膈上抬，呼吸更为困难。高枕卧位、半卧位甚至端坐时方可好转。③夜间阵发性呼吸困难：患者入睡后突然因憋气而惊醒，被迫取坐位，重者可有哮鸣音，称为"心源性哮喘"。多于端坐休息后缓解。其发生机制除睡眠平卧血液重新分配使肺血量增加外，夜间迷走神经张力增加、小支气管收缩、横膈抬高、肺活量减少等也是促发因素。④急性肺水肿：是"心源性哮喘"的进一步发展，是左心衰呼吸困难最严重的形式。

(2) 咳嗽、咳痰、咯血：咳嗽、咳痰是肺泡和支气管黏膜淤血所致，开始常于夜间发生，坐位或立位时咳嗽可减轻，白色浆液性泡沫状痰为其特点，偶可见痰中带血丝。急性左心衰发作时可出现粉红色泡沫样痰。长期慢性肺淤血肺静脉压力升高，导致肺循环和支气管血液循环之间在支气管黏膜下形成侧支，此种血管一旦破裂可引起大咯血。

(3) 乏力、疲倦、运动耐量减低、头晕、心慌等器官、组织灌注不足及代偿性心率加快所致的症状。

(4) 少尿及肾功能损害症状：严重的左心衰竭血液进行再分配时，肾血流量首先减少，可出现少尿。长期慢性的肾血流量减少可出现血尿素氮、肌酐升高并可有肾功能不全的相应症状。

2. 体征

(1) 肺部湿性啰音：由于肺毛细血管压增高，液体渗出到肺泡而出现湿性啰音。随着病情的加重，肺部啰音可从局限于肺底部直至全肺。侧卧位时下垂的一侧啰音较多。

(2) 心脏体征：除基础心脏病的固有体征外，一般均有心脏扩大（单纯舒张性心衰除外）及相对性二尖瓣关闭不全的反流性杂音、肺动脉瓣区第二心音亢进及舒张期奔马律。

（二）右心衰竭

以体循环淤血为主要表现。

1.症状

(1)消化道症状：胃肠道及肝淤血引起腹胀、食欲不振、恶心、呕吐等是右心衰最常见的症状。

(2)劳力性呼吸困难：继发于左心衰的右心衰呼吸困难业已存在。单纯性右心衰为分流性先天性心脏病或肺部疾患所致，也均有明显的呼吸困难。

2.体征

(1)水肿：体静脉压力升高使软组织出现水肿，表现为始于身体低垂部位的对称性凹陷性水肿。也可表现为胸腔积液，以双侧多见，单侧者以右侧多见，可能与右膈下肝淤血有关。因胸膜静脉部分回流到肺静脉，故胸腔积液更多见于全心衰竭。

(2)颈静脉征：颈静脉搏动增强、充盈、怒张是右心衰时的主要体征，肝颈静脉反流征阳性则更具特征性。

(3)肝脏肿大：肝淤血肿大常伴压痛，持续慢性右心衰可致心源性肝硬化。

(4)心脏体征：除基础心脏病的相应体征外，可因右心室显著扩大而出现三尖瓣关闭不全的反流性杂音。

（三）全心衰竭

右心衰竭继发于左心衰竭而形成全心衰竭。右心衰竭时右心排血量减少，因此阵发性呼吸困难等肺淤血症状反而有所减轻。扩张型心肌病等表现为左、右心室衰竭者，肺淤血症状往往不严重，左心衰竭的表现主要为心排血量减少的相关症状和体征。

三、辅助检查

（一）实验室检查

1.利钠肽　是心衰诊断、患者管理、临床事件风险评估中的重要指标，临床上常用BNP及NT-proBNP。未经治疗者若利钠肽水平正常可基本排除心衰诊断，已接受治疗者利钠肽水平高则提示预后差，但左心室肥厚、心动过速、心肌缺血、肺动脉栓塞、慢性阻塞性肺疾病(COPD)等缺氧状态、肾功能不全、肝硬化、感染、败血症、高龄等均可引起利钠肽升高，因此其特异性不高。

2.肌钙蛋白　严重心衰或心衰失代偿期、败血症患者的肌钙蛋白可有轻微升高，但心衰患者检测肌钙蛋白更重要的目的是明确是否存在急性冠状动脉综合征。肌钙蛋白升高，特别是同　时伴有利钠肽升高，也是心衰预后的强预测因子。

3.常规检查　包括血常规、尿常规、肝肾功能、血糖、血脂、电解质等，对于老年及长期服用利尿剂、RASS抑制剂类药物的患者尤为重要，在接受药物治疗的心衰患者的随访中也需要适当监测。甲状腺功能检测不容忽视，因为无论甲状腺功能亢进或减退均可导致心力衰竭。

（二）心电图

心力衰竭并无特异性心电图表现，但能帮助判断心肌缺血、既往心肌梗死、传导阻滞及心律失常等。

（三）影像学检查

1.X线检查　是确诊左心衰竭肺水肿的主要依据，并有助于心衰与肺部疾病的鉴别。心影大小及形态为心脏病的病因诊断提供了重要的参考资料，心脏扩大的程度和动态改变也间接反映了心脏的功能状态，但并非所有心衰患者均存在心影增大。

X线胸片可反映肺淤血。早期肺静脉压增高时，主要表现为肺门血管影增强，上肺血管影增多与下肺纹理密度相仿甚至多于下肺。肺动脉压力增高可见右下肺动脉增宽，进一步出现间质性肺水肿可使肺野模糊，Kerley B线是在肺野外侧清晰可见的水平线状影，是肺小叶间隔内积液的表现，是慢性肺淤血的特征性表现。急性肺泡性肺水肿时肺门呈蝴蝶状，肺野可见大片融合的阴影。左心衰竭还可见胸腔积液和叶间胸膜增厚。

2.超声心动图　更准确地评价各心腔大小变化及心瓣膜结构和功能，方便快捷地评估心功能和判断病因，是诊断心力衰竭最主要的仪器检查。

(1)收缩功能：以收缩末及舒张末的容量差计算LVEF作为收缩性心力衰竭的诊断指标，虽不够精确，但方便实用。正常LVEF>50%。

(2)舒张功能：超声多普勒是临床上最实用的判断舒张功能的方法。可有导致舒张期功能不全的结构基础，如左心房肥大、左心室壁增厚等。心动周期中舒张早期心室充盈速度最大值为E峰，舒张晚期（心房收缩）心室充盈最大值为A峰，E/A比值正常人不应小于1.2，中青年更大。舒张功能不全时，E峰下降，A峰增高，E/A比值降低。对于难以准确评价A峰的心房颤动患者，可利用组织多普勒评估二尖瓣环测得E/E'比值，若>15，则提示存在舒张功能不全。

3.放射性核素检查　放射性核素心血池显影能相对准确地评价心脏大小和LVEF，还可通过记录放射活性-时间曲线计算左心室最大充盈速率以反映心脏舒张功能。常同时行心肌灌注显像评价存活/缺血心肌，但在测量心室容积或更精细的心功能指标方面价值有限。

4.心脏磁共振(cardiac magnetic resonance，CMR)　能评价左右心室容积、心功能、节段性室壁运动、心肌厚度、心脏肿瘤、瓣膜、先天性畸形及心包疾病等。因其精确度及可重复性成为评价心室容积、肿瘤、室壁运动的金标准。增强磁共振能为心肌梗死、心肌炎、心包炎、心肌病、浸润性疾病提供诊断依据，但费用昂贵，部分心律失常或起搏器植入的患者等不能接受CMR，故具有一定的局限性。

5.冠状动脉造影(coronary angiography)　对于拟诊冠心病或有心肌缺血症状、心电图或负荷试验有心肌缺血表现者，可行冠状动脉造影明确病因诊断。

（四）有创性血流动力学检查

右心漂浮导管（Swan-Ganz导管）和脉搏指示剂连续心排血量监测(pulse indicator contmuous cardiac output，PiCCO)

急性重症心衰患者必要时采用床边Swan-Ganz导管检查，经静脉将漂浮导管插入至肺小动脉，测定各部位的压力及血液含氧量，计算心脏指数(CI)及肺小动脉楔压(PCWP)，直接反映左心功能，正常时CI>2.5L/(min.m²)，PCWP<12mmHg。

危重患者也可采用PiCCO动态监测，经外周动、静脉置管，应用指示剂热稀释法估测血容量、外周血管阻力、全心排血量等指标，更好地指导容量管理，通常仅适用于具备条件的CCU、ICU等病房。

（五）心-肺运动试验

仅适用于慢性稳定性心衰患者，在评估心功能并判断心脏移植的可行性方面切实有效。运动时肌肉需氧量增高，心排血量相应增加。正常人每增加100ml/(min.m²)的耗氧量，心排血量需增加600ml/(min.m²)。当患者的心排血量不能满足运动需求时，肌肉组织就从流经它的单位容积血中提取更多的氧，致动-静脉血氧差值增大。在氧供应绝对不足时，即出现无氧代谢，乳酸增加，呼气中CO_2含量增加。

1.最大耗氧量[VO₂max，ml/(min.kg)]　即运动量虽继续增加，耗氧量不再增加时的峰值，表明心排血量已不能按需要继续增加。心功能正常时，此值应>20，轻至中度心功能受损时为16～20，中至重度受损时为10～15，极重度受损时<10。

2.无氧阈值　即呼气中CO_2的增长超过了氧耗量的增长，标志着无氧代谢的出现，以开始出现两者增加不成比例时的氧耗量作为代表值，此值愈低说明心功能愈差。

四、诊断和鉴别诊断

心力衰竭完整的诊断包括病因学诊断、心功能评价及预后评估。

（一）诊断

心力衰竭须综合病史、症状、体征及辅助检查作出诊断。主要诊断依据为原有基础心脏病的证据及循环淤血的表现。症状、体征是早期发现心衰的关键，完整的病史采集及详尽的体格检查非常重要。左心衰竭的不同程度呼吸困难、肺部啰音，右心衰竭的颈静脉征、肝大、水肿，以及心衰的心脏奔马律、瓣膜区杂音等是诊断心衰的重要依据。但症状的严重程度与心功能不全程度无明确相关性，需行客观检查并评价心功能。BNP测定也可作为诊断依据，并能帮助鉴别呼吸困难的病因。

判断原发病非常重要，因为某些引起左心室功能不全的情况如瓣膜病能够治疗或逆转。同时也应明确是否存在可导致症状发生或加重的并发症。

预后评价：生存率是针对人群的描述，对患者而言，个体的预后更值得关注。准确的预后评估可为患者及家属对未来生活的规划提供必要的信息，也能判断心脏移植及机械辅助治疗的可行性。LVEF降低、NYHA分级恶化、VO_2max降低、血细胞比容下降、QRS波增宽、持续性低血压、心动过速、肾功能不全、传统治疗不能耐受、顽固性高容量负荷、BNP明显升高等均为心衰高风险及再入院率、死亡率的预测因子。

（二）鉴别诊断

心力衰竭主要应与以下疾病相鉴别：

1. 支气管哮喘　左心衰竭患者夜间阵发性呼吸困难，常称之为"心源性哮喘"，应与支气管哮喘相鉴别。前者多见于器质性心脏病患者，发作时必须坐起，重症者肺部有干、湿性啰音，甚至咳粉红色泡沫痰；后者多见于青少年有过敏史，发作时双肺可闻及典型哮鸣音，咳出白色黏痰后呼吸困难常可缓解。测定血浆BNP水平对鉴别心源性和支气管性哮喘有较大的参考价值。

2. 心包积液、缩窄性心包炎　由于腔静脉回流受阻同样可以引起颈静脉怒张、肝大、下肢水肿等表现，应根据病史、心脏及周围血管体征进行鉴别，超声心动图、CMR可确诊。

3. 肝硬化腹水伴下肢水肿　应与慢性右心衰竭鉴别，除基础心脏病体征有助于鉴别外，非心源性肝硬化不会出现颈静脉怒张等上腔静脉回流受阻的体征。

五、治疗

心衰的治疗目标为防止和延缓心力衰竭的发生发展；缓解临床症状，提高生活质量；改善长期预后，降低病死率与住院率。治疗原则：采取综合治疗措施，包括对各种可致心功能受损的疾病如冠心病、高血压、糖尿病的早期管理，调节心力衰竭的代偿机制，减少其负面效应，如拮抗神经体液因子的过度激活，阻止或延缓心室重塑的进展。

（一）一般治疗

1. 生活方式管理

（1）患者教育：心衰患者及家属应得到准确的有关疾病知识和管理的指导，内容包括健康的生活方式、平稳的情绪、适当的诱因规避、规范的药物服用、合理的随访计划等。

（2）体重管理：日常体重监测能简便直观地反映患者体液潴留情况及利尿剂疗效，帮助指导调整治疗方案。体重改变往往出现在临床体液潴留症状和体征之前。部分严重慢性心力衰竭患者存在临床或亚临床营养不良，若患者出现大量体脂丢失或干重减轻称为心源性恶液质，往往预示预后不良。

(3)饮食管理：心衰患者血容量增加，体内水钠潴留，减少钠盐摄入有利于减轻上述情况，但在应用强效排钠利尿剂时过分严格限盐可导致低钠血症。

2.休息与活动 急性期或病情不稳定者应限制体力活动，卧床休息，以降低心脏负荷，有利于心功能的恢复。但长期卧床易发生深静脉血栓形成甚至肺栓塞，同时也可能出现消化功能减低、肌肉萎缩、坠积性肺炎、褥疮等，适宜的活动能提高骨骼肌功能，改善活动耐量。因此，应鼓励病情稳定的心衰患者主动运动，根据病情轻重不同，在不诱发症状的前提下从床边小坐开始逐步增加有氧运动。

3.病因治疗

(1)病因治疗：对所有可能导致心脏功能受损的常见疾病如高血压病、冠心病、糖尿病、代谢综合征等，在尚未造成心脏器质性改变前即应早期进行有效治疗。对于少数病因未明的疾病如原发性扩张型心肌病等亦应早期积极干预，延缓疾病进展。

(2)消除诱因：常见的诱因为感染，特别是呼吸道感染，应积极选用适当的抗感染治疗。对于发热持续1周以上者应警惕感染性心内膜炎的可能。心律失常特别是心房颤动也是诱发心力衰竭的常见原因，快心室率心房颤动应尽快控制心室率，如有可能应及时复律。潜在的甲状腺功能亢进、贫血等也可能是心力衰竭加重的原因，应注意排查并予以纠正。

（二）药物治疗

1.利尿剂 利尿剂是心力衰竭治疗中改善症状的基石，是心衰治疗中唯一能够控制体液潴留的药物，但不能作为单一治疗。原则上在慢性心衰急性发作和明显体液潴留时应用。利尿剂的适量应用至关重要，剂量不足则体液潴留，将减低RASS抑制剂的疗效并增加B受体拮抗剂的负性肌力作用；剂量过大则容量不足，将增加RASS抑制剂及血管扩张剂的低血压及肾功能不全风险。

(1)袢利尿剂：以呋塞米（速尿）为代表，作用于髓袢升支粗段，排钠排钾，为强效利尿剂。对轻度心衰患者一般小剂量（20mg口服）起始，逐渐加量，一般控制体重下降$0.5 \sim 1.0$kg/d直至干重；重度慢性心力衰竭者可增至100mg每日2次，静脉注射效果优于口服。但须注意低血钾的副作用，应监测血钾。

(2)噻嗪类利尿剂：以氢氯噻嗪（双氢克尿噻）为代表，作用于肾远曲小管近端和髓袢升支远端，抑制钠的重吸收，并因Na^+-K^+交换同时降低钾的重吸收。GFR<30ml/min时作用明显受限。轻度心力衰竭可首选此药，$12.5 \sim 25$mg每日1次起始，逐渐加量，可增至每日$75 \sim 100$mg，分$2 \sim 3$次服用，同时注意电解质平衡，常与保钾利尿剂合用。因可抑制尿酸排泄引起高尿酸血症，长期大剂量应用可影响糖、脂代谢。

(3)保钾利尿剂：作用于肾远曲小管远端，通过拮抗醛固酮或直接抑制Na^+-K^+交换而具有保钾作用，利尿作用弱，多与上述两类利尿剂联用以加强利尿效果并预防低血钾。常用的有：螺内酯（安体舒通）、氨苯蝶啶、阿米洛利。

电解质紊乱是利尿剂长期使用最常见的副作用，特别是低血钾或高血钾均可导致严重后果，应注意监测。对于低钠血症应谨慎区分缺钠性（容量减少性）与稀释性（难治性水肿）。前者尿少而比重高，应给予高渗盐水补充钠盐；后者见于心力衰竭进行性恶化患者，尿少而比重低，应严格限制水的摄入，并按利尿剂抵抗处理。

2.RAAS抑制剂

(1)血管紧张素转换酶抑制剂(angiotensin converting enzyme inhibitors, ACEI)：通过抑制ACE减少血管紧张素 II (angiotensin II，AT II)生成而抑制RAAS；并通过抑制缓激肽降解而增强缓激肽活性及缓激肽介导的前列腺素生成，发挥扩血管作用，改善血流动力学；通过降低心衰患者神经－体液代偿机制的不利影响，改善心室重塑。临床研究证实ACEI早期足量应用除可缓解症状，还能延缓心衰进展，降低不同病因、不同程度心力衰竭患者及伴或不伴冠心病患者的死亡率。

ACEI有卡托普利、贝那普利、培哚普利、雷米普利、咪达普利、赖诺普利等，各种ACEI对心衰患者的症状、死亡率或疾病进展的作用无明显差异。以小剂量起始，如能耐受则逐渐加量，开始用药后1～2周内监测肾功能与血钾，后定期复查，长期维持终生用药。

ACEI的副作用主要包括低血压、肾功能一过性恶化、高血钾、干咳和血管性水肿等。有威胁生命的不良反应（血管性水肿和无尿性肾衰竭）、妊娠期妇女及ACEI过敏者应禁用；低血压、双侧肾动脉狭窄、血肌酐明显升高（>265μmol/L）、高血钾（>5.5mmol/L）者慎用。非甾体类抗炎药（NSAIDs）会阻断AECI的疗效并加重其副作用，应避免使用。

(2)血管紧张素受体拮抗剂（angiotensin receptor blockers, ARB）：ARB可阻断经ACE和非ACE途径产生的AT II与ATi受体结合，阻断RAS的效应，但无抑制缓激肽降解作用，因此干咳和血管性水肿的副作用较少见。心衰患者治疗首选ACEI，当ACEI引起干咳、血管性水肿时，不能耐受者可改用ARB，但已使用ARB且症状控制良好者不须换为ACEI。研究证实ACEI与ARB联用并不能使心衰患者获益更多，反而增加不良反应，特别是低血压和肾功能损害的发生，因此目前不主张心衰患者ACEI与ARB联合应用。

(3)醛固酮受体拮抗剂：螺内酯等抗醛固酮制剂作为保钾利尿剂，能阻断醛固酮效应，抑制心血管重塑，改善心衰的远期预后。但必须注意血钾的监测，近期有肾功能不全、血肌酐升高或高钾血症者不宜使用。依普利酮（eplerenone）是一种新型选择性醛固酮受体拮抗剂，可显著降低轻度心衰患者心血管事件的发生风险、减少住院率、降低心血管病死亡率，且尤适用于老龄、糖尿病和肾功能不全患者。

(4)肾素抑制剂：血浆肾素活性是动脉粥样硬化、糖尿病和心力衰竭等患者发生心血管事件和预测死亡率的独立危险因素。雷米吉仑（remikiren）、依那吉仑（enalkiren）等特异性肾素抗体以及肽类肾素拮抗剂，因其口服制剂的生物利用度较低、作用维持时间短、合成费用高等缺点，最终未能成功应用于临床。阿利吉仑（aliskiren）是新一代口服非肽类肾素抑制剂，能通过直接抑制肾素降低血浆肾素活性，并阻断噻嗪类利尿剂、ACEI/ARB应用所致的肾素堆积，有效降压且对心率无明显影响。但有待进一步研究以获得更广泛的循证依据，目前不推荐用于ACEI/ARB的替代治疗。

3.β受体拮抗剂　β受体拮抗剂可抑制交感神经激活对心力衰竭代偿的不利作用。心力衰竭患者长期应用β受体拮抗剂能减轻症状、改善预后、降低死亡率和住院率，且在已接受ACEI治疗的患者中仍能观察到β受体拮抗剂的上述益处，说明这两种神经内分泌系统阻滞剂的联合应用具有叠加效应。

目前已经临床验证的β受体拮抗剂包括选择性β$_1$受体拮抗剂美托洛尔、比索洛尔与非选择性肾上腺素能α$_1$、β$_1$和β$_2$受体拮抗剂卡维地洛（carvedilol）。β受体拮抗剂的禁忌证为支气管痉挛性疾病、严重心动过缓、二度及二度以上房室传导阻滞、严重周围血管疾病（如雷诺病）和重度急性心衰。所有病情稳定并无禁忌证的心功能不全患者一经诊断均应立即以小剂量起始应用β受体拮抗剂，逐渐增加达最大耐受剂量并长期维持。其主要目的在于延缓疾病进展，减少猝死。对于存在体液潴留的患者应与利尿剂同时使用。

突然停用β受体拮抗剂可致临床症状恶化，应予避免。多项临床试验表明，在慢性心力衰竭急性失代偿期或急性心力衰竭时，持续服用原剂量β受体拮抗剂不仅不增加风险，且较减量或中断治疗者临床转归更好。因此，对于慢性心衰急性失代偿的患者，应根据患者的实际临床情况在血压允许的范围内尽可能地继续β受体拮抗剂治疗，以获得更佳的治疗效果。

4.正性肌力药

(1)洋地黄类药物：洋地黄类药物作为正性肌力药物的代表用于治疗心衰已有两百余

年的历史，尽管如此，研究证实地高辛(digoxin)可显著减轻轻中度心衰患者的临床症状，改善生活质量，提高运动耐量，减少住院率，但对生存率无明显改变。

洋地黄类药物通过抑制Na^+-K^+-ATP酶发挥药理作用：①正性肌力作用：促进心肌细胞Ca^{2+}-Na^+交换，升高细胞内Ca^{2+}浓度而增强心肌收缩力。而细胞内K^+浓度降低，成为洋地黄中毒的重要原因。②电生理作用：一般治疗剂量下，洋地黄可抑制心脏传导系统，对房室交界区的抑制最为明显。当血钾过低时，更易发生各种快速性心律失常。③迷走神经兴奋作用：作用于迷走神经传入纤维增加心脏压力感受器的敏感性，反馈抑制中枢神经系统的兴奋冲动，可对抗心衰时交感神经兴奋的不利影响，但尚不足以取代β受体拮抗剂的作用。④作用于肾小管细胞减少钠的重吸收并抑制肾素分泌。

洋地黄制剂：地高辛是最常用且唯一经过安慰剂对照研究进行疗效评价的洋地黄制剂，常以每日0.125～0.25mg起始并维持，70岁以上、肾功能损害或干重低的患者应予更小剂量(每日或隔日0.125mg)起始。毛花苷C（lanatoside C，西地兰）、毒毛花苷K(strophantlun K)均为快速起效的静脉注射用制剂，适用于急性心力衰竭或慢性心衰加重时。

洋地黄的临床应用：伴有快速心房颤动/心房扑动的收缩性心力衰竭是应用洋地黄的最佳指征，包括扩张型心肌病、二尖瓣或主动脉瓣病变、陈旧性心肌梗死及高血压心脏病所致慢性心力衰竭。在利尿剂、ACEI/ARB和β受体拮抗剂治疗过程中仍持续有心衰症状的患者可考虑加用地高辛。但对代谢异常引起的高排血量心衰如贫血性心脏病、甲状腺功能亢进以及心肌炎、心肌病等病因所致心衰，洋地黄治疗效果欠佳。肺源性心脏病常伴低氧血症，与心肌梗死、缺血性心肌病均易发生洋地黄中毒，应慎用；应用其他可能抑制窦房结或房室结功能或可能影响地高辛血药浓度的药物（如胺碘酮或β受体拮抗剂）时须慎用或减量；肥厚型心肌病患者增加心肌收缩性可能使原有的血流动力学障碍更为加重，禁用洋地黄；风湿性心脏病单纯二尖瓣狭窄伴窦性心律的肺水肿患者因增加右心室收缩功能可能加重肺水肿程度而禁用；严重窦性心动过缓或房室传导阻滞患者在未植入起搏器前禁用。对于液体潴留或低血压等心衰症状急性加重的患者，应首选静脉制剂，待病情稳定后再应用地高辛作为长期治疗策略之一。

洋地黄中毒及其处理：①洋地黄中毒表现：洋地黄中毒最重要的表现为各类心律失常，常见为室性期前收缩，多表现为二联律，非阵发性交界区心动过速，房性期前收缩，心房颤动及房室传导阻滞等。快速房性心律失常伴传导阻滞是洋地黄中毒的特征性表现。洋地黄可引起心电图ST-T改变称为"鱼钩"样改变，但不能据此诊断洋地黄中毒。洋地黄类药物中毒的胃肠道表现如恶心、呕吐，以及神经系统症状如视力模糊、黄视、绿视、定向力障碍、意识障碍等则较少见。②影响洋地黄中毒的因素：洋地黄中毒与地高辛血药浓度高于2.0ng/ml相关，但在心肌缺血、缺氧及低血钾、低血镁、甲状腺功能减退的情况下则中毒剂量更小。肾功能不全、低体重以及与其他药物的相互作用也是引起中毒的因素，心血管病常用药物如胺碘酮、维拉帕米及奎尼丁等均可降低地高辛的经肾排泄率而增加中毒的可能性。③洋地黄中毒的处理：发生洋地黄中毒后应立即停药。单发性室性期前收缩、一度房室传导阻滞等停药后常自行消失；对快速性心律失常者，如血钾浓度低则可用静脉补钾，如血钾不低可用利多卡因或苯妥英钠。电复律一般禁用，因易致心室颤动。有传导阻滞及缓慢性心律失常者可予阿托品静脉注射，此时异丙肾上腺素易诱发室性心律失常，不宜应用。

(2)非洋地黄类正性肌力药

①β受体兴奋剂：多巴胺与多巴酚丁胺是常用的静脉制剂，多巴胺是去甲肾上腺素前体，较小剂量[<2μg/(kg.min)]激动多巴胺受体，可降低外周阻力，扩张肾血管、冠脉和

脑血管；中等剂量[2～5μg/(kg.min)]激动β₁和β₂受体，表现为心肌收缩力增强，血管扩张，特别是肾小动脉扩张，心率加快不明显，能显著改善心力衰竭的血流动力学异常；大剂量[5～10μg/(kg.min)]则可兴奋仪受体，出现缩血管作用，增加左心室后负荷。多巴酚丁胺是多巴胺的衍生物，扩血管作用不如多巴胺明显，加快心率的效应也比多巴胺小。两者均只能短期静脉应用，在慢性心衰加重时起到帮助患者渡过难关的作用，连续用药超过72小时可能出现耐药，长期使用将增加死亡率。

②磷酸二酯酶抑制剂：包括米力农、氨力农等，通过抑制磷酸二酯酶活性促进Ca²⁺通道膜蛋白磷酸化，Ca²⁺内流增加，从而增强心肌收缩力。磷酸二酯酶抑制剂短期应用可改善心衰症状，但已有大规模前瞻性研究证明，长期应用米力农治疗重症慢性心力衰竭，患者的死亡率增加，其他的相关研究也得出同样的结论。因此，仅对心脏术后急性收缩性心力衰竭、难治性心力衰竭及心脏移植前的终末期心力衰竭的患者短期应用。

心衰患者的心肌处于血液或能量供应不足的状态，过度或长期应用正性肌力药物将扩大能量的供需矛盾，加重心肌损害，增加死亡率。为此，在心衰治疗中不应以正性肌力药取代其他治疗用药。

5.扩血管药物 慢性心力衰竭的治疗并不推荐血管扩张药物的应用，仅在伴有心绞痛或高血压的患者可考虑联合治疗，对存在心脏流出道或瓣膜狭窄的患者应禁用。

6.抗心力衰竭药物治疗进展

(1)人重组脑钠肽(thBNP)：如奈西立肽(nesiritide)，具有排钠利尿、抑制交感神经系统、扩张血管等作用，适用于急性失代偿性心衰。

(2)左西孟旦(levosimendan)：通过与心肌细胞上的肌钙蛋白C结合，增加肌丝对钙的敏感性从而增强心肌收缩，并通过介导三磷酸腺苷(ATP)敏感的钾通道，扩张冠状动脉和外周血管，改善顿抑心肌的功能，减轻缺血并纠正血流动力学紊乱，适用于无显著低血压或低血压倾向的急性左心衰患者。

(3)伊伐布雷定(ivabradine)：首个选择性特异性窦房结I₁电流抑制剂，对心脏内传导、心肌收缩或心室复极化无影响，且无β受体拮抗剂的不良反应或反跳现象。

(4)AVP受体拮抗剂（托伐普坦tolvaptan)：通过结合V₂受体减少水的重吸收，因不增加排钠而优于利尿剂，因此可用于治疗伴有低钠血症的心力衰竭。

（三）非药物治疗

1.心脏再同步化治疗(cardiac resynchronization therapy，CRT) 部分心力衰竭患者存在房室、室间和(或)室内收缩不同步,进一步导致心肌收缩力降低。CRT通过改善房室、室间和（或）室内收缩同步性增加心排量，可改善心衰症状、运动耐量，提高生活质量，减少住院率并明显降低死亡率。慢性心力衰竭患者的CRT的I类适应证包括：已接受最佳药物治疗仍持续存在心力衰竭症状、LVEF≤35%、心功能NYHA分级III-IV级、窦性节律时心脏不同步（QRS间期>120ms)。但部分患者对CRT治疗反应不佳，完全性左束支传导阻滞是CRT有反应的最重要指标。

2.左室辅助装置(left ventricular assistant device，LVAD) 适用于严重心脏事件后或准备行心脏移植术患者的短期过渡治疗和急性心衰的辅助性治疗。LVAD的小型化、精密化、便携化已可实现，有望用于药物疗效不佳的心衰患者，成为心衰器械治疗的新手段。

3.心脏移植 是治疗顽固性心力衰竭的最终治疗方法。但因其供体来源及排异反应而难以广泛开展。

4.细胞替代治疗 目前仍处于临床试验阶段，干细胞移植在修复受损心肌、改善心功能方面表现出有益的趋势，但仍存在移植细胞来源、致心律失常、疗效不稳定等诸多问题，尚须进一步解决。

（四）舒张性心力衰竭的治疗

舒张性心力衰竭常同时存在收缩功能不全，若客观检查（超声心动图）左心室舒张末压(LV-EDP)增高，而左心室不大，LVEF正常则表明以舒张功能不全为主。最常见于肥厚型心肌病。治疗的原则与收缩功能不全有所差别，主要措施如下：

1.积极寻找并治疗基础病因　如治疗冠心病或主动脉瓣狭窄、有效控制血压等。

2.降低肺静脉压　限制钠盐摄入，应用利尿剂；若肺淤血症状明显，可小剂量应用静脉扩张剂(硝酸盐制剂)减少静脉回流，但应避免过量致左心室充盈量和心排血量明显下降。

3.β受体拮抗剂　主要通过减慢心率使舒张期相对延长而改善舒张功能，同时降低高血压，减轻心肌肥厚，改善心肌顺应性。因此其应用不同于收缩性心力衰竭，一般治疗目标为维持基础心率50～60次/分。

4.钙通道阻滞剂　降低心肌细胞内钙浓度，改善心肌主动舒张功能；降低血压，改善左心室早期充盈，减轻心肌肥厚，主要用于肥厚型心肌病。维拉帕米和地尔硫䓬尽管有一定的负性肌力作用，但能通过减慢心率而改善舒张功能。

5.ACEI/ARB　有效控制高血压，从长远来看改善心肌及小血管重构，有利于改善舒张功能，最适用于高血压性心脏病及冠心病。

6.尽量维持窦性心律，保持房室顺序传导，保证心室舒张期充分的容量。

7.在无收缩功能障碍的情况下，禁用正性肌力药物。

（吴涛）

第二节　急性心力衰竭

急性心力衰竭(acute heart failure，AHF)是指心力衰竭急性发作和（或）加重的一种临床综合征，可表现为急性新发或慢性心衰急性失代偿。

一、类型

（一）临床分类

1.急性左心衰竭　急性发作或加重的心肌收缩力明显降低、心脏负荷加重，造成急性心排血量骤降、肺循环压力突然升高、周围循环阻力增加，出现急性肺淤血、肺水肿并可伴组织器官灌注不足和心源性休克的临床综合征。包括慢性心衰急性失代偿、急性冠脉综合征、高血压急症、急性心瓣膜功能障碍、急性重症心肌炎、围生期心肌病和严重心律失常。

2.急性右心衰竭　右心室心肌收缩力急剧下降或右心室的前后负荷突然加重，引起右心排血量急剧减低的临床综合征，常由右心室梗死、急性大面积肺栓塞、右心瓣膜病所致。

3.非心源性急性心衰　常由高心排血量综合征、严重肾脏疾病（心肾综合征）、严重肺动脉高压等所致。

（二）严重程度分类

Killip分级适用于评价急性心肌梗死时心力衰竭的严重程度。

Ⅰ级：无心力衰竭的临床症状与体征。

Ⅱ级：有心力衰竭的临床症状与体征。肺部50%以下肺野湿性啰音，心脏第三心音奔马律，肺静脉高压，胸片见肺淤血。

Ⅲ级：严重的心力衰竭临床症状与体征。严重肺水肿，肺部50%以上肺野湿性啰音。

Ⅳ级：心源性休克。

二、临床表现

突发严重呼吸困难，呼吸频率常达每分钟30～40次，强迫坐位、面色灰白、发绀、大汗、烦躁，同时频繁咳嗽，咳粉红色泡沫状痰。极重者可因脑缺氧而致神志模糊。发病伊始可有一过性血压升高，病情如未缓解，血压可持续下降直至休克。听诊时两肺满布湿性啰音和哮鸣音，心尖部第一心音减弱，率快，同时有舒张早期第三心音奔马律，肺动脉瓣第二心音亢进。胸部X线片显示：早期间质水肿时，上肺静脉充盈、肺门血管影模糊、小叶间隔增厚；肺水肿时表现为蝶形肺门；严重肺水肿时，为弥漫满肺的大片阴影。重症患者采用漂浮导管行床边血流动力学监测，肺毛细血管楔压随病情加重而增高，心脏指数则相反。

三、诊断和鉴别诊断

根据典型症状与体征，一般不难作出诊断。急性呼吸困难与支气管哮喘的鉴别前已述及，与肺水肿并存的心源性休克与其他原因所致休克不难鉴别。疑似患者可行BNP/NT-proBNP检测鉴别，阴性者几乎可排除急性心力衰竭的诊断。

四、治疗

急性左心衰竭时的缺氧和严重呼吸困难是致命的威胁，必须尽快缓解。

（一）基本处理

1. 体位　半卧位或端坐位，双腿下垂，以减少静脉回流。

2. 吸氧　立即高流量鼻管给氧，严重者采用无创呼吸机持续加压（CPAP）或双水平气道正压（BiPAP）给氧，增加肺泡内压，既可加强气体交换，又可对抗组织液向肺泡内渗透。

3. 救治准备　静脉通道开放，留置导尿管，心电监护及经皮血氧饱和度监测等。

4. 镇静　吗啡3～5mg静脉注射不仅可以使患者镇静，减少躁动所带来的额外的心脏负担，同时也具有舒张小血管的功能而减轻心脏负荷。必要时每间隔15分钟重复1次，共2～3次。老年患者可减量或改为肌肉注射。

5. 快速利尿　呋塞米20～40mg于2分钟内静脉注射，4小时后可重复1次。除利尿作用外，还有静脉扩张作用，有利于肺水肿缓解。

6. 氨茶碱　解除支气管痉挛，并有一定的增强心肌收缩、扩张外周血管作用。

7. 洋地黄类药物　毛花苷C静脉给药最适合用于有快速心室率的心房颤动并心室扩大伴左心室收缩功能不全者，首剂0.4～0.8mg，2小时后可酌情再给0.2～0.4mg。

（二）血管活性药物

1. 血管扩张剂　须密切监测血压变化，小剂量慢速给药并合用正性肌力药物。

（1）硝普钠：为动、静脉血管扩张剂，静脉注射后2～5分钟起效，起始剂量0.3vg/（kg.min）静脉滴注，根据血压逐步增加剂量，因含有氰化物，用药时间不宜连续超过24小时。

（2）硝酸酯类：扩张小静脉，降低回心血量，使LVEDP及肺血管压降低，患者对本药的耐受量个体差异很大，常用药物包括硝酸甘油、双硝酸异山梨醇酯，后者作用机制基本类似于硝酸甘油。以异舒吉为例，1～3mg/h扩张小静脉，减轻心脏前负荷；3～7mg/h扩张动脉，改善冠状动脉血流；7～12mg/h扩张阻力血管，降低心脏后负荷。其耐药性和血压、浓度稳定性优于硝酸甘油。

（3）α受体拮抗剂：选择性结合α肾上腺受体，扩张血管，降低外周阻力，减轻心脏后负荷，并降低肺毛细血管压，减轻肺水肿，也有利于改善冠状动脉供血。常用药物乌拉地尔（urapidil），扩张静脉的作用大于动脉，并能降低肾血管阻力，还可激活中枢5-羟色胺1A受体，降低延髓心血管调节中枢交感神经冲动发放，且对心率无明显影响。

2. 正性肌力药物

（1）β受体兴奋剂：小到中等剂量多巴胺可通过降低外周阻力，增加肾血流量，增加心肌收缩力和心输出量而均有利于改善AHF的病情。但大剂量可增加左心室后负荷和肺动脉压而对患者有害。多巴酚丁胺起始剂量同多巴胺，根据尿量和血流动力学监测结果调整，应注意其致心律失常的副作用。

（2）磷酸二酯酶抑制剂：米力农兼有正性肌力及降低外周血管阻力的作用。AHF时在扩血管利尿的基础上短时间应用米力农可能取得较好的疗效。

（三）机械辅助治疗

主动脉内球囊反搏（intra-aortic balloon counterpulsation，IABP）可用于冠心病急性左心衰患者。对极危重患者，有条件的医院可采用LVAD和临时心肺辅助系统。

（四）病因治疗

应根据条件适时对诱因及基本病因进行治疗。

（吴涛）

第三章　心律失常

第一节　概　述

一、心脏传导系统的解剖

心脏传导系统由负责正常心电冲动形成与传导的特殊心肌组成。它包括窦房结、结间束、房室结、希氏束、左、右束支和普肯耶纤维网。

窦房结是心脏正常窦性心律的起搏点，位于上腔静脉入口与右心房后壁的交界处，长10～20mm，宽2～3mm。主要由P（起搏）细胞与T（移行）细胞组成。冲动在P细胞形成后，通过T细胞传导至窦房结以外的心房组织。窦房结动脉起源于右冠状动脉者占60%，起源于左冠状动脉回旋支者占40%。

结间束连接窦房结与房室结，分成前、中与后三束。房室结位于房间隔的右后下部、冠状窦开口前、三尖瓣附着部的上方，长7mm，宽4mm。其上部为移行细胞区，与心房肌接续；中部为致密部，肌纤维交织排列；下部纤维呈纵向行走，延续至希氏束。房室结的血供通常来自右冠状动脉。

希氏束为索状结构，长15mm，起自房室结前下缘，穿越中央纤维体后，行走于室间隔嵴上，然后分成左、右束支。左束支稍后分为前、后分支，分别进入两组乳头肌。由于左束支最先抵达室间隔左室面，遂使该区域成为心脏最早的激动部位。右束支沿室间隔右侧面行进，至前乳头肌根部再分成许多细小分支。左、右束支的终末部呈树枝状分布，组成普肯耶纤维网，潜行于心内膜下。这些组织的血液供应来自冠状动脉前降支与后降支。

冲动在窦房结形成后，随即由结间通道和普通心房肌传递，抵达房室结及左心房。冲动在房室结内传导速度极为缓慢，抵达希氏束后传导再度加速。束支与普肯耶纤维的传导速度均极为快捷，使全部心室肌几乎同时被激动。最后，冲动抵达心外膜，完成一次心动周期。

心脏传导系统接受迷走与交感神经支配。迷走神经兴奋性增加抑制窦房结的自律性与传导性，延长窦房结与周围组织的不应期，减慢房室结的传导并延长其不应期。交感神经的作用与迷走神经相反。

二、心律失常的分类

心律失常（cardiac arrhythmia）是指心脏冲动的频率、节律、起源部位、传导速度或激动次序的异常。按其发生原理，可分为冲动形成异常和冲动传导异常两大类。按照心律失常发生时心率的快慢，可分为快速性与缓慢性心律失常两大类。本章主要依据心律失常发生部位和发生机制、同时参照心律失常时心率快慢进行分类。

（一）冲动形成异常

1.窦性心律失常　（1）窦性心动过速；（2）窦性心动过缓；（3）窦性心律不齐；（4）窦性停搏。

2.异位心律失常

（1）被动性异位心律：①房性逸搏及房性逸搏心律；②交界区逸搏及交界区逸搏心律；③室性逸搏及室性逸搏心律。

（2）主动性异位心律：①期前收缩（房性、房室交界区性、室性）；②阵发性心动过速（房性、房室交界区性、房室折返性、室性）；③心房扑动、心房颤动；④心室扑动、心室颤动。

（二）冲动传导异常

1.生理性　干扰及干扰性房室分离。

2.病理性

（1）心脏传导阻滞：①窦房传导阻滞；②房内传导阻滞；③房室传导阻滞（一度、二度和三度房室阻滞）；④束支或分支阻滞（左、右束支及左束支分支传导阻滞）或室内阻滞。

（2）折返性心律：阵发性心动过速（常见房室结折返、房室折返和心室内折返）。

3.房室间传导途径异常　预激综合征。

三、心律失常发生机制

心律失常的发生机制包括冲动形成的异常和（或）冲动传导的异常。

（一）冲动形成异常

窦房结、结间束、冠状窦口附近、房室结的远端和希氏束·普肯耶系统等处的心肌细胞均具有自律性。自主神经系统兴奋性改变或其内在病变，均可导致不适当的冲动发放。此外，原来无自律性的心肌细胞，如心房、心室肌细胞，亦可在病理状态下出现异常自律性，诸如心肌缺血、药物、电解质紊乱、儿茶酚胺增多等均可导致自律性异常增高而形成各种快速性心律失常。

触发活动（triggered activity）是指心房、心室与希氏束-普肯耶组织在动作电位后产生除极活动，被称为后除极（after depolarization）。若后除极的振幅增高并达到阈值，便可引起反复激动，持续的反复激动即构成快速性心律失常。它可见于局部出现儿茶酚胺浓度增高、心肌缺血-再灌注、低血钾、高血钙及洋地黄中毒时。

（二）冲动传导异常

折返是快速心律失常的最常见发生机制。产生折返的基本条件是传导异常，它包括：

1.心脏两个或多个部位的传导性与不应期各不相同，相互连接形成一个闭合环。

2.其中一条通道发生单向传导阻滞。

3.另一通道传导缓慢，使原先发生阻滞的通道有足够时间恢复兴奋性。

4.原先阻滞的通道再次激动，从而完成一次折返激动。冲动在环内反复循环，产生持续而快速的心律失常。

冲动传导至某处心肌，如适逢生理性不应期，可形成生理性阻滞或干扰现象。传导障碍并非由于生理性不应期所致者，称为病理性传导阻滞。

四、心律失常的诊断

（一）病史

心律失常的诊断应从详尽采集病史入手。让患者客观描述发生心悸等症状时的感受。病史通常能提供对诊断有用的线索：

1.心律失常的存在及其类型。

2.心律失常的诱发因素：烟、酒、咖啡、运动及精神刺激等。

3. 心律失常发作的频繁程度、起止方式。

4. 心律失常对患者造成的影响，产生症状或存在的潜在预后意义。

5. 心律失常对药物和非药物方法如体位、呼吸、活动等的反应。

（二）体格检查

除检查心率与节律外，某些心脏体征有助心律失常的诊断。例如，完全性房室传导阻滞或房室分离时心律规则，因PR间期不同，第一心音强度亦随之变化。若心房收缩与房室瓣关闭同时发生，颈静脉可见巨大a波（canon wave）。左束支传导阻滞可伴随第二心音反常分裂。

颈动脉窦按摩通过提高迷走神经张力，减慢窦房结冲动发放频率和延长房室结传导时间与不应期，可对某些心律失常的及时终止和诊断提供帮助。其操作方法是：患者取平卧位，尽量伸展颈部，头部转向对侧，轻轻推开胸锁乳突肌，在下颌角处触及颈动脉搏动，先以手指轻触并观察患者反应。如无心率变化，继续以轻柔的按摩手法逐渐增加压力，持续约5秒。严禁双侧同时施行。老年患者颈动脉窦按摩偶尔会引起脑梗死，事前应在颈部听诊，如听到颈动脉血管杂音应禁止施行。窦性心动过速对颈动脉窦按摩的反应是心率逐渐减慢，停止按摩后恢复至原来水平。房室结参与的折返性心动过速的反应是可能心动过速突然终止。心房颤动与扑动的反应是心室率减慢，后者心房率与心室率可呈2～4:1比例变化，随后恢复原来心室率，但心房颤动与扑动依然存在。

（三）心电图检查

是诊断心律失常最重要的一项无创伤性检查技术。应记录12导联心电图，并记录清楚显示P波导联的心电图长条以备分析，通常选择V_1或II导联。系统分析应包括：心房与心室节律是否规则，频率各为若干？PR间期是否恒定?P波与QRS波形态是否正常?P波与QRS波的相互关系等。

（四）长时间心电图记录

动态心电图(Holter ECG monitoring)检查使用一种小型便携式记录器，连续记录患者24小时的心电图，患者日常工作与活动均不受限制。这项检查便于了解心悸与晕厥等症状的发生是否与心律失常有关、明确心律失常或心肌缺血发作与日常活动的关系以及昼夜分布特征、协助评价抗心律失常药物疗效、起搏器或植入型心律转复除颤器的疗效以及是否出现功能障碍。

若患者心律失常间歇发作且不频繁，有时难以用动态心电图检查发现。此时，可应用事件记录器(event recorder)记录发生心律失常及其前后的心电图，通过直接回放或经电话（包括手机）或互联网将实时记录的心电图传输至医院。植入式循环心电记录仪(implantable looprecords, ILRs)埋植于患者皮下，可自行启动、检测和记录心律失常，其电池寿命达36个月，可用于发作不频繁、原因未明而可能系心律失常所致的晕厥患者。缺点是需要一个小切口手术，费用高昂。

（五）运动试验

患者在运动时出现心悸症状，可作运动试验协助诊断。但应注意，正常人进行运动试验，亦可发生室性期前收缩。运动试验诊断心律失常的敏感性不如动态心电图。

（六）食管心电图

解剖上左心房后壁毗邻食管，因此，插入食管电极导管并置于心房水平时，能记录到清晰的心房电位，并能进行心房快速起搏或程序电刺激。

食管心电图结合电刺激技术对常见室上性心动过速发生机制的判断可提供帮助，如确定是否存在房室结双径路。食管心电图能清晰地识别心房与心室电活动，便于确定房室分离，有助于鉴别室上性心动过速伴有室内差异性传导与室性心动过速。食管快速心房起搏能使预激图形明显化，有助于不典型的预激综合征患者确诊。应用电刺激诱发与终止心动过速，可协助评价抗心律失常药物疗效。食管心房刺激技术亦用于评价窦房结功能，或用来终止不愿/不能应用药物或药物治疗无效的某些类型室上性折返性心动过速。

（七）心腔内电生理检查

心腔内心电生理检查是将几根多电极导管经静脉和（或）动脉插入，放置在心腔内的不同部位辅以8～12通道以上多导生理仪同步记录各部位电活动，包括右心房、右心室、希氏束、冠状静脉窦（反映左心房、心室电活动）。同时可应用程序电刺激和快速心房或心室起搏，测定心脏不同组织的电生理功能；诱发临床出现过的心动过速；预测和评价不同的治疗措施（如药物、起搏器、植入型心律转复除颤器、导管消融与手术治疗）的疗效。心腔内电生理检查多基于以下三个方面的原因：①诊断性应用：确立心律失常及其类型的诊断，了解心律失常的起源部位与发生机制。②治疗性应用：以电刺激终止心动过速发作或评价某项治疗措施能否防止电刺激诱发的心动过速；植入性电装置能否正确识别与终止电诱发的心动过速；通过电极导管，以不同种类的能量（射频、冷冻、超声等）消融参与心动过速形成的心肌，以达到治愈心动过速的目的。③判断预后：通过电刺激确定患者是否易于诱发室性心动过速、有无发生心脏性猝死的危险。患者进行心电生理检查的主要适应证包括：

1.窦房结功能测定　当患者出现发作性晕厥症状，临床怀疑病态窦房结综合征，但缺乏典型心电图表现，可进行心电生理检查测定窦房结功能。测定指标包括：

(1)窦房结恢复时间(sinus node recovery time, SNRT)：于高位右心房起搏，频率逐级加速，随后骤然终止起搏。SNRT是从最后一个右房起搏波至第一个恢复的窦性心房波之间的时限。如将此值减去起搏前窦性周期时限，称为校正的窦房结恢复时间(corrected SNRT, CSNRT)。正常时，SNRT不应超过2000ms，CSNRT不超过525ms。

(2)窦房传导时间(sinoatrial conduction time, SACT)：通过对心房程序期前刺激模拟具有不完全代偿的期前收缩进行测定和计算。SACT正常值不超过147ms。SNRT与SACT对病态窦房结综合征诊断的敏感性各为50%左右，合用时可达65%，特异性为88%。当上述测定结果异常时，确立诊断的可能性较大。若属正常范围，仍不能排除窦房结功能减低的可能性。

2.房室与室内传导阻滞　体表心电图往往不能准确判断房室及室内传导阻滞的部位，当需要了解阻滞的确切部位时，可做心电生理检查。

房室传导系统心电生理检查内容包括：测定房室结维持1:1传导的最高心房起搏频率（正常不小于130次/分）；以程序心房刺激测定房室结与希氏束-普肯耶系统的不应期以及各种传导间期，如PA（反映心房内传导）、AH（反映房室结传导）、HV（反映希氏束，普肯耶系统传导）。

室内（希氏束分叉以下）传导阻滞时体表心电图PR间期可正常或延长，但HV间期延长（>55ms）。如HV间期显著延长（>80ms），提示患者发生完全性房室传导阻滞的危险性颇高。HV间期延长对传导障碍诊断的特异性高（约80%），但敏感性低（约66%）。

3.心动过速　当出现以下几种情况时应进行心电生理检查：

(1)室上性或室性心动过速反复发作伴有明显症状，药物治疗效果欠佳者。

(2)发作不频繁难以作明确的诊断。

(3)鉴别室上性心动过速伴有室内差异性传导抑或室性心动过速有困难者。

(4)进行系列的心电生理-药理学试验以确定抗心律失常药物疗效；评价各种非药物治疗方法的效果。

(5)心内膜标测确定心动过速的起源部位，并同时进行导管消融治疗。

4.不明原因晕厥 晕厥的病因包括心脏性与非心脏性两大类。引起晕厥的三种常见的心律失常是：病态窦房结综合征、房室传导阻滞及心动过速。晕厥患者应首先接受详细的病史询问、体格检查、神经系统检查。无创伤性心脏检查包括体表心电图、动态心电图、运动试验与倾斜试验。如上述检查仍未明确晕厥的病因，患者又患有器质性心脏病时，应接受心电生理检查。此项检查可在70%的患者获得有诊断价值的结果，非器质性心脏病患者则仅为12%。

（八）三维心脏电生理标测及导航系统

常规的心腔内电生理标测对于复杂的心律失常，往往因空间定位不确切使得手术时间和X线曝光时间长且手术成功率不高。三维心脏电生理标测及导航系统（三维标测系统）是近年来出现的新的标测技术，能够减少X线曝光时间，提高消融成功率，加深对心律失常机制的理解。

临床上常应用的三维标测系统包括：心脏电解剖标测系统(Carto)、接触标测系统(EnSiteNavX)以及非接触标测系统(EnSite Array)。主要功能包括：三维解剖定位、激动顺序标测、电压标测以及碎裂电位标测等，还可以将心脏三维CT、磁共振影像等与系统构建的三维模型进行整合，建立更为直观、准确的心脏解剖构形。临床中三维标测系统可用于不适当窦性心动过速、室上性心动过速、预激综合征、频发房性期前收缩、局灶性或折返性房性心动过速、心房扑动、心房颤动、室性期前收缩、特发性室性心动过速、器质性室性心律失常的导管消融等。 （吴涛）

第二节 窦性心律失常

正常窦性心律的冲动起源于窦房结，频率为60～100次/分。心电图显示窦性心律的P波在Ⅰ、Ⅱ、aVF导联直立，aVR倒置；PR间期0.12～0.20s。窦性心律失常是由于窦房结冲动发放频率的异常或窦性冲动向心房的传导受阻所导致的心律失常。根据心电图及临床表现分为窦性心动过速、窦性心动过缓、窦性停搏、窦房传导阻滞以及病态窦房结综合征。

一、窦性心动过速

成人窦性心律的频率超过100次/分为窦性心动过速(sinus tachycardia)。窦性心动过速可见于健康人吸烟、饮茶或咖啡、饮酒、体力活动及情绪激动时。某些病理状态，如发热、甲状腺功能亢进、贫血、休克、心肌缺血、充血性心力衰竭以及应用肾上腺素、阿托品等药物亦可引起窦性心动过速。窦性心动过速通常逐渐开始和终止，频率大多在100～150次/分之间，偶有高达200次/分。刺激迷走神经可使其频率逐渐减慢，停止刺激后又加速至原先水平。窦性心动过速的治疗应针对病因和去除诱发因素，如治疗心力衰竭、纠正贫血、控制甲状腺功能亢进等。必要时β受体拮抗剂或非二氢吡啶类钙通道阻滞剂（如地尔硫䓬）可用于减慢心率。

二、窦性心动过缓

成人窦性心律的频率低于60次/分称为窦性心动过缓(sinus bradycardia)。窦性心动过缓常见于健康的青年人、运动员与睡眠状态。其他原因包括颅内疾患、严重缺氧、低温、甲状腺功能减退、阻塞性黄疸以及应用拟胆碱药物、胺碘酮、β受体拮抗剂、非二氢吡啶类的钙通道阻滞剂或洋地黄等药物。窦房结病变和急性下壁心肌梗死亦常发生窦性心动过缓。无症状的窦性心动过缓通常无需治疗。如因心率过慢，出现心排血量不足症状，可应用阿托品或异丙肾上腺素等药物，但长期应用往往效果不确定，易发生严重副作用，故应考虑心脏起搏治疗。

三、窦性停搏

窦性停搏或窦性静止(sinus pause or sinus arrest)是指窦房结不能产生冲动。心电图表现为在较正常PP间期显著长的间期内无P波发生,或P波与QRS波均不出现,长的PP间期与基本的窦性PP间期无倍数关系。长时间的窦性停搏后,下位的潜在起搏点,如房室交界处或心室,可发出单个逸搏或逸搏性心律控制心室。过长时间的窦性停搏(>3秒)且无逸搏发生时,患者可出现黑蒙、短暂意识障碍或晕厥,严重者可发生Adams-Stokes综合征,甚至死亡。窦性停搏多见于窦房结变性与纤维化、急性下壁心肌梗死、脑血管意外等病变以及迷走神经张力增高或颈动脉窦过敏。此外,应用洋地黄类药物、乙酰胆碱等药物亦可引起窦性停搏。治疗可参照病态窦房结综合征。

四、窦房传导阻滞

窦房传导阻滞(sinoatrial block, SAB)简称窦房阻滞,指窦房结冲动传导至心房时发生延缓或阻滞。理论上SAB亦可分为三度。多见于神经张力增高、颈动脉窦过敏、急性下壁心肌梗死、心肌病、洋地黄中毒和高血钾等。

由于体表心电图不能显示窦房结电活动,因而无法确立一度窦房传导阻滞的诊断。三度窦房传导阻滞与窦性停搏鉴别困难。二度窦房传导阻滞分为两型:莫氏(Mobitz)I型即文氏(Wenckebach)阻滞,表现为PP间期进行性缩短,直至出现一次长PP间期,该长PP间期短于基本PP间期的两倍,此型窦房传导阻滞应与窦性心律不齐鉴别;莫氏II型阻滞时,长PP间期为基本PP间期的整倍数。窦房传导阻滞后可出现逸搏心律。窦房传导阻滞的病因及治疗参见病态窦房结综合征。

五、病态窦房结综合征

病态窦房结综合征(sick sinus syndrome, SSS)简称病窦综合征,是由窦房结病变导致功能减退,产生多种心律失常的综合表现。患者可在不同时间出现一种以上的心律失常,常同时合并心房自律性异常,部分患者同时有房室传导功能障碍。

六、病因

众多病变过程,如纤维化与脂肪浸润、硬化与退行性变、淀粉样变性、甲状腺功能减退、某些感染(布氏杆菌病、伤寒)等,均可损害窦房结,导致窦房结起搏与窦房传导功能障碍;窦房结周围神经和心房肌的病变,窦房结动脉供血减少亦是SSS的病因。迷走神经张力增高、某些抗心律失常药物抑制窦房结功能亦可导致窦房结功能障碍,应注意鉴别。

七、临床表现

患者出现与心动过缓有关的心、脑等脏器供血不足的症状,如发作性头晕、黑蒙、乏力等,严重者可发生晕厥。如有心动过速发作,则可出现心悸、心绞痛等症状。

八、心电图检查

(一)心电图主要表现包括:

1.持续而显著的窦性心动过缓(50次/分以下),且并非由于药物引起。

2.窦性停搏与窦房传导阻滞。

3.窦房传导阻滞与房室传导阻滞同时并存。

4.心动过缓-心动过速综合征(bradycardia-tachycardia syndrome),这是指心动过缓与房性快速性心律失常(心房扑动、心房颤动或房性心动过速)交替发作。

（二）病窦综合征的其他心电图改变为：

1.在没有应用抗心律失常药物的情况下，心房颤动的心室率缓慢，或其发作前后有窦性心动过缓和（或）一度房室传导阻滞。

2.变时功能不全，表现为运动后心率提高不显著。

3.房室交界区性逸搏心律等。

根据心电图的典型表现，以及临床症状与心电图改变存在明确的相关性，便可确定诊断。

为确定症状与心电图改变的关系，可作单次或多次动态心电图或事件记录器检查，如在晕厥等症状发作的同时记录到显著的心动过缓，即可提供有力佐证。

九、治疗

若患者无心动过缓有关的症状，不必治疗，仅定期随诊观察。对于有症状的病窦综合征患者，应接受起搏器治疗。

心动过缓-心动过速综合征患者发作心动过速，单独应用抗心律失常药物治疗可能加重心动过缓。应用起搏治疗后，患者仍有心动过速发作，可同时应用抗心律失常药物。

（吴涛）

第三节　房性心律失常

一、房性期前收缩

房性期前收缩（atrial premature beats）是指起源于窦房结以外心房的任何部位的心房激动，是临床上常见的心律失常。

（一）临床表现

主要表现为心悸，一些患者有胸闷、乏力症状，自觉有停跳感，有些患者可能无任何症状。多为功能性，正常成人进行24小时心电检测，大约60%有房性期前收缩发生。在各种器质性心脏病如冠心病、肺心病、心肌病等患者中，房性期前收缩的发生率明显增加，并常可引发其他快速性房性心律失常。

（二）心电图检查

房性期前收缩的P波提前发生，与窦性P波形态不同。房性期前收缩下传的QRS波形态通常正常，较早发生的房性期前收缩有时亦可出现宽大畸形的QRS波，称为室内差异性传导。如发生在舒张早期，适逢房室结尚未脱离前次搏动的不应期，可产生传导中断，无QRS波发生（被称为阻滞的或未下传的房性期前收缩）或缓慢传导（下传的PR间期延长）现象。房性期前收缩常使窦房结提前发生除极，因而包括期前收缩在内前后两个窦性P波的间期短于窦性PP间期的两倍，称为不完全性代偿间歇。少数房性期前收缩发生较晚，或窦房结周围组织的不应期长，窦房结的节律未被扰乱，期前收缩前后PP间期恰为窦性者的两倍，称为完全性代偿间歇。

（三）治疗

房性期前收缩通常无需治疗。当有明显症状或因房性期前收缩触发室上性心动过速时，应给予治疗。吸烟、饮酒与咖啡均可诱发房性期前收缩，应劝导患者戒除或减量。治疗药物包括普罗帕酮、莫雷西嗪或β受体拮抗剂。

二、房性心动过速

房性心动过速（atrial tachycardia）简称房速，指起源于心房，且无需房室结参与维持的心动过速。发生机制包括自律性增加、折返与触发活动。

（一）病因

心肌梗死、慢性肺部疾病、洋地黄中毒、大量饮酒以及各种代谢障碍均可成为致病原因。心外科手术或射频消融术后所导致的手术瘢痕也可以引起房性心动过速。

（二）临床表现

可表现为心悸、头晕、胸痛、憋气、乏力等症状，有些患者可能无任何症状。合并器质性心脏病的患者甚至可表现为晕厥、心肌缺血或肺水肿等。症状发作可呈短暂、间歇或持续发生。当房室传导比例发生变动时，听诊心律不恒定，第一心音强度变化。颈静脉见到a波数目超过听诊心搏次数。

（三）心电图

心电图表现包括：1.心房率通常为150～200次/分；2.P波形态与窦性者不同；3.常出现二度Ⅰ型或Ⅱ型房室传导阻滞，呈现2:1房室传导者亦属常见，但心动过速不受影响；4.P波之间的等电线仍存在（与心房扑动时等电线消失不同）；5.刺激迷走神经不能终止心动过速，仅加重房室传导阻滞；6.发作开始时心率逐渐加速。

多源性房性心动过速（multifocal atrial tachycardia）也称为紊乱性房性心动过速（chaotic atrialtachycardia），是严重肺部疾病常见的心律失常。心电图表现为：①通常有3种或以上形态各异的P波，PR间期各不相同；②心房率100～130次/分；③大多数P波能下传心室，但部分P波因过早发生而受阻，心室率不规则。本型心律失常最终可能发展为心房颤动。

（四）治疗

房性心动过速的处理主要取决于心室率的快慢及患者的血液动力学情况。如心室率不太快且无严重的血流动力学障碍，不必紧急处理。如心室率达140次/分以上、由洋地黄中毒所致或临床上有严重充血性心力衰竭或休克征象，应进行紧急治疗。其处理方法如下。

1. 积极寻找病因，针对病因治疗

如洋地黄引起者，需立即停用洋地黄，并纠正可能伴随的电解质紊乱，特别要警惕低钾血症。必要时可选用利多卡因、β受体拮抗剂。

2. 控制心室率

可选用洋地黄、β受体拮抗剂、非二氢吡啶类钙通道阻滞剂以减慢心室率。

3. 转复窦性心律

可加用ⅠA、ⅠC或Ⅲ类抗心律失常药；部分患者药物治疗效果不佳时，亦可考虑射频消融治疗。

三、心房扑动

心房扑动（atrial flutter）简称房扑，是介于房速和心房颤动之间的快速性心律失常。健康者很少见，患者多伴有器质性心脏病。

（一）病因

房扑的病因包括风湿性心脏病、冠心病、高血压性心脏病、心肌病等。此外，肺栓塞，慢性充血性心力衰竭，二、三尖瓣狭窄与反流导致心房扩大，亦可出现房扑。其他病因有甲状腺功能亢进、酒精中毒、心包炎等。部分患者也可无明显病因。

（二）临床表现

患者的症状主要与房扑的心室率相关，心室率不快时，患者可无症状；房扑伴有极快的心室率，可诱发心绞痛与充血性心力衰竭。房扑往往有不稳定的倾向，可恢复窦性心律或进展为心房颤动，但亦可持续数月或数年。房扑患者也可产生心房血栓，进而引起体循环栓塞。体格检查可见快速的颈静脉扑动。当房室传导比例发生变动时，第一心音强度亦随之变化。有时能听到心房音。

（三）心电图检查

心电图特征为：

1. 心房活动呈现规律的锯齿状扑动波称为 F 波，扑动波之间的等电线消失，在 II、III、aVF 或 V_1 导联最为明显。典型房扑的频率常为 250 ～ 300 次 / 分。

2. 心室率规则或不规则，取决于房室传导比例是否恒定。当心房率为 300 次 / 分，未经药物治疗时，心室率通常为 150 次 / 分（2:1 房室传导）。

3.QRS 波形态正常，当出现室内差异传导、原先有束支传导阻滞或经房室旁路下传时，QRS 波增宽、形态异常。

（四）治疗

1. 药物治疗

减慢心室率的药物包括 β 受体拮抗剂、钙通道阻滞剂（维拉帕米、地尔硫革）或洋地黄制剂（地高辛、毛花苷 C）。转复房扑的药物包括 I A（如奎尼丁）或 I C（如普罗帕酮）类抗心律失常药，如房扑患者合并冠心病、充血性心力衰竭等时，应用 I A、I C 类药物容易导致严重室性心律失常。此时，应选用胺碘酮。

2. 非药物治疗

直流电复律是终止房扑最有效的方法。通常应用很低的电能（低于 50J），便可迅速将房扑转复为窦性心律。食道调搏也是转复房扑的有效方法。射频消融可根治房扑，因房扑的药物疗效有限，对于症状明显或引起血流动力学不稳定的房扑，应选用射频消融治疗。

3. 抗凝治疗

持续性心房扑动的患者发生血栓栓塞的风险明显增高，应给予抗凝治疗。具体抗凝策略同心房颤动。

四、心房颤动

心房颤动（atrial fibrillation，AF）简称房颤，是一种常见的心律失常，是指规则有序的心房电活动丧失，代之以快速无序的颤动波，是严重的心房电活动紊乱。心房无序的颤动即失去了有效的收缩与舒张，心房泵血功能恶化或丧失，加之房室结对快速心房激动的递减传导，引起心室极不规则的反应。因此，心室律（率）紊乱、心功能受损和心房附壁血栓形成是房颤病人的主要病理生理特点。2004 年中国 14 个省份和直辖市自然人群中 29 079 例 30 ～ 85 岁成年人的流行病学调查提示，我国房颤总患病率为 0.77%，在 50 ～ 59 岁人群中仅为 0.5%，在 ≥ 80 岁人群中高达 7.5%。

（一）病因

房颤的发作呈阵发性或持续性。房颤可见于正常人，可在情绪激动、手术后、运动或大量饮酒时发生。心脏与肺部疾病患者发生急性缺氧、高碳酸血症、代谢或血流动力学紊乱时亦可出现房颤。房颤常发生于原有心血管疾病者，常见于风湿性心脏病、冠心病、高血压性心脏病、甲状腺功能亢进、缩窄性心包炎、心肌病、感染性心内膜炎以及慢性肺源性心脏病。房颤发生在无心脏病变的中青年，称为孤立性房颤。老年房颤患者中部分是心动过缓 - 心动过速综合征的心动过速期表现。

（二）分类

一般将房颤分为首诊房颤（first diagnosed AF，primary AF）、阵发性房颤（paroxysmal AF）、持续性房颤（persistent AF）、长期持续性房颤（long-standing persistent AF）及永久性房颤（permanent AF）（表 10-3-1）。

表10-3-1 房颤的临床分类

名　称	临床特点
首诊房颤	首次确认（首次发作或首次发现）
阵发性房颤	持续时间≤7天（常≤48小时），能自行终止
持续性房颤	持续时间>7天，非自限性
长期持续性房颤	持续时间≥1年，患者转复愿望
永久性房颤	持续时间>1年，不能终止或终止后又复发，无转复愿望

（三）临床表现

房颤症状的轻重受心室率快慢的影响。心室率超过150次/分，患者可发生心绞痛与充血性心力衰竭。心室率不快时，患者可无症状。房颤时心房有效收缩消失，心排血量比窦性心律时减少达25%或更多。

房颤并发体循环栓塞的危险性甚大。栓子来自左心房，多在左心耳部，因血流淤滞、心房失去收缩力所致。据统计，非瓣膜性心脏病者合并房颤，发生脑卒中的机会较无房颤者高出5～7倍。二尖瓣狭窄或二尖瓣脱垂合并房颤时，脑栓塞的发生率更高。对于孤立性房颤是否增加脑卒中的发生率，尚无一致见解。

心脏听诊第一心音强度变化不定，心律极不规则。当心室率快时可发生脉搏短绌，原因是许多心室搏动过弱以致未能开启主动脉瓣，或因动脉血压波太小，未能传导至外周动脉。颈静脉搏动a波消失。

一旦房颤患者的心室律变得规则，应考虑以下的可能性：

1. 恢复窦性心律。

2. 转变为房性心动过速。

3. 转变为房扑（固定的房室传导比率）。

4. 发生房室交界区性心动过速或室性心动过速。如心室律变为慢而规则（30～60次/分），提示可能出现完全性房室传导阻滞。心电图检查有助于确立诊断。房颤患者并发房室交界区性与室性心动过速或完全性房室传导阻滞，最常见原因为洋地黄中毒。

（四）心电图检查

心电图表现包括：

1.P波消失，代之以小而不规则的基线波动，形态与振幅均变化不定，称为f波；频率约350～600次/分。

2. 心室率极不规则，房颤未接受药物治疗、房室传导正常者，率通常在100～160次/分之间，药物（儿茶酚胺类等）、运动、发热、甲状腺功能亢进等均可缩短房室结不应期，使心室率加速；相反，洋地黄延长房室结不应期，减慢心室率。

3.QRS波形态通常正常，当心室率过快，发生室内差异性传导，QRS波增宽变形。

（五）治疗

应积极寻找房颤的原发疾病和诱发因素，作出相应处理。

1. 抗凝治疗

房颤患者的栓塞发生率较高。对于合并瓣膜病患者，需应用华法林抗凝。对于非瓣膜病患者，需使用$CHADS_2$评分法对患者进行危险分层。$CHADS_2$评分法是根据患者是否有近期心力衰竭（cardiac failure，1分）、高血压（hypertension，1分）、年龄≥75岁（age，1分）、糖尿病（diabetes，1分）和血栓栓塞病史（stroke[doubled]，2分）确定房颤患者的危险分层，$CHADS_2$评分≥2的患者发生血栓栓塞危险性较高，应该接受华法林抗凝治疗。口服华法林，使凝血酶原时间国际标准化比值（INR）维持在2.0～3.0，能安全而有效预防脑卒中发生。$CHADS_2$评分=1的患者可考虑华法林或阿司匹林（每日100～300mg）治疗。$CHADS_2$评分=0的患者可不需抗凝治疗。房颤持续不超过24小时，复律前无需作抗凝治疗。否则应在复律前接受3周华法林治疗,待心律转复后继续治疗3～4周。或行食道超声心动图除外心房血栓后再行复律,复律后华法林抗凝4周。紧急复律治疗可选用静注肝素或皮下注射低分子肝素抗凝。

2.转复并维持窦性心律

将房颤转复为窦性心律的方法包括药物转复、电转复及导管消融治疗。ⅠA(奎尼丁、普鲁卡因胺)、ⅠC(普罗帕酮)或Ⅲ类(胺碘酮)抗心律失常药物均可能转复房颤,成功率60%左右。奎尼丁可诱发致命性室性心律失常,增加死亡率,目前已很少应用。ⅠC类药亦可致室性心律失常,严重器质性心脏病患者不宜使用。胺碘酮致心律失常发生率最低,是目前常用的维持窦性心律药物,特别适用于合并器质性心脏病的患者。药物复律无效时,可改用电复律。如患者发作开始时已呈现急性心力衰竭或血压下降明显,宜紧急施行电复律。 复律治疗成功与否与房颤持续时间的长短、左心房大小和年龄有关。近年来有关房颤消融的方法,标测定位技术及相关器械的性能均有了较大的进展。房颤消融的适应证有扩大趋势,但成功率仍不理想,复发率也偏高。导管消融仍被列为房颤的二线治疗,不推荐作为首选治疗方法。此外,外科迷宫手术也可用于维持窦性心律,且具有较高的成功率。

3.控制心室率

近来的研究表明,持续性房颤选择减慢心室率同时注意血栓栓塞的预防,预后与经复律后维持窦性心律者并无显著差别,并且更简便易行,尤其适用于老年患者。控制心室率的药物包括β受体拮抗剂、钙通道阻滞剂或地高辛,但应注意这些药物的禁忌证。对于无器质性心脏病患者来说,目标是控制心室率<110次/分。对于合并器质性心脏病的房颤患者,则需根据患者的具体情况决定目标心率。对于房颤伴快速心室率、药物治疗无效者,可施行房室结阻断消融术,并同时安置心室按需或双腔起搏器。对于心室率较慢的房颤患者,最长RR间歇>5s或症状显著者,可考虑植入起搏器治疗。

(吴涛)

第四节 房室交界区性心律失常

一、房室交界区性期前收缩

房室交界区性期前收缩(premature atrioventricular junctional beats)简称交界性期前收缩,冲动起源于房室交界区,可前向和逆向传导,分别产生提前发生的QRS波与逆行P波。逆行P波可位于QRS波之前(PR间期<0.12秒)、之中或之后(RP间期<0.20秒)。QRS波形态正常,当发生室内差异性传导,QRS波形态可有变化。

二、房室交界区性逸搏与心律

房室交界区组织在正常情况下不表现出自律性,称为潜在起搏点。下列情况时,潜在起搏点可成为主导起搏点:由于窦房结发放冲动频率减慢,低于上述潜在起搏点的固有频率;由于传导障碍,窦房结冲动不能抵达潜在起搏点部位,潜在起搏点除极产生逸搏。房室交界区性逸搏(AV junctional escape beats)的频率通常为40～60次/分。心电图表现为在长于正常PP间期的间歇后出现一个正常的QRS波,P波缺失,或逆行P波位于QRS波之前或之后,此外,亦可见到未下传至心室的窦性P波。

房室交界区性心律(AV junctional rhythm)指房室交界区性逸搏连续发生形成的节律。心电图显示正常下传的QRS波,频率为40～60次/分。可有逆行P波或存在独立的缓慢的心房活动,从而形成房室分离。此时,心室率超过心房率。房室交界区性逸搏或心律的出现,与迷走神经张力增高、显著的窦性心动过缓或房室传导阻滞有关,并作为防止心室停搏的生理保护机制。

查体时颈静脉搏动可出现大的a波，第一心音强度变化不定。一般无需治疗。必要时可起搏治疗。

三、非阵发性房室交界区性心动过速

非阵发性房室交界区性心动过速(nonparoxysmal atrioventricular junctional tachycardia)的发生机制与房室交界区组织自律性增高或触发活动有关。最常见的病因为洋地黄中毒，其他为下壁心肌梗死、心肌炎、急性风湿热或心瓣膜手术后，亦偶见于正常人。

心动过速发作起始与终止时心率逐渐变化，有别于阵发性心动过速，故称为"非阵发性"。

心率70～150次/分或更快，心律通常规则。QRS波正常。自主神经系统张力变化可影响心率快慢。如心房活动由窦房结或异位心房起搏点控制，可发生房室分离。洋地黄过量引起者，经常合并房室交界区文氏型传导阻滞，使心室律变得不规则。

治疗主要针对基本病因。本型心律失常通常能自行消失，如患者耐受性良好，仅需密切观察和治疗原发疾病。已用洋地黄者应立即停药，亦不应施行电复律。洋地黄中毒引起者，可给予钾盐、利多卡因或β受体拮抗剂治疗。其他患者可选用ⅠA、ⅠC与Ⅲ类（胺碘酮）药物。

四、与房室交界区相关的折返性心动过速

阵发性室上性心动过速(paroxysmal supraventricular tachycardia, PSVT)简称室上速。大多数心电图表现为QRS波形态正常、RR间期规则的快速心律。大部分室上速由折返机制引起，折返可发生在窦房结、房室结与心房，分别称为窦房折返性心动过速、房室结内折返性心动过速与心房折返性心动过速。此外，利用隐匿性房室旁路逆行传导的房室折返性心动过速习惯上亦归属室上速的范畴，但折返回路并不局限于房室交界区。在全部室上速病例中，房室结内折返性心动过速与利用隐匿性房室旁路的房室折返性心动过速约占90%以上。

房室结内折返性心动过速(atrioventricular nodal reentrant tachycardia, AVNRT)是最常见的阵发性室上性心动过速类型。

（一）病因

患者通常无器质性心脏病表现，不同性别与年龄均可发生。

（二）临床表现

心动过速发作突然起始与终止，持续时间长短不一。症状包括心悸、胸闷、焦虑不安、头晕，少见有晕厥、心绞痛、心力衰竭与休克者。症状轻重取决于发作时心室率快速的程度以及持续时间，亦与原发病的严重程度有关。若发作时心室率过快，使心输出量与脑血流量锐减或心动过速猝然终止，窦房结未能及时恢复自律性导致心搏停顿，均可发生晕厥。体检心尖区第一心音强度恒定，心律绝对规则。

（三）心电图检查

心电图表现为：

1. 心率150～250次/分，节律规则。

2. QRS波形态与时限均正常，但发生室内差异性传导或原有束支传导阻滞时，QRS波形态异常。

3. P波为逆行性（Ⅱ、Ⅲ、aVF导联倒置），常埋藏于QRS波内或位于其终末部分，P波与QRS波保持固定关系。

4. 起始突然，通常由一个房性期前收缩触发，其下传的PR间期显著延长，随之引起心动过速发作。

（四）心电生理检查

在大多数患者能证实存在房室结双径路。

1. 房室结双径路是指：

(1) β（快）径路传导速度快而不应期长。

(2) α（慢）径路传导速度缓慢而不应期短。正常时窦性冲动沿快径路下传，PR间期正常。最常见的房室结内折返性心动过速类型是通过慢径路下传，快径路逆传。其发生机制如下：当房性期前收缩发生于适当时间，下传时受阻于快径路（因不应期较长），遂经慢径路前向传导至心室，由于传导缓慢，使原先处于不应期的快径路获得足够时间恢复兴奋性，冲动经快径路返回心房，产生单次心房回波，若反复折返，便可形成心动过速。由于整个折返回路局限在房室结内，故称为房室结内折返性心动过速。

2. 其他心电生理特征包括：

(1) 心房期前刺激能诱发与终止心动过速。

(2) 心动过速开始几乎一定伴随着房室结传导延缓（PR或AH间期延长）。

(3) 心房与心室不参与形成折返回路。

(4) 逆行激动顺序正常，即位于希氏束邻近的电极部位最早记录到经快径路逆传的心房电活动。

（五）治疗

1. 急性发作期

应根据患者基础的心脏状况，既往发作的情况以及对心动过速的耐受程度作出适当处理。

如患者心功能与血压正常，可先尝试刺激迷走神经的方法。颈动脉窦按摩（患者取仰卧位，先行右侧，每次5～10秒，切莫双侧同时按摩）、Valsalva动作（深吸气后屏气、再用力作呼气动作）、诱导恶心、将面部浸没于冰水内等方法可使心动过速终止，但停止刺激后，有时又恢复原来心率。初次尝试失败，在应用药物后再次施行仍可望成功。

(1) 腺苷与钙通道阻滞剂　首选治疗药物为腺苷，起效迅速，副作用为胸部压迫感、呼吸困难、面部潮红、窦性心动过缓、房室传导阻滞等。由于其半衰期短于6秒，副作用即使发生亦很快消失。如腺苷无效可改静注维拉帕米或地尔硫草。上述药物疗效达90%以上。如患者合并心力衰竭、低血压或为宽QRS波心动过速，尚未明确室上性心动过速的诊断时，不应选用钙通道阻滞剂，宜选用腺苷静注。

(2) 洋地黄与β受体拮抗剂　静脉注射洋地黄可终止发作。目前洋地黄已较少应用，但对伴有心功能不全患者仍作首选。

β受体拮抗剂也能有效终止心动过速，但应避免用于失代偿的心力衰竭、支气管哮喘患者，并以选用短效β受体拮抗剂如艾司洛尔较为合适。

(3) 普罗帕酮　1～2mg/kg静脉注射。

(4) 其他药物　合并低血压者可应用升压药物（如去氧肾上腺素、甲氧明或间羟胺），通过反射性兴奋迷走神经终止心动过速。但老年患者、高血压、急性心肌梗死患者等禁忌。

(5) 食管心房调搏术　常能有效中止发作。

(6) 直流电复律　当患者出现严重心绞痛、低血压、充血性心力衰竭表现，应立即电复律。急性发作以上治疗无效亦应施行电复律。但应注意，已应用洋地黄者不应接受电复律治疗。

2. 预防复发

是否需要给予患者长期药物预防，取决于发作频繁程度以及发作的严重性。药物的选择可依据临床经验或心内电生理试验结果。洋地黄、长效钙通道阻滞剂或β受体拮抗剂可供首先选用。

导管消融技术已十分成熟，安全、有效且能根治心动过速，应优先考虑应用。

（六）[附] 利用隐匿性房室旁路的房室折返性心动过速

此类房室折返性心动过速（atrioventricular reentrant tachycardia, AVRT）也是阵发性室上性心动过速的一个较常见的类型。这类患者存在房室旁路（见预激综合征），该旁路仅允许室房逆向传导而不具有房室前传功能，故心电图无预激波形，被称为"隐匿性"旁路。本型心动过速与预激综合征患者常见的房室折返性心动过速（经房室结前向传导，房室旁路逆向传导，称正向房室折返性心动过速）具有相同的心电图特征：QRS 波正常，逆行 P 波位于 QRS 波终结后，落在 ST 段或 T 波的起始部分。本型心动过速发作时心室率可超过 200 次 / 分，心率过快时可发生晕厥。

治疗方法与房室结内折返性心动过速相同。导管消融成功率高，应优先选择。

五、预激综合征

预激综合征（preexcitation syndrome）又称 Wolf-Parkinson-White 综合征（WPW 综合征），是指心电图呈预激表现，临床上有心动过速发作。心电图的预激是指心房冲动提前激动心室的一部分或全体。发生预激的解剖学基础是，在房室特殊传导组织以外，还存在一些由普通工作心肌组成的肌束。连接心房与心室之间者，称为房室旁路（accessor atrioventricular pathways）或 Kent 束，Kent 束可位于房室环的任何部位。除 Kent 束以外，尚有三种较少见的旁路：房.希氏束、结室纤维、分支室纤维。这些解剖联系构成各自不尽相同的心电图表现。

（一）病因

据大规模人群统计，预激综合征的发生率平均为 1.5‰。预激综合征患者大多无其他心脏异常征象。可于任何年龄经体检心电图或发作 PSVT 被发现，以男性居多。先天性心血管病如三尖瓣下移畸形、二尖瓣脱垂与心肌病等可并发预激综合征。40% ～ 65% 的预激综合征患者为无症状者。

（二）临床表现

预激综合征本身不引起症状。具有预激心电图表现者，心动过速的发生率为 1.8%，并随年龄增长而增加。其中大约 80% 心动过速发作为房室折返性心动过速，15% ～ 30% 为心房颤动，5% 为心房扑动。频率过于快速的心动过速（特别是持续发作心房颤动），可恶化为心室颤动或导致充血性心力衰竭、低血压。

（三）心电图表现

1. 房室旁路典型预激表现为：

（1）窦性心搏的 PR 间期短于 0.12 秒。

（2）某些导联之 QRS 波超过 0.12 秒，QRS 波起始部分粗钝（称 delta 波），终末部分正常。

（3）ST-T 波呈继发性改变，与 QRS 波主波方向相反。根据心前区导联 QRS 波的形态，以往将预激综合征分成两型，A 型胸前导联 QRS 主波均向上，预激发生在左室或右室后底部，B 型在 V_1 导联 QRS 波主波向下，V_5、V_6 导联均向上，预激发生在右室前侧壁。

预激综合征发作房室折返性心动过速，最常见的类型是通过房室结前向传导，经旁路作逆向传导，称正向房室折返性心动过速。此型心电图表现与利用"隐匿性"房室旁路逆行传导的房室折返性心动过速相同，QRS 波形态与时限正常，但可伴有室内差异传导，而出现宽 QRS 波。约 5% 的患者折返路径恰巧相反：经旁路前向传导、房室结逆向传导，产生逆向房室折返性心动过速，发生心动过速时 QRS 波增宽、畸形，此型极易与室性心动过速混淆，应注意鉴别。预激综合征患者亦可发生房颤与房扑，若冲动沿旁路下传，由于其不应期短，会产生极快的心室率，甚至演变为心室颤动。

2. 预激综合征患者遇下列情况应接受心电生理检查：

(1) 协助确定诊断。

(2) 确定旁路位置与数目。

(3) 确定旁路在心动过速发作时，直接参与构成折返回路的一部分或仅作为"旁观者"。

(4) 了解发作心房颤动或扑动时最高的心室率。

(5) 对药物、导管消融与外科手术等治疗效果作出评价。

（四）治疗及预防

对于无心动过速发作或偶有发作但症状轻微的预激综合征患者的治疗目前仍存在争议。

通过危险分层决定是否接受导管消融治疗可能是合适的。危险分层的手段主要包括无创心电学检查，药物激发，运动试验以及有创的经食管或经心腔内电生理检查。

如心动过速发作频繁伴有明显症状，应给予治疗。治疗方法包括药物和导管消融术。

预激综合征患者发作正向房室折返性心动过速，可参照房室结内折返性心动过速处理。如迷走神经刺激无效，首选药物为腺苷或维拉帕米静脉注射，也可选普罗帕酮。洋地黄缩短旁路不应期使心室率加快，因此不应单独用于曾经发作心房颤动或扑动的患者。

预激综合征患者发作心房扑动与颤动时伴有晕厥或低血压，应立即电复律。治疗药物宜选择延长房室旁路不应期的药物，如普鲁卡因胺或普罗帕酮。应当注意，静脉注射利多卡因与维拉帕米会加速预激综合征合并心房颤动患者的心室率。如房颤的心室率已很快，静脉注射维拉帕米甚至会诱发心室颤动。

经导管消融旁路作为根治预激综合征室上性心动过速发作应列为首选，其适应证是：

1. 心动过速发作频繁者。

2. 心房颤动或扑动经旁路快速前向传导，心室率极快，旁路的前向传导不应期短于250ms者。

3. 药物治疗未能显著减慢心动过速时的心室率者。当尚无条件行消融治疗者，为了有效预防心动过速的复发，可选用β受体拮抗剂或维拉帕米。普罗帕酮或胺碘酮也可预防心动过速复发。

（吴涛）

第五节　室性心律失常

一、室性期前收缩

室性期前收缩 (premature ventricular beats) 是一种最常见的心律失常。是指希氏束分叉以下部位过早发生的，提前使心肌除极的心搏。

（一）病因

正常人与各种心脏病患者均可发生室性期前收缩。正常人发生室性期前收缩的机会随年龄的增长而增加。心肌炎、缺血、缺氧、麻醉和手术均可使心肌受到机械、电、化学性刺激而发生室性期前收缩。洋地黄、奎尼丁、三环类抗抑郁药中毒发生严重心律失常之前常先有室性期前收缩出现。电解质紊乱（低钾、低镁等）、精神不安、过量烟、酒、咖啡亦能诱发室性期前收缩。

室性期前收缩常见于高血压、冠心病、心肌病、风湿性心脏病与二尖瓣脱垂患者。

（二）临床表现

室性期前收缩常无与之直接相关的症状；每一患者是否有症状或症状的轻重程度与期前收缩的频发程度不直接相关。患者可感到心悸，类似电梯快速升降的失重感或代偿间歇后有力的心脏搏动。

听诊时，室性期前收缩后出现较长的停歇，室性期前收缩之第二心音强度减弱，仅能听到第一心音。桡动脉搏动减弱或消失。颈静脉可见正常或巨大的 a 波。

（三）心电图检查

心电图的特征如下：

1. 提前发生的 QRS 波，时限通常超过 0.12 秒、宽大畸形．ST 段与 T 波的方向与 QRS 主波方向相反。

2. 室性期前收缩与其前面的窦性搏动之间期（称为配对间期）恒定。

3. 室性期前收缩很少能逆传心房，提前激动窦房结，故窦房结冲动发放节律未受干扰，室性期前收缩后出现完全性代偿间歇，即包含室性期前收缩在内前后两个下传的窦性搏动之间期，等于两个窦性 RR 间期之和。如果室性期前收缩恰巧插入两个窦性搏动之间，不产生室性期前收缩后停顿，称为间位性室性期前收缩。

4. 室性期前收缩的类型　室性期前收缩可孤立或规律出现。二联律是指每个窦性搏动后跟随一个室性期前收缩；三联律是每两个正常搏动后出现一个室性期前收缩；如此类推。连续发生两个室性期前收缩称成对室性期前收缩。连续三个或以上室性期前收缩称室性心动过速。同一导联内，室性期前收缩形态相同者，为单形性室性期前收缩；形态不同者称多形性或多源性室性期前收缩。

5. 室性并行心律（ventricular parasystole）　心室的异位起搏点规律地自行发放冲动，并能防止窦房结冲动入侵。其心电图表现为：（1）异位室性搏动与窦性搏动的配对间期不恒定；（2）长的两个异位搏动之间距是最短的两个异位搏动间期的整倍数；（3）当主导心律（如窦性心律）的冲动下传与心室异位起搏点的冲动几乎同时抵达心室，可产生室性融合波，其形态介于以上两种 QRS 波形态之间。

（四）治疗

首先应对患者室性期前收缩的类型、症状及其原有心脏病变作全面的了解；然后，根据不同的临床状况决定是否给予治疗，采取何种方法治疗以及确定治疗的终点。

1. 无器质性心脏病

室性期前收缩不会增加此类患者发生心脏性死亡的危险性，如无明显症状，不必使用药物治疗。如患者症状明显，治疗以消除症状为目的。应特别注意对患者作好耐心解释，说明这种情况的良性预后，减轻患者焦虑与不安。避免诱发因素如吸烟、咖啡、应激等。药物宜选用 β 受体拮抗剂、美西律、普罗帕酮、莫雷西嗪等。

二尖瓣脱垂患者发生室性期前收缩，仍遵循上述原则，可首先给予 β 受体拮抗剂。

2. 急性心肌缺血

在急性心肌梗死发病开始的 24 小时内，患者有很高的原发性心室颤动的发生率。过去认为，急性心肌梗死发生室性期前收缩是出现致命性室性心律失常的先兆，特别是在出现以下情况时：频发性室性期前收缩（每分钟超过 5 次）；多源（形）性室性期前收缩；成对或连续出现的室性期前收缩；室性期前收缩落在前一个心搏的 T 波上（R-on-T）。过去曾提出，所有患者均应预防性应用抗心律失常药物，首选药物为静脉注射利多卡因。近年研究发现，原发性心室颤动与室性期前收缩的发生并无必然联系。自从开展冠心病加强监护病房处理急性心肌梗死患者后，尤其近年来成功开展溶栓或直接经皮介入干预，早期开通梗死相关血管的实现，使原发性心室颤动发生率大大下降。目前不主张预防性应用抗心律失常药物。若急性心肌梗死发生窦性心动过速与室性期前收缩，早期应用 β 受体拮抗剂可能减少心室颤动的危险。

急性肺水肿或严重心力衰竭并发室性期前收缩，治疗应针对改善血流动力学障碍，同时注意有无洋地黄中毒或电解质紊乱（低钾、低镁）。

3.慢性心脏病变

心肌梗死后或心肌病患者常伴有室性期前收缩。研究表明，应用Ｉ A类抗心律失常药物治疗心肌梗死后室性期前收缩，尽管药物能有效减少室性期前收缩，总死亡率和猝死的风险反而增加。原因是这些抗心律失常药物本身具有致心律失常作用。因此，应当避免应用Ｉ类药物治疗心肌梗死后室性期前收缩。β受体拮抗剂对室性期前收缩的疗效不显著，但能降低心肌梗死后猝死发生率、再梗死率和总病死率。

二、室性心动过速

室性心动过速（ventricular tachycardia）简称室速，是起源于希氏束分支以下的特殊传导系统或者心室肌的连续 3 个或 3 个以上的异位心搏。及时正确的判断和治疗室速具有非常重要的临床意义。

（一）病因

室速常发生于各种器质性心脏病患者。最常见为冠心病，特别是曾有心肌梗死的患者，其次是心肌病、心力衰竭、二尖瓣脱垂、心瓣膜病等，其他病因包括代谢障碍、电解质紊乱、长 QT 综合征等。室速偶可发生在无器质性心脏病者。

（二）临床表现

室速的临床症状轻重视发作时心室率、持续时间、基础心脏病变和心功能状况不同而异。

非持续性室速（发作时间短于 30 秒，能自行终止）的患者通常无症状。持续性室速（发作时间超过 30 秒，需药物或电复律始能终止）常伴有明显血流动力学障碍与心肌缺血。临床症状包括低血压、少尿、晕厥、气促、心绞痛等。

听诊心律轻度不规则，第一、二心音分裂，收缩期血压可随心搏变化。如发生完全性室房分离，第一心音强度经常变化，颈静脉间歇出现巨大 a 波。当心室搏动逆传并持续夺获心房，心房与心室几乎同时发生收缩，颈静脉呈现规律而巨大的 a 波。

（三）心电图检查

1. 室速的心电图特征为：

(1) 3 个或以上的室性期前收缩连续出现。

(2) QRS 波形态畸形，时限超过 0.12 秒，ST-T 波方向与 QRS 波主波方向相反。

(3) 心室率通常为 100 ～ 250 次 / 分，心律规则，但亦可略不规则。

(4) 心房独立活动与 QRS 波无固定关系，形成室房分离，偶尔个别或所有心室激动逆传夺获心房。

(5) 通常发作突然开始。

(6) 心室夺获与室性融合波：室速发作时少数室上性冲动可下传心室，产生心室夺获，表现为在 P 波之后，提前发生一次正常的 ORS 波。室性融合波的 QRS 波形态介于窦性与异位心室搏动之间，其意义为部分夺获心室。心室夺获与室性融合波的存在对确立室速诊断提供重要依据。按室速发作时 QRS 波的形态，可将室速区分为单形性室速和多形性室速。QRS 波方向呈交替变换者称双向性室速。

室速与室上性心动过速伴有室内差异性传导的心电图表现十分相似，两者的临床意义与处理截然不同，因此应注意鉴别。

2. 下列心电图表现支持室上性心动过速伴有室内差异性传导的诊断：

(1) 每次心动过速均由期前发生的 P 波开始。

(2) P 波与 QRS 波相关，通常呈 1:1 房室比例。

(3) 刺激迷走神经可减慢或终止心动过速。此外，心动过速在未应用药物治疗前，QRS

时限超过 0.20 秒、宽窄不一，心律明显不规则，心率超过 200 次 / 分，应怀疑为预激综合征合并心房颤动。

3. 下列心电图表现提示为室速：

(1) 室性融合波。

(2) 心室夺获。

(3) 室房分离。

(4) 全部心前区导联 QRS 波主波方向呈同向性，即全部向上或向下。

（四）心电生理检查

心电生理检查对确立室速的诊断有重要价值。若能在心动过速发作时记录到希氏束波 (H)，通过分析希氏束波开始至心室波 (V) 开始的间期（HV 间期），有助于室上速与室速的鉴别。室上速的 HV 间期应大于或等于窦性心律时的 HV 间期，室速的 HV 间期小于窦性 HV 间期或为负值（因心室冲动通过希氏束－普肯耶系统逆传）。由于导管位置不当或希氏束波被心室波掩盖，则无法测定 HV 间期。心动过速发作期间，施行心房超速起搏，如果随着刺激频率的增加，QRS 波的频率相应增加，且形态变为正常，说明原有的心动过速为室速。

应用程序电刺激技术，大约 95% 的持续性单形性室速患者在发作间歇期能诱发出与临床相同的室速。程序电刺激或快速起搏可终止 75% 的持续性单形性室速发作，其余 25% 的室速发作则需直流电转复。由于电刺激技术能复制与终止持续性单形性室速，可用作射频消融治疗时标测和评价效果。

（五）处理

首先应决定哪些患者应给予治疗。目前除了 β 受体拮抗剂、胺碘酮以外，尚未能证实其他抗心律失常药物能降低心脏性猝死的发生率。况且，抗心律失常药物本身亦会导致或加重原有的心律失常。目前对于室速的治疗，一般遵循的原则是：有器质性心脏病或有明确诱因应首先给以针对性治疗；无器质性心脏病患者发生非持续性短暂室速，如无症状或血流动力学影响，处理的原则与室性期前收缩相同；持续性室速发作，无论有无器质性心脏病，应给予治疗。

1. 终止室速发作

室速患者如无显著的血流动力学障碍，首先给予静脉注射利多卡因或普鲁卡因胺，同时静脉持续滴注。静脉注射普罗帕酮亦十分有效，但不宜用于心肌梗死或心力衰竭的患者，其他药物治疗无效时，可选用胺碘酮静脉注射或改用直流电复律。如患者已发生低血压、休克、心绞痛、充血性心力衰竭或脑血流灌注不足等症状，应迅速施行电复律。洋地黄中毒引起的室速，不宜用电复律，应给予药物治疗。

持续性室速患者，如病情稳定，可经静脉插入电极导管至右室，应用超速起搏终止心动过速，但应注意有时会使心率加快，室速恶化转变为心室扑动或颤动。

2. 预防复发

应努力寻找和治疗诱发及使室速持续的可逆性病变，如缺血、低血压及低血钾等。治疗充血性心力衰竭有助于减少室速发作。窦性心动过缓或房室传导阻滞时，心室率过于缓慢，亦有利于室性心律失常的发生，可给予阿托品治疗或应用人工心脏起搏。

β 受体拮抗剂能降低心肌梗死后猝死发生率，其作用可能主要通过降低交感神经活性与改善心肌缺血实现。荟萃分析结果表明，胺碘酮显著减少心肌梗死后或充血性心力衰竭患者的心律失常或猝死的发生率。药物长期治疗应密切注意各种毒副反应。维拉帕米对大多数室速的预防无效，但可应用于"维拉帕米敏感性室速"患者，此类患者通常无器质性心脏病基础，QRS 波呈右束支传导阻滞伴有电轴左偏。单一药物治疗无效时，可联合应用作用机制不同的药物，各自使用量均可减少。不应使用单一药物大剂量治疗，以免增加药物的不良反应。

抗心律失常药物亦可与埋藏式心室起搏装置合用，治疗复发性室速。植入型心律转复除颤器、外科手术亦已成功应用于选择性病例。对于无器质性心脏病的特发性、单源性室速，导管射频消融根除发作疗效甚佳。

三、特殊类型的室性心动过速

（一）加速性心室自主节律(accelerated idioventricular rhythm)

亦称缓慢型室速，其发生机制与自律性增加有关。心电图通常表现为连续发生3～10个起源于心室的QRS波，心率常为60～110次/分。心动过速的开始与终止呈渐进性，跟随于一个室性期前收缩之后，或当心室起搏点加速至超过窦性频率时发生。由于心室与窦房结两个起搏点轮流控制心室节律，融合波常出现于心律失常的开始与终止时，心室夺获亦很常见。

本型室速常发生于心脏病患者，特别是急性心肌梗死再灌注期间、心脏手术、心肌病、风湿热与洋地黄中毒。发作短暂或间歇。患者一般无症状，亦不影响预后。通常无需抗心律失常治疗。

（二）尖端扭转型室速

尖端扭转(torsades de pointes)是多形性室速的一个特殊类型，因发作时QRS波的振幅与波峰呈周期性改变，宛如围绕等电位线连续扭转得名。频率200～250次/分。其他特征包括，QT间期通常超过0.5秒，U波显著。当室性期前收缩发生在舒张晚期、落在前面T波的终末部可诱发室速。此外，在长一短周期序列之后亦易引发尖端扭转型室速。尖端扭转型室速亦

可进展为心室颤动和猝死。临床上，无QT间期延长的多形性室速亦有类似尖端扭转的形态变化，但并非真的尖端扭转，两者的治疗原则完全不同。

本型室速的病因可分为先天性和获得性。先天性的包括多种编码钠、钾离子通道的基因突变。获得性的包括药源性（ⅠA类或Ⅲ类抗心律失常药物、三环类抗抑郁药、大环内酯类抗生素、吩噻嗪类抗组胺药、抗肿瘤药物他莫昔芬、镇痛药美沙酮、乌头碱等），心源性（心动过缓伴长间歇)，神经源性（颅内病变）以及代谢性（电解质紊乱,如低钾血症、低镁血症）等。

应努力寻找和去除导致QT间期延长的获得性的病因，停用明确或可能诱发尖端扭转型室速的药物。治疗上首先给予静脉注射镁盐。ⅠA类或Ⅲ类药物可使QT间期更加延长，故不宜应用。利多卡因、美西律或苯妥英钠等常无效。对心动过缓和明显长间歇依赖者可考虑心房或心室临时起搏，在等待临时起搏时，可以短时使用提高心率的药物，如阿托品、异丙肾上腺素。先天性长QT间期综合征治疗应选用β受体拮抗剂。对于基础心室率明显缓慢者，可起搏治疗，联合应用β受体拮抗剂。药物治疗无效者，可考虑左颈胸交感神经切断术，或置入心律转复除颤器。对于QRS波酷似尖端扭转，但QT间期正常的多形性室速，可按单形性室速处理，给予抗心律失常药物治疗。

四、心室扑动与心室颤动

心室扑动与颤动(ventricular flutter and ventricular fibrillation)常见于缺血性心脏病。此外，抗心律失常药物，特别是引起QT间期延长与尖端扭转的药物，严重缺氧、缺血、预激综合征合并房颤与极快的心室率、电击伤等亦可引起。心室扑动与颤动为致命性心律失常。

心室扑动呈正弦图形，波幅大而规则，频率150～300次/分（通常在200次/分以上），有时难与室速鉴别。心室颤动的波形、振幅与频率均极不规则，无法辨认QRS波、ST段与T波。急性心肌梗死的原发性心室颤动，可由于舒张早期的室性期前收缩落在T波上触发室速，然后演变为心室颤动。

临床症状包括意识丧失、抽搐、呼吸停顿甚至死亡、听诊心音消失、脉搏触不到、血压亦无法测到。

伴随急性心肌梗死发生而不伴有泵衰竭或心源性休克的原发性心室颤动，预后较佳，抢救存活率较高，复发率很低。相反，非伴随急性心肌梗死的心室颤动，一年内复发率高达20%～30%。

（吴涛）

第六节　心脏传导阻滞

冲动在心脏传导系统的任何部位的传导均可发生减慢或阻滞。如发生在窦房结与心房之间，称窦房传导阻滞。在心房与心室之间，称房室传导阻滞。位于心房内，称房内阻滞。位于心室内，称为室内阻滞。

按照传导阻滞的严重程度，通常可将其分为三度。一度传导阻滞的传导时间延长，全部冲动仍能传导。二度传导阻滞分为两型：莫氏(Mobitz) I型和Ⅱ型。Ⅰ型阻滞表现为传导时间进行性延长，直至一次冲动不能传导；Ⅱ型阻滞表现为间歇出现的传导阻滞。三度又称完全性传导阻滞，此时全部冲动不能被传导。

窦房阻滞已在本章第二节内叙述。

一、房室传导阻滞

房室传导阻滞(atrioventricular block)又称房室阻滞，是指房室交界区脱离了生理不应期后，心房冲动传导延迟或不能传导至心室。房室阻滞可以发生在房室结、希氏束以及束支等不同的部位。

（一）病因

正常人或运动员可发生文氏型房室阻滞（莫氏Ⅰ型），与迷走神经张力增高有关，常发生于夜间。其他导致房室阻滞的病变有：急性心肌梗死、冠状动脉痉挛、病毒性心肌炎、心内膜炎、心肌病、急性风湿热、钙化性主动脉瓣狭窄、心脏肿瘤（特别是心包间皮瘤）、先天性心血管病、原发性高血压、心脏手术、电解质紊乱、药物中毒、Lyme病（螺旋体感染、可致心肌炎）、Chagas病（原虫感染、可致心肌炎）、黏液性水肿等。Lev病（心脏纤维支架的钙化与硬化）与Lenegre病（传导系统本身的原发性硬化变性疾病）可能是成人孤立性慢性心脏传导阻滞最常见的病因。

（二）临床表现

一度房室阻滞患者通常无症状。二度房室阻滞可引起心搏脱漏，可有心悸症状，也可无症状。三度房室阻滞的症状取决于心室率的快慢与伴随病变，症状包括疲倦、乏力、头晕、晕厥、心绞痛、心力衰竭。如合并室性心律失常，患者可感到心悸不适。当一、二度房室阻滞突然进展为完全性房室阻滞，因心室率过慢导致脑缺血，患者可出现暂时性意识丧失，甚至抽搐，称为Adams-Strokes综合征，严重者可致猝死。

一度房室阻滞听诊时，因PR间期延长，第一心音强度减弱。二度Ⅰ型房室阻滞的第一心音强度逐渐减弱并有心搏脱漏。二度Ⅱ型房室阻滞亦有间歇性心搏脱漏，但第一心音强度恒定。三度房室阻滞的第一心音强度经常变化，第二心音可呈正常或反常分裂，间或听到响亮亢进的第一心音。凡遇心房与心室收缩同时发生，颈静脉出现巨大的a波（大炮波）。

（三）心电图表现

1. 一度房室阻滞

每个心房冲动都能传导至心室，但PR间期超过0.20秒。房室传导束的任何部位发生传导缓慢，均可导致PR间期延长。如QRS波形态与时限均正常，房室传导延缓部位几乎都在房室结，极少数在希氏束本身；QRS波呈现束支传导阻滞图形者，传导延缓可能位于房室结和（或）希氏束.普肯耶系统。希氏束电图记录可协助确定部位。如传导延缓发生在房室结，AH间期延长；位于希氏束-普肯耶系统，HV间期延长。传导延缓亦可能同时在两处发生。偶尔房内传导延缓亦可发生PR间期延长。

2. 二度房室阻滞

通常将二度房室阻滞分为Ⅰ型和Ⅱ型。Ⅰ型又称文氏阻滞(Wenchebach block)。

(1)二度Ⅰ型房室传导阻滞 这是最常见的二度房室阻滞类型，表现为：①PR间期进行性延长、直至一个P波受阻不能下传心室；②相邻RR间期进行性缩短，直至一个P波不能下传心室；③包含受阻P波在内的RR间期小于正常窦性PP间期的两倍。最常见的房室传导比例为3：2和5：4。在大多数情况下，阻滞位于房室结，QRS波正常，极少数可位于希氏束下部，QRS波呈束支传导阻滞图形。二度Ⅰ型房室阻滞很少发展为三度房室阻滞。

(2)二度Ⅱ型房室传导阻滞 心房冲动传导突然阻滞，但PR间期恒定不变。下传搏动的PR间期大多正常。当QRS波增宽，形态异常时，阻滞位于希氏束.普肯耶系统；若QRS波正常，阻滞可能位于房室结内。

2：1房室阻滞可能属Ⅰ型或Ⅱ型房室阻滞。QRS波正常者，可能为Ⅰ型；若同时记录到3：2阻滞，第二个心动周期之PR间期延长者，便可确诊为Ⅰ型阻滞。当QRS波呈束支传导阻滞图形，需作心电生理检查，始能确定阻滞部位。

3. 三度（完全性）房室阻滞

此时全部心房冲动均不能传导至心室。其特征为：

(1)心房与心室活动各自独立、互不相关。

(2)心房率快于心室率，心房冲动来自窦房结或异位心房节律（房性心动过速、扑动或颤动）。

(3)心室起搏点通常在阻滞部位稍下方。如位于希氏束及其近邻，心室率约40～60次/分，QRS波正常，心律亦较稳定；如位于室内传导系统的远端，心室率可低至40次/分以下，QRS波增宽，心室律亦常不稳定。心电生理检查如能记录到希氏束波，有助于确定阻滞部位。如阻滞发生在房室结，心房波后无希氏束波，但每一个心室波前均有一个希氏束波。如阻滞位于希氏束远端，每一个心房波后均有希氏束波，心室波前则无希氏束波。

（四）治疗

应针对不同的病因进行治疗。一度房室阻滞与二度Ⅰ型房室阻滞心室率不太慢者，无需特殊治疗。二度Ⅱ型与三度房室阻滞如心室率显著缓慢，伴有明显症状或血流动力学障碍，甚至Adams-Strokes综合征发作者，应给予起搏治疗。

阿托品（0.5～2.0mg，静脉注射）可提高房室阻滞的心率，适用于阻滞位于房室结的患者。异丙肾上腺素（1～4 μg/min 静脉滴注）适用于任何部位的房室传导阻滞，但应用于急性心肌梗死时应十分慎重，因可能导致严重室性心律失常。以上药物使用超过数天，往往效果不佳且易发生严重的不良反应，仅适用于无心脏起搏条件的应急情况。因此，对于症状明显、心室率缓慢者，应及早给予临时性或永久性心脏起搏治疗。

二、室内传导阻滞

室内传导阻滞(intraventricular block)又称室内阻滞，是指希氏束分叉以下部位的传导阻滞。室内传导系统由三个部分组成：右束支、左前分支和左后分支，室内传导系统的病变可波及单支、双支或三支。

右束支阻滞较为常见，常发生于风湿性心脏病、高血压性心脏病、冠心病、心肌病与先天性心血管病，亦可见于大面积肺梗死、急性心肌梗死后。此外，正常人亦可发生右束支阻滞。

左束支阻滞常发生于充血性心力衰竭、急性心肌梗死、急性感染、奎尼丁与普鲁卡因胺中毒、高血压性心脏病、风湿性心脏病、冠心病与梅毒性心脏病。左前分支阻滞较为常见，左后分支阻滞则较为少见。

单支、双支阻滞通常无临床症状。间可听到第一、二心音分裂。完全性三分支阻滞的临床表现与完全性房室阻滞相同。由于替代起搏点在分支以下，起搏频率更慢且不稳定，预后差。

（一）心电图检查

1. 右束支阻滞（right bundle branch block，RBBB）

QRS 时限 $\geqslant$ 0.12s。$V_1 \sim V_2$ 导联呈 rsR'，R' 波粗钝；V_5、V_6 导联呈 qRS，S 波宽阔。T 波与 QRS 主波方向相反。不完全性右束支阻滞的图形与上述相似，但 QRS 时限 <0.12 秒。

2. 左束支阻滞（left bundle branch block，LBBB）

QRS 时限 $\geqslant$ 0.12 秒。V_5、V_6 导联 R 波宽大，顶部有切迹或粗钝，其前方无 q 波。V_1、V_2 导联呈宽阔的 QS 波或 rS 波形。$V_5 \sim V_6$ 导联 T 波与 QRS 主波方向相反。不完全性左束支阻滞图形与上述相似，但 QRS 时限 <0.12 秒。

3. 左前分支阻滞（left anterior fascicular block）

额面平均 QRS 电轴左偏达 $-45° \sim -90°$。I、aVL 导联呈 qR 波，II、III、aVF 导联呈 rS 图形，QRS 时限 <0.12 秒。

4. 左后分支阻滞（left posterior fascicular block）

额面平均 QRS 电轴右偏达 $+90° \sim +120°$（或 $+80° \sim +140°$）。I 导联呈 rS 波，II、III、aVF 导联呈 qR 波，且 Rm>Rn，QRS 时限 <0.12 秒。确立诊断前应首先排除常见的引起电轴右偏的病变，如右心室肥厚、肺气肿、侧壁心肌梗死与正常变异等。

5. 双分支阻滞与三分支阻滞（bifascicular block and trifascicular block）

前者是指室内传导系统三分支中的任何两分支同时发生阻滞。后者是指三分支同时发生阻滞。如三分支均阻滞，则表现为完全性房室阻滞。由于阻滞分支的数量、程度、是否间歇发生等不同情况组合，可出现不同的心电图表现。最常见为右束支合并左前分支阻滞。右束支合并左后分支阻滞较罕见。当右束支阻滞与左束支阻滞两者交替出现时，双侧束支阻滞的诊断便可成立。

（二）治疗

慢性单侧束支阻滞的患者如无症状，无需接受治疗。双分支与不完全性三分支阻滞有可能进展为完全性房室传导阻滞，但是否一定发生以及何时发生均难以预料，不必常规预防性起搏器治疗。急性前壁心肌梗死发生双分支、三分支阻滞，或慢性双分支、三分支阻滞，伴有晕厥或阿斯综合征发作者，则应及早考虑心脏起搏器治疗。

（吴涛）

第七节　抗心律失常药物的合理应用

给予心律失常患者长期药物治疗之前，应先了解心律失常发生的原因、基础心脏病变及其严重程度和有无可纠正的诱因，如心肌缺血、电解质紊乱、甲状腺功能异常或抗心律失常药物的致心律失常作用。目前应用的抗心律失常药物中，有些能迅速终止心律失常的发作；有些显著减少心动过速的复发，从而减轻患者的症状；有些药物则通过减少心律失常而改善患者的预后。

正确合理使用抗心律失常药物的原则包括：①首先注意基础心脏病的治疗以及病因和诱因的纠正。②注意掌握抗心律失常药物的适应证，并非所有的心律失常均需应用抗心律失常药物，只有直接导致明显的症状或血流动力学障碍或具有引起致命危险的恶性心律失常时才需要针对心律失常的治疗，包括选择抗心律失常的药物。众多无明显症状无明显预后意义的心律失常，如期前收缩、短阵的非持续性心动过速、心室率不快的心房颤动、Ⅰ度或Ⅱ度文氏阻滞，一般不需要抗心律失常药物治疗。③注意抗心律失常药物的不良反应，包括对心功能的影响，致心律失常作用和对全身其他脏器与系统的不良作用。

现今临床常用的抗心律失常药物分类是Vaughan Williams分类法，该法将药物抗心律失常作用的电生理效应作为分类依据，药物被分为四大类，其中Ⅰ类再分为三个亚类。

Ⅰ类药阻断快速钠通道。

Ⅰ A类药物减慢动作电位0相上升速度(Vmax)，延长动作电位时限，奎尼丁、普鲁卡因胺、丙吡胺等属此类。

Ⅰ B类药物不减慢Vmax，缩短动作电位时限，美西律、苯妥英钠与利多卡因属此类。

Ⅰ C类药减慢Vmax，减慢传导与轻微延长动作电位时限，氟卡尼、恩卡尼、普罗帕酮及莫雷西嗪均属此类。

Ⅱ类药阻断β肾上腺素能受体，美托洛尔、阿替洛尔、比索洛尔等均属此类。

Ⅲ类药阻断钾通道与延长复极，包括胺碘酮和索他洛尔。

Ⅳ类药阻断慢钙通道，维拉帕米、地尔硫䓬等属此类。

应当指出，某类药物可兼备其他类别药物的电生理特性；同类药物之间又有显著不同的特性；不同类别的药物亦可呈现相似的作用。此外，在体内因药物作用于不同的组织，或因病程、心率、膜电位、细胞外环境离子成分等的不同而药物发挥的作用也有差异。近年来，有学者提出新的药物分类法（西西里策略，Sicilian gambit），按照药物作用于细胞膜通道、受体与泵的不同加以区分，临床医师可根据患者特定的心律失常（举例：房室结内折返性心动过速）发生机制（钙通道依赖性折返活动）及其薄弱环节（传导性与兴奋性），选用治疗药物（钙通道阻滞剂）。

抗心律失常药物治疗导致新的心律失常或使原有心律失常加重，称为致心律失常作用(proarrhythmic effect)。发生率约为5%～10%。各种抗心律失常药的发生机制不同，分别与复极延长、早期后除极导致尖端扭转型室速或减慢心室内传导、易化折返等有关。充血性心力衰竭、已应用洋地黄与利尿剂、QT间期延长者在使用抗心律失常药物时更易发生致心律失常作用。大多数致心律失常现象发生在开始治疗后数天或改变剂量时，较多表现为持续性室速、长QT间期与尖端扭转型室速。氟卡尼和恩卡尼致心律失常现象并不局限于治疗的开始，可均匀分布于整个治疗期间。

（吴涛）

第八节　心律失常的介入治疗和手术治疗

一、心脏电复律

1947年，Beck首次报告应用交流电对一例心脏外科手术患者成功进行了体内除颤。1961年，Lown报告应用直流电成功体外转复室速。目前直流电除颤和电复律已在世界各地广泛应用，除颤仪器设备也越来越自动化。近年来，还相继开展了经静脉导管电极心脏内低能量电复律，置入心律转复除颤器(ICD)等技术。目前多数医院都配备了电除颤仪器，成功挽救了成千上万的濒死患者。

（一）电除颤与电复律的机制

电除颤和电复律的机制是将一定强度的电流通过心脏，使全部或大部分心肌在瞬间除极，然后心脏自律性最高的起搏点重新主导心脏节律，通常是窦房结。

心室颤动时已无心动周期可在任何时间放电。电复律不同于电除颤，任何异位快速心律只要有心动周期，心电图上有 R 波，放电时需要和心电图 R 波同步，以避开心室的易损期（位于 T 波顶峰前 20～30ms，约相当于心室的相对不应期）。如果电复律时在心室的易损期放电可能导致心室颤动。

（二）电复律与电除颤的种类

1. 交流和直流电除颤

交流电进行电除颤已废弃不用。直流电容器充电后可在非常短的时间（2.5～4.0ms）释放很高的电能，可以设置与 R 波同步放电，反复电击对心肌损伤较轻，适于进行电转复和电除颤。

2. 体外与体内电复律和电除颤

体内电复律和电除颤常用于心脏手术或急症开胸抢救的患者。一个电极板置于右室面，另一个电极板置于心尖部，所需电能较小，常为 20～30J，一般不超过 70J，并可反复应用。非手术情况下，大多采用经胸壁除颤、复律。

3. 同步电复律与非同步电除颤

（1）直流电同步电复律　除颤器一般设有同步装置，使放电时电流正好与 R 波同步，即电流刺激落在心室肌的绝对不应期，从而避免在心室的易损期放电导致室速或室颤。同步电复律主要用于除心室颤动以外的快速型心律失常，电复律前一定要核查仪器上的"同步"功能处于开启状态。

（2）直流电非同步电除颤　临床上用于心室颤动。此时已无心动周期，也无 QRS 波，应即刻于任何时间放电。有时快速的室速或预激综合征合并快速心房颤动均有宽大的 QRS 和 T 波，除颤仪在同步工作方式下无法识别 QRS 波，而不放电。此时也可用低电能非同步电除颤，以免延误病情。

4. 经食管内低能量电复律

经食管低能量同步直流电复律心房颤动技术，同常规体外电复律相比，由于避开了阻抗较大的胸壁和心外阻抗，故所需电能较小（20～60J），患者不需要麻醉即可耐受，亦可避免皮肤烧伤，有望成为一种有前途的处理快速性心律失常的新方法。

5. 经静脉电极导管心脏内电复律

通常采用四极电极导管，在 X 线透视下将导管电极通过肘前或颈静脉插入右心，该导管可兼作起搏、程序刺激和电复律之用。经静脉心内房颤电复律所需电能通常较小，一般为 2～6J，患者多能耐受不需要全麻，主要适用于心内电生理检查中发生的房颤。经静脉心内电复律用于室速、室颤，尚无成熟的经验。

（三）电复律与电除颤的适应证和禁忌证

电转复和电除颤的适应证主要包括两大类：各种严重的、甚至危及生命的恶性心律失常以及各种持续时间较长的快速型心律失常。总的原则是，对于任何快速型的心律失常，如导致血流动力学障碍或心绞痛发作加重，药物治疗无效者，均应考虑电复律或电除颤。

1. 恶性室性心律失常

患者发生室速后，如果经药物治疗后不能很快纠正，或一开始血流动力学即受到严重影响，如室速伴意识障碍、严重低血压或急性肺水肿，应立即采用同步电复律，不要因反复选用药物延误抢救。

如果室速不能成功转复，或转复后反复发作，应注意有无缺氧，水、电解质紊乱或酸碱不平衡的因素，有时静脉注射胺碘酮、利多卡因可提高转复成功率和减少转复后的复发。

心室颤动患者抢救成功的关键在于及时发现和果断处理。导致电除颤成功率降低的主要因素包括时间延误、缺氧、和酸中毒等。医务人员应在室颤发生1～3分钟内有效电除颤，间隔时间越短，除颤成功率越高。对于顽固性心室颤动患者，必要时可静脉推注利多卡因或胺碘酮等药；若心室颤动波较纤细，可静脉推注肾上腺素，使颤动波变大，易于转复。

2. 心房颤动

(1)符合下列条件者可考虑电转复：

①心房颤动病史<1年者，既往窦性心率不低于60次/分。

②心房颤动后心力衰竭或心绞痛恶化和不易控制者。

③心房颤动伴心室率较快，且药物控制不佳者。

④原发病（例如甲状腺功能亢进）已得到控制，心房颤动仍持续存在者。

⑤风湿性心脏病瓣膜置换或修复后3～6个月以上，先天性心脏病修补术后2～3个月以上仍有心房颤动者。

⑥预激综合征伴发的心室率快的心房颤动应首选电复律。

(2)下列情况不适于或需延期电转复：

①病情危急且不稳定，例如严重心功能不全或风湿活动，严重电解质紊乱和酸碱失衡。

②心房颤动发生前心室率缓慢，疑诊病窦综合征或心室率可用药物控制，尤其是老年患者。

③洋地黄中毒引起的心房颤动。

④不能耐受预防复发的药物，如胺碘酮、普罗帕酮等。

以上所列适应证和禁忌证都是相对的，在临床上需全面评估患者的情况，权衡利弊。

3. 心房扑动

心房扑动是一种药物难以控制的快速型心律失常。当心房扑动以1:1比例下传时，心室率快，可导致血流动力学迅速恶化，甚至危及生命，电复律往往会取得成功，因而心房扑动是同步电复律的最佳适应证，成功率几乎100%，且所需电能较小。

4. 室上性心动过速

绝大多数室上性心动过速不需要首选电复律。如果其他处理不能纠正室上性心动过速，且因发作持续时间长使血流动力学受到影响，例如出现低血压时，应立即电复律。

（四）体外电复律与电除颤的操作方法

1. 患者准备

对心室颤动或伴严重血流动力学障碍的快速室速患者，应立即电除颤。

择期电转复前，应进行全面的体格检查及有关实验室检查，包括电解质，肝、肾功能，心腔内是否存在血栓等。复律前应禁食6小时，以避免复律过程中发生恶心和呕吐。如果患者正在服用洋地黄类药物，应在复律前停服24～48小时。

2. 设施

施行电复律的房间应较宽敞，除了除颤器外，还应配备各种复苏设施，例如氧气、吸引器、急救箱、血压和心电监护设备。

3. 麻醉

除患者已处于麻醉状态或心室颤动时意识已经丧失而无需麻醉外，一般均需要快速、安全和有效的麻醉，以保证电复律和电除颤时患者没有不适感和疼痛感。这对于可能需要反复电击者尤为重要。

目前最常使用的是丙泊酚或咪达唑仑直接静脉注射。

4. 操作技术要点

患者仰卧于硬木板床上，连接除颤器和心电图监测仪，选择一个R波高耸的导联进行示波观察。患者一旦进入理想的麻醉状态后，则充分暴露其前胸，并将两个涂有导电糊或裹有湿盐水纱布的电极板分别置于一定位置，导电糊涂抹适量，只要能使电极板和皮肤达到紧密接触，没有空隙即可。

电极板的安放：常用的位置是将一电极板置于胸骨右缘第2、3肋间（心底部），另一个电极板置于心尖部。两个电极板之间距离不小于10cm，电极板放置要贴紧皮肤，并有一定压力。准备放电时，操作人员及其他人员不应再接触患者、病床以及同患者相连接的仪器，以免发生触电。

电复律后应立即进行心电监测，并严密观察患者的心率、心律、血压、呼吸和神志。监测应持续24小时。

（五）电复律与电除颤的能量选择

电复律和电除颤的能量通常用焦耳来表示，即能量（焦耳）＝功率（瓦）× 时间（秒）。电能高低的选择主要根据心律失常的类型和病情（表10-3-2）。

表10-3-2　经胸壁体外电复律常用能量选择

心律失常	能量	心律失常	能量
心房颤动	100 ~ 200J	室性收动过速	100 ~ 200J
心房扑动	50 ~ 100J	心室颤动	200 ~ 360J
室上性心动过速	100 ~ 150J		

（六）电复律与电除颤的并发症

虽然电复律和电除颤对快速型心律失常是一种快速、安全和有效的治疗措施，但仍可伴发许多并发症，主要包括：诱发各种心律失常，出现急性肺水肿、低血压、体循环栓塞和肺动脉栓塞、血清心肌酶增高以及皮肤烧伤等。

二、植入型心律转复除颤器

1980年，一例心脏性猝死幸存者植入了第一台植入型心律转复除颤器(ICD)。近年来，经静脉置放心内膜除颤电极已取代了早期开胸置放心外膜除颤电极。ICD的体积也明显减小，已可埋藏于胸大肌和胸小肌之间，甚至像起搏器一样可埋藏于皮下囊袋中。但功能却日益强大，同时具备抗心动过缓起搏(antibradicardia pacing)、抗心动过速起搏(antitachycardia pacing, ATP)和低能电转复(cardiovertion)以及高能电除颤(defibrillation)多种功能。

ICD的明确适应证包括：非可逆性原因引起的室颤或血流动力学不稳定的持续室速导致的心脏骤停；器质性心脏病的自发持续性室速，无论血流动力学是否稳定；原因不明的晕厥，在心电生理检查时能诱发有显著血流动力学改变的持续室速或室颤；心肌梗死所致VEF<35%，且心肌梗死后40天以上，NYHA心功能Ⅱ或Ⅲ级；NYHA心功能Ⅱ或Ⅲ级LVEF≤35%的非缺血性心肌病患者；心肌梗死所致LVEF<30%，且心肌梗死40天以上，NYHA心功能Ⅰ级；心肌梗死后非持续室速，LVEF<40%，且心电生理检查能诱发出室颤或持续室速。

ICD的随访：植入ICD的患者必须经常随诊，术后第一年每2 ~ 3个月随诊一次，此后可半年随诊一次。随诊时，有关ICD的工作状态的测试及有关功能及参数的设置，应由相关的专科医生接诊。

三、心脏起搏治疗

心脏起搏器是通过发放一定形式的电脉冲，刺激心脏，使之激动和收缩，即模拟正常心脏的冲动形成和传导，以治疗由于某些心律失常所致的心脏功能障碍。心脏起搏技术是心律失常介入性治疗的重要方法之一。

目前全世界已有约几百万人接受了起搏治疗。近几年我国植入人工心脏起搏器的患者逐渐增多，且植入起搏器的种类逐渐向生理性起搏过渡。另外，心脏起搏已从单纯治疗缓慢性心律失常，扩展到治疗快速性心律失常、心力衰竭等领域，对减少病死率，改善患者的生存质量起到了积极的作用。起搏器的储存功能和分析诊断功能的完善，对心律失常的诊断和心脏电生理的研究起到积极作用。

（一）起搏治疗的目的

起搏治疗的主要目的就是通过不同的起搏方式纠正心率和心律的异常，或左、右心室的协调收缩，提高患者的生存质量，减少病死率。

（二）起搏治疗的适应证

植入永久性心脏起搏器的适应证为：①伴有临床症状的任何水平的完全或高度房室传导阻滞；②束支一分支水平阻滞，间歇发生二度Ⅱ型房室阻滞，有症状者；在观察过程中阻滞程度进展、HV 间期 >100ms 者，虽无症状，也是植入起搏器的适应证；③病窦综合征或房室传导阻滞，心室率经常低于 50 次 / 分，有明确的临床症状，或间歇发生心室率 <40 次 / 分；或有长达 3 秒的 RR 间隔，虽无症状，也应考虑植入起搏器；④由于颈动脉窦过敏引起的心率减慢，心率或 RR 间隔达到上述标准，伴有明确症状者，起搏器治疗有效；但血管反应所致的血压降低，起搏器不能防治；⑤有窦房结功能障碍及（或）房室传导阻滞的患者，因其他情况必须采用具有减慢心率的药物治疗时，应植入起搏器保证适当的心室率。

近年来，起搏器治疗扩展到多种疾病的治疗，如预防和治疗长 QT 间期综合征的恶性室性心律失常，辅助治疗梗阻性肥厚型心肌病、扩张型心肌病、顽固性心力衰竭和神经介导性晕厥。有些患者如急性心肌梗死合并房室传导阻滞、某些室速的转复、心肺复苏的抢救可能需要临时心脏起搏。

（三）起搏器的功能及类型

随着起搏器工作方式或类型的不断增加，其各种功能日趋复杂。为便于医生、技术人员或患者间的各种交流，1985 年北美心脏起搏与电生理学会（NASPE）和英国心脏起搏与电生理工作组（BPEG）共同编制了 NBG 编码，并于 2002 年进行了修订（表 10-3-3）。另外，起搏器制造厂家用 S 代表单心腔（心房或心室）。

表10-3-3　NBG编码

Ⅰ 起搏心腔	Ⅱ 感知心腔	Ⅲ 感知后反应	Ⅳ 程控功能 / 频率应答	Ⅴ 抗快速心律失常功能
V= 心室	V= 心室	T= 触发	P= 程控频率及（或）输出	P= 抗心动过速起搏
A= 心房	A= 心房	I= 抑制	M= 多项参数程控	S= 电击
D= 双腔	D= 双腔	D=T+I	C= 通讯	D=P+S
O= 无	O= 无	O= 无	R= 频率适应	O= 无
			O= 无	

了解和记忆起搏器代码的含义十分重要，例如VVI起搏器代表该起搏器起搏的是心室，感知的是自身心室信号，自身心室信号被感知后抑制起搏器发放一次脉冲。DDD起搏器起搏的是心房及心室，感知的是自身心房及心室信号，自身心房及心室信号被感知后抑制或触发起搏器在不应期内发放一次脉冲。AAIR起搏器起搏的是心房，感知的是自身心房信号，自身心房信号被感知后抑制起搏器发放一次脉冲，并且起搏频率可根据患者的需要进行调整，即频率适应性起搏功能（第四位R表示）。另外还有VAT、VDD、DDI等起搏方式。

临床工作中常根据电极导线植入的部位分为：

1. 单腔起搏：常见的有VVI起搏器（电极导线放置在右室心尖部）和AAI起搏器（电

极导线放置在右心耳），根据心室率或心房率的需要进行心室或心房适时的起搏。

2. 双腔起搏器：植入的两支电极导线常分别放置在右心耳（心房）和右室心尖部（心室），进行房室顺序起搏。

3. 三腔起搏器：近年来开始使用的起搏器，右房＋双室三腔心脏起搏，主要适用于某些扩张型心肌病、顽固性心力衰竭协调房室及（或）室间的活动，改善心功能。

（四）起搏方式的选择

1. VVI 方式

适用于：①一般性的心室率缓慢，无器质性心脏病，心功能良好者；②间歇性发生的心室率缓慢及长 R.R 间隔。

但有下列情况者不适宜应用：①VVI 起搏时血压下降 20mmHg 以上；②心功能代偿不良；③已知有起搏器综合征，因 VVI 起搏干扰了房室顺序收缩及室房逆传导致心排血量下降等出现的相关症状群。

2. AAI 方式

能保持房室顺序收缩，属生理性起搏，适用于房室传导功能正常的病窦综合征。

不适宜应用者：①有房室传导障碍，包括有潜在发生可能者（用心房调搏检验）；②慢性房颤。

3. DDD 方式

是双腔起搏器中对心房和心室的起搏和感知功能最完整者。适用于房室传导阻滞伴或不伴窦房结功能障碍。

4. 频率自适应（R）方式

起搏器可通过感知体动、血 pH 判断机体对心排血量的需要而自动调节起搏频率，以提高机体运动耐量，适用于需要从事中至重度体力活动者，可根据具体情况选用 VVIR、AAIR、DDDR 方式。但心率加快后心悸等症状加重，或诱发心力衰竭、心绞痛症状加重者，不应选择该起搏方式。

通常起搏方式选用原则为：①窦房结功能障碍而房室传导功能正常者，AAI 方式最佳；②完全性房室传导阻滞而窦房结功能正常者，VDD 方式最佳；③窦房结功能和房室传导功能都有障碍者，DDD 方式最佳；④从事中至重度体力活动者，考虑加用频率自适应功能。

植入体内的起搏器，可在体外用程序控制器改变其工作方式及工作参数。起搏器还具有贮存资料、监测心律、施行电生理检查的功能。

四、导管射频消融治疗快速性心律失常

射频能量(radiofrequency energy)是一种低电压高频(30kHz ～ 1.5MHz)电能。射频消融仪通过导管头端的电极释放射频电能，在导管头端与局部心肌内膜之间电能转化为热能，达到一定温度(46 ～ 90℃)后，使特定的局部心肌细胞脱水、变性、坏死(损伤直径 7 ～ 8mm，深度3 ～ 5mm)，自律性和传导性能均发生改变，从而使心律失常得以根治。操作过程不需全身麻醉。

自 1989 年导管射频消融（RFCA）技术正式应用于人体；1991 年引入我国，并迅速普及至全国，迄今数以万计的快速性心律失常患者由此得以根治，病例数已超过欧美发达国家。

（一）射频消融的适应证

根据我国 RFCA 治疗快速性心律失常指南，RFCA 的明确适应证为：①预激综合征合并阵发性房颤和快速心室率；②房室折返性心动过速、房室结折返性心动过速、房速和无器质性心脏病证据的室速（特发性室速）呈反复发作性，或合并有心动过速心肌病，或者血流动力学不稳定者；③发作频繁、心室率不易控制的典型房扑；④发作频繁、心室率不易

控制的非典型房扑；⑤发作频繁，症状明显的心房颤动；⑥不适当窦速合并心动过速心肌病；⑦发作频繁和（或）症状重、药物预防发作效果差的合并器质性心脏病的室速，多作为ICD的补充治疗。

（二）射频消融的方法

1. 必须首先明确心律失常的诊断。

2. 经心内电生理检查在进一步明确心律失常的基础上确定准确的消融靶点。

3. 根据不同的靶点位置，经股静脉或股动脉置入消融导管，并使之到达靶点。

4. 依消融部位及心律失常类型不同放电消融。

5. 检测是否已达到消融成功标准，如旁路逆传是否已不存在，原有心律失常用各种方法不再能诱发等。

（三）射频消融的并发症

导管射频消融可能出现的并发症为误伤希氏束，造成二度或三度房室传导阻滞；心脏穿孔致心脏压塞等，但发生率极低。

五、快速性心律失常的外科治疗

外科治疗快速性心律失常的目的在于切除、隔置、离断参与心动过速生成、维持与传播的组织，保存或改善心脏功能。外科治疗方法包括直接针对心律失常本身以及各种间接的手术方法，后者包括室壁瘤切除术、冠状动脉旁路移植术、矫正瓣膜关闭不全或狭窄的手术和左颈胸交感神经切断术等。

室上性快速性心律失常中，房室结内折返性心动过速和房室旁路参与的房室折返性心动过速由于射频消融技术的发展和成功，手术治疗已不再应用。房颤的外科治疗近年来有了长足的发展，胸腔镜技术的使用明显减少了手术创伤。

对于室速，间接手术方式，如胸交感神经切断术，冠状动脉旁路移植术，室壁瘤切除术等，可减少室速发作。直接手术方式包括病灶切除与消融两种。长QT间期综合征患者可行左侧星状神经节切除术。某些二尖瓣脱垂患者合并室速，施行瓣膜置换术后可消除发作。

（吴涛）

第四章　动脉粥样理化和冠状动脉粥样硬化性心脏病

第一节　动脉粥样硬化

动脉粥样硬化(atherosclerosis)是一组称为动脉硬化的血管病中最常见、最重要的一种。各种动脉硬化的共同特点是动脉管壁增厚变硬、失去弹性和管腔缩小。动脉粥样硬化的特点是受累动脉的病变从内膜开始，先后有多种病变合并存在，包括局部有脂质和复合糖类积聚、纤维组织增生和钙质沉着形成斑块，并有动脉中层的逐渐退变，继发性病变尚有斑块内出血、斑块破裂及局部血栓形成（称为粥样硬化-血栓形成，atherosclerosis-thrombosis）。现代细胞和分子生物学技术显示动脉粥样硬化病变具有巨噬细胞游移、平滑肌细胞增生；大量胶原纤维、弹力纤维和蛋白多糖等结缔组织基质形成；以及细胞内、外脂质积聚的特点。由于在动脉内膜积聚的脂质外观呈黄色粥样，因此称为动脉粥样硬化。

其他常见的动脉硬化类型还有小动脉硬化(arteriolosclerosis)和动脉中层硬化(Monckeberg arteriosclerosis)。前者是小型动脉弥漫性增生性病变，主要发生在高血压患者。后者多累及中型动脉，常见于四肢动脉，尤其是下肢动脉，在管壁中层有广泛钙沉积，除非合并粥样硬化，多不产生明显症状，其临床意义不大。

鉴于动脉粥样硬化虽仅是动脉硬化的一种类型，但因临床上多见且意义重大，因此习惯上简称之"动脉硬化"多指动脉粥样硬化。

一、病因和发病情况

本病病因尚未完全确定，研究表明，本病是多病因的疾病，即多种因素作用于不同环节所致，这些因素称为危险因素(risk factor)。主要的危险因素如下。

（一）年龄、性别

本病临床上多见于40岁以上的中、老年人，49岁以后进展较快，但在一些青壮年人甚至儿童的尸检中，也曾发现有早期的粥样硬化病变。近年来，临床发病年龄有年轻化趋势。与男性相比，女性发病率较低，因为雌激素有抗动脉粥样硬化作用，故女性在绝经期后发病率迅速增加。年龄和性别属于不可改变的危险因素。

（二）血脂异常

脂质代谢异常是动脉粥样硬化最重要的危险因素。临床资料表明，动脉粥样硬化常见于高胆固醇血症。实验动物给予高胆固醇饲料可以引起动脉粥样硬化。近年的研究发现，总胆固醇(TC)、甘油三酯(TG)、低密度脂蛋白胆固醇（low density lipoprotein-cholesterol，LDL-C，即β脂蛋白）或极低密度脂蛋白胆固醇（very low density lipoprotein-cholesterol，VLDL-C，即前β脂蛋白）增高，相应的载脂蛋白B（apoB）增高;高密度脂蛋白胆固醇（high density lipoprotein-cholesterol，HDL-C，即α脂蛋白）减低，载脂蛋白A(apoA)降低都被认为是危险因素。此外，脂蛋白(a)[Lp(a)]增高也可能是独立的危险因素。在临床实践中，以TC及LDL-C增高最受关注。

（三）高血压

临床及尸检资料均表明，高血压患者动脉粥样硬化发病率明显增高。60%～70%的冠状动脉粥样硬化患者有高血压，高血压患者患本病较血压正常者高3～4倍。收缩压和舒张压增高都与本病密切相关。可能由于高血压时，动脉壁承受较高的压力，内皮细胞损伤，LDL-C易于进入动脉壁，并刺激平滑肌细胞增生，引发动脉粥样硬化。

（四）吸烟

与不吸烟者比较，吸烟者本病的发病率和病死率增高2～6倍，且与每日吸烟的支数呈正比。被动吸烟也是危险因素。吸烟者血中碳氧血红蛋白浓度可达10%～20%，动脉壁内氧合不足，内膜下层脂肪酸合成增多，前列环素释放减少，血小板易在动脉壁黏附聚集。此外，吸烟还可使血中HDL-C的原蛋白量降低，血清胆固醇含量增高，以致易患动脉粥样硬化。另外，烟草所含尼古丁可直接作用于冠状动脉和心肌，引起动脉痉挛和心肌受损。

（五）糖尿病和糖耐量异常

糖尿病患者中不仅本病发病率较非糖尿病者高出数倍，且病变进展迅速。本病患者糖耐量减低者也十分常见。糖尿病者多伴有高甘油三酯血症或高胆固醇血症，如再伴有高血压，则动脉粥样硬化的发病率明显增高。糖尿病患者还常有凝血第Ⅷ因子增高及血小板功能增强，加速动脉粥样硬化血栓形成和引起动脉管腔的闭塞。近年来的研究认为，胰岛素抵抗与动脉粥样硬化的发生有密切关系，2型糖尿病患者常有胰岛素抵抗及高胰岛素血症伴发冠心病。

（六）肥胖

标准体重(kg)=身高(cm)-105（或110）；体重指数(BMI)=体重(kg)/身高(m)^2。超过标准体重20%或BMI>24者称肥胖症。肥胖也是动脉粥样硬化的危险因素。肥胖可导致血浆甘油三酯及胆固醇水平的增高，并常伴发高血压或糖尿病，近年研究认为肥胖者常有胰岛素抵抗，导致动脉粥样硬化的发病率明显增高。

（七）家族史

有冠心病、糖尿病、高血压、血脂异常家族史者，冠心病的发病率增加。家族中有在年龄<50岁时患本病者，其近亲得病的机会可5倍于无这种情况的家族。常染色体显性遗传所致的家族性血脂异常是这些家族成员易患本病的因素。此外，近年已克隆出与人类动脉粥样硬化危险因素相关的易感或突变基因200种以上。

其他的危险因素包括：

1.A型性格者：有较高的冠心病患病率，精神过度紧张者也易患病，可能与体内儿茶酚胺类物质浓度长期过高有关。

2.口服避孕药：长期口服避孕药可使血压升高、血脂异常、糖耐量异常，同时改变凝血机制，增加血栓形成机会。

3.饮食习惯：进食高热量、高动物脂肪、高胆固醇、高糖饮食易患冠心病。其他还有微量元素摄入量的改变等。

二、发病机制

对本病发病机制，曾有多种学说从不同角度来阐述。包括脂质浸润学说、血栓形成学说、平滑肌细胞克隆学说等。近年多数学者支持"内皮损伤反应学说"，认为本病各种主要危险因素最终都损伤动脉内膜，而粥样硬化病变的形成是动脉对内皮、内膜损伤做出的炎症—纤维增生性反应的结果。

动脉内膜受损可为功能紊乱或解剖损伤。在长期血脂异常等危险因素作用下，LDL-C通过受损的内皮进入管壁内膜，并氧化修饰成低密度脂蛋白胆固醇(ox LDL-C)，对动脉内膜造成进一步损伤；单核细胞和淋巴细胞表面特性发生变化，黏附因子表达增加，黏附在内皮细胞上的数量增多，并从内皮细胞之间移入内膜下成为巨噬细胞，通过清道夫受体吞噬ox LDL-C，转变为泡沫细胞形成最早的粥样硬化病变脂质条纹。巨噬细胞能氧化LDL-C、形成过氧化物和超氧化离子，充满氧化修饰脂蛋白的巨噬细胞合成分泌很多生长因子和促炎介质，包括血小板源生长因子(PDGF)、成纤维细胞生长因子(FGF)、肿瘤坏死因子(TNF)-α和白介素(11)-1，促进斑块的生长和炎症反应。进入内膜的T细胞识别巨噬细胞和树突状细胞提呈的抗原（如修饰的脂蛋白和病原体）同时被激活，产生具有强烈致动脉粥样硬化的细胞因子，如干扰素-1、TNF和淋巴毒素等。在PDGF和FGF的作用下，平滑肌细胞(SMC)从中膜迁移至内膜并增殖，亦可吞噬脂质成为泡沫细胞的另一重要来源。在某些情况下，SMC在凝血酶等强力作用下发生显著增殖，并合成和分泌胶原、蛋白多糖和弹性蛋白等，构成斑块基质。在上述生长因子和促炎介质作用下，脂质条纹演变为纤维脂肪病变及纤维斑块。而LDL-C抗体和调节性T细胞分泌的IL-1和转化 生长因子(TGF)-β具有抗动脉粥样硬化的作用。

在血流动力学发生变化的情况下，如血压增高、血管局部狭窄所产生的湍流和切应力变化等，促使动脉内膜内皮细胞回缩、连续性中断，暴露内皮下组织，激活血液中的血小板，在内膜发生黏附、聚集，形成附壁血栓。活化的血小板进一步释放许多细胞因子，促进粥样硬化病变中SMC的增殖。

三、病理解剖和病理生理

动脉粥样硬化的病理变化主要累及体循环系统的大型肌弹力型动脉（如主动脉）和中型肌弹力型动脉（以冠状动脉和脑动脉罹患最多，肢体各动脉、肾动脉和肠系膜动脉次之，下肢多于上肢），而肺循环动脉极少受累。病变分布多为数个组织器官的动脉同时受累。最早出现病变的部位多在主动脉后壁及肋间动脉开口等血管分支处。

正常动脉壁由内膜、中膜和外膜三层构成。动脉粥样硬化时相继出现脂质点和条纹、粥样和纤维粥样斑块、复合病变3类变化。美国心脏病学学会根据其病变发展过程将其细分为6型：

Ⅰ型　脂质点。动脉内膜出现小黄点，为小范围的巨噬细胞含脂滴形成泡沫细胞积聚。

Ⅱ型　脂质条纹。动脉内膜见黄色条纹，为巨噬细胞成层并含脂滴，内膜有平滑肌细胞也含脂滴，有T淋巴细胞浸润。

Ⅲ型　斑块前期。细胞外出现较多脂滴，在内膜和中膜平滑肌层之间形成脂核，但尚未形成脂质池。

Ⅳ型　粥样斑块。脂质积聚多，形成脂质池，内膜结构破坏，动脉壁变形。

Ⅴ型　纤维粥样斑块。为动脉粥样硬化最具特征性的病变，呈白色斑块突人动脉腔内引起管腔狭窄。斑块表面内膜被破坏而由增生的纤维膜（纤维帽）覆盖于脂质池之上。病变可向中膜扩展，破坏管壁，并同时可有纤维结缔组织增生，变性坏死等继发病变。

Ⅵ型　复合病变。为严重病变。由纤维斑块发生出血、坏死、溃疡、钙化和附壁血栓所形成。粥样斑块可因内膜表面破溃而形成所谓粥样溃疡，破溃后粥样物质进入血流成为栓子。

近年来由于冠状动脉造影的普及和冠状动脉内超声成像技术的进展，对不同的冠心病患者的斑块性状有了更直接和更清晰的认识。从临床的角度来看，动脉粥样硬化的斑块基本上可分为两类：一类是稳定型即纤维帽较厚而脂质池较小的斑块；而另一类是不稳定型（又称为易损型）斑块，其纤维帽较薄，脂质池较大易于破裂。正是不稳定斑块的破裂导致了急性心血管事件的发生。其他导致斑块不稳定的因素包括血流动力学变化、应激、炎症反应等，其中炎症反应在斑块不稳定和斑块破裂中起着重要作用。动脉粥样硬化斑块不稳定反映其纤维帽的机械强度和损伤强度的失平衡。斑块破裂释放组织因子和血小板活化因子，使血小板迅速黏附聚集形成白色血栓；同时，斑块破裂导致大量的炎症因子释放，上调促凝物质的表达，并促进纤溶酶原激活剂抑制物-1（PAI-1）的合成，从而加重血栓形成，并演变为红色血栓，血栓形成使血管急性闭塞而导致严重持续性心肌缺血。

从动脉粥样硬化的长期影响来看，受累动脉弹性减弱，脆性增加，其管腔逐渐变窄甚至完全闭塞，也可扩张而形成动脉瘤。视受累的动脉和侧支循环建立情况的不同，可引起整个循环系统或个别器官的功能紊乱。

1.主动脉因粥样硬化而致管壁弹性降低　当心脏收缩时，它暂时膨胀而保留部分心脏排出血液的作用即减弱，使收缩压升高而舒张压降低，脉压增宽。主动脉形成动脉瘤时，管壁为纤维组织所取代，不但失去紧张性而且向外膨隆。这些都足以影响全身血流的调节，加重心脏的负担。

2.内脏或四肢动脉管腔狭窄或闭塞　在侧支循环不能代偿的情况下使器官和组织的血液供应发生障碍，产生缺血、纤维化或坏死。如冠状动脉粥样硬化可引起心绞痛、心肌梗死或心肌纤维化；脑动脉粥样硬化引起脑梗死或脑萎缩；肾动脉粥样硬化引起高血压或肾脏萎缩；下肢动脉粥样硬化引起间歇性跛行或下肢坏疽等。

本病病理变化进展缓慢，除非有不稳定斑块破裂造成意外，明显的病变多见于壮年以后。

现已有不少资料证明，动脉粥样硬化病变的进展并非不可逆。例如实验动物的动脉粥样硬化病变，在用药物治疗和停止致动脉粥样硬化饲料一段时间后，病变甚至可完全消退。在人体经血管造影或腔内超声检查证实，控制和治疗各危险因素一段时间后，较早期的动脉粥样硬化病变可部分消退。

四、分期和分类

本病发展过程可分为4期，但临床上各期并非严格按序出现，各期还可交替或同时出现。

1.无症状期或称亚临床期　其过程长短不一，包括从较早的病理变化开始，直到动脉粥样硬化已经形成，但尚无器官或组织受累的临床表现。

2.缺血期　由于血管狭窄而产生器官缺血的症状。

3.坏死期　由于血管内急性血栓形成使管腔闭塞而产生器官组织坏死的表现。

4.纤维化期　长期缺血，器官组织纤维化萎缩而引起症状。

按受累动脉部位的不同，本病有主动脉及其主要分支、冠状动脉、颈动脉、脑动脉、肾动脉、肠系膜动脉和四肢动脉粥样硬化等类别。

五、临床表现

主要是有关器官受累后出现的症状。

（一）一般表现

可能出现脑力与体力衰退。

（二）主动脉粥样硬化

大多数无特异性症状。主动脉广泛粥样硬化病变，可出现主动脉弹性降低的相关表现：如收缩期血压升高、脉压增宽、桡动脉触诊可类似促脉等。X线检查可见主动脉结向左上方凸出，有时可见片状或弧状钙质沉着阴影。

主动脉粥样硬化最主要的后果是形成主动脉瘤，以发生在肾动脉开口以下的腹主动脉处为最多见，其次在主动脉弓和降主动脉。腹主动脉瘤多在体检时查见腹部有搏动性肿块而发现，腹壁上相应部位可听到杂音，股动脉搏动可减弱。胸主动脉瘤可引起胸痛、气急、吞咽困难、咯血、声带因喉返神经受压而麻痹引起声音嘶哑、气管移位或阻塞、上腔静脉或肺动脉受压等表现。X线检查可见主动脉的相应部位增大；主动脉造影可显示梭形或囊样的动脉瘤；二维超声、X线或磁共振显像可显示瘤样主动脉扩张。主动脉瘤一旦破裂，可迅速致命。在动脉粥样硬化的基础上也可发生动脉夹层分离。

（三）冠状动脉粥样硬化

（四）颅脑动脉粥样硬化

颅脑动脉粥样硬化最常侵犯颈内动脉、基底动脉和椎动脉，颈内动脉入脑处为好发区，病变多集中在血管分叉处。粥样斑块造成血管狭窄、脑供血不足或局部血栓形成或斑块破裂，碎片脱落造成脑栓塞等脑血管意外；长期慢性脑缺血造成脑萎缩时，可发展为血管性痴呆。

（五）肾动脉粥样硬化

可引起顽固性高血压，年龄在55岁以上而突然发生高血压者，应考虑本病的可能。如发生肾动脉血栓形成，可引起肾区疼痛、尿闭和发热等。长期肾脏缺血可致肾萎缩并发展为肾衰竭。

（六）肠系膜动脉粥样硬化

可能引起消化不良、肠道张力减低、便秘和腹痛等症状。血栓形成时，有剧烈腹痛、腹胀和发热。肠壁坏死时，可引起便血、麻痹性肠梗阻和休克等症状。

（七）四肢动脉粥样硬化

以下肢动脉较多见，由于血供障碍而引起下肢发凉、麻木和典型的间歇性跛行，即行走时发生腓肠肌麻木、疼痛以至痉挛，休息后消失，再走时又出现；严重者可持续性疼痛，下肢动脉尤其是足背动脉搏动减弱或消失。如动脉完全闭塞时可产生坏疽。

六、实验室检查

本病尚缺乏敏感而有特异性的早期实验室诊断方法。部分患者有脂质代谢异常，主要表现为血TC增高、LDL-C增高、HDL-C降低、TG增高，apoA降低，apoB和Lp(a)增高。X线检查除前述主动脉粥样硬化的表现外，选择性动脉造影可显示管腔狭窄或动脉瘤样病变，以及病变的所在部位、范围和程度，有助于确定介入或外科治疗的适应证和选择手术方式。多普勒超声检查有助于判断动脉的血流情况和血管病变。脑电阻抗图、脑电图、电子计算机断层显像(CT)或磁共振显像有助于判断脑动脉的功能情况以及脑组织的病变情况。放射性核素心脏检查、超声心动图检查、心电图检查和它们的负荷试验所示的特征性变化有助于诊断冠状动脉粥样硬化性心脏病，冠状动脉造影是诊断冠状动脉粥样硬化最直接的方法。血管内超声显像和血管镜检查是辅助血管内介入治疗的新的检查方法。CT血管造影(CTA)和磁共振显像血管造影(MRA)可无创显像动脉粥样硬化病变。

七、诊断和鉴别诊断

本病发展到相当程度，尤其是有器官明显病变时，诊断并不困难，但早期诊断很不容易。年长患者如检查发现血脂异常，X线、超声及动脉造影发现血管狭窄性或扩张性病变，应首先考虑诊断本病。

主动脉粥样硬化引起的主动脉变化和主动脉瘤，需与梅毒性主动脉炎和主动脉瘤以及纵隔肿瘤相鉴别；冠状动脉粥样硬化引起的心绞痛和心肌梗死，需与冠状动脉其他病变所引起者相鉴别；心肌纤维化需与其他心脏病特别是原发性扩张型心肌病相鉴别；脑动脉粥样硬化所引起的脑血管意外，需与其他原因引起的脑血管意外相鉴别；肾动脉粥样硬化所引起的高血压，需与其他原因的高血压相鉴别；肾动脉血栓形成需与肾结石相鉴别；四肢动脉粥样硬化所产生的症状需与其他病因的动脉病变所引起者鉴别。

八、预后

本病预后随病变部位、程度、血管狭窄发展速度、受累器官受损情况和有无并发症而不同。病变涉及心、脑、肾等重要脏器动脉预后不良。

九、防治

首先应积极预防动脉粥样硬化的发生。如已发生，应积极治疗，防止病变发展并争取逆转。已发生并发症者，及时治疗，防止其恶化，延长患者寿命。

（一）一般防治措施

1.发挥患者的主观能动性配合治疗　已有客观根据证明，经过合理防治可以延缓和阻止病变进展，甚至可使之逆转消退，患者可维持一定的生活和工作能力。此外，缓慢进展的病变本身又可以促使动脉侧支循环的形成，使病情得到改善。因此说服患者耐心接受长期的防治措施至关重要。

2.合理的膳食　控制膳食总热量，以维持正常体重为度，40岁以上者尤应预防发胖。一般以BMI 20～24为正常体重。或以腰围为标准，一般以女性≥80cm，男性≥85cm为超标。超重或肥胖者应减少每日进食的总热量，食用低脂（脂肪摄入量不超过总热量的30%，其中动物性脂肪不超过10%）、低胆固醇（每日不超过200mg）膳食，并限制酒及含糖食物的摄入。提倡饮食清淡，多食富含维生素C（如新鲜蔬菜、瓜果）和植物蛋白（如豆类及其制品）的食物。尽量以花生油、豆油、菜籽油等植物油为食用油。40岁以上者即使血脂无异常，也应避免食用过多的动物性脂肪和含胆固醇较高的食物，如动物内脏、猪油、蛋黄、蟹黄、鱼子、奶油及其制品、椰子油、可可油等，以食用低胆固醇、低动物性脂肪食物为宜，如鱼、禽肉、各种瘦肉、蛋白、豆制品等。已确诊有冠状动脉粥样硬化者，严禁暴饮暴食，以免诱发心绞痛或心肌梗死。合并有高血压或心力衰竭者，应同时限制食盐。

3.适当的体力劳动和体育活动　参加一定的体力劳动和体育活动，对预防肥胖，锻炼循环系统的功能和调整血脂代谢均有裨益，是预防本病的一项积极措施。体力活动量应根据身体情况、体力活动习惯和心脏功能状态而定，以不过多增加心脏负担和不引起不适感觉为原则。体育活动要循序渐进，不宜勉强作剧烈活动，对老年人提倡散步（每日1小时，可分次进行），做保健体操，打太极拳等。

4.合理安排工作和生活　生活要有规律，保持乐观、愉快的情绪，避免过度劳累和情绪激动，注意劳逸结合，保证充分睡眠。

5.提倡戒烟限酒　虽然少量低浓度酒能提高血HDL-C，但长期饮用会引起其他问题，因此不宜提倡。

6.积极控制与本病有关的一些危险因素　包括高血压、糖尿病、血脂异常、肥胖症等。

不少学者认为，本病的预防措施应从儿童期开始，即儿童也不宜进食高胆固醇、高动物性脂肪的饮食，亦宜避免摄食过量，防止发胖。

（二）药物治疗

1.调整血脂药物　血脂异常的患者，经上述饮食调节和体力活动3个月后，未达到目标水平者，应选用降低TC和LDL-C为主的他汀类调脂药，其他调脂药物包括贝特类、烟酸类等。

2.抗血小板药物　抗血小板黏附和聚集的药物，可防止血栓形成，可能有助于防止血管阻塞性病变病情发展，用于预防冠状动脉和脑动脉血栓栓塞。最常用的口服药为阿司匹林，其他尚有氯吡格雷、西洛他唑、普拉格雷、替格瑞洛，静脉应用者药物包括阿昔单抗、替罗非班、埃替非巴肽等药物。

3.溶血栓和抗凝药物　对动脉内形成血栓导致管腔狭窄或阻塞者，可用溶解血栓制剂，继而用抗凝药。

4.针对缺血症状的相应治疗，如心绞痛时应用血管扩张剂及β受体拮抗剂等。

（三）介入和外科手术治疗

包括对狭窄或闭塞的血管，特别是冠状动脉、肾动脉和四肢动脉施行再通或重建或旁路移植等外科手术，以恢复动脉的供血。用带球囊的导管进行经皮腔内血管成形术，将突入动脉管腔的粥样物质压向动脉壁而使血管畅通；在此基础上发展了经皮腔内旋切术、旋磨术和支架植入等多种介入治疗，将粥样物质切下、磨碎、气化吸出而使血管再通，对新鲜的血栓可采用导管进行抽吸。目前应用最多的是经皮腔内球囊扩张术和支架植入术。

（吴涛）

第二节　冠状动脉粥样硬化性心脏病概述

冠状动脉粥样硬化性心脏病(coronary atherosclerotic heart disease)指冠状动脉（冠脉）发生粥样硬化引起管腔狭窄或闭塞，导致心肌缺血缺氧或坏死而引起的心脏病，简称冠心病（coronary heart disease, CHD），也称缺血性心脏病(ischemic heart disease)。

冠心病是动脉粥样硬化导致器官病变的最常见类型，也是严重危害人类健康的常见病。本病多发于40岁以上成人，男性发病早于女性，经济发达国家发病率较高；近年来发病呈年轻化趋势，已成为威胁人类健康的主要疾病之一。

一、分型

由于病理解剖和病理生理变化的不同，冠心病有不同的临床表型。1979年世界卫生组织曾将之分为五型：①隐匿型或无症状型冠心病；②心绞痛；③心肌梗死；④缺血性心肌病；⑤猝死。近年趋向于根据发病特点和治疗原则不同分为两大类：①慢性冠脉病(chronic coronary artery dis-ease, CAD)，也称慢性心肌缺血综合征(chronic ischemic syndrome, CIS)；②急性冠状动脉综合征(acute coronary syndrome, ACS)。前者包括稳定型心绞痛、缺血性心肌病和隐匿性冠心病等；后者包括不稳定型心绞痛(unstable angina，UA）、非ST段抬高型心肌梗死(non-ST-segment elevation myocardial infarction，NSTEMI)和ST段抬高型心肌梗死(ST-segment elevation myocardial infarction，STEMI)，也有将冠心病猝死包括在内。

二、发病机制

当冠脉的供血与心肌的需血之间发生矛盾，冠脉血流量不能满足心肌代谢的需要，就可以引起心肌缺血缺氧，急剧的、暂时的缺血缺氧引起心绞痛，而持续的、严重的心肌缺血可引起心肌坏死即为心肌梗死。

心肌能量的产生要求大量的氧供，心肌细胞摄取血液氧含量达到65% ～ 75%，明显高于身体其他组织的10% ～ 25%。因此心肌平时对血液中氧的摄取已接近于最大量，氧需再增加时已难从血液中更多地摄取氧，只能依靠增加冠状动脉的血流量来提供。在正常情况下，冠状动脉循环有很大的储备，通过神经和体液的调节，其血流量可随身体的生理情况而有显著的变化，使冠状动脉的供血和心肌的需血两者保持着动态的平衡；在剧烈体力活动时，冠状动脉适当地扩张，血流量可增加到休息时的6 ～ 7倍。决定心肌耗氧量的主要因素包括心率、心肌收缩力和心室壁张力，临床上常以"心率×收缩压"估计心肌耗氧量，心肌供氧量取决于冠状动脉血流量和血液的携氧能力。冠状动脉固定狭窄或微血管阻力增加可导致冠状动脉血流减少，由于冠状动脉血流灌注主要发生在舒张期，心率增加时导致的舒张期缩短及各种原因导致的舒张压降低也显著影响冠状动脉灌注。即使冠状动脉血流灌注正常，严重贫血时心肌氧供也可显著降低。

当冠状动脉管腔存在显著的固定狭窄(>50% ～ 75%)，安静时尚能代偿，而运动、心动过速。情绪激动造成心肌需氧量增加时，可导致短暂的心肌供氧和需氧间的不平衡，称为"需氧增加性心肌缺血(demand ischemia)"，这是引起大多数慢性稳定型心绞痛发作的机制。另一些情况下，由于不稳定性粥样硬化斑块发生破裂、糜烂或出血，继发血小板聚集或血栓形成导致管腔狭窄程度急剧加重，或冠状动脉发生痉挛，均可使心肌氧供应减少，清除代谢产物也发生障碍，称之为"供氧减少性心肌缺血(supply ischemia)"，这是引起ACS的主要原因。但在许多情况下，心肌缺氧是需氧量增加和供氧量减少两者共同作用的结果。

心肌缺血后，氧化代谢受抑，致使高能磷酸化合物储备降低，细胞功能随之发生改变。产生疼痛感觉的直接因素，可能是在缺血缺氧的情况下，心肌内积聚过多的代谢产物，如乳酸、丙酮酸、磷酸等酸性物质，或类似激肽的多肽类物质，刺激心脏内自主神经的传入纤维末梢，经1 ～ 5胸交感神经节和相应的脊髓段，传至大脑，产生疼痛感觉。这种痛觉反映在与自主神经进入水平相同脊髓段的脊神经所分布的区域，即胸骨后及两臂的前内侧与小指，尤其是在左侧，而多不直接在心脏部位。

（吴涛）

第三节　稳定型心绞痛

稳定型心绞痛(stable angina pectoris)也称劳力性心绞痛，是在冠状动脉固定性严重狭窄基础上，由于心肌负荷的增加引起心肌急剧的、暂时的缺血缺氧的临床综合征。其特点为阵发性的前胸压榨性疼痛或憋闷感觉，主要位于胸骨后部，可放射至心前区和左上肢尺侧，常发生于劳力负荷增加时，持续数分钟，休息或用硝酸酯制剂后疼痛消失。疼痛发作的程度、频度、性质及诱发因素在数周至数月内无明显变化。

一、发病机制

稳定型心绞痛的发病机制主要是冠状动脉存在固定狭窄或部分闭塞的基础上发生需氧

量的增加。当冠脉狭窄或部分闭塞时，其扩张性减弱，血流量减少，对心肌的供血量相对比较固定，如心肌的血液供应减低到尚能应付心脏平时的需要，则休息时可无症状。在劳力、情绪激动、饱食、受寒等情况下，一旦心脏负荷突然增加，使心率增快、心肌张力和心肌收缩力增加等而致心肌氧耗量增加，而冠状动脉的供血却不能相应地增加以满足心肌对血液的需求时，即可引起心绞痛。

二、病理解剖和病理生理

稳定型心绞痛患者的冠状动脉造影显示：有1、2或3支冠脉管腔直径减少>70%的病变者分别各占25%左右，5%～10%有左冠脉主干狭窄，其余约15%患者无显著狭窄。后者提示患者的心肌血供和氧供不足，可能是冠脉痉挛、冠脉循环的小动脉病变、血红蛋白和氧的离解异常、交感神经过度活动、儿茶酚胺分泌过多或心肌代谢异常等所致。

患者在心绞痛发作之前，常有血压增高、心率增快、肺动脉压和肺毛细血管压增高的变化，反映心脏和肺的顺应性减低。发作时可有左心室收缩力和收缩速度降低、射血速度减慢、左心室收缩压下降、心搏量和心排血量降低、左心室舒张末期压和血容量增加等左心室收缩和舒张功能障碍的病理生理变化。左心室壁可呈收缩不协调或部分心室壁有收缩减弱的现象。

三、临床表现

（一）症状

心绞痛以发作性胸痛为主要临床表现，疼痛的特点为：

1. 部位　主要在胸骨体之后，可波及心前区，有手掌大小范围，甚至横贯前胸，界限不很清楚。常放射至左肩、左臂内侧达无名指和小指，或至颈、咽或下颌部。

2. 性质　胸痛常为压迫、发闷或紧缩性，也可有烧灼感，但不像针刺或刀扎样锐性痛，偶伴濒死的恐惧感觉。有些患者仅觉胸闷不适而非胸痛。发作时，患者往往被迫停止正在进行的活动，直至症状缓解。

3. 诱因　发作常由体力劳动或情绪激动（如愤怒、焦急、过度兴奋等）所诱发，饱食、寒冷、吸烟、心动过速、休克等亦可诱发。疼痛多发生于劳力或激动的当时，而不是在劳累之后。典型的心绞痛常在相似的条件下重复发生，但有时同样的劳力只在早晨而不在下午引起心绞痛，提示与晨间交感神经兴奋性增高等昼夜节律变化有关。

4. 持续时间　疼痛出现后常逐步加重，达到一定程度后持续一段时间，然后逐渐消失，心绞痛一般持续数分钟至十余分钟，多为3～5分钟，很少超过半小时。

5. 缓解方式　一般在停止原来诱发症状的活动后即可缓解；舌下含用硝酸甘油等硝酸酯类药物也能在几分钟内使之缓解。

（二）体征

平时一般无异常体征。心绞痛发作时常见心率增快、血压升高、表情焦虑、皮肤冷或出汗，有时出现第四或第三心音奔马律。可有暂时性心尖部收缩期杂音，是乳头肌缺血以致功能失调引起二尖瓣关闭不全所致。

四、辅助检查

（一）实验室检查

血糖、血脂检查可了解冠心病危险因素；胸痛明显者需查血清心肌损伤标志物包括心肌肌钙蛋白Ⅰ或T、肌酸激酶(CK)及同工酶(CK-MB)，以与ACS相鉴别；查血常规注意有无贫血；必要时检查甲状腺功能。

（二）心电图检查

1.静息时心电图　约半数患者在正常范围，也可能有陈旧性心肌梗死的改变或非特异性ST段和T波异常，有时出现房室或束支传导阻滞或室性、房性期前收缩等心律失常。

2.心绞痛发作时心电图　绝大多数患者可出现暂时性心肌缺血引起的ST段移位。因心内膜下心肌更容易缺血，故常见反映心内膜下心肌缺血的ST段压低（≥0.1mV），发作缓解后恢复。有时出现T波倒置。在平时有T波持续倒置的患者，发作时可变为直立（"假性正常化"）。T波改变虽然对反映心肌缺血的特异性不如ST段压低，但如与平时心电图比较有明显差别，也有助于诊断。

3.心电图负葡试验　最常用的是运动负荷试验，增加心脏负荷以激发心肌缺血。运动方式主要为分级活动平板或踏车，其运动强度可逐步分期升级，前者较为常用，让受检查者迎着转动的平板就地踏步。以达到按年龄预计可达到的最大心率(HRmax)或亚极量心率（85%～90%的最大心率）为负荷目标，前者称为极量运动试验，后者称为亚极量运动试验。运动中应持续监测心电图改变，运动前、运动中每当运动负荷量增加一次均应记录心电图，运动终止后即刻及此后每2分钟均应重复心电图记录直至心率恢复至运动前水平。心电图记录时应同步测定血压。运动中出现典型心绞痛，心电图改变主要以ST段水平型或下斜型压低≥0.1mV(J点后60～80ms)持续2分钟为运动试验阳性标准。运动中出现心绞痛、步态不稳，出现室性心动过速（接连3个以上室性期前收缩）或血压下降时，应立即停止运动。心肌梗死急性期、不稳定型心绞痛、明显心力衰竭、严重心律失常或急性疾病者禁作运动试验。本试验有一定比例的假阳性和假阴性，单纯运动心电图阳性或阴性结果不能作为诊断或排除冠心病的依据。

4.心电图连续动态监测　Holter检查可连续记录并自动分析24小时（或更长时间）的心电图（双极胸导联或同步12导联），可发现心电图ST段、T波改变(ST-T)和各种心律失常，将出现异常心电图表现的时间与患者的活动和症状相对照。胸痛发作时相应时间的缺血性ST-T改变有助于确定心绞痛的诊断，也可检出无痛性心肌缺血。

（三）放射性核素检查

1.核素心肌显像及负荷试验　^{201}T1（铊）随冠状动脉血流很快被正常心肌细胞所摄取。静息时铊显像所示灌注缺损主要见于心肌梗死后瘢痕部位。在冠状动脉供血不足时，明显的灌注缺损仅见于运动后心肌缺血区。不能运动的患者可作药物负荷试验(包括双嘧达莫、腺苷或多巴酚丁胺)，诱发缺血可取得与运动试验相似的效果。变异型心绞痛发作时心肌急性缺血区常显示特别明显的灌注缺损。近年来有用^{99m}Tc-MIBI取代^{201}T1作心肌显像，可取得与之相似的良好效果，更便于临床推广应用。

2.放射性核素心腔造影　应用^{99m}Tc进行体内红细胞标记，可得到心腔内血池显影。通过对心动周期中不同时相的显影图像分析，可测定左心室射血分数及显示心肌缺血区室壁局部运动障碍。

3.正电子发射断层心肌显像(PET)　利用发射正电子的核素示踪剂如^{18}F、^{11}C、^{13}N等进行心肌显像。除可判断心肌的血流灌注情况外，尚可了解心肌的代谢情况。通过对心肌血流灌注和代谢显像匹配分析可准确评估心肌的活力。

（四）多层螺旋CT冠状动脉成像(CTA)

进行冠状动脉二维或三维重建，用于判断冠脉管腔狭窄程度和管壁钙化情况，对判断管壁内斑块分布范围和性质也有一定意义。冠状动脉CTA有较高阴性预测价值，若未见狭窄病变，一般可不进行有创检查；但其对狭窄程度的判断仍有一定限度，特别当钙化存在时会显著影响判断。

（五）超声心动图

多数稳定型心绞痛患者静息时超声心动图检查无异常，有陈旧性心肌梗死者或严重心肌缺血者二维超声心动图可探测到坏死区或缺血区心室壁的运动异常，运动或药物负荷超声心动图检查可以评价心肌灌注和存活性。超声心动图可测定左心室功能，射血分数降低者预后差。超声心动图还有助于发现其他需与冠脉狭窄导致的心绞痛相鉴别的疾病如梗阻性肥厚型心肌病、主动脉瓣狭窄等。

（六）冠脉造影

冠脉造影为有创性检查手段，目前仍然是诊断冠心病较准确的方法。选择性冠脉造影是用特殊形状的心导管经股动脉、桡动脉或肱动脉送到主动脉根部，分别插入左、右冠状动脉口，注入少量含碘对比剂，在不同的投射方位下摄影可使左、右冠状动脉及其主要分支得到　清楚的显影。可发现狭窄性病变的部位并估计其程度。冠脉狭窄根据直径变窄百分率分为四　级：①Ⅰ级：25%～49%；②Ⅱ级：50%～74%；③Ⅲ级：75%～99%（严重狭窄）；④Ⅳ级：100%（完全闭塞）。一般认为，管腔直径减少70%～75%以上会严重影响血供，部分50%～70%者也有缺血意义。

（七）其他检查

胸部X线检查对稳定型心绞痛并无特异的诊断意义，一般情况下都是正常的，但有助于了解其他心肺疾病的情况，如有无心脏增大、充血性心力衰竭等，帮助鉴别诊断。磁共振显像(MRI)冠脉造影也已用于冠脉的显像。冠脉内血管镜检查、冠脉内超声显像、冠脉内光学相干断层显像(OCT)以及冠脉血流储备分数测定(FFR)等也可用于冠心病的诊断并有助于指导介入或药物治疗。

五、诊断和鉴别诊断

根据典型心绞痛的发作特点，结合年龄和存在冠心病危险因素，除外其他原因所致的心绞痛，一般即可建立诊断。心绞痛发作时心电图检杳可见ST-T改变，症状消失后心电图ST-T改变亦逐渐恢复，支持心绞痛诊断。未捕捉到发作时心电图者可行心电图负荷试验。冠状动脉CTA有助于无创性评价冠脉管腔狭窄程度及管壁病变性质和分布，冠状动脉造影可以明确冠状动脉病变的严重程度，有助于诊断和决定进一步治疗。

加拿大心血管病学会(CCS)把心绞痛严重度分为四级。

Ⅰ级：一般体力活动（如步行和登楼）不受限，仅在强、快或持续用力时发生心绞痛。

Ⅱ级：一般体力活动轻度受限。快步、饭后、寒冷或刮风中、精神应激或醒后数小时内发作心绞痛。一般情况下平地步行200m以上或登楼一层以上受限。

Ⅲ级：一般体力活动明显受限，一般情况下平地步行200m内，或登楼一层引起心绞痛。

Ⅳ级：轻微活动或休息时即可发生心绞痛。

鉴别诊断要考虑下列情况。

（一）急性冠状动脉综合征

UA的疼痛部位、性质、发作时心电图改变等与稳定型心绞痛相似，但发作的劳力性诱因不如稳定型心绞痛典型，常在休息或较轻微活动下即可诱发，1个月内新发的或明显恶化的劳力性心绞痛也属于UA；心肌梗死的疼痛部位与稳定型心绞痛相仿，但性质更剧烈，持续时间多超过30分钟，可长达数小时，可伴有心律失常、心力衰竭或（和）休克，含用硝酸甘油多不能缓解，心电图常有典型的动态演变过程。实验室检查示心肌坏死标记物（肌红蛋白、肌钙蛋白I或T、CK-MB等）增高；可有白细胞计数增高和红细胞沉降率增快。

（二）其他疾病引起的心绞痛

包括严重的主动脉瓣狭窄或关闭不全、风湿性冠脉炎、梅毒性主动脉炎引起冠脉口狭窄或闭塞、肥厚型心肌病、X综合征等，要根据其他临床表现来进行鉴别。其中X综合征多见于女性，心电图负荷试验常阳性，但冠脉造影无狭窄病变且无冠脉痉挛证据，预后良好，被认为是冠脉系统微循环功能不良所致。

（三）肋间神经痛和肋软骨炎

前者疼痛常累及1～2个肋间，但并不一定局限在胸前，为刺痛或灼痛，多为持续性而非发作性，咳嗽、用力呼吸和身体转动可使疼痛加剧，沿神经行径处有压痛，手臂上举活动时局部有牵拉疼痛；后者则在肋软骨处有压痛。

（四）心脏神经症

患者常诉胸痛，但为短暂（几秒钟）的刺痛或持久（几小时）的隐痛，患者常喜欢不时地吸一大口气或作叹息性呼吸。胸痛部位多在左胸乳房下心尖部附近，或经常变动。症状多于疲劳之后出现，而非疲劳当时，作轻度体力活动反觉舒适，有时可耐受较重的体力活动而不发生胸痛或胸闷。含用硝酸甘油无效或在10多分钟后才"见效"，常伴有心悸、疲乏、头昏、失眠及其他神经症的症状。

（五）不典型疼痛

还需与反流性食管炎等食管疾病、膈疝、消化性溃疡、肠道疾病、颈椎病等相鉴别。

预后稳定型心绞痛患者大多数能生存很多年，但有发生急性心肌梗死或猝死的危险。有室性心律失常或传导阻滞者预后较差，合并有糖尿病者预后明显差于无糖尿病者。决定预后的主要因素为冠脉病变累及心肌供血的范围和心功能。左冠脉主干病变最为严重，据国外统计，既往年病死率可高达30%左右，此后依次为3支、2支与单支病变。左前降支病变一般较其他两支冠状动脉病变预后差。左心室造影、超声心动图或核素心室腔显影所示射血分数降低和室壁运动障碍也有预后意义。

心电图运动试验中ST段压低≥3mm且发生于低运动量和心率每分钟不到120次时，或伴有血压下降者，常提示三支或左主干病变引起的严重心肌缺血。

六、防治

预防主要在于预防动脉粥样硬化的发生和治疗已存在的动脉粥样硬化病变。稳定型心绞痛的治疗原则是改善冠脉血供和降低心肌耗氧以改善患者症状，提高生活质量，同时治疗冠脉粥样硬化，预防心肌梗死和死亡，以延长生存期。

（一）发作时的治疗

1.休息　发作时立刻休息，一般患者在停止活动后症状即逐渐消失。

2.药物治疗　较重的发作，可使用作用较快的硝酸酯制剂。这类药物除扩张冠脉，降低阻力，增加冠脉循环的血流量外，还通过对周围血管的扩张作用，减少静脉回流心脏的血量，降低心室容量、心腔内压、心排血量和血压，减低心脏前后负荷和心肌的需氧，从而缓解心绞痛。

（1）硝酸甘油(nitroglycerin)：可用0.5mg，置于舌下含化，1～2分钟即开始起作用，约半小时后作用消失。延迟见效或完全无效时提示患者并非患冠心病或为严重的冠心病。与各种硝酸酯一样，副作用有头痛、面色潮红、心率反射性加快和低血压等，第一次含用硝酸甘油时，应注意可能发生体位性低血压。

（2）硝酸异山梨酯(isosorbide dinitrate)：可用5～10mg，舌下含化，2～5分钟见效，作用维持2～3小时。还有供喷雾吸入用的制剂。

（二）缓解期的治疗

1.生活方式的调整　宜尽量避免各种确知足以诱致发作的因素。调节饮食，特别是一次进食不应过饱；戒烟限酒；调整日常生活与工作量；减轻精神负担；保持适当的体力活动，但以不致发生疼痛症状为度；一般不需卧床休息。

2.药物治疗

（1）改善缺血、减轻症状的药物

①β受体拮抗剂：能抑制心脏β肾上腺素能受体，减慢心率、减弱心肌收缩力、降低血压，从而降低心肌耗氧量以减少心绞痛发作和增加运动耐量。用药后要求静息心率降至55～60次/分，严重心绞痛患者如无心动过缓症状，可降至50次/分。推荐使用无内在拟交感活性的选择性β₁受体拮抗剂。β受体拮抗剂的使用剂量应个体化，从较小剂量开始，逐级增加剂量，以能缓解症状，心率不低于50次/分为宜。临床常用的β受体拮抗剂包括美托洛尔普通片(25～100mg，每日2次口服)、美托洛尔缓释片(47.5～190mg，每日1次口服)和比索洛尔(5～10mg，每日1次口服)等。

有严重心动过缓和高度房室传导阻滞、窦房结功能紊乱、有明显的支气管痉挛或支气管哮喘的患者，禁用β受体拮抗剂。外周血管疾病及严重抑郁是应用β受体拮抗剂的相对禁忌证。慢性肺心病的患者可小心使用高度选择性的β₁受体拮抗剂。

②硝酸酯类药：为内皮依赖性血管扩张剂，能减少心肌需氧和改善心肌灌注，从而减低心绞痛发作的频率和程度，增加运动耐量。缓解期常用的硝酸酯类药物包括硝酸甘油（皮肤贴片5mg，每日1次，注意要定时揭去）、二硝酸异山梨酯（普通片5～20mg，每日3～4次口服；缓释片20～40mg，每日1～2次口服）和单硝酸异山梨酯（普通片20mg，每日2次口服；缓释片40～60mg，每日1次口服）等。每天用药时应注意给予足够的无药间期，以减少耐药性的发生。

硝酸酯类药物的不良反应包括头痛、面色潮红、心率反射性加快和低血压等。

③钙通道阻滞剂：本类药物抑制钙离子进入细胞内，也抑制心肌细胞兴奋—收缩偶联中钙离子的利用。因而抑制心肌收缩，减少心肌氧耗；扩张冠脉，解除冠脉痉挛，改善心内膜下心肌的供血；扩张周围血管，降低动脉压，减轻心脏负荷；还降低血黏度，抗血小板聚集，改善心肌的微循环。更适用于同时有高血压的患者。常用制剂有：维拉帕米（普通片40～80mg，每日3次；缓释片240mg，每日1次）、硝苯地平（控释片30mg，每日1次）、氨氯地平（5～10mg，每日1次）、地尔硫䓬（普通片30～60mg，每日3次；缓释片90mg，每日1次），副作用有头痛、头晕、失眠等。

外周水肿、便秘、心悸、面部潮红是所有钙通道阻滞剂常见的副作用，低血压也时有发生，其他不良反应还包括头痛、头晕、虚弱无力等。地尔硫䓬和维拉帕米能减慢房室传导，常用于伴有房颤或房扑的心绞痛患者，这两种药不能应用于已有严重心动过缓、高度房室传导阻滞和病态　窦房结综合征的患者。

④其他：曲美他嗪（20～60mg，每日3次）通过抑制脂肪酸氧化和增加葡萄糖代谢，提高氧的利用效率而治疗心肌缺血；尼可地尔（2mg，每日3次）是一种钾通道开放剂，与硝酸酯类制剂具有相似药理特性，对稳定型心绞痛治疗可能有效。中医中药治疗目前以"活血化瘀"、"芳香温通"和"祛痰通络"法最为常用。此外，针刺或穴位按摩治疗也可能有一定疗效。

(2)预防心肌梗死，改善预后的药物

①阿司匹林：通过抑制环氧化酶和血栓烷A_2的合成达到抗血小板聚集的作用，所有患者只要没有用药禁忌证都应该服用。阿司匹林的最佳剂量范围为75～150mg/d。其主要不良反应为胃肠道出血或对阿司匹林过敏，不能耐受阿司匹林的患者可改用氯吡格雷作为替代治疗。

②氯吡格雷：通过选择性不可逆的抑制血小板二磷酸腺苷(ADP)受体而阻断ADP依赖激活的血小板糖蛋白Ⅱb/Ⅲa复合物，有效地减少ADP介导的血小板激活和聚集。主要用于支架植入以后及阿司匹林有禁忌证的患者。该药起效快，顿服300mg后2小时即能达到有效血药浓度。常用维持剂量为75mg，每日1次。

③β受体拮抗剂：除降低心肌氧耗、改善心肌缺血、减少心绞痛发作外，冠心病患

者长期接受β受体拮抗剂治疗，可显著降低死亡等心血管事件。

④他汀类药物：他汀类药物能有效降低TC和LDL-C，还有延缓斑块进展、稳定斑块和抗炎等调脂以外的作用。所有冠心病患者，无论其血脂水平如何，均应给予他汀类药物，并根据目标LDL-C水平调整剂量。临床常用的他汀类药物包括辛伐他汀（20～40mg，每晚1次）、阿托伐他汀（10～80mg，每日1次）、普伐他汀（20～40mg，每晚1次）、氟伐他汀（40～80mg，每晚1次）、瑞舒伐他汀（5～20mg，每晚1次）等。

他汀类药物的总体安全性很高，但在应用时仍应注意监测转氨酶及肌酸激酶等生化指标，及时发现药物可能引起的肝脏损害和肌病，尤其是在采用大剂量他汀药物进行强化调脂治疗时，更应注意监测药物的安全性。

⑤ACEI或ARB：可以使冠心病患者的心血管死亡、非致死性心肌梗死等主要终点事件的相对危险性显著降低。在稳定型心绞痛患者中，合并高血压、糖尿病、心力衰竭或左心室收缩功能不全的高危患者建议使用ACEI。临床常用的ACEI类药物包括卡托普利（12.5～50mg，每日3次）、依那普利（5～10mg，每日2次）、培哚普利（4～8mg，每日1次）、雷米普利（5～10mg，每日1次）、贝那普利（10～20mg，每日1次）、赖诺普利（10～20mg，每日1次）等。不能耐受ACEI类药物者可使用ARB类药物。

3.血管重建治疗

(1)经皮冠状动脉介入治疗(percutaneous coronar intervention, PCI)：PCI是指一组经皮介入技术，包括经皮球囊冠状动脉成形术(PTCA)、冠状动脉支架植入术和粥样斑块消蚀技术等。自1977年首例PTCA应用于临床以来，PCI术成为冠心病治疗的重要手段。以往的临床观察显示，与内科保守疗法相比，PCI术能使患者的生活质量提高（活动耐量增加），但是心肌梗死的发生和死亡率无显著差异，再狭窄和支架内血栓是影响其疗效的主要因素。随着新技术的出现，尤其是新型药物洗脱支架及新型抗血小板药物的应用，冠状动脉介入治疗的效果也有提高，不仅可以改善生活质量，而且可以明显降低高危患者的心肌梗死发生率和死亡率。

(2)冠状动脉旁路移植术(coronary artery bypass graft, CABG)：CABG通过取患者自身的大隐静脉作为旁路移植材料，一端吻合在主动脉，另一端吻合在有病变的冠状动脉段的远端；或游离内乳动脉与病变冠状动脉远端吻合，引主动脉的血流以改善病变冠状动脉所供血心肌的血流供应。术后心绞痛症状改善者可达80%～90%，且65%～85%的患者生活质量有所提高。这种手术创伤较大有一定的风险，虽然随手术技能及器械等方面的改进，手术成功率已大大提高，但仍有1%～4%围术期死亡率，死亡率与患者术前冠脉病变、心功能状态及有无其他并发症有关。此外，术后移植的血管还可能闭塞，因此应个体化权衡利弊，慎重选择手术适应证。

PCI或CABG术的选择需要根据冠状动脉病变的情况和患者对开胸手术的耐受程度及患者的意愿等综合考虑，对全身情况能耐受开胸手术者，左主干合并2支以上冠脉病变（尤其是病变复杂程度评分较高者），或多支血管病变合并糖尿病者，CABG应为首选。

七、预防

对稳定型心绞痛除用药物防止心绞痛再次发作外，应从阻止或逆转粥样硬化病情进展，预防心肌梗死等方面综合考虑以改善预后。

（吴涛）

第四节 急性冠状动脉综合征

ACS是一组由急性心肌缺血引起的临床综合征，主要包括UA、NSTEMI以及STEMI。动脉粥样硬化不稳定斑块破裂或糜烂导致冠状动脉内血栓形成，被认为是大多数ACS发病的主要病理基础。血小板激活在其发病过程中起着非常重要的作用。

一、不稳定型心绞痛和非 ST 段抬高型心肌梗死

UA/NSTEMI是由于动脉粥样斑块破裂或糜烂，伴有不同程度的表面血栓形成、血管痉挛及远端血管栓塞所导致的一组临床症状，合称为非ST段抬高型急性冠脉综合征(non-ST segmentelevation acute coronary syndrome, NSTEACS)。UA/NSTEMI的病因和临床表现相似但程度不同，主要不同表现在缺血严重程度以及是否导致心肌损害。

UA没有STEMI的特征性心电图动态演变的临床特点，根据临床表现可以分为以下三种(表10-4-1)

表10-4-1　三种临床表现的不稳定型心绞痛

静息型心绞痛（rest angina pectoris）	发作于休息时，持续时间通常 > 20 分钟
初发型心绞痛（new-onset angina pectoris）	通常在首发症状 1～2 个月内、很轻的体力活动可诱发（程度至少达 CCS Ⅲ 级）
恶化型心绞痛（accelerated angina pectoris）	在相对稳定的劳力性心绞痛基础上心绞痛逐渐增强（疼痛更剧烈、时间更长或更频繁，按 CCS 分级至少增加 Ⅰ 级水平，程度至少 CCS Ⅲ 级）

少部分UA患者心绞痛发作有明显的诱发因素：①增加心肌氧耗：感染、甲状腺功能亢进或心律失常；②减少冠状动脉血流：低血压；③血液携氧能力下降：贫血和低氧血症。以上情况称为继发性UA(secondary UA)。变异型心绞痛（variant angina pectoris）特征为静息心绞痛，表现为一过性ST段动态改变（抬高），是UA的一种特殊类型，其发病机制为冠状动脉痉挛；不过，部分冠状动脉痉挛导致的心肌缺血在心电图上可表现为ST段压低。

（一）病因和发病机制

UA/NSTEMI 病理特征为不稳定粥样硬化斑块破裂或糜烂基础上血小板聚集、并发血栓形成、冠状动脉痉挛收缩、微血管栓塞导致急性或亚急性心肌供氧的减少和缺血加重。虽然也可因劳力负荷诱发，但劳力负荷中止后胸痛并不能缓解。其中，NSTEMI 常因心肌严重的持续性缺血导致心肌坏死，病理上出现灶性或心内膜下心肌坏死。

（二）临床表现

1. 症状

UA 患者胸部不适的性质与典型的稳定型心绞痛相似，通常程度更重，持续时间更长，可达数十分钟，胸痛在休息时也可发生。如下临床表现有助于诊断 UA：诱发心绞痛的体力活动阈值突然或持久降低；心绞痛发生频率、严重程度和持续时间增加；出现静息或夜间心绞痛；胸痛放射至附近的或新的部位；发作时伴有新的相关症状，如出汗、恶心、呕吐、心悸或呼吸困难。常规休息或舌下含服硝酸甘油只能暂时甚至不能完全缓解症状。但症状不典型者也不少见，尤其在老年女性和糖尿病患者中多见。

2. 体征

体检可发现一过性第三心音或第四心音，以及由于二尖瓣反流引起的一过性收缩期杂音，这些非特异性体征也可出现在稳定型心绞痛和心肌梗死患者，但详细的体格检查可发现潜在的加重心肌缺血的因素，并成为判断预后非常重要的依据。

（三）实验室和辅助检查

1. 心电图

心电图不仅可以帮助诊断，而且根据其异常的严重程度和范围可以提供预后信息。症状发作时的心电图尤其有意义，与之前心电图对比，可提高心电图异常的诊断价值。大多数患者胸痛发作时有一过性 ST 段（抬高或压低）和 T 波（低平或倒置）改变，其中 ST 段的动态改变（≥0.1mV 的抬高或压低）是严重冠状动脉疾病的表现，可能会发生急性心肌梗死或猝死。不常见的心电图表现为 U 波的倒置。

通常上述心电图动态改变可随着心绞痛的缓解而完全或部分消失。若心电图改变持续12小时以上，则提示NSTEMI的可能。若患者具有稳定型心绞痛的典型病史或冠心病诊断明确（既往有心肌梗死，冠状动脉造影提示狭窄或非侵入性试验阳性），即使没有心电图改变，也可以根据临床表现作出UA的诊断。

2. 连续心电监护

一过性急性心肌缺血并不一定表现为胸痛，出现胸痛症状前就可发生心肌缺血。连续的心电监测可发现无症状或心绞痛发作时的ST段改变。在广泛应用阿司匹林和肝素之前，超过60%的患者曾有无症状的ST段压低；应用阿司匹林和肝素治疗后，短暂的ST段偏移的检出率下降至5%～20%。连续24小时心电监测发现，85%～90%的心肌缺血可不伴有心绞痛症状。

3. 冠状动脉造影和其他侵入性检查

冠状动脉造影能提供详细的血管相关信息，帮助指导治疗并评价预后。在长期稳定型心绞痛基础上出现的UA患者常有多支冠状动脉病变，而新发作的静息心绞痛患者可能只有单支冠状动脉病变。在所有的UA患者中，3支血管病变占40%，2支血管病变占20%，左冠状动脉主干病变约占20%，单支血管病变约占10%，没有明显血管狭窄占10%。在冠状动脉造影正常或无阻塞性病变的UA患者中，有些患者的心绞痛诊断可能为误诊；在另外一些患者中，胸痛可能为冠脉痉挛、冠脉内血栓自发性溶解、微循环灌注障碍所致。

冠脉内超声显像和光学相干断层显像可以准确提供斑块分布、性质、大小和有否斑块破溃及血栓形成等更准确的粥样硬化斑块信息。

4. 心脏标志物检查

心脏肌钙蛋白(cTn)T及I较传统的CK和CK-MB更为敏感、更可靠，根据最新的欧洲和美国心肌梗死新定义，在症状发生后24小时内，cTn的峰值超过正常对照值的99个百分位需考虑NSTEMI的诊断。另外，cTn阴性者需考虑由于骨骼肌损伤所导致的CK-MB升高。临床上UA的诊断主要依靠临床表现以及发作时心电图ST-T的动态改变，如cTn阳性意味该患者已发生少量心肌损伤，相比cTn阴性的患者其预后较差。

5. 其他检查

胸部 X 线、心脏超声和放射性核素检查的结果和稳定型心绞痛患者的结果相似，但阳性发现率会更高。

（四）诊断和鉴别诊断

根据病史典型的心绞痛症状、典型的缺血性心电图改变（新发或一过性 ST 段压低≥0.1mV，或 T 波倒置≥0.2mV）以及心肌损伤标记物（cTnT、cTn1 或 CK-MB）测定，可以作出 UA/NSTEMI 诊断。诊断未明确的不典型的患者而病情稳定者，可以在出院前作负荷心电图或负荷超声心动图、核素心肌灌注显像、冠状动脉造影等检查。冠状动脉造影仍是诊断冠心病的重要方法，可以直接显示冠状动脉狭窄程度，对决定治疗策略有重要意义。尽管 UA/NSTEMI 的发病机制类似急性 STEMI，但两者的治疗原则有所不同，因此需要鉴别诊断，见本节"急性 STEMI"部分。与其他疾病的鉴别诊断参见"稳定型心绞痛"部分。

危险分层　UA/NSTEMI患者临床表现严重程度不一，主要是由于基础的冠状动脉粥样病变的严重程度和病变累及范围不同，同时形成急性血栓（进展至急性STEMI）的危险性不同。为选择个体化的治疗方案，必须尽早进行危险分层。GRACE风险模型纳入了年龄、充血性心力衰竭史、心肌梗死史、静息时心率、收缩压、血清肌酐、心电图ST段偏离、心肌损伤标志物升高以及是否行血运重建等参数，可用于UA/NASTEMI的风险评估。

Braunwald根据心绞痛的特点和基础病因，对UA提出以下分级（Braunwald分级）（表10-4-2）。详细的危险分层根据患者的年龄、心血管危险因素、心绞痛严重程度和发作时间、心电图、心脏损伤标志物和有无心功能改变等因素作出（表10-4-3）。

表10-4-2　不稳定型心绞痛严重程度分级（Braunwald分级）

严重程度	定义	一年内死亡或心肌梗死发生率（%）
Ⅰ级	严重的初发型心绞痛或恶化型心绞痛，无静息疼痛	7.3%
Ⅱ级	亚急性静息型心绞痛（一个月内发生过，但48小时内无发作）	10.3%
Ⅲ级	急性静息型心绞痛（在48小时内有发作）	10.8%
临床环境		
A	继发性心绞痛，在冠状动脉狭窄基础上，存在加剧心肌缺血的冠状动脉以外的疾病	14.1%
B	原发性心绞痛，无加剧心肌缺血的冠状动脉以外的疾病	8.5%
C	心肌梗死后心绞痛，心肌梗死后两周内发生的不稳定型心绞痛	18.5%

表10-4-3　不稳定型心绞痛患者死亡或非致死性心肌梗死的短期危险分层

项目	高度危险性(至少具备下列一条)	中度危险性（无高度危险特征但具备下列任何一条）	低度危险性（无高度、中度危险特征但具备下列任何一条）
病史	缺血性症状在48小时内恶化	既往心肌梗死，或脑血管疾病，或冠状动脉旁路移植术，或使用阿司匹林	
疼痛特点	长时间（>20分钟）静息性胸痛	长时间（>20分钟）静息胸痛目前缓解，并有高度或中度冠心病可能。静息胸痛（<20分钟）或因休息或舌下含服硝酸甘油缓解	过去2周内新发CCS分级Ⅲ级或Ⅳ级心绞痛，但无长时间（>20分钟）静息性胸痛，有中度或高度冠心病可能
临床表现	缺血引起的肺水肿，新出现二尖瓣关闭不全杂音或原杂音加重，S3或新出现啰音或原啰音加重，低血压、心动过缓、心动过速，年龄>75岁	年龄>70岁	
心电图	静息性心绞痛伴一过性ST段改变（>0.05mV），新出现束以支传导阻滞或新出现的持续性心动过速	T波倒置>0.2mV，病理性Q波	胸痛期间心电图正常或无变化
心脏标记物	明显增高（即cTnT>0.1μg/L）	轻度增高（即cTnT>0.01，但<0.1μg/L）	正常

（五）治疗

1. 治疗原则

UA/NSTEMI 是严重、具有潜在危险的疾病，其治疗主要有两个目的：即刻缓解缺血和预防严重不良反应后果（即死亡或心肌梗死或再梗死）。其治疗包括抗缺血治疗、抗血栓治疗和根据危险度分层进行有创治疗。

对可疑 UA 者的第一步关键性治疗就是在急诊室作出恰当的检查评估，按轻重缓急送至适当的部门治疗，并立即开始抗栓和抗心肌缺血治疗；心电图和心肌标志物正常的低危患者在急诊经过一段时间治疗观察后可进行运动试验，若运动试验结果阴性，可以考虑出院继续药物治疗，反之大部分 UA 患者应入院治疗。对于进行性缺血且对初始药物治疗反应差的患者，以及血液动力学不稳定的患者，均应入心脏监护室（CCU）加强监测和治疗。

2. 一般治疗

患者应立即卧床休息，消除紧张情绪和顾虑，保持环境安静，可以应用小剂量的镇静剂和抗焦虑药物，约半数患者通过上述处理可减轻或缓解心绞痛。对于有发绀、呼吸困难或其他高危表现患者，给予吸氧，监测血氧饱和度（SaO_2），维持 $SaO_2 > 90\%$。同时积极处理可能引起心肌耗氧量增加的疾病，如感染、发热、甲状腺功能亢进、贫血、低血压、心力衰竭、低氧血症、肺部感染和快速型心律失常（增加心肌耗氧量）和严重的缓慢型心律失常（减少心肌灌注）。

3. 药物治疗

（1）抗心肌缺血药物　主要目的是为减少心肌耗氧量（减慢心率、降低血压或减弱左心室收缩力）或扩张冠状动脉，缓解心绞痛发作。

①硝酸酯类药物：硝酸酯类药物扩张静脉，降低心脏前负荷，并降低左心室舒张末压、降低心肌耗氧量，改善左心室局部和整体功能。此外，硝酸酯类药物可扩张正常和粥样硬化的冠状动脉，缓解心肌缺血。心绞痛发作时，可舌下含服硝酸甘油，每次 0.5mg，必要时每间隔 3～5 分钟可以连用 3 次，若仍无效，可静脉应用硝酸甘油或硝酸异山梨酯。静脉应用硝酸甘油以 5～10μg/min 开始，持续滴注，每 5～10 分钟增加 10μg/min，直至症状缓解或出现明显副作用（头痛或低血压，收缩压低于 90mmHg 或相比用药前平均动脉压下降 30mmHg），200μg/min 为一般最大推荐剂量。目前建议静脉应用硝酸甘油，在症状消失 12～24 小时后改用口服制剂。在持续静脉应用硝酸甘油 24～48 小时内可出现药物耐受。常用的口服硝酸酯类药物包括硝酸异山梨酯和 5- 单硝酸异山梨酯。

② β 受体拮抗剂：主要作用于心肌的 $β_1$ 受体而降低心肌耗氧量，减少心肌缺血反复发作，减少心肌梗死的发生，对改善近、远期预后均有重要作用。应尽早用于所有无禁忌证的 UA/NSTEMI 患者。少数高危患者，可先静脉使用，后改口服；中度或低度危险患者主张直接口服。对于已服用硝酸酯或钙通道阻滞剂仍发生 UA/NSTEM 的患者加用 β 受体拮抗剂可减少有症状和无症状心肌缺血发作的频度和持续时间。

建议选择具有心脏 $β_1$ 受体选择性的药物如美托洛尔和比索洛尔。艾司洛尔是一种快速作用的 β 受体拮抗剂，可以静脉使用，安全而有效，甚至可用于左心功能减退的患者，药物作用在停药后 20 分钟内消失。口服 β 受体拮抗剂的剂量应个体化，可调整到患者安静时心率 50～60 次 / 分。在已服用 β 受体拮抗剂仍发生 UA 的患者，除非存在禁忌证，否则无需停药。

③钙通道阻滞剂：可有效减轻心绞痛症状，可以作为治疗持续性心肌缺血的次选药物。

钙通道阻滞剂为血管痉挛性心绞痛的首选药物，能有效降低心绞痛的发生率。足量 β 受体拮抗剂与硝酸酯类药物治疗后仍不能控制缺血症状的患者可口服长效钙通道阻滞剂。钙通道阻滞剂与 β 受体拮抗剂联合应用或两者与硝酸酯类药物联合应用，可有效减轻胸痛，减少近期死亡的危险，减少急性心肌梗死和急诊冠状动脉手术的需要。但大规模临床试验荟萃分析表明，钙通道阻滞剂单独应用于UA不能预防急性心肌梗死的发生和减低病死率；此外，对心功能不全的患者，应用β受体拮抗剂以后加用钙通道阻滞剂应特别谨慎。维拉帕米和β受体拮抗剂均有负性传导作用，不宜联合使用。

4.抗血小板治疗

(1)阿司匹林：除非有禁忌证，所有UA/NSTEMI患者均应尽早使用阿司匹林，首次口服非肠溶制剂或嚼服肠溶制剂300mg，随后75～100mg，每日一次长期维持。

(2)ADP受体拮抗剂：通过阻断血小板的$P_2 Y_{12}$受体抑制ADP诱导的血小板活化，与阿司匹林的作用机制不同，联合应用可以提高抗血小板疗效。UA/NSTEMI患者建议联合使用阿司匹林和ADP受体拮抗剂，维持12个月。第一代ADP受体拮抗剂包括噻氯吡啶和氯吡格雷，不可逆抑制ADP受体，噻氯吡啶250mg，2次/日，但由于其骨髓抑制等严重副作用已经很少使用。氯吡格雷首剂可用300～600mg的负荷量，随后75mg，1次/日，副作用小，作用快，已代替噻氯吡啶或用于不能耐受阿司匹林的患者作为长期使用，以及植入支架术后和阿司匹林联用。新一代ADP受体拮抗剂包括普拉格雷(prasugrel)和替格瑞洛(ticagrelor)，普拉格雷不可逆抑制ADP受体，对冠状动脉病变明确拟行PCI治疗的患者，首次60mg负荷量，维持剂量10mg，每日一次，禁用于有卒中或短暂脑缺血发作病史和年龄>75岁者，因出血风险升高。替格瑞洛是可逆性的ADP受体拮抗剂，起效更快，除有严重心动过缓者外，可用于所有UA/NSTEMI的治疗，首次180mg负荷量，维持剂量90mg，2次/日。

(3)血小板糖蛋白Ⅱb/Ⅲa(GPⅡb/Ⅲa)受体拮抗剂：激活的血小板通过GPⅡb/Ⅲa受体与纤维蛋白原结合，导致血小板血栓的形成，这是血小板聚集的最后、唯一途径。阿昔单抗为直接抑制GPⅡb/Ⅲa受体的单克隆抗体，在血小板激活起重要作用的情况下，特别是进行介入治疗时，能有效地与血小板表面的GPⅡb/Ⅲa受体结合，从而抑制血小板的聚集，其口服制剂作用尚不确定。人工合成的拮抗剂包括替罗非班、依替巴肽和拉米非班，主要用于计划接受PCI术的UA/NSTEMI患者。

5.抗凝治疗 抗凝治疗常规应用于中危和高危的UA/NSTEMI患者中，常用的抗凝药包括普通肝素、低分子肝素、磺达肝癸钠(fondaparinux)和比伐卢定(bivalirudin)。

(1)普通肝素：肝素的推荐用量是静脉注射80IU/kg后，以15～18IU/(kg·h)的速度静脉滴注维持，治疗过程中在开始用药或调整剂量后6小时需监测激活部分凝血酶时间(APTT)，调整肝素用量，一般使APTT控制在45～70秒，为对照组的1.5～2倍。静脉应用肝素2～5天为宜，后可改为皮下注射肝素5000～7500IU，每日2次，再治疗1～2天。肝素对富含血小板的白色血栓作用较小，并且作用可由于肝素与血浆蛋白高结合率而受影响。未口服阿司匹林的患者停用肝素后可能发生缺血症状的反跳，这是因为停用肝素后引发继发性凝血酶活性的增高，逐渐停用肝素可能会减少上述现象。由于存在发生肝素诱导的血小板减少症的可能，在肝素使用过程中需监测血小板。

(2)低分子肝素：与普通肝素相比，低分子肝素在降低心脏事件发生方面有更优或相等的疗效。低分子肝素具有强烈的抗Xa因子及Ⅱa因子活性的作用，并且可以根据体重和肾功能调节剂量，皮下应用，不需要实验室监测，故具有疗效更肯定、使用更方便的优点。常用药物包括依诺肝素、达肝素和那曲肝素等。

(3)磺达肝癸钠：是选择性Xa因子间接抑制剂。用于UA/NSTEMI的抗凝治疗不仅能有效减少心血管事件，而且大大降低出血风险。皮下注射2.5mg，每日一次，采用保守策略的患者尤其在出血风险增加时作为抗凝药物的首选。对需行PCI的患者，术中需要追加普通肝素抗凝。

(4)比伐卢定：是直接抗凝血酶制剂，其有效成分为水蛭素衍生物片段，通过直接并特异性抑制Ⅱa因子活性，能使活化凝血时间明显延长而发挥抗凝作用，可预防接触性血栓形成，作用可逆而短暂，出血事件的发生率降低。主要用于UA/NSTEMI患者PCI术中的抗凝，与普通肝素加血小板GPⅡb/Ⅲa受体拮抗剂相比，出血发生率明显降低。先静脉推注0.75mg/kg，再静脉滴注1.75mg/（kg.h），一般不超过4小时。

6.调脂治疗　他汀类药物在急性期应用可促使内皮细胞释放一氧化氮，有类硝酸酯的作用，远期有抗炎症和稳定斑块的作用，能降低冠状动脉疾病的死亡和心肌梗死发生率。无论基线血脂水平，UA/NSTEMI患者均应尽早（24小时内）开始使用他汀类药物。LDL-C的目标值为<70mg/dl。少部分患者会出现肝酶和肌酶(CK、CK-MM)升高等副作用。

7.ACEI或ARB　对UA/NSTEMI患者，长期应用ACEI能降低心血管事件发生率，如果不存在低血压（收缩压<100mmHg或较基线下降30mmHg以上）或其他已知的禁忌证（如肾衰竭、双侧肾脉狭窄和已知的过敏），应该在第一个24小时内给予口服ACEI，不能耐受ACEI者可用ARB替代。

（六）冠状动脉血运重建术

冠状动脉血运重建术包括PCI和CABG。

1.经皮冠状动脉介入治疗　由于技术进步，操作即刻成功率提高和并发症降低，PCI在UA/NSTEMI患者中的应用增加。药物洗脱支架的应用进一步改善远期疗效，并拓宽了PCI的应用范围。弥漫性冠状动脉远端病变的患者，并不适合PCI或CABG。

目前对UA/NESTEMI有"早期保守治疗"和"早期侵入治疗"两种治疗策略。根据早期保守治疗策略，冠状动脉造影适用于强化药物治疗后仍然有心绞痛复发或负荷试验阳性的患者。而早期侵入治疗的策略是，临床上只要没有血运重建的禁忌证，常规做冠状动脉造影，根据病变情况选择行PCI或CABG。应依据UAP/NESTEMI患者的危险分层决定是否行早期侵入治疗。GRACE评分系统可用于危险分层。早期侵入性的策略分为急诊（<2小时）、早期（<24小时）及72小时内。对于有顽固性心绞痛、伴有心衰、威胁生命的室性心律失常以及血流动力学不稳定的患者，建议行急诊（<2小时）冠状动脉造影及血运重建术，对于GRACE风险评分>140分或肌钙蛋白增高或ST-T动态改变的患者，建议早期（24小时内）行冠状动脉造影及血运重建术，对于症状反复发作且合并至少一项危险因素（肌钙蛋白升高，ST-T改变、糖尿病、肾功能不全、左心室功能减低、既往心肌梗死、既往PCI或冠状动脉旁路移植术史、GRACE风险评分>109分）的UA/NESTEMI患者建议于发病72小时内行冠状动脉造影。对于低危的患者不建议常规行侵入性诊断和治疗，可根据负荷试验的结果选择治疗方案。

2.冠状动脉旁路搭桥术　选择何种血运重建策略主要根据临床因素、术者经验和基础冠心病的严重程度。近期未发生过心肌梗死的难治性UA患者，冠状动脉旁路术死亡率为3.7%，约为稳定型心绞痛的2倍，围术期心肌梗死发生率为10%。术后每年死亡率为2%；非致死性心肌梗死发生率为每年3%～4%。手术最大的受益者是病变严重、有多支血管病变的症状严重和左心室功能不全的患者。

（七）预后和二级预防

UA/NESTEMI的急性期一般在2个月左右，在此期间发生心肌梗死或死亡的风险最高。尽管住院期间的死亡率低于STEMI，但其长期的心血管事件发生率与STEMI接近，因此出院后要坚持长期药物治疗，控制缺血症状、降低心肌梗死和死亡的发生，包括服用双联抗血小板药物至少12个月，其他药物包括β受体拮抗剂、他汀类药物和ACEI/ARB，严格控制危险因素，进行有计划及适当的运动锻炼。根据住院期间的各种事件、治疗效果和耐受性，予以个体化治疗。所谓ABCDE方案对于指导二级预防有帮助：1.抗血小板、抗心绞痛治疗和ACEI；2.β受体拮抗剂预防心律失常，减轻心脏负荷等；控制血压；3.控制血脂和戒烟；4.控制饮食和糖尿病治疗；E.健康教育和运动。

二、急性 ST 段抬高型心肌梗死

STEMI是指急性心肌缺血性坏死，大多是在冠脉病变的基础上，发生冠脉血供急剧减少或中断，使相应的心肌严重而持久地急性缺血所致。通常原因为在冠脉不稳定斑块破裂、糜烂基础上继发血栓形成导致冠状动脉血管持续、完全闭塞。

本病既往在欧美常见，美国 35 ～ 84 岁人群中年发病率男性为71‰，女性为22‰，每年约有 150 万人发生急性心肌梗死（acute myocardial infarction, AMI），45 万人发生再次心肌梗死。在我国本病虽不如欧美多见，但是近年来的数据表明其发病率也在逐渐升高。

（一）病因和发病机制

STEMI 的基本病因是冠脉粥样硬化（偶为冠脉栓塞、炎症、先天性畸形、痉挛和冠状动脉口阻塞所致），造成一支或多支管腔狭窄和心肌血供不足，而侧支循环未充分建立。在此基础上，一旦血供急剧减少或中断，使心肌严重而持久地急性缺血达 20 ～ 30 分钟以上，即可发生 AMI。

大量的研究已证明，绝大多数的 AMI 是由于不稳定的粥样斑块溃破，继而出血和管腔内血栓形成，而使管腔闭塞。少数情况下粥样斑块内出血或血管持续痉挛，也可使冠状动脉完全闭塞。

促使斑块破裂出血及血栓形成的诱因有：

1. 晨起 6 时至 12 时交感神经活动增加，机体应激反应性增强，心肌收缩力、心率、血压增高，冠状动脉张力增高。

2. 在饱餐特别是进食多量脂肪后，血脂增高，血黏稠度增高。

3. 重体力活动、情绪过分激动、血压剧升或用力大便时，致左心室负荷明显加重。

4. 休克、脱水、出血、外科手术或严重心律失常，致心排血量骤降，冠状动脉灌注量锐减。

AMI 可发生在频发心绞痛的患者，也可发生在原来从无症状者中。AMI 后发生的严重心律失常、休克或心力衰竭，均可使冠状动脉灌流量进一步降低，心肌坏死范围扩大。

（二）病理

1. 冠状动脉病变

绝大多数 AMI 患者冠脉内可见在粥样斑块的基础上有血栓形成，使管腔闭塞，但是由冠脉痉挛引起管腔闭塞者中，个别可无严重粥样硬化病变。此外，梗死的发生与原来冠脉受粥样硬化病变累及的支数及其所造成管腔狭窄程度之间未必呈平行关系。

(1)左前降支闭塞，引起左心室前壁、心尖部、下侧壁、前间隔和二尖瓣前乳头肌梗死。

(2)右冠状动脉闭塞，引起左心室膈面（右冠状动脉占优势时）、后间隔和右心室梗死，并可累及窦房结和房室结。

(3)左回旋支闭塞，引起左心室高侧壁、膈面（左冠状动脉占优势时）和左心房梗死，可能累及房室结。

(4)左主干闭塞，引起左心室广泛梗死。

右心室和左、右心房梗死较少见。

2. 心肌病变

冠脉闭塞后20 ～ 30分钟，受其供血的心肌即有少数坏死,开始了AMI的病理过程。1 ～ 2小时之间绝大部分心肌呈凝固性坏死，心肌间质充血、水肿，伴多量炎症细胞浸润。以后，坏死的心肌纤维逐渐溶解，形成肌溶灶，随后渐有肉芽组织形成。病理上，大块的梗死累及心室壁的全层或大部分者常见，称为透壁性心肌梗死(MI)，是临床上常见的典型AMI。它可波及心包引起心包炎症；波及心内膜诱致心室腔内附壁血栓形成，心电图上常相继出现ST段抬高、T波倒置和病理性Q波，称为Q波性MI。缺血坏死仅累及心室壁的内层者称为心内膜下MI，心电图上常伴有ST段压低或T波变化，常无Q波形成，称为非Q波性MI。部分冠状动脉闭塞不完全或自行再通形成小范围心肌梗死呈灶性分布，急性期心电图上仍有ST段抬高，但不出现Q波，较少见。

因心电图上Q波形成已是心肌缺血发展到后期心肌坏死的表现，故Q波性MI和非Q波性MI的分类已不适合临床工作的需要。目前强调以ST段是否抬高进行分类，当心肌缺血导致心电图上出现相应区域ST段抬高时，除变异型心绞痛外，已表明此时相应的冠状动脉已经闭塞而导致心肌全层损伤，伴有心肌坏死标记物升高，临床上诊断为STEMI。此类患者绝大多数进展为较大面积Q波性MI。如果处理非常及时，在心肌坏死以前充分开通闭塞血管，可使Q波不致出现。如心肌缺血时不伴有ST段抬高，常提示相应的冠状动脉尚未完全闭塞，心肌缺血损伤尚未波及心肌全层，心电图可表现为ST段下移及（或）T波倒置等。此类患者如同时有血中心肌标记物或心肌酶升高，说明有尚未波及心肌全层的小范围坏死，临床上列为NSTEMI。此类MI如果处置不当，也可进展为STEMI或透壁性MI。这两类MI的急性期处理方案不同，前者强调尽早实施再灌注治疗，以争取更多的心肌存活，而后者在于防止非透壁性MI进一步恶化，处理上与UA接近。目前国内外相关指南均将UA/NSTEMI的诊断治疗合并进行讨论。

继发性病理变化有：在心腔内压力的作用下，坏死心壁向外膨出，可产生心脏破裂（心室游离壁破裂、心室间隔穿孔或乳头肌断裂）或逐渐形成心室壁瘤。坏死组织1～2周后开始吸收，并逐渐纤维化，在6～8周形成瘢痕愈合，称为陈旧性心梗。

（三）病理生理

主要出现左心室舒张和收缩功能障碍的一些血流动力学变化，其严重度和持续时间取决于梗死的部位、程度和范围。心脏收缩力减弱、顺应性减低、心肌收缩不协调，左心室压力曲线最大上升速度（dp/dt）减低，左心室舒张末期压增高、舒张和收缩末期容量增多。射血分数减低，心搏量和心排血量下降，心率增快或有心律失常，血压下降。病情严重者，动脉血氧含量降低。急性大面积心肌梗死者，可发生泵衰竭——心源性休克或急性肺水肿。右心室梗死在MI患者中少见，其主要病理生理改变是急性右心衰竭的血流动力学变化，右心房压力增高，高于左心室舒张末期压，心排血量减低，血压下降。

心室重塑作为MI的后续改变，包括左心室体积增大、形状改变及梗死节段心肌变薄和非梗死节段心肌增厚，对心室的收缩效应及电活动均有持续不断的影响，在MI急性期后的治疗中要注意对心室重塑的干预。

（四）临床表现

与梗死的面积大小、部位、冠状动脉侧支循环情况密切相关。

1. 先兆

50%～81.2%的患者在发病前数日有乏力，胸部不适，活动时心悸、气急、烦躁、心绞痛等前驱症状，其中以新发生心绞痛（初发型心绞痛）或原有心绞痛加重（恶化型心绞痛）为最突出。心绞痛发作较以往频繁、程度较剧、持续较久、硝酸甘油疗效差、诱发因素不明显。同时心电图示ST段一过性明显抬高（变异型心绞痛）或压低，T波倒置或增高（"假性正常化"），即前述UA情况。如及时住院处理，可使部分患者避免发生MI。

2. 症状

（1）疼痛　是最先出现的症状，多发生于清晨，疼痛部位和性质与心绞痛相同，但诱因多不明显，且常发生于安静时，程度较重，持续时间较长，可达数小时或更长，休息和含用硝酸甘油片多不能缓解。患者常烦躁不安、出汗、恐惧，胸闷或有濒死感。少数患者无疼痛，一开始即表现为休克或急性心力衰竭。部分患者疼痛位于上腹部，被误认为胃穿孔、急性胰腺炎等急腹症；部分患者疼痛放射至下颌、颈部、背部上方，被误认为骨关节痛。

（2）全身症状　有发热、心动过速、白细胞增高和红细胞沉降率增快等，由坏死物质被吸收所引起。一般在疼痛发生后24～48小时出现，程度与梗死范围常呈正相关，体温一般在38℃左右，很少达到39℃，持续约一周。

（3）胃肠道症状 疼痛剧烈时常伴有频繁的恶心、呕吐和上腹胀痛，与迷走神经受坏死心肌刺激和心排血量降低、组织灌注不足等有关。肠胀气亦不少见。重症者可发生呃逆。

（4）心律失常 见于75%～95%的患者，多发生在起病1～2天，而以24小时内最多见，可伴乏力、头晕、晕厥等症状。各种心律失常中以室性心律失常最多，尤其是室性期前收缩，如室性期前收缩频发（每分钟5次以上），成对出现或呈短阵室性心动过速，多源性或落在前一心搏的易损期时（R在T波上），常为心室颤动的先兆。室颤是AMI早期，特别是入院前主要的死因。房室传导阻滞和束支传导阻滞也较多见，室上性心律失常则较少，多发生在心力衰竭者中。前壁M1如发生房室传导阻滞表明梗死范围广泛，情况严重。

（5）低血压和休克 疼痛期中血压下降常见，未必是休克。如疼痛缓解而收缩压仍低于80mmHg，有烦躁不安、面色苍白、皮肤湿冷、脉细而快、大汗淋漓、尿量减少（<20ml/h）、神志迟钝、甚至晕厥者，则为休克表现。休克多在起病后数小时至数日内发生，见于约20%的患者，主要是心源性，为心肌广泛（40%以上）坏死，心排血量急剧下降所致，神经反射引起的周围血管扩张属次要，有些患者尚有血容量不足的因素参与。

（6）心力衰竭 主要是急性左心衰竭，可在起病最初几天内发生，或在疼痛、休克好转阶段出现，为梗死后心脏舒缩力显著减弱或不协调所致，发生率约为32%～48%。出现呼吸困难、咳嗽、发绀、烦躁等症状，严重者可发生肺水肿，随后可有颈静脉怒张、肝大、水肿等右心衰竭表现。右心室M1者可一开始即出现右心衰竭表现，伴血压下降。

根据有无心力衰竭表现及其相应的血流动力学改变严重程度，AMI引起的心力衰竭按Killip分级法可分为：

Ⅰ级 尚无明显心力衰竭；

Ⅱ级 有左心衰竭，肺部啰音<50%肺野；

Ⅲ级 有急性肺水肿，全肺大、小、干、湿啰音；

Ⅳ级 有心源性休克等不同程度或阶段的血流动力学变化。

AMI时，重度左心室衰竭或肺水肿与心源性休克同样是左心室排血功能障碍所引起，两者可以不同程度合并存在，常统称为心脏泵功能衰竭，或泵衰竭。在血流动力学上，肺水肿是以左心室舒张末期压及左心房与肺毛细血管压力的增高为主，而休克则以心排血量和动脉压的降低更为突出。心源性休克是较左心室衰竭程度更重的泵衰竭，一定水平的左心室充盈后，心排血指数比左心室衰竭时更低，亦即心排血指数与充盈压之间关系的曲线更为平坦而下移。

Forrester等对上述血流动力学分级作了调整，并与临床进行对照，分为如下四类：

Ⅰ类 无肺淤血和周围灌注不足；肺毛细血管压力(PCWP)和心排血指数(CI)正常。

Ⅱ类 单有肺淤血；PCWP增高(>18mmHg)，CI正常[>2.21/(min.m²)]。

Ⅲ类 单有周围灌注不足；PCWP正常(<18mmHg)，CI降低[<2.2L/(min.m²)]，主要与血容量不足或心动过缓有关。

Ⅳ类 合并有肺淤血和周围灌注不足；PCWP增高(>18mmHg)，CI降低[<2.2L/(min.m²)]。

在以上两种分级及分类中，都是第四类最为严重。

3.体征

（1）心脏体征 心脏浊音界可正常也可轻度至中度增大。心率多增快，少数也可减慢。心尖区第一心音减弱，可出现第四心音（心房性）奔马律，少数有第三心音（心室性）奔马律。10%～20%患者在起病第2～3天出现心包摩擦音，为反应性纤维性心包炎所致。心尖区可出现粗糙的收缩期杂音或伴收缩中晚期喀喇音，为二尖瓣乳头肌功能失调或断裂所致,室间隔穿孔时可在胸骨左缘3~4肋间新出现粗糙的收缩期杂音伴有震颤。可有各种心律失常。

(2)血压 除极早期血压可增高外,几乎所有患者都有血压降低。起病前有高血压者,血压可降至正常,且可能不再恢复到起病前的水平。

(3)其他 可有与心律失常、休克或心力衰竭相关的其他体征。

(五)实验室和其他检查

1.心电图

心电图常有进行性的改变。对MI的诊断、定位、定范围、估计病情演变和预后都有帮助。

(1)特征性改变 STEMI心电图表现特点为:

①ST段抬高呈弓背向上型,在面向坏死区周围心肌损伤区的导联上出现。

②宽而深的Q波(病理性Q波),在面向透壁心肌坏死区的导联上出现。

③T波倒置,在面向损伤区周围心肌缺血区的导联上出现。

在背向MI区的导联则出现相反的改变,即R波增高、ST段压低和T波直立并增高。

(2)动态性改变 ST段抬高性MI:

①起病数小时内,可尚无异常或出现异常高大两肢不对称的T波,为超急性期改变。

②数小时后,ST段明显抬高,弓背向上,与直立的T波连接,形成单相曲线。数小时~2日内出现病理性Q波,同时R波减低,是为急性期改变。Q波在3~4天内稳定不变,以后70%~80%永久存在。

③在早期如不进行治疗干预,ST段抬高持续数日至两周左右,逐渐回到基线水平,T波则变为平坦或倒置,是为亚急性期改变。

④数周至数月后,T波呈V形倒置,两肢对称,波谷尖锐,是为慢性期改变,T波倒置可永久存在,也可在数月至数年内逐渐恢复。

(3)定位和定范围 STEMI的定位和定范围可根据出现特征性改变的导联数来判断。

2.放射性核素检查

利用坏死心肌细胞中的钙离子能结合放射性锝焦磷酸盐或坏死心肌细胞的肌凝蛋白可与其特异抗体结合的特点,静脉注射^{99m}Tc-焦磷酸盐或^{111}In-抗肌凝蛋白单克隆抗体,进行"热点"扫描或照相;利用坏死心肌血供断绝和瘢痕组织中无血管以致^{201}T1或^{99m}Tc-MIBI不能进入细胞的特点,静脉注射这种放射性核素进行"冷点"扫描或照相.均可显示MI的部位和范围。前者主要用于急性期,后者用于慢性期或陈旧性MI。目前临床上已很少应用。用门电路γ闪烁照相法进行放射性核素心腔造影(常用^{99m}Tc-标记的红细胞或白蛋白),可观察心室壁的运动和LVEF,有助于判断心室功能、诊断梗死后造成的室壁运动失调和心室壁瘤。目前多用SPECT来检查,新的方法PET可观察心肌的代谢变化,判断心肌的存活性。

3.超声心动图

二维和M型超声心动图也有助于了解心室壁的运动和左心室功能,诊断室壁瘤和乳头肌功能失调,检测心包积液及室间隔穿孔等并发症。

4.实验室检查

(1)起病24~48小时后白细胞可增至(10~20) x10^9/L,中性粒细胞增多,嗜酸性粒细胞减少或消失;红细胞沉降率增快;C反应蛋白(CRP)增高,均可持续1~3周。起病数小时至2日内血中游离脂肪酸增高。

(2)血清心肌坏死标记物 心肌损伤标记物增高水平与心肌坏死范围及预后明显相关。

①肌红蛋白起病后2小时内升高,12小时内达高峰;24~48小时内恢复正常。②肌钙蛋白I(cTn1)或T(cTnT)起病3~4小时后升高,cTn1于11~24小时达高峰,7~10天降至正常,cTnT于24~48小时达高峰,10~14天降至正常。这些心肌结构蛋白含量的增高是

诊断MI的敏感指标。③肌酸激酶同工酶CK-MB升高，在起病后4小时内增高，16～24小时达高峰，3～4天恢复正常，其增高的程度能较准确地反映梗死的范围，其高峰出现时间是否提前有助于判断溶栓治疗是否成功。

对心肌坏死标记物的测定应进行综合评价，如肌红蛋白在AMI后出现最早，也十分敏感，但特异性不很强；cTnT和cTnl出现稍延迟，而特异性很高，在症状出现后6小时内测定为阴性则6小时后应再复查，其缺点是持续时间可长达10～14天，对在此期间判断是否有新的梗死不利。CK-MB虽不如cTnT、cTnl敏感，但对早期（<4小时）AMI的诊断有较重要价值。

以往沿用多年的AMI心肌酶测定，包括肌酸激酶（CK）、天冬氨酸氨基转移酶（AST）以及乳酸脱氢酶（LDH），其特异性及敏感性均远不如上述心肌坏死标记物，已不再用于诊断AMI。

（六）诊断和鉴别诊断

根据典型的临床表现，特征性的心电图改变以及实验室检查发现，诊断本病并不困难。对老年患者，突然发生严重心律失常、休克、心力衰竭而原因未明，或突然发生较重而持久的胸闷或胸痛者，都应考虑本病的可能。宜先按AMI来处理，并短期内进行心电图、血清心肌坏死标志物测定等的动态观察以确定诊断。对NSTEMI，血清肌钙蛋白测定的诊断价值更大。

鉴别诊断要考虑以下一些疾病。

1. 心绞痛

2. 主动脉夹层

胸痛一开始即达高峰，常放射到背、肋、腹、腰和下肢，两上肢的血压和脉搏可有明显差别，可有主动脉瓣关闭不全的表现，偶有意识模糊和偏瘫等神经系统受损症状，但无血清心肌坏死标记物升高。二维超声心动图检查、X线、胸主动脉CTA或MRA有助于诊断。

3. 急性肺动脉栓塞

可发生胸痛、咯血、呼吸困难和休克。但有右心负荷急剧增加的表现如发绀、肺动脉瓣区第二心音亢进、颈静脉充盈、肝大、下肢水肿等。心电图示Ⅰ导联S波加深，Ⅲ导联Q波显著，T波倒置，胸导联过渡区左移，右胸导联T波倒置等改变，可资鉴别。常有低氧血症，核素肺通气，灌注扫描异常，肺动脉CTA可检出肺动脉大分支血管的栓塞。AMI和急性肺动脉栓塞时D-二聚体均可升高，鉴别诊断价值不大。

4. 急腹症

急性胰腺炎、消化性溃疡穿孔、急性胆囊炎、胆石症等，均有上腹部疼痛，可能伴休克。仔细询问病史、作体格检查、心电图检查、血清心肌酶和肌钙蛋白测定可协助鉴别。

5. 急性心包炎

尤其是急性非特异性心包炎可有较剧烈而持久的心前区疼痛。但心包炎的疼痛与发热同时出现，呼吸和咳嗽时加重，早期即有心包摩擦音，后者和疼痛在心包腔出现渗液时均消失；全身症状一般不如MI严重；心电图除aVR外，其余导联均有ST段弓背向下的抬高，T波倒置，无异常Q波出现。

（七）并发症

1. 乳头肌功能失调或断裂（dysfunction or rupture of papillary muscle）

总发生率可高达50%。二尖瓣乳头肌因缺血、坏死等使收缩功能发生障碍，造成不同程度的二尖瓣脱垂并关闭不全，心尖区出现收缩中晚期喀喇音和吹风样收缩期杂音，第一心音可不减弱，可引起心力衰竭。轻症者可以恢复，其杂音可消失。乳头肌整体断裂极少见，多发生在二尖瓣后乳头肌，见于下壁MI，心力衰竭明显，可迅速发生肺水肿在数日内死亡。

2. 心脏破裂（rupture of the heart）

少见，常在起病1周内出现，多为心室游离壁破裂，造成心包积血引起急性心脏压塞而猝死。偶为心室间隔破裂造成穿孔，在胸骨左缘第3～4肋间出现响亮的收缩期杂音，常伴有震颤，可引起心力衰竭和休克而在数日内死亡。心脏破裂也可为亚急性，患者能存活数月。

3.栓塞(embolism)

发生率1%～6%，见于起病后1～2周，可为左心室附壁血栓脱落所致，引起脑、肾、脾或四肢等动脉栓塞。也可因下肢静脉血栓形成部分脱落所致，产生肺动脉栓塞，大块肺栓塞可导致猝死。

4.心室壁瘤(cardiac aneurysm)

或称室壁瘤，主要见于左心室，发生率5%～20%。体格检查可见左侧心界扩大，心脏搏动范围较广，可有收缩期杂音。瘤内发生附壁血栓时，心音减弱。心电图ST段持续抬高。超声心动图、放射性核素心脏血池显像以及左心室造影可见局部心缘突出，搏动减弱或有反常搏动。室壁瘤可导致心功能不全、栓塞和室性心律失常。

5.心肌梗死后综合征(post-infarction syndrome)

发生率约10%。于MI后数周至数月内出现，可反复发生，表现为心包炎、胸膜炎或肺炎，有发热、胸痛等症状，可能为机体对坏死物质的过敏反应。

治疗对STEMI，强调及早发现，及早住院，并加强住院前的就地处理。治疗原则是尽快恢复心肌的血液灌注（到达医院后30分钟内开始溶栓或90分钟内开始介入治疗）以挽救濒死的心肌、防止梗死扩大或缩小心肌缺血范围，保护和维持心脏功能，及时处理严重心律失常、泵衰竭和各种并发症，防止猝死，使患者不但能度过急性期，且康复后还能保持尽可能多的有功能的心肌。

(1)监护和一般治疗

①休息　急性期卧床休息，保持环境安静。减少探视，防止不良刺激，解除焦虑。

②监测　在冠心病监护室进行心电图、血压和呼吸的监测，除颤仪应随时处于备用状态。对于严重泵衰竭者还需监测肺毛细血管压和静脉压。密切观察心律、心率、血压和心功能的变化，为适时采取治疗措施、避免猝死提供客观资料。监测人员必须极端负责，既不放过任何有意义的变化，又保证患者的安静和休息。

③吸氧　对有呼吸困难和血氧饱和度降低者，最初几日间断或持续通过鼻管面罩吸氧。

④护理　急性期12小时卧床休息，若无并发症，24小时内应鼓励患者在床上行肢体活动，若无低血压，第3天就可在病房内走动；梗死后第4～5天，逐步增加活动直至每天3次步行100～150m。

⑤建立静脉通道　保持给药途径畅通。

(2)解除疼痛

心肌再灌注治疗开通梗死相关血管、恢复缺血心肌的供血是解除疼痛最有效的方法，但在再灌注治疗前可选用下列药物尽快解除疼痛。

①吗啡或哌替啶　吗啡2～4mg静脉注射或哌替啶50～100mg肌内注射，必要时5～10分钟后重复，可减轻患者交感神经过度兴奋和濒死感。注意低血压和呼吸功能抑制的副作用。

②硝酸酯类药物　通过扩张冠状动脉，增加冠状动脉血流量以及增加静脉容量，而降低心室前负荷。大多数AMI患者有应用硝酸酯类药物指征，而在下壁MI、可疑右室MI或明显低血压的患者(收缩压低于90mmHg)，不适合使用。

③β受体拮抗剂　能减少心肌耗氧量和改善缺血区的氧供需失衡，缩小MI面积，减少复发性心肌缺血、再梗死、室颤及其他恶性心律失常，对降低急性期病死率有肯定的疗效。无下列情况者，应在发病24小时内尽早常规口服应用：a.心力衰竭；b.低心输出量状态；

c. 心源性休克危险性增高（年龄>70岁、收缩压<120mmHg、窦性心动过速>110次/分或心率<60bpm，以及距发生STEMI的时间增加）；d. 其他使用β受体拮抗剂禁忌证（PR间期>0.24秒、二度或三度房室传导阻滞、哮喘发作期或反应性气道疾病）。一般首选心脏选择性的药物，如阿替洛尔、美托洛尔和比索洛尔。口服从小剂量开始（相当于目标剂量1/4），逐渐递增，使静息心率降至55～60次/分。

β受体拮抗剂可用于AMI后的二级预防，能降低发病率和死亡率。患者有剧烈的缺血性胸痛或伴血压显著升高且其他处理未能缓解时，也可静脉应用，静脉用药多选择美托洛尔，使用方案如下：a. 首先排除心力衰竭、低血压（收缩压<90mmHg）、心动过缓（心率<60bpm）或有房室传导阻滞患者；b. 静脉推注，每次5mg；c. 每次推注后观察2～5分钟，如果心率<60bpm或收缩压<100mmHg，则停止给药，静脉注射美托洛尔总量可达15mg；d. 末次静脉注射后15分钟，继续口服剂量维持。极短作用的静脉注射制剂艾司洛尔50～250μg/（kg.min），可治疗有β受体拮抗剂相对禁忌证而又希望减慢心率的患者。

（3）抗血小板治疗

各种类型的ACS均需要联合应用包括阿司匹林和ADP受体拮抗剂在内的口服抗血小板药物，负荷剂量后给予维持剂量。静脉应用GPⅡb/Ⅲa受体拮抗剂主要用于接受直接PCI的患者，术中使用。STEMI患者抗血小板药物选择和用法与NSTEMI相同，见本节的UA/NSTEMI部分。

（4）抗凝治疗

凝血酶使纤维蛋白原转变为纤维蛋白是最终形成血栓的关键环节，因此抑制凝血酶非常重要。肝素在急性STEMI中应用视临床情况而定：①对溶栓治疗的患者，肝素作为溶栓治疗的辅助用药，一般使用方法是静脉推注70IU/kg，然后静脉滴注15IU/（kg.h）维持，每4～6小时测定APTT，使APTT为对照组的1.5～2倍，一般在48～72小时后改为皮下注射7500IU，每12小时一次，注射2～3天。溶栓制剂不同，肝素用法也不同，重组组织型纤维蛋白溶酶原激活剂（rt-PA）治疗中需充分抗凝，而尿激酶和链激酶只需溶栓治疗后行皮下注射治疗，而不需溶栓前的静脉使用。②对未溶栓治疗的患者，肝素静脉应用是否有利并无充分证据。目前临床较多应用低分子肝素，可皮下应用，不需要实验室检测，较普通肝素有疗效更肯定、使用方便的优点。

直接凝血酶抑制剂比伐卢定可用于行直接PCI时的术中抗凝，取代肝素和GPⅡb/Ⅲa，用法同见本节UA/NSTEMI部分。

（5）再灌注心肌治疗

起病3～6小时最多在12小时内，使闭塞的冠状动脉再通，心肌得到再灌注，濒临坏死的心肌可能得以存活或使坏死范围缩小，减轻梗死后心肌重塑，预后改善，是一种积极的治疗措施。

近几年新的循证医学证据均支持及时再灌注治疗的重要性。需要强调建立区域性STEMI网络管理系统的必要性，通过高效的院前急救系统进行联系，由区域网络内不同单位之间的协作，制订最优化的再灌注治疗方案。要求院前急救人员将STEMI患者分流到能够实施直接PCI的医院；一旦到达相应医院，应当立即将患者送至导管室，绕过急诊室；如果救护车人员未做出STEMI的诊断，并且救护车到达非直接PCI医院，则应等待诊断结果，如果证实为STEMI，应将患者继续转运至直接PCI医院（胸痛至就诊时间>3小时者）或溶栓后再转运至能行PCI的医院（胸痛至就诊时间<3小时者）；将患者从非PCI医院转运到PCI医院的时间延迟不超过120分钟，理想目标是90分钟。

（6）经皮冠状动脉介入治疗　具备施行介入治疗条件的医院在患者抵达急诊室明确诊断之后，对需施行直接PCI者边给予常规治疗和做术前准备，边将患者送到心导管室。这些医院的基本条件包括：①能在患者住院90分钟内施行PCI；②心导管室每年施行PCI>100例并有心外科待命的条件；③施术者每年独立施行PCI>30例；④AMI直接PTCA成功率在90%以上；⑤在所有送到心导管室的患者中，能完成PCI者达85%以上。

直接PCI：适应证为：①所有症状发作12小时以内并且有持续新发的ST段抬高或新发左束支传导阻滞的患者；②即使症状发作时间在12小时以上，但仍然有进行性缺血证据，或仍然有胸痛和ECG变化。最新指南推荐：①如果是有经验的团队在首次医疗接触后120分钟内实施，与溶栓治疗比较，建议优先实施直接PCI；②在合并严重心力衰竭或心源性休克的患者，建议实施直接PCI而非溶栓，除非预计PCI相关的延迟时间长并且患者是在症状发作后早期就诊；③与单纯球囊成形术比较，直接PCI时优先考虑支架术；④在症状发作超过24小时并且没有缺血表现的患者（无论是否溶栓），不建议对完全闭塞的动脉常规实施PCI；⑤如果患者没有双联抗血小板治疗的禁忌证并且能够依从治疗，与金属裸支架比较，优选药物洗脱支架。

补救性PCI：溶栓治疗后仍有明显胸痛，抬高的ST段无明显降低者，应尽快进行冠状动脉造影，如显示TIMI 0～Ⅱ级血流，说明相关动脉未再通，宜立即施行补救性PCI。

溶栓治疗再通者的PCI：溶栓成功后有指征实施急诊血管造影，必要时进行梗死相关动脉血运重建治疗，可缓解重度残余狭窄导致的心肌缺血，降低再梗死的发生；溶栓成功后稳定的患者，实施血管造影的最佳时机是3～24小时。

（7）溶栓疗法　无条件施行介入治疗或因患者就诊延误、转送患者到可施行介入治疗的单位将会错过再灌注时机，如无禁忌证应立即（接诊患者后30分钟内）行本法治疗。

适应证：①两个或两个以上相邻导联ST段抬高（胸导联≥0.2mV，肢导联≥0.1mV），或病史提示AMI伴左束支传导阻滞，起病时间<12小时，患者年龄<75岁；②ST段显著抬高的MI患者年龄>75岁，经慎重权衡利弊仍可考虑；③STEMI，发病时间已达12～24小时，但如仍有进行性缺血性胸痛、广泛ST段抬高者也可考虑。

禁忌证：①既往发生过出血性脑卒中，6个月内发生过缺血性脑卒中或脑血管事件；②中枢神经系统受损、颅内肿瘤或畸形；③近期（2～4周）有活动性内脏出血；④未排除主动脉夹层；⑤入院时严重且未控制的高血压（>180/110mmHg）或慢性严重高血压病史；⑥目前正在使用治疗剂量的抗凝药或已知有出血倾向；⑦近期（2～4周）创伤史，包括头部外伤、创伤性心肺复苏或较长时间（>10分钟）的心肺复苏；⑧近期（<3周）外科大手术；⑨近期（<2周）曾在不能压迫部位的大血管行穿刺术。

溶栓药物的应用：以纤维蛋白溶酶原激活剂激活血栓中纤维蛋白溶酶原，使转变为纤维蛋白溶酶而溶解冠状动脉内的血栓。国内常用：①尿激酶(urokinase, UK) 30分钟内静脉滴注150万～200万U。②链激酶(streptokinase, SK)或重组链激酶(rSK)以150万U静脉滴注，在60分钟内滴完。使用链激酶时，应注意寒战、发热等过敏反应。③重组组织型纤维蛋白溶酶原激活剂(recombinant tissue-type plasminogen activator, rt-PA)选择性激活血栓部位的纤溶酶原，100mg在90分钟内静脉给予：先静脉注入15mg，继而30分钟内静脉滴注50mg，其后60分钟内再滴注35mg(国内有报告用上述剂量的一半也能奏效)。用rt-PA前先用肝素5000IU静脉注射，用药后继续以肝素每小时700～1000IU持续静脉滴注共48小时，以后改为皮下注射7500IU每12小时一次，连用3～5天（也可用低分子量肝素）。

新型的选择性纤溶酶原激活剂（仅作用于血栓部位）包括替奈普酶、阿替普酶和来替普酶。关于溶栓药物的选择，与非选择性纤溶酶原激活剂（作用于全身（尿激酶和链激酶）比较，建议优选选择性纤溶酶原激活剂。

溶栓再通的判断标准：根据冠状动脉造影观察血管再通情况直接判断（TIMI分级达到2、3级者表明血管再通），或根据：①心电图抬高的ST段于2小时内回降>50%；②胸痛2小时内基本消失；③2小时内出现再灌注性心律失常（短暂的加速性室性自主节律，房室或束支传导阻滞突然消失，或下后壁心肌梗死的患者出现一过性窦性心动过缓、窦房传导阻滞或低血压状态）；④血清CK-MB酶峰值提前出现（14小时内）等间接判断血栓是否溶解。

(8)紧急冠状动脉旁路搭桥术 介入治疗失败或溶栓治疗无效有手术指征者，宜争取6～8小时内施行紧急CABG术，但死亡率明显高于择期CABG术。

再灌注损伤：急性缺血心肌再灌注时，可出现再灌注损伤，常表现为再灌注性心律失常。各种快速、缓慢性心律失常均可出现，应作好相应的抢救准备。但出现严重心律失常的情况少见，最常见的为一过性非阵发性室性心动过速，对此不必行特殊处理。

6.血管紧张素转换酶抑制剂或血管紧张素受体拮抗剂

ACEI有助于改善恢复期心肌的重构，减少AMI的病死率和充血性心力衰竭的发生。除非有禁忌证，应全部选用，但前壁MI或有MI史、心衰和心动过速等高危患者受益更大。通常在初期24小时内开始给药，但在完成溶栓治疗后并且血压稳定时开始使用更理想。一般从小剂量口服开始，防止首次应用时发生低血压，在24～48小时逐渐增加到目标剂量。如患者不能耐受ACEI，可考虑给予ARB，不推荐常规联合应用ACEI和ARB；对能耐受ACEI的患者，不推荐常规用ARB替代ACEI。

7.调脂治疗

他汀类调脂药物的使用同UA/NSTEMI患者，见本节UA/NSTEMI部分。

8.抗心律失常和传导障碍治疗

心律失常必须及时消除，以免演变为严重心律失常甚至猝死。

(1)发生室颤或持续多形性室速时，尽快采用非同步直流电除颤或同步直流电复律。单形性室速药物疗效不满意时也应及早用同步直流电复律。

(2)一旦发现室性期前收缩或室速，立即用利多卡因50～100mg静脉注射，每5～10分钟重1次，至期前收缩消失或总量已达300mg，继以1～3mg/min的速度静脉滴注维持（100mg加入5%葡萄糖液100ml，滴注1～3ml/min）。如室性心律失常反复可用胺碘酮治疗。

(3)对缓慢性心律失常可用阿托品0.5～1mg肌内或静脉注射。

(4)房室传导阻滞发展到二度或三度，伴有血流动力学障碍者，宜用人工心脏起搏器作临时的经静脉心内膜右心室起搏治疗，待传导阻滞消失后撤除。

(5)室上性快速心律失常选用维拉帕米、地尔硫草、美托洛尔、洋地黄制剂或胺碘酮等药物治疗不能控制时，可考虑用同步直流电复律治疗。

9.抗休克治疗

根据休克纯属心源性，抑或尚有周围血管舒缩障碍或血容量不足等因素存在，而分别处理。

(1)补充血容量 估计有血容量不足，或中心静脉压和肺动脉楔压低者，用右旋糖酐40或5%～10%葡萄糖液静脉滴注，输液后如中心静脉压上升>18cmH$_2$O，PCWP>15～18mmHg，则应停止。右心室梗死时，中心静脉压的升高则未必是补充血容量的禁忌。

(2)应用升压药 补充血容量后血压仍不升，而PCWP和CI正常时，提示周围血管张力不足，可用多巴胺[起始剂量3～5μg/(kg.min)]，或去甲肾上腺素2～8μg/min，亦可选用多巴酚丁胺[起始剂量3～10μg/(kg.min)]静脉滴注。

(3)应用血管扩张剂 经上述处理血压仍不升，而PCWP增高，CI低或周围血管显著收缩以致四肢厥冷并有发绀时，硝普钠15μg/min开始静脉滴注，每5分钟逐渐增量至PCWP降至15～18mmHg；硝酸甘油10～20μg/min开始静脉滴注，每5～10分钟增加5～10μg/min直至左心室充盈压下降。

(4)其他 治疗休克的其他措施包括纠正酸中毒、避免脑缺血、保护肾功能，必要时应用洋地黄制剂等。为了降低心源性休克的病死率，有条件的医院考虑用主动脉内球囊反搏术或左心室辅助装置进行辅助循环，然后做选择性冠状动脉造影，随即施行介入治疗或主动脉－冠状动脉旁路移植手术，可挽救一些患者的生命。

10.抗心力衰竭治疗

主要是治疗急性左心衰竭，以应用吗啡（或哌替啶）和利尿剂为主，亦可选用血管扩张剂减轻左心室的负荷，或用多巴酚丁胺10pLg/(kg.min)静脉滴注或用短效ACEI从小剂量开始等治疗。洋地黄制剂可能引起室性心律失常宜慎用。由于最早期出现的心力衰竭主要是坏死心肌间质充血、水肿引起顺应性下降所致，而左心室舒张末期容量尚不增大，因此在梗死发生后24小时内宜尽量避免使用洋地黄制剂。有右心室梗死的患者应慎用利尿剂。

11.右心室心肌梗死的处理

治疗措施与左心室梗死略有不同。右心室心肌梗死引起右心衰竭伴低血压，而无左心衰竭的表现时，宜扩张血容量。在血流动力学监测下静脉滴注输液，直到低血压得到纠正或PCWP达15～18mmHg。如输液1～2L低血压仍未能纠正者可用正性肌力药，以多巴酚丁胺为优。不宜用利尿药。伴有房室传导阻滞者可予以临时起搏。

12.其他治疗

下列疗法可能有助于挽救濒死心肌，有防止梗死扩大，缩小缺血范围，加快愈合的作用，有些尚未完全成熟或疗效尚有争论的治疗，可根据患者具体情况考虑选用。

(1)钙通道阻滞剂　在起病的早期，如无禁忌证可尽早使用美托洛尔、阿替洛尔或卡维地洛等β受体拮抗剂，尤其是前壁MI伴有交感神经功能亢进者，可能防止梗死范围的扩大，改善急、慢性期的预后，但应注意其对心脏收缩功能的抑制。钙通道阻滞剂中的地尔硫革可能有类似效果，如有β受体拮抗剂禁忌者可考虑应用。不推荐AMI患者常规使用钙通道阻滞剂。

(2)极化液疗法　氯化钾1.5g、胰岛素10U加入10%葡萄糖液500ml中，静脉滴注，1～2次/日，7～14天为一疗程。可促进心肌摄取和代谢葡萄糖，使钾离子进入细胞内，恢复细胞膜的极化状态，以利心脏的正常收缩、减少心律失常。

13.恢复期的处理

如病情稳定，体力增进，可考虑出院。近年主张出院前作症状限制性运动负荷心电图、放射性核素和（或）超声显像检查，对未行血运重建者，如显示心肌缺血或心功能较差，宜行冠状动脉造影检查考虑进一步处理。提倡AMI恢复后，进行康复治疗，逐步作适当的体育锻炼，有利于体力和工作能力的增进。经2～4个月的体力活动锻炼后，酌情恢复部分或轻工作，以后部分患者可恢复全天工作，但应避免过重体力劳动或精神过度紧张。

（八）预后

预后与梗死范围的大小、侧支循环产生的情况以及治疗是否及时有关。急性期住院病死率过去一般为30%左右，采用监护治疗后降至15%左右，采用溶栓疗法后再降至8%左右，住院90分钟内施行介入治疗后进一步降至4%左右。死亡多发生在第一周内，尤其在数小时内，发生严重心律失常、休克或心力衰竭者，病死率尤高。

（九）预防

在正常人群中预防动脉粥样硬化和冠心病属一级预防，已有冠心病和MI病史者还应预防再次梗死和其他心血管事件称之为二级预防，二级预防可参考本节第一部分UA/NSTEMI的ABCDE方案。　　　　　　　　　　　　　　　　　　　　　　　　　　　　（吴涛）

第五节　冠状动脉疾病的其他表现形式

一、血管痉挛性心绞痛

血管痉挛性心绞痛也称变异型心绞痛，最早于1959年由Prinzmetal首先提出，几乎完全都在静息情况下发生，无体力劳动或情绪激动等诱因，常常伴随一过性ST段抬高或压低，冠状动脉造影证实一过性冠状动脉痉挛存在。

冠状动脉痉挛发生机制目前尚不清楚，内皮功能障碍引发炎症瀑布反应、内源性血管活性因子失衡促发以及交感与副交感神经调节失调可能与血管痉挛性心绞痛的发病密切相关。

与慢性稳定型心绞痛相比，血管痉挛性心绞痛患者常常较为年轻，除吸烟较多外，大多数患者缺乏冠心病易患因素，发病时间多集中在午夜至上午8点之间。其临床表现并不与冠状动脉的狭窄程度成正比，麦角新碱或乙酰胆碱可诱发冠状动脉痉挛。若长时间冠状动脉持续痉挛，则可能导致AMI、恶性室性心律失常甚至猝死。

钙通道阻滞剂和硝酸酯类药物通过扩张痉挛的冠状动脉成为治疗血管痉挛性心绞痛的主要手段，但是远期疗效尚不确切。此外，戒烟限酒等生活方式调节，同时控制高血压、糖尿病、血脂异常及肥胖等危险因素也具有非常重要的意义。

二、无症状性心肌缺血

（一）无症状性心肌缺血也称隐匿型冠心病，分两种类型：

1. I型无症状性缺血：发生于冠状动脉狭窄的患者，心肌缺血可以很严重甚至发生心肌梗死，但临床上患者无心绞痛症状，可能系患者心绞痛警告系统缺陷，该型较少见。

2. II型无症状性心肌缺血：较常见，发生于存在稳定型心绞痛、UA或血管痉挛性心绞痛的患者，这些患者存在的无症状心肌缺血常在心电监护时被发现。

（二）无症状型心肌缺血的发病机制尚不清楚，可能与下列因素有关：

1. 糖尿病患者的无痛性心肌缺血及无痛性MI，可能与自主神经疾病有关。

2. 患者的疼痛阈值增高。

3. 患者产生大量的内源性阿片类物质（内啡肽），提高痛觉阈值。

4. II型无症状性心肌缺血患者，无症状心肌缺血可能是由于心肌缺血的程度较轻，或有较好的侧支循环。

这类患者与其他类型的冠心病患者的不同在于并无临床症状，但又不是单纯的冠状动脉粥样硬化，因为已有心肌缺血的客观表现（心电图或放射性核素心肌显像），因而部分患者可能为早期冠心病，可能突然转为心绞痛或MI，亦可能逐渐演变为心脏扩大，发生心力衰竭或心律失常，个别患者也可能猝死。诊断此类患者，可为他们提供较早期治疗的机会。

有效防止心肌缺血发作的药物（硝酸酯类、β受体拮抗剂以及钙通道阻滞剂）也对减少或消除无症状性心肌缺血的发作有效，联合用药效果更好。血运重建术可减少40%～50%的心脏缺血发作。

三、冠状动脉造影结果正常的胸痛——X综合征

X综合征通常指患者具有心绞痛或类似于心绞痛的症状，运动平板试验出现ST段下移而冠状动脉造影无异常表现。本病的预后通常良好，但由于临床症状的存在，常使得患者反复就医，导致各种检查措施的过度应用、药品的消耗以及生活质量的下降，日常工作受影响。此类患者占因胸痛而行冠状动脉造影检查患者总数的10%～30%。本病病因尚不清楚，其中一部分患者在运动负荷试验或心房调搏术时心肌乳酸产生增多，提示心肌缺血。另外，微血管灌注功能障碍、交感神经占主导地位的自主神经功能失调、痛觉阈值降低等，均可导致本病的发生。血管内超声及多普勒血流测定显示可有冠状动脉内膜增厚，早期动脉粥样硬化斑块形成及冠状动脉血流储备降低。

本病以绝经期前女性多见。心电图可正常，也可有非特异性ST-T改变，近20%的患者可有平板运动试验阳性。本病无特异治疗，β受体拮抗剂和钙通道阻滞剂均可以减少胸痛发作次数，硝酸甘油并不能提高大部分患者的运动耐量，但可以改善部分患者的症状，可尝试使用。

四、心肌桥

冠状动脉通常走行于心外膜下的结缔组织中，如果一段冠状动脉走行于心肌内，这束心肌纤维被称为心肌桥，走行于心肌桥下的冠状动脉被称为壁冠状动脉。由于壁冠状动脉在每一个心动周期的收缩期被挤压，而产生远端心肌缺血，临床上可表现为类似心绞痛的症状、心律失常、甚至MI或猝死。冠状动脉造影患者中的检出率为0.51%～16%，尸体解剖的检出率为15%～85%，说明大部分心肌桥并没有临床意义。

由于心肌桥存在，导致其近端的收缩期前向血流逆转，而损伤该处的血管内膜，所以该处容易形成动脉粥样硬化斑块，冠状动脉造影显示该节段收缩期血管管腔被挤压，舒张期恢复正常，被称为"挤奶现象(milking effect)"。本病无特异性治疗，β受体拮抗剂及钙通道阻滞剂等降低心肌收缩力的药物可缓解症状。曾有人尝试使用植入支架治疗壁冠状动脉受压，大多数支架可见内膜增生，导致再狭窄，因此并不提倡。手术分离壁冠状动脉曾被认为根治此病的方法，但也有再复发的病例。一旦诊断此病，除非绝对需要，应避免使用硝酸酯类药物及多巴胺等正性肌力药物。

（吴涛）

参考文献

[1] 陈灏珠 . 实用内科学 . 10 版 . 北京：人民卫生出版社，1997.

[2] 葛均波，徐永健 . 内科学 . 8 版 . 北京：人民卫生出版社，2013.